AF141742

U. Hankemeier

F. Krizanits

K. Schüle-Hein

(Hrsg.)

Tumorschmerztherapie

Ulrich B. Hankemeier

Franz H. Krizanits

Karin Schüle-Hein

(Hrsg.)

Tumorschmerztherapie

3. vollständig aktualisierte und erweiterte Auflage

Mit Beiträgen von
E. Aulbert, M. Berg, U. Buschsieweke, M. Falckenberg, R. Gräfe, S. Grond,
U. Hankemeier, H. J. Helling, D. Isselstein-Mohr, H. W. Keller, M. Klein, H. Kirchner,
S. Kränzle, F. Krizanits, S. Loibl, H. Luckhaupt, F. Nauck, G. Ollenschläger, F. Oppel,
C. Peters, W. Richter, R. Röntgen, M. Samek, J. Schara, P. Schauder, C. Schede,
W. Schild, K. Schüle-Hein, D. Seeger, D. F.-J. Zech (†), M. Zimmermann

Mit 40 Abbildungen und 43 Tabellen

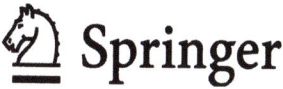 Springer

Dr. med. Ulrich B. Hankemeier
Klinik für Anästhesiologie,
Intensiv- und Schmerztherapie
Ev. Johannes-Krankenhaus
Schildescher Str. 99, 33611 Bielefeld
E-Mail: ulrich-hankemeier@johanneswerk.de

Dr. med. Franz H. Krizanits
Anästhesie- und Schmerzpraxis
Leineweberstr. 1, 45468 Mühlheim/Ruhr
E-Mail: FKrizanits@t-online.de

Dr. med. Karin Schüle-Hein
St.-Georg-Str. 2, 50859 Köln

ISBN 978-3-642-62366-0   ISBN 978-3-642-18939-5 (eBook)
DOI 10.1007/978-3-642-18939-5

Bibliografische Information der Deutschen Bibliothek
Die Deutsche Bibliothek verzeichnet diese Publikation in der Deutschen Nationalbibliografie;
detaillierte bibliografische Daten sind im Internet über http://dnb.ddb.de abrufbar.

Dieses Werk ist urheberrechtlich geschützt. Die dadurch begründeten Rechte, insbesondere die der Übersetzung,
des Nachdrucks, des Vortrags, der Entnahme von Abbildungen und Tabellen, der Funksendung, der Mikroverfilmung
oder der Vervielfältigung auf anderen Wegen und der Speicherung in Datenverarbeitungsanlagen bleiben, auch bei
nur auszugsweiser Verwertung, vorbehalten. Eine Vervielfältigung dieses Werkes oder von Teilen dieses Werkes ist
auch im Einzelfall nur in den Grenzen der gesetzlichen Bestimmungen des Urheberrechtsgesetzes der Bundesrepublik
Deutschland vom 9. September 1965 in der jeweils geltenden Fassung zulässig. Sie ist grundsätzlich vergütungspflich-
tig. Zuwiderhandlungen unterliegen den Strafbestimmungen des Urheberrechtsgesetzes.

© Springer-Verlag Berlin Heidelberg 2004
Ursprünglich erschienen bei Springer Medizine Verlag Heidelberg 2004
Softcover reprint of the hardcover 1st edition 2004

Die Wiedergabe von Gebrauchsnamen, Handelsnamen, Warenbezeichnungen usw. in diesem Werk berechtigt auch
ohne besondere Kennzeichnung nicht zu der Annahme, dass solche Namen im Sinne der Warenzeichen- und Marken-
schutz-Gesetzgebung als frei zu betrachten wären und daher von jedermann benutzt werden dürften.

Produkthaftung: Für Angaben über Dosierungsanweisungen und Applikationsformen kann vom Verlag keine Gewähr
übernommen werden. Derartige Angaben müssen vom jeweiligen Anwender im Einzelfall anhand anderer Literatur-
stellen auf ihre Richtigkeit überprüft werden.

Planung: Ulrike Hartmann
Projektbetreuung: Gisela Schmitt, Dr. Elke Wolf
Umschlaggestaltung und Layout: deblik Berlin

SPIN 1082 6165
Satz: typographics GmbH, Darmstadt
Druck: Printer, Trento

Gedruckt auf säurefreiem Papier 106/3160 – 5 4 3 2 1 0

Für
Ruth Charlotte, Jost Felix,
Ronja, Balthasar und Jonathan

Vorwort zur 3. Auflage

Zwischen der 1. und 2. Auflage unseres Buches »Tumorschmerztherapie« lagen elf Jahre, da während der Überarbeitung zur 2. Auflage der Tod unseres Freundes und damaligen Mitherausgebers Detlev Zech die Arbeit überschattet hat. Seit Erscheinen der 2. Auflage sind nun gerade drei Jahre vergangen, was u. a. die Bedeutung und die Fortschritte in der Schmerztherapie verdeutlicht: Bei der medikamentösen Therapie gibt es insbesondere Neuerungen. Hier sind neue Medikamente, weitere Retardformen und auch neue Applikationswege zur weiteren differenzierten medikamentösen Therapie hinzugekommen, so dass vor allem dieses Kapitel gründlich überarbeitet und aktualisiert werden musste.

Die in den letzten Jahren immer engagierter geführte Diskussion zum Thema »Sterbehilfe« erforderte eine differenzierte Antwort in unserer »Tumorschmerztherapie«. Hier galt es nicht nur den palliativen Gedanken zu berücksichtigen, sondern auch die rein juristische Perspektive aufzuzeigen, der ein eigenes Kapitel gewidmet wurde. Wer von uns Medizinern kann schon ad hoc die aktive/direkte von der aktiven/indirekten Sterbehilfe unterscheiden oder kennt die genaue Definition von einer »Mitwirkung an einer Selbsttötung« oder dem »Abbruch«, dem »Unterlassen einer ärztlichen Handlung«, wodurch der Tod eines Patienten eintritt?

Neben der Überarbeitung und Aktualisierung der vorliegenden Kapitel wurden weitere neue Themen aufgenommen, z. B. Schmerztherapie im gynäkologischen und urologischen Bereich sowie in der Nuklearmedizin.

Auch diesmal haben wir allen voran den Autoren unseren Dank auszusprechen, ebenso wie den Oberärzten der Klinik für Anästhesiologie, Intensiv- und Schmerztherapie am Evangelischen Johannes Krankenhaus, Bielefeld, vor allem Herrn Oberarzt Dr. Issinger für die Durchsicht der Manuskripte.

Auf Seiten des Springer Verlages gilt unser Dank Frau Ulrike Hartmann, die durch ihre Begleitung insbesondere auch durch Ihre freundliche Hartnäckigkeit – nomen est omen – die Autoren immer wieder angespornt hat, in der täglichen klinischen Arbeit die Fertigstellung der dritten Auflage nicht zu vergessen.

Die Herausgeber sind für Anregungen, Hinweise auf Fehler und Verbesserungsvorschläge dankbar und freuen sich über eine weite Verbreitung des Buches.

Bielefeld, Mühlheim, Köln, im April 2004

Ulrich B. Hankemeier
Franz H. Krizanits
Karin Schüle-Hein

Vorwort zur 2. Auflage

Anfang 1992 reiften Überlegungen für eine 2. Auflage der »Tumorschmerztherapie«; Detlev Zech und der jetzige Erstherausgeber begannen mit den Vorarbeiten. Damals war klar, dass diese neue Auflage einen größeren Umfang bekommen würde, da weitere wesentliche Inhalte aufzunehmen waren, wie z. B. die über die Schmerzbeeinflussung hinausgehende Symptomkontrolle, besondere Aspekte bei Kindern, im HNO-/kieferchirurgischen Bereich, Aspekte der Palliativmedizin. Das bedeutete, dass Autoren für zusätzliche fachbezogene Artikel gewonnen werden sollten. Die Autoren der 1. Auflage wurden um Überarbeitung ihrer Beiträge gebeten. Das Konzept stand, mit dem Springer-Verlag waren Termine vereinbart worden.

Die Tumorerkrankung und schließlich der Tod von Detlev Zech lähmten und unterbrachen diese Arbeit.

Jahre später fanden die jetzigen Herausgeber zusammen und fassten den Entschluss, die damals begonnene Arbeit wieder aufzunehmen bzw. fortzusetzen. Sie sehen die Herausgabe dieser 2. Auflage auch als eine Art Vermächtnis gegenüber ihrem langjährigen Freund Detlev Zech.

Einige Autoren der 1. Auflage konnten sich aus unterschiedlichen Gründen nicht mehr an der weiteren Arbeit beteiligen. Teilweise sind ihre Gedanken und auch Formulierungen noch in dieser 2. Auflage zu entdecken. Unser Dank gilt – auch stellvertretend für die anderen Autoren der 1. Auflage – insbesondere Frau Dr.med. Ingrid Lindner (geb. Bowdler), die mittlerweile nach Innsbruck verzogen ist und auf die Mitarbeit schweren Herzens verzichtete.

Die 1. Auflage der Tumorschmerztherapie wurde über 50.000-mal gedruckt. Sie war entstanden aus der viele Stunden währenden interdisziplinären Diskussion und sollte Orientierungshilfe und Anregungen zur Therapie von Tumorpatienten geben. Praxisnahe Vorschläge sollten die Kolleginnen und Kollegen in die Lage versetzen, Schmerzen adäquat und anhaltend zu lindern. Die Fortschritte im Bereich der Tumorschmerztherapie, der Palliativmedizin mit der Intensivierung der Supportivtherapie, die Ausweitung interventioneller Maßnahmen, die Entwicklung neuer, nebenwirkungsarmer Zystostatika, die zunehmende Anwendung kombinierter Therapieverfahren haben die Herausgeber veranlasst, vom kleinen »Büchleinformat« wegzugehen.

Die Konzeption des Buches, die Blickrichtung, die interdisziplinäre Aufgabenstellung und -teilung haben sich nicht geändert. In den letzten 10 Jahren hat sich allerdings eine stärkere Fokussierung auf die Lebensqualität der Patienten während ihrer letzten Lebensphase durchgesetzt. Diese veränderte Einstellung soll sich auch in der 2. Auflage wiederfinden.

Ein neues Herzstück ist dementsprechend das Kapitel 21: »Symptomkontrolle und spezielle Therapieprobleme«. Einige Absätze des Kapitels stammen noch direkt aus der Feder von Detlev Zech.

Einzelne Symptome wurden im Rahmen einer Fortbildungsveranstaltung von Mitarbeitern der Klinik für Anästhesiologie, Intensiv- und Schmerztherapie am Ev. Johannes-Krankenhaus, Bielefeld, bearbeitet. Diesen Kolleginnen und Kollegen (N. Heger, J. Issinger, Dr. M. Klein, Dipl.-Psych. B. Paul-Hambrink, V. Perret, H. Thier, Dipl.-Psych. W. Richter, C. Rothkopf, Dr. K. Wagemann, Dr. T. Wagner, E. Wester-Ebbinghaus) sei herzlich an dieser Stelle gedankt. Selbstverständlich gilt der weitere Dank allen unseren Mitarbeitern, die insbesondere während der letzten Monate vor Fertigstellung viele Routinearbeiten übernehmen mussten und gleichzeitig eine durch Schlafmangel bedingte Unausgeglichenheit zu ertragen hatten. Namentlich erwähnen möchten wir noch die Sekretärinnen Frau Gaby Lechler, Frau Heidrun Pohlmann und Frau Birgit Flor für die Erstellung der Manuskripte und die Gelassenheit trotz der fortwährenden Veränderungen und Verbesserungen.

Frau Oberärztin Dr. R. Röntgen, Urologische Klinik des Ev. Johannes-Krankenhauses in Bielefeld, möchten wir danken für die fachliche Durchsicht der urologischen Teile des Kapitels »Symptomkontrolle und spezielle Therapieprobleme«.

Nicht zuletzt gilt unser Dank Herrn Dr. R. Schwilick für seine computertechnische Unterstützung, auch an den Wochenenden.

Von Seiten des Springer-Verlags wurde in den letzten Jahren immer wieder motivierend nachgefragt, ob nicht endlich eine 2. Auflage erscheinen könne. Nicht nur für diese Hartnäckigkeit bedanken wir uns bei den Mitarbeitern des Springer-Verlags, insbesondere bei bei Herrn Oehm, Frau Hartmann und Herrn Picht.

Die Herausgeber sind für Anregungen, Hinweise auf Fehler und Verbesserungsvorschläge dankbar.

Bielefeld, Essen, Mühlheim, im Juni 2000

Ulrich B. Hankemeier
Karin Schüle-Hein
Franz H. Krizanits

Inhaltsverzeichnis

III. Problemstellungen operativer Disziplinen

IV. Problemstellungen nichtoperativer Disziplinen

V. Ergänzende Therapieverfahren

Autorenverzeichnis

Aulbert, Eberhard, Prof. Dr.

Abt. für Innere Medizin
Ev. Waldkrankenhaus Spandau
Stadtrandstr. 555, 13589 Berlin

Berg, Michael

Fakultät für Rechtswissenschaft
der Universität Bielefeld
Universitätsstr. 25, 33615 Bielefeld

Buschsieweke, Ulrich, Dr.

Klinik für Nuklearmedizin
Ev. Johannes-Krankenhaus
Schildescher Str. 99, 33611 Bielefeld

Falckenberg, Maja, Dr.

Schmerzambulanz Alten Eichen
Wördermannsweg 23, 22527 Hamburg

Gräfe, Rolf

Krankenhausseelsorge, Ev. Johannes-Krankenhaus
Schildescher Str. 99, 33611 Bielefeld

Grond, Stefan, Prof. Dr.

Klinikum der Medizinischen Fakultär
Martin-Luther-Universität Halle Wittenberg
Universitätsklinik für Anästhesiologie
und operative Intensivmedizin
Ernst-Grube-Str. 40, 06120 Halle/Saale

Hankemeier, Ulrich B., Dr.

Klinik für Anästhesiologie,
Intensiv- und Schmerztherapie
Ev. Johannes-Krankenhaus
Schildescher Str. 99, 33611 Bielefeld

Helling, Hans-Joachim, Dr.

Klinik für Unfallchirurgie, Universität zu Köln
Josef-Stelzmann-Str. 9, 50937 Köln

Isselstein-Mohr, Dorothea, Dr.

ENergietankstelle
Bruchstr. 30, 45525 Hättingen

Keller, Hans W., Prof. Dr.

Chirurgische Abteilung, Malteser Krankenhaus
Von-Hompesch-Str. 1, 53123 Bonn

Kirchner, Hanna, Dr.

Ärztliches Zentrum für Qualität in der Medizin (ÄZQ)
Aachener Str. 233–237, 50931 Köln

Klein, Markus, Dr.

Klinik für Anästhesiologie, Intensiv- und
Schmerztherapie
Ev. Johannes-Krankenhaus
Schildescher Str. 99, 33611 Bielefeld

Kränzle, Susanne

Hospiz Stuttgart
Stafflenbergstr. 22, 70184 Stuttgart

Krizanits, Franz H., Dr.

Anästhesie- und Schmerzpraxis
Leineweberstr. 1, 45468 Mühlheim/Ruhr

Loibl, Sybille, Dr.

Klinikum und Fachbereich Medizin
Johann Wolfgang Goethe-Universität
Klinik für Gynäkologie und Geburtshilfe
Theodor-Stern-Kai 7, 60590 Frankfurt

Luckhaupt, Horst, Dr.

HNO-Klinik, St. Johanneshospital
Johannesstr. 9–11, 44137 Dortmund

Nauck, Friedemann, Dr.

Klinik für Anästhesiologie Intensiv-/Palliativmedizin
und Schmerztherapie, Malteser Krankenhaus
Von-Hompesch-Str. 1, 53123 Bonn

Ollenschläger, Günther, Prof. Dr. Dr.

Ärztliches Zentrum für Qualität in der Medizin (ÄZQ)
Aachener Str. 233–237, 50931 Köln

Oppel, Falk, Prof. Dr.

Klinik für Neurochirurgie, Krankenanstalten Gilead
Burgsteig 13, 33617 Bielefeld

Peters, Christine, Dr. Univ.-Doz.

St.-Anna-Kinderspital
Kinderspitalgasse 6, A-1090 Wien

Richter, Wolfgang, Dipl.-Psych.

Klinik für Anästhesiologie, Intensiv- und
Schmerztherapie
Ev. Johannes-Krankenhaus
Schildescher Str. 99, 33611 Bielefeld

Röntgen, Renate, Dr.

Urologische Klinik
Ev. Johannes-Krankenhaus
Schildescher Str. 99, 33611 Bielefeld

Samek, Martin, Dr. Dr. dent.

Praxis für Kieferchirurgie
Mercator-Str. 33, 60316 Frankfurt am Main

Schara, Joachim, Dr.

Am Freudenberg 21, 42119 Wuppertal

Schauder, Peter, Prof. Dr.

Zentrum für Innere Medizin
Georg-August-Universität
Robert-Koch-Str. 40, 37075 Göttingen

Schede, Christoph, Dr.

Klinik für Neurochirurgie, Krankenanstalten Gilead
Burgsteig 13, 33617 Bielefeld

Schild, Wolfgang, Prof. Dr.

Lehrstuhl für Strafrecht, Strafrechtsgeschichte
und Rechtsphilosophie an der Fakultät für
Rechtswissenschaft der Universität Bielefeld
Universitätsstr. 25, 33615 Bielefeld

Schüle-Hein, Karin, Dr.

St.-Georg-Str. 2, 50859 Köln

Seeger, Dagmar

Zentrum für Anästhesiologie, Rettungs- und
Intensivmedizin, Schmerzambulanz
Georg-August-Universität
Robert-Koch-Str. 40, 37075 Göttingen

Zimmermann, Michael, Dr.

Klinikum und Fachbereich Medizin
Johann Wolfgang Goethe-Universität
Schmerzklinik
Theodor-Stern-Kai 7, 60590 Frankfurt am Main

I.
Grundlagen

Grundlagen der Behandlung

U. Hankemeier, F. Krizanits, K. Schüle-Hein

Epidemiologie

Bezüglich der Schmerzprävalenz bei Tumorpatienten finden sich in der Weltliteratur Angaben von 34–87 %. Verlässliche Daten aus der Bundesrepublik Deutschland liegen nicht vor. Die große Schwankungsbreite der vorliegenden Angaben muss mit der anzunehmenden Heterogenität der untersuchten Patientenkollektive bezüglich Tumordiagnosen, unterschiedlicher Krankheitsstadien sowie verschiedener Gewichtungen der Schmerzangaben der Patienten erklärt werden.

Die Abhängigkeit der Schmerzprävalenz von der Tumordiagnose lässt sich insofern spezifizieren, als maligne Systemerkrankungen, wie z. B. Leukämien oder Lymphome, verhältnismäßig selten mit Schmerzen einhergehen, während dies bei Organtumoren häufiger der Fall ist. Aber auch bei letzteren ist zu beachten, dass das Vorliegen einer Fernmetastasierung nicht bei jedem Tumor obligatorisch mit einer höheren Schmerzprävalenz einhergehen muss.

Während einige Tumoren, wie beispielsweise das Mammakarzinom, häufig erst durch eine Knochenmetastasierung zu Schmerzen führen, induzieren andere, wie beispielsweise das Ösophagus- oder das Rektumkarzinom, durch ihr regionäres Wachstum Schmerzen, ohne dass es zu einer Fernmetastasierung gekommen ist. Häufig zu Schmerzen führen v. a. diejenigen Tumoren, die in einem hohen Prozentsatz in das Skelettsystem metastasieren.

Eine enge Korrelation zwischen Tumorstadium und Schmerzprävalenz ist in der Literatur mehrfach beschrieben. Bei Berücksichtigung der oben genannten Einschränkungen sind in den frühen Tumorstadien Schmerzen bei deutlich weniger als der Hälfte der Patienten zu erwarten, während dies in den fortgeschrittenen Stadien für mehr als die Hälfte der Patienten, in der Terminalphase sogar für 80–90 % der Kranken zutrifft.

Behandlungsziele

Das eigentlich angestrebte Behandlungsziel »Schmerzfreiheit« lässt sich in der Praxis der Tumorschmerztherapie oft nicht aufrechterhalten. Eine Schmerzreduktion auf ein für den Patienten erträgliches Maß (bei möglichst guter Lebensqualität) ist jedoch fast immer erreichbar, wobei eine Abwägung von Nutzen, Risiko und Nebenwirkungen der gewählten Therapiemethode(n) erfolgen muss.

So kann in schwierigen Fällen (z. B. bei ausbestrahlten multiplen Skelettmetastasen) häufig nur eine Ruheschmerzfreiheit erzielt werden, da die zur Unterdrückung von Bewegungsschmerzen erforderliche Analgetikadosis eine zu starke Sedierung bzw. eine rückenmarknahe Therapie (ggf. mit Einsatz von Lokalanästhetika) eine Immobilisation des Patienten zur Folge hätte. In solchen Fällen muss eine klare Abwägung getroffen werden zwischen Schmerzfreiheit und anderen Faktoren, die die Lebensqualität beeinflussen. Die Fähigkeit zur Kommunikation und ein klares Sensorium sind für die meisten Patienten wichtiger als völlige Schmerzfreiheit. Diese Ziele sollten mit dem Patienten (und seinen Angehörigen) abgesprochen werden.

Grundsätzlich ist die ambulante Versorgung der Patienten anzustreben, da auch das Verbleiben in der häuslichen Umgebung ein entscheidender Bestandteil von Lebensqualität ist. Aufwändige pflegerische Maßnahmen, eine unbefriedigende familiäre Situation und die Indikationsstellung zu bestimmten schmerztherapeutischen Verfahren können jedoch eine zumindest zeitweilige stationäre Aufnahme erforderlich machen.

Fragebögen und Schmerzanalyse

Es hat sich bewährt, den Patienten vor dem ersten Gespräch einen Fragebogen ausfüllen zu lassen. Einige Kliniken bevorzugen ein Verschicken des Fragebogens nach der Anmeldung. Einerseits ist es ein Vorteil für den Patienten, die Fragen in Ruhe im häuslichen Bereich beantworten zu können; dies bedingt jedoch auch den Nachteil, dass evtl. zu viel fremde Hilfe den Aussagewert der Antworten verfälscht. Auf der anderen Seite fühlen sich einige Tumorpatienten durch die Bitte nach schriftlicher Be-

antwortung von Fragen während der Wartezeit in den Ambulanzräumen überfordert. Zusätzlich kann das Ausfüllen der Fragebögen durch Faktoren wie z. B. schlechter Allgemeinzustand, mangelnde Aufnahmefähigkeit, Verständnisprobleme und fehlende Sehhilfe weiter eingeschränkt sein. Dies hat in neuester Zeit zu Bestrebungen Anlass gegeben, durch ein vom Therapeuten geführtes strukturiertes Interview zu vergleichbaren Ergebnissen zu kommen, in das auch Aussagen über den mentalen Zustand des Patienten einfließen.

Neben allgemeinen Patientendaten enthalten die üblichen Fragebögen auch einen Fragenkomplex zur sozialen Situation. Die Fragen zu den Schmerzen gliedern sich nach Lokalisation und Ausstrahlung, Intensität und Charakter sowie zeitlichen Gesichtspunkten, wie Häufigkeit, Dauer und tageszeitliche Abhängigkeit. Zusätzlich werden Auslösemechanismen (z. B. Ärger, körperliche Belastung) und Selbstbehandlungsstrategien erfragt.

Der validierte Fragebogen der »Deutschen Gesellschaft zum Studium des Schmerzes« (DGSS) enthält Screeningverfahren, die die Wertigkeit von Depression (»Allgemeiner Depressionsscore« nach Zerssen, ADS) und affektiver Schmerzeinschätzung (Affektscore, SES) erfassen. Zusätzlich sind in dem Fragebogen in ihren Aussagen überprüfte Einzeltests zur Lebensqualität (SF 36) und zur schmerzbedingten Behinderung von alltäglichen Aktivitäten (»Pain Disability Index«, PDI) enthalten.

Im Einzelnen wird die Beschreibung der Schmerzcharakteristik, z. B. durch eine Adjektivliste, vorgegeben, die sich insbesondere in affektiv betonte bzw. real beschreibende Wertungen gliedert (peinigend, ängstigend, bestrafend, quälend, stechend, brennend, stromstoßartig, nadelstichartig etc.). Der Patient wählt zwischen den Eckwerten »sehr« und »gar nicht«.

Hinweise auf eine mögliche Depression ergibt die Beantwortung von 15 Fragen (z. B. »Kritik verletzt mich stärker als früher«, »morgens fühle ich mich besonders schlecht«), wiederum mit den verschiedenen Beantwortungsmöglichkeiten (»trifft ausgesprochen zu« – »trifft gar nicht zu«).

Zur Komplettierung erhält der DGSS-Fragebogen noch die Möglichkeit, auf vorgezeichneten *Körperbildern* den Schmerzbereich einzuzeichnen (◼ Abb. 1). Des Weiteren wird dem Patienten die

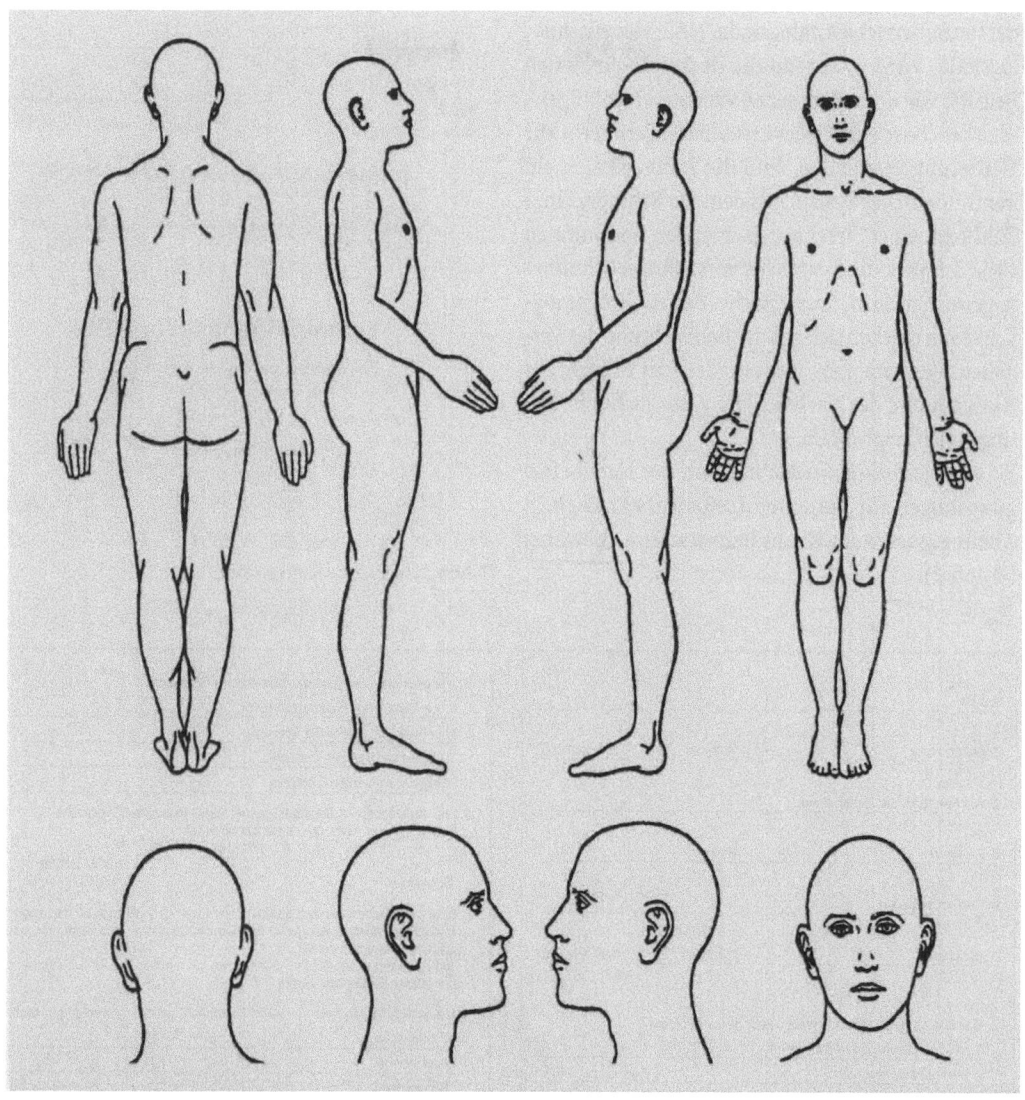

◘ Abb. 1. Schema zur Schmerzkennzeichnung

Möglichkeit gegeben, auf einer freien Seite seine Schmerzen mit eigenen Worten zu beschreiben.

Es hat sich als vorteilhaft erwiesen, zunächst den ausgefüllten Fragebogen zusammen mit den Befunden durchzusehen, um einen *Vorabeindruck* von dem Patienten zu erhalten. Gemeinsam mit ihm werden offene bzw. zusätzliche Fragen besprochen.

Die *Ermittlung der Schmerzintensität* stellt ein besonderes Problem dar, weil Schmerzen im Gegensatz zu vielen anderen Sinnesqualitäten wegen der komplexen Vorgänge, die mit ihrem Erleben verbunden sind, kaum objektivierbar sind. Das Erleben von Schmerzen, gerade in der mit der Diagnose »Krebs« verbundenen belastenden psychischen Situation, ist auch stark von subjektiven und emotionalen Faktoren abhängig. Die im Labor entwickelten und an Probanden getesteten algesimetrischen Verfahren ließen sich bisher in der klinischen Praxis bei Patienten mit chronischen Schmerzen nicht anwenden.

Die in der Vergangenheit meistens verwendete Methode ist die *Selbsteinschätzung der Schmerzintensität* durch den Patienten auf einer Messskala.

Am häufigsten werden sog. deskriptive Skalen (»verbal rating scale«, VRS) und Analogskalen verwendet (nummerische Analogskala, NAS; visuelle Analogskala, VAS). Während die deskriptiven Skalen Begriffe wie »kein Schmerz«, »leichter«, »mäßiger«, »starker« oder »stärkster vorstellbarer Schmerz« zur Skalierung verwenden, sind die Analogskalen ein kontinuierliches System, bei dem der Schmerz einer Zahl bzw. einer Strecke zwischen den Endpunkten »kein Schmerz« und »stärkster vorstellbarer Schmerz« zugeordnet wird. Zusätzliche Beurteilungsmöglichkeiten ergeben sich aus der Beobachtung des Verhaltens des Patienten, insbesondere der Mimik, der Aktivität und des Nachtschlafs. Gebräuchliche Ratingskalen zeigt ◘ Abb. 2.

Zur *Verlaufskontrolle* hat sich der Nachbefragungsbogen für Patienten (selbstverständlich in Abhängigkeit vom Krankheitsstadium) bewährt (◘ Abb. 3).

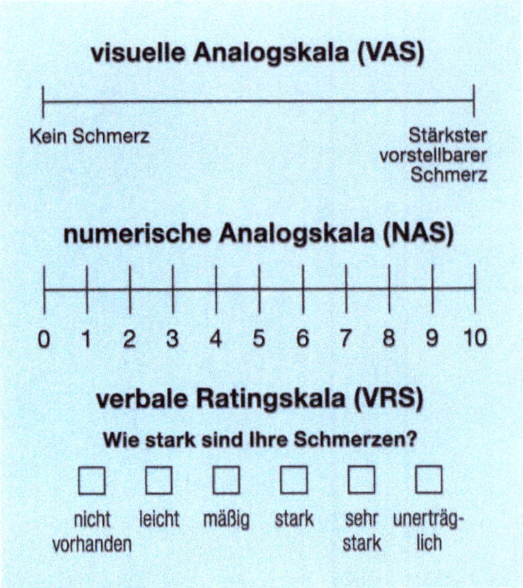

visuelle Analogskala (VAS)

Kein Schmerz   Stärkster vorstellbarer Schmerz

numerische Analogskala (NAS)

0 1 2 3 4 5 6 7 8 9 10

verbale Ratingskala (VRS)

Wie stark sind Ihre Schmerzen?

| nicht vorhanden | leicht | mäßig | stark | sehr stark | unerträglich |

◘ **Abb. 2.** Schmerz – Ratingskalen

Datum

1. Behandlung: stationär ☐ ambulant ☐

2. Wochen nach der Behandlung:

3. Vorname: Name:

4. Geburtsdatum:

5. Geschlecht: männlich ☐ weiblich ☐

6. **Wie häufig** treten Ihre Schmerzen jetzt gewöhnlich auf?

0. ich bin überwiegend schmerzfrei ☐
1. wenige Male pro Jahr ☐
2. wenige Male pro Monat ☐
3. mehrmals pro Woche ☐
4. täglich ☐
5. meine Schmerzen sind dauernd vorhanden ☐
6. meine Schmerzen treten nur in Abhängigkeit von körperlicher oder seelischer Belastung auf ☐

7. **Wie lange** dauern Ihre Schmerzen jetzt gewöhnlich an?

0. ich habe keine Schmerzen mehr ☐
1. Sekunden ☐
2. Minuten ☐
3. Stunden ☐
4. Tage ☐
5. länger ☐
6. meine Schmerzen sind dauernd vorhanden ☐

8. Wie beurteilen Sie jetzt die **Stärke** Ihrer Schmerzen?

0. ich habe keine Schmerzen mehr ☐
1. schwächer als vor der Therapie ☐
2. genau wie vor der Therapie ☐
3. stärker als vor der Therapie ☐

9. Wie stark schätzen Sie auf folgender Skala Ihre zurzeit typischen Schmerzen ein. Bitte markieren Sie eine Zahl:

0 – 1 – 2 – 3 – 4 – 5 – 6 – 7 – 8 – 9 – 10
keine Schmerzen   unvorstellbar starke Schmerzen

10. Bitte beschreiben Sie jetzt aufgrund der folgenden Worte Ihren derzeitigen **Hauptschmerz**. Kennzeichnen Sie bei dem Wort das Kästchen, das für Sie am ehesten zutrifft.
Trifft ein Wort **nicht** auf Ihre Schmerzen zu, machen Sie Ihr Kreuz bitte in der letzten Spalte (**gar nicht**).

Meine Schmerzen sind	sehr	ziemlich	mittel	wenig	gar nicht
1. bedrückend	☐	☐	☐	☐	☐
2. stechend	☐	☐	☐	☐	☐
3. peinigend	☐	☐	☐	☐	☐
4. pochend	☐	☐	☐	☐	☐
5. überall vorhanden	☐	☐	☐	☐	☐
6. elektrisierend	☐	☐	☐	☐	☐
7. entmutigend	☐	☐	☐	☐	☐
8. stoßend	☐	☐	☐	☐	☐
9. irgendwie unklar	☐	☐	☐	☐	☐
10. furchterregend	☐	☐	☐	☐	☐
11. beißend	☐	☐	☐	☐	☐
12. brennend	☐	☐	☐	☐	☐
13. blitzartig durchzuckend	☐	☐	☐	☐	☐
14. nervtötend	☐	☐	☐	☐	☐
15. zäh	☐	☐	☐	☐	☐
16. nadelstichartig	☐	☐	☐	☐	☐
17. hell	☐	☐	☐	☐	☐
18. stark	☐	☐	☐	☐	☐

◘ **Abb. 3.** Nachbefragungsbogen für Patienten des »Evangelischen Johannes-Krankenhauses« in Bielefeld (Auszug)

	sehr	ziemlich	mittel	wenig	gar nicht
19. über den Kopf verteilt	☐	☐	☐	☐	☐
20. prickelnd	☐	☐	☐	☐	☐
21. ätzend	☐	☐	☐	☐	☐
22. quälend	☐	☐	☐	☐	☐
23. andauernd	☐	☐	☐	☐	☐
24. hämmernd	☐	☐	☐	☐	☐
25. drückend	☐	☐	☐	☐	☐
26. überraschend	☐	☐	☐	☐	☐
27. stromstoßartig	☐	☐	☐	☐	☐
28. ängstigend	☐	☐	☐	☐	☐
29. heiß	☐	☐	☐	☐	☐
30. überfallartig	☐	☐	☐	☐	☐
31. hartnäckig	☐	☐	☐	☐	☐
32. ärgerlich	☐	☐	☐	☐	☐
33. am ganzen Körper	☐	☐	☐	☐	☐
34. reißend	☐	☐	☐	☐	☐
35. häufig	☐	☐	☐	☐	☐
36. glühend	☐	☐	☐	☐	☐
37. beklemmend	☐	☐	☐	☐	☐
38. fressend	☐	☐	☐	☐	☐
39. allgemein	☐	☐	☐	☐	☐
40. bestrafend	☐	☐	☐	☐	☐
41. dumpf	☐	☐	☐	☐	☐
42. anfallsartig	☐	☐	☐	☐	☐
43. lähmend	☐	☐	☐	☐	☐
44. bohrend	☐	☐	☐	☐	☐
45. klopfend	☐	☐	☐	☐	☐
46. lästig	☐	☐	☐	☐	☐
47. ausstrahlend	☐	☐	☐	☐	☐
48. krampfartig	☐	☐	☐	☐	☐
49. zermürbend	☐	☐	☐	☐	☐

11. Wie beurteilen Sie jetzt Ihre **Bewältigungsfähigkeit** hinsichtlich Ihrer Schmerzen im Vergleich zu vor dem Therapiebeginn?

0. ich habe keine Schmerzen mehr ☐

1. ich kann sie besser bewältigen als vor der Therapie ☐

2. ich kann sie genauso gut bzw. genauso schlecht bewältigen wie vor der Therapie ☐

12. Welche Verfahren setzen Sie selbst derzeit zur **Bewältigung Ihrer Schmerzen** ein?

0. Medikamente einnehmen ☐

1. Gymnastik, körperliche Übungen ☐

2. TENS-Stimulation ☐

3. Massieren ☐

4. Kälteanwendung ☐

5. Wärmeanwendung ☐

6. Muskelentspannung, Langform ☐

7. Muskelentspannung, Kurzform ☐

8. Muskelentspannung, Schnellform ☐

9. Vorstellungsübungen/Phantasiereisen ☐

10. Gedankentraining ☐

11. äußere Ablenkung ☐

12. Sonstiges: ☐

13. Wie beurteilen Sie Ihr **körperliches Befinden** im Vergleich zu vor dem Therapiebeginn?

0. als deutlich gebessert ☐

1. als leicht gebessert ☐

2. als unverändert ☐

3. als leicht verschlechtert ☐

4. als deutlich verschlechtert ☐

13. Wie beurteilen Sie Ihr **seelisches Befinden** im Vergleich zu vor dem Therapiebeginn?

0. als deutlich gebessert ☐

1. als leicht gebessert ☐

2. als unverändert ☐

3. als leicht verschlechtert ☐

4. als deutlich verschlechtert ☐

14. Wieviel Prozent beträgt Ihr jetziger **Restschmerz** im **Vergleich** zu Ihrem Schmerz **vor dem Behandlungsbeginn**?

Bitte bezeichnen Sie Ihren Restschmerz auf der folgenden Linie:

0% ├────────────────────────┤ 100%
keine   ursprünglicher
Schmerzen   Schmerz

15. Hat sich Ihre **berufliche Situation** verändert bzw. wird sie sich verändern? (bei Hausfrauen Haushaltstätigkeit)

0. ich habe/werde meine Arbeit wieder aufnehmen ☐

1. ich habe/werde meine Arbeit unter erleichterten Bedingungen wieder aufnehmen ☐

2. ich habe/werde eine neue/andere Tätigkeit aufnehmen ☐

3. ich habe/werde eine Umschulung/neue Ausbildung aufnehmen ☐

4. ich habe/werde einen Rentenantrag stellen ☐

5. ich bin bereits endgültig berentet ☐

6. ich bin/werde arbeitslos (sein) ☐

7. ich bin weiter arbeitsunfähig geschrieben ☐

17. Wie stark sind derzeit Ihre **täglichen Aktivitäten** durch Schmerzen beeinträchtigt?

0 – 1 – 2 – 3 – 4 – 5 – 6 – 7 – 8 – 9 – 10
keine   äußerste
Beeinträchtigung   Beeinträchtigung

18. Wie gut können Sie die folgenden **Tätigkeiten aus Ihrem täglichen Leben** im Moment ausführen?

Können Sie	Ja sehr gut	Ja, aber mit Mühe	Nein oder nur mit fremder Hilfe
1. sich strecken, um z. B. ein Buch von einem hohen Schrank oder Regal zu holen?	☐	☐	☐
2. einen mindestens 10 kg schweren Gegenstand (z. B. vollen Wassereimer oder Koffer) heben und 10 Meter weit tragen?	☐	☐	☐
3. sich von Kopf bis Fuß waschen und abtrocknen?	☐	☐	☐
4. sich bücken, um einen leichten Gegenstand (z. B. Geldstück oder Papier) vom Boden aufzuheben?	☐	☐	☐
5. sich über ein Waschbecken beugen, um die Haare zu waschen?	☐	☐	☐
6. eine Stunde auf einem ungepolsterten Stuhl sitzen?	☐	☐	☐
7. 30 Minuten ohne Unterbrechung stehen (z. B. in einer Warteschlange)?	☐	☐	☐
8. sich im Bett aus der Rücklage aufsetzen?	☐	☐	☐
9. Strümpfe an- und ausziehen?	☐	☐	☐
10. im Sitzen einen kleinen heruntergefallenen Gegenstand (z. B. eine Münze) neben Ihrem Stuhl aufheben?	☐	☐	☐
11. einen schweren Gegenstand (z. B. gefüllten Kasten Mineralwasser) vom Boden auf den Tisch stellen?	☐	☐	☐
12. 100 Meter schnell laufen (nicht gehen), um etwa einen Bus zu erreichen?	☐	☐	☐

Abb. 3. Nachbefragungsbogen für Patienten (Fortsetzung)

19. Ist **Ihr Schlaf** derzeit beeinträchtigt?

    0. ja ☐
    1. nein ☐

    wenn ja, können Sie

    0. wegen Ihrer Schmerzen schlecht einschlafen ☐
    1. wegen Ihrer Schmerzen nicht einschlafen ☐
    2. ganz allgemein schlecht einschlafen ☐
    3. ganz allgemein schlecht durchschlafen ☐

20. Wie ist derzeit Ihre **allgemeine Stimmung?**

    0 – 1 – 2 – 3 – 4 – 5 – 6 – 7 – 8 – 9 – 10
    sehr gute   äußerst schlechte
    Stimmung   Stimmung

21. Alles zusammen betrachtet:
    Wie beurteilen Sie den bisherigen **Erfolg** Ihrer **Schmerzbehandlung?**

    0. sehr gut ☐
    1. gut ☐
    2. zufriedenstellend ☐
    3. mäßig ☐
    4. schlecht ☐

22. Worauf führen Sie das **Ergebnis Ihrer Schmerzbehandlung** überwiegend zurück?

    Auf
    0. die medizinischen Therapieverfahren ☐
    1. die psychologischen Strategien ☐
    2. die physikalischen Methoden ☐
    3. eigene Mitarbeit ☐
    4. die gesamte Kombinationstherapie ☐

◼ **Abb. 3.** Nachbefragungsbogen für Patienten (Fortsetzung)

Diagnose und Indikationsstellung

Den Tumorschmerz im eigentlichen Sinn gibt es nicht. Es handelt sich vielmehr um eine Vielfalt von akuten und chronischen Schmerzsyndromen bei einer Gruppe von Patienten, die sich in Bezug auf die Art ihrer Grunderkrankung gleichen und deshalb von anderen chronischen Schmerzpatienten zu unterscheiden sind.

Die Auswahl der Therapieverfahren hat dieser Situation Rechnung zu tragen, jedoch ist besonders zu beachten, dass Prognose, Allgemeinzustand, Erwartungen an den Therapieeffekt und die verbleibende Lebensqualität innerhalb dieser Gruppe ganz verschieden sein können. Voraussetzung für die Auswahl einer effektiven Therapie ist die gründliche Analyse von *Schmerzart* und *Schmerzursache.* Sie ist das Ergebnis sorgfältiger Anamneseerhebung und körperlicher Untersuchung.

Die Anamnese muss dabei neben der Erfassung der allgemeinen Daten besonders die Tumorerkrankung (Diagnose, Histologie, aktuelle Befunde zum Tumorstadium, Prognose, bisheriger Therapie) sowie den psychosozialen Status des Patienten (psychische Verfassung und Stabilität, Lebensverhältnisse, Versorgungsmöglichkeiten) registrieren. Die gründliche körperliche Untersuchung sollte unter besonderer Beachtung der vorliegenden Tumorerkrankung, des neurologischen Status (Sensibilitätsstörungen, Paresen, vegetative Störungen) und des muskuloskelettalen Status (Schonhaltung, Triggerpunkte) erfolgen.

Vor allem zur Planung lokaler Therapieverfahren sind u. U. zusätzliche Untersuchungen (Röntgennativdiagnostik, Szintigraphie, Computer- oder Kernspintomographie) erforderlich. Das Ausmaß dieser Diagnostik orientiert sich jedoch an Krankheitsstadium und Allgemeinzustand des Patienten. In der Finalphase ist ein derartiges Vorgehen kaum indiziert.

Nach Wertung und Berücksichtigung aller oben genannten Faktoren werden nun eine oder häufiger mehrere Schmerzdiagnosen gestellt und ein Behandlungsplan entworfen. Die Auswahl der bei einem Patienten einzusetzenden Therapiemethoden darf sich dabei nicht nur auf die Art der gestellten Schmerzdiagnose stützen, sondern muss auch den psychosozialen Bereich entsprechend berücksichtigen. Das Therapiekonzept beinhaltet oft die Kombination mehrerer Verfahren (z. B. Radio- und Pharmakotherapie).

Mit dem Fortschreiten der Erkrankung kann es infolge des Befalls verschiedener Strukturen zu neuen Schmerzlokalisationen bzw. zu einer Intensivierung der vorbestehenden Schmerzsymptomatik kommen, die eine Änderung des Therapiekonzepts erforderlich machen. So kann im Verlauf der Behandlung der Einsatz unterschiedlicher Verfahren indiziert sein.

Eine *grobe Unterteilung der verfügbaren Verfahren* wird im Folgenden vorgenommen.

Die Behandlung des Tumors ist durch *Operation, Strahlen-, Hormon-* und/oder *Chemotherapie* möglich, wobei der Strahlentherapie in der schmerzreduzierenden Wirkung sicher die größte Bedeutung zukommt. Die systemische *Pharmakotherapie* mittels oraler, rektaler, lingualer, transdermaler und -mukosaler oder auch parenteraler Applikation ist von einer *regionalen Pharmakotherapie* mittels epiduraler, intrathekaler oder intraventrikulärer Gabe zu trennen.

Eine passagere oder permanente *Ausschaltung afferenter Strukturen* ist mittels Nervenblockade, chemischer Neurolyse und Kryoanalgesie möglich. Diese regionalen Verfahren können am peripheren (und selten zentralen) Nervensystem sowie am Sympathikus, der teilweise gemeinsam mit viszeralen Afferenzen in derselben Nervenscheide verläuft, durchgeführt werden.

Zusätzlich können z. B. *dekomprimierende und destruierende Eingriffe*, die Hinterstrangstimulation (»dorsal column stimulation«, DCS) und die tiefe Hirnstimulation (»deep brain stimulation«, DBS) von der Neurochirurgie angeboten werden. Auch die oben erwähnte intraventrikuläre Opioidanalgesie gehört in ihren Aufgabenbereich.

Physikalische Therapieverfahren, Akupunktur, transkutane Nervenstimulation (TNS, TENS) und bestimmte *psychologische Verfahren* können in der Schmerzbehandlung der Karzinompatienten ebenfalls hilfreich sein, stellen jedoch in der Terminalphase oftmals eher eine Belastung dar. Akupunktur und physikalische Therapie haben insbesondere eine Indikation bei der Behandlung tumorassoziierter – z. B. myofaszialer – Schmerzen oder bestimmter tumorunabhängiger Schmerzsyndrome.

Die folgende Übersicht zeigt ein in der Praxis bewährtes Konzept für die Anwendung der unterschiedlichen Therapieverfahren.

Therapiekonzept für Patienten mit Tumorschmerzen

- Antineoplastische Therapie (z. B. Bestrahlung, Chemo- und Hormontherapie, Operation)
- WHO-Stufenschema
  - Non-Opioide/Opioide
  - Koanalgetika
  - Behandlung von Nebenwirkungen
- Anheben der Schmerzschwelle
  - Symptomkontrolle (z. B. Erbrechen, Inappetenz, Schlaflosigkeit, Angst)
  - Einsatz von Entspannungsverfahren
- Eingriffe an der Schmerzleitung
  - Nervenblockaden
  - chemische Neurolysen
  - Kathetertechniken (Ports, Pumpen)
  - operative Techniken

- Psychosoziale Betreuung von Patienten und Angehörigen
- Physiotherapie (z. B. Krankengymnastik, Lymphdrainage)
- Hilfsmittel (z. B. Rollstuhl, Prothese)

Einzelheiten und weitere therapeutische Möglichkeiten sind in den entsprechenden Kapiteln dargestellt.

Bewertung des Therapieeffekts

Der Erfolg der gewählten Therapiemethode wird an der Reduktion des Zielsymptoms »Schmerz« bei gleicher oder gesteigerter Lebensqualität bewertet. Mit Hilfe der Analogskala kann zu jedem Zeitpunkt die jeweilige Schmerzsituation abgefragt werden. Gibt man dem Patienten entsprechende Skalen in die Hand, kann er selbst sein tageszeitliches Aktivitäts-, Schmerz- und Belastungsprofil erstellen. Dies sollte anhand von Verlaufsfragebögen (◻Abb. 3) erfolgen. Dadurch ist eine sehr gezielte Therapie möglich (z. B. Analgetikagabe vor postprandialem Schmerz).

Durch die Mitarbeit der Patienten wird die Compliance erhöht. Manche Patienten sind dadurch aber überfordert. Nicht selten ist dann die Frage nach den »Restschmerzen im Vergleich zu vorher« ausreichend (Antwort z. B. »ein Viertel von vorher, das ist gut aushaltbar«).

Die Fremdbeurteilung durch den Arzt und insbesondere durch das Pflegepersonal hat sich ebenfalls bewährt. Ein weiteres Kriterium ist die Zufriedenheit der Patienten mit ihrer Lebenssituation im Vergleich zu vorher.

Begleitung und Symptomkontrolle

Die Beachtung psychosozialer Faktoren, die das stark subjektive Schmerzerleben in kaum zu überschätzender Weise beeinflussen, ist Voraussetzung für die erfolgreiche Durchführung jeder Behandlung. Faktoren wie Sorgen, Angst, Traurigkeit, Introversion, Depression, soziale Abhängigkeit und Isolation, aber auch Schlaflosigkeit und belastende Begleitsymptome der Erkrankung verstärken die Schmerzen. Daraus ergibt sich, dass das Ziel der

Schmerzbehandlung des Tumorpatienten neben der medizinischen Therapie im engeren Sinne auch die Beeinflussung dieser Faktoren sein muss. Die Begleitung von Patient und Angehörigen, die Ausschaltung oder Linderung belastender Begleitsymptome der Erkrankung, die Sorge für eine ausreichende Nachtruhe sind dabei von eminenter Bedeutung. Die psychoonkologische Betreuung sowie z. B. Anxiolytika, Antidepressiva und Neuroleptika können hier indiziert sein.

Aus den bisherigen Ausführungen wird verständlich, dass die Behandlung tumorkranker Schmerzpatienten einen hohen Zeitaufwand erfordert. Nur intensive Zuwendung und einfühlsames Eingehen auf die Probleme des Patienten, oft mit einem für den Therapeuten belastenden emotionalen Engagement verbunden, können die Basis zu einer derartigen Behandlung sein.

Ein vertrauensvolles Verhältnis zwischen Patient und Arzt, welches für eine Kooperation bei den geplanten, gelegentlich komplexen und in das Leben des Patienten eingreifenden Therapiemaßnahmen unbedingt erforderlich ist, kann sich dabei, von seltenen Ausnahmen abgesehen, nur auf der Grundlage einer umfassenden Aufklärung über Art, Umfang und Prognose der malignen Erkrankung entwickeln. Eine – häufig mit dem Motiv der Barmherzigkeit begründete – absichtliche Verschleierung der Situation gegenüber den Patienten erspart zwar dem Therapeuten ein oft schwieriges und belastendes Gespräch, bewirkt aber in der Folge häufig mangelhafte Compliance, Ablehnung invasiver Methoden und Unverständnis für symptomatische Therapiemaßnahmen.

Gebräuchliche Nomenklatur

Die subjektive Empfindung von Schmerzen, aber auch das Empfinden gegenüber einer nicht schmerzhaften Reizung ist hinsichtlich Qualität und Intensität sehr vielseitig. Deshalb sind eine Reihe von Beschreibungen entwickelt worden. Nur durch die Anwendung einer allgemein bekannten und standardisierten Nomenklatur lassen sich sprachlich bedingte Missverständnisse vermeiden. Folgende Definitionen beruhen auf den Vorschlägen der »International Association for the Study of Pain«.

Begriffe, die mit »-*ästhesie*« enden, beziehen sich auf Empfindungen, die entweder spontan oder durch eine Reizung, die normalerweise nicht schmerzhaft ist (beispielsweise Berührung der Haut), ausgelöst werden. Begriffe, die mit »-*algesie*« enden, beziehen sich auf Empfindungen gegenüber einem schmerzhaften Reiz:

- *Hyperästhesie:* erhöhte Empfindlichkeit gegenüber jeder Art von Reiz;
- *Hypästhesie:* herabgesetzte Empfindlichkeit gegenüber jeder Art von Reiz;
- *Anästhesie:* fehlende Empfindlichkeit gegenüber jeder Art von Reiz (Taubheitsgefühl);
- *Dysästhesie:* spontan auftretende oder durch eine Reizung ausgelöste unangenehme, abnorme Empfindung;
- *Parästhesie:* abnorme Gefühlsempfindung ohne unangenehmen Charakter;
- *Hyperalgesie:* verstärkte Schmerzempfindung gegenüber einem schmerzhaften Reiz;
- *Hypoalgesie:* herabgesetzte Schmerzempfindung gegenüber einem schmerzhaften Reiz;
- *Analgesie:* fehlende Schmerzempfindung gegenüber einem ansonsten (beim Gesunden) schmerzhaften Reiz;
- *Hyperpathie:* schmerzhaftes Syndrom, welches sich zusammensetzt aus verzögertem Schmerzbeginn, längerem Anhalten des Schmerzes und verstärkter Empfindlichkeit bei schlechter Lokalisierbarkeit;
- *Allodynie:* schmerzhafte, den auslösenden Reiz überdauernde Empfindung auf einen ansonsten nicht schmerzhaften (leichten) Reiz;
- *Schmerzschwelle:* Reizintensität, ab der ein Reiz als schmerzhaft empfunden wird.

Häufig vorkommende Schmerzsyndrome

Anaesthesia dolorosa

Es handelt sich um meist konstant vorhandene, teils brennende, teils stechende Schmerzen in einem hyp- bis anästhetischen Bezirk, dessen Nervenversorgung unterbrochen worden ist. Die Ursache dieser Unterbrechung kann Folge einer Erkrankung, einer Verletzung oder einer Behandlung sein.

Beispiele: häufig Folge neurolytischer Blockaden an somatischen Nerven; Anaesthesia dolorosa im Bereich des N. trigeminus nach Durchtrennung von Nervenästen im Rahmen der Behandlung einer Trigeminusneuralgie; manche Formen der postzosterischen Neuralgie.

CRPS I bzw. CRPS II (komplexes regionales Schmerzsyndrom; früher: Sympathische Reflexdystrophie)

Sowohl geringgradige Weichteilverletzungen als auch schwerwiegende Nervenverletzungen können eine Funktionsstörung des sympathischen Nervensystems zur Folge haben. Allein diese Funktionsstörung kann zu brennenden, reißenden Schmerzen führen, die mit Änderungen der Vaso- und Sudomotorik vergesellschaftet sind.

Heute wird ein CRPS I (ohne Nervenverletzung) von einem CRPS II (mit Nervenverletzung) unterschieden. Die auslösende Ursache dieses Krankheitsbildes ist derzeit nicht gesichert. Diskutiert werden Mikrozirkulationsstörungen, eine Übererregbarkeit der peripheren Nozizeptoren, pathologische Erregungsübertragungen zwischen Fasern des peripheren und des sympathischen Nervensystems, aber auch die Hyperaktivität bestimmter Neuronenpopulationen im Rückenmark (»wide dynamic range neurons«).

Der schmerzhafte Bereich gliedert sich nicht selten der arteriellen Versorgung an, er ist allerdings unscharf begrenzt und kann sich sogar über einen ganzen Körperquadranten ausdehnen, dann als sog. Quadrantensyndrom.

Beispiel: Sowohl infolge des Tumorwachstums als auch dessen gezielter Behandlung, beispielsweise durch Operation, kann sich ein CRPS ausbilden. In der Frühphase dieser Erkrankung bilden sich Ödeme und eine Hyperämie an der betroffenen Extremität aus, die an eine Verlegung der Lymph- und Blutstrombahnen denken lässt. Das Vorliegen von Brennschmerzen, insbesondere aber eine Allodynie, eine Dysästhesie und eine Hyperpathie, weisen auf das Vorliegen dieser vegetativen Fehlsteuerung hin, die in dieser frühen Krankheitsphase durch Sympathikusblockaden günstig zu beeinflussen ist.

Beim CRPS II (früher: Kausalgie) zeigen sich konstant vorhandene, brennende Schmerzen im Innervationsbereich eines verletzten peripheren Nervs, die oft mit einer Allodynie oder Hyperpathie vergesellschaftet sind. Diese Beschwerden werden im fortgeschrittenen Stadium von Funktionsstörungen des vegetativen Nervensystems mit Änderungen der Vaso- und Sudomotorik begleitet.

Deafferenzierungsschmerzen

Schmerzqualität und -lokalisation bestehen wie bei der Anaesthesia dolorosa. Diese Schmerzart ist den zentralen Schmerzen zuzuordnen, mit Schmerzentstehung durch Unterbrechung der Aktivität des peripheren Neurons. Eine spontane Übererregbarkeit der deafferenzierten Rückenmarkneuronen wird als Ursache der Beschwerden angenommen. Schmerzen infolge der Reizung eines peripheren Nervenstumpfs, wie z. B. Neuromschmerzen (Stumpfschmerzen), gehören nicht zu diesem Syndrom.

Beispiel: Phantomschmerzen.

Neuralgie

Im angloamerikanischen Sprachraum bezieht sich dieser Begriff auf Schmerzen im Innervationsbereich eines Nervs, unabhängig von dessen Charakter. Im deutschsprachigen Raum wird die Qualität des Schmerzes als paroxysmal und schneidend (blitzartig = neuralgiform) in die Definition einbezogen.

Beispiel: segmental ausstrahlende Schmerzen infolge tumoröser Nervenwurzelkompression.

Nozizeptorschmerzen

Es handelt sich um Schmerzen, die durch direkte Irritation von Rezeptoren entstehen, wobei ein lokaler und ein übertragener Schmerz unterschieden werden können. Lokale Schmerzen werden eher scharf begrenzt am Schädigungsort verspürt, der allerdings sowohl an der Körperoberfläche als auch in der Tiefe des Körpers (z. B. Knochen- oder Organkapselschmerzen) liegen kann (sog. Dolor localisatus). Übertragene Schmerzen werden nicht am

Entstehungsort, sondern im betroffenen Dermatom (Head-Zone) oder im entsprechenden Myotom – meist als unscharf begrenzte, dumpfe, drückende Beschwerden – empfunden (sog. Dolor translatus, z. B. Schmerz infolge Tumorinfiltration von Bindegewebe oder Peritoneum). Ein Grund für die übertragenen Schmerzen ist darin zu sehen, dass auf Rückenmarkebene viszerale und nozizeptive Afferenzen aus der Haut an denselben Neuronen enden. So wird wohl der Ursprung der Reize vom Kortex verwechselt.

Projizierte Schmerzen

Dies sind Schmerzen im Innervationsgebiet eines gereizten oder verletzten Nervs bzw. Nervengeflechts. Diese Bezeichnung beinhaltet sowohl die Kausalgien als auch die Neuralgien und radikuläre Schmerzen.

Beispiel: Diese Beschwerden sind im Zusammenhang mit Tumorerkrankungen häufig kompressionsbedingt (lokales Tumorwachstum, Metastasen, Lymphknotenschwellung).

Pseudoradikuläre Schmerzen

Schmerzen, die nach peripher ausstrahlen, meist diffus, dumpf und ziehend sind und die einen muskuloskelettalen Ursprung haben. Radikuläre Schmerzen werden manchmal vorgetäuscht. Bei pseudoradikulären Beschwerden liegt keine segmentale Ausbreitung vor. Es besteht keine Hypästhesie bis Anästhesie, sondern vorwiegend eine Dysästhesie und Muskeltonusänderungen ohne Funktionsausfall.

Beispiel: Hüftkopfnekrose mit pseudoradikulärer Schmerzausstrahlung bis zum Knie.

Radikuläre Schmerzen

Diese Form projizierter Schmerzen beruht auf der Reizung oder Schädigung einer Nervenwurzel und ist von einer Hyp(o)- bis Anästhesie im entsprechenden Dermatom sowie evtl. von Paresen oder Plegien der innervierten Muskulatur begleitet. Husten, Pressen und Niesen führen typischerweise zu einer Schmerzexazerbation.

Beispiele: Sowohl Wirbelkörperosteolysen und -kollaps als auch durch die Foramina intervertebralia wachsende Tumoren können dieses Symptom auslösen.

Zentrale Schmerzen

Dies sind Schmerzen infolge einer Läsion des Zentralnervensystems (einschließlich Rückenmark). Lokalisation und Qualität der Beschwerden sind abhängig vom Projektionsgebiet des betroffenen Anteils des Zentralnervensystems.

Beispiele: Stechende, blitzartige, gut lokalisierbare Schmerzen durch Hinterstrangkompression bei Wirbelkörperzerfall oder epiduraler Metastasierung; zerebrale Tumoren, Metastasen und Durchblutungsstörungen können konstant vorhandene Schmerzen einer Körperhälfte von brennender, einschnürender Qualität verursachen, mit distaler Betonung der Extremitäten.

Klassifikation der auslösenden Mechanismen von Tumorschmerzen

In Anlehnung an die Vorschläge von Foley, Twycross und Lack sollte der erste Schritt bei der Behandlung von Schmerzen die Identifikation der schmerzauslösenden Mechanismen sein. Da sich die Behandlung danach richtet, ist stets zu überprüfen, ob die Beschwerden Folge des Tumors oder der Tumorbehandlung, tumorassoziiert (z. B. Obstipation, Herpes zoster, Dekubitus) oder Folge einer tumorunabhängigen Zweiterkrankung sind.

Die Beschwerden eines Patienten können sich besonders bei raschem Tumorwachstum von Tag zu Tag ändern. Hier muss stets überprüft werden, ob sich ein neuer schmerzauslösender Mechanismus entwickelt hat, der sich gezielt behandeln lässt. Das im Folgenden dargestellte Fallbeispiel stellt die Vielschichtigkeit der Schmerzproblematik und der entsprechenden Therapie dar.

Fallbeispiel
Ein 50-jähriger Mann mit großzelligem Bronchialkarzinom klagt über seit einigen Tagen anhaltende Kopfschmerzen.

Potenzielle Ursachen sind:

- tumorbedingt:
  - Osteolyse der Kalotte, der Schädelbasis oder der oberen Halswirbelsäule,
  - intrakranielle Druckerhöhung durch zerebrale Metastasierung,
  - beginnende obere Einflussstauung;
- behandlungsbedingt:
  - Irritation der Okzipitalnerven nach operativer Ausräumung einer Metastase und Stabilisierung der oberen Halswirbelsäule;
- tumorassoziiert:
  - Frühphase eines Herpes zoster im Versorgungsgebiet V_1, C_2 oder C_3,
  - myofasziale Schmerzen bei Bettlägerigkeit;
- tumorunabhängig:
  - Sinusitis frontalis,
  - Spannungskopfschmerzen.

Fazit: Bei einem Tumorpatienten mit zunehmenden Schmerzen ist keinesfalls nur die Dosis der Analgetika zu erhöhen, ohne den schmerzauslösenden Mechanismus zu klären! Da sich die Behandlung tumorbedingter Schmerzen weniger nach der Tumorart als nach dem schmerzauslösenden Mechanismus richtet, hat sich die im Folgenden dargestellte, an der Praxis orientierte Klassifikation bewährt. Dabei ist zu bedenken, dass Patienten häufig mehr als einen schmerzauslösenden Mechanismus aufweisen (z. B. Knochenschmerzen und Nervenkompression mit Neuralgie).

Knochen- und Periostschmerzen

Schmerzart

Bei dieser Schmerzart handelt es sich um einen Nozizeptorschmerz, wobei eine durch lokalen Druck oder durch Tumorwachstum hervorgerufene Freisetzung von Schmerzmediatoren, wie z. B. Bradykinin und Prostaglandine, periphere Rezeptoren gereizt werden. Es entstehen dumpfe, bohrende, tiefliegende Schmerzen, bei Mitbeteiligung des Periosts meist gut lokalisierbar, anfänglich nur bei körperlicher Belastung oder bei gezielten Bewegungen auftretend, im späteren Verlauf auch bei Ruhe und nachts vorhanden.

Allgemeine Hinweise

Schmerzen können sehr wohl das erste Zeichen einer Knochenmetastase sein. Radiologische Veränderungen treten erst nach 40- bis 60%iger Minderung oder Zunahme der Knochendichte auf. Mamma-, Prostata-, Lungen- und Nierenkarzinome führen häufig zu Knochenmetastasen.

- Eine plötzliche Schmerzzunahme kann durch eine pathologische Fraktur entstehen!
- Eine Hyperkalzämie als Ursache einer diffusen Schmerzzunahme bei bekannter Knochenmetastasierung ist stets auszuschließen.

Therapie

Aus theoretischen Überlegungen zur Schmerzgenese entstand die Empfehlung zur Gabe prostaglandinhemmender Substanzen, die sich in der Praxis bei dieser Art von Tumorschmerzen bewährt haben. Ebenfalls bewährt hat sich der Einsatz von Bisphosphonaten. Die Möglichkeit einer palliativen Schmerzbestrahlung sollte stets in Erwägung gezogen, bei Solitärmetastasen oder der Gefahr einer pathologischen Fraktur die Indikation zur chirurgischen Ausräumung und Stabilisierung überprüft werden.

Weichteilinfiltration

Schmerzart

Die Infiltration von Skelettmuskulatur und Bindegewebe ruft meist dumpfe, bohrende, konstant vorhandene Schmerzen hervor, die bewegungsunabhängig und von diffuser Lokalisation sind. Auf pathophysiologischer Basis liegt hier der gleiche schmerzauslösende Mechanismus vor wie bei der Infiltration von Knochen und Periost.

Therapie

Zunächst sollten prostaglandinhemmende Antiphlogistika eingesetzt werden, bevor mit einer Opioidbehandlung begonnen wird.

Es ist stets zu überprüfen, ob eine zusätzliche sekundäre Muskelverspannung vorliegt, die durch physikalische Maßnahmen (Wärmeapplikation, Massage, Gegenirritationsverfahren, Infiltrationen) gebessert werden kann.

Neurogene Schmerzen

Schmerzart

Eine Infiltration oder Kompression peripherer Nerven ruft Schmerzen hervor, die oft mit Reiz- oder Ausfallerscheinungen im entsprechenden Innervationsgebiet verbunden sind, aber auch ohne objektivierbare Befunde auftreten können. Bei direkter oder indirekter Beteiligung des vegetativen Nervensystems kann sich zusätzlich ein komplexes regionales Schmerzsyndrom (CRPS) einer Extremität oder eines der Körperquadranten ausbilden. Hauptsächlich bestimmen zwei unterschiedliche Schmerzarten, deren jeweilige Ausprägung von Fall zu Fall verschieden ist, das Beschwerdebild. Einerseits liegen neuralgiforme Schmerzen einschießender, schneidender, stechender Art vor, die attackenweise auftreten, andererseits meist konstant vorhandene brennende, bohrende, kausalgiforme Schmerzen, die mit Hyper- oder Dysästhesien verbunden sind. Reflexausfälle oder Paresen sind Hinweis darauf, dass motorische Nerven betroffen sind.

Therapie

Im Gegensatz zu Schmerzen infolge von Knochen-, Periost- und Weichteilinfiltration lassen sich neurogene Schmerzen meist nicht zufriedenstellend durch Einnahme von Nonopioidanalgetika lindern. Auch die regelmäßige Applikation eines Opioids kann diese Schmerzen oft nicht suffizient bessern. Bei Vorliegen neuralgiformer Schmerzattacken sollte die Wirkung eines Antiepileptikums erprobt werden. Kausalgiforme Schmerzen können unter der Einnahme eines methylierten trizyklischen Antidepressivums und/oder eines Antikonvulsivums und/oder eines Neuroleptikums reduziert werden. Neurogene Schmerzen starker Ausprägung lassen sich oft erst durch operative Beseitigung der Kompression oder nervenblockierende Maßnahmen beherrschen. Selbst die rückenmarknahe Opioidapplikation erbringt bei dieser Schmerzart nicht immer den gewünschten Erfolg. Neben der epiduralen Gabe eines Lokalanästhetikums können neurolytische Verfahren und neurochirurgische Maßnahmen – wenn möglich – in Erwägung gezogen werden.

Schmerzen viszeralen Ursprungs

Schmerzart

Kompression, Entzündung, Kapseldehnung und Schleimhautulzerationen der Hohl- und soliden Bauchorgane führen zu tiefliegenden, diffus lokalisierten, dumpfen Schmerzen. Die Verlegung von Hohlorganen löst Koliken aus. Gelegentlich liegen lediglich übertragene Schmerzen mit Muskelverspannungen vor, die ein myofasziales Syndrom vortäuschen können. Hyper- oder Dysästhesien im entsprechenden Dermatom geben Hinweise auf eine solche Übertragung.

Therapie

Neben der gezielten Behandlung von Koliken mit Spasmolytika können viszerale Schmerzen mit Nonopioidanalgetika behandelt werden, weil es sich insbesondere bei nekrotischen und autolytischen Prozessen um einen Nozizeptorschmerz handelt. Sofern der parietale Innervationsbereich vom Tumorwachstum nicht betroffen ist, sollte bei Befall der Oberbauchorgane bis hin zum Querkolon die Durchführung einer gezielten neurolytischen Ausschaltung des Plexus coeliacus erwogen werden. Bei Patienten mit abdominellen Tumoren müssen bei der Gabe von Opioiden die potenziellen Nebenwirkungen einer Stuhleindickung und die damit einhergehende Obstipation beachtet werden. Trotz adäquater Schmerzkontrolle ist es wegen der geringeren systemischen Wirkung in manchen Fällen ratsamer, von der enteralen auf die rückenmarknahe Opioidapplikation auszuweichen.

Verlegung von Blut- oder Lymphgefäßen

Schmerzart

Bei der Verlegung arterieller Gefäße treten zunächst typische belastungsabhängige Klaudikatioschmerzen, bei zunehmender Ischämie auch Ruheschmerzen auf.

Therapie

Durch den Sauerstoffmangel und die Freisetzung algetischer Substanzen ruft die Ischämie einen Nozizeptorschmerz hervor, der durch die Einnahme prostaglandinhemmender Antiphlogistika gelindert werden kann. Ist eine chirurgische Dekompression oder Umgehung nicht möglich, so kann die Durchführung von Sympathikusblockaden zur Förderung des Kollateralkreislaufs in Erwägung gezogen werden. Venöse und lymphatische Stauungen lösen ein schmerzhaftes Spannungsgefühl aus. Neben der Gabe von Nonopioidanalgetika sollten in solchen Fällen physikalische Maßnahmen (Hochlagerung in Ruhestellung, Kompressionsstrümpfe oder elastische Verbände nach Lymphdrainage bzw. Auswickeln) angewendet werden; bei fehlender Besserung durch diese Maßnahmen ist die Gabe von Dexamethason und/oder Rutosiden empfehlenswert.

Behandlungsbedingte Schmerzen

Diese Schmerzen können verschiedene Ursachen haben:

- Postthorakotomieschmerzen, die mit neuralgiformen Schmerzattacken und brennenden Dysästhesien im Bereich der Narbe, aber auch Muskelverspannungen oder einer Periarthritis humeroscapularis einhergehen können;
- Stumpf- und/oder Phantomschmerzen, die nach Amputationen der tumorbefallenen Extremität auftreten;
- Schmerzen im Bereich des Femur- oder auch des Humeruskopfes können z. B. im Rahmen einer aseptischen Knochennekrose nach Langzeitkortisontherapie auftreten;
- nach Bestrahlung kann es infolge fibrotischer Veränderungen des Perineuralgewebes zu schmerzhaften Nervenirritationen kommen.

Erfolgt bei tumorbedingten Schmerzen bereits eine Therapie mit Nonopioidanalgetika und/oder Opioiden, so werden behandlungsbedingte Schmerzen dadurch meist ebenfalls kupiert. Bei voraussichtlich längerer Lebenserwartung nach kurativer Behandlung sollten neben medikamentösen Behandlungsarten alle Behandlungsprinzipien chronischer Schmerzen Beachtung finden.

Das Schmerzausmaß beeinflussende Faktoren

Bei der Beurteilung jeglicher Schmerzen muss die Rolle psychosozialer Faktoren, die das Schmerzausmaß und die Äußerungen über die Schmerzen beeinflussen, beachtet werden. Neben einer reaktiven Depression, allein durch das ständige Vorhandensein von Schmerzen hervorgerufen, können Konflikte innerhalb der Familie, finanzielle Verluste im beruflichen Bereich sowie Unzufriedenheit in der Betrachtung des bisherigen Lebensverlaufs das Schmerzausmaß erheblich beeinflussen. Auch Angst, Schlafstörungen und das Gefühl, von Familie und Freunden allein gelassen zu werden, führen zu einer erhöhten Schmerzempfindlichkeit, der man z. B. mit psychoonkologischer Therapie und/oder mit der zusätzlichen Gabe eines Anxiolytikums bzw. eines Antidepressivums und ablenkender Beschäftigung entgegenwirken kann.

Abhängig von der Persönlichkeit und der kulturellen Zugehörigkeit des Betroffenen werden nicht nur Schmerzen im engeren somatischen Sinn, sondern auch psychische Beeinträchtigungen als körperliche Schmerzen geäußert. Hier kann die alleinige Erhöhung der Analgetikadosis unzureichend sein. Die frühzeitige Einbindung von Psychoonkologen in die Therapie von Ängsten, Therapieneben- und auch Therapieauswirkungen kann bei gleichzeitiger Einsparung von Medikamenten zu einer deutlichen Steigerung der Lebensqualität führen; sie ermöglicht die Einbeziehung der Angehörigen und damit die Stabilisierung des gesamten Systems, in dem sich der Patient befindet.

Literatur

Baines M, Kirkham SR (1984) Carcinoma involving bone and soft tissue. In: Wall PD, Melzack R (eds) Textbook of pain. Churchill Livingstone, Edinburgh, p 453

Daut RL, Cleeland CS (1982) The prevalence and severity of pain in cancer. Cancer 50: 1913–1918

Dillmann U, Nilges P, Saile H, Gerbershagen HU (1994) Behinderungseinschätzung bei chronischen Schmerzpatienten. Schmerz 8: 100–110

Foley KM (1979) Pain syndromes in patients with cancer. In: Bonica JJ, Ventafridda V (eds) Advances in pain research and therapy. Raven, New York, p 2–59

Foley KM (1982) Clinical assessment of cancer pain. Acta Anaes-
    thesiol Scand 74 (Suppl): 91
Foley KM (1985) The treatment of cancer pain. N Engl J Med 313:
    84–93
Front D, Schneck SO, Franke SO, Robinson E (1979) Bone metas-
    tases and bone pain in breast cancer. JAMA 242: 1747–
    1748
Gerbershagen HU (1985) Den chronischen Schmerz strategisch
    einkreisen. Diagn Intensivmed 18: 8–13
Geissner E (1996) Die Schmerzempfindungsskala – SES. Hogrefe,
    Göttingen
Hautzinger M, Bailer M (1991) Die allgemeine Depressivitäts-
    skala (ADS). Die deutsche Version des CES-Do. Beltz, Wein-
    heim
Jensen MP et al. (1986) Skalen zur subjektiven Einschätzung der
    Schmerzintensität – 6 Methoden im Vergleich. Pain 27: 117–
    126
Lindblom U, Merskey H, Mumford JM et al. (1986) Pain terms.
    A current list with definitions and notes on usage. Pain 3
    (Suppl): 215
Portenoy RK, Lipton RB, Foley KM (1987) Back pain in the cancer
    patient: An algorithm for evaluation and management.
    Neurology 37: 134–138
Tempest SM (1982) Pain control in terminal illness. Pharin J 229:
    555–560
Twycross RG, Lack SA (1984a) Therapeutics in termnial cancer.
    Pitman, London
Twycross RG, Lack SA (1984b) Symptom control in far advanced
    cancer: Pain relief. Pitman, London, p 18
von Zerssen D (1975) Depressivitätsskala. Beltz, Weinheim
Wilder-Smith CH, Senn HJ (1987) Schmerzen bei Tumorpatient-
    en. Arzneimitteltherapie 5: 139–151
Zimmermann M (1982) Schmerz bei Tumorpatienten – Aus-
    lösende Mechanismen, Diagnose, Therapie. Anästhesist 31:
    599

Psychische Grundlagen von Schmerzempfindung, -äußerung und -behandlung

W. Richter, E. Aulbert, U. Hankemeier

Die Schmerzempfindung als ein subjektives, psychologisches Phänomen steht in keinem unmittelbaren Zusammenhang mit der neurophysiologischen Reizung einer schmerzrezeptiven Struktur. Starke Schmerzen können auch, beispielsweise als sog. »zentrales Schmerzerleben«, ohne Gewebeschädigung bestehen. Schmerzen können ihren ursprünglichen Anlass überdauern, andererseits sind Verletzungen nicht immer mit Schmerzen verbunden.

Schmerzen sind eine individuelle Erfahrung jedes Menschen. Sie sind nicht objektiv messbar. Der Schmerzkontext, die individuelle Wahrnehmung und die gedankliche Bewertung, das gefühlsmäßige Erleben und das Verhalten in der Schmerzsituation können Schmerzen überdimensional verstärken. Die Intensität eines Schmerzreizes spielt demgegenüber eine eher untergeordnete Rolle. So kann die Schmerzwahrnehmung in einer speziellen Leistungs- oder Stresssituation völlig ausgeschaltet sein (Stressanalgesie), Ablenkung (sogar durch negative, ängstigende oder schockierende Reize) oder Zuwendung kann Schmerzen lindern; sogar Placebos sind analgetisch wirksam. Umgekehrt sind Ängste, frühere Schmerzerfahrungen, Hilflosigkeit und Verzweiflung in der Lage, Schmerzen unerträglich machen.

Wie die Schmerzerfahrung, so wird auch die Art der Schmerzäußerung in der menschlichen Sozialisation erlernt. Auch Schmerzmitteilungen werden durch aktuelle Befürchtungen und Ängste, also durch die emotionale Wahrnehmung und gedankliche Bewertung der Schmerzsituation, gesteuert und hängen vom jeweiligen Gegenüber und vom Kontext des Schmerzerlebens ab. Die Intensität eines Schmerzreizes steht somit in keinem linearen Zusammenhang zum Schmerzerleben und der Art seiner Mitteilung.

Die psychische Komponente des Schmerzerlebens hat besondere Bedeutung bei der Behandlung von Tumorschmerzpatienten, deren körperliche, psychische und soziale Integrität durch ihre Erkrankung existenziell bedroht ist.

Im Folgenden sollen die wesentlichen psychologischen Aspekte und sozialen Begleitumstände einer Tumorerkrankung näher betrachtet werden:

- Unzureichend behandelter, chronischer Tumorschmerz hat oft destabilisierende Folgen für das psychische Gleichgewicht des Patienten.
- In Abhängigkeit von der individuellen Krankheitsverarbeitung des Patienten und seiner Grundpersönlichkeit werden die Schmerzwahrnehmung, die Schmerzbewältigung und das Kontrollerleben durch den kommunika-

tiven Charakter jedweder Schmerzexpression und damit auch durch die Reaktionen des sozialen Umfeldes des Patienten gesteuert.

- Dem Bemühen um eine solidarische, vertrauensvolle Beziehung stehen die Gefahren eines therapeutischen Nihilismus, Gefahren von Gegenübertragungsreaktionen auf Behandlerseite und eine mehr technisch-funktionelle Behandlung des Patienten (▶ «Placebobehandlung«) ebenso entgegen wie therapeutische Überaktivität und Aktionismus.
- Aus diesen Überlegungen zu Gefahren und Fehlern der Arzt-Patient-Beziehung, die aus der besonderen Beziehung zwischen Patient und den ihn Behandelnden, insbesondere aus den Rollenkonflikten des Behandlungsteams in der Begegnung mit unheilbar kranken Patienten resultieren, leiten sich spezifische Konsequenzen für die psychologische Behandlung des Tumorschmerzpatienten ab und legen ein abgestuftes Phasenkonzept der psychologischen Therapie nahe.

Psychische Folgen des chronischen Tumorschmerzes

Die Diagnose einer Tumorerkrankung stellt für den Betroffenen, aber auch für alle anderen an der Erkrankung Beteiligten, eine einzigartige, meist schockierende und einschneidende Ausnahmesituation dar. Mit einer Krebsdiagnose wird zumeist keine oder eine nur geringe Heilungsaussicht verbunden. Die Erwartung eines fortschreitenden körperlichen Verfalls, die Angst vor unerträglichen Schmerzen, aber auch vor notwendigen Behandlungen und die Erwartung von Leid und Tod belasten alle Betroffenen.

Das Ausmaß auftretender Schmerzen ist dabei meist der Gradmesser für die Wahrnehmung von Gesundheit und Krankheit des Patienten, aber auch für den Behandlungserfolg. Zudem erinnern die Schmerzen den aufgeklärten Patienten andauernd an das Fortbestehen oder Fortschreiten der bösartigen Erkrankung.

Der Signalcharakter der Schmerzen nimmt oft die gesamte Aufmerksamkeit des Patienten in Anspruch. Unzureichend behandelte Schmerzen engen zunehmend alles Denken und Erleben auf den Schmerz, die zugrunde liegende Erkrankung und die krankheitsbedingten Einschränkungen ein – der Schmerz verliert seine Warnfunktion, kann sich verselbstständigen und letztlich zur Krankheit selbst werden (Aulbert 1997). Körperliche und seelische Schmerzen dominieren das gesamte Lebensgefühl des Patienten und setzen einen sich wechselseitig aufschaukelnden Teufelskreis schmerzverstärkender Bedingungen in Gang (▪ Abb. 1).

Bei unzureichender Schmerzreduktion verstärkt sich die Hilflosigkeit gegenüber dem Auftreten der Schmerzen und auch die Angst vor wiederkehrenden Schmerzattacken. Dies raubt manchem Patienten jede Hoffnung auf eine Besserung. Emotionale Niedergeschlagenheit, Depression, Resignation und hilflose Apathie können Folge eines solchen Schmerzerlebens sein und münden häufig in einem gedanklichen Sich-im-Kreise-Drehen und Grübeln über das »Warum« der Erkrankung. Dominiert in den ersten Phasen der Erkrankung oft noch das mehr aggressive Sich-zur-Wehr-Setzen gegen das Unabänderliche mit Gefühlen des Ärgers, der Wut und der Verzweiflung (»Warum gerade ich?«) oder aber die partielle Ausblendung der Realität, weicht dieser Widerstand oft zunehmend resignativer Apathie und Ahedonie.

Der auch vom Patienten bemerkte fortschreitende körperliche Verfall zerstört zudem Selbstbild und Selbstwertgefühl des Kranken. Quälende Gedanken, z. B. anderen Menschen nur noch zur Last zu fallen, rauben dem Patienten den notwendigen Schlaf und die Erholung und schwächen zusätzlich seine Abwehrkraft. Der Patient zieht sich zunehmend zurück. Selbst Schmerzen – als einzige Sprache des Leidens – werden nicht mehr mitgeteilt. Der Patient erlebt somit zusätzlich belastend seine Vereinsamung in der Krankheit; das Einfordern von Hilfe wird oft schuldhaft vermieden.

Andere Patienten wehren sich bei insuffizienter Analgesie heftig in agitiertem Sich-Aufbäumen gegen die Schmerzen, bis zur völligen körperlichen Erschöpfung und psychischen Entgleisung. Dramatisierung und oft Katastrophisierung dominieren dann zumeist die Schmerz- und Krankheitswahrnehmung, verunmöglichen manchmal sogar die Wirksamkeit somatischer Therapieversuche. Körperlicher und seelischer Schmerz verstärken sich in einer Art Krebsschmerzspirale wechselseitig.

◘ **Abb. 1.**
Schmerzspirale bei
Tumorschmerzen
(nach Schara 1986,
Erstveröffentlichung)

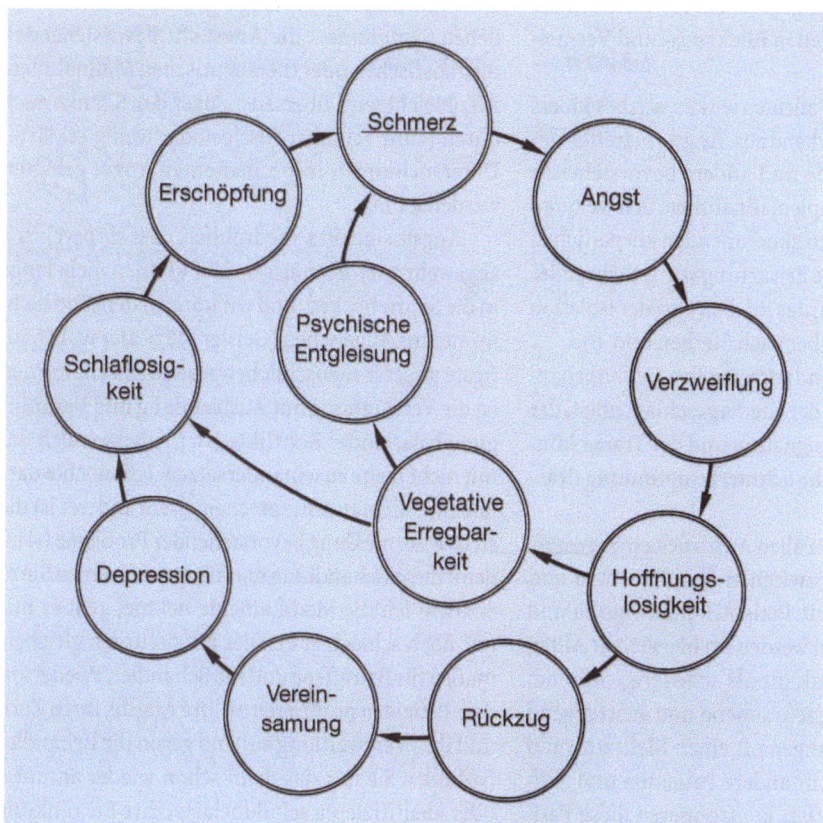

Nicht wenige Patienten treibt diese Hilflosigkeit zu immer wieder neuen Ärzten, zu oft unbegründete Hoffnung weckenden alternativen Heilmethoden oder in die Hände von Wunderheilern und Scharlatanen. Noch vorhandene, realistische Therapiechancen werden verzögert oder vertan, teils auch aus Angst oder partieller Verdrängung der Realität. Die Enttäuschung über das Therapieversagen wird mit jedem gescheiterten Behandlungsversuch größer.

Der Schmerz wird neben der Grunderkrankung zum zentralen Existenzproblem. Je größer die Beschwerden, je unbeeinflussbarer das eigene Leiden erscheint, desto schwerer wird es, eine innere Zustimmung zur Unheilbarkeit der Krankheit zu gewinnen. Auch hier befindet sich der Kranke zunehmend in einem Teufelskreis. Die täglich qualvolle Überwindung der Schmerzen und die zunehmende Unerträglichkeit des Lebens lassen manchem Patienten den vorzeitigen Tod als einzig erlösende Zuflucht erscheinen.

Individuelle Krankheitsverarbeitung und psychische Abwehrmechanismen

Bei der Gestaltung des Schmerzerlebens spielt die individuelle Lebens- und Lerngeschichte des Patienten wie auch seine aktuelle psychische Verfassung eine entscheidende Rolle. Erwartungsängste, Depressivität, Ärger und Stresserleben, aber auch habituelle Personenmerkmale – wie beispielsweise die Fähigkeit, Gefühle mehr oder weniger zu steuern oder zu kontrollieren – können die Schmerzwahrnehmung akzentuieren oder abschwächen. So gibt es Patienten, die ihre Erkrankung mit erstaunlicher Willenskraft, mit Geduld und Lebensmut ertragen, während andere sich klagsam aus ihren gewohnten Aktivitäten in Passivität und Schmerzzentriertheit zurückziehen. Andere Patienten wiederum ignorieren mit gedanklichen Durchhalteappellen warnende Körpersignale und übergehen die ihnen körperlich gesetzten Belastungsgrenzen. Sie verfallen oft erst bei deren Erreichen in Rückzugs- und Vermeidungsverhalten.

Angstgefühle des Patienten wirken sich besonders häufig schmerzverstärkend aus. Ängste betreffen dabei operative Eingriffe und andere bevorstehende Diagnose- oder Therapiemaßnahmen, den weiteren Krankheitsverlauf, den zunehmenden körperlichen Abbau und Verfall, die Erwartung wiederkehrender Schmerzbeschwerden, das Erleben sozialer Isolation und Vereinsamung, aber auch Sterben und Tod.

Die aus Grübeln und sorgenvollen Gedanken resultierenden Gefühle der Niedergeschlagenheit, der Verzweiflung, der Resignation und der Trauer können die Schwelle für die Schmerzempfindung drastisch herabsetzen.

Angst ist in vielen Fällen Ausdruck einer gestörten Kommunikation zwischen dem Patienten und seiner sozialen Mitwelt. Patienten mit Ängsten und klagsamem Verhalten werden im häuslichen Alltag wie auch in der Klinik oft als schwierig, störend, übermäßig fordernd, zeitraubend und anstrengend empfunden. Sie verlangen oft einen Mehraufwand an Zuwendung, der für andere Patienten und Aufgaben fehlt. Andererseits konfrontieren diese Patienten die Behandler oft mit ihrer eigenen Hilflosigkeit, die nur schwer ertragen und meist abgewehrt wird. Ärztliche Rat- und Hilflosigkeit oder Ängstlichkeit werden vom Patienten schnell gespürt, verstärken seine Angst und Hoffnungslosigkeit und können zu gegenseitigem Rückzug führen.

Ein nicht selten zu beobachtender therapeutischer und prognostischer Nihilismus der Behandler kann andererseits beim Patienten Ursache für weitere Angst, Isolation und Selbstaufgabe sein und damit Schmerzverstärkungen bedingen. Ursache eines solchen Nihilismus sind oft Vorurteile über Wesen und Verlauf von Krebserkrankungen, die meist mit unerträglichen Schmerzen und Leiden assoziiert werden, gewissermaßen als Vorboten des unausweichlichen Todes. Hier wirken sich neben mangelndem Wissen oft auch die psychischen Gegenübertragungen der Behandler verhängnisvoll auf den Patienten und auf die Schmerztherapie aus.

Angst hat insbesondere der unzureichend aufgeklärte oder der mit mangelndem Wissen über seine Krankheit allein gelassene Patient. Es ist die Angst vor dem Ausgeliefertsein gegenüber der bedrohlichen Erkrankung, die Angst gegenüber unverstandenen Symptomen, die Angst vor bevorstehenden diagnostischen oder therapeutischen Maßnahmen. Allzu leicht wird übersehen, dass der Kranke auch durch (zum Teil überflüssige oder wenig erklärte) Untersuchungen in permanenter Angst gehalten werden kann.

Ängste sind oft so bedrohlich, dass sie psychisch abgewehrt werden müssen. Wir können nicht lange in die Sonne blicken, und wir können dem Tod nicht immer ins Auge sehen (Geisler 1987). Der wohl häufigste unserer menschlichen Abwehrmechanismen ist die Verleugnung mit Ausblendung und Verdrängung belastender Konflikte (»Ich möchte mich damit nicht mehr auseinandersetzen. Ich möchte darüber mit niemandem sprechen.«), ein anderer ist die strikte Vermeidung bevorstehender Probleme (»Hat denn diese Behandlung überhaupt noch einen Sinn? Seitdem ich die Medikamente nehme, geht es mir nur noch schlechter.«). Dies gilt natürlich gleichermaßen für Betroffene und für Behandler. Wieder andere Patienten projizieren all ihre Ängste, ihren Zorn und ihre Verzweiflung auf und gegen die Behandler (»Müssen Sie mir das denn schon wieder antun?«) oder identifizieren schuldbelastet ihre Erkrankung mit eigenen Fehlverhaltensweisen in der Vergangenheit (»Hätte ich früher nur nicht alle Zeit für die Berufskarriere aufgebraucht.«).

Auch durch Rationalisierung emotionaler Probleme kann ein Übermaß an Angst reduziert werden (»Meines Wissens besteht nur in 25 % der Fälle ein Rezidivrisiko. Ich kann also eigentlich gar keine Metastasen haben.«). Andere Patienten verstecken ihre Ängste hinter illusionären Machtphantasien (»Mit einer gesunden Lebensführung werde ich dieses Problem schon in den Griff kriegen.«) oder aber verkehren ihre Ängste durch paradoxe Wendungen ins Gegenteil (»Ich habe mich nie besser gefühlt.«). So lebenserhaltend notwendig solche Abwehrvorgänge für das psychische Überleben sind, so unwirksam ist die bloße Verdrängung von Ängsten, da sie meist langfristig zu Vermeidungsverhaltensweisen und Wiederkehr des Verdrängten führt.

Es muss betont werden, dass der Patient Sicherheit nicht dadurch erhält oder gewinnt, dass ihm Informationen vorenthalten werden. Ebenso wenig werden Ängste durch rückhaltlose (und schonungslose) Mitteilung aller Informationen reduziert. Das

Ausmaß an Aufklärung sollte sich stets am individuellen Wissensbedürfnis des Patienten orientieren: Fragen, die nicht gestellt werden, müssen nicht unbedingt beantwortet werden.

Von Patienten wird immer wieder bestätigt, dass eine einfühlsame, stufenweise Aufklärung und Information über die Diagnose, über erforderliche Untersuchungen und Untersuchungsergebnisse, über mögliche Therapiemaßnahmen und deren prognostische Aussichten ihre Angst vermindern. Dabei ist es Aufgabe des Arztes, den Patienten bei der Verarbeitung der Informationen zu unterstützen und ihm dadurch Sicherheit anzubieten (▶ Kap. 4).

Die aktive Einbeziehung des Patienten in therapeutische Entscheidungsschritte ermöglicht ein auch für die Krankheitsbewältigung notwendiges Maß an Kontrollerleben. Der Patient lernt dabei die Überlegungen des Arztes kennen, umgekehrt werden dem Arzt das Erleben und die emotionale Reaktion des Patienten verständlich. In einer ihn bedrohenden Situation kann der Patient wiederum ein Gefühl der Sicherheit und Geborgenheit erfahren. Auch dieses lindert Schmerzen!

Schmerzkommunikation

Offene Schmerzäußerungen (verbal oder nonverbal) haben stets – gewollt oder unbeabsichtigt – einen kommunikativen Charakter: Mit ihnen teilt der Kranke sein Leiden mit. Für die Schmerzexpression gilt insbesondere das von Paul Watzlawick formulierte Axiom von der Unmöglichkeit, nicht zu kommunizieren. Im Rahmen seiner Sozialisation erfährt jeder Mensch, dass Schmerzäußerungen Reaktionen bei den Mitmenschen auslösen.

Die meisten Menschen in unserem Kulturkreis reagieren auf Schmerzmitteilungen mit fürsorglicher Zuwendung, Anteilnahme und Entlastung des Betroffenen. Kurzfristig sinnvoll, kann dies jedoch bei länger andauernden Schmerzproblemen über den Mechanismus unbewusster Lernvorgänge im Sinne eines sekundären Krankheitsgewinns zur Verfestigung dysfunktionalen Schmerzverhaltens beitragen (z. B. beständige Selbstbeobachtung, Beschwerdefixierung mit unablässigen Schmerzklagen, Passivität, Rückzug, Schonverhaltensweisen etc.). Andere Menschen weisen Schmerzäußerungen direkt zurück oder ignorieren sie, was – als Bestrafung oder mangelndes Einfühlungsvermögen wahrgenommen – beim Patienten zu Isolation und depressivem Rückzug führen kann.

Das Kommunikationsverhalten des Patienten hat somit unmittelbare Bedeutung für die Arzt-Patient-Beziehung. Unabdingbarer Bestandteil der Behandlung einer chronischen Schmerzsymptomatik sollte deshalb die Optimierung der Reaktionen des Therapieteams auf Schmerzäußerungen des Patienten sein. So ist es in einer Schmerzbehandlungseinheit wichtig, dass alle Behandelnden in Teambesprechungen, in Balint- oder Supervisionsgruppen ihre Eindrücke des Patienten regelmäßig austauschen und sich ein gemeinsames Bild über das Zusammenspiel somatischer, psychischer und sozialer Anteile an der Schmerzsymptomatik machen. Wenn möglich, sollten in diese Konsensbildungen auch Informationen der Angehörigen des Patienten aus dem häuslichen Umfeld einfließen. Ziel dieser gemeinsam abgestimmten Teamstrategien sollte es sein, das Verhalten des Patienten bewusst in seiner funktionalen Bedeutung zu verstehen und ihn auf ein aktives Schmerzbewältigungsverhalten hinzulenken.

> In ebensolcher Weise sollten auch Angehörige über funktionale Möglichkeiten der Unterstützung des Kranken informiert werden, was zugleich ihrer persönlichen Entlastung dienen kann.

Der Placeboeffekt als Beispiel kognitiv gesteuerter Schmerzwahrnehmung[1]

Die wechselseitige Beziehung zwischen Arzt und Patient ist wesentlicher Bestandteil der Wirkung jedes Medikaments. Jede Art der unbewussten oder auch bewussten Kommunikation, insbesondere das ärztliche Gespräch und die persönliche Zuwendung durch das Behandlungsteam oder die Angehörigen, kann eine verändernde, möglicherweise analgetische Wirkung haben. Das Verhalten der auf den Patienten einwirkenden Mitmenschen kann positive,

---

1 Die Bedeutung der Placebogabe im Rahmen einer kontrollierten wissenschaftlichen Studie zur Wirkung von Medikamenten wird hier nicht berührt.

aber auch negative kognitive Verarbeitungsprozesse beim Patienten anstoßen oder verstärken.

Vordergründig könnte man daraus folgern, dass das Verhalten und Auftreten des Arztes bereits selbst einen »Placeboeffekt« besitzt (»Droge Arzt«), der auch manipulative Wirkung entfalten kann. Nicht selten ist zu beobachten, dass bei Patienten mit schwer beeinflussbaren Schmerzen und hohem Analgetikabedarf zwischenzeitlich eine als (»besonders wirksames«) Schmerzmittel deklarierte Kochsalzinjektion verabreicht wird. Zweifellos kann eine derartige Placebobehandlung bei unterschiedlichen Symptomen und so auch bei verschiedenen Schmerzzuständen zum Beschwerderückgang führen. Die wesentlichen Therapieagenzien sind in diesem Fall jedoch vermutlich primär die durch das Arztverhalten hervorgerufene Erwartungshaltung und die emotionale Reaktion des Patienten. Da diese Veränderungen im Falle einer Placebobehandlung nur durch manipulative Fremdbeeinflussung zustande kommen, sind sie äußerst labil und änderungssensitiv.

Entdeckt dann ein Patient das Wesen der Placebobehandlung, kann er in tiefste Enttäuschung und Verzweiflung verfallen, das Arzt-Patienten-Vertrauen Vertrauen kann völlig zerstört sein. Möglicherweise schon vor der Behandlung bestehende Negativeinstellungen und Vorbehalte des Patienten werden hierdurch verfestigt. Aus diesen Gründen muss die Placebogabe (mit Ausnahme diagnostischer Tests von Medikamentenwirkungen) als ein fragwürdiges Hilfsmittel bei der Behandlung tumorbedingter Schmerzen, aber auch bei der längerfristigen Behandlung chronischer Schmerzzustände abgelehnt werden.

Grundlagen psychoonkolgischer Tumorschmerzbehandlung

Voraussetzung für eine angemessene Schmerzbehandlung ist eine möglichst umfassende, ganzheitliche Diagnostik aller mit den Schmerzen in Wechselwirkung verbundenen Lebensbereiche des Kranken. Neben den in der Schmerzanalyse erhobenen Schmerzcharakteristika – wie Lokalisation, Häufigkeit, Intensität, Dauer und Qualität von Haupt- und Nebenschmerzen, einschließlich ihrer anteiligen Gewichtung am Gesamtschmerzerleben

– sollten insbesondere die Auswirkungen der Erkrankung berücksichtigt werden, im lebensgeschichtlichen Zusammenhang des Patienten und unter Würdigung seiner Persönlichkeit.

Ebenso sollte der Behandler auch Informationen über das Schmerz- und Bewältigungsverhalten des Patienten erfragen, ferner seine kognitive Verarbeitung der Tumorerkrankung und den Grad subjektiv erlebter Behinderung, zudem schmerzassoziierte psychische Beeinträchtigungen (wie Depressivität, Angst, Ausmaß schmerzzentrierter Selbstbeobachtung) berücksichtigen, wie auch interaktionelle Aspekte der sozialen Umwelt (Reaktionen der Familie oder des Lebenspartners auf die Erkrankung), aktuelle Stressoren und habituelle Persönlichkeitsmerkmale des Patienten.

Jede Schmerzbehandlung muss somit neben einer letztlich nur symptomatischen, medikamentösen Therapie und einer Behandlung tumorassoziierter Beeinträchtigungen (z. B. Vigilanz, Lähmungen, Sensibilitätsstörungen, vegetative Symptome) auf das zentrale menschliche Problem des Krebskranken eingehen. Die Erwartung, dass ein bestimmtes Medikament oder ein spezifischer Eingriff die Ursache eines Schmerzes ausschalten könnte, wird nur selten zu erfüllen sein. Wenn die psychische Verarbeitung einer Tumorerkrankung den entscheidenden Einfluss auf Schmerzwahrnehmung und -bewältigung hat, dann ergeben sich daraus unmittelbare Konsequenzen für die Ziele und den Verlauf der Behandlung.

So geht es bei Schmerzentstehung und Schmerzbehandlung stets weniger um die Frage »psychisch« oder »somatisch«, sondern um ein »sowohl als auch«. Eine tragische Konsequenz der traditionellen (künstlichen) Trennung sog. somatogener und psychogener Anteile von Schmerzen besteht darin, dass menschliche oder psychologische Hilfen oft zu spät, nach Versagen anderer Therapiestrategien, im Sinne einer Ultima Ratio eingesetzt werden. Die multifaktorielle Entstehung von Schmerzen erfordert jedoch aus Sicht der modernen Schmerztherapie ein ebenso multimodales, konzeptionelles Vorgehen, dessen Komponenten synergistisch und mosaikartig ineinander greifen. Ein Behandler allein ist mit dieser komplexen Aufgabe oft überfordert.

Optimalerweise wird die Tumorschmerztherapie deshalb in einem interdisziplinären Therapiesetting »unter einem gemeinsamen Dach« organisiert. Zu einem solchen Setting gehören die verschiedenen Fachkompetenzen der Medizin und Psychologie ebenso wie Verhaltenstherapeuten, Seelsorger, Sozialarbeiter und Physiotherapeuten, zudem die Pflegekräfte.

Primäres Ziel einer ganzheitlichen Tumorschmerztherapie ist zunächst, eine tragfähige, solidarische Beziehung zum Patienten herzustellen, die auf Seiten des Behandlers das Bewusstsein beinhaltet, jederzeit auch selbst Betroffener sein zu können. Alle therapeutischen Bemühungen müssen darauf abzielen, den Patienten in seiner Erkrankung zu begleiten, seine Gefühle der Isolation und Vereinsamung sowie seine Ängste zu reduzieren, dem Kranken Hoffnung und Mut zu vermitteln und schließlich dabei zu helfen, auch negative Gefühle und Erfahrungen akzeptierend annehmen zu können. So wie das Sterben jedes Menschen ein individueller, einmaliger Vorgang ist, so persönlich und unmittelbar sind hier die Begleiter des Kranken menschlich gefordert.

Wichtigstes therapeutisches Agens ist dabei das persönliche Gespräch, das bereits während der Diagnostik die therapeutisch notwendigen Weichen für eine Veränderung der subjektiven Schmerztheorie des Patienten stellen kann – von einem rein medizinisch-somatischen (mechanistischen) Schmerzkonzept zu einem mehr multimodalen Attributionsmodell. Bereits die ersten Fragen an den Patienten können ihm helfen zu erkennen, dass seine Schmerzen auch entscheidend durch sein Denken, Fühlen und Handeln mitbeeinflusst werden, zudem ihm seine persönlichen Stärken und Ressourcen bewusst machen. Dadurch wird der Betroffene aus Passivität und Hilflosigkeit (»Die Schmerzen werden als allein vom Arzt behandelbar angesehen ...«) in eine aktive, das Heilungsgeschehen und die Beschwerdebewältigung beeinflussende Rolle versetzt.

Gleichzeitig dient das therapeutische Gespräch dazu, den Patienten aus einem negativ zentrierten Denken herauszuführen. Auf Beschwerdelinderung ausgerichtet, konzentrieren sich nicht selten Gespräche über das Befinden des Patienten ausschließlich auf Beeinträchtigungen und Einschränkungen oder auf unerwünschte Nebenwirkungen der Therapie. Beide Interaktionspartner bleiben dabei stets problemzentriert. Nicht selten berichten Patienten so-

gar über die Angst, schlechter behandelt oder gar entlassen zu werden, wenn sie nicht möglichst alle ihre Beschwerden aufzählen und genau erläutern.

Andererseits soll keinem Patienten etwa vermittelt werden, sie trügen selber »Schuld« oder Verantwortung für die Entstehung oder Ausbreitung der Erkrankung – oft genug überhäufen sie sich selbst bereits mit solchen Fragen und Selbstzweifeln. Monokausale, überwiegend psychosoziale Konflikte betonende Annahmen zur Tumorentstehung sind hier ebenso wenig hilfreich für den Patienten wie sie wissenschaftlich haltbar wären; im Gegenteil – sie verstärken selbstzermürbende Zweifel des Tumor-(schmerz)patienten und rauben die vielleicht verfügbare Zeit für realistische Hilfen.

In einem ganzheitlichen Therapiekonzept folgt aus den diagnostischen Erkenntnissen und den therapeutischen Zielen ein differenziert abgestufter Behandlungsplan, dessen Grundelemente in einer 5-Phasen-Konzeption hier nur fragmentarisch umrissen werden sollen (▶ vgl. Kap. 19). Ähnliche Anregungen einer stufenweisen Veränderung im Krankheitserleben und -verhalten finden sich beispielsweise im Konzept der »stages of change« (Prochaska u. DiClemente 1984) und den daraus abgeleiteten Therapiestrategien des »motivational interviewing« oder aber im Konzept der Sterbephasen der Ärztin Kübler-Ross. Die Komplexität dieser Behandlungsziele und -techniken lässt erkennen, welche große Chance psychologische Therapiemethoden – wenn individuell ausgewählt und abgestimmt – für die Verbesserung der Verarbeitung einer Tumorerkrankung eröffnen (◘ Tabelle 1).

Persönliche Betroffenheit der Helfer unheilbar Krebskranker

Wie der unheilbar Krebskranke und sterbende Patient selbst, sind auch die ihn betreuenden Menschen besonderen Belastungen ausgesetzt, die Teil des psychischen Spannungsfeldes der Therapie werden können.

Die bei den meisten Patienten auftretende reaktive Depression, Hoffnungslosigkeit und Verzweiflung, aber auch die Präsenz frustrierender Therapieerfolgsaussichten konfrontiert das betreuende Team mit den eigenen therapeutischen Grenzen.

Tabelle 1. Phasenkonzeption zur psychologischen Tumorschmerzbehandlung

Therapiephase	Behandlungsziel	Behandlungsmethoden
Diagnostikphase/Arbeitsbündnis	Solidarische Beziehung, Isolation überwinden	Aktives Zuhören, Zeit und Verfügbarkeit
Edukationsphase	Abwehrvorgänge (Angst, Zorn, Resignation) reduzieren, Änderung der Attributionen/ Schmerztheorien	Gefühlsarbeit: Ängste annehmen, ansprechen, erklären, zu-Ende-denken; edukative Gespräche
Phase des Verhaltenstrainings	Schmerzkontrollerleben, Hoffnung fördern	Progressive Muskelrelaxation, Imaginationsübungen, Hypnotherapie, Biofeedback (EMG, EDA), Selbstkontrollverfahren, Aktivitäts- und Verstärkerpläne
Kognitive Bewältigungsphase	Depression reduzieren, Krebs-Schmerz-Spirale verhindern	Protokoll automatischer Gedanken, Überprüfung falscher Vorannahmen, logische Überprüfung, Exploration alternativer Gedanken, Selbstinstruktionsprogramm
Phase der Konsolidierung	Akzeptanz des Unabänderlichen, Trauerarbeit	Selbsthilfe in der Gruppe, Selbstmanagement im Alltag, Einbeziehung der Angehörigen

Untersuchungen zeigen, dass bei Medizinstudenten und Ärzten eine erhöhte latente und unbewusste Todesangst besteht. Diese kann in die Arzt-Patient-Beziehung eingehen und zu Fehlverarbeitungen führen. Eigene Ängste, Ärger über das Therapieversagen und Gefühle therapeutischer Machtlosigkeit können zur Vermeidung des näheren Kontakts mit dem Patienten führen, zu vorschnellem und unrealistischem Trost aus eigener therapeutischer Resignation heraus oder aber zu therapeutischer Überaktivität und Aktionismus. Die Verhaltensweisen der Therapeuten orientieren sich dabei dann unbewusst eher an den eigenen Bedürfnissen, sind eher ego- statt patientenzentriert.

Eine Ursache solcher Gegenübertragungsreaktionen mag darin liegen, dass die medizinische Ausbildung sehr stark auf die kurative Aufgabe in Verantwortlichkeit des Arztes ausgerichtet ist. Gesundheit gilt als das Normale, für jede Krankheit scheint es ein Gegenmittel zu geben. Die unheilbare Krankheit widerlegt diese Auffassung und konfrontiert die Behandler beständig mit den Grenzen ihres therapeutischen Könnens. Dies kann zu Versagensgefühlen seitens des Arztes sowie zu Kränkungen, Enttäuschungen, Ärger und Verzweiflung führen.

Solche Abwehrvorgänge führen zu Verunsicherungen und hindern daran, sensibel auf den Kranken einzugehen. Unbewusst wird dann oft das Gespräch über die Krankheit und den Schmerz vermieden und damit die Vereinsamung und Isolation des Patienten verstärkt. Regelmäßige Supervision, Teambesprechungen und Balint-Gruppen können dabei helfen, solche Probleme in der Patient-Behandler-Interaktion aufzudecken und den Therapieprozess zu optimieren.

Gespräch und Zuwendung erfordern dabei zunächst keinen speziellen Sachverstand, sondern meist nur die Überwindung der eigenen Hemmungen vor dem Umgang mit einem todkranken Menschen. Grundlage jedes helfenden Gesprächs ist die persönliche emotionale Einfühlung. Sie ist nicht nur wichtig bei der Vermittlung von Informationen über die Erkrankung, sondern auch Grundlage für das

Gefühl von Sicherheit und Geborgenheit. Dabei ist es gerade die persönliche Auseinandersetzung des Arztes mit dem Leiden und dem Tod, die ganz wesentlich seine Möglichkeiten bestimmt, unheilbar Kranken zu helfen.

Diese emotionale Einfühlung stellt besondere Ansprüche an die Menschen, die in der Betreuung krebskranker Personen stehen. Zu Recht wurde hier der Begriff »Gefühlsarbeit« geprägt. Diese Gefühlsarbeit beginnt mit dem Sprechen über die Diagnose und das Wesen der Krebserkrankung. Bereits hier wird oft die entscheidende Weiche in der Beziehung zwischen Behandelnden und Patient gestellt.

Ängste und Unsicherheiten auf Seiten der Betreuer oder ein (schein)professionelles, wenig empathisches Auftreten können Gefühle der Vereinsamung und Ohnmacht beim Patienten verstärken. Voraussetzungen einer helfenden Therapiebeziehung sind aber ebenso die Echtheit und die Selbstkongruenz in jedem Gespräch wie auch die persönliche Wertschätzung und Akzeptanz des Patienten, wie sie als Basis der Gesprächspsychotherapie nach Rogers formuliert wurden. Es kann für den Kranken eine wichtige Hilfe sein zu wissen, dass er von den ihn betreuenden Menschen kontinuierlich begleitet werden wird. Dieses sollte ihm auch ausdrücklich bestätigt werden. Hierdurch wird dem Patienten die zuverlässige Beziehung signalisiert, die er braucht, um seine Krankheit zu bewältigen, belastende Therapien durchzustehen und eventuelle Rückschläge während des Krankheitsverlaufs zu ertragen. Diese Verfügbarkeit der Betreuenden für den Patienten und die dadurch entstehende Möglichkeit einer kontinuierlichen und solidarischen Beziehung ist das wohl wirksamste Mittel zur Verhinderung eines depressiven Rückzugs. Das therapeutische Gespräch ist dabei die Basis eines weiten Repertoires an psychologischen Hilfen zur Bewältigung von Tumorschmerzen (▶ s. auch Kap. 19).

Schlussbemerkungen

Eine angemessene Tumorschmerztherapie hat vielfältige Aspekte. Die Behandlung der emotionalen Befindlichkeit des Patienten ist dabei das Entscheidende, wenn wir ihn aus der Krebs-Schmerz-Spirale befreien wollen. Mit anderen Worten: Nicht der Schmerz soll behandelt werden, sondern der Mensch, der Schmerzen hat.

Literatur

Aulbert E (1993) Die psychosoziale Begleitung des unheilbar Kranken. In: Aulbert E (Hrsg) Bewältigungshilfen für den Krebskranken. Thieme, Stuttgart

Aulbert E (1997) Psychische Grundlage von Schmerzempfindung, Schmerzäußerung und Schmerztherapie. In: Aulbert E, Zech D (Hrsg) Lehrbuch der Palliativmedizin. Schattauer, Stuttgart

Bron B (1988) Das ärztliche Gespräch mit dem unheilbar Kranken über die Diagnose. Med Welt 38: 154 ff.

Geisler L (1987) Arzt und Patient – Begegnung im Gespräch. Pharma-Verlag, Frankfurt am Main

Katz CH, Mann F (1986) Untersuchungen zur präoperativen Stufenaufklärung nach Weißauer – Positive Auswirkungen auf Angstniveau und Wissensstand. Klinikarzt 15/6: 410–419

Köhle K (1984) Aufklärung von Patienten im fortgeschrittenen Krebsstadium. MMW 126: 214–218

Kröner-Herwig B, Denecke H, Glier B et al. (1996) Qualitätssicherung in der Therapie chronischen Schmerzes. Multidimensionale Verfahren zur Erfassung schmerzrelevanter Aspekte und Empfehlungen zur Standarddiagnostik. Der Schmerz 10/1: 47–52

Kübler-Ross E (1969) Interviews mit Sterbenden. Kreuz, Stuttgart

Prochaska JO, DiClemente CC (1984) The transtheoretical approach: Crossing traditional boundaries of therapy. Dow Jones/Irwin, Homewood

Raspe HH (1977) Informationsbedürfnisse von Patienten. Aufklärungsinterventionen von Ärzten im Akutkrankenhaus. Med Welt 28: 49 ff.

Rogers CR (1972) Die nicht-direktive Beratung. Kindler, München

Schara J (1986) Patientenführung bei Krebsschmerz. In: Doenicke A (Hrsg) Schmerz – Eine interdisziplinäre Herausforderung. Springer, Berlin Heidelberg New York Tokio

Patientenaufklärung – Rechtliche und humanitäre Forderungen

J. Schara

> Nach unserer Rechtsprechung bedarf jede elektive Behandlung der Zustimmung des Kranken. Wirksam zustimmen kann er aber erst, wenn er eingehend über Art, mutmaßlichen Verlauf seiner Erkrankung, Therapie und Alternativen aufgeklärt worden ist.

Aufklärungspflicht – die rechtliche Seite der Patientenaufklärung

Es scheint absurd, dass sich das Wirken des Arztes nach Rechtsvorschriften zu richten hat. Die ethischen Vorschriften des sog. hippokratischen Eids galten Ärzten mehr als zwei Jahrtausende lang als ausreichende Handlungsvorschrift. Sie besagen u. a.: Der Arzt soll seine Verordnungen treffen *zum Nutzen des Kranken nach seinen Fähigkeiten und seinem Urteil, und er soll sich davor hüten, sie zu seinem Schaden und unrechterweise anzuwenden.*

Das bedeutet aber nach heutigem Sprachgebrauch, dass der Zweck ärztlichen Handelns nur der Heilerfolg ist und dass der Bedürftigkeit des Kranken allein durch sachgerechtes Handeln entsprochen wird.

Aus rechtlicher Sicht darf das Wohl des Patienten jedoch nicht mit der indizierten Behandlung gleichgesetzt werden, denn über den Zustand seines körperlichen Wohlbefindens und den Nutzen der ärztlichen Behandlung kann letztlich nur der ansprechbare und mündige, der urteilsfähige Patient in eigener Verantwortung entscheiden. Sinnvoll entscheiden kann er aber in einer Sache nur dann, wenn er von der Sache die entscheidungsrelevanten Gründe und Hintergründe versteht. Einzelheiten braucht er nicht zu kennen, aber der Patient muss bei einer Behandlung wissen, worum es geht, was mit und was ohne Behandlung auf ihn zukommt. Das gilt für jede Art von Behandlung und Nichtbehandlung, auch für die medikamentöse Therapie. Der Patient kann nur Einsicht bekommen in das, was getan oder unterlassen werden kann, wenn er sachkundige Hilfe erfährt – am besten vom Arzt seines Vertrauens.

Diese Forderung, dass allein der Patient über sein Wohl und Wehe entscheidet, ergibt sich aus den Persönlichkeitsrechten unseres Grundgesetzes.

In unserem Strafrecht, das aus dem Jahr 1871 stammt, ist der Arzt zumindest bei schneidenden und ähnlich einschneidenden Behandlungen schon immer dann dem Vorwurf der Körperverletzung ausgesetzt gewesen, wenn er eigenmächtig handelte, also wenn er sich nicht der ausdrücklichen Zustimmung seines Patienten versichert hatte. Diese Bestimmung war so lange nicht problematisch, wie stillschweigend vorausgesetzt wurde, dass jemand, der sich in Behandlung begibt, auch behandelt werden will.

Die Nichtigkeit dieser Überlegung setzte sich erst durch, als immer mehr Patienten vor Gericht wegen Behandlungsfehlern klagten, in denen sie wegen der schwierigen Beweislage – war der eingetretene Schaden Folge eines Behandlungsfehlers oder schicksalhaft bedingt oder gar Folge uneinsichtigen Patientenverhaltens? – dem Arzt gegenüber nicht chancengleich waren, sodass die Gerichte anderen Schuldvorwürfen, wie dem der ungenügenden Aufklärung, größere Bedeutung einräumten. Ein solcher Vorwurf war dann häufig gleichzusetzen mit fehlender Behandlungseinwilligung. Dadurch war rechtlich der strafbare Tatbestand der *unerlaubten Handlung* erfüllt.

Dieses Vorgehen führte nun aber, wenn die ausreichende Aufklärung nicht zu beweisen war, oft zu einer Benachteiligung der beklagten Ärzte, sodass sich Ende der 1980er Jahre die höchstrichterliche Rechtsprechung zu einem moderaten, auf echte Chancengleichheit bedachten, den Patientenwunsch im Behandlungsverlauf aber eindeutig unterstützenden Vorgehen wandelte.

Therapieaufklärung

Ein Heileingriff, der nicht durch die Einwilligung des Patienten gerechtfertigt ist, erfüllt in der Regel den Tatbestand der rechtswidrigen schuldhaften Körperverletzung und führt damit zum Schadenersatz aus unerlaubter Handlung (Jansen 1992).

Die wirksame Einwilligung setzt voraus, dass der Patient das Wesen, die Bedeutung und die Tragweite einer geplanten ärztlichen Maßnahme in ihren Grundzügen erkannt hat (Baur 1991).

Falls zur Behandlung der Krankheit mehrere Behandlungsmethoden zur Verfügung stehen, so muss der Patient davon unterrichtet werden, jedoch darf der Arzt darauf hinweisen, dass er aus bestimmten Gründen eine Behandlungsmethode bevorzugt.

Will der Arzt von einer üblichen Methode der Schulmedizin abweichen, so muss er darauf hinweisen und die Abweichung begründen (BGH vom 03.05.1962, NJW 1962, 1780).

Die Wahl der Behandlungsmethode hat der Bundesgerichtshof nur dann primär zur Sache des Arztes erklärt, wenn dem Patienten keine echte, sein Selbstbestimmungsrecht aktualisierende Wahlmöglichkeit bleibt und ihm eine solche auch nicht aufge-

zeigt werden kann (BGH vom 11.05.1982, NJW 1982, 2121/2122).

Risikoaufklärung

In der älteren Rechtsprechung wurde verlangt, dass nur Behandlungrisiken, die sich häufiger als einmal pro Tausend ereignen, aufgeklärt werden müssen. Die neuere Rechtsprechung legt sich auf prozentualen Ereigniseintritt nicht fest. Aufklärungswürdig ist heute jeder mögliche Schaden, der für den konkreten Patienten von Bedeutung ist und daher dessen Entscheidung beeinflussen kann.

Ein typisches Beispiel ist die – äußerst seltene – Stimmbandlähmung oder das – eher harmlose – Stimmbandgranulom nach einer Intubationsnarkose. Sänger oder auch Lehrer, mithin alle, für die der Eintritt eines solchen Risikos berufsentscheidend sein kann, müssen hierüber eingehend aufgeklärt werden. Aber auch der Durchschnittspatient muss wissen, dass es nach einer Intubation nicht nur zu Schluckbeschwerden und Heiserkeit, sondern – wenn auch sehr selten – zu *bleibender* Heiserkeit kommen kann.

Unbedingt aufklärungsnotwendig – unabhängig von der evtl. äußersten Seltenheit ihres Eintreffens – sind die *typischen Risiken* eines Eingriffs, z. B. punktionsbedingte Blutungen mit nachfolgender Nervenlähmung nach Nervenblockaden, die Infektionsmöglichkeit und deren Folgen nach Katheter- oder Portapplikationen, die komplette Querschnittslähmung nach Epidural- oder Spinalanästhesien wie auch nach Wirbelsäulenoperationen.

Dass eine ärztliche Behandlung auch zum Tode führen kann, muss nicht aufgeklärt werden. Dem autonomen, selbstbestimmten Patienten müssen Allerweltsweisheiten nicht nahe gebracht werden. Auch über die Möglichkeit von Behandlungsfehlern muss nicht aufgeklärt werden, denn bei Behandlungsfehlern haftet der Arzt ohnehin. Ein Aufklärungsverschulden als Begründung für eine Schadensersatz- oder Schmerzensgeldforderung muss dann vom Patienten nicht geltend gemacht werden.

Für den Schmerztherapeuten ist die Bestimmung, dass bei Eingriffen im Bereich der Wirbelsäule über die Möglichkeit einer Querschnittslähmung aufzuklären ist, oft problematisch. Denn auch wenn das Risiko für den Eintritt eines bleibenden Schadens heute bei ca. 1:50.000 liegt: Der Patient fühlt sich durch die Möglichkeit, dass gerade er ein solches Schicksal erfahren könnte, extrem bedroht. Einem verständigen, urteilsfähigen Patienten kann man sagen, dass unsere Rechtsprechung diese Aufklärung verlange, dass ein solches Ereignis aber extrem selten sei. Im vorliegenden Fall böte aber gerade diese Therapie die größten Erfolgsaussichten. Er selber, der Arzt, würde sich in einem gleichen Fall ohne Bedenken gerade dieser Behandlungsart unterziehen. Auch alternative Methoden seien nicht frei von Risiken. Zum Beispiel könne es bei einem sehr ungünstigen Anästhesieverlauf zu einer dauernden Bewusstlosigkeit kommen.

Es ist nicht notwendig, dem Patienten von vornherein jeden Behandlungsschritt zu erklären, auch nicht, ihn auf Risiken einzelner, für den Gesamterfolg notwendiger Zusatzeingriffe hinzuweisen, wenn es echte Alternativen dazu nicht gibt. Das Risiko daraus muss dann aber in Hinsicht auf das Gesamtrisiko des Eingriffs zu vernachlässigen sein, und der Arzt muss davon ausgehen können, dass der Patient diese zusätzliche Aufklärung nicht ausdrücklich wünscht.

Sollte der Patient nämlich auch noch über die Fülle der potenziellen Nebeneingriffe und ihre Risiken detailliert aufgeklärt werden, so würde er jeden Überblick verlieren. Der Patient darf durch die Aufklärung nicht überfordert oder gar verunsichert werden. »Horroraufzählungen« sind auf jeden Fall zu vermeiden. Unbegründete Angstvorstellungen dürfen beim Patienten nicht hervorgerufen werden (Giesen 1987). Verlangt der Patient jedoch diese Unterrichtung, so ist sie ihm in allen Einzelheiten wahrheitsgemäß zu erteilen (BGH vom 23.10.1979, NJW 1980, 633).

Behandlungsfolgen, die einem Durchschnittspatienten nicht von vornherein klar sind, wie z. B. die Nebenwirkungen einer chemischen Neurolyse zur Schmerzausschaltung oder die bei der Morphintherapie fast immer auftretende Obstipation, müssen vorher besprochen werden.

Sicherungsaufklärung

Von der Risikoaufklärung ist die nachwirkende oder auch Sicherungsaufklärung zu unterscheiden. Sie soll den angestrebten Behandlungserfolg sichern, indem sie den Patienten auf die im Zusammenhang mit der Behandlung notwendigen Verhaltensregeln hinweist. Der Patient muss wissen, wie er am besten mit seiner Krankheit umgeht, auch welche Nach- oder Zusatzbehandlungen durch wen und wann notwendig sind; Beispiele: neurochirurgische Eingriffe, Schmerzbestrahlung; aber auch der Hinweis auf Wirkungsweise und das Verhalten beim Auftreten von Nebenwirkungen einer verordneten Medikation gehören dazu, ebenso der Hinweis auf exakte Einhaltung der Zeitabstände und der Dosierung bei der Medikamenteneinnahme und die Aufforderung zur Wiedervorstellung.

Die Sicherungsaufklärung hat keinen Stellenwert in Bezug auf die Behandlungseinwilligung. Insofern unterscheidet sie sich von den beiden vorangehenden, gewöhnlich auch als »Selbstbestimmungsaufklärung« bezeichneten Aufklärungskategorien der Behandlungs- und Risikoaufklärung. Sie kann aber ebenfalls erhebliche Bedeutung für mögliche Schadensersatzforderungen an den Arzt haben, wenn ihr nicht hinreichend entsprochen wurde und der Patient dadurch zu Schaden kam.

Grenzen der Aufklärungspflicht

Eine Aufklärung ist umso weniger notwendig, je dringlicher ein vital indizierter, eine Lebensgefahr abwendender Eingriff ist, wenn daher zur eingehenden Aufklärung keine Zeit bleibt. Sie ist nicht notwendig, wenn für den Patienten eine Wahlmöglichkeit ohnehin nicht gegeben ist. Der urteilsfähige Patient kann jedoch von sich aus jede Behandlung verweigern.

Auch ein Patient, der nicht aufgeklärt werden will und dies seinem Arzt deutlich mitteilt, braucht nicht aufgeklärt zu werden, ebenso nicht der wissende Patient, der bereits einmal zu dem gleichen Behandlungsvorgang aufgeklärt worden ist.

Die Diagnoseaufklärung kann (unter dem Gesichtspunkt des *therapeutischen Privilegs*[1]) unterbleiben, wenn deren Mitteilung zu einer ernsten und nicht zu behebenden Gesundheitsschädigung des Patienten führen würde.

---

1 Unter *»therapeutischem Privileg«* versteht die Rechtsprechung den Ermessensspielraum, der dem Arzt bei der Auswahl seiner Behandlungsmethoden im Einzelfall zugebilligt wird

Diese Überlegung betrifft v. a. den unheilbar kranken, vom Tod bedrohten Patient. Sie betrifft aber auch alle anderen, für die schon die Eröffnung der Diagnose zu einer erheblichen – auch psychischen – Gesundheitsschädigung führen würde. Trotz einer solchen Gefährdung ist die Diagnoseaufklärung aber erforderlich, wenn nur dadurch die Einwilligung des Kranken in eine notwendige Behandlung zu erhalten ist (BGH *Strahlenurteil* vom 16.01.1959, BGHZ 29, 176).

In der Onkologie gilt heute daher weit verbreitet die Überlegung, Patienten mit allen Konsequenzen über ihre Krankheit und deren Ausmaß aufzuklären, da in vielen Fällen nur so seine für den Behandlungserfolg notwendige Mitwirkung bei der Therapie, seine Compliance, zu erreichen ist. Entscheidet sich ein Patient jedoch trotz eingehender Aufklärung über die Folgen einer unterlassenen Therapie gegen eine oder gar gegen jede Therapie, so muss diese Entscheidung vom Arzt respektiert werden, denn *Herr der Therapie ist der Patient, nicht der Arzt.*

Dokumentation

Im Zusammenhang mit fraglich fehlerhafter Aufklärung kommt es bei Auseinandersetzungen vor Gericht wesentlich auf die Glaubwürdigkeit der von den Parteien vorgebrachten Behauptungen an. Hier ist der Arzt im Vorteil, der anhand seiner in eindeutig zeitlichem Zusammenhang – also nicht nachträglich – erstellten Aufzeichnungen seine Darstellung beweisen kann. Die Eintragung soll in die Behandlungskarte bzw. in die fortlaufende Krankengeschichte erfolgen. Vorgedruckte Formblätter, in denen der Patient lediglich bestätigt, dass er aufgeklärt worden sei, ohne dass daraus der Umfang der Aufklärung hervorgeht, sind vor Gericht nichts wert.

Die neuere Rechtsprechung macht es dem Patienten jedoch nicht mehr so leicht, den Arzt wegen nicht ausreichender Aufklärung zu belangen. Zumindest in der letzten Instanz bleiben Aufklärungsrügen neuerdings dann erfolglos, wenn der Patient glaubhaft machen muss, warum er bei Kenntnis der aufklärungsbedürftigen Umstände die Behandlung abgelehnt hätte, etwa:

- falls er durch einen Verzicht auf die Behandlung ähnlich schwer geschädigt worden wäre wie durch die Behandlung selbst

oder

- wenn Alternativen zur Behandlung gar nicht zur Verfügung gestanden hätten (Steffen 1988).

Das eigentliche *Aufklärungsgespräch* ist durch kein noch so ausgewogenes Schriftstück zu ersetzen. Das Aufklärungsgespräch sollte möglichst von dem behandelnden Arzt persönlich durchgeführt werden, damit das für die Arzt-Patient-Beziehung so wichtige Vertrauensverhältnis aufgebaut werden kann. Es muss so frühzeitig durchgeführt werden, dass dem Patienten eine echte Bedenkzeit bleibt (BGH vom 07.04.1992, VI ZR 192/91). Die wesentlichen Punkte des Gesprächs und dazu auch die zur ärztlichen Entscheidung leitenden Gründe müssen in Stichworten dokumentiert werden.

Unerlässlich ist eine eingehende Dokumentation aller relevanten Abläufe in den Fällen, in denen es während oder durch die Behandlung zu Zwischenfällen gekommen ist. Diese Dokumentation sollte möglichst unmittelbar nach dem Zwischenfall als Gedächtnisprotokoll erstellt werden, am besten von 2 Personen, die unabhängig voneinander ihre Darstellung des Zwischenfalls abgeben. Da Gerichtsverhandlungen gewöhnlich erst lange danach, manchmal erst nach mehreren Jahren stattfinden, ist es meist außerordentlich schwierig, dann noch den genauen Hergang zu rekonstruieren.

Sorgfaltspflicht

Es versteht sich von selbst, dass ein Arzt nur die Behandlungen vornehmen darf, mit denen er vertraut ist, und nur die Techniken anwendet, die er beherrscht. Einer experimentellen Behandlung muss der Patient expressis verbis zustimmen.

Es ist unerlässlich, dass der behandelnde Arzt auch die Behandlung der Nebenwirkungen und möglichen Zwischenfälle, die Folge seiner Behandlung sein können, beherrscht. Wer Medikamente injiziert, muss auch einen anaphylaktischen Schock behandeln können. Wer Lokalanästhetika anwendet, muss die Symptomatik bei Überdosierung oder unbeabsichtigter i.v.-Injektion kennen, mit generalisierten Krämpfen und zentraler Lähmung umzugehen verstehen und wirksam beatmen können.

Bei Injektionen in zentrale Bereiche (z. B. Gesichts- und Halsregion) oder in die Nähe größerer

Blutgefäße, bei größeren Nervenblockaden sowie bei allen rückenmarknahen Injektionen ist darüber hinaus die vorausgehende Anlage eines Venenzugangs erforderlich.

Zumindest immer dann, wenn ein Zwischenfall nicht weitgehend auszuschließen ist, sollte zur Behandlung auch eine erfahrene Assistenz anwesend sein. Die Möglichkeit, mit einem Zwischenfall folgenlos umzugehen, ist nicht nur abhängig von den Fähigkeiten des behandelnden Arztes, sondern auch von seinem Assistenzpersonal.

Aufklärungsgespräch–Stufenaufklärung

Kern der Aufklärung ist das Aufklärungsgespräch.

Der Einstieg in ein solches Gespräch wird erleichtert durch sog. *Aufklärungs- und Anamnesebögen*, die erstmalig für die Anästhesieaufklärung vorgeschlagen und inzwischen auch für andere Spezialfächer der Medizin entwickelt wurden. In diesen Bögen wird der Patient u. a. zu relevanten Vorerkrankungen, zu vorausgegangenen Therapien, zu Medikamentenbedarf und körperlicher Leistungsfähigkeit befragt. So kann sich der Arzt sehr schnell eine Übersicht von der Belastungsfähigkeit seines Patienten machen und sein Urteil durch gezielte Fragen vertiefen.

Der Patient wird auf die generellen Vorgehensweisen und möglichen Gefahren des geplanten Eingriffs vorbereitet und hat im nachfolgenden obligatorischen Gespräch die Möglichkeit, sein Wissen darüber zu erweitern. Dieses Vorgehen wird mit dem Begriff »*Stufenaufklärung*« bezeichnet. Der Patient wird nicht mit vielen, ihm möglicherweise unverständlichen Einzelheiten konfrontiert, sondern kann selber entscheiden, wie weit und worüber er aufgeklärt werden will. Der Arzt kann sich dem Gespräch nicht mehr entziehen.

Aufklärungsgebot – die humanitäre Seite der Aufklärung

> Das Gespräch ist nicht nur in rechtlicher Hinsicht Kern der Aufklärung, sondern auch in menschlicher.

Das gilt besonders für Tumorpatienten. Zu ihrer effektiven Behandlung ist ein festes Arbeitsbündnis zwischen Arzt, Patient und seiner Familie notwendig. Dies lässt sich nur durch Zuwendung erreichen. Der Kranke muss sich angenommen und ernst genommen fühlen, seine Familie ebenso. Erst dann kann sich das gegenseitige Vertrauensverhältnis aufbauen. Erreichen lässt sich dies über das vertrauensvoll geführte Gespräch. Dazu muss der Arzt seine eigene Furcht vor dem Tod überwinden, denn oft muss er dabei das bevorstehende Sterben ansprechen.

Diagnoseaufklärung

Wer die Wahrheit nicht wissen will, dem wird man sie nicht aufzwingen dürfen. Eine Ausnahme ist allenfalls bei der rechtlich erforderlichen Zustimmung zu einer noch möglichen Überlebenstherapie gegeben, falls dies anders nicht erreicht werden kann (übliches Vorgehen in der Onkologie). Ein einfühlsamer Arzt sollte zuerst erkunden, wie weit der Patient aufgeklärt zu werden wünscht, bevor er ihn mit der ganzen Wahrheit überfällt, denn: *Der Arzt hat nicht nur die Verantwortung für die Richtigkeit seiner Aussagen, sondern auch für deren Wirkung* (Jaspers 1983).

Wir dürfen uns nicht täuschen: Es könnte sein, dass derjenige, der auch die *ganze* Wahrheit wissen will, dies verlangt in der Hoffnung, seine schlimmsten Befürchtungen seien nicht wahr, und zusammenbricht, wenn er sie doch erfährt.

> Es gibt eine wichtige Regel für solche Gespräche: *Man muss nicht alles sagen, was wahr ist, aber alles was man sagt, muss wahr sein* (Eissler 1955).

Die kleinste Unwahrheit führt leicht zu anderen, und schließlich wird ein Lügengebäude errichtet, das schnell in sich zusammenbrechen kann und mühsam aufgebaute Beziehungen völlig zerstört. Wenn der Patient aber die Wahrheit wirklich wissen will, darf man sie ihm nicht durch Verschweigen verweigern. Das gebietet die Achtung vor seiner Person. Der Sterbenskranke darf nicht entwürdigt werden. Er muss wissen, wie es um ihn steht. Erst dann kann er sein Leben zum Ende hin *leben*, innerlich und äußerlich – es gibt für uns alle noch viel zu ordnen.

Erst dann kann sich auch die ihm noch verbleibende Zeit als bewusste Zeit erweitern, sich seine

Wahrnehmung intensivieren, wie wir es aus vielen Selbstzeugnissen Todbedrohter wissen.

Bei Peter Noll (1984) heißt es:
- *Etwas zum letzten Mal sehen ist fast so gut wie etwas zum ersten Mal sehen.*
- *Die Zeit wird wertvoller.*
- *Sehen wir das Leben vom Tode her, werden wir freier.*
- *Das Wissen, dass wir sterben, befreit uns von jeder Unterwerfung und Zwang.*

Hoffnungsaufklärung

Noch Hufeland meinte, den Tod verkünden hieße, den Tod geben.[1] Die heutige Sterbepsychologie sieht das anders. Auch heute gilt, dass der Mensch hofft, solange er lebt, und nicht nur die Umkehrung, dass der Mensch nur lebt, solange er hofft. Die Hoffnung verlässt den Menschen nie. Das lässt auch Krebskranke, wie E. Kübler-Ross (1971) durch ihre weit verbreiteten Untersuchungen an Sterbenden gezeigt hat, alle Untersuchungen, alle einschneidenden Behandlungen ertragen, in der Hoffnung, der dadurch vielleicht erreichbare Zeitaufschub könne genügen, bis das alles verändernde Heilmittel endlich gefunden sei.

Und es ist immer Hoffnung, weil auch Ärzte zwar *fast* immer wissen, dass der Krebs zum Tode führt, aber doch nie sicher sind, wann das Ende kommen wird. So ist Zeit Hoffnung. Zeit, in der alles darauf ankommt, das verbleibende Leben lebenswert zu machen. Auch dies ist eine Aufklärung, die der Arzt seinem Patienten schuldet.

Die Diagnose »Krebs« führt beim Kranken und dessen Angehörigen zu unmittelbaren Zukunftsängsten. Es ist nicht nur der Tod, den sie fürchten, sondern das, was vor dem Tod kommt: der nicht mehr zu kontrollierende Schmerz, die Hilflosigkeit, der Verfall. Die Aufklärung von Patient und Familie muss auch darauf gerichtet sein, dass längst nicht jeder Krebs in seinem Endzustand mit starken

Schmerzen einhergeht, v. a. aber darauf, dass Krebsschmerzen heute bis auf wenige Ausnahmen außerordentlich gut behandelbar sind.

Es darf dann aber auch der Hinweis nicht fehlen, dass gerade bei der Schmerzbehandlung eine ganz enge und vertrauensvolle Zusammenarbeit vom Patienten und seiner Familie mit den Schmerztherapeuten eine wichtige Voraussetzung zum Erfolg ist.

Krebsschmerzen haben als chronische und existenziell bedrohliche Schmerzen eine ganz andere Bedeutung als akute Schmerzen (Warnfunktion). Schon bei geringer Intensität führen sie allein dadurch, dass sie ständig da sind, zu einer immer stärker werdenden Einschränkung der Lebensqualität. Wenn der Kranke seine Schmerzen nicht mehr kontrollieren kann, sondern die Schmerzen sein Leben kontrollieren, so wird er hilflos und hoffnungslos.

Die später an Krebs gestorbene Kanadierin Jean Cameron schildert in ihrem Buch »*Heute will ich leben*«, wie ihr ganzes Denken und Fühlen ausschließlich von Schmerzen bestimmt war, wie sie keine Nacht mehr schlafen konnte, wie sie das Gefühl hatte, in einer Muschel eingesperrt zu sein, sodass es ihr unmöglich war, an etwas anderes oder jemand anderen zu denken; und sie beschreibt, welche Erleichterung und Dankbarkeit sie spürte, als endlich die adäquate Schmerztherapie einsetzte.

Der Krebskranke darf nicht allein gelassen werden. Frühzeitig sind bestehende Sozialkontakte zu verstärken und neue aufzubauen. Auch darüber müssen Patient und Familie aufgeklärt werden. Er und seine Familie sollten auch wissen, dass die endgültige Annahme des unabänderlichen Todes nicht von heute auf morgen vollziehbar ist, dass auch die von E. Kübler-Ross (1971) erstmals aufgezeigten Stadien des Sichabfindens über *Verleugnung, Depression, Verhandeln* bis zur *Annahme* des Sterbenmüssens nie geradlinig aufeinander folgen, sondern viele Kranke zwischen Verleugnung, Depression und Verhandeln lange hin- und herschwanken.

Aber Patient und Angehörige sollten auch wissen, dass gerade die schlimme Depression beim Krebskranken durch das Gespräch gelöst werden kann.

Begleitung

Schmerz und Leiden sind keine körperliche Angelegenheit, sondern eine menschliche. Sie erfordern un-

---

1   Hufeland, Christoph Wilhelm (1762–1836), Begründer der Lehre von der Lebenskraft (Vitalismus), die er als innersten Grund aller Lebensvorgänge, als Selbsterhaltungsprinzip des Organismus interpretierte und die es zu erhalten gelte

sere ganze Solidarität. Das Modell dafür hat Sporken (1979) in der *Begleitung* des Patienten und seiner Familie durch den Arzt gesehen. Der Arzt begleitet, indem er kraft seiner Einsicht und Übersicht Patient und Familie fachlich und mitmenschlich berät. Das ist der eigentliche Sinn der Aufklärung, nicht, wie oft noch immer gesehen, der Schutz vor Regress. Entscheidungen trifft der Patient. Er kann sie aber nur dann richtig treffen, wenn er weiß, worüber er und wozu er sich entscheidet.

In der Begleitung gewinnt der Arzt das Vertrauen seines Patienten und von dessen Familie. Dies ist Voraussetzung für das Arbeitsbündnis, das alle eingehen müssen, wenn die Behandlung zum Weiterleben oder auch das Hinführen zum Tod hilfreich sein soll. Wichtigste Hilfe dazu ist Zeit, Zeit zum Gespräch. Ärzte verkürzen oft (aus unbewusstem Abwehrverhalten) das Gespräch, wenn es darum geht, Patienten eine schlechte Nachricht zu überbringen.

Allerdings wird die Mitteilung eines Befundes umso schwieriger, je komplizierter die Erkrankung, je schwerwiegender die Folgen sind. Aber gerade eine solche Aufklärung ist nicht mit einem Gespräch abgetan. Sie ist vielmehr ein behutsamer Prozess, der allmählich zur Wahrheit hinführt. Der Arzt muss sich dafür Zeit nehmen. Er sollte sich zum Patienten hinsetzen, um ihm das Gefühl zu geben: So, jetzt habe ich Zeit, ich bin nicht schon wieder auf dem Sprung; dieses aber auch, um den Abstand und den Höhenunterschied zum Patienten sichtlich auszugleichen. Der Arzt sollte seine Aussagen wiederholen, als Ausdruck dafür, dass er es ernst meint, und mit dem Patienten sprechen, bis dieser wirklich versteht, worum es geht. Wortwahl und Ausdrucksweise sind auf das Verständnis des Patienten einzustellen. Der Patient muss verstehen und einverstanden sein. Und er muss auch motiviert werden zu verstehen.

Schlussbemerkungen

Wer die Aufforderung des Bundesgerichtshofs richtig verstanden hat, dass es Aufgabe des Arztes sei, sich bei der Aufklärung von Patienten auf die Person des Kranken und auf sein Schicksal einzulassen (BGH, NJW 1983, 328/329), der wird diese vorstehende Anleitung nicht benötigen.

Literatur

Baur U (1991) Aufklärung und Einwilligung des Patienten. Arzt Krankenhaus 64: 222–226

Cameron J (1983) For all that has been. Macmillan, New York (dt. Übers.: Heute will ich leben. Kreuz, Stuttgart)

Eberbach WH (1986) Die ärztliche Aufklärung unheilbar Kranker. MedR: 180–186

Eissler KR (1955) The Psychiatrist and the Dying Patient. Int Univ Press, New York [dt. Übers.: Der sterbende Patient: Zur Psychologie des Todes. (Problemata 61) Frommann-Holzboog, Stuttgart-Bad Cannstatt 1978]

Giesen D (1987) Zwischen Patientenwohl und Patientenwille. JZ: 282–290

Jansen C (1992) Aufklärungspflicht des Arztes über die Kliniksituation. Arzt Krankenhaus 65: 20–21

Jaspers K (1983) Die Idee des Arztes. In: Wahrheit und Bewährung – Philosophieren für den Alltag. Piper, München Zürich, S 47 (SP 286)

Krüskemper G (1992) Das Gespräch zwischen Arzt und Patient. Interview, Ärzte-Zeitung 125 vom 09.07.1992

Kübler-Ross E (1971) Interviews mit Sterbenden, 2. Aufl. Kreuz, Stuttgart Berlin

Noll P (1984) Diktate über Sterben und Tod. Pendo, Zürich

Schara J (1986) Patientenführung bei Krebsschmerz. In: Doenicke A (Hrsg) Schmerz, eine interdisziplinäre Herausforderung. Springer, Berlin Heidelberg New York Tokio, S 69–83

Schara J (1988) Gedanken zur Betreuung terminal Kranker mit Krebsschmerz. Schmerz 2: 151–160

Schipperges H (1985) Die Medizin im Panorama der letzten hundert Jahre. Mannheimer Forum 84/85. Boehringer Mannheim GmbH, Mannheim, S 9–60

Schreiber H-L (1983) Die Patientenaufklärung in juristischer Sicht. Internist 24: 185–189

Sporken P (1979) Die Rechte des Kranken, ethische Überlegungen. Med Mensch Ges 4: 145

Sporken P (1981) Hast du denn bejaht, daß ich sterben muß? Pathmos, Düsseldorf

Steffen E (1988) Interview in: Ärztezeitung vom 21.10.1988

Tausch A, Tausch R (1985) Sanftes Sterben. Was der Tod für das Leben bedeutet. Rowohlt, Reinbek bei Hamburg

Weißauer W (1992) Aktuelle rechtliche Fragen in der Transfusionsmedizin. Anästh Intensivmed 33: 15–19

Weißauer W (1998) DIOmed-Aufklärungssystem. Biomed Verlags GmbH, Ebelsbach

Rechtliche Fragen der ärztlichen Behandlung und der Begleitung im Sterben

W. Schild, M. Berg

Einleitung

In diesem Kapitel wird *aus juristischer Sicht* der eigentliche Rechtsgrund für die Aufklärungspflicht gegenüber dem Patienten dargelegt und untersucht, welche rechtlichen Probleme sich für den Arzt (aus Gründen der leichteren Lesbarkeit gilt in diesem Text die männliche Bezeichnung für beide Geschlechter) stellen, wenn er im Rahmen seiner Behandlungstätigkeit auf Patienten trifft, die – besonders in ihrer letzten Lebensphase – nicht mehr äußerungs- und urteilsfähig sind, sodass der Arzt andere Ansprechpartner und Anhaltspunkte für seine Entscheidungsfindung hinsichtlich des »Wie« – v. a. aber eben auch des »Ob« – einer Weiterbehandlung benötigt.

Erfahrungsgemäß bereiten manche Thesen Nichtjuristen *Verständnisschwierigkeiten*, da diese mit den Eigenheiten des methodischen Denkens und der Art und Weise des Argumentierens in der Rechtswissenschaft nicht vertraut sind (was sich aber in der ausdifferenzierten Wissenschaftswelt der Moderne nicht verhindern lässt). Einige Bemerkungen wollen diese Schwierigkeiten zu überwinden helfen, weshalb mit allgemeinen Ausführungen zur rechtlichen Einordnung des ärztlichen Heileingriffs begonnen wird. Daran schließen sich Ausführungen zur rechtlichen Einordnung des Abbruchs einer ärztlichen Heilbehandlung an. Als Abschluss wird das drängender werdende Problem der rechtlichen Bedeutung einer Patienten(letzt)verfügung dargestellt.

Der ärztliche Heileingriff

Im Zentrum muss die rechtliche Auffassung des ärztlichen Heileingriffs als tatbestandliche Körperverletzung (§ 223 StGB) stehen, da sich daraus das Erfordernis der Einwilligung des Patienten in die Behandlung ergibt, das wiederum den Arzt zur Aufklärung über die Bedeutung und die Risiken seines

Tuns verpflichtet. Am Beispiel der perkutanen endoskopischen Gastrostomie (PEG) wird das Gesagte konkretisiert (s. unten).

Der ärztliche Heileingriff als tatbestandliche Körperverletzung (§ 223 StGB)

Die herrschende Auffassung in der Strafrechtswissenschaft und v. a. die Rechtsprechung bewerten den ärztlichen Heileingriff – selbst wenn er lege artis durchgeführt wird und erfolgreich ist (also tatsächlich Heilung erbringt) – als tatbestandliche Körperverletzung im Sinne des § 223 StGB (Müller 1998; Tag 2000, S. 13 ff.). Dies kann man nur verstehen, wenn man sich zum einen auf das juristische Denken im Strafrecht einlässt und zum anderen den systematischen Hintergrund dieser Sicht berücksichtigt.

Juristisches Denken stellt die Voraussetzungen, die ein menschliches Verhalten aufweisen (»erfüllen«) muss, damit es als »Straftat« qualifiziert und bestraft werden kann, in einer *Reihenfolge* von Merkmalen dar, die in ein Nacheinander von 3 inhaltlich aufeinander bezogenen »Merkmalen« gebracht werden. Zunächst wird nach der *»Tatbestandsmäßigkeit«* des zu beurteilenden Verhaltens gefragt, also ob es der gesetzlichen Formulierung in einer Vorschrift (einem Tatbestand) des StGB oder eines anderen Gesetzes entspricht, mit der der Gesetzgeber das typische Unrecht des strafwürdigen Verhaltens umschreibt, am Beispiel des § 223 StGB: ob der Handelnde »eine andere Person (vorsätzlich) körperlich misshandelt oder an der Gesundheit schädigt«.

Nach Bejahung dieser »Tatbestandsmäßigkeit« wird untersucht, ob diese typische Unrechtsbewertung im konkreten Fall wegen besonderer Gründe aufgehoben werden kann und soll, womit im Ergebnis das (tatbestandsmäßige) Verhalten rechtlich erlaubt (»gerechtfertigt«) ist. Fehlt ein solcher Rechtfertigungsgrund, ist das tatbestandsmäßige Verhalten auch *»rechtswidrig«*, stellt damit eine Unrechtstat dar, die in dem dritten Schritt auf das Merkmal *»Schuldhaftigkeit«* hin untersucht wird, nämlich daraufhin, ob dem Täter ein individueller Vorwurf für seine Tat gemacht werden kann oder ob seine Schuld aus bestimmten Gründen (z. B. unvermeidbares Fehlen der Unrechtseinsicht) entfällt. Ergibt sich auch die Schuldhaftigkeit des Verhaltens, ist im Ergebnis das Vorliegen der Straftat bejaht.

Körperverletzung oder eigenmächtige Heilbehandlung

Ein ärztlicher Heileingriff erfüllt für dieses Denken den Tatbestand des § 223 StGB, wenn er die körperliche Substanz des Patienten vorsätzlich (d. h. bewusst und willentlich) verletzt (wie z. B. durch eine Injektion oder das Anlegen einer PEG oder eine Operation). Auf die bei mangelndem Vorsatz bestehende Möglichkeit, das ärztliche Handeln als fahrlässige (d. h. sorgfaltswidrige) Körperverletzung (§ 229 StGB) zu bewerten, ist hier nicht näher einzugehen. Die sich dann als Ergebnis einstellende Heilwirkung – die die Gesundheit wiederherstellt (und daher nicht schädigt) – wird nicht in die Prüfung der Tatbestandsmäßigkeit einbezogen. Dies wird sicherlich verwundern, erklärt sich aber aus einem Mangel des geltenden Strafrechts, das nämlich keinen eigenen Straftatbestand der *»eigenmächtigen Heilbehandlung«* kennt (zum Problem vgl. Hartmann 1999; Tag 2000, S. 445 ff.).

Führt daher ein Arzt eine Heilbehandlung gegen den Willen des Patienten durch, fehlt dafür ein entsprechender Tatbestand, was bedeutet, dass er strafrechtlich nicht zur Verantwortung gezogen werden könnte, was der herrschenden Auffassung und der Rechtsprechung wegen des verfassungsrechtlich geschützten Selbstbestimmungsrechts des Patienten nicht akzeptierbar erscheint. Deshalb ist dieser »Notweg« der Beurteilung als tatbestandliche Körperverletzung erforderlich. Zugleich verschiebt sich dadurch der Schwerpunkt der rechtlichen Fragestellung von der Tatbestandsmäßigkeit in den Bereich der Rechtswidrigkeit dieser ärztlichen Behandlung, die (nur) dann ausgeschlossen ist, wenn der Betroffene in diese eingewilligt hat.

Liegt eine Einwilligung vor, ist das ärztliche Handeln – obwohl tatbestandsmäßig – rechtlich zulässig; fehlt eine solche Einwilligung, ist der tatbestandsmäßige Heileingriff rechtswidrig – eine vorsätzliche Unrechtstat, die weiterhin auf die individuelle Schuld des Handelnden hin geprüft werden kann und muss.

Einwilligung als Unrechtsausschluss

Einer Einwilligung kommt allerdings die unrechtsausschließende Wirkung nur zu, wenn sie *wirksam* erteilt wird. Voraussetzung dafür ist, dass der Betreffende die Bedeutung (und v. a. die Risiken) des Eingriffs und dessen medizinische Notwendigkeit oder zumindest Indizierung (und mögliche Alternativen) kennt. Auf die daraus folgende Pflicht zur Aufklärung ist noch näher einzugehen. Hier sind die allgemeinen Wirksamkeitsvoraussetzungen zu nennen, die zum einen die Bildung des Willens und zum anderen seine Erklärung betreffen.

Liegen diese Voraussetzungen vor, ist die Willenserklärung des Patienten für den Arzt und das Pflegepersonal bindend, auch wenn sie – v. a. im Fall der Verweigerung dieser Einwilligung – vom medizinischen Standpunkt oder allgemeiner vom »gesunden Menschenverstand« aus nicht nachvollziehbar ist. Dass Ärzte und Pflegepersonal – die sich als »Heilende« einem diametral entgegengesetzten Berufsethos verpflichtet sehen – dabei in Härtefällen, zu denen sicher die von Zeugen Jehovas regelmäßig ausgesprochene Verweigerung von Bluttransfusionen zu zählen ist, bis an ihre menschliche und berufliche Belastungsgrenze geführt werden, steht außer Frage. Dennoch hat im Ergebnis jeder noch so wohlmeinende Paternalismus das Selbstbestimmungsrecht des Patienten zu achten.

Der Patientenwille

Einwilligungsfähigkeit und Willensbildung

Vorausgesetzt wird für die Rechtswirksamkeit der Einwilligung – und damit für die rechtliche Zulässigkeit des ärztlichen Handelns –, dass der Patient einwilligungsfähig sowie seine Entscheidung ernstlich und nicht durch Willensmängel bestimmt ist. Letztlich darf die Tat – also die tatbestandliche Körperverletzung – nach der ausdrücklichen Vorschrift des § 228 StGB trotz der Zustimmung des Betroffenen auch nicht »sittenwidrig« sein (d. h. dem »Anstandsgefühl aller billig und gerecht Denkenden« widersprechen), welche Frage sich in der ärztlichen Praxis im Regelfalle nicht stellen wird.

Aktueller Wille

Ein aktueller Wille setzt die «Einwilligungsfähigkeit» voraus, womit im Wesentlichen die *natürliche*

Einsichts- und Urteilsfähigkeit des Betreffenden gemeint ist. Dieser muss nach seiner geistigen und sittlichen Reife imstande sein, Bedeutung, Tragweite und Folgen des Eingriffs – hier namentlich in das «Rechtsgut Gesundheit» – in seinem Für und Wider zu erkennen und sachgerecht zu beurteilen sowie nach dieser Einsicht zu handeln (Tröndle u. Fischer 2002, vor § 32, Rn 3b; Lenckner in Schönke u. Schröder 2001, Vorbemerkung zu §§ 32 ff., Rn 40). Darüber hinaus wird zum Teil ausgeführt, dass zu dem intellektuellen Vermögen eine gewisse charakterliche Stabilität hinzukommen müsse, die den Rechtsgutinhaber davor bewahrt, aus einer momentanen Laune heraus leichtfertig und übereilt unvernünftige Entscheidungen zu treffen, die er alsbald bereuen würde (Baumann et al. 1995, § 17, Rn 103).

Wie klar und selbstverständlich diese Grundsätze in der juristischen Theorie auch erscheinen mögen, trifft der Arzt in der Praxis immer wieder auf Menschen, bei denen es oftmals höchst problematisch ist, ein gesichertes Ergebnis hinsichtlich ihrer Einsichts- und Urteilsfähigkeit zu erhalten. So kann die altersbedingte Konstitution eine wichtige Rolle spielen – neigen doch gerade ältere, ernsthaft erkrankte Menschen, besonders bei fehlender familiärer Bindung, dazu, aufgrund einer depressiven Phase jede weitere Behandlung als sinnlose Verlängerung ihres bereits gelebten Lebens zu empfinden und sich ihr zu verweigern. Eine die natürliche Einsichts- und Urteilsfähigkeit beeinträchtigende Verzweiflung stellt sich häufig auch bei Tumorpatienten ein, für die letzte Therapiechancen ergriffen werden bzw. bei denen aufgrund einer infausten Prognose der Wechsel von einer kurativen Therapie zu einer schlicht palliativen Behandlung geboten erscheint.

Einer generalisierenden Betrachtung müssen sich gerade diese Fallgruppen stets entziehen. Für die vielmehr gebotene individuelle Untersuchung jedes Patienten kann sich aus juristischer Warte auch nicht angemaßt werden, dem Mediziner feststehende Einscheidungsparameter an die Hand zu geben. Vielmehr besteht für den juristischen Prozess gerade die Notwendigkeit, auf das Sachwissen der Ärzte als Gutachter zurückzugreifen. Es sei daher hinsichtlich medizinisch als sinnvoll erachteter *Leitlinien* zur Überprüfung der Einsichts- und Urteilsfähigkeit nur kurz auf die Punkte verwiesen, die die »Schweizerische Akademie der Medizinischen Wissenschaften« in ihren im Juni 2003 ergangenen »Medizinisch-ethischen Richtlinien und Empfehlungen zur Behandlung und Betreuung von älteren pflegebedürftigen Menschen« für hilfreich erachtet:

- die Fähigkeit, Information in Bezug auf die zu fällende Entscheidung zu verstehen;
- die Fähigkeit, die Situation und die Konsequenzen, die sich aus alternativen Möglichkeiten ergeben, richtig abzuwägen;
- die Fähigkeit, die erhaltenen Informationen im Kontext eines kohärenten Wertesystems rational zu gewichten;
- die Fähigkeit, die eigene Wahl zu äußern.

Zu diesem Problemkomplex darf im Übrigen auf weiterführende Literatur verwiesen werden (Kuhlmann 1996).

Mutmaßlicher Wille

Der Ansatz bei dem Willen des Patienten, der in die ärztliche Behandlung einwilligen muss, führt zu einem noch größeren Problem, wenn der Betreffende nicht (mehr) einsichts- und urteilsfähig ist. Das Recht sieht allerdings die Möglichkeit einer Stellvertretung vor (auf die sogleich einzugehen ist), die aber nicht eingreifen kann, wenn ein Notfall vorliegt, der eine sofortige Entscheidung zur Vornahme des ärztlichen Eingriffs verlangt.

In einer solchen Situation ist der Arzt verpflichtet, auf den mutmaßlichen Willen des Betreffenden abzustellen, d. h. zu fragen, welche Entscheidung dieser in der akuten Situation treffen würde, wäre er noch einsichts- und urteilsfähig.

Anhaltspunkte für diesen hypothetischen Willen können u. a. sein: die früher geäußerten religiösen oder sonstigen Wertvorstellungen und Überzeugungen des Betroffenen, gezielte Aussagen anlässlich früherer, bei anderen Menschen miterlebter Krankheiten und Behandlungsmaßnahmen und nicht zuletzt schriftlich fixierte Behandlungswünsche in Form einer Patienten(letzt)verfügung (auf die noch gesondert eingegangen wird).

Angesichts dieser Fokussierung auf den möglichst genau zu eruierenden, an individuellen Wertmaßstäben orientierten spezifischen Patientenwillen wird klar, dass *objektive Kriterien*, insbesondere die Beurteilung einer Maßnahme als gemeinhin »ver-

nünftig« oder »normal« – weil dem Interesse eines »verständigen Patienten« entsprechend –, grundsätzlich keine eigenständige Bedeutung zukommt, sondern, wenn überhaupt – neben anderen Anhaltspunkten –, nur eine indizielle für die Herleitung des konkreten mutmaßlichen Willens des Patienten (so auch der BGH 1994 im »Kemptener-Apalliker-Fall«, BGHSt 35, 249 ff.; Eser in Schönke u. Schröder 2001, § 223, Rn 38).

Auch die Meinungen von Angehörigen sind nur insoweit beachtlich, als sie als Zeugen über frühere Äußerungen des betroffenen Patienten zu etwaigen Behandlungswünschen berichten können; niemals ist ihre an ihren eigenen Maßstäben ausgerichtete Ansicht (was sie für sich wünschen würden, wenn sie an der Stelle des Betroffenen wären) relevant (Eser in Schönke u. Schröder 2001, § 223, Rn 38).

Überlegungen zur Schaffung einer gesetzlichen Vertretungsmacht für nahe Angehörige werden weiter unten behandelt.

Im Zusammenhang mit der Heranziehung früherer mündlicher Äußerungen älterer Menschen – gerade in Bezug auf den häufigen Wunsch nach Behandlungsverzicht – ist noch darauf hinzuweisen, dass hier oft medial geschürte diffuse Ängste vor einer als übermächtig empfundenen »Apparatemedizin« eine entscheidende Rolle spielen, die vor dem Hintergrund der Realitäten der aktuell betriebenen Intensivmedizin oftmals als übersteigert gelten dürften. Da in diesen Fällen der früheren Äußerungen kaum eine wohlabgewogene Kenntnis der tatsächlichen Verhältnisse zugrunde gelegen hat, ist ihr Nutzwert zur Eruierung des mutmaßlichen Willens des Betroffenen oft sehr eingeschränkt (dazu schon kritisch Berg 2003).

In der Praxis wird dieses Problem sicherlich dadurch entschärft, dass ein solcher Zeitdruck einer Notsituation gerade bei der Behandlung von Tumorpatienten selten bestehen wird, weshalb die Heranziehung eines Vertreters möglich ist. Dadurch verliert der mutmaßliche Wille des Betreffenden seine unmittelbare Bedeutung.

Der nicht einsichts- und nicht urteilsfähige Patient

Das geltende Recht sieht vor, dass für einen nicht mehr einsichts- und nicht mehr urteilsfähigen Menschen – der deshalb auch seine Angelegenheiten nicht mehr selbst besorgen kann – ein *Vertreter* bestellt werden kann: ein von Amts wegen (vom Vormundschaftsgericht) bestellter »Betreuer« (als »gesetzlicher Vertreter«) oder ein vom Betreffenden selbst früher bestimmter »Vorsorgebevollmächtigter« (als »gewillkürter Vertreter«).

Nach geltendem Recht sind die *Angehörigen* des Patienten keine gesetzlichen Vertreter, weshalb ihre etwaige Zustimmung rechtlich unerheblich ist.

Doch ist anzumerken, dass nach einem Vorschlag im Rahmen der *Novellierung des Betreuungsrechts* die Bund-Länder-Arbeitsgruppe »Betreuungsrecht« eine gesetzliche Vertretungsbefugnis für nahe Angehörige auch in Bezug auf die Gesundheitssorge schaffen will. Diese Überlegungen sind nunmehr in einen bereits dem Bundestag zur Beratung zugeleiteten Gesetzentwurf des Bundesrates eingeflossen (BR-Drs. 865/30 vom 19.12.2003). Danach soll gemäß eines neu zu schaffenden § 1358a BGB ein Ehegatte für den anderen zur Abgabe von Willenserklärungen, die auf die Vornahme einer Untersuchung des Gesundheitszustands, einer Heilbehandlung oder eines ärztlichen Eingriffs gerichtet sind, befugt sein, wenn der betroffene Ehegatte infolge Krankheit oder Behinderung nicht in der Lage ist, seine Rechte und Pflichten selbst wahrzunehmen und die notwendigen Erklärungen und Regelungen nicht schon durch einen bereits explizit bevollmächtigten Vertreter oder einen unlängst bestellten Betreuer vorgenommen werden können (§ 1358 Abs. 1 BGB).

Weiter wird vorausgesetzt, dass der vertretende Ehegatte dem Arzt schriftlich erklärt, mit dem verhinderten Ehegatten verheiratet zu sein, nicht getrennt zu leben und dass ihm weder das Vorliegen einer Vollmacht oder Betreuung noch ein entgegenstehender Wille des Ehegatten bekannt sind. Sofern kein erklärungsbefugter Ehegatte vorhanden ist, soll die gesetzliche Vertretungsmacht auch im Verhältnis zwischen Eltern und ihren volljährigen Kindern gelten (§ 1618b BGB). Im Übrigen ist auch eine entsprechende Anwendung der Regeln auf Partner einer eingetragenen Lebensgemeinschaft beabsichtigt (§ 8 Abs. 2 LPartG).

Zwar hat diese Konzeption einer gesetzlichen Vertretungsmacht für nahe Angehörige ein geteiltes Echo und bisweilen auch heftige Kritik erfahren (zu Einzelheiten der Diskussion: Klie 2002; Probst u. Knittel 2001; Strätling et al. 2003; Vossler 2003). Wenngleich im Ergebnis trotzdem zu erwarten ist, dass der Gesetzgeber diesen Teil der Reform des Betreuungsrechts im Wesentlichen unverändert verabschieden wird, kann eine abschließende Analyse wegen des noch laufenden Gesetzgebungsverfahrens hier nicht erfolgen.

Gesetzlicher Vertreter: Betreuer

Gesetzlicher Vertreter ist zunächst der Betreuer. Er wird nach § 1896 Abs. 1 BGB vom Vormundschaftsgericht für einen Volljährigen *bestellt*, wenn dieser aufgrund einer psychischen Krankheit oder einer körperlichen, geistigen oder seelischen Behinderung seine Angelegenheiten ganz oder teilweise nicht mehr besorgen kann. Die Bestellung erfolgt von Amts wegen oder auf Antrag des zu Betreuenden, der auch in einer zu gesunden Zeiten verfassten Betreuungsverfügung Personen vorschlagen oder ausschließen kann. Da die Betreuung regelmäßig einen schweren Eingriff in das grundrechtlich geschützte Selbstbestimmungsrecht des Betroffenen darstellt, ist sie vom Gesetzgeber nur als Ultima Ratio vorgesehen, d. h. nur solche Aufgabenkreise dürfen dem Betreuer zugewiesen werden, in denen die Betreuung erforderlich ist, weil die Angelegenheiten des Betroffenen durch einen Bevollmächtigten oder andere Hilfen nicht ebenso gut wie durch einen Betreuer besorgt werden können (Grundsatz der »Subsidiarität der Betreuung«, §§ 1896 Abs. 2, 1901 Abs. 1 BGB).

Ein Betreuer wird stets ausdrücklich für bestimmte Aufgabenkreise bestellt, in den hier interessierenden Fällen also vorrangig für die Aufgabenkreise »Gesundheitssorge« und häufig auch »Aufenthaltsbestimmung«. Vor der Einwilligung in die Durchführung von Maßnahmen, die einen besonders schweren Eingriff in die grundrechtlich geschützte Position des Betreuten bedeuten, hat der Betreuer – außer in Eilfällen, in denen eine Verzögerung zu einer Gefährdung führen würde – die Zustimmung des Vormundschaftsgerichts einzuholen, namentlich z. B. vor der Unterbringung des Betreuten in einer geschlossenen Einrichtung, wie einem psychiatrischen Krankenhaus (§ 1906 Abs. 1, 2 BGB), oder bei sonstigen, über einen längeren Zeitraum oder regelmäßig durchzuführenden sog. »unterbringungsähnlichen Maßnahmen« (z. B. Anbringung von Bettgittern oder Leibgurten, § 1906 Abs. 4 BGB).

Der Betreuer ist gesetzlicher Vertreter, weshalb seine Willenserklärung rechtlich als diejenige des Betreuten anzusehen ist. Inhaltlich soll er sich am *Wohl des Betreuten* orientieren (§ 1901 Abs. 2 BGB). Dies bedeutet z. B., dass – so weit als möglich und vertretbar (zumutbar) – früheren Wünschen des Betreuten zu entsprechen ist. Diese können auch in gesunden Jahren schriftlich niedergelegt worden sein, etwa welche persönlichen Gewohnheiten für den Fall der Betreuung beibehalten werden sollen (z. B. Besuche bei Verwandten, Geldgeschenke zu Geburtstagen etc.) oder welches Pflegeheim im Falle der Pflegebedürftigkeit gewünscht wird. Auch eine Patienten(letzt)verfügung bietet den geeigneten Rahmen, den vorab geäußerten Willen später dem Betreuer als Leitlinie für die zu treffenden Maßnahmen an die Hand zu geben. Denn inhaltlich bindet eine solche Erklärung als »antizipative Willensbekundung« und als Ausdruck fortwirkenden Selbstbestimmungsrechts den Betreuer (so jetzt auch BGH NJW 2003, 1588 ff.).

Fehlen dem Betreuer mangels Betreuungs- oder Patienten(letzt)verfügung Anhaltspunkte für den fortwirkenden, vormals explizit geäußerten Willen des Betroffenen, wird er zur Bestimmung des Wohls des Betreuten, an dem er seine Entscheidung auszurichten hat, nach Indizien für den mutmaßlichen Willen des Betroffenen suchen. Insofern wird der hypothetische Wille des nicht mehr einsichts- und nicht mehr urteilsfähigen Patienten bei erfolgter Betreuerbestellung nur mittelbar relevant. Jedenfalls untersteht die Tätigkeit des Betreuers der Kontrolle durch das Vormundschaftsgericht.

Gewillkürter Vertreter: Vorsorgebevollmächtigter

Zur Vermeidung einer Betreuung in Gesundheitsangelegenheiten durch eine u. U. fremde Person kann jemand (vorsorglich) einen anderen als seinen Vertreter in Gesundheitsangelegenheiten *einsetzen* und bevollmächtigen. Die Abfassung einer solchen Vorsorgevollmacht hat selbstverständlich »rechtzeitig«, d. h. im geschäftsfähigen Zustand, und sehr sorgfältig, namentlich unter möglichst abschließender Aufzählung der Aufgabenkreise und Maßnah-

men, zu deren Einwilligung der Vertreter ermächtigt werden soll, zu erfolgen; weder genügen eine Generalvollmacht noch eine diffuse Erklärung von Vertretungsmacht für »medizinische/ärztliche Maßnahmen«, da sonst – trotz der Subsidiaritäts-Regelung in § 1896 Abs. 2 S. 2 BGB – die Möglichkeit besteht, dass vom Vormundschaftsgericht zusätzlich ein Betreuer für den Rechtskreis der Gesundheitsfürsorge bestellt wird (vgl. LG Hamburg, FamRZ 1999, 1613, 1613 f.; Diederichsen in Palandt 2003, BGB, § 1904, Rn 7; BT-Drs. 13/7158, S. 34).

Möglich ist darüber hinaus sowohl eine Berechtigung zur Erteilung von Untervollmachten als auch eine Vollmachtserteilung an mehrere Personen dergestalt, dass diese den Vollmachtgeber nur gemeinsam wirksam vertreten können. Letzteres schafft zwar durch die gegenseitige Kontrolle der Vertreter einen zusätzlichen Schutz für die Interessen des Vertretenen, kann aber bei dauerhafter Unstimmigkeit zwischen den Vertretern zur Blockade wichtiger Entscheidungen führen.

Wie bei dem die gesetzliche Stellvertretung innehabenden Betreuer, ist auch die Entscheidung des Vorsorgebevollmächtigten rechtlich also als diejenige des Vertretenen aufzufassen; sie wirkt unmittelbar für und gegen diesen. Als *Entscheidungsmaßstab* gibt das Gesetz dem Vorsorgebevollmächtigten – anders als dem Betreuer, der ausdrücklich dem Wohl des Betreuten verpflichtet ist – aber keine Richtschnur an die Hand; allerdings wird der Vollmachtgeber – entweder in der schriftlichen Bevollmächtigung selbst oder in einer gesonderten Patienten(letzt)verfügung – seine Wünsche und damit jedenfalls im Innenverhältnis – dem rechtlichen »Dürfen« – den Entscheidungsspielraum des Vollmachtnehmers spezifizieren und begrenzen.

Der Kontrolle des Vormundschaftsgerichts ist die Entscheidung des Vorsorgebevollmächtigten nach der ursprünglichen Konzeption des neuen Betreuungsrechts von 1992 grundsätzlich überhaupt nicht unterworfen, was der Vertrauensstellung entspricht, die der Vollmachtgeber dem Vollmachtnehmer schon allein aufgrund der Bevollmächtigung einräumt. Daher wurde und wird die neue, 1999 in Kraft getretene Vorschrift des § 1904 Abs. 2 BGB von verschiedener Seite als Rückschritt angesichts des allseitigen Strebens nach bestmöglicher Verwirklichung der Patientenautonomie kritisiert (Bienwald

1998; Uhlenbruck 1998), stellt sie doch die Einwilligung des Vertreters in Gesundheitsangelegenheiten – außer in Eilfällen – unter den Vorbehalt der Zustimmung des Vormundschaftsgerichts, sofern in eine Untersuchung des Gesundheitszustandes, eine Heilbehandlung oder einen ärztlichen Eingriff eingewilligt werden soll, bei dem die begründete Gefahr besteht, dass der Vertretene aufgrund der Maßnahme stirbt oder einen schweren und länger andauernden gesundheitlichen Schaden erleidet. Insoweit unterliegt die Einwilligung des Vorsorgebevollmächtigten, nicht anders als diejenige eines Betreuers, der vormundschaftsgerichtlichen Genehmigung.

In der Praxis leidet das Rechtsinstitut der Vorsorgevollmacht, das von seiner Konzeption her eine größtmögliche Verwirklichung der Patientenautonomie verspricht – wie das der Patienten(letzt)verfügung – daran, dass es aufgrund einer fehlenden gesetzlichen Regelung der Wirksamkeitsvoraussetzungen und der Komplexität der Materie für den (juristischen und medizinischen) Laien kaum möglich sein dürfte, eine Bevollmächtigung abzufassen, die sowohl möglichst vollständig die verschiedenen Aufgabenkreise, in denen eine Vertretung erfolgen soll, ausreichend detailliert beschreibt als auch sonst rechtlicher Überprüfung standhält. Daher gibt es mittlerweile, wie bei der Patienten(letzt)verfügung, ein unüberschaubares, von den verschiedensten gesellschaftlichen Gruppen und Institutionen entwickeltes Angebot an vorformulierten Texten, auch eine von der Bund-Länder-Arbeitsgruppe »Betreuungsrecht« entworfene »Mustervollmacht«.

Darüber hinaus wurde das Problem, wo die Vollmachtsurkunde am besten aufzubewahren sei, um ihre Auffindung und Beachtung im Ernstfall am sichersten zu gewährleisten, gelöst. Als Hinterlegungsstelle für Vorsorgevollmachten hat mittlerweile die Bundesnotarkammer ein zentrales Register eingerichtet, dem jede vor einem Notar erklärte Vorsorgevollmacht (oder Betreuungsverfügung) auf Wunsch mitgeteilt werden kann.

Äußerung des Willens

Der wirksam gebildete Wille muss auch geäußert, d. h. *nach außen hin erklärt* werden. Dies kann ausdrücklich geschehen (auch durch Unterschrift) oder z. B. durch Gestik und Mimik konkludent erfolgen.

Die Einwilligungserklärung muss *vor* dem ärztlichen Eingriff vorliegen und der Arzt in Kenntnis dieses Sachverhalts handeln. Geht er irrtümlicherweise von einer Einwilligung aus, kann er nach herrschender Auffassung nicht mehr nach dem Vorsatzdelikt des § 223 StGB bestraft werden; doch kann bei leichtfertiger (schlampiger, »sorgfaltswidriger«) und dem Betreffenden individuell vorwerfbarer Annahme eine Strafbarkeit nach dem Fahrlässigkeitsdelikt (§ 229 StGB) erfolgen.

Ärztliche Aufklärungspflicht

Neben den allgemeinen Voraussetzungen der Einsichts- und Urteilsfähigkeit ist eine Einwilligung des Patienten oder seines Vertreters rechtlich nur wirksam, wenn diese ernstlich abgegebene Erklärung frei von Willensmängeln ist.

Da die Komplexität der medizinischen Sachverhalte den Laien ohne weitergehende Information regelmäßig überfordern würde, gewinnt die Pflicht des Arztes, den Patienten vor dem Heileingriff umfassend aufzuklären, eine besondere Bedeutung und Tragweite für die Wirksamkeit der Einwilligung und damit auch für die Rechtmäßigkeit des ärztlichen Handelns.

Ärztliche Aufklärungspflicht gegenüber dem Patienten

Für die Rechtmäßigkeit des ärztlichen Heileingriffs – und im Übrigen auch für die zivilrechtliche Schadensersatzhaftung – kommt es zur Herstellung des *»informed consent«* entscheidend auf die sog. Selbstbestimmungsaufklärung des Patienten an. Dieser soll durch das Gespräch mit dem Arzt in die Lage versetzt werden, seine gesundheitliche Situation zu überblicken und zu verstehen sowie letztlich unter Würdigung von Art und Umfang sowie Risiken und Chancen der vom Arzt als indiziert angesehenen Maßnahmen eine selbstverantwortliche Entscheidung zu treffen, die als Ausdruck seines grundrechtlich geschützten Selbstbestimmungsrechts und damit als wirksame Einwilligung den ärztlichen Heileingriff rechtfertigt.

Wie bei der sog. *therapeutischen Aufklärung*, die als Sicherungsaufklärung wohl schon durch die lex artis geboten ist und den Patienten über empfehlenswerte, weil gesundheitsfördernde Verhaltensweisen informieren und vor selbstgefährdenden Maßnahmen warnen soll (schon nach dem ärztlichen Standesgrundsatz salus aegroti suprema lex), geht es aber zudem darum, den Behandlungserfolg auch dadurch zu gewährleisten, dass die Kooperationsbereitschaft des Patienten durch kommunikative Schaffung einer Behandlungs- und Entscheidungspartnerschaft bzw. eines therapeutischen Arbeitsbündnisses zwischen Arzt und Patient hergestellt wird (Katzenheimer 2002; Laufs in Laufs u. Uhlenbruck 2002, § 61, Rn 1). Diese Leitlinie dürfte gerade bei der Behandlung von Tumorpatienten eine entscheidende Rolle spielen.

Wenn ein ärztlicher Heileingriff in Rede steht, kommt als Unterform der Selbstbestimmungsaufklärung der *Risikoaufklärung* – im Vergleich mit der Diagnose- oder der Verlaufsaufklärung – die größte Bedeutung zu. Der Patient muss durch das ärztliche Gespräch soweit informiert werden, dass er Art, Bedeutung und Tragweite des Eingriffs, jedenfalls in Grundzügen, erkennt und ihm das Abschätzen des Für und Wider des Eingriffs möglich wird (BVerfG NJW 1979, 1929 ff.).

Hinsichtlich der Anforderungen an Umfang und Intensität der Aufklärung sind abstrakte Maßstäbe nicht bestimmbar; stets haben sich diese an der Gegebenheiten des konkreten Einzelfalls auszurichten, wobei die Anforderungen an die Qualität der Aufklärung steigen, je weniger dringend und geboten die Heilmaßnahme erscheint (Eser in Schönke u. Schröder 2001, § 223, Rn 40). Stets hat dabei nach dem Prinzip der patientenbezogenen Information die individuelle Aufklärung des Patienten im Gespräch mit dem Arzt im Vordergrund zu stehen; eine ausschließliche Aufklärung per vorgefertigtem Formblatt wird von der Rechtsprechung häufig als nicht ausreichend kritisiert (OLG Saarbrücken – 1 W 110/03–17; Deutsch u. Spickhoff 2003, Rn 213 ff.; Laufs in Laufs u. Uhlenbruck 2002, § 64, Rn 2, § 66, Rn 14 f.).

Dabei ist auch über seltene Risiken insbesondere dann zu informieren, wenn sie besonders schwere Folgen zeitigen können. Die Grenze der Selbstbestimmungsaufklärung und damit eine *Einschränkung* der Aufklärungspflicht des Arztes ist erreicht, wenn schon aus therapeutischen Gründen eine detailliertere Aufklärung kontraindiziert ist oder sofern es sich bereits um einen aus anderen Quellen hinreichend informierten Patienten oder um einen solchen handelt, der ausdrücklich auf eine ärztliche Aufklärung verzichtet, wobei an einen Aufklärungsverzicht hohe Anforderungen zu stellen sind (Deutsch u. Spickhoff 2003, Rn 247 ff.; Eser in Schönke u. Schröder 2001, § 223, Rn 42).

Eine weitergehende, detaillierte Analyse der ärztlichen Aufklärungspflicht in ihren verschiedenen Spielarten und Unterthemen (z. B. Aufklärung über evtl. in der operativen Nachsorge entstehende Kosten oder über Behandlungsalternativen; Schelling u. Erlinger 2003) kann angesichts der jeweils entscheidenden Umstände des Einzelfalls und der unüberschaubaren Fülle von Entscheidungen der Rechtsprechung im Rahmen dieses Beitrags nicht detailliert erfolgen. Es darf aber auf die einschlägige Fachliteratur verwiesen werden (vgl. insbesondere Kap. 3; Deutsch u. Spickhoff 2003, Rn 187 ff.; Kern u. Laufs 1983; Laufs in Laufs u. Uhlenbruck 2002, § 66, Rn 7 f.; Eser in Schönke u. Schröder 2001, § 223, Rn 40 ff.).

Schließlich soll angesichts der oftmals sowohl von ärztlicher als auch von juristischer Seite als besonders hoch empfundenen Anforderungen, die die Rechtsprechung an die Erfüllung der ärztlichen Aufklärungspflicht stellt, angemerkt werden, dass jedenfalls für den für diesen Beitrag besonders interessierenden Kreis der Tumorpatienten in den wenigsten Fällen zu befürchten ist, dass der behandelnde Arzt seiner Aufklärungspflicht nicht genügt hat. Regelmäßig wird zwischen Arzt und Patient über einen längeren Zeitraum eine durch besonderes Vertrauen geprägte Behandlungspartnerschaft gewachsen sein, die sowohl dem Patienten als auch dem Arzt die Sicherheit vermittelt, die gesundheitliche Lage als Basis für vorzunehmende ärztliche Eingriffe besonders genau einschätzen zu können.

Ärztliche Aufklärungspflicht gegenüber dem Patientenvertreter

Sofern der Patient einsichts- und urteilsunfähig ist, hat die Aufklärung über Chancen und Risiken des Heileingriffs gegenüber einem vom Betroffenen bevollmächtigten Vertreter in Gesundheitsangelegenheiten bzw. gegenüber einem vom Vormundschaftsgericht bestellten Betreuer zu erfolgen (Deutsch u. Spickhoff 2003, Rn 199; Kern u. Laufs 1983; Laufs in Laufs u. Uhlenbruck 2002, § 66, Rn 7 f.; Taupitz 2000a, A 52 ff.). Hinsichtlich der inhaltlichen Anforderungen an die Qualität der Aufklärung ergeben sich zu den zuvor ausgeführten Grundsätzen keine relevanten Abweichungen.

Fallbeispiel: Eine gerade in der Versorgung von Tumorpatienten praxisrelevante Fallgruppe des ärztlichen Heileingriffs bildet – häufig am Lebensende – die Behandlung mittels einer PEG (Eibach 2002). Für die genaue juristische Bewertung der Ernährung mittels PEG vor dem Hintergrund eines rechtfertigungsbedürftigen Heileingriffs bedarf es einer Differenzierung (zum Folgenden genauer: Schild 2003): Die *Aufnahme* der Heilbehandlung selbst stellt sich nach den oben dargelegten Grundsätzen nach derzeitiger Rechtslage als tatbestandliche Körperverletzung nach § 223 StGB dar, denn es wird mit dem medizinischen Vorgang der Durchdringung verschiedener Zell- und Gewebeschichten zwecks Einführung der Sonde in den Magen eine Wunde und damit ein pathologischer Zustand hervorgerufen, der für sich genommen eine »Gesundheitsschädigung« im Sinne von § 223 StGB darstellt (BGHSt 36, 1 ff. u. 262; NStZ 1986, 266; Tag 2000, S. 173; Tröndle u. Fischer 2002, § 223, Rn 6). Eine »körperliche Misshandlung«, d. h. eine üble und unangemessene Behandlung, die das körperliche Wohlbefinden in nicht nur unerheblicher Weise beeinträchtigt (BGHSt 14, 269, 269 f.; Eser in Schönke u. Schröder 2001, § 223, Rn 3), wird allerdings auszuschließen sein.

Es bleibt aber dabei, dass das Anlegen der PEG selbst einwilligungsbedürftig bleibt, sodass den Arzt wiederum eine entsprechende Aufklärungspflicht trifft, der er dem Patienten oder – sofern dieser nicht mehr einwilligungsfähig ist – dessen Betreuer bzw. Vorsorgebevollmächtigtem gegenüber nachzukommen hat.

Für die Praxis muss besonders betont werden, dass es also bereits bei der Frage, ob überhaupt eine PEG gelegt werden soll, sorgfältig den Willen des einsichts- und urteilsfähigen Patienten bzw. den seines gewillkürten oder gesetzlichen Vertreters zu beachten gilt. Wird die Zustimmung verweigert, hat der Heileingriff zu unterbleiben, auch

wenn er nach medizinischen Maßstäben durchaus indiziert und vernünftig sein mag. Zudem spielt es auch eine Rolle, dass das Legen einer PEG keine Notfallmaßnahme darstellt. Besonders alte Menschen können wegen ihres reduzierten Stoffwechsels etliche Tage ohne Zufuhr von Nahrung auskommen, und kurzfristig stehen andere Maßnahmen, wie z. B. Zufuhr von Flüssigkeit per Nasensonde, zur Verfügung. Es bleibt daher stets ausreichend Zeit für eine sorgfältige, dem Willen des Betroffenen oder seines Vertreters Rechnung tragende Entscheidung.

Ist die PEG mit der erforderlichen Zustimmung gelegt, stellt die komplikationslose *stete Bestückung* mit Nahrung und Flüssigkeit auch tatbestandlich keine Körperverletzung dar, weil weder in die körperliche Substanz eingegriffen noch sonst eine »unangemessene, das körperliche Wohl schmälernde Behandlung« vorliegt. Das heißt, dass selbst bei Rücknahme der Zustimmung zur künstlichen Ernährung eine Weiterernährung strafrechtlich nicht als Körperverletzung zu fassen sein dürfte (was freilich von der Rechtsprechung verkannt wird: BGH NJW 2003, 1588, 1589; vgl. Hufen 2001). Gleichwohl bleibt die Zustimmung des Patienten nach wie vor erforderlich, nur wird eine zuwiderlaufende zwangsweise Behandlung u. U. als Nötigung (§ 240 StGB) oder bei Fixierung auch als Freiheitsberaubung (§ 239 StGB) erfasst.

Verlangt der Patient eine operative Entfernung der PEG (und nicht nur ein Unterlassen der weiteren Nahrungs- bzw. Flüssigkeitszufuhr), muss dem zumindest für den Fall nachgekommen werden, dass ihm die PEG rechtswidrig – also z. B. nach unzureichender Aufklärung – gelegt wurde.

Abbruch einer ärztlichen Heilbehandlung

Die dargestellten Grundsätze gelten auch für den Abbruch einer ärztlichen Heilbehandlung.

Maßgebend ist und bleibt der Wille des Patienten bzw. seines Vertreters, auch dann, wenn dieser nach medizinischer oder »allgemeingesunder« Betrachtung als unvernünftig oder nicht nachvollziehbar einzuschätzen ist (vorausgesetzt, dass der Betreffende diesen Willen wirksam gebildet und geäußert hat).

Verbotene und erlaubte Sterbehilfe

Der Wille des Patienten ist allerdings rechtlich nicht erheblich, wenn dieser auf die Tötung durch den Arzt oder das Pflegepersonal gerichtet ist.

Eine direkte Herbeiführung des Todes durch ein Handeln des Arztes (gerne als »*aktive direkte Sterbehilfe*« bezeichnet) ist auch dann nach § 216 StGB (»Tötung auf Verlangen«) strafbar, wenn der Tötende zu seiner Tat »durch das ausdrückliche und ernstliche Verlangen des Getöteten bestimmt« worden ist (dazu vgl. nur BGHSt 40, 257 ff.; Schild 2001; abweichend unter bestimmten Bedingungen: Merkel 1995; Merkel 2001; Otto 1986); jüngst auch Bioethik-Kommission Rheinland-Pfalz im Bericht vom 23. April 2004.

Dies gilt aber nicht, wenn auf Bitte des Patienten oder seines Vertreters ein schmerzstillendes Medikament verabreicht wird, bei deren Anwendung angesichts der notwendigen Dosierung eine mögliche Lebensverkürzung in Kauf genommen wird, was juristisch bedeutet, dass der Arzt den Bittenden vorsätzlich tötet. Diese meist als »*indirekte aktive Sterbehilfe*« bezeichnete Tat soll nach der Rechtsprechung (BGH JR 1998, 159 f.) und dem ganz überwiegenden Teil der juristischen Literatur (Zusammenstellung bei Dölling 1998) jedenfalls im Ergebnis straflos sein, wobei hier mangels expliziter gesetzgeberischer Wertung die rechtswissenschaftliche Begründung streitig ist (was hier nicht weiter ausgeführt zu werden braucht, vgl. nur Jähnke in Leipziger Kommentar 2002, vor § 211, Rn 15; Lackner u. Kühl 2001, vor § 211, Rn 7). Eine gesetzgeberische Klarstellung der Straffreiheit der indirekten Sterbehilfe empfahlen jüngst sowohl die Arbeitsgruppe »Patientenautonomie am Lebensende« des Bundesministeriums der Justiz (BMJ) in ihrem Bericht vom Juni 2004 als auch die Bioethik-Kommission des Ministeriums der Justiz in Rheinland-Pfalz in ihrem Bericht vom 23. April 2004. Konkrete gesetzgeberische Umsetzungspläne existieren allerdings derzeit noch nicht.

Darüber hinaus ist nach geltendem Recht die bloße *Mitwirkung an einer Selbsttötung* nicht strafbar, selbst dann, wenn sie von einem Arzt erfolgt. Allerdings kann sich dieser standesrechtlichen Sanktionen ausgesetzt sehen, da die ärztliche Mitwirkung an einer Selbsttötung auch nach den neuesten Richtlinien der Bundesärztekammer zur ärztlichen Sterbebegleitung vom Mai 2004 als dem ärztlichen Ethos widersprechend angesehen wird. Damit wird die Abgrenzung zur strafbaren Fremdtötung erforderlich, die sich grundsätzlich an dem Merkmal der »Tatherrschaft im todbringenden Moment« orientiert (Eser in Schönke u. Schröder 2001, § 216, Rn 11). Selbsttötung begeht demnach, wer freiverantwortlich – d. h. ohne Anzeichen psychischer Störungen oder Zwangsvorstellungen, aufgrund derer die natürliche Einsichts- oder Urteilsfähigkeit bezüglich der Tragweite und Unwiderruflichkeit dieses Schrittes ausgeschlossen wäre – im kritischen Augenblick, jenseits dessen kein Zurück mehr möglich ist, die Entscheidung über sein Leben in eigener Hand hält, wem also nach dem letzten Tatbeitrag des anderen noch die freie Entscheidung über Leben und Tod verbleibt. Jegliche Mitwirkung daran bleibt straffrei.

Bedenkt man jedoch, dass es Krankheitsverläufe gibt, die es dem Betroffenen im Endstadium nicht mehr erlauben, selbst die zum Tod führende Handlung durchzuführen (z. B. bei Lähmungserscheinungen), werden Grenzfälle deutlich, für die unterschiedliche rechtliche Bewertungen diskutiert werden, auf die hier aber nicht eingegangen zu werden braucht.

Behandlungsabbruch – Tötung durch Unterlassen?

Im Folgenden geht es um den Abbruch einer ärztlichen Behandlung, wodurch der Tod des Patienten eintritt. Man spricht von »*passiver Sterbehilfe*«, weil auch in dem Fall eines (aktiven) Handelns (z. B. des Abschaltens einer Maschine) meist der Schwerpunkt der Vorwerfbarkeit in dem (passiven) Unterlassen der (weiteren) ärztlichen Behandlung gesehen wird (vgl. LG Ravensburg, NStZ 1987, 229, 230; Eser in Schönke u. Schröder 2001, Vorbemerkung zu §§ 211 ff., Rn 32). Rechtlich kommt daher ein Tötungsdelikt durch *Unterlassung* in Betracht, das nach den Regeln des § 13 StGB zu bewerten ist.

Strafbar kann danach für den Abbruch einer Behandlung der Arzt nur sein, wenn er (vgl. dazu Tröndle u. Fischer 2002, vor § 211, Rn 11):

- »rechtlich dafür einzustehen hat, dass der [Tod des Patienten] nicht eintritt«, er also »Garant« für das Leben des Patienten ist;

- vorsätzlich eine Behandlung unterlässt, die das Leben des Betreffenden zumindest eine erhebliche Zeit verlängert hätte.

Dadurch verändert sich die juristische Sichtweise. Die erklärte oder verweigerte Einwilligung erhält eine Relevanz für diese rechtliche Verpflichtung.

Eine Strafbarkeit wegen Tötung durch Unterlassen (§§ 212/216, 13 StGB) scheidet aus, wenn der Arzt rechtlich nicht (mehr) zur weiteren Behandlung verpflichtet ist. Für ein solches Wegfallen der Verpflichtung kommen mehrere Konstellationen in Betracht (Eser in Schönke u. Schröder 2001, Vorbemerkung zu §§ 211 ff., Rn 27; Tröndle u. Fischer 2002, Vorbemerkung zu § 211, Rn 16 f.; Lackner u. Kühl 2001, vor § 211, Rn 8).

Keine Pflicht zur Vornahme medizinisch sinnloser Behandlung

Unbestritten ist, dass ein Arzt zur Vornahme einer medizinisch sinnlosen Behandlungen nicht verpflichtet sein kann (BGH NJW 2003, 1588, 1593; Lipp 2001, S. 53). Dies wird jedenfalls dann der Fall sein, wenn sich ein Patient in der unmittelbaren Terminalphase befindet. Die Anregung zur Bestellung eines Betreuers ist in diesen Fällen durch den Arzt nicht zwingend erforderlich (Verrel 2003), da auch ein Betreuer – wie jeder »Normalpatient« – den Arzt nicht zur Vornahme unsinniger oder übermäßiger Therapiemaßnahmen zwingen kann.

Wegfall der Pflicht durch Willenserklärung des Patienten

Die Garantenpflicht wird ferner durch die rechtlich wirksame Willenserklärung des Patienten aufgehoben, wodurch dieser die früher gegebene Einwilligung *zurücknimmt* oder die Einwilligung zur weiteren Behandlung *verweigert* (Eser in Schönke u. Schröder 2001, Vorbemerkung zu §§ 211 ff., Rn 28). Die Verpflichtung zur Lebenserhaltung findet ihre Grenze im grundrechtlich in Art. 2 Abs. 1 in Verbindung mit Art. 1 Abs. 1 GG geschützten Selbstbestimmungsrecht des Patienten.

Lehnt der Patient in voller Einsicht in Tragweite und Irreversibilität seiner Entscheidung eine Behandlung vollverantwortlich – also ernstlich und

endgültig und nicht nur in einer vorübergehenden depressiven Stimmungslage – ab, so darf, ja muss der Arzt den an sich indizierten Eingriff unterlassen. Auch wenn die abgelehnte Maßnahme die einzig mögliche zur Rettung des Patienten wäre, darf sie der Arzt unter der Strafdrohung der §§ 223, 240 StGB nicht vornehmen (Lackner u. Kühl 2001, vor § 211, Rn 8). Dabei ist es irrelevant, ob es sich um einen Patienten in der Sterbephase, also um »Hilfe *im* Sterben«, oder um einen Patienten handelt, bei dem die unmittelbare Todesnähe noch nicht gegeben ist (in welchem Fall man von »passiver Sterbehilfe im weiteren Sinne«, also »Hilfe *zum* Sterben« spricht) bzw. bei dem der indizierte aber verweigerte Eingriff die Gesundheit vollständig wiederherstellen würde (z. B. Gabe von Bluttransfusionen oder Antibiotika).

Wegfall der Pflicht durch Erklärung des Patientenbetreuers

Das eigentliche Problem entsteht für den Fall, dass der Patient nicht mehr einsichts- und nicht mehr urteilsfähig ist. Das unmittelbare Abstellen auf seinen mutmaßlichen Willen wird in der Praxis nicht aktuell werden, weil im Regelfall ausreichend Zeit bestehen wird, einen Betreuer als gesetzlichen Vertreter zu bestellen oder bestellen zu lassen; auch kann ein Vorsorgebevollmächtigter vom Betroffenen selbst bestellt worden sein.

Für die Frage des Abbruchs einer ärztlichen Heilbehandlung wird dann die Entscheidung des Vertreters als Leitlinie des ärztlichen Handelns relevant; denn mit dessen Bestellung ist die rechtliche Handlungsfähigkeit des einwilligungsunfähigen Patienten wiederhergestellt (BGH NJW 2003, 1588, 1589).

Inhaltlich muss sich diese Entscheidung an dem eindeutig – z. B. schriftlich, vielleicht sogar in einer Patienten(letzt)verfügung – geäußerten oder mutmaßlichen Willen des Vertretenen orientieren, worüber das Vormundschaftsgericht die Kontrolle hat (und daher zur Überprüfung angerufen werden kann). Freilich stellen sich auch hier die Schwierigkeiten der *Feststellung dieses mutmaßlichen Willens*. Im Urteil zum »Kemptener-Apalliker-Fall« (1994) stellt BGHSt 40, 257 hohe Anforderungen an die Annahme eines auf Abbruch der lebensverlängernden Maßnahmen gerichteten mutmaßlichen Willens, jedenfalls dann, wenn es sich nicht um einen Moribunden handelt, dessen Grundleiden mit infauster, aussichtsloser Prognose einen irreversiblen Verlauf genommen hat, sondern es um einen irreversibel bewusstlosen Patienten, mithin um einen Appalliker, und damit um »Hilfe zum Sterben«, geht.

In letzter Konsequenz sei bei Fehlen individueller Anhaltspunkte aber auf Kriterien »allgemeiner Wertvorstellungen« abzuheben: »Je weniger die Wiederherstellung eines nach allgemeinen Vorstellungen menschenwürdigen Lebens zu erwarten ist und je kürzer der Tod bevorsteht«, um so eher solle ein Behandlungsabbruch vertretbar sein; was nicht unproblematisch ist und zudem der in diesem Urteil sonst ausdrücklich festgehaltenen Prämisse widerspricht, dass objektive Kriterien, insbesondere die Beurteilung einer Maßnahme als gemeinhin »vernünftig« oder »normal«, keine Rolle spielen dürften (zutreffend kritisch daher: Dörner 1996; Laufs 1998).

Auch die Entscheidung des XII. Zivilsenats (BGH NJW 2003, 1588 ff.) – der sich eigentlich ohne Not mit der Frage der Erforschung des mutmaßlichen Willens bei Fehlen jeglicher individuell-konkreter Indizien beschäftigt, lag doch im konkreten Fall eine treffende Patienten(letzt)verfügung vor, die laut BGH eben gerade den fortwirkenden wirklichen Willen darstellen soll – begegnet denselben Bedenken hinsichtlich der Relevanz »allgemeiner Wertvorstellungen« für die »(Re-)Konstruktion« des mutmaßlichen Willens. Zwar wird – was zu begrüßen ist – zunächst vorsichtiger als noch vom Strafsenat im Jahre 1994 formuliert und anerkannt, dass »die Diskussion um die Zulässigkeit und die Grenzen der Hilfe im oder auch zum Sterben gerade durch das Fehlen verbindlicher oder doch allgemeiner Wertmaßstäbe geprägt wird«. Nur konterkariert der Zivilsenat diese Leitlinie wieder, indem er ausführt: »Soweit ... für ein von keinem nachgewiesenen (wirklichen oder mutmaßlichen) Willen des Betroffenen getragenes Verlangen des Betreuers nach Abbruch lebenserhaltender Maßnahmen überhaupt Raum bleibt ..., böte sich als Richtschnur möglicherweise ein Verständnis des Wohles des Betroffenen an, das einerseits eine ärztlich für sinnvoll erachtete lebenserhaltende Behandlung gebietet, andererseits aber nicht jede medizinisch-technisch mögliche Maßnahme verlangt.« Dieses sei »ein einem objektiv zu

mutmaßenden Willen des Betroffenen angenähertes Verständnis« und ein »objektivierbarer Maßstab, der ... für die Betreuerentscheidung ... eine vormundschaftsgerichtliche Nachprüfung eröffnet«.

In der Literatur wird mit vergleichbarem Impetus eine »objektive Interessenabwägung mit subjektivem Korrekturvorbehalt« postuliert (Taupitz 2000a, A41 f.) sowie festgestellt, dass nicht der Abbruch, sondern die Behandlung der Rechtfertigung aus dem Interesse des Patienten bedürfe, wenngleich alle wirtschaftlichen Überlegungen zu den Behandlungskosten sowie zur Verteilung knapper medizinischer Ressourcen keine Rolle spielen dürften (Lipp 2001, S. 48 f.). Jedenfalls liege »bei demjenigen, der sich in der Solidargemeinschaft 'atypisch' verhalten will, richtigerweise die 'Äußerungslast'. ... Die Indizien für einen abweichenden Willen müssen umso ausgeprägter sein, je größer die gewünschte Abweichung vom »Normalen« sein soll« (Taupitz 2000a, A43).

Wenngleich gerade Taupitz von einer »solidarischen Gesellschaft« als »Normalfall« ausgeht und ausdrücklich vermieden wissen will, dass sich – quasi in einem Umkehrschluss – jeder Bürger für den Fall der Hilfsbedürftigkeit und gewünschter Behandlung ausdrücklich »vorsorglich Hilfe einfordern muss«, stellt das Postulat eines »objektiv zu mutmaßenden Willens« ein Einfallstor für Wertungen dar, die sich – entgegen aller Beteuerungen und jedenfalls schon für die nicht allzu ferne Zukunft – letztlich aus Interessen und Werten speisen werden, die als objektive Anhaltspunkte notwendig nicht mehr vorrangig am Wohl des Patienten im Sinne einer Weiterbehandlung orientiert sein können – man führe sich nur die ständig anwachsende Kostenspirale im Gesundheitswesen vor Augen sowie die Tatsache, dass der Mensch gerade im letzten Abschnitt seines Lebens die höchsten medizinisch bedingten Kosten verursacht.

Auch einige Oberlandesgerichte wenden sich in ihren Entscheidungen, die der BGH im Übrigen ausdrücklich zur Gegenposition zitiert, gegen einen Rückgriff auf »allgemeine Wertvorstellungen«, da ein solches Vorgehen mit der hohen Bedeutung des Rechtsgutes »Leben« nicht vereinbar sei und bei nicht eindeutig herleitbarem mutmaßlichen Willen demnach auch gerade nicht der Durchsetzung der Patientenautonomie, mithin des aus der Verfassung ableitbaren Selbstbestimmungsrechts des Betroffenen, diene; die für einen letztlich also fremdbestimmten Behandlungsabbruch notwendige gesetzliche Grundlage fehle, und ihre verfassungsrechtliche Rechtmäßigkeit würde darüber hinaus erheblichen Bedenken begegnen (OLG Karlsruhe, FamRZ 2002, 488, 492; vgl. auch OLG Düsseldorf, FamRZ 2000, 1556, 1557; OLG Frankfurt, FamRZ 1998, 1137, 1138; FamRZ 2002, 575, 577).

Vor diesem Hintergrund muss also davor gewarnt werden, den immer noch gültigen Grundsatz »in dubio pro vita« durch das vorgelagerte, aus der Auswertung objektiver Wertungsparameter hergeleitete Ergebnis einer Verneinung des Weiterbehandlungswunsches eines äußerungsunfähigen Menschen zu unterwandern. Im Übrigen wird auch in den neuen Grundsätzen der Bundesärztekammer zur ärztlichen Sterbebegleitung vom Mai 2004 die ggf. künstliche Ernährung von Apallikern grundsätzlich für geboten erachtet (NJW 1998, 3406, 3407 und DÄBl 2004, A 1299).

Als gesetzlicher Vertreter kann jedenfalls der Betreuer den Abbruch der ärztlichen Behandlung verlangen oder die Zustimmung zur weiteren Behandlung verweigern. Zu der Frage, unter welchen Voraussetzungen und nach welchen Maßstäben eine lebensverlängernde Behandlung abgebrochen werden darf, *wenn der Betreuer dieses verlangt*, hatte der BGH in der schon erwähnten Entscheidung vom 17.03.2003 (NJW 2003, 1588 ff.) Stellung zu nehmen, wobei es sich auch in diesem Fall um einen Patienten mit apallischem Syndrom handelte, der sich also gerade nicht in der unmittelbaren Sterbephase befand; dennoch behandelt der BGH auch diesen Fall als den eines einwilligungsfähigen Patientens, dessen *Grundleiden einen irreversiblen tödlichen Verlauf* genommen habe.

Schon vorab ist leider festzuhalten, dass es dem BGH *nicht gelungen* ist, das Problem angemessen zu formulieren, geschweige denn zu lösen, was dazu zwingt, die Leser mit einer rechtlichen Streitfrage und einigen dafür herangezogenen Argumenten zu konfrontieren, ohne ihnen eine eindeutige Rechtsaufklärung geben zu können.

Zunächst hält der BGH fest, dass im zuletzt genannten Fall (also bei irreversiblem tödlichen Verlauf) lebenserhaltende oder -verlängernde Maßnahmen unterbleiben müssten, wenn dieses dem zuvor – z. B. in einer Patienten(letzt)verfügung – geäußerten Willen des Patienten entspreche, da die Menschenwürde die Beachtung des Selbstbestimmungsrechts auch noch im Falle eines späteren einwilligungsunfähigen Zustands gebiete. Der Betreuer habe die exklusive Aufgabe, der antizipativ – hier: in einer Patienten(letzt)verfügung – geäußerten, fortwirkenden Willensbekundung des Betreuten gegenüber Arzt und Pflegepersonal in eigener rechtlicher Verantwortung und nach Maßgabe des § 1901 BGB Ausdruck und Geltung zu verschaffen.

Die Einwilligung in die Fortführung der lebenserhaltenden Maßnahmen könne der Betreuer aber *nur mit Zustimmung des Vormundschaftsgerichts* wirksam verweigern, wobei die medizinischen Maßnahmen auch ohne Einwilligung des Betreuers fortzusetzen sein sollten, bis das Vormundschaftsgericht die Entscheidung des Betreuers auf ihre Rechtmäßigkeit hin überprüft habe. Für das Verlangen des Betreuers nach Einstellung der medizinischen Behandlung sei aber dann kein Raum mehr, wenn nicht eine letzte Sicherheit zu gewinnen ist, dass das Grundleiden des Betroffenen einen irreversiblen tödlichen Verlauf angenommen habe und durch die Maßnahmen das Leben des Betroffenen verlängert oder erhalten werde.

Ungeachtet vieler problematischer, weil missverständlicher Formulierungen ist an diesen Ausführungen des BGH zu begrüßen, dass nunmehr grundsätzlich Rechtssicherheit in Bezug auf die Frage nach der Notwendigkeit der Anrufung des Vormundschaftsgerichts hergestellt wurde. Bislang war höchst strittig, ob eine Verweigerung der Weiterbehandlung durch den Betreuer – mit dem sicheren Ergebnis des Versterbens des Betreuten – für ihre den Arzt bindende Wirkung der vorherigen Zustimmung des Vormundschaftsgerichts bedarf, was zum Teil aus einer analogen Anwendung von § 1904 BGB geschlossen wurde (in diesem Sinne z. B. BGHSt 40, 257, 261 f.; OLG Frankfurt am Main, NJW 2002, 689, 689 ff.; OLG Karlsruhe, NJW 2002, 685, 685 ff.; OLG Frankfurt am Main, NJW 1998, 2747, 2748; Baumann u. Hartmann 2000; Lipp 2001; Saliger 1998; Zöller 1999).

Da aber § 1904 BGB eine vormundschaftsgerichtliche Genehmigung für Fälle einer lebensgefährlichen ärztlichen Heilbehandlung fordert und der hier in Rede stehende, zum Tode des Patienten führende Behandlungsabbruch geradezu ein aliud (»etwas anderes«) darstellt, wurde § 1904 BGB von einer verbreiteten Auffassung für gänzlich unanwendbar gehalten, sodass eine vorherige vormundschaftsgerichtliche Genehmigung des Behandlungsabbruchs nicht erforderlich wäre (so z. B. OLG Schleswig, Beschluss v. 12.12.2002 – 2 W 168/02; LG Augsburg, NJW 2000, 2363, 2363 f.; LG Frankfurt, FamRZ 2000, 1184, 1184 f.; LG München I, NJW 1999, 1788, 1789; Conradi 2002, S. 618; Schild 1999).

Wenn der XII. Zivilsenat nun für eine wirksame Verweigerung der Einwilligung des Betreuers in eine ärztlicherseits angebotene lebenserhaltende oder -verlängernde Behandlung die Zustimmung des Vormundschaftsgerichts verlangt, leitet er dies allerdings nicht aus einer analogen Anwendung von § 1904 BGB her – diese lehnt der Senat vielmehr ausdrücklich ab –, sondern im Wege der richterlichen Rechtsfortbildung aus einer »Gesamtschau« und einem »unabweisbaren Bedürfnis des Betreuungsrechts« (zur dogmatischen Begründung zu Recht kritisch: Verrel 2003).

Mit der vormundschaftsgerichtlichen Prüfung, ob der Betreuer den Willen des Betroffenen mit der Vorlage der von diesem getroffenen Patienten(letzt)verfügung erschöpfend ermittelt hat oder ob die Umstände des Einzelfalls weitere Erkundungen geboten erscheinen lassen, soll für alle Beteiligten verbindlich festgestellt werden, dass die vom Betreuer gewünschte Einstellung der Behandlung in der aktuellen Situation dem in der Verfügung zum Ausdruck gelangten Willen des Betroffenen entspricht, sodass zum einen dem Schutz des Betroffenen in seinen Grundrechten auf Leben, Selbstbestimmung und Menschenwürde in ausgewogener Weise Rechnung getragen und zum anderen der Entscheidung des Betreuers die Legitimität verliehen werde, die ihn vor dem Risiko einer abweichenden strafrechtlichen Ex-post-Beurteilung schütze (BGH NJW 2003, 1588, 1593).

Strafrechtlich allerdings stellt die Zustimmung des Vormundschaftsgerichts keine Wirksamkeitsvoraussetzung der den Abbruch der lebenserhaltenden Maßnahmen rechtfertigenden (ggf. mutmaßlichen) Einwilligung dar; d. h. wurde der Patientenwille zutreffend vom Arzt oder Betreuer beurteilt, spielt es für die Straflosigkeit des Unterlassens der ärztlichen Maßnahme keine Rolle, ob zuvor das Vor-

mundschaftsgericht angerufen wurde oder nicht (Verrel 2003).

Unklar bleibt beim Postulat nach der Einholung der vormundschaftsgerichtlichen Zustimmung allerdings, ob diese grundsätzlich immer zu erfolgen hat – also auch, wenn der Betreute seinen Willen nach Behandlungsabbruch in einer eindeutigen Patienten(letzt)verfügung niedergelegt hat sowie Arzt und Betreuer sich einig sind, dass keine Indizien auf einen geänderten Willen schließen lassen – oder immer nur dann, wenn sich Arzt und Betreuer bei medizinisch indizierter Fortführung der Behandlung uneinig über den Willen des Betroffenen sind, z. B. weil dieser zuvor keine Patienten(letzt)verfügung verfasst hatte und sich auch sonst keine Indizien für einen sicher zu erschließenden mutmaßlichen Willen ergeben. Bei wörtlichem Verständnis der Ausführungen des BGH ist das Vormundschaftsgericht in beiden Fällen anzurufen, und lebensverlängernde Maßnahmen sind bis zu seiner zustimmenden Entscheidung fortzuführen.

Da dieses ungeachtet einer inhaltlich treffenden, diese Behandlung ablehnenden Patienten(letzt)verfügung zu erfolgen hätte, wird hierin zum Teil eine erhebliche Einschränkung des Selbstbestimmungsrechts des Patienten gesehen, das durch die Entscheidung gerade gestützt werden sollte (vgl. Kutzer 2003). Wenngleich die Vorsitzende Richterin des erkennenden XII. Senats, Hahne, in nachträglichen Presseäußerungen mittlerweile die Notwendigkeit der Anrufung des Vormundschaftsgerichts auf Fälle von Konflikten zwischen Arzt und Betreuer in Bezug auf den Inhalt des Patientenwillens beschränken will (Frankfurter Allgemeine Zeitung v. 18.07.2003, Nr. 164, S. 4; FamRZ 2004), legt der Wortlaut der Entscheidung diese Restriktion nicht zwingend nahe (vgl. dazu insbesondere Saliger 2004).

Weitere Probleme ergeben sich aus der Formulierung, dass ein vom Betreuer verlangter Behandlungsabbruch nur bei »irreversibel tödlichem Grundleiden« des Betroffenen infrage kommt. Es wäre durch das Postulat kumulativen Vorliegens von irreversiblem und tödlichem Verlauf der Krankheit eine Anwendung der Grundsätze der Entscheidung auf Apalliker strenggenommen nicht möglich, da sie zwar ein irreversibler Krankheitsverlauf belastet, dieser aber gerade nicht zum Tode führt. Wollte man anders werten und irreversibel Bewusstlose aufgrund fehlender Fähigkeit zu selbstständiger Nahrungsaufnahme (mit der natürlichen Folge des Versterbens aufgrund Nahrungsmangels) mit moribunden Patienten gleichsetzen (so wohl Verrel 2003), müsste dieses folgerichtig auch für viele andere Gruppen von Behinderten und alle gesunden Säuglinge gelten. Ob dem Zivilsenat an dieser Stelle der Entscheidung klar vor Augen stand, dass es bei Patienten im Wachkoma um die diffizilere Frage nach »Hilfe zum Sterben« geht, erscheint unsicher.

Weiterhin ergibt sich aus dem Postulat des BGH nach Vorliegen eines »irreversibel tödlichen« Krankheitsverlaufs, dass eine Patienten(letzt)verfügung oder ein sicher erschlossener mutmaßlicher Patientenwille nur bei Vorliegen einer infausten Prognose beachtlich wäre, selbst wenn der Betroffene sich auch für andere Lebenssituationen eine Behandlung verboten hat (z. B. lehnen Zeugen Jehovas bei einer normalen Operation regelmäßig Bluttransfusionen ab). Das Selbstbestimmungsrecht eines einwilligungsfähigen Menschen ermöglicht ihm aber unstrittigerweise die Ablehnung jeglicher medizinischer Behandlung zu jedem erdenklichen Zeitpunkt. Warum einem einwilligungsunfähigen Patienten, der z. B. mit einer eindeutigen Patienten(letzt)verfügung sorgfältige Vorsorge getroffen hat, geringere Chancen auf Verwirklichung seines Selbstbestimmungsrechts zukommen soll, ist nicht ersichtlich (dazu im Detail: Verrel 2003).

Letztlich wirft auch die Formulierung, dass es für die Wirksamkeit einer vom Betreuer geäußerten Behandlungsverweigerung der »letzten Sicherheit« hinsichtlich des »irreversibel tödlichen« Krankheitsverlaufs bedürfe, Probleme auf. Bei Patienten im Wachkoma, auf die sich der Senat ersichtlich beziehen will, wird sich schwerlich eine »letzte Sicherheit« über ihren Krankheitsverlauf finden lassen, zumal es nicht »den« Apalliker gibt, sondern unterschiedliche Grade an »Wachheit« und teilhabendem Umweltbezug (vgl. nur Zieger 2002; Frankfurter Allgemeine Zeitung v. 28.07.2003, Nr. 172, S. 32). Stets von einem VPS (»persistent vegetative state«) zu sprechen, würde die Unterschiede in den Krankheitsbildern verdecken, die eine Prognose der »letzten Sicherheit« nahezu unmöglich machen.

Schließlich sei noch aus rechtssystematischer Sicht angemerkt, dass bei einer validen, in der konkreten Krankheits- und Behandlungssituation eine Fortführung lebenserhaltender Maßnahmen untersagenden Patienten(letzt)verfügung eine Betreuerbestellung hinsichtlich der Entscheidung über den Behandlungsabbruch nach der Wertung des Gesetzgebers nicht mehr hätte erfolgen müssen bzw. dürfen. Eine Betreuung darf nach § 1896 Abs. 2 S. 1 BGB nur dort erfolgen, wo sie erforderlich ist (Grundsatz der »Subsidiarität« der Betreuung), was nach Satz 2 gerade nicht der Fall sein soll, sofern die Angelegenheiten des Betroffenen durch »andere Hilfen« ebenso gut besorgt werden können wie durch einen Betreuer. Gerade eine Patienten(letzt)verfügung stellt eine solche »andere Hilfe« dar, denn nach Maßgabe des BGH ist sie der antizipiert geäußerte, aber fortwirkende Wille des Patienten; wo dieser aber unzweifelhaft vorliegt, kann für die Bestellung und Entscheidung eines Betreuers nach den Grundgedanken des Betreuungsrechts kein Raum mehr sein (Dröge 1998; Heyers 2004; Lipp 2002; Taupitz 2000a; Vossler 2002b).

Angesichts der aufgezeigten, mindestens mehrdeutigen Ausführungen kann nur der vielfache *Wunsch nach Tätigwerden des Gesetzgebers* (so selbst der BGH NJW 2003, 1588, 1592; Kutzer 2003; Taupitz 2000a, A120) im Bereich des Betreuungsrechts unterstrichen werden.

So empfiehlt die bereits erwähnte Arbeitsgruppe »Patientenautonomie am Lebensende« des BMJ im Bericht vom 10. Juni 2004 denn auch zum einen, die schon bisherige Straffreiheit der passiven Sterbehilfe im Strafgesetzbuch in einem neuen § 216 Abs. 3 Nr. 2 nochmals klarzustellen; zum anderen solle im Betreuungsrecht ein geänderter § 1904 Abs. 3 BGB regeln, dass die Genehmigung des Vormundschaftsgerichts nicht erforderlich ist, wenn zwischen Betreuer und Arzt Einvernehmen besteht, dass die Verweigerung oder der Widerruf der Einwilligung in eine ärztliche Maßnahme mit der Folge der Lebensbeendigung beim Patienten dessen (mutmaßlichem) Willen entspricht. Das Vormundschaftsgericht hätte nur noch im Fall des Dissenses zwischen Betreuer und Arzt bzgl. des (mutmaßlichen) Willens des Betreuten zu entscheiden. Dieser Regelungsvorschlag entspricht der überwiegenden Interpretation des BGH-Beschlusses vom 17. März 2003 sowie den Empfehlungen der Bioethik-Kommission des Landes Rheinland-Pfalz vom 23. April 2004.

Jedenfalls ist Ärzten bis dato zu empfehlen, in Fällen einwilligungsunfähiger Patienten auf die Bestellung eines Betreuers zu dringen, die wiederum ihrerseits zur Erlangung von Rechtssicherheit gut daran tun, im Zweifel auch im Falle des Konsens mit dem Arzt – dass der Behandlungsabbruch die in dieser Situation vom Patienten gewünschte Maßnahme darstellt – um die Zustimmung des Vormundschaftsgerichts nachzusuchen.

Der Wachkomapatient im Pflegeheim

Weiterhin sei noch kurz auf die rechtliche Situation von Patienten im Wachkoma in *Pflegeheimen* hingewiesen, bei denen sich ebenfalls die Frage stellen kann, unter welchen Voraussetzungen der Betreuer eines einsichts- und urteilsunfähig gewordenen Patienten mit apallischem Syndrom die Pflegeheimleitung zivilrechtlich verpflichten kann, die künstliche Ernährung einzustellen, wenn die Pflegeheimleitung aufgrund ethisch-moralischer Vorbehalte die »Hilfe zum Sterben« ablehnt. Im zu entscheidenden Fall lehnten sowohl das LG Traunstein (NJW-RR 2003, 221 f.) als auch das mit der Berufung befasste OLG München (NJW 2003, 1743 ff.) im Ergebnis einen Anspruch auf Einstellung der künstlichen Ernährung ab, da sich dieser weder direkt aus dem ausschließlich auf Behandlung und Pflege ausgerichteten Heimvertrag oder aus dessen Sinnzusammenhang noch aus dem Deliktsrecht nach § 823 Abs. 1, 2 BGB ergebe. Im Übrigen könne sich das Pflegeteam auf einen sich aus Art. 1, 2 und 4 GG ergebenden Ethikvorbehalt (OLG München NJW 2003, 1743, 1745) stützen, der ihm ein Verweigerungsrecht zugestehe.

Für den Betreuer bleibt nur die Möglichkeit, eine Verlegung des Betreuten in ein Heim zu veranlassen, das zu der verlangten Einstellung der künstlichen Ernährung bereit ist. Wenngleich die Urteile überwiegend auf positives Echo gestoßen sind, wird doch zum Teil kritisch zu bedenken gegeben, dass die Gerichte von einer Einschränkbarkeit des Selbstbestimmungsrechts des Patienten durch den mit einem Dritten (Betreuer oder Gesundheitsbevollmächtigter) geschlossenen Heimvertrag ausgegangen wären und es zu hinterfragen sei, warum Heim und Pflegekräfte bei einem entscheidungsfähigen Patienten die Ablehnung künstlicher Ernährung zu respektieren hätten, bei entscheidungsunfähigen

Patienten aber etwas anderes gelten soll (Uhlenbruck 2003).

In jedem Fall wird zukünftig bei der Abfassung von Heimverträgen besondere Sensibilität und vorausschauende Weitsicht hinsichtlich möglicher später zu bewältigender Behandlungsfragen anzuraten sein – im konkreten Fall war der Patient allerdings schon mit apallischem Syndrom im Heim aufgenommen worden, sodass es an seinem Betreuer gewesen wäre, beim Abschluss des Heimvertrags mögliche spätere Konfliktsituationen zu bedenken.

Wegfall der Pflicht durch Erklärung des Vorsorgebevollmächtigten

Bei einem Vorsorgebevollmächtigten in Gesundheitsfragen, den der nun einwilligungsunfähige Patient in früheren gesunden Tagen bei vorliegender Geschäftsfähigkeit wirksam beauftragt hatte, seine Angelegenheiten auch bei der Entscheidung über den Abbruch lebenserhaltender Maßnahmen wahrzunehmen, stellt sich die Rechtslage grundsätzlich so dar wie bei einem Betreuer als gesetzlichem Vertreter. Während der Betreuer über § 1901 Abs. 2 BGB dem Wohl des Betreuten und damit grundsätzlich seinen Wünschen verpflichtet ist, bindet den Vorsorgebevollmächtigten in Gesundheitsfragen im Innenverhältnis der vom Vollmachtgeber ausgesprochene Auftrag, dessen Details in einer Patienten(letzt)verfügung niedergelegt sein können. Deren Verbindlichkeit gegenüber dem Vorsorgebevollmächtigten steht derjenigen gegenüber einem Betreuer nicht nach.

Sofern die Vollmacht schriftlich erklärt wird und ausdrücklich im Rahmen der Bevollmächtigung zur Einwilligung in Maßnahmen der Gesundheitssorge auch die Berechtigung zur Verweigerung der Einwilligung in lebenserhaltende Maßnahmen erteilt wurde, ist nach dem Grundsatz der »Subsidiarität« der Betreuung (§ 1896 Abs. 2 S. 2 BGB) auf eine Betreuerbestellung für diese Frage zu verzichten. Ob das vom XII. Zivilsenat des BGH postulierte Erfordernis der vorherigen *Anrufung des Vormundschaftsgerichts* auch für einen Vorsorgebevollmächtigten gilt, der die Einstellung lebenserhaltender Maßnahmen beim Vollmachtgeber erwirken will, wurde nicht explizit entschieden und auch nicht in einem obiter dictum (im Sinne von beiläufig gegebenen, die Entscheidung nicht tragenden Hinweisen) angemerkt. Hätte sich der BGH auf eine analoge Anwendung von § 1904 BGB gestützt, wäre die Frage mit Hinweis auf die entsprechende Anwendung von Abs. 2 zu bejahen gewesen.

Da sich der BGH zur Verpflichtung des Betreuers aber auf eine »Gesamtschau des Betreuungsrechts« zurückzieht, mögen Zweifel in Bezug auf eine identische Verpflichtung des Vorsorgebevollmächtigten insofern angebracht sein, als die Vorschriften des Betreuungsrechts ausdrückliche Regelungen hinsichtlich eines (Vorsorge-)Bevollmächtigten nur vereinzelt enthalten – so in § 1896 Abs. 2, 1904 Abs. 2, 1906 Abs. 5 BGB –, sodass eine »Gesamtschau des Betreuungsrechts« mangels einer einheitlichen Systematik zum Bevollmächtigten kaum Aufschluss über dessen Pflichten in der nicht einmal für den Betreuer explizit geregelten Situation des Abbruchs lebensverlängernder Maßnahmen bietet.

Im Gegenteil könnte aus der Tatsache, dass dem Betreuer seine Vertretungsmacht »nur« kraft Gesetzes zufließt, während der Vorsorgebevollmächtigte dagegen kraft gewillkürter Stellvertretung eine (Vertrauens)position genießt und mit viel größerer Wahrscheinlichkeit im auftragsrechtlichen Innenverhältnis vom Vollmachtgeber genauere Instruktionen zu dessen Wünschen und Vorstellungen erhalten hat, geschlossen werden, dass für den Bevollmächtigten keine Verpflichtung zur Anrufung des Vormundschaftsgerichts besteht. Allerdings leitet der BGH diese Pflicht in Bezug auf den Betreuer nicht nur aus der »Gesamtschau des Betreuungsrechts« her, sondern auch aus einem »unabwendbaren Bedürfnis des Betreuungsrechts«, mit seinen Instrumenten »auch auf Fragen im Grenzbereich menschlichen Lebens und Sterbens für alle Beteiligten rechtlich verantwortbare Antworten zu finden«.

Dem Betreuer sollen durch die vormundschaftsgerichtliche Prüfungszuständigkeit »Schutz und Fürsorge« gewährt werden: Ihm sei die Last der Entscheidung gegen eine lebensverlängernde Behandlung nicht allein zuzumuten, und seine Entscheidung erlange durch das Prüfungsverfahren die auch nach außen für alle Beteiligten sichtbare und strafrechtlich relevante Legitimität. Abhebend auf diesen »paternalistischen« Argumentationsstrang liegt die Vermutung nahe, dass der BGH auch für den Vorsorgebevollmächtigten die Notwendigkeit zur Anrufung des Vormundschaftsgerichts postulieren wird, da fürsorglicher Schutz und Rechtssicherheit genauso im Interesse des Bevollmächtigten wie des Betreuers liegen dürften.

In die Richtung der Bejahung einer Forderung nach Anrufung des Vormundschaftsgerichts auch durch einen Vorsorgebevollmächtigten weisen die Ausführungen der vorsitzenden Richterin des erkennenden XII. Senats, Hahne, in späteren Presseinterviews hin (Frankfurter Allgemeine Zeitung v. 18.07.2003, Nr. 164, S. 4). Trotzdem wäre es wünschenswert gewesen, wenn sich der BGH zu den Pflichten des Vorsorgebevollmächtigten ausdrücklich verhalten hätte.

Die Arbeitsgruppe »Patientenautonomie am Lebensende« des BMJ hat in ihrem Bericht vom 10. Juni 2004 vorgeschlagen, einen auch für die Frage des Abbruchs lebenserhaltender Maßnahmen wirksam bevollmächtigten Vertreter in Gesundheitsangelegenheiten von der Pflicht, seine Entscheidung durch das Vormundschaftsgericht genehmigen zu lassen, freizustellen (§ 1904 Abs. 5 BGB); anders als in der Konzeption der Bioethik-Kommission des Landes Rheinland-Pfalz soll diese Privilegierung gegenüber dem Betreuer sogar dann gelten, wenn sich Arzt und Bevollmächtigter uneins über den (mutmaßlichen) Willen des Patienten sind. Die letzte Entscheidung träfe damit allein der Bevollmächtigte. Es verbliebe für den Arzt nur die Möglichkeit, das Vormundschaftsgericht im Rahmen einer Missbrauchskontrolle anzurufen.

Sonderproblem der Patienten(letzt)verfügung

Einhellig begrüßt werden allerdings die in der Entscheidung des XII. Zivilsenats getroffenen Ausführungen zu der Frage, wie zu verfahren ist, wenn der Betreuer in der Umsetzung einer vom Betreuten verfassten Patienten(letzt)verfügung die Einstellung lebensverlängernder Maßnahmen fordert (Kutzer 2003; Verrel 2003).

Zunächst war die Patienten(letzt)verfügung (zum Begriff vgl. Schild 1999) in Rechtsprechung und dem überwiegenden Teil der juristischen Literatur (nur) eine indizielle Bedeutung zugemessen worden, wenn es um die Ermittlung des *mutmaßlichen Willens* des einwilligungsunfähigen Patienten ging (vgl. die Nachweise bei Rickmann 1987, S. 121 ff.; Rieger 1998, S. 79 ff.). Allmählich setzte sich aber die neuere Auffassung durch, wonach die Patienten(letzt)verfügung den antizipiert geäußerten Willen darstelle, der so lange als *aktueller und wirklicher Wille* in jedem späteren Krankheitsfall verbindlich bleibe, wie er vom Erklärenden nicht widerrufen sei (Eisenbart 2000; Röver 1996, S. 114; Schild 1999; Schöllhammer 1993, S. 52; Sternberg-Lieben 1985; insbesondere: Uhlenbruck in Laufs u. Uhlenbruck 2002, § 58, Rn 9).

Als Konsequenz sei der in der Verfügung geäußerte Wille sowohl für den Betreuer als auch für den Arzt unmittelbar verbindlich – vorbehaltlich, dass kein strafbares oder gegen die ärztliche Standesethik verstoßendes Verhalten verlangt werde. Als aktueller Wille verdränge der Inhalt der Patienten(letzt)verfügung den stellvertretenden Willen des Betreuers, vorausgesetzt, die Verfügung treffe die konkrete Krankheitssituation hinreichend genau (Schwab in MünchKom-BGB 2002, § 1904, Rn 22). Mehr noch: Die Bestellung eines Betreuers unter dem Gesichtspunkt der Erforderlichkeit einer solchen Maßnahme sei unzulässig, wenn der Patient selbst eine – allerdings nur unter Beachtung bestimmter Kriterien als Anforderung an eine Patienten(letzt)verfügung – rechtlich anzuerkennende Vorsorge in Form einer Patientenverfügung getroffen habe (Dröge 1998).

Mit der nun ergangenen Entscheidung vom 17.03.2003 schließt sich der BGH hinsichtlich der Charakterisierung der Patienten(letzt)verfügung im Wesentlichen der neuen Auffassung an, ohne aber so weit zu gehen, eine Betreuerbestellung im Falle einer die Krankheitssituation treffenden Patienten(letzt)verfügung als nicht geboten zu betrachten. Jedenfalls wird festgestellt (NJW 2003, 1588, 1589, 1591), dass sie als »antizipative« Willensbekundung und als Ausdruck des fortwirkenden Selbstbestimmungsrechts des Erstellers den Betreuer – aber natürlich auch den Vorsorgebevollmächtigten in Gesundheitsangelegenheiten – binde.

Schon die durch Art. 1 Abs. 1 GG geschützte Würde des Betroffenen verlange, dass eine von ihm eigenverantwortlich getroffene Entscheidung auch dann noch respektiert werde, wenn er die Fähigkeit zu eigenverantwortlichem Entscheiden inzwischen verloren habe. Als gesetzlichem Vertreter komme dem Betreuer – und dem Vorsorgebevollmächtigtem als gewillkürtem Vertreter erst recht – daher die exklusive Aufgabe zu, dem fortwirkenden Willen des Betreuten gegenüber Arzt und Pflegepersonal Geltung zu verschaffen. Zudem dürfe die frühere Willensbekundung des Betroffenen für oder gegen eine medizinische Maßnahme nicht durch einen Rückgriff auf den mutmaßlichen Willen des Betroffenen korrigiert werden, es sei denn, dass sich der Betroffene von seiner früheren Verfügung erkennbar distanzieren wolle oder sich die Sachlage nachträglich so erheblich verändert hat, dass die frühere selbstverantwortlich getroffene Entscheidung die aktuelle medizinische Sachlage nicht umfasst.

Mit dieser Aufwertung der Patienten(letzt)verfügung hat der BGH den Weg für ihre zukünftig weit stärkere Verbreitung und Beachtung seitens Ärzten und Betreuern bereitet. Allerdings hätte es – um weitere Rechtssicherheit zu schaffen – der Entscheidung gut angestanden, wenn sie auch die Voraussetzungen dargelegt hätte, die für die propagierte Rechtsverbindlichkeit der Patienten(letzt)verfügung vorliegen müssen (Stackmann 2003; Verrel 2003). Eine gesetzliche Regelung ihrer Validitätsvoraussetzungen ist daher weiter unbedingt erforderlich (zur Frage gesetzgeberischen Handlungsbedarfs zur Klärung der Anforderungen an eine verbindliche Patienten(letzt)verfügung s. Baumann u. Hartmann 2000; Beschlüsse des 63. DJT in Leipzig 2000, K 62; Eisenbart 2000; Sass u. Kielstein 2001; Taupitz 2000a; Vossler 2002a).

Die Arbeitsgruppe »Patientenautonomie am Lebensende« des BMJ hält in ihrem Bericht vom 10. Juni 2004 weder eine »Mustervorlage« einer Patienten(letzt)verfügung für sinnvoll, noch macht sie konkrete Gesetzgebungsvorschläge zur Regelung der Mindestanforderungen an eine wirksame Patienten(letzt)verfügung. Vielmehr sei diese – formuliert im einwilligungsfähigen Zustand – formfrei (also auch mündlich) wirksam. Eine in bestimmten Zeitabständen z. B. durch Unterschrift erfolgende Bestätigung sei ebenso wie eine vorherige ärztliche Aufklärung – jedenfalls sofern es um die *Ablehnung* ärztlicher Maßnahmen geht – zwar empfehlenswert, aber keine Wirksamkeitsvoraussetzung der Patienten(letzt)verfügung. Die Arbeitsgruppe empfiehlt allerdings, in einem neuen § 1901b BGB die Patienten(letzt)verfügung als Rechtsinstitut ausdrücklich einzuführen und ihre Bindungswirkung gegenüber Betreuer und Vorsorgebevollmächtigtem überwiegend im Sinne der Entscheidung des BGH vom 17. März 2003 klarzustellen. Entgegen der Auffassung des XII. Zivilsenats sieht der Gesetzgebungsvorschlag in § 1901b Abs. 1 S. 4 allerdings vor, dass ein Betreuer der Patienten(letzt)verfügung seines Betreuten stets Geltung verschaffen und den in ihr geäußerten, eine lebensverlängernde Maßnahme ablehnenden Willen auch dann durchsetzen kann, wenn die Erkrankung des Betreuten noch keinen irreversiblen tödlichen Verlauf angenommen hat. Inwieweit diese und die oben ausgeführten Vorschläge der Arbeitsgruppe eine Umsetzung in einem konkreten Gesetzesvorhaben erfahren, wird sich erst in der zukünftigen parlamentarischen Diskussion erweisen.

Literatur

Amelung K (1972) Rechtsgüterschutz und Schutz in der Gesellschaft. Athenaeum, Frankfurt am Main

Anderheiden M (2000) Grundrechtsschutz durch Verfahren: Sterbehilfe nach privater Vorsorge statt öffentlichem Krisenmanagement. In: Schulz L (Hrsg) Verantwortung zwischen materialer und prozeduraler Zurechnung. Steiner, Stuttgart, S. 149 ff.

Arbeitsgruppe »Patientenautonomie am Lebensende« (2004) Ethische, rechtliche und medizinische Aspekte zur Bewertung von Patientenverfügungen. Bericht vom 10. Juni 2004 für das Bundesministerium der Justiz. Download unter www.bmj.de

Baumann W, Hartmann C (2000) Die zivilrechtliche Absicherung der Patientenautonomie am Ende des Lebens aus der Sicht der notariellen Praxis. Deutsche Notar Zeitschrift 8: 594 ff.

Baumann J, Weber U, Mitsch W (1995) Strafrecht. Allgemeiner Teil, 10. Aufl. Gieseking, Bielefeld

Beckert F (1996) Strafrechtliche Probleme um Suizidbeteiligung und Sterbehilfe unter besonderer Berücksichtigung historischer und ethischer Aspekte. Shaker, Aachen

Berg M (2003) Nachwort und Ausblick: Ausgewählte juristische Probleme im Rahmen von Sterbehilfe und Betreuungsrecht. In: Krolzik U, Sielemann W (Hrsg) PEG. Beiträge des Symposiums zu Fragen künstlicher Ernährung des Ev. Johanneswerkes Bielefeld. Luther, Bielefeld, S. 47 ff.

Bernsmann K (1996) Der Umgang mit irreversibel bewusstlosen Personen und das Strafrecht. Zeitschrift für Rechtspolitik 3: 87 ff.

Bienwald W (1998) Die Vorsorgevollmacht – ein gleichwertiger Ersatz der Betreuerbestellung? Betreuungsrechtliche Praxis 5: 164 ff.

Bienwald W (1999) Betreuungsrecht. Kommentar, 3. Aufl. Gieseking, Bielefeld

Bienwald W (2002) Die Notwendigkeit der Schaffung einer Zentrale für Vorsorgeverfügungen. Betreuungsrechtliche Praxis 6: 244 f.

Bioethik-Kommission Rheinland-Pfalz (2004) Sterbehilfe und Sterbebegleitung. Bericht vom 23. April 2004 für das Ministerium der Justiz Rheinland-Pfalz. Download unter www.justiz.rlp.de

Bundesärztekammer (2004) Richtlinien zur ärztlichen Sterbebegleitung (Mai 2004). DÄBl 19: A 1298 f.

Conradi M (2002) Der Arzt an den Grenzen seines Behandlungsauftrages. Lang, Frankfurt am Main

Deutsch E, Spickhoff A (2003) Medizinrecht, 5. Aufl. Springer, Heidelberg Berlin New York Tokio

Dodegge G, Fritsche I (2001) Zur Rechtslage bei der Entscheidung über den Abbruch medizinischer Behandlungen. Neue Justiz 4: 176 ff.

Dölling D (1998) Anmerkung zum Urteil des BGH v. 15.11.1996 – 3 StR 79/96. JR 4: 160 ff.

Dörner K (1996) Hält der BGH die »Freigabe der Vernichtung lebensunwerten Lebens« wieder für diskutabel? Zeitschrift für Rechtspolitik 3: 93 ff.

Dröge M (1998) Patientenverfügung und Erforderlichkeit einer Betreuungsmaßnahme. Betreuungsrechtliche Praxis 6: 199 ff.

Eberbach W H (2000) Staatliche Genehmigung zum Sterben? Zur Anwendbarkeit von § 1904 Abs. 1 Satz 1 BGB auf den Behandlungsabbruch. Medizinrecht 6: 267 ff.

Eibach U (2002) Künstliche Ernährung um jeden Preis? Medizinrecht 3: 123 ff.

Eibach U, Schäfer K (2001) Patientenautonomie und Patientenwünsche. Medizinrecht 1: 21 ff.

Eisenbart B (2000) Patienten-Testament und Stellvertretung in Gesundheitsangelegenheiten, 2. Aufl. Nomos, Baden-Baden

Frauscher C (1998) Rechtsprobleme des Patiententestamentes. Trauner, Linz

Füllmich R (1990) Der Tod im Krankenhaus und das Selbstbestimmungsrecht des Patienten. Lang, Frankfurt am Main

Göbel A (1992) Die Einwilligung im Strafrecht als Ausprägung des Selbstbestimmungsrechts. Lang, Frankfurt am Main

Hahne MM (2004) Zwischen Fürsorge und Selbstbestimmung. Zeitschrift für das gesamte Familienrecht 21: 1619 ff.

Hartmann T (1999) Eigenmächtige und fehlerhafte Heilbehandlung. Nomos, Baden-Baden

Hessler G (2003) Das Ende des Selbstbestimmungsrechts? Medizinrecht 1: 13 ff.

Heyers J (2001) Passive Sterbehilfe bei entscheidungsunfähigen Patienten und das Betreuungsrecht. Duncker & Humblot, Berlin

Heyers J (2004) Vormundschaftsgerichtlich genehmigte Sterbehilfe – BGH NJW 2003, 1588. Juristische Schulung 2: 100 ff.

Hirsch H J (1987) Behandlungsabbruch und Sterbehilfe. In: Küper W, Puppe I et al. (Hrsg) Festschrift für Karl Lackner. De Gruyter, Berlin, S. 597 ff.

Hufen F (2001) In dubio pro dignitate. Neue Juristische Wochenschrift 12, 849 ff.

Holzhauer H (2004) Von Verfassungs wegen: Straffreiheit für passive Sterbehilfe. Zeitschrift für Rechtspolitik 2: 41 ff.

Kaiser M (2003) Das Lebensende zwischen Strafrecht und Betreuungsrecht. (in Vorbereitung)

Katzenmeier C (2002) Arzthaftung. Mohr Siebeck, Tübingen

Kern B-R, Laufs A (1983) Die ärztliche Aufklärungspflicht. Springer, Berlin Heidelberg New York Tokio

Klie T (2002) Gesetzliches Vertretungsrecht für Angehörige. Betreuungsrechtliche Praxis 3: 91 ff.

Kretschmer B (2002) Der »Rote Umschlag« für den Notarzt. Möglichkeiten und Chancen eines Notfallbogens als komprimierter Patientenverfügung im Rettungseinsatz. In: May AT, Geißendörfer SE, Simon A, Strätling M (Hrsg) Passive Sterbehilfe: besteht gesetzlicher Regelungsbedarf? LIT, Münster, S. 141 ff.

Kuhlmann J-M (1996) Einwilligung in die Heilbehandlung alter Menschen. Lang, Frankfurt am Main

Kutzer K (2003) Gespräch: Der Vormundschaftsrichter als »Schicksalsbeamter«? Zeitschrift für Rechtspolitik 6: 213 ff.

Lackner K, Kühl K (2001) Strafgesetzguch. Kommentar, 24. Aufl. Beck, München

Langenfeld A (1994) Vorsorgevollmacht, Betreuungsverfügung und Patiententestament nach dem neuen Betreuungsrecht. Hartung-Gorre, Konstanz

Laufs A (1998) Zivilrichter über Leben und Tod? Neue Juristische Wochenschrift 46: 3399 ff.

Laufs A, Uhlenbruck W (2002) Handbuch des Arztrechts, 3. Aufl. Beck, München

Leipziger Kommentar (2002) Strafgesetzbuch. Kommentar, 44. Lieferung: §§ 211–219b, 11. Aufl. de Gruyter, Berlin

Lipp V (2001) Stellvertretende Entscheidungen bei »passiver Sterbehilfe«. In: May AT, Geißendörfer SE, Simon A, Strätling M (Hrsg) Passive Sterbehilfe: besteht gesetzlicher Regelungsbedarf? LIT, Münster, S. 37 ff.

Lipp V (2002) Patientenautonomie und Sterbehilfe. Betreuungsrechtliche Praxis 2: 47 ff.

Martin AM (2002) Die Betreuung mit dem Aufgabenkreis Gesundheitssorge. Lang, Frankfurt am Main

May AT (2001) Autonomie und Selbstbestimmung bei medizinischen Entscheidungen für Nichteinwilligungsfähige, 2. Aufl. LIT, Münster

Merkel R (1995) Tödlicher Behandlungsabbruch und mutmaßliche Einwilligung bei Patienten im apallischen Syndrom. Zeitschrift für die gesamte Strafrechtswissenschaft 107/3: 545 ff.

Merkel R (2001) Früheuthanasie. Nomos, Baden-Baden

Müller E (1998) Von der Körperverletzung zur eigenmächtigen Heilbehandlung. Deutsche Richterzeitung 4: 155 ff.

Münchener Kommentar zum Bürgerlichen Gesetzbuch (2002) Bd 4, 4. Aufl. Beck, München

Nagel M (2002) Passive Euthanasie. Lang, Frankfurt am Main

Otto H (1986) Recht auf den eigenen Tod? Strafrecht im Spannungsverhältnis zwischen Lebenserhaltungspflicht und Selbstbestimmung. Gutachten. In: Verhandlungen des 56. Deutschen Juristentages in Berlin. Beck, München

Palandt O (2003) Bürgerliches Gesetzbuch. Kommentar, 62. Aufl. Beck, München

Probst M, Knittel B (2001) Gesetzliche Vertretung durch Angehörige – Alternative zur Betreuung? Zeitschrift für Rechtspolitik 2: 55 ff.

Putz W, Geißendörfer S, May A T (2002) Therapieentscheidung am Lebensende – ein »Fall« für das Vormundschaftsgericht? Medizinethische Materialien, Bochum

Rickmann S (1987) Zur Wirksamkeit von Patiententestamenten im Bereich des Strafrechts. Lang, Frankfurt am Main

Rieger G (1998) Die mutmaßliche Einwilligung in den Behandlungsabbruch. Lang, Frankfurt am Main

Rönnau T (2002) Die Einwilligung als Instrument der Freiheitsbetätigung. Jura 9: 595 ff.

Röver J (1996) Einflussmöglichkeiten des Patienten im Vorfeld einer medizinischen Behandlung. Lang, Frankfurt am Main

Roth A (2004) Die Verbindlichkeit der Patientenverfügung und der Schutz des Selbstbestimmungsrechts. Juristenzeitung 10: 494 ff.

Saliger F (1998) Sterbehilfe nach Verfahren. Betreuungs- und strafrechtliche Überlegungen im Anschluss an BGHSt 40, 257. Kritische Vierteljahresschrift für Gesetzgebung und Rechtsprechung 1: 118 ff.

Saliger F (2004) Sterbehilfe und Betreuungsrecht. Medizinrecht 5: 237 ff.

Sass H-M, Kielstein R (2001) Patientenverfügung und Betreuungsvollmacht. LIT, Münster

Saueracker L (1990) Die Bedeutung des Patiententestamentes in der Bundesrepublik Deutschland aus ethischer, medizinischer und juristischer Sicht. Lang, Frankfurt am Main

Schelling P, Erlinger R (2003) Die Aufklärung über Behandlungsalternativen. Medizinrecht 6: 331 ff.

Schild W (1999) Patientenletztverfügung. In: Krolzik U (Hrsg) Leben hat seine Zeit – Sterben hat seine Zeit. Luther, Bielefeld, S. 51 ff.

Schild W (2001) Die juristischen Dimensionen des Todesproblems. In: Herzog M (Hrsg) Sterben, Tod und Jenseitsglaube. Kohlhammer, Stuttgart, S. 165 ff.

Schild W (2003) Juristische Beurteilung der PEG. In: Krolzik U, Sielemann W (Hrsg) PEG. Beiträge des Symposiums zu Fragen künstlicher Ernährung des Ev. Johanneswerkes Bielefeld. Luther, Bielefeld, S. 38 ff.

Schöllhammer L (1993) Die Rechtsverbindlichkeit des Patiententestaments. Eine Untersuchung aus zivilrechtlicher Sicht. Duncker/Humblot, Berlin

Schönke A, Schröder H (2001) Strafgesetzbuch. Kommentar, 26. Aufl. Beck, München

Schroeder F-C (1998) Besondere Strafvorschriften gegen Eigenmächtige und Fehlerhafte Heilbehandlung? Rothe, Passau

Stackmann N (2003) Keine richterliche Anordnung von Sterbehilfe. Neue Juristische Wochenschrift 22: 1568 f.

Sternberg-Lieben D (1985) Strafbarkeit des Arztes bei Verstoß gegen ein Patienten-Testament. Neue Juristische Wochenschrift 46: 2734 ff.

Sternberg-Lieben D (1997) Die objektiven Schranken der Einwilligung im Strafrecht. Mohr Siebeck, Tübingen

Sternberg-Lieben D (1998) Selbstbestimmtes Sterben: Patientenverfügung und gewillkürte Stellvertretung. In: Festschrift für Theodor Lenckner. Beck, München, S. 349 ff.

Stoffers K F (1999) Die Anwendung von § 1904 BGB über die vormundschaftliche Genehmigung im Fall der Sterbehilfe. Zeitschrift für Lebensrecht 3: 90 ff.

Storr S (2002) Der rechtliche Rahmen für die Entscheidung zum Therapieabbruch. Medizinrecht 9: 436 ff.

Strätling M, Strätling-Tölle H, Scharf V E, Schmucker P (2003) »Automatische« gesetzliche Stellvertretung nicht entscheidungsfähiger Patienten durch »nahe Angehörige«? Medizinrecht 7: 372 ff.

Strätling M, Lipp, V, May AT et al. (2003) Passive und indirekte Sterbehilfe – eine praxisorientierte Analyse des Regelungsbedarfs gesetzlicher Rahmenbedingungen in Deutschland. Medizinrecht 9: 483 ff.

Systematischer Kommentar zum Strafgesetzbuch (2003) Luchterhand, Neuwied

Tag B (2000) Der Körperverletzungstatbestand im Spannungsfeld zwischen Patientenautonomie und Lex artis. Springer, Heidelberg Berlin New York Tokio

Taupitz J (2000a) Empfehlen sich zivilrechtliche Regelungen zur Absicherung der Patientenautonomie am Ende des Lebens? Gutachten A für den 63. Deutschen Juristentag. Beck, München

Taupitz J (2000b) Die mutmaßliche Einwilligung bei ärztlicher Heilbehandlung – insbesondere vor dem Hintergrund der höchstrichterlichen Rechtsprechung des Bundesgerichtshofs. In: 50 Jahre Bundesgerichtshof, Festgabe aus der Wissenschaft, Bd I. Beck, München, S. 497 ff.

Tröndle H, Fischer T (2002) Strafgesetzbuch. Kommentar, 51. Aufl. Beck, München

Uhlenbruck W (1992) Vorab-Einwilligung und Stellvertretung bei der Einwilligung in einen Heileingriff. Medizinrecht 3: 134 ff.

Uhlenbruck W (1996) Die Altersvorsorge-Vollmacht als Alternative zum Patiententestament und zur Betreuungsverfügung. Neue Juristische Wochenschrift 24: 1583 ff.

Uhlenbruck W (1997) Selbstbestimmtes Sterben durch Patienten-Testament Betreuungsverfügung Vorsorgevollmacht. Vahle, Berlin

Uhlenbruck W (1998) Entmündigung des Patienten durch den Gesetzgeber? Zeitschrift für Rechtspolitik 2: 46 ff.

Uhlenbruck W (2003) Bedenkliche Aushöhlung der Patientenrechte durch die Gerichte. Neue Juristische Wochenschrift 24: 1710 ff.

Verrel T (1996) Selbstbestimmungsrecht contra Lebensschutz. Juristenzeitung 5: 224 ff.

Verrel T (1999a) Richter über Leben und Tod? Zur Sterbehilfeentscheidung des OLG Frankfurt vom 15.7.1998 – 20 W 224/98. Juristische Rundschau 1: 5 ff.

Verrel T (1999b) Zivilrechtliche Kontrolle ist besser als strafrechtliche Kontrolle. Zum Stellenwert von Patientenverfügung, Betreuungsverfügung, Vorsorgevollmacht und vormund-

schaftsgerichtlicher Genehmigung. Medizinrecht 12: 547 ff.

Verrel T (2001) Vormundschaftsrichter in der Beletage? Bemerkungen zum fortdauernden Streit über die Anwendbarkeit von § 1904 BGB auf die Begrenzung lebenserhaltender Maßnahmen. Kritische Vierteljahresschrift für Gesetzgebung und Rechtsprechung 4: 440 ff.

Verrel T (2003) Mehr Fragen als Antworten – Besprechung der Entscheidung des XII. Zivilsenats des BGH vom 17.03.2003 über die Einstellung lebenserhaltender Maßnahmen bei einwilligungsunfähigen Patienten. Neue Zeitschrift für das Strafrecht 9: 449 ff.

Vossler N (2002) Verwirklichung der Patientenautonomie am Ende des Lebens durch Patientenverfügungen. Betreuungsrechtliche Praxis 6: 240 ff.

Vossler N (2002) Bindungswirkung von Patientenverfügungen? Gesetzgeberischer Handlungsbedarf? Zeitschrift für Rechtspolitik 7: 295 ff.

Vossler N (2003) Gesetzliche Vertretungsmacht für Angehörige – eine Alternative zur Betreuung? Betreuungsrechtliche Praxis 1: 6 ff.

Wessels J, Hettinger M (2002) Strafrecht. Besonderer Teil, 26. Aufl. C.F. Müller, Heidelberg

Zieger A (2002) Der Wachkoma-Patient als Mitbürger. Wachkoma und danach 2: 12 ff.

Zöller MA (1999) Passive Sterbehilfe zwischen Selbstbestimmungsrecht des Patienten und mutmaßlicher Einwilligung. Zeitschrift für Rechtspolitik 8: 317 ff.

Leitlinien zur Tumorschmerztherapie

Hanna Kirchner, G. Ollenschläger

Einleitung

Leitlinien und Richtlinien wird seit Mitte der 1920er Jahre in Diskussionen um Qualität und Effizienz des deutschen Gesundheitssystems eine Schlüsselrolle zugesprochen. Sie haben somit eine lange Geschichte. Bereits in den »*Leitsätzen des Reichsgesundheitsrates für eine sparsame und doch sachgemäße Behandlungsweise der Kranken durch Ärzte*« vom 09.11.1924 (Kraus 1924) sind die folgenden Eckpunkte benannt:

- ... wirtschaftlich zweckmäßige, möglichst einfache Behandlungsweise ...;
- ... unter gleichwertigen Arzneimitteln stets das billigere verordnen; ... die mit Namenschutz versehenen ... Spezialpräparate durch gleichwertige Präparate ... ersetzen ...;
- ... neueste Arzneimittel nur dann verschreiben, wenn ihr Wert durch systematische Untersuchungen ... erwiesen oder wahrscheinlich gemacht worden ist ...;
- ..., dass Vielverschreiberei und sonstige Polypragmasie, die freilich oft durch die Neigung des Publikums selbst gefördert, unterbleibt;
- ... die Verordnungen der Kassenärzte unter strenge Kontrolle gestellt;
- ... wirksamer als die obligatorische Beschränkung des ärztlichen Handelns werden sein: in kollegialer Weise gegebene Richtlinien ..., umfassende, aber kurz dargestellte therapeutische Ratschläge vom Gesichtspunkt ökonomischer Krankenbehandlung aus, verfasst von hervorragenden Praktikern und Theoretikern ..., wiederholte Fortbildungskurse für Ärzte, Einwirkung auf den ärztlichen Nachwuchs; aber auch das Krankenkassenpublikum sollte von Seiten der Krankenkassen darüber aufgeklärt werden, dass Sparsamkeit bei der Verordnung von Arzneien durchaus sachgemäß und für den Kranken nutzbringend sein kann.

Vor diesem Hintergrund haben Ärzteschaft und Krankenkassen immer wieder die konsequente Berücksichtigung von Leitlinien in Klinik und Praxis gefordert und in den vergangenen Jahren eine Fülle *leitlinienbezogener Initiativen* gestartet:

- Seit 1995 verfassen die etwa 140 medizinischen Fachgesellschaften unter Moderation der »Arbeitsgemeinschaft der medizinisch-wissenschaftlichen Fachgesellschaften« (AWMF) fachspezifische Leitlinien (http://www.awmf-leitlinien.de).
- Aufgrund der unkontrollierten Zunahme und der teilweise intransparenten Qualität deutschsprachiger Leitlinien gründeten die Spitzenverbände der Selbstverwaltungskörperschaften im Gesundheitswesen 1999 das »Deutsche Leitlinien-Clearingverfahren« (http://www.leitlinien.de). Die ärztlichen Fachgesellschaften und die Selbstverwaltung einigten sich

2001 auf gemeinsame Standards zur Leitlinienentwicklung (Arbeitsgemeinschaft der medizinisch-wissenschaftlichen Fachgesellschaften u. Ärztliche Zentralstelle Qualitätssicherung 2001).

- Die Bundesärztekammer initiierte 2002 gemeinsam mit den Fachgesellschaften ein Programm zur Entwicklung multidisziplinärer Leitlinien für wichtige Versorgungsbereiche, das Programm für Versorgungsleitlinien.

Aktuelle gesundheitspolitische Situation

Die gesundheitspolitischen Reformen der vergangenen Jahre haben *evidenzbasierten Leitlinien* in Deutschland eine zunehmend zentrale Rolle in der Definition medizinischer Inhalte und der Steuerung von Versorgungsabläufen eingeräumt. So schreibt das Sozialgesetzbuch V die »Entwicklung von Kriterien für eine zweckmäßige und wirtschaftliche Leistungserbringung« (§ 137e) und von »strukturierten Behandlungsprogrammen« auf der Grundlage »evidenzbasierter Leitlinien« (§ 137 f.) vor.

Im Maßnahmenkatalog der aktuellen Gesundheitsreform wird die zentrale Erstellung von Behandlungsleitlinien und Pflegestandards als eine der wesentlichen Aufgaben des neu einzurichtenden »Deutschen Zentrums für Qualität in der Medizin« beschrieben.

Leitlinien zielen auf Qualitätsverbesserung und Stärkung der Patientenstellung

Mit der systematischen Nutzung von Leitlinien folgt Deutschland einer internationalen Entwicklung, die vor mehr als 20 Jahren in den USA und den Niederlanden ihren Anfang nahm und deren Ziele der Europarat im Jahre 2001 in einem Grundsatzpapier beschrieben hat (Europarat 2001; ◘ Abb. 1).

Hauptziel medizinischer Leitlinien ist es, unter Berücksichtigung der vorhandenen Ressourcen gute klinische Praxis zu fördern und zu unterstützen und die Öffentlichkeit darüber zu informieren.

Im Gegensatz zu verbindlichen Richtlinien (z. B. Arbeitsanweisungen im klinischen oder Richtlinien der Bundesausschüsse der Ärzte und Krankenkassen im vertragsärztlichen Bereich) sind diese Leitlinien als Handlungskorridore zu verstehen, die

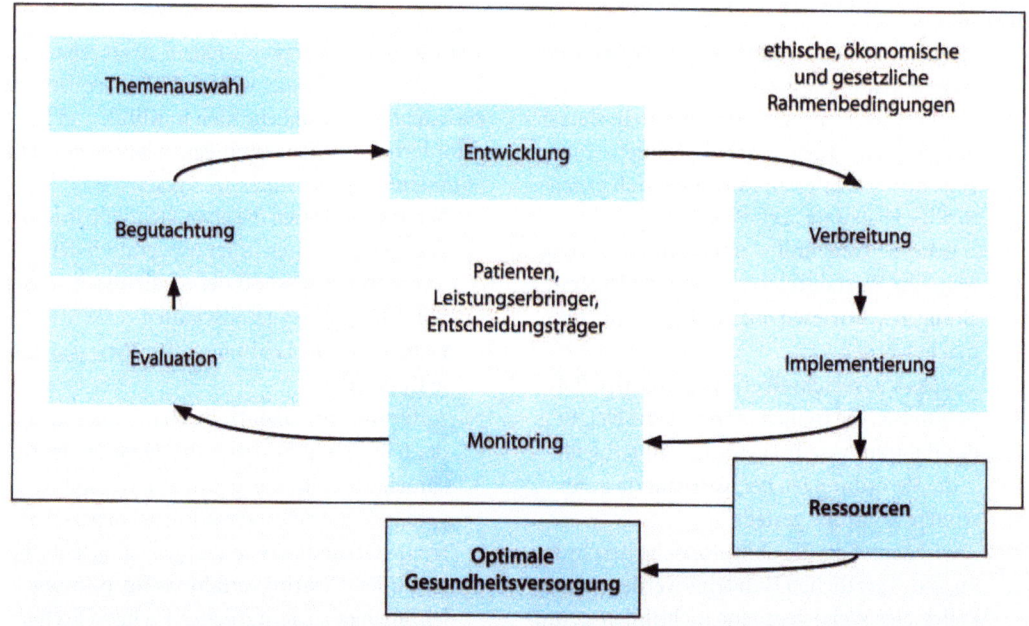

◘ **Abb. 1.** Entwicklung und Nutzung von Leitlinien im Gesundheitswesen (Europarat 2002)

auf dem Prinzip der Freiwilligkeit beruhen und explizit als Entscheidungsunterstützung zu verstehen sind (Bundesärztekammer, Kassenärztliche Bundesvereinigung 1997). Sie haben Empfehlungscharakter und sind Bestandteil des internen beruflichen Standards der Leistungserbringer, können jedoch einen verbindlichen Charakter annehmen, wenn sie in einen Vertrag oder ein Gesetz entweder direkt oder indirekt (durch Bezugnahme) eingebunden sind (Europarat 2001).

Definitionen und Ziele des Europarats zu medizinischen Leitlinien (Europarat 2001)

- Leitlinien sind systematisch entwickelte Entscheidungshilfen für Leistungserbringer und Patienten über die angemessene Vorgehensweise bei speziellen Gesundheitsproblemen
- Ihr Ziel ist es, Entscheidungen in der medizinischen Versorgung auf eine rationalere Basis zu Stellen, die Qualität der Versorgung zu verbessern und die Stellung des Patienten zu stärken
- Zudem tragen sie im Idealfall zu einer Effizienzsteigerung und damit zur Kostendämpfung im Gesundheitswesen bei
- Während seit jeher eine Fülle an Entscheidungshilfen im Gesundheitswesen existiert, ist das Neue an evidenzbasierten Leitlinien das systematische Vorgehen bei ihrer Erstellung, zudem ihr expliziter Charakter

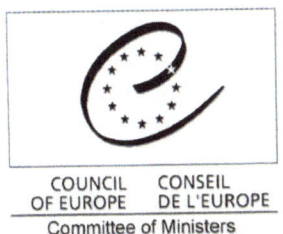

COUNCIL   CONSEIL
OF EUROPE DE L'EUROPE
Committee of Ministers

Betrachtet man Leitlinien unter Gesichtspunkten des Versorgungsmanagements, so verdienen verschiedene Aspekte besondere Aufmerksamkeit. Dazu gehören potenzielle Fehler und Fehlentscheidungen bei der Erstellung von Leitlinien, ihre Implementierungsvoraussetzungen (etwa Zwangsmaßnahmen oder positive Anreize), ihre Anwendung aus Patientensicht sowie die uneingeschränkte Anerkennung des ärztlichen Urteilsvermögens und der ärztlichen Autonomie.

Wesentliche Aspekte der Leitlinienentwicklung

Medizinische Leitlinien müssen nach modernsten Methoden entwickelt und vor ihrer Anwendung kritisch bewertet werden. Dies ist deshalb notwendig, weil in vielen Fällen die zur Leitlinienerstellung eingesetzte Methodik von fragwürdiger Qualität oder zweifelhaftem Ursprung ist. Deswegen wird darauf Wert gelegt, dass der Prozess der Leitlinienerstellung systematisch, unabhängig und transparent sein soll (Arbeitsgemeinschaft der medizinisch-wissenschaftlichen Fachgesellschaften u. Ärztliche Zentralstelle Qualitätssicherung 2001; Europarat 2001).

Leitlinien können mithilfe unterschiedlichster Methoden erstellt werden. Beim herkömmlichen Vorgehen wird von einer Expertengruppe nach dem Konsensprinzip zunächst über die Empfehlungen entschieden, eine konventionelle Übersichtsarbeit erstellt und erst danach nach unterstützender Evidenz gesucht (sog. *konsensbasierte Leitlinien*). Ein derartiges Vorgehen bei der Formulierung medizinischer Empfehlungen war und ist zum Teil unsystematisch und daher auch anfällig für systematische Fehler (Bias).

Für die Leitlinienerstellung werden Verfahren gefordert, bei denen explizit und systematisch nach einschlägiger Evidenz gesucht wird, um alle zentralen Fragen, die in der Leitlinie angesprochen werden, zu beantworten. Erst dann werden die Empfehlungen auf der Grundlage der besten verfügbaren wissenschaftlichen Belege formuliert und mit diesen verknüpft (sog. *evidenzbasierte Leitlinien*).

Die evidenzbasierte Strategie der Leitlinienentwicklung zielt darauf ab, mögliche systematische Verzerrungen (Bias) zu minimieren. Darüber hinaus ist die transparente Darstellung der wissenschaftlichen Belege ein wesentliches Akzeptanzkriterium für die Anwender. *Evidenzbasierte Leitlinien* sind gekennzeichnet durch

- systematische Aufarbeitung und Zusammenstellung der besten verfügbaren wissenschaftlichen Evidenz (systematische Reviews, Metaanalysen),
- Herleitung des in der Leitlinie empfohlenen Vorgehens aus der wissenschaftlichen Evidenz;
- exakte Dokumentation des Zusammenhangs zwischen der jeweiligen Empfehlung und der zugehörigen Evidenzstufe.

Eine Bewertung von Leitlinien durch den Nutzer bezüglich deren Format und Inhalt kann nach den in der folgenden Übersicht dargestellten Kriterien erfolgen.

Schlüsselfragen zur Qualität von Leitlinien (Europarat 2001)

- *Anwendungsbereich und Zweck:*
  - Das/die Gesamtziel(e) der Leitlinie wird/werden spezifisch beschrieben.
  - Die in der Leitlinie behandelte(n) medizinische(n) Frage(n) ist/sind spezifisch beschrieben.
  - Die von der Leitlinie betroffenen Patienten sind spezifisch beschrieben.
- *Beteiligung von Interessengruppen:*
  - Die Entwicklungsgruppe der Leitlinie schließt Mitglieder aller relevanten Berufsgruppen ein.
  - Die Vorstellungen und Wünsche der Patienten wurden ergründet.
- *Exaktheit der Entwicklung:*
  - Bei der Suche nach Evidenz wurden systematische Methoden angewandt.
  - Die Kriterien für die Auswahl der Evidenz sind eindeutig beschrieben.
  - Die zur Formulierung der Methoden verwendeten Methoden sind eindeutig beschrieben.
  - Gesundheitlicher Nutzen, Nebenwirkungen und Risiken wurden bei der Formulierung der Empfehlungen berücksichtigt.
  - Die Verbindung zwischen den Empfehlungen und der zugrunde liegenden Evidenz ist explizit dargestellt.
  - Die Leitlinie ist vor ihrer Veröffentlichung von unabhängigen Experten begutachtet worden.
  - Es existiert ein Verfahren zur Aktualisierung der Leitlinie.
- *Klarheit und Gestaltung:*
  - Die Empfehlungen der Leitlinie sind spezifisch und eindeutig.
  - Die zur Behandlung der Erkrankung verfügbaren Handlungsalternativen sind klar dargestellt.
  - Schlüsselempfehlungen der Leitlinie sind leicht zu identifizieren.

- *Anwendbarkeit:*
  - Die Adressaten der Leitlinie sind eindeutig definiert.
  - Die möglichen organisatorischen Barrieren gegenüber einer Anwendung der Empfehlungen wurden erörtert.
  - Die durch Anwendung der Empfehlungen möglicherweise entstehenden Kosten wurden berücksichtigt.
  - Die Leitlinie wird durch Anwendungsinstrumente unterstützt.
  - Die Leitlinie nennt Schlüsselprüfkriterien für Monitoring und/oder Qualitätsbeurteilung.
  - Die Leitlinie wurde unter potenziellen Leitlinienanwendern erprobt.
- *Redaktionelle Unabhängigkeit:*
  - Die Leitlinie ist von der finanzierenden Organisation redaktionell unabhängig.
  - Interessenskonflikte von Mitgliedern der Leitlinienentwicklungsgruppe wurden offengelegt.

Das Deutsche Leitlinien-Clearingverfahren

Vor dem Hintergrund der in Deutschland seit Mitte der 1990er Jahre bestehenden Qualitätsdefizite bei der Mehrzahl der Leitlinien wissenschaftlicher medizinischer Fachgesellschaften (Helou et al. 1998) sah man sich auch in Deutschland genötigt, ein institutionalisiertes Verfahren zur Qualitätsförderung und Qualitätskontrolle medizinischer Leitlinien – das sog. Leitlinien-Clearingverfahren – zu etablieren (Bundesärztekammer, Kassenärztliche Bundesvereinigung 1999).

In diesem Verfahren werden Leitlinien zu ausgewählten Versorgungsbereichen von nationaler Bedeutung systematisch recherchiert und bezüglich Qualität und Praktikabilität im Kontext des deutschen Gesundheitswesens bewertet. Die Ergebnisse dieser Analyse werden der Fachöffentlichkeit in Form von *Leitlinien-Clearingberichten* zur Verfügung gestellt.

Defizite in der Tumorschmerztherapie

Epidemiologische Untersuchungen zur schmerztherapeutischen Versorgung von Tumorpatienten zeigen beispielsweise anhand des Indikators »Opioidverbrauch«, dass die Verbrauchszahlen in Deutschland im Vergleich zu skandinavischen oder angelsächsischen Ländern, wie Dänemark oder England, weit geringer sind. Für Deutschland wurde in verschiedenen Studien wiederholt eine Unterversorgung bei der Verschreibung von Opioiden für Tumorpatienten festgestellt (Hoffmann et al. 2000).

Andere Untersuchungen weisen darauf hin, dass die tumorschmerztherapeutischen Kenntnisse und Fähigkeiten bei niedergelassenen Ärzten nicht ausreichend sind. Auf Fragen nach dem allgemeinen therapeutischen Vorgehen bei Tumorschmerzpatienten nannte in einer Studie nur jeder zehnte niedergelassene Arzt spontan das WHO-Stufenschema (Potthoff u. Urbahn 1998), das gemeinsam mit einigen einfachen Grundsätzen zur Therapie von Tumorschmerzen bereits 1986 von der Weltgesundheitsorganisation veröffentlicht wurde (World Health Organisation 1986).

Trotz der wiederholten Bestätigung der WHO-Empfehlungen durch internationale und nationale Studien ist es bisher nicht gelungen, diese einfachen Grundsätze flächendeckend in die Praxis umzusetzen.

Auch der »Sachverständigenrat für die Konzertierte Aktion im Gesundheitswesen« nahm in seinem Gutachten 2000/2001 zur Optimierung des Versorgungsangebots für Krebskranke Stellung. Er beschrieb die Situation in der Versorgung von Patienten mit Tumorschmerzen als Unter- und Fehlversorgung und empfahl eine verstärkte Orientierung an evidenzbasierten Leitlinien und Behandlungsprotokollen (Sachverständigenrat für die Konzertierte Aktion im Gesundheitswesen 2001b) sowie die verstärkte Integration der Inhalte im Rahmen der Aus-, Weiter- und Fortbildung von Ärzten und Mitgliedern anderer Gesundheitsberufe.

Aber auch internationale Studien aus Griechenland (Mystakidou et al. 1998), Dänemark, Finnland, Norwegen (Vainio 1998), Schweden (Rawal et al. 1993), den USA (Mortimer u. Barlett 1997) oder Israel (Sapir et al. 1999) weisen auf zum Teil gravierende Defizite in der Behandlung von Patienten mit Tumorschmerzen hin, die überwiegend als Folge mangelnder Kenntnisse und unzureichender Ausbildung beschrieben wurden. Auf der Grundlage der dargestellten Problematik einigten sich die Partner

des Clearingverfahrens im Juli 1999 darauf, für das Thema »Schmerztherapie bei Tumorpatienten« ein Clearingverfahren durchzuführen und eine *Analyse der bestehenden Leitlinien* vorzunehmen:

- Die Durchführung der Schmerztherapie bei Patienten mit Tumorerkrankungen erfolgt in der Praxis mit einer hohen Varianz hinsichtlich der angewendeten Methoden sowie der Qualitätsunterschiede der Behandlungsergebnisse.
- Der Tumorschmerz ist ein Gesundheitsproblem, für das eine wissenschaftlich belegte und wirksame Therapie besteht, mit deren Hilfe in den meisten Fällen eine Besserung der Schmerzsymptomatik und der Lebensqualität erreicht werden kann.
- Aufgrund der Vielzahl betroffener Patienten und unter Berücksichtigung der erwarteten Steigerungszahlen ist das Gesundheitsproblem auch unter ökonomischen Gesichtspunkten relevant.
- Die Behandlung von Patienten mit Tumorschmerzen wird von einer Vielzahl unterschiedlicher Fachgruppen (je nach Tumorätiologie, Schmerztyp und Stadium der Erkrankung) vorgenommen und schließt darüber hinaus auch andere, nichtärztliche Berufsgruppen ein. Eine sinnvolle Zusammenarbeit setzt einen Konsens aller Beteiligten voraus.
- Es scheint möglich, unter Berücksichtigung der wissenschaftlichen Belege eine Konsensusleitlinie zu entwickeln.

Leitlinien zur Tumorschmerztherapie

Zu Begin der Erstellung einer deutschen Leitlinie zur Tumorschmerztherapie wurde in Literatur- und Leitliniendatenbanken nach nationalen und internationalen Leitlinien zum Thema »Tumorschmerz« recherchiert, die im Zeitraum zwischen 1990 und 2000 veröffentlicht wurden. Von den 347 Publikationen, die in der Recherche identifiziert wurden, handelte es sich bei 21 Dokumenten um medizinische Leitlinien im eigentlichen Sinn. Aus Gründen der Vergleichbarkeit wurden regionale Empfehlungen (wie z. B. Empfehlungen des »Tumorzentrums Heidelberg«, des »Onkologischen Schwerpunktes Bonn«

oder des »Schmerztherapeutisch Ambulanten Netz-werkes« – STAN – der Universität Köln) nicht in die Analyse einbezogen, obwohl sie wichtige Informationen enthalten und sehr praxisorientiert geschrieben sind. Letztendlich konnten 13 Leitlinien in die Analyse einbezogen werden.

Die *formale Leitlinienbewertung* erfolgte unter Bezug auf die »Beurteilungskriterien für Leitlinien von Bundesärztekammer und kassenärztlicher Bundesvereinigung« mit Hilfe der »Checkliste zur Beurteilung von Leitlinien« (Ollenschläger et al. 1998). Diese Checkliste bildet in 44 Fragen 3 *Qualitätsfaktoren* ab:

- Qualität der Leitlinienentwicklung,
- Qualität von Inhalt und Format,
- Angaben zu Praktikabilität und Umsetzung.

Liste der bewerteten Leitlinien »Schmerztherapie bei Tumorpatienten«

- *Agency for Health Care Policy and Research: Management of cancer pain 1994 (Clinical Practice Guideline no. 9)*
  Die Leitlinie der «Agency for Health Care Policy and Research« (AHCPR; heute: AHRQ) wurde 1994 im Rahmen eines Qualitätssicherungsprogramms des amerikanischen Gesundheitsministeriums entwickelt und richtet sich an Ärzte, Pflegepersonal und Patienten. Das Buch mit 356 Seiten und über 500 Literaturangaben beschreibt die Aspekte der Schmerztherapie bei Tumorerkrankungen umfassend. Es enthält viele praktische Hinweise, wie z. B. Schmerzskalen für verschiedene Altersgruppen und Analphabeten bis hin zu Anamnesebögen in verschiedenen Sprachen.

- *American Pain Society: Principles of analgesic use in the treatment of acute pain and chronic cancer pain, 1999, 4th edn*
  Die Empfehlungen der «American Pain Society« (APS) sind in einem kleinen Kitteltaschenbuch zusammengefasst, das primär für die Tumorschmerztherapie im stationären Bereich zur Ausbildung von Ärzten, Studenten und Pflegepersonal geschrieben wurde. Neben einem Stichwortindex zum Nachschlagen und übersichtlichen Medikamentenlisten werden konkrete Beispiele, z. B. zur Umstellung und

Dosierung bei anderen Applikationsformen, angeführt.

- *American Society of Anesthesiologists: Practice Guidelines for Cancer Pain Management. Anethesiology 1996, 84/5: 1243–1257*
  Die Leitlinie der »American Society of Anesthesiologists« (ASA) wurde als Zeitschriftenartikel veröffentlicht und richtet sich primär an Anästhesisten. Die Leitlinie beschreibt die Kernelemente der Schmerztherapie bei Patienten mit Tumorerkrankungen.

- *Arzneimittelkommission der Deutschen Ärzteschaft: Empfehlungen zur Therapie von Tumorschmerzen, 2000, 2. Aufl; AVP-Sonderheft »Therapieempfehlungen« plus Handlungsleitlinie (Kurzfassung)*
  Die Leitlinie der »Arzneimittelkommission der Deutschen Ärzteschaft« (AkdÄ) ist ein 23-seitiges Sonderheft aus einer Reihe von mittlerweile überwiegend evidenzbasierten Handlungsempfehlungen. Sie wurde vorrangig für niedergelassene, hauptsächlich im allgemeinmedizinischen/hausärztlichen Bereich tätige Ärzte konzipiert. Der Schwerpunkt liegt auf Empfehlungen zur Arzneitherapie.

- *BC Cancer Agency: Pain control in cancer patients. In: Cancer management manual, 1998 (http://www.bccancer.bc.ca/cmm/pain-control)*
  Im Jahre 1998 entwickelte die «BC Cancer Agency” im Rahmen eines landesweiten Programms zur Verbesserung und Vereinheitlichung der Behandlung von Tumorpatienten in British Columbia diese Empfehlungen, die auf den Erfahrungen der «BC Cancer Agency« und anderer Tumorzentren basieren. Sie sind als Buch und via Internet verfügbar.

- *Brundage et al.: Use of strontium 89 in patients with endocrine-refractory carcinoma of the prostate metastatic to bone. Cancer Prev Control 1998, 2/2: 79–87*
  Diese Leitlinie wurde 1998 von der »Cancer Care Ontario Practice Guidelines Initiative« (CCOPGI) entwickelt. Sie bezieht sich auf die Therapie mit Strontium 89 bei Männern mit

Prostatakarzinom und schmerzhaften, endokrin refraktären Knochenmetastasen.

— *Deutsche Interdisziplinäre Vereinigung für Schmerztherapie: Leitlinien zur Tumorschmerztherapie, 1999. Tumordiagn Ther 20: 105–129*
Die »Deutsche Interdisziplinäre Vereinigung für Schmerztherapie« (DIVS) hat ihre Leitlinie 1999 in der Zeitschrift »Tumordiagnostik und Tumortherapie« veröffentlicht. Sie stellt in übersichtlicher Form die wichtigsten Informationen zum Thema »Tumorschmerztherapie« zusammen und ist die einzige der analysierten Leitlinien, die auf strukturelle Aspekte der Schmerztherapie eingeht.

— *Schmerztherapie bei Tumorpatienten: ein Leitfaden. Eine gemeinsame Empfehlung der Tumorzentren, der Kassenärztlichen Vereinigungen und der Landesärztekammer Baden-Württemberg, 3. Aufl. Ministerium für Arbeit, Gesundheit und Sozialordnung, Stuttgart, 1994*
Das »Ministerium für Arbeit, Gesundheit und Sozialordnung Baden-Württemberg« hat 1994 den Leitfaden »Schmerztherapie bei Tumorpatienten« herausgegeben. Es handelt sich um eine gemeinsame Empfehlung der Tumorzentren, der kassenärztlichen Vereinigungen und der Landesärztekammer Baden-Württemberg, in der die wichtigsten Grundlagen der Schmerztherapie bei Tumorpatienten dargestellt werden. Die Broschüre enthält Musterrezepte zur Betäubungsmittelverordnung sowie Kopiervorlagen für einen Schmerzkalender und einen Medikamentenplan.

— *Society of Nuclear Medicine: Procedure guideline for bone pain treatment, 1999*
Diese Leitlinie der «Society of Nuclear Medicine« (SNM) beschreibt den Einsatz von nuklearmedizinischen Verfahren zur Schmerztherapie bei Patienten mit Knochenmetastasen. Sie ist stark prozessorientiert.

— *The Steering Committee on Clinical Practice Guidelines for the Care and Treatment of Breast Cancer. Canadian Society of Palliative Care Physicians. Canadian Association of Radiation Oncologists: The management of chronic pain in patients with breast cancer. CMAJ 1998, 10/158 (Suppl 3): 71–81*
Das «Steering Committee on Clinical Practice Guidelines for the Care and Treatment of Breast Cancer« der «Canadian Medical Association« veröffentlichte 1998 eine evidenzbasierte Leitlinie zum Management chronischer Schmerzen bei Patienten mit Brustkrebs. Sie ist Teil einer umfassenden Serie von Leitlinien zur Behandlung von Brustkrebs und beschreibt die wichtigsten Aspekte der Schmerztherapie bei Tumorpatienten.

— *WHO: Cancer pain relief: With a guide to opioid availability, 1996, VI, ISBN 92-4-154482-1*
In die Analyse wurden 2 Leitlinien der WHO einbezogen, u. a. die Leitlinie «Cancer pain relief: With a guide to opioid availability«. Sie ist 1996 in der 2. überarbeiteten Auflage erschienen, konzentriert sich in ihren Empfehlungen auf die medikamentöse Therapie und zielt auf eine weltweite Verbreitung von Informationen über die effektive Behandlung von Tumorschmerzpatienten ab. Die Mehrzahl der analysierten Leitlinien bezieht sich in den grundsätzlichen Empfehlungen (WHO-Stufenschema) auf diese Leitlinie. Die zweite WHO-Leitlinie erschien 2 Jahre später und beschreibt die speziellen Aspekte bei der Behandlung von Kindern mit Tumorschmerzen.

— *Control of pain in patients with cancer, 2000, ISBN 1-899893-17-2, inklusive Quick reference guide (http://www.show.scot.nhs.uk/sign/clinical.htm)*
Diese Leitlinie wurde im Jahre 2000 vom «Scottish Intercollegiate Guidelines Network« (SIGN) erstellt und nachträglich in das Verfahren aufgenommen. Das Thema wird in einer 63 Seiten umfassenden Broschüre ausführlich dargestellt. Die wichtigsten Empfehlungen sind in einem «Quick Reference Guide« zusammengefasst.

Wichtigste Zielgruppe für ärztliche Leitlinien sind die Angehörigen der Gesundheitsberufe, und die Hauptverantwortung für die Leitlinienentwicklung sollte bei ihnen und ihren Berufsverbänden liegen (Europarat 2001). Ferner sind bei Bedarf auch andere betroffene Gruppen (Patienten, Kostenträger und Entscheidungsträger) zu beteiligen. Leitlinien sollten diesen wichtigen Zielgruppen in einer verständlichen Version zugänglich sein.

In Anbetracht dieser Zielsetzung sollten sich Leitlinien nachdrücklich auf wissenschaftliche Erkenntnisse und klinische Ergebnisdaten stützen, auf der Grundlage ärztlicher Erfahrung interpretiert und nötigenfalls durch Expertenmeinungen vervollständigt werden.

An die methodische Bewertung schloss sich die Bewertung der inhaltlichen Empfehlungen an. Im Gegensatz zur methodischen Qualität kann die Angemessenheit der Inhalte von Leitlinien nicht formal, sondern nur mittels Expertise in Form eines externen »Peer-review«-Verfahrens überprüft werden. Das Clearingverfahren sieht zu diesem Zweck Diskussionen in Fokusgruppen (sog. Expertenkreise) vor, die von erfahrenen und fachfremden Moderatoren unterstützt werden. Um die Gefahr von Bias zu vermindern, wird Wert darauf gelegt, dass die Gruppe hinsichtlich der vertretenen Disziplinen (relevante Fachbereiche und Sektoren) ausgewogen ist und die Mitglieder während des Prozesses nicht an aktuellen Projekten zur Leitlinienentwicklung beteiligt sind. Die methodisch bereits bewerteten Leitlinien werden durch die Fokusgruppe hinsichtlich ihrer inhaltlichen Angemessenheit für das deutsche Versorgungssystem geprüft. Zu einzelnen Themenbereichen vorbildliche Passagen werden in den Clearingberichten gemeinsam mit den methodischen Bewertungen dargestellt, sodass sich Schritt für Schritt eine Rahmenempfehlung für die Entwicklung einer »Musterleitlinie« ergibt.

Ergebnisse der formalen (methodischen) Leitlinienbewertung zum Tumorschmerz

Die Mehrzahl der Leitlinien zum Tumorschmerz wies in allen 3 abgefragten Hauptdimensionen (Entwicklungsqualität, Inhalt und Format, Praktikabilität) erhebliche Mängel auf. Keine der bewerteten Leitylinien konnte die Kriterien der Checkliste vollständig erfüllen; dies traf insbesondere für die Bereiche »Aspekte der Implementierung« und – bei den meisten

deutschen Leitlinien – für die Domäne »Qualität der Leitlinienentwicklung« zu. Die größten Defizite zwischen Soll- und Istwerten sind bei Faktor 3, »Angaben zur Anwendbarkeit der Leitlinie«, mit 59 % festzustellen, gefolgt von Faktor 1, »Qualität der Leitlinienentwicklung« (44 %). Die Fragen zu »Inhalt und Format« wurden dagegen zu 84 % positiv beantwortet.

Länderspezifische Unterschiede lassen sich aus der Bewertung der Leitlinien zum Tumorschmerz nicht ableiten.

Die dargestellten Ergebnisse sind vergleichbar mit Ergebnissen anderer Untersuchungen (Arbeitsgemeinschaft der medizinisch-wissenschaftlichen Fachgesellschaften u. Ärztliche Zentralstelle Qualitätssicherung 2001; Lindena et al. 2002). Sie belegen, dass die methodischen Standards zur Leitlinienentwicklung auch im Ausland von den Fachgesellschaften und Leitlinienherausgebern noch nicht flächendeckend berücksichtigt werden (Burgers et al. 2003; Ward u. Grieco 1996).

Weiterhin zeigte sich auch bei unserer Analyse, dass Leitlinien etablierter, über explizite Qualitätsstandards verfügende Programme in der Domäne »Qualität der Leitlinienentwicklung« deutlich höher bewertet werden als solche ohne internes Qualitätssicherungsprogramm. Nach den vorgenannten Kriterien sind nur 5 der 13 nationalen Leitlinien evidenzbasiert (u. a. AHCPR, AkdÄ, SIGN, CCOPGI; ▶ oben, Übersicht »Liste der bewerteten Leitlinien 'Schmerztherapie bei Tumorpatienten'«).

Zwei Leitlinien hatten auf Belege für die Empfehlungen vollständig verzichtet. In diesen Leitlinien fand sich weder ein Literaturverzeichnis noch ein Hinweis darauf, wie die Empfehlungen zustande gekommen waren.

Die Möglichkeit, qualitativ hochwertige Leitlinien im Sinne der evidenzbasierten Medizin zu entwickeln, die auf spezielle Anwendungsbereiche zugeschnitten sind, hat einen großen Einfluss darauf, ob die für die Versorgung definierten Qualitätsziele auch tatsächlich erreicht werden können.

Leitlinien müssen in der Gesundheitsversorgung wirksam werden

Medizinische Leitlinien sollten Leistungserbringer im Gesundheitswesen bei Entscheidungen über eine optimale medizinische Praxis unterstützen. Voraussetzung dafür ist, dass sie auch tatsächlich beim Nutzer ankommen.

Seit Jahren wird nicht nur in Bezug auf Leitlinien von »Knowledge-« bzw. »Research-performance gap« gesprochen (Herie u. Martin 2002). Dies ist kein isoliertes Problem der Leitlinien zum Tumorschmerz, sondern ein generelles Problem medizinischer Leitlinien. Kürzlich konnte am Beispiel der arteriellen Hypertonie gezeigt werden, dass Leitlinienkenntnisse bei den niedergelassenen Ärzten nur unzureichend verankert sind und es nicht gelingt, relevante Aspekte der Diagnostik und Therapie so zu vermitteln, dass sie aktiv verfügbar bleiben.

In den Leitlinien sollten konkrete Vorschläge zu Verbreitung und Implementierung vorliegen. Dabei kann es sich um Angaben zur Nutzung etablierter Strukturen (z. B. Qualitätszirkel, Selbsthilfegruppen, Fachverbände), Veranstaltungen oder Materialien handeln. Insbesondere können Kurzversionen, die Darstellung der wichtigsten Empfehlungen in Form von Algorithmen oder »Flowcharts«, Arzneimittellisten oder Übungsmaterialien hilfreich sein. Sie sollten auf die spezielle Zielgruppe zugeschnitten werden.

Die gezielte Einbeziehung der Patienten, wie z. B. durch geeignete Patientenversionen, kann einen starken Einfluss auf das Verhalten der Ärzte ausüben. Bezüglich der Tumorschmerztherapie bieten nur 3 der untersuchten Leitlinien eine kompatible Patientenversion an (AHCPR, AkdÄ, CCOPGI; s. oben, Übersicht »Liste der bewerteten Leitlinien 'Schmerztherapie bei Tumorpatienten'«).

In ■ Tabelle 1 werden verschiedene strategische Ansätze zur Implementierung vorgestellt. Für sich genommen scheinen die einzelnen Interventionen kaum ausreichend, um das Verhalten der Leistungserbringer zeitnah und erst recht dauerhaft zu modifizieren. Die wirkungsvollsten Strategien variieren je nach Gesundheitsproblem, Leistungserbringern und Versorgungsbedingungen. In den meisten Projekten zur Leitlinienimplementierung müssen unterschiedliche Strategien miteinander kombiniert werden, um größtmögliche Wirksamkeit entfalten zu können.

Für die Implementierung von Leitlinien existiert in Deutschland bisher kein flächendeckendes Konzept, und nur vereinzelt werden Projekte zur Implementierung durchgeführt. Ansätze aus der Sozialforschung – wie die Theorien zu »Knowledge diffusion«, »Technology transfer« oder »Social marketing« – wurden dabei kaum berücksichtigt. Auch in der »Checkliste« ist der Bereich der Implementierung mit 6 Fragen im Vergleich zur Entwicklungsmethodik eher schwach repräsentiert.

□ **Tabelle 1.** Strategien zur Implementierung von Leitlinien (Europarat 2001)

Strategie	Maßnahmen
Edukative Interventionen	Verteilung von Informationsmaterial Konferenzen Lokale Konsensverfahren Beratungsbesuche (»outreach visits«) Lokale Meinungsführer Patientenvermittelte Interventionen Audit und Rückkopplung Erinnerungshilfen »Peer-reviews« Maßgeschneiderte Interventionen
Finanzielle Interventionen (gegenüber Leistungserbringern oder Patienten)	Honorarsysteme Gehalt Monatlicher Festbetrag Leistungsbezogenes Entgelt Anreizsysteme Zuschüsse/Beihilfen Strafzahlungen
Organisatorische Interventionen	Änderungen in den Einrichtungen Telemedizin Patientenbeteiligung Dokumentations- und Informationssysteme Multidisziplinäre Teams »Case management« Änderung der beruflichen Rolle
Regulatorische Interventionen	Veränderte Haftungsbedingungen Beschwerdemanagement Akkreditierung Berufszulassung

Internationale Vernetzung soll Leitlinienentwicklung rationalisieren

Trotz der vielfältigen Aktivitäten existierte bisher kein internationales Kommunikationsforum für Leitlinieninstitutionen und -experten. Infolgedessen kommt es immer noch in verschiedenen Ländern und Organisationen zu Parallelarbeit bei der Entwicklung von Leitliniendokumenten und Implementierungsstrategien, dies betrifft insbesondere die personell und finanziell aufwändigen Vorarbeiten zur Erstellung evidenzbasierter Leitlinien, wie Literaturrecherche, -bewertung und -auswahl.

Um hier Abhilfe zu schaffen, wurde auf Anregung des »Ärztlichen Zentrums für Qualität in der Medizin« im Februar 2003 das *internationale Leitliniennetzwerk »G-I-N«* (Guidelines International Network) gegründet. G-I-N bemüht sich um Qualitätsentwicklung der Leitlinienentwicklung und -anwendung in der medizinischen Praxis. Die betrifft insbesondere die internationale Zusammenarbeit zwischen Leitlinienorganisationen und -experten. Im Mittelpunkt stehen Förderung von Informationsaustausch, Ausbildung, Wissenstransfer und Zusammenarbeit zwischen Leitlinienprogrammen zur Berücksichtigung internationaler Standards und Vermeidung von Doppelarbeit. G-I-N hat mittlerweile 41 Mitglieder aus 23 Ländern (Stand: Juli 2003). Deutsche Mitglieder sind das »Ärztliches Zentrum für Qualität in der Medizin« (ÄZQ), die »Arbeitsgemeinschaft der medizinisch-wissenschaftlichen Fachgesellschaften« (AWMF) und die Ärztekammer Berlin.

Leitlinien in Deutschland: Wo stehen wir, was bleibt zu tun?

Durch die feste Institutionalisierung von Qualitätsförderungsprogrammen konnten die Forschungsergebnisse hinsichtlich der Leitlinienentwicklung umgesetzt werden und kommen jetzt zur Anwendung: Das Deutsche Leitlinien-Clearingverfahren ist fest etabliert und erreicht durch die Einbindung der Rentenversicherer und der Krankenkassen nahezu alle Versorgungsbereiche, sodass die Ergebnisse des Verfahrens auf allen Ebenen genutzt werden können.

Während das Interesse in den vergangenen Jahren primär auf der Methodik der Leitlinienentwicklung lag, stehen jetzt zunehmend Fragen der Implementierung und Evaluation von Leitlinien im Vordergrund. Die aktuellen gesundheitspolitischen Entwicklungen unterstreichen die Bedeutung. Strategien zur Implementierung sowie Werkzeuge und Methoden, die sich in Einzelstudien als wirksam erwiesen haben, müssen in Hinblick auf Effektivität und Effizienz unseres eigenen Gesundheitssystems überprüft werden. Dabei muss auch geklärt werden, welche personellen und finanziellen Ressourcen benötigt werden und wer die Implementierung finanziert.

Zurzeit werden in Deutschland nur vereinzelt Projekte zur Implementierung durchgeführt. Deshalb lässt sich eine abschließende Beurteilung der Kosten-Nutzen-Relation nicht abgeben. Hier besteht noch weiterer Forschungsbedarf. Die aktuelle politische Situation drängt jedoch auf schnelle Umsetzung und Implementierung qualitätssichernder Maßnahmen.

Da es bisher kein flächendeckendes Konzept für die Implementierung von Leitlinien in Deutschland gibt, sind Entwicklung und konsequente Evaluation wirkungsvoller Strategien zur Implementierung unter systematischer Berücksichtigung bereits bekannter wissenschaftlicher Ergebnisse notwendig. Diese müssen nahtlos in das komplexe Geflecht von Regelungen und Verantwortlichkeiten des deutschen Gesundheitssystems eingebunden werden. Nur so kann verhindert werden, dass Leitlinien an der praktischen Umsetzung scheitern.

Literatur

Arbeitsgemeinschaft der Wissenschaftlichen Medizinischen Fachgesellschaften, Ärztliche Zentralstelle Qualitätssicherung (2001) Das Leitlinien-Manual. Z Ärztl Fortbild Qualsich 95 (Suppl I): 1–84

Bundesärztekammer, Kassenärztliche Bundesvereinigung (1997) Beurteilungskriterien für Leitlinien in der medizinischen Versorgung. Dtsch Ärztebl 94: A-2154–2155, B-1622–1623, C-1754–1755

Bundesärztekammer, Kassenärztliche Bundesvereinigung (1999) Das Leitlinien-Clearingverfahren von Bundesärztekammer und Kassenärztlicher Bundesvereinigung in Zusammenarbeit mit der Deutschen Krankenhausgesellschaft und den Spitzenverbänden der Gesetzlichen Krankenversicherungen, Ziele und Arbeitsplan. Dtsch Ärztebl 96: A-2105–2106

Burgers J, Grol R, Klazinga N, van der Bij A, Mäkelä M, Zaat A und die AGREE Collaborative Group (2003) Internationaler Vergleich von 19 Leitlinien-Programmen – Eine Übersicht der AGREE Collaboration. Z Ärztl Fortb Qualsich 97: 81

Europarat (2001) Methodology for drawing up guidelines on best medical practice – recommendation No R(01)13. Europarat, Straßburg, Eigenverlag [deutsche Version: Entwicklung einer Methodik für die Ausarbeitung von Leitlinien für optimale medizinische Praxis. Empfehlung Rec. (2001)/13 des Europarates und erläuterndes Memorandum. Z Ärztl Fortb Qualsich 02 (Suppl III): 96]

Geraedts M, Selbmann HK, Ollenschläger G (2003) Critical appraisal of clinical performance measures in Germany. Int J Quality Health Care 15: 79–85

Helou A, Perleth M, Bitzer EM, Dörning H, Schwartz FW (1998) Methodische Qualität ärztlicher Leitlinien in Deutschland. Z Ärztl Fortbild Qualsich 92: 421–428

Herie M, Martin GW (2002) Knowledge Diffusion in social work: a new approach to bridging the gap. Soc Work 47/1: 85–95

Hoffmann W, Horstkotte E, Munzinger-Mohsenzadeh H (2000). Ambulante Tumorschmerztherapie: Noch immer gravierende Unterversorgung. Dtsch Ärztebl 97: A-2214

Jäckel WH, Gerdes N, Herdt J, Ollenschläger G (2002) Wissensmanagement in der Rehabilitation – Vorschlag zu einer systematischen Entwicklung von Leitlinien. Rehabilitation 41: 217–225

Kirchner H, Fiene M, Ollenschläger G (2003) Bewertung und Implementierung von Leitlinien. Rehabilitation 42: 74–82

Kraus F (1924) Wie ließe sich die ärztliche Behandlung der Kranken angesichts der jetzigen wirtschaftlichen Notlage der Bevölkerung sparsam und doch sachgemäß gestalten? Dtsch Med Wochenschr 50: 391

Lindena G, Diener HC, Hildebrandt J et al. (2002) Leitlinien zur Schmerztherapie. Methodische Qualität von Leitlinien für Patienten mit Schmerzen. Schmerz 16/3: 194–204

Mortimer E, Barlett NL (1997) Assessment of Knowledge About Cancer Pain Management by Physicians in Training. J Pain Symptom Manage 14/1: 21–28

Mystakidou K, Liossi C, Fragiadakis K, Georgaki S, Papadimitriou J (1998) What do Greek physicians know about managing cancer Pain? J Cancer Educ 13/1: 39–42

NHS Centre for reviews and Dissemination (1999) Getting evidence into practice. Effective Health Care, vol. 5 (1). York/UK

Ollenschläger G (2003) Globalisierung der Leitlinienarbeit. Positionierung des Europarates und Gründung eines internationalen Leitlinien-Netzwerks. Die BKK 91/4: 199–206

Ollenschläger G, Helou A, Kostovic-Cilic L et al. (1998) Die Checkliste zur methodischen Qualität von Leitlinien – ein Beitrag zur Qualitätsförderung ärztlicher Leitlinien. Z Ärztl Fortbild Qualsich 92: 191–194

Ollenschläger G, Kirchner H, Berenbeck C et al. (2002) Aktuelle Initiativen zur Realisierung nationaler Leitlinien in Deutschland – eine Übersicht. Gesundheitswesen 64: 513

Ollenschläger G, Thomeczek C, Bungart B et al. (1999) Das Leitlinien Clearing-Programm der Selbstverwaltungskörperschaften im Gesundheitswesen – Ein Projekt zur Qualitätsförderung in der Medizin. Gesundheitswesen 61: 105

Potthoff P, Urbahn D (Hrsg) (1998) Hemmfaktoren bei der Durchführung einer wirksamen Schmerztherapie nach WHO-Stufenschema. Nomos Verlagsgesellschaft, Baden-Baden (Schriftenreihe des Bundesministeriums für Gesundheit, Bd 92)

Rawal N, Hylander J, Arner S (1993) Management of terminal cancer pain in Sweden: a nationwide survey. Pain 54: 169–179

Sachverständigenrat für die Konzertierte Aktion im Gesundheitswesen (2001a) Bedarfsgerechtigkeit und Wirtschaftlichkeit. Band II: Qualitätsentwicklung in Medizin und Pflege. Sachverständigenrat, Bonn, S 208

Sachverständigenrat für die Konzertierte Aktion im Gesundheitswesen (2001b) Bedarfsgerechtigkeit und Wirtschaftlichkeit. Bd III: Über-, Unter- und Fehlversorgung. Sachverständigenrat, Bonn, S 162 ff.

Sänger S, Nickel J, Huth A, Ollenschläger G (2002) Gut informiert über Gesundheitsfragen, aber wie? Das Deutsche Clearingverfahren für Patienteninformationen – Zielsetzung, Hintergrund, Arbeitsweise. Gesundheitswesen 96: 391

Sapir R, Catane R, Strauss-Liviatan N, Cherny NI (1999) Cancer Pain: knowledge and attitudes of Physicians in Israel. J Pain Symptom Manage 17/4: 266–276

The Appraisal of Guidelines, Research and Evaluation in Europe (AGREE) Collaboration (2001) The AGREE Instrument. St. George's Hospital Medical School, London, http://www.agreecollaboration.org

The Appraisal of Guidelines, Research and Evaluation in Europe (AGREE) Collaboration (2003) Development and validation of an international appraisal instrument for assessing the quality of clinical practice guidelines: the AGREE project. Qual Saf Health Care 12/1: 18–23

Thorsen T, Mäkelä M (eds) (1999) Changing professional practice – Theory and practice of clinical guidelines implementation. DSI, Copenhagen

Vainio A (1998) Use of morphine and other opioids in the Nordic countries. Acta Oncol 37/7–8: 743–748

Ward JE, Grieco V (1996) Why do we need guidelines for guidelines: a study of quality of clinical practice guidelines in Australia. MJA 165: 574–576

World Health Organisation (1986) Cancer pain relief. WHO, Geneva

II.
Methoden

Medikamentöse Therapie

U. Hankemeier, F. Krizanits

Etwa 50–80 % der Tumorpatienten leiden je nach Verlauf der Erkrankung unter krankheitsbedingten, oft starken Schmerzen. Dabei ist die Intensität der Schmerzen kein Maß für das Stadium der Krankheit.

Durch die Fortschritte der Pharmakotherapie in den vergangenen 20 Jahren – und hierbei insbesondere mit der Entwicklung retardierter Zubereitungen, hochpotenter Analgetika sowie unterschiedlicher Applikationsformen – gelingt es bei einer Vielzahl von Patienten, über den gesamten Verlauf der Erkrankung eine adäquate Therapie mit nur akzeptablen Einschränkungen und Belastungen durch Nebenwirkungen der Pharmaka zu erreichen. Ziel ist eine gut erträgliche *Schmerzreduktion* bei einer für die Patientensituation bestmöglichen *Lebensqualität*. Ein Mehr an Schmerzreduktion kann oft dann nur mit einer Verschlechterung der Lebensqualitätsparameter (z. B. Obstipation, Sedierung, Vigilanz) erkauft werden. Nach veröffentlichten Schätzungen sollen etwa 90 % der Tumorschmerzpatienten mit einer nichtinvasiven, meist oralen retardierten Analgetikagabe bis zur Finalphase zufriedenstellend schmerzreduziert sein.

WHO-Stufentherapie

Die Weltgesundheitsorganisation (WHO) empfahl 1986 erstmals die Schmerztherapie nach Stufenplan. Zusammengefasst gab sie mehrere Hauptempfehlungen heraus.

**Hauptempfehlungen der WHO
für die Schmerztherapie nach Stufenplan**
- Orale Therapie
- Nach der Uhr
- Nach Stufenplan
- Individuell abgestimmt

Bei der *oralen* (und der transdermalen) Therapie – also der nichtinvasiven Darreichungsform – behält der Patient seine Unabhängigkeit (auch von den Ärzten). Die orale Medikation muss aufgegeben werden, wenn sie wegen gastrointestinaler Probleme (z. B. Erbrechen) nicht mehr möglich ist (trotz adjuvanter Symptomkontrolle), die Nebenwirkungen trotz guter Schmerzreduktion so stark werden, dass die Lebensqualität stark beeinträchtigt wird und/oder die analgetische Potenz der Medikation nicht ausreicht, um die Schmerzen auf ein erträgliches Niveau zu reduzieren.

Die Empfehlung der WHO »nach der Uhr« (»by the clock«) bedeutet, dass sich die Dosisintervalle der Analgetikagaben nach den Wirkungszeiten der Medikamente richten sollen. Die frühere Vorstellung, Schmerzmedikamente »nach Bedarf« zu geben, beinhaltete, dass Patienten erst wieder Schmerzen bekommen mussten, um erneut ein Medikament einnehmen zu dürfen. Die WHO-Richtlinien von 1986 stellten hingegen die individuelle Wirkungszeit eines Analgetikums beim einzelnen Patienten in den Vordergrund und verpflichteten die Therapeuten zu zeitlich genau abgestimmten Therapieplänen. Hierdurch wird ein *gleichbleibender Wirkungsspiegel* aufrechterhalten. Seit der Einführung der retardierten Präparate konnte die Frequenz der Einnahme auf maximal 2- bis 3-mal pro Tag reduziert werden. So ermöglichen diese retardierten Analgetika durch die geringe Einnahmefrequenz auch einen ungestörten Nachtschlaf.

Der Stufenplan der WHO schlägt für die orale Therapie eine stufenartige Aufeinanderfolge einer stärker werdenden Schmerzmedikation vor. Es sind *3 Stufen* vorgesehen:

- *WHO-Stufe I:* Gabe eines nichtopioidhaltigen Analgetikums (früher »peripher wirksames Analgetikum« genannt), z. B. Acetylsalicylsäure (ASS), Metamizol, nichtsteroidale Antirheumatika. Zusätzlich kann auf dieser Stufe bereits ein Adjuvans gegeben werden.
- *WHO-Stufe II:* Gabe eines schwachen/mittelstarken Opioidanalgetikums (in Deutschland dadurch gekennzeichnet, dass es nicht der Betäubungsmittelverschreibungsverordnung unterliegt), z. B. Dihydrocodein, Dextropropoxyphen, (retardiertes) Tilidin/Naloxon und Tramadol. Auf dieser Stufe können zusätzlich

ein Nichtopioidanalgetikum und ein Adjuvans gegeben werden.
- *WHO-Stufe III:* Gabe eines stark wirkenden Opioidanalgetikums (unterliegt der Betäubungsmittelverschreibungsverordnung), z. B. Morphin. Zusätzlich können auch auf dieser Stufe ein Nichtopioidanalgetikum und ein Adjuvans gegeben werden.

Diese Empfehlungen der WHO wurden in mehreren Untersuchungen überprüft. In einer Studie von Zech et al. (1995) wurde nachgewiesen, dass bei 76 % aller Patienten ein guter, bei 12 % ein ausreichender und nur bei 12 % ein unzureichender Effekt zu erzielen war. Durch den WHO-Stufenplan von 1986 hat sich die Tumorschmerztherapie deutlich verbessert, und dieser Stufenplan gehört heute zu den Grundregeln.

Ergänzende Regeln

Es müssen einige »besondere Regeln« zusätzlich zum WHO-Stufenschema beachtet werden:

- Bei wenigen ausgesuchten Tumorschmerzkomplexen sollte *vor* dem Einsatz hochdosierter Opioidanalgetika überprüft werden, ob nicht bestimmte regionalanästhesiologische/ neurolytische Nervenblockaden einen längerfristigen schmerzreduzierenden Effekt haben könnten. Zu bedenken sind hier insbesondere Tumoren im Oberbauch (Pankreaskarzinom, Gallengangskarzinom, primäres Leberzellkarzinom etc.). Dies gilt mit Einschränkung auch für segmentale (z. B. neuralgiforme) Schmerzen im Bereich von Th_3–Th_{12} und perianale Schmerzen (z. B. bei Rektumkarzinom) aus den Segmenten S_3–S_5. In den genannten Fällen sollte für den Oberbauch die Indikation für eine Plexus-coeliacus-Neurolyse, für die segmentalen Thoraxschmerzen die Indikation für eine intrathekale chemische Neurolyse und für den Bereich von S_3–S_5 ebenfalls die Indikation für eine intrathekale Neurolyse als Sattelblock bedacht und die Patienten einem entsprechenden Schmerztherapiezentrum vorgestellt werden (◘ Kap. 8).
- Für den Fall starker, tatsächlich therapieresistenter Nebenwirkungen der Analgetikatherapie (die die Lebensqualität des Patienten stark

negativ beeinflussen) muss entweder versucht werden, durch einen Opioidwechsel (»opioid rotating«) eine bessere Gesamtsituation zu erzielen oder in einer auch »WHO-Stufe IV« genannten Phase durch rückenmarknahe Gabe der Opioidanalgetika die systemische (nebenwirkungserzeugende) Wirkung des Opioidanalgetikums zu reduzieren. In diesen Fällen besteht als Alternative die Möglichkeit, entweder epidurale (evtl. mit Port) oder spinale Katheter mit Pumpe zu implantieren. Als extreme Rarität kommen hier auch ventrikuläre implantierte Systeme zur Anwendung (◘ Kap. 7).

- Grundsätzlich sollte in jeder Phase der Tumorschmerztherapie – insbesondere bei *sich verändernden oder exazerbierenden* Schmerzen – darüber nachgedacht werden, ob durch zusätzliche, z. B. regionalanästhesiologische/neurolytische Verfahren (z. B. lumbale Sympathikusneurolyse) eine bessere Gesamtsituation mit z. B. reduzierter und damit nebenwirkungsärmerer Opioidmedikation erreicht werden kann.
- Bei weiter bestehender Schmerzsituation trotz steigender Opioiddosis kann der sedierende oder euhphorisierende Aspekt dieser Medikamente im Vordergrund stehen. In diesem Fall muss daran gedacht werden, dass es selten nichtopioidsensible tumorbedingte Schmerzen gibt.

Grundregeln der medikamentösen Tumorschmerztherapie

Wir fassen diese Regeln nachfolgend zusammen:
- Art und Wirkung der Vormedikation beachten
- Orale (transdermale) Applikation bevorzugen
- Parenterale Gabe nur in Ausnahmefällen (z. B. bei Dysphagie, Stomatitis, Bewusstseinstrübung, Erbrechen, Schmerzattacken)
- Bei Dauerschmerzen grundsätzlich langwirkende oder retardierte Präparate bevorzugen
- Regelmäßige Analgetikagabe nach 24-h-Zeitschema
- Individuelle, auf den Patienten abgestimmte Dosierung (keine Angst vor hohen Dosen!)
- Analgetische Zusatzmedikation beim Auftreten von Schmerzspitzen (◘ auch Abb. 5 und »Exemplarische Therapiepläne«)

- Bei zu erwartender Schmerzverstärkung durch geplante Interventionen (z. B. Körperpflege) vorauseilende (präventive) Gabe eines normalfreisetzenden (nichtretardierten) Opioidanalgetikums
- Für Bedarfsmedikation (»rescue«, »top-up«), normalfreisetzendes (nichtretardiertes) Opioidanalgetikum auswählen
- Bei Dosiseskalation oder nicht beherrschbaren Nebenwirkungen einen Wechsel des Opioidanalgetikums erwägen (»opioid rotating«), evtl. invasive Therapiearten bedenken
- Bei Therapieumstellung Orientierung an Äquipotenztabelle (individuelle Dosistitration erforderlich!)
- Berücksichtigung von Adjuvanzien
- Prophylaxe von Nebenwirkungen (z. B. Laxans, Antiemetikum)
- Schriftliche, exakte Einnahmeanleitung für Patient und Angehörige
- Regelmäßige Kontrolle und Dokumentation der analgetischen Wirkung und der Nebenwirkungen
- Anpassung der Schmerztherapie bei:
  – unzureichender Wirkung
  – nicht beherrschbaren Nebenwirkungen
  – Veränderung der Schmerzsymptomatik
- Zur Optimierung der Schmerztherapie andere Therapieverfahren bedenken
- Bei sog. therapieresistenten Schmerzen an psychosoziale Verstärkungsmechanismen denken; entsprechende Exploration durchführen, gezielte Einschaltung eines Psychologen
- Zum Teil bedingen die zur Analgesie eingesetzten Substanzen Nebenwirkungen, die die Patienten insbesondere in der initialen Therapiephase stark belasten (Übelkeit, Obstipation, Müdigkeit, Juckreiz). Diese Nebenwirkungen können die Compliance und damit auch die Effektivität der Therapie erheblich einschränken. Aus diesem Grund müssen zu erwartende Nebenwirkungen und Begleiteffekte mit Patient und Angehörigen ausführlich besprochen werden und bedürfen einer von Anfang an durchgeführten Prophylaxe (Laxans, Antiemetikum). Das Antiemetikum kann üblicherweise nach 2–3 Wochen wieder abgesetzt werden.

Ein »Einstieg« in die Therapie mit dem WHO-Stufenschema ist selbstverständlich auf jeder Stufe möglich. So ist es natürlich nicht sinnvoll, einen Patienten mit stärksten Schmerzen bei Erstvorstellung mit der WHO-Stufe I zu versorgen, wenn von vornherein abzusehen ist, dass die analgetische Potenz dieser Stufe für den Patienten nicht ausreicht. Auf der anderen Seite ist es auch möglich, in der WHO-Stufenleiter wieder hinabzusteigen, wenn z. B. durch Strahlentherapie oder neurolytische/regionalanästhesiologische Verfahren eine Absenkung des Schmerzniveaus erzielt werden konnte.

Nichtopioidhaltige Analgetika (WHO-Stufe I)

Allgemeine Wertung

Den früher allgemein gängigen Begriff »peripher wirkendes Analgetikum« hat man aufgegeben, weil neben der peripheren Wirkung (z. B. Hemmung der Prostaglandinsynsthese) für die meisten Substanzen auch *zentrale Wirkungen* nachgewiesen worden sind. Trotzdem erscheint der Ausdruck »nichtopioidhaltiges Analgetikum« (auch: Nichtopioidanalgetikum, Non-Opioidanalgetikum) nicht glücklich gewählt, da eine Definition über das, »was etwas nicht ist«, wenig überzeugend wirkt. Zusätzlich wurden für die Opioide periphere Rezeptoren entdeckt, sodass auch hier die Klassifizierung als »zentrales Analgetikum« nicht mehr anwendbar war.

> Die sog. nichtopioidhaltigen Analgetika bilden die Grundlage nahezu jeden Therapieplans; auf sie kann nur in Ausnahmefällen verzichtet werden.

Unter den nichtopioidhaltigen Analgetika werden die antipyretisch wirksamen Analgetika, die nichtantipyretisch wirksamen Analgetika, die nichtsteroidalen Antirheumatika und der Kalziumkanalblocker Flupirtin zusammengefasst.

Trotz der sehr seltenen unerwünschten Arzneimittelwirkungen (Agranulozytose, anaphylaktischer Schock bei i.v.-Gabe) genießt *Metamizol* bei vielen Schmerztherapeuten aus folgenden Gründen ein hohes Ansehen:

- gute analgetische Wirkung bei niedriger Nebenwirkungsrate (z. B. keine gastrointestinalen Nebenwirkungen),
- verschiedene Applikationsformen (Tropfen, Tabletten, Suppositorien, Ampullen),
- als Tropfenlösung auch bei Patienten mit Dysphagie einsetzbar,
- spasmolytische Wirkungskompomente (Vorteil bei viszeralen Schmerzen)
- nach klinischer Erfahrung besonders vorteilhaft bei Kopf- und Gesichtsschmerzen,
- kein Wirkungsverlust bei Dauertherapie.

Ein Ausweichmedikament ist das gut verträgliche *Paracetamol*, das aber keine antiphlogistische Wirkungskomponente besitzt; seine analgetische Potenz ist nicht sehr hoch. Insbesondere in der Behandlung von Knochen- und Weichteilschmerzen haben sich die sog. *nichtsteroidalen Antirheumatika/Antiphlogistika* (NSAR/COX-2-Hemmer) bewährt. Durch neuere Untersuchungen wurde nachgewiesen, dass z. B. Ibuprofen und Diclofenac ein deutlich geringeres gastrointestinales Blutungsrisiko aufweisen als z. B. Azapropazon oder Piroxicam. Hier zeigen auch die selektiven COX-2-Hemmer deutliche Vorteile.

> Wenn bei einem Patienten anamnestische Hinweise auf Magenulzera bestehen, sollte bei den letztgenannten Substanzen eine prophylaktische gastroprotektive Therapie mit Protonenpumpenhemmern durchgeführt werden. Einfache Antazida oder H_2-Rezeptoren-Blocker eignen sich nicht zur Ulkusprophylaxe!

Die alternative Gabe von *COX-2-Hemmern* erbringt nach derzeitiger Datenlage dann Vorteile, wenn kein florides Ulcus besteht und nicht gleichzeitig mit relevanten Dosierungen klassischer NSAR therapiert wird (z. B. 300 mg ASS/Tag zur Thrombozytenaggregationshemmung).

Die Medikamente der WHO-Stufe I sollten nur in *fixen Dosierungen* verordnet und die Tagesdosierungen bei den nichtretardierten nichtopioidhaltigen Analgetika auf max. 4 (bis 6) Einzelgaben nach *Zeitschema* (bzw. nach Wirkungsdauer der Präparate) verteilt werden.

Die WHO nennt als Standardsubstanz für die Stufe I *Acetylsalicylsäure* (ASS). Diese Substanz ist trotz der sehr guten, verlässlichen Wirkung wegen des großen gastrointestinalen Nebenwirkungspotenzials (bei einer Einnahmefrequenz von 4- bis 6-mal pro Tag) in Deutschland unüblich.

Ein besonders hohes *Risiko für gastrointestinale Komplikationen* während NSAR-Therapie haben Patienten mit:

- bekannter Ulkuskrankheit,
- einem Alter von > 65 Jahren,
- gastrointestinalen Blutungen in der Anamnese,
- bestehender Kortikosteroidtherapie.

Ein erhöhtes Risiko, *Störungen der Nierenfunktion* unter NSAR-/COX-2-Hemmer-Therapie zu erleiden, haben Patienten mit:

- vorbestehender Nierenerkrankung,
- arterieller Hypertonie,
- Herzinsuffizienz,
- Komedikation mit Diuretika oder ACE-Hemmern,
- Hypovolämie,
- einem Alter von > 65 Jahren,
- Therapie mit niedermolekularem Heparin.

Medikamentenübersicht WHO-Stufe I (Nichtopioidanalgetika)

Acetylsalicylsäure (ASS; z. B. Aspirin, Godamed)

- *Applikationsformen:* 1 Tbl. à 100/200/300/500 mg; Injektionslösung à 500 mg
- *Dosierung:* 4- bis 6-mal (500–) 1000 mg/Tag
- *Maximaldosis:* 6 g/Tag
- *Wichtigste Nebenwirkungen:* gastrointestinale Blutungen (Magen-Darm-Ulzera), Übelkeit, Erbrechen, Bronchospasmus
- *Wichtigste Kontraindikationen:* anamnestisch bekannte gastrointestinale Blutungsneigung, Asthma, Kinder (Reye-Syndrom)
- *Besonderheiten:* ASS liegt zur besseren Verträglichkeit als Brause- und Kautablette vor. Die Einzeldosis bei erwachsenen Patienten sollte 1000 mg nicht unterschreiten.

Diclofenac, Diclofenac ret. (z. B. Voltaren, Voltaren ret.)

- *Applikationsformen:* 1 Tbl. à 25/50/100 mg; 1 Retard-Tbl. à 100 mg; 1 Supp. à 50/100 mg; 1 Amp. à 3 ml (= 75 mg)
- *Dosierung:* 2-mal 50–150 mg/Tag
- *Maximaldosis:* 300 mg/Tag
- *Wichtigste Nebenwirkungen:* gastrointestinale (okkulte) Blutungen, Störungen der Hämatopoese, Kopfschmerzen, Natrium- und Wasserretention
- *Wichtigste Kontraindikation:* anamnestisch Magen-Darm-Ulzera
- *Besonderheit:* Für Diclofenac ist ein geringeres gastrointestinales Blutungsrisiko als für vergleichbare NSAR nachgewiesen worden.

Ibuprofen, Ibuprofen ret. (z. B. Ibuprofen Stada, Ibuhexal ret.)

- *Applikationsformen:* 1 Tbl. à 200/400/600 mg; 1 Retard-Tbl. à 800 mg; 1 Supp. à 500/600 mg
- *Dosierung:* 6-stündlich 400–600 mg; 12-stündlich 800 mg Ibuprofen ret.
- *Maximaldosis:* 2400 mg/Tag
- *Wichtigste Nebenwirkungen:* Übelkeit, Erbrechen, Magen-Darm-Blutungen, Bronchospasmus
- *Wichtigste Kontraindikation:* anamnestisch Magen-Darm-Ulzera

Celecoxib (Celebrex)

- *Applikationsform:* 1 Kps. à 100/200 mg
- *Dosierung:* 12- bis 24-stündlich 100–200 mg
- *Maximaldosis:* 400 mg/Tag
- *Wichtigste Nebenwirkungen:* Brochospasmus, Wasserretention, Ödeme
- *Wichtigste Kontraindikationen:* florides Magen-Darm-Ulkus, eingeschränkte Nierenfunktion, Therapie mit ACE-Hemmern

Parecoxib (Dynastat)

- *Applikationsform:* 1 Amp. à 40 mg
- *Dosierung:* 24-stündlich 40 mg
- *Maximaldosis:* 40 mg/Tag
- *Wichtigste Nebenwirkungen:* Bronchospasmus, Wasserretention, Ödeme, Allergien (Kreuzreaktionen mit Sulfonamiden)

- *Wichtigste Kontraindikationen:* florides Magen-Darm-Ulkus, eingeschränkte Nierenfunktion, Therapie mit ACE-Hemmern
- *Besonderheiten:* einziger i.v. applizierbarer COX-2-Hemmer, wird nach i.v.-Applikation sofort zu Valdecoxib umgewandelt; zurzeit zur postoperativen Analgesie zugelassen, einzelne Erfahrungsberichte zur »Off-label«-Anwendung bei Rückenschmerzen und Tumorschmerzen liegen vor

Rofecoxib (Vioxx)

- *Applikationsform:* 1 Kps. à 12,5/25/50 mg
- *Dosierung:* 12- bis 24-stündlich 12,5–50 mg
- *Maximaldosis:* 50 mg/Tag (zurzeit nur für den Zeitraum von 14 Tagen zugelassen)
- *Wichtigste Nebenwirkungen:* Bronchospasmus, Wasserretention, Ödeme, Herzinsuffizienz, Hypertonie
- *Wichtigste Kontraindikationen:* florides Magen-Darm-Ulkus, eingeschränkte Nierenfunktion, Therapie mit ACE-Hemmern

Valdecoxib (Bextra)

- *Applikationsform:* 1 Kps. à 10/20 mg
- *Dosierung:* 24-stündlich 10–20 mg
- *Maximaldosis:* 20 mg/Tag
- *Wichtigste Nebenwirkungen:* Bronchospasmus, Wasserretention, Ödeme
- *Wichtigste Kontraindikationen:* florides Magen-Darm-Ulkus, eingeschränkte Nierenfunktion, Therapie mit ACE-Hemmern
- *Besonderheiten:* schneller Wirkungseintritt, Wirkungsdauer von 24 h; die Halbwertszeit liegt bei 8–11 h, der pharmakodynamische Effekt bei 24 h

Paracetamol (z. B. Benuron, Paracetamol-ratiopharm, Perfalgan)

- *Applikationsformen:* 1 Tbl. à 100/500 mg; 1 Supp. à 250/500 mg; 1 Amp. à 100ml (= 1000 mg)
- *Dosierung:* 4- bis 6-stündlich 500–1000 mg
- *Maximaldosis:* 6 g/Tag
- *Wichtigste Nebenwirkungen:* bei Überdosierung (> 8–10 g/Tag) Lebernekrosen (Antidot: Azetylzystein)

- *Wichtigste Kontraindikationen:* schwere Nieren- und Leberfunktionsstörungen, Saccharoseintoleranz
- *Besonderheiten:* Paracetamol wird auch als Saft angeboten (1 TL = 5 ml = 200 mg). Seit 2003 steht in Deutschland auch eine Zubereitung für die i.v.-Gabe zur Verfügung.

Metamizol (Novalgin, Novaminsulfon)

- *Applikationsformen:* 1 Kps./Tbl. à 500 mg; 20 Trpf.(= 1 ml) à 500 mg; 1 Supp. à 1 g; 1 Amp. (= 1 ml) à 1 g; 1 Amp. (= 5 ml) à 5 g
- *Dosierung:* 4- bis 6-stündlich 500–1000 mg
- *Maximaldosis:* 6 g/Tag
- *Wichtigste Nebenwirkungen:* Agranulozytose (1/1 Mio. Anwendungen), anaphylaktoide Reaktionen (z. B. allergische Hautreaktionen, Leukopenie, Blutdruckabfall)
- *Wichtigste Kontraindikationen:* akute hepatische Porphyrie, Glugose-6-Phosphatdehydrogenase-Mangel
- *Besonderheiten:* Wirkungsabnahme bei gleichzeitiger Gabe von Cyclosporin (Immunsuppressivum). Für die Anwendung bei Kindern wird auch ein Supp. à 0,3 g angeboten.

Flupirtin (Katadolon, Trancopal-Dolo)

- *Applikationsformen:* 1 Kps. à 100 mg; 1 Supp. à 75/150 mg
- *Dosierung:* 2- bis 3-mal 100–200 mg/Tag
- *Maximaldosis:* 600 mg/Tag
- *Wichtigste Nebenwirkungen:* Müdigkeit, Schwindel, Übelkeit, Obstipation, Schwitzen, Hautreaktionen, Sehstörungen
- *Wichtigste Kontraindikationen:* hepatische Enzephalopathie, Myastenia gravis, Cholestase, Leber- und Nierenfunktionsstörungen (möglich mit Transaminasen- und Kreatininkontrollen)
- *Besonderheiten:* Flupirtin ist in seiner Wirkstärke ungefähr mit Tramadol vergleichbar. Es hat neben einem zentralen analgetischen Effekt eine muskelrelaxierende Wirkung und ist somit dazu geeignet, Schmerzzustände mit begleitenden muskuloskeletalen Spannungssyndromen zu behandeln.

Allgemeine Bemerkungen zur Opioidtherapie

Die Analgesie und die zum Teil berauschende Wirkung von Substanzen aus dem Extrakt des Schlafmohns (Papaver somniferum) sind seit Jahrhunderten bekannt. Vergleichsweise jung dagegen ist die Anwendung der aus diesem Extrakt (Opiumsud) isolierten Substanzen. Dies sind Heroin, Codein, Hydromorphon und Thebain. Diese Substanzen werden als »Opiate« bezeichnet.

Im Bemühen um die Synthese von ausschließlich analgetisch wirksamen Substanzen, die keine der opiattypischen Nebenwirkungen aufweisen, sind durch die moderne Pharmakologie eine Reihe von synthetischen und halbsynthetischen opiatähnlichen Stoffen gefunden worden, die in die medikamentöse Therapie Einzug gehalten haben. Diese Substanzen nennt man heute »Opioide«.

Zu unterscheiden sind Substanzen mit *rein agonistischer Wirkung* und solche mit kombinierter *agonistisch-antagonistischer Wirkung*. Opiate und Opioide wirken an einer Vielzahl von Rezeptoren im zentralen Nervensystem, auf spinaler Ebene und auch peripher. Werden Opiate und Opioide über einen längeren Zeitraum angewendet, so kann es zu einer Toleranzentwicklung im Bereich der Rezeptoren kommen, was zu einer Steigerung der notwendigen Medikamentendosis führt (Ursache für diese Steigerung kann neben einer möglichen Toleranzentwicklung auch eine Tumorprogression sein). Die Adaptierung des Nervensystems an ein Opioid bedingt bei plötzlichem Absetzen der Substanz physische Entzugserscheinungen. Deshalb müssen Opioide bei Dosisreduktion (z. B. Schmerzreduktion durch invasive Verfahren) oder Absetzen entweder langsam reduziert oder die Entzugserscheinungen therapiert werden.

Nur bei einem sehr kleinen Prozentsatz der Tumorpatienten kann durch den konsequenten Einsatz von Nichtopioidanalgetika über längere Zeit eine zufriedenstellende Schmerzlinderung erzielt werden. Insbesondere bei Progredienz der Erkrankung ist praktisch immer die zusätzliche Verschreibung von Opioidanalgetika erforderlich.

Bereits bei Therapiebeginn sollte bei stärkeren Schmerzen die WHO-Stufe I übersprungen und sofort mit Opioidanalgetika begonnen werden. Eine Therapie mit Opioidanalgetika bedingt in unterschiedlicher Ausprägung das Auftreten peripherer (Obstipation, Miktionsstörung) und zentraler *Nebenwirkungen* (Atemdepression, Vigilanzminderung, Hypnose, Nausea, Emesis, Muskelrigidität, Hyperhydrosis), die den therapiebegleitenden Einsatz adjuvanter Substanzen erfordern (z. B. Antiemetika, Laxanzien ▶ S. 85; Darstellung ▶ S. 96). Die häufig genannten Nebenwirkungen – wie Atemdepression, Toleranzentwicklung und Suchtgefährdung – dürfen nicht zum Verzicht auf diese Medikamentengruppe führen. Sollten diese Nebenwirkungen auftreten, müssen sie beim therapeutischen Vorgehen berücksichtigt werden. Im Folgenden soll auf die Bedeutung dieser Risiken im Rahmen der Behandlung von Tumorpatienten kurz eingegangen werden:

- Eine *Atemdepression* ist dosisabhängig bei schmerzfreien Probanden immer nachweisbar, spielt jedoch bei richtiger Anwendung für den Tumorschmerzpatienten klinisch kaum eine Rolle. Es kann unterstellt werden, dass der vigilanzsteigernde Effekt der Schmerzen die atemdepressive Wirkung »antagonisiert«. Der hochdosierte Einsatz vigilanzmindernder Komedikation (Sedativa, Tranquilizer) kann unter Umständen auch beim Schmerzpatienten eine Atemdepression induzieren, insbesondere wenn die Opioidmedikation nicht oral, sondern rückenmarknah zugeführt wird. Auch die sehr träge Pharmakokinetik der transdermalen Systeme kann das rechtzeitige Erkennen einer Atemdepression erschweren, da der pharmakodynamische »steady state« erst nach einer Applikationsphase von 200 h erreicht wird, d. h. gerade in der Anfangsphase der Therapie mit transdermalen Systemen ist eine engmaschige Überwachung notwendig. Solange ein mit oraler/transdermaler Medikation im »steady state« eingestellter Patient noch Restschmerzen angibt – also im eigentlichen Sinn eine Überdosierung von Opioiden nicht vorliegt – ist eine klinisch relevante Atemdepression bisher nicht beschrieben worden.
- Experimentell lässt sich bei wiederholter Applikation von Opioiden eine *Toleranzentwicklung* nachweisen. Bei Tumorschmerzpatienten

werden 3 unterschiedliche klinische Verläufe beobachtet: Eine Gruppe benötigt im Verlauf der Erkrankung eine stabile, nahezu gleichbleibende Opioiddosierung. Bei einer anderen Gruppe von Patienten müssen die Opioide kontinuierlich höher dosiert werden, um ein gleichbleibend reduziertes Schmerzniveau zu erreichen. Bei einer weitere Gruppe entsteht eine zunehmende Sedierung bei ausreichender Schmerzreduktion, sodass die Opioiddosierung reduziert werden muss.. Die vorgenannten Dosiserhöhungen können auch mit verstärkten Schmerzen infolge Tumorprogression erklärt werden. Bei Übelkeit, Erbrechen und zentraler Dämpfung tritt im Gegensatz zur Obstipation häufig schon nach kurzer Zeit eine Toleranz auf, und eine prophylaktische Therapie dieser Nebenwirkungen ist nicht mehr erforderlich.

- Eine *physische und psychische Abhängigkeit* wird leider auch heute noch als Gegenargument für den Einsatz von Opioiden bei Tumorschmerzpatienten angeführt. Körperliche Abhängigkeit tritt durch die Gewöhnung an die zugeführte Substanz auf, abruptes Absetzen führt (wie auch bei anderen Medikamenten) zum Entzug mit körperlichen Symptomen. Psychische Abhängigkeit im Sinne der WHO-Definition tritt beim Tumorpatienten nicht auf, denn sein Verlangen nach dem Medikament ist nicht auf den psychischen Effekt, sondern auf die schmerzstillende Wirkung des Opioids gerichtet. Die antizipative Verabreichung der Opioide wirkt einer Konditionierung entgegen. Eine Sucht benötigt im klassischen Sinne die euphorisierende Wirkung, benötigt den »Kick«. Die euphorisierende Wirkung ist bei den retardierten Opioidpräparaten kaum vorhanden, ein »Kick« tritt bei Gabe eines retardierten Präparats nach Zeitschema nicht auf. Eine vom Patienten induzierte häufige Einnahme nichtretardierter Opioidanalgetika (»weil ich wieder Schmerzen hatte«) erfordert eine Erhöhung der retardierten Tagesdosis, da stark schwankende Opioidblutspiegel zu einer kontinuierlichen Steigerung der Dosierung führen.

Mittelstarke Opioidanalgetika (WHO-Stufe II)

Als mittelstark wirkende Opioide haben sich auf dem deutschen Pharmamarkt die Substanzen Dihydrocodein, Tramadol und insbesondere Tilidin bewährt.

Dihydrocodein, welches auch als retardiertes Präparat vorliegt, wird zu etwa 15 % zu Morphin metabolisiert, welches die eigentliche analgetische Wirkung induziert. Die orale Bioverfügbarkeit des Dihydrocodeins beträgt rund 70 %.

Tramadol hat den Vorteil, dass es in unterschiedlichen Applikationsarten vorliegt, sehr genau dosiert werden kann und i. Allg. gut verträglich ist. Es hat bei oraler Gabe eine Bioverfügbarkeit von 70 %. Das Medikament hat sich dementsprechend bei mäßig starken Tumorschmerzen bewährt.

Das äquipotente *Tilidin* zeichnet sich insbesondere durch eine sehr gute orale Bioverfügbarkeit aus, die mit dem eigentlich wirksamen Metaboliten Nortilidin 105 % beträgt; es kommt deshalb bei oraler Gabe zu keinem Wirkungsverlust. Dadurch ist es bei gleicher Tageshöchstdosierung entsprechend wirksamer. Zur Verhinderung von Missbrauch wurde der Substanz in einer fixen Kombination Naloxon zugemischt. Bei der oralen Gabe des Tilidin-Naloxon-Gemisches wird der Opiatantagonist Naloxon in therapeutischen Dosierungen bei der ersten Leberpassage eliminiert (nicht bei stark eingeschränkter Leberfunktion). Würde das Medikament Tilidin-Naloxon von Heroinabhängigen i.v. injiziert bzw. in sehr hohen Dosierungen (10- bis 20fach) oral eingenommen, käme es durch das Antidot Naloxon sofort zu einer Entzugssymptomatik. Dieses in Deutschland einmalige Wirkungsprinzip hat Tilidin-Naloxon praktisch aus der Drogenszene verbannt.

Alle genannten Substanzen unterliegen nicht der Betäubungsmittelverschreibungsverordnung.

Medikamentenübersicht WHO-Stufe II (mittelstarke Opioidanalgetika)

Dihydrocodein ret.
(DHC Mundipharma ret. Tbl.)

- *Applikationsformen:* Retard-Tbl. à 60/90/ 120 mg
- *Dosierung:* 2- bis 3-mal 60–180 mg/Tag

- *Wichtigste Nebenwirkungen:* Histamin-freisetzung, Anstieg der Leberenzymwerte, ausgeprägte Obstipation
- *Wichtigste Kontraindikationen:* obstruktive Lungenerkrankung, chronische und akute Pankreatitis
- *Besonderheiten:* Dihydrocodein ist ein reiner Opiatagonist. Die Anwendung wird häufig durch die sehr ausgeprägte begleitende Obstipation limitiert.

Tramadol, Tramadol ret. (Tramal, Tramal long, Tramundin, Tramundin ret.)

- *Applikationsformen:* 1 Kps./Tbl. à 50/100 mg; 1 Retard-Kps./-Tbl. à 50/100/150/200 mg; 1 Supp. à 100 mg; 20 Trpf. (= 0,5 ml) à 50 mg; 1 Amp. (= 1/2 ml) à 50/100 mg
- *Dosierung:* 2- bis 3-mal 100–300 mg der Retardzubereitung
- *Maximaldosis:* 600 mg/Tag
- *Wichtigste Nebenwirkungen:* Übelkeit, Erbrechen, selten Obstipation und Miktionsstörungen, Schwitzen, Kreislaufprobleme
- *Wichtigste Kontraindikationen:* akute Analgetika-, Sedativa-, Alkoholintoxikation
- *Besonderheiten:* Verminderung der analgetischen Wirkung bei gleichzeitiger Gabe von Carbamazepin, mögliche Auslösung eines serotoninergen Syndroms mit zerebralen Krampfanfällen, insbesondere bei gleichzeitiger Gabe von Neurolpetika und trizyklischen Antidepressiva. Tramadol liegt in einer Darreichungsform als Kombination aus einer retardierten und einer nichtretardierten galenischen Zubereitung vor (s/l: »short and long acting«). Des Weiteren wird eine Kombination aus nichtretardiertem Tramadol mit Paracetamol (Zaldiar) zur Akutschmerztherapie angeboten.

Tilidin-Naloxon, retardiertes Tilidin-Naloxon (Valoron N, Valoron N ret.)

- *Applikationsformen:* 1 Kps. à 50 mg (+ 4 mg Naloxon); 20 Trpf. à 50 mg (+ 4 mg Naloxon); 1 Retard-Tbl. à 50 mg (+ 4 mg Naloxon); 1 Retard-Tbl. à 100 mg (+ 8 mg Naloxon); 1 Retard-Tbl. à 150 mg (+ 12 mg Naloxon); 1 Retard-Tbl. à 200 mg (+ 16 mg Naloxon); keine parenterale Darreichungsform

- *Dosierung:* 2- (bis 3-)mal 100–300 mg als Retard-Tbl.
- *Maximaldosis:* 600–900 mg. Nach Erfahrungen der Autoren kommt es seit Einführung des retardierten Tilidin-Naloxons wegen einer zu geringen Tagesdosis nicht selten zu Unterdosierungen: Da die erforderliche Tilidindosierung bei 1,2 mg/4 h/kgKG liegt, benötigt ein Erwachsener mit einem Körpergewicht von 75 kg etwa 2-mal 300 mg retardiertes Tilidin-Naloxon pro Tag.
- *Wichtigste Nebenwirkungen:* Schwindel, Übelkeit, Benommenheit
- *Wichtigste Kontraindikationen:* akute Analgetika-, Sedativa-, Alkoholintoxikation
- *Besonderheiten:* Eine Obstipation tritt bei Tilidin-Naloxon nicht auf. Die Substanz hat keinen Einfluss auf den Sphinkter Oddi und die glatte Muskulatur und ist daher bei viszeralen Schmerzen gut wirksam. Bei älteren Patienten bleiben die pharmakokinetischen Daten weitgehend unverändert. Die wirksame Substanz Nortilidin wird nicht renal ausgeschieden (▶ unten, Tabelle 5).

Stark wirkende Opioidanalgetika (WHO-Stufe III)

Die stark wirkenden Opiate/Opioide der WHO-Stufe III unterliegen der *Betäubungsmittelverschreibungsverordnung* (BTM-VV). Dies stellt eine spezifische Situation für die Bundesrepublik Deutschland dar. In den vergangenen Jahren wurde diese BTM-VV mehrfach gelockert. Es ist jetzt möglich, für den Zeitraum von 4 Wochen praktisch unbegrenzt Opioide zu verschreiben. Außerdem wurde dem das BTM-Rezept ausfüllenden Arzt bei fehlerhaftem Ausstellen von Rezepten der Kriminalisierungsvorwurf weitgehend genommen. Allein die Existenz spezieller Rezepte ist jedoch für Schmerzpatienten ein diskriminierender Faktor.

In den vergangenen Jahren ist die Verschreibungsmenge von Opioiden in Deutschland stetig gestiegen. Die ▪ Abb. 1 und 2 verdeutlichen, dass nicht so sehr die verschriebene Morphinmenge anwächst, sondern andere synthetische Opioide an Verschreibungshäufigkeit stark zunehmen. Bezogen auf die Therapietage hat es insbesondere eine extreme Zu-

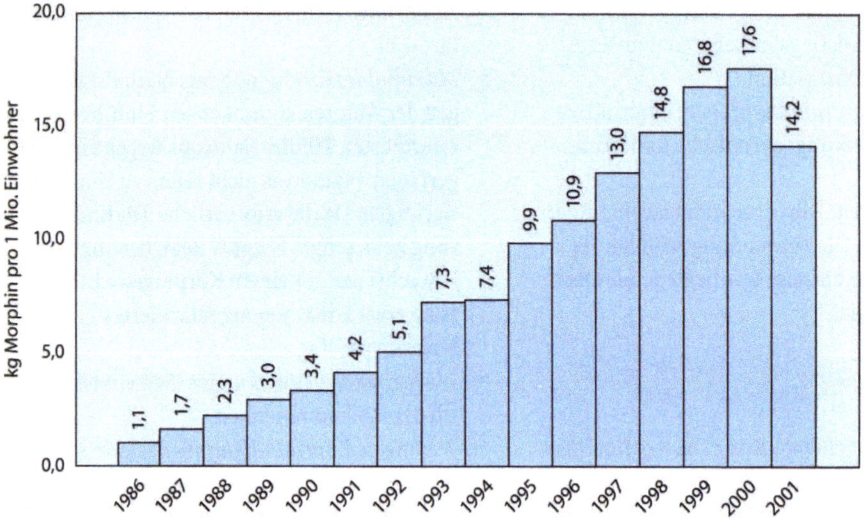

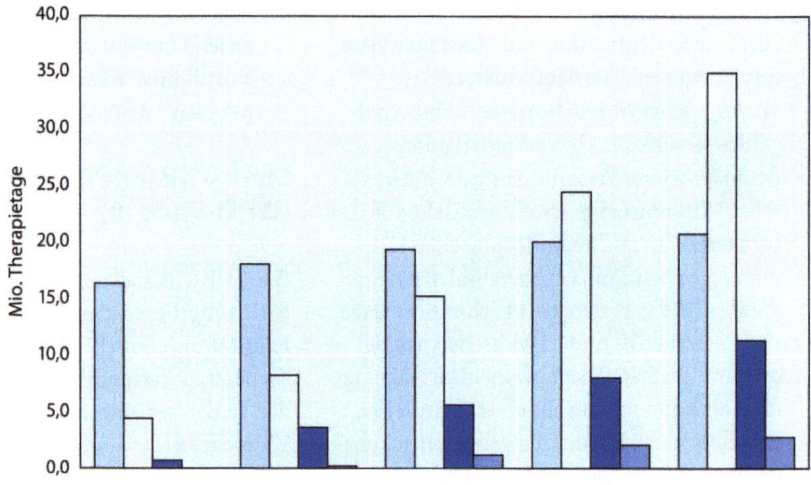

Abb. 1. Morphinverbrauch im Zeitraum 1986–2001 in Deutschland: verbrauchte Menge (kg)/1 Mio. Einwohner

		1998	1999	2000	2001	2002
Morphin ret.		16,3	18,0	19,3	20,0	20,7
Opioidpflaster		4,4	8,2	15,2	24,4	34,9
Oxycodon ret.		0,7	3,6	5,6	8,0	11,3
Hydromorphon ret.		0,0	0,2	1,2	2,1	2,8

Abb. 2. Absatz von Retardopioiden (umgerechnet in Therapietage gemäß Dosierungsempfehlung) in Deutschland (Bereich Niedergelassene)

nahme bei den *transdermalen Systemen* gegeben, die Morphin bei weitem übertroffen haben.

Morphin als Referenzsubstanz ist in einer Vielzahl von Darreichungsformen verfügbar. Seine pharmakodynamischen und pharmakokinetischen Eigenschaften sind gut bekannt, und es ist außerdem kostengünstig. Es ist bei oraler Gabe gut wirksam und sollte deshalb – wenn immer möglich – auch oral appliziert werden.

> Vor Umstellung der Medikation von der WHO-Stufe II auf ein Präparat der WHO-Stufe III muss der Patient ausführlich über das Konzept dieser Therapie aufgeklärt werden. Er ist z. B. darauf vorzubereiten, dass sowohl sein Bekanntenkreis als auch andere an der Behandlung beteiligte Ärzte bzw. Apotheker Vorbehalte gegen eine Morphintherapie vorbringen können (»Steht es schon so schlimm mit dir?«).

Die *Neueinstellung auf Opioide* sollte – insbesondere bei den transdermalen Systemen – mittels kurzwirksamer, nichtretardierter Präparate erfolgen (z. B. Morphintropfenlösung, Morphinsulfattabletten, Palladon 1,3/26 mg), um relativ schnell titrierend die richtige Dosis herauszufinden. Nach dieser individuellen Dosistitration kann dann die entsprechende Menge retardierten Morphins bzw. eines lang wirksamen Opioids berechnet werden. Begonnen werden sollte mit einer niedrigen Initialdosis, die bei unzureichender Wirkung jeweils um etwa 30–50 % zu erhöhen ist (▶ unten, »Besonderheiten«, »Dosierungsbeispiele«). Ist dann die Opioiddosis gefunden worden, die für 4 h die Schmerzen ausreichend reduziert, wird bis zum nächsten Morgen 4-stündlich eine Repetitionsdosis dieser Menge gegeben, um dann nach Berechnung der Gesamttagesmenge des Opioids auf eine retardierte Medikation umzustellen.

Die dem Patienten auf den WHO-Stufen I und II verabreichten *Nichtopioidanalgetika* sollten auch in der Stufe III weiter gegeben werden. Die bis dahin eingenommenen mittelstarken Opioidanalgetika der WHO-Stufe II werden natürlich abgesetzt.

> Grundsätzlich sollten Opioide der WHO-Stufen II und III nicht kombiniert werden.

Wie schon beschrieben, ist die Referenzsubstanz für die *Beurteilung der Wirkung* von Opiat- und Opioidanalgetika das Morphin. Die analgetische Wirkstärke aller Substanzen dieser Gruppe wird in Bezug auf die Wirkung des Morphins beurteilt. Dabei wird die Wirkstärke des Morphins mit einem Wert von 1 zugrunde gelegt.

Morphinsulfat war die erste Substanz, die in retardierter Zubereitung zur Analgesie bei Tumorschmerzpatienten gegeben werden konnte. Die *lange Wirkungszeit* des Präparats bedeutete eine Revolution in der Therapie von Tumorschmerzen und chronischen Schmerzzuständen. Sie ermöglichte erstmalig eine Verlängerung des Applikationsintervalls auf 8–12 h, sodass Patienten in der Nacht nicht mehr zur prophylaktischen Medikamenteneinnahme geweckt werden mussten.

Medikamentenübersicht WHO-Stufe III (starke Opioide)

Morphinhydrochlorid (Morphin Merck Trpf.)
- *Applikationsformen:* Trpf. (0,5 %) – 60 Trpf. (= 1 ml) à 5 mg; Trpf. (2,0 %) – 16 Trpf.(= 1 ml) à 20 mg

Morphinhydrochlorid (Morphin Merck 10/20 mg)
- *Applikationsformen:* 1 Amp. (= 1 ml) à 10/20 mg

Morphinsulfat (Sevredol)
- *Applikationsformen:* 1 Tbl. à 10/20 mg

Morphinsulfat (MSR-Mundipharma)
- *Applikationsformen:* 1 Amp. à 10/20/100/200 mg

Morphinsulfat (MSR-Mundipharma)
- *Applikationsformen:* 1 Supp. à 10/20/30 mg

Morphinsulfat ret. (z. B. MST-Mundipharma, M-Long, Capros, Morphin Gry ret.)
- *Applikationsformen:* 1 Retard-Tbl. à 10/20/30/ 50/60/100/200 mg

Morphinsulfat (MST-Continus)
- *Applikationsformen:* 1 Btl. à 20/30/60/100/ 200 mg

Morphinsulfat (MST Retardgranulat)
- *Applikationsformen:* 1 Retard-Kps. à 30/60/100/200 mg (Wirkungszeit: 12–24 h)

Für alle genannten Morphinapplikationsformen:
- *Dosierung:* orale Ersteinstellung möglichst mit nichtretardierten Präparaten (Wirkungszeit: 4 h), titrierend bis zum Eintritt einer ausreichenden Schmerzreduktion (bzw. Schmerzfreiheit), beginnend mit 5–10 mg/4 h; i.v./s.c. bei Ersteinstellung Titration durch fraktionierte Gabe (1. Injektion: 5 mg i.v.; wenn weiter Schmerzen bestehen, 2. Injektion nach 5 min: 2,5 mg; wenn weiter Schmerzen bestehen, 3. Injektion nach 10 min: 2,5 mg; wenn weiter Schmerzen bestehen, 4. Injektion nach 10 min: 2,5 mg usw., bis der Patient eine deutliche Schmerzreduktion angibt; 24-h-Dosis: 6faches der Titrationsdosis); Umstellung von oraler Applikation auf i.v.-Dosierung: 1/6 der oralen Dosis (rückenmarknah: ▶ Kap. 7)
- *Maximaldosis:* nach Wirkung
- *Wichtigste Nebenwirkungen:* in Initialphase Übelkeit, Erbrechen, Benommenheit, Sedierung; in Erhaltungsphase Obstipation, Miktionsstörungen, Schwitzen, Dyspepsie, Müdigkeit, Pruritus
- *Wichtigste Kontraindikationen:* Subileus-/Ileuszustand (relativ)
- *Besonderheiten:*
  - Für die Einstellungsphase (4-stündliche Gabe des Morphins) wird bei primär nicht ausreichender Schmerzreduktion eine Erhöhung in folgenden Schritten empfohlen: 5 mg – 10 mg – 15 mg – 20 mg – 30 mg – 50 mg – 70 mg – 100 mg (es kann notwendig werden, bei starken Schmerzen primär auf einer höheren Stufe einzusteigen).
  - Bei letztendlich ausreichender Schmerzreduktion wird die zuletzt gegebene 4-h-Dosis mit 6 multipliziert und damit die Tagesdosis des retardierten Morphins berechnet. Diese errechnete Gesamtdosis wird auf 2–3 Dosen/Tag aufgeteilt.
  - Die nichtretardierten Morphinpräparate (normalfreisetzende Präparate) dienen neben der Titrierung zur Dosisfindung auch als »Top-up«-Medikation bei akuten Durchbruchschmerzen.
  - Die Bioverfügbarkeit von Morphin ist bei oraler und rektaler Applikation vergleichbar.
  - Die parenterale Applikation (i.v./s.c. nur mit Pumpentechnik) sollte nur über kurze Zeiträume erfolgen (z. B. Umstellungsphase, Finalphase).
  - Morphinretardkapseln können geöffnet und die darin enthaltenen Mikropellets mit Flüssigkeit oder breiiger Kost eingenommen werden, ohne dass der Retardeffekt verloren geht. Die Mikropellets können auch über Ernährungssonden zugeführt werden.
  - Morphinretardtabletten verlieren durch Zerkleinerung weitestgehend ihre Retardwirkung und sollten daher nicht bei Patienten mit Sondenernährung eingesetzt werden.
  - Ein »Ceilingeffekt« ist bei Morphin nicht beschrieben worden.
  - Bei inadäquater Schmerzreduktion trotz hoher Dosen sollte evtl. ein sog. Morphintest durchgeführt werden (i.v.-Gabe von Morphinsulfat in steigender Dosierung über ein Perfusorsystem unter engmaschiger Kontrolle von Vigilanz, Atemfrequenz und der vom Patienten angegebenen Schmerzreduktion, anschließende Gegenkontrolle mit über Perfusor gegebenem Naloxon in steigender Dosierung und vom Patienten angegebener Schmerzreduktion).
  - Bei Leber- und Niereninsuffizienz sollte eine Dosisreduktion erfolgen.

Oxycodon (Oxygesic)

- *Applikationsformen:* Retard-Tbl. à 10/20/40/80 mg
- *Dosierung:* initial 2-mal 10 mg; bis zu ausreichender Wirkung steigern
- *Maximaldosierung:* nicht bekannt
- *Analgetische Potenz:* Verhältnis Oxycodon : Morphin = 2:1
- *Wichtigste Nebenwirkungen:* vergleichbar mit Morphin
- *Wichtigste Kontraindikationen:* vergleichbar mit Morphin
- *Besonderheiten:* In der klinischen Praxis wird Oxycodon häufig von Patient und Angehörigen besser akzeptiert, da ihm nicht das negative Image des Morphins anhaftet. Oxycodon soll in der Therapie neuropathischer Schmerzen besondere Vorteile haben. Oxycodon wird

sowohl über die Leber als auch über die Niere ausgeschieden und kann deshalb bei Insuffizienz in einem dieser Systeme alternativ über das jeweils andere ausgeschieden werden. Oxycodon in retardierter Form flutet bei oraler Applikation wesentlich schneller an (Wirkungseintritt nach etwa 1 h) als retardiertes Morphin

Hydromorphon (Palladon/Palladon ret./Dilaudid)

- *Applikationsformen:* 1 Kps. à 1,3/2,6 mg, 1 Retard-Kps. à 4/8/16/24 mg; 1 Supp. à 4 mg; 1 Amp. à 2 mg
- *Dosierung:* zur Dosistitrierung 1,3/2,6 mg alle 4 h, steigern bis Wirkungseintritt; Retard-Kapseln entsprechend der Tagesdosis 2-mal/Tag; rektal und i.v. keine Anwendung in der Tumorschmerztherapie
- *Maximaldosierung:* nicht bekannt
- *Analgetische Potenz:* Verhältnis Hydromorphon : Morphin = 7,5:1
- *Wichtigste Nebenwirkungen:* ähnlich wie bei Morphin
- *Wichtigste Kontraindikationen:* ähnlich wie bei Morphin
- *Besonderheiten:* Hydromorphon ist etwa 7,5-mal stärker als die Referenzsubstanz Morphin. Beim Wechsel von Morphin auf Hydromorphon wird also die 7,5fach kleinere Menge berechnet. Im Gegensatz zu anderen Opioiden hat Hydromorphon keine aktiven Metaboliten und ist klinisch, insbesondere bei älteren Patienten, besser verträglich. Hydromorphon in retardierter Form flutet bei oraler Applikation wesentlich schneller an (Wirkungseintritt nach etwa 2 h) als retardiertes Morphin. Das seit Juli 2004 neu auf dem Markt vorhandene nicht-retardierte Palladon ermöglicht zum einen eine schnelle Titrierung und zum anderen eine Behandlung von Durchbruchschmerzen mit dem selben Wirkstoff.

Levomethadon (L-Polamidon Hoechst)

- *Applikationsformen:* 1 Amp. (= 1 ml) à 2,5 mg; 20 Trpf. (= 1 ml) à 5 mg
- *Dosierung:* initial 3- bis 4-mal 2,5 mg/Tag, bis Eintreten einer ausreichenden Wirkung steigern

- *Maximaldosis:* nicht bekannt
- *Analgetische Potenz:* Verhältnis Levomethadon : Morphin = 4:1
- *Wichtigste Nebenwirkungen:* wie bei Morphin
- *Wichtigste Kontraindikationen:* wie bei Morphin
- *Besonderheiten:* Die Eliminationshalbwertszeit von Levomethadon weist große individuelle Schwankungen auf, sodass bei regelmäßiger Einnahme die Gefahr einer Kumulation besteht. Der sichere Einsatz dieser Substanz bedarf großer Erfahrung. Levomethadon gilt daher als starkes Opioid der 2. Wahl bei Tumorschmerzen, insbesondere bei therapieresistenten Nebenwirkungen unter Morphin. Die Patienten müssen in der Einstellungsphase besonders sorgfältig überwacht werden.

Buprenorphin (Temgesic, Temgesic forte, Transtec)

- *Applikationsformen:* 1 Tbl. à 0,2/0,4 mg; 1 Amp. à 0,3 mg; 1 Pflaster à 35/52,5/70 μg/h
- *Dosierung:* bei oraler Gabe in der Initialphase mit 3-mal 0,2 mg/Tag beginnen, dann bis zum ausreichenden Wirkungseintritt steigern; i.v.-Gabe in der Tumorschmerztherapie nur in besonderen Fällen und im stationären Bereich (rückenmarknah: ▶ Kap. 7); bei transdermaler Gabe Titration mit Temgesic-Tbl., dann Umstellung auf das transdermale System; **Cave:** »steady state« der transdermalen Applikation nach etwa 200 h!
- *Analgetische Potenz:* Verhältnis Buprenorphin : Morphin = 40–60:1 (d. h. eine Tagesdosis von 3-mal 0,4 mg Buprenorphin entspricht einer Tagesdosis von 3-mal 20 mg retardiertem Morphin)
- *Wichtigste Nebenwirkungen:* vergleichbar mit denen des Morphins, zum Teil geringer ausgeprägt (z. B. Bronchokonstriktion, Emesis, Obstipation)
- *Wichtigste Kontraindikationen:* vergleichbar mit Morphin
- *Besonderheiten:* Insbesondere in den angloamerikanischen Ländern wird von einem sog. Ceilingeffekt des Buprenorphins ausgegangen (d. h. ab einer bestimmten Dosis führen Dosissteigerungen des Analgetikums nicht zu

einer weiteren Schmerzreduktion). Skandinavische Erfahrungen widersprechen dieser Einschätzung. Letztlich wird dieser Ceilingeffekt wohl eher überschätzt, da Maximaldosen von 3- bis 4-mal 2–2,6 mg/Tag durchaus gegeben werden können.

Cave: Das Antidot Naloxon ist bei einer Atemdepression durch Buprenorphin wirkungslos: Zu den Besonderheiten der transdermalen Therapie: ► auch unten, »Fentanyl«.

Fentanyl (Actiq, Durogesic, Fentanyl)

– *Applikationsformen:* transmukosaler Applikator à 200/400/600/800/1200/1600 µg; transdermales Pflaster mit Abgabe von 25/50/75/100 µg/h; i.v.: 0,1/0,5 mg
– *Dosierung:* bei transmukosal Gabe Mundschleimhaut bestreichen (nicht lutschen); Wirkungszeit der Einzeldosis: etwa 20 min; bei transdermaler Gabe sollte Umrechnung entsprechend der Dosistitrierung mit anderen Medikamenten erfolgen; Pflaster alle (48–) 72 h wechseln; **Cave** bei i.v.-Gabe: nur zur Anästhesie mit entsprechendem Monitoring zugelassen (rückenmarknah: ► Kap. 7)
– *Analgetische Potenz:* Verhältnis Fentanyl : Morphin = 70–100:1 (1 mg Fentanyl entspricht 100 mg Morphin/Tag!). Die Darreichungsform mit der höchsten Dosierung beträgt bei Actiq 1600 µg, entsprechend 160 mg Morphin (zur Therapie von Durchbruchschmerzen!).
– *Wichtigste Nebenwirkungen:* vergleichbar mit Morphin
– *Wichtigste Kontraindikationen:* vergleichbar mit Morphin
– *Besonderheiten:*
  – Transmukosale Applikation nur als »Top-up«-Medikation bei Durchbruchschmerzen verwenden; bei richtiger Indikation gutes pharmakodynamisches Prinzip. Die Anwendung erfordert große therapeutische Erfahrung und strenge Indikationsstellung sowie einen ausgeprägt kooperationsfähigen und verständigen Patienten. Die schnelle Anflutung bedingt hohe Blutspiegel; **Cave:** Nebenwirkungen (z. B. Atemdepression, Euphorisierung, Toleranzentwicklung).
  – Transdermales Fetanyl wird in Deutschland seit 1995 in der Tumorschmerztherapie eingesetzt. Die sehr träge Kinetik (»steady state« nach 170–200 h) setzt einige Erfahrungen mit der Substanz und der Applikationsform voraus. Dies scheint in der Ärzteschaft wenig bekannt zu sein, sonst könnten die zahlreichen Verordnungsfehler nicht erklärt werden. Transdermale Systeme sind gut geeignet für Patienten mit stabilen Dauerschmerzen. Für die Therapie akuter Schmerzzustände sind sie ungeeignet. Es muss primär eine Dosistitration mit einem anderen Opioidanalgetikum erfolgen und dann bei entsprechender Indikation auf die transdermale Applikation umgestellt werden. Im Vergleich zu anderen Opioidanalgetika hat die Verordnung transdermaler System überproportional zugenommen (> 30 Mio. Therapietage für Opioidpflaster wurden im Jahre 2002 von niedergelassenen Ärzten in Deutschland verordnet, während der Morphinverbrauch im gleichen Zeitraum leicht rückläufig war; ◻ Abb. 1 und 2).
  – Während sich die Häufigkeit der typischen Opioidnebenwirkungen – wie Übelkeit, Erbrechen, Schwindel und Müdigkeit – meist nicht von der Häufigkeit bei der Therapie mit anderen Opioiden unterscheidet, finden sich Hinweise darauf, dass die Obstipation unter transdermaler Fentanyltherapie geringer ausgeprägt sein könnte.
– *Regeln zur Erstanwendung von transdermalen Systemen (unbedingt beachten):* Es gibt 2 unterschiedliche Systeme zur transdermalen Opioidapplikation. Die Darreichungsform des Fentanyl-TTS ist ein Depotpflaster (nicht teilbar!). Buprenorhpin liegt in Form eines Matrixpflasters vor (teilbar). Lokale Hautreaktion wurden für beide Systeme beschrieben. Es müssen folgende Punkte zur ambulanten Einstellung auf transdermales Fentanyl beachtet werden:
  – vor der ersten Pflasterapplikation Dosisfindung (Titration) mit kurzwirkenden äquipotenten Opioidanalgetika

- nach Dosisfindung erstes Aufkleben des Pflasters morgens (Fentanylpflaster nicht teilen!)
- Dosisreduktion des oralen Opioids entsprechend der einsetzenden Analgesie des Opioidpflasters ab der ersten Pflasterapplikation
- erste Applikation und erster Pflasterwechsel unter ärztlicher Anleitung
- Pflasterwechsel alle 2–3 Tage (nie < 2 Tage!)
- jeweiliger Wechsel der Applikationsstelle
- bei schlechter Adhäsion keine Pflasterverbände zur Fixierung verwenden
- Zusatzmedikation bei Schmerzspitzen ist ein nichtretardiertes Opioid!
- Einsatz entsprechend der Leitlinien der WHO-Stufe III (also Kombination mit Nichtopioidanalgetikum bzw. Koanalgetikum)
- bei Überdosierung Entfernung des Pflasters und Überwachung des Patienten für mindestens 24 h (da Medikamentendepot in der Haut)
- **Cave:** Bei Fieber kann die transdermale Resorptionsrate deutlich erhöht sein, mit der Folge einer Überdosierung.

Äquivalanzdosierungen

Äquivalanzdosierungen starker oraler Opioide nach WHO-Stufe III zeigt ◘ Tabelle 1.

Opioideinnahme und Fahrtüchtigkeit

Gesetzliche Grundlage

Paragraph 24a des Straßenverkehrsgesetzes (§24a StVG) lautet ab Abs. 2:

2. Ordnungswidrig handelt, wer unter der Wirkung eines in der Anlage zu dieser Vorschrift genannten berauschenden Mittels im Straßenverkehr ein Kraftfahrzeug führt. Eine solche Wirkung liegt vor, wenn eine in dieser Anlage genannte Substanz im Blut nachgewiesen wird. Satz 1 gilt nicht, wenn die Substanz aus der bestimmungsgemäßen Einnahme eines für einen konkreten Krankheitsfall verschriebenen Arzneimittels herrührt.

Berauschende Mittel	Substanzen
Cannabis	Tetrahydrocannabinol
Heroin	Morphin
Morphin	Morphin
Kokain	Benzoylcogonin
Amphetamin	Amphetamin

◘ Tabelle 1. Äquivalenzdosierungen starker oraler Opioide (nach WHO-Stufe III)

		Tagesdosis	Dosisbeispiel /Tag
Morphin		60 mg	3-mal 20 mg (retardiert I)
			1-mal 60 mg (retardiert II)
Alternativen zur oralen Verabreichungsform von Morphin:			
	Rektal	60 mg	6-mal 10 mg (nicht praktikabel)
	s.c.	20 mg	6-mal 3 mg (besser: Pumpe)
	i.v.	20 mg	6-mal 3 mg (besser: Pumpe)
	Epidural	6 mg	2-mal 3 mg
	Intrathekal	0,6 mg	2-mal 0,3 mg
Oxycodon	Oral	20–30 mg	2- bis 3-mal 10 mg (retardiert)
Hydromorphon	Oral	8 mg	2-mal 4 mg (retardiert)
Levomethadon	Oral	15 mg	3-mal 5 mg
Äquivalenzdosierungen bei alternativen Applikationsformen:			
Buprenorphin sublingual		0,8 mg	3-mal 0,4 mg
Buprenorphin transdermal		20 mg	35 µg/h/72 h
Pentanyl transdermal		0,6 mg	25 µg (48–) 72 h

3. Ordnungswidrig handelt auch, wer die Tat fahrlässig begeht.
4. Die Ordnungswidrigkeit kann mit einer Geldbuße bis zu 1.500 Euro geahndet werden.
5. Das Bundesministerium für Verkehr, Bau und Wohnungswesen wird ermächtigt, durch Rechtsverordnung im Einvernehmen mit dem Bundesministerium für Gesundheit und dem Bundesministerium der Justiz mit Zustimmung des Bundesrates die Liste der berauschenden Mittel und Substanzen in der Anlage zu dieser Vorschrift zu ändern oder zu ergänzen, wenn dies nach wissenschaftlicher Erkenntnis im Hinblick auf die Sicherheit des Straßenverkehrs erforderlich ist.

Anfang 2003 führte eine Mitteilung der »Deutschen Presseagentur« über einen sog. »Drogenschnelltest« zu einer großen Verunsicherung vieler Schmerzpatienten. Die Polizei könne mit einem sog. »Drogenwischer« über den Schweiß auf der Stirn eines Autofahrers Aufschluss über einen möglichen Drogenkonsum gewinnen. Ein entsprechender Drogennachweis (▶ Gesetzestext) könne zum Führerscheinentzug führen.
Ein Patient, der von seinem Arzt wegen chronischer Schmerzen auf Opioide eingestellt worden ist, sollte beim Autofahren eine entsprechende Bescheinigung mitführen.

Untersuchungen zeigen, dass durch Opioideinnahme die sensomotorische Leistungsfähigkeit nicht bei jedem Patienten beeinflusst werden muss, im Einzelfall sogar verbessert sein kann, und dass Patienten unter stabiler, gleichbleibender Therapie und gutem Allgemeinzustand fahrtüchtig sind. Die Fahrtüchtigkeit sollte jedoch bei jedem einzelnen Patienten individuell durch *Vigilanztests* beurteilt werden.

Zur *Compliancesicherung* sollte der Patient vor Beginn der Opioidtherapie über mögliche Auswirkungen der Opioideinnahme auf seine Fahrtüchtigkeit aufgeklärt werden.

Vigilanztest

Als psychologischer Test zur Vigilanzprüfung eignet sich das in 8 min durchführbare »Paper-pencil«-Verfahren *Aufmerksamkeits- und Belastungstest d2* (Brickenkamp 1994), in dem die konzentrative Belastbarkeit von Probanden mittels eines Such- und Durchstreichverfahrens abgeprüft wird. Testmaterial und Handanweisung können über die »Testzentrale des Berufsverbandes Deutscher Psychologen« bezogen werden (Anschrift: Robert-Bosch-Breite 25, 37079 Göttingen).

Zur *Testdurchführung* wird dem Patienten ein Antwortbogen mit 14 Zeilen ähnlicher visueller Reize (etwa 50 ähnliche Buchstaben: d und p) vorgelegt. Aufgabe des Patienten ist es, in jeder Zeile innerhalb einer Vorgabezeit von 20 Sekunden so schnell und so sorgfältig wie möglich 3 bestimmte Buchstabentypen aufzufinden und durchzustreichen:

Der Test misst das Tempo und die Sorgfalt des untersuchten Probanden. Patienten mit Vigilanzstörungen neigen entweder dazu, den Test zu flüchtig und mit vielen Auslassfehlern (übersehene Zeichen) zu bearbeiten oder aber den Test in einem auffällig

Aufgabe: So schnell, aber auch so genau wie möglich folgende Zeichen markieren:

Verkürzte Illustrationsbeispielzeile aus dem d2-Test:

Copyright bei Hogrefe-Verlag, Göttingen

geringen Arbeitstempo (Verlangsamungen) bei dann meist geringer Fehlerzahl zu bewältigen. Der d2-Test erlaubt ergänzend, die *Aufmerksamkeitskonstanz* des Patienten über die 14 Testzeilen hinweg einzuschätzen.

Das Gesamttestresultat muss zu Normwerten einer altersentsprechenden Vergleichsgruppe in Relation gesetzt werden. Dies ermöglicht eine *Einschätzung der Konzentrationskraft* des Patienten in Bezug zu einer großen Normvergleichsgruppe. Patienten mit Konzentrationsminderungen (Standardwerte der fehlerkorrigierten Gesamtleistung < 95) sollte der (zeitbegrenzte) Verzicht des Autofahrens angeraten werden; in diesem Fall sollte der Test in etwa 14-tägigem Abstand oder nach stabiler Opioideinstellung wiederholt werden. Die Aufklärung über das Ergebnis der Vigilanzprüfung ist zu protokollieren und vom Patienten gegenzuzeichnen.

Bestehen Zweifel an der Fahrtüchtigkeit oder der Compliance eines Patienten bzw. soll diese über die begrenzten Möglichkeiten eines Papier-Bleistift-Tests zur Aufmerksamkeitsleistung hinaus validiert werden, empfiehlt sich eine umfassende *verkehrspsychologische Untersuchung* im Rahmen einer privaten Begutachtung bei einem dafür befähigten psychologischen Psychotherapeuten. Ebenso ist eine Testung durch die medizinisch-psychologische Abteilung des TÜV möglich.

Entsprechend der Fahrerlaubnisverordnung ist zur Untersuchung (etwa 60 min) eine *verkehrspsychologische Leistungstestbatterie* zu empfehlen, die die Belastbarkeit, die Orientierungs- und die Konzentrationsleistung sowie die Aufmerksamkeits- und die Reaktionsfähigkeit von Probanden multimodal misst (Quelle: Apparatezentrum der Testzentrale des BDP in Göttingen oder spezialisierte Hersteller). Zusätzlich werden zur Verkehrstauglichkeitsprüfung *testpsychodiagnostische Verfahren* eingesetzt. Diese Mehrfachdiagnostik empfiehlt sich insbesondere dann, wenn die Leistungsergebnisse des Untersuchten in einem kritischen »Cut-off«-Bereich von den Mittelwerten der Normpopulation abweichen. Bei weiterhin unklarer Fahrtauglichkeit kann auch eine Fahrprobe gefordert werden.

Verschreibung von Betäubungsmitteln

Das Betäubungsmittelgesetz (BtMG) ist in den vergangenen Jahren mehrfach geändert und damit entkriminalisiert worden. Obwohl immer noch zu viele bürokratische Hemmnisse eine vernünftige und praxisorientierte Schmerztherapie behindern, sind die jetzt gültigen Vorschriften der *Betäubungsmittelverschreibungsverordnung* (BTM-VV) nicht mehr derart belastend, dass sie ernsthaft einen Arzt daran hindern sollten, notwendige BTM-Rezepte zu bestellen und für seinen Patienten auszufüllen. Nach wie vor werden die Opioide in diesem Gesetz (wohl auch aus historischen Gründen) als »Betäubungsmittel« bezeichnet. Auch die Aufsichtsbehörde heißt nach wie vor »Bundesopiumstelle«.

Jeder approbierte Arzt kann bei der Bundesopiumstelle (Genthiner Str. 38, 10785 Berlin) mit der Anlage seiner beglaubigten Approbationsurkunde (nur bei Erstanforderung) BTM-Rezepte bestellen. Der Rezeptbesteller bekommt eine *BTM-Nummer*; seine Rezepte tragen diese BTM-Nummer und eine fortlaufende Registriernummer (◘ Abb. 3).

Laut Gesetz wird die Verschreibung eines Betäubungsmittels als begründet angesehen, wenn der Verschreibende aufgrund eigener Untersuchung zu der Überzeugung gekommen ist, dass die Anwendung nach den anerkannten Regeln der ärztlichen Wissenschaft zulässig und geboten ist und der Patient nicht mehr als nach den Umständen unvermeidbar Schaden erleidet. Hierbei sind nur die allgemein oder weitaus überwiegend anerkannten *Regeln der ärztlichen Wissenschaft* maßgebend, nicht aber die hiervon abweichende wissenschaftliche Überzeugung einzelner Ärzte (die Substitutionstherapie mit L-Polamidon soll hier nicht berührt werden).

Bisherige Limitierungen der BTM-Verschreibung sind in den vergangenen Jahren weitgehend entfallen:

- Ein Rezept darf den Opioidbedarf von bis zu 30 Tagen beinhalten.
- Bis zu 2 Opioide dürfen auf einem Rezept aufgeführt sein (◘ Abb. 3b).
- BTM-Rezepte müssen nicht mehr handschriftlich ausgefüllt werden.

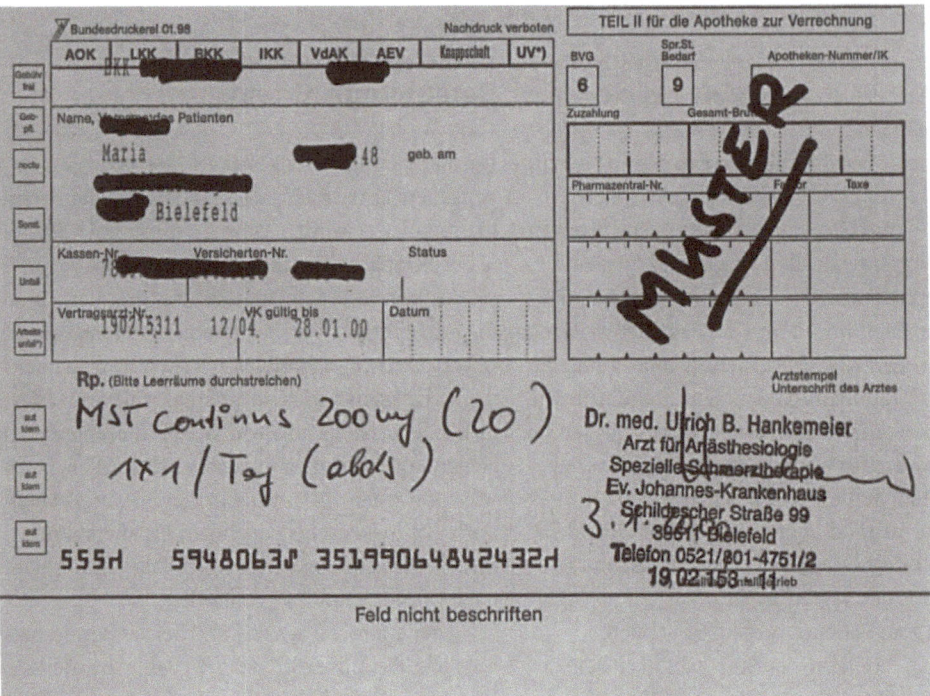

■ Abb. 3a

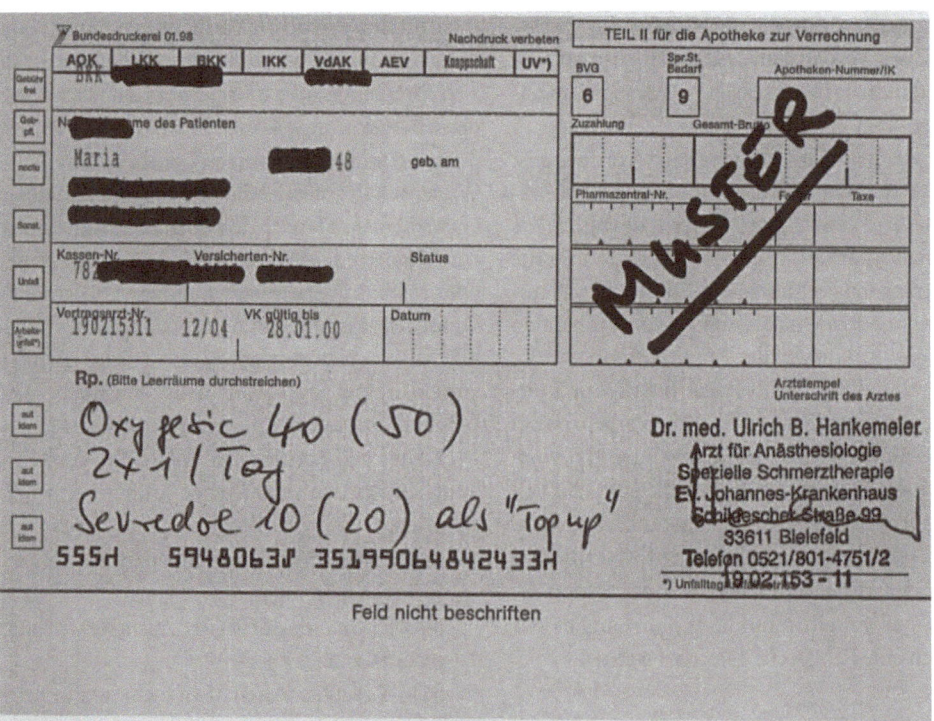

■ Abb. 3b

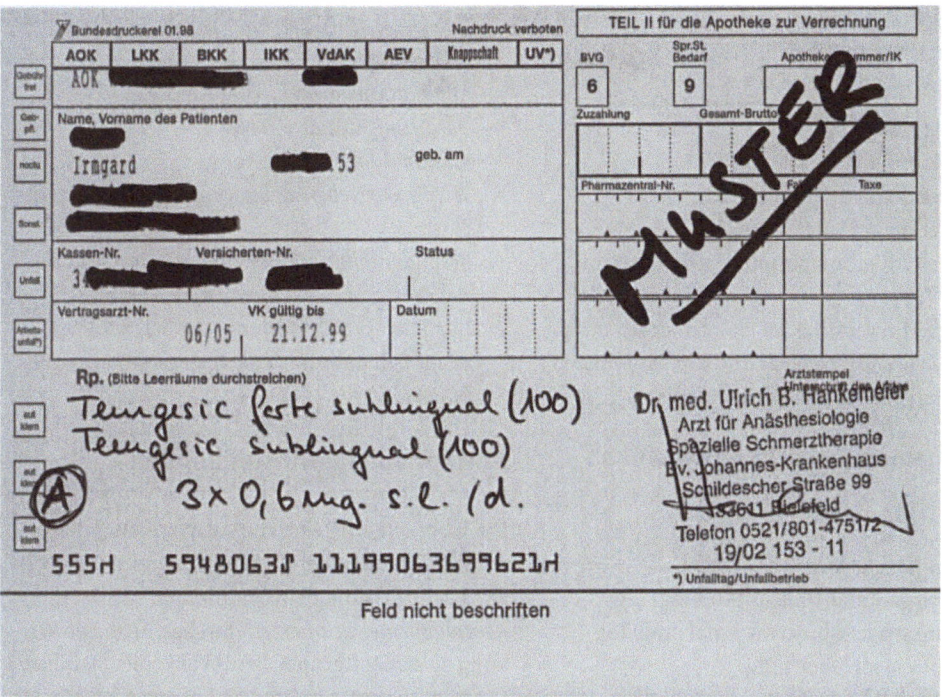

□ Abb. 3a–c. Betäubungsmittelrezept mit Dosierungsangabe (**a**). Bis zu 2 Opioide dürfen auf einem Rezept aufgeführt sein (**b**). Bei Überschreitung der Höchstdosis ist das Betäubungsmittelrezept mit einem eingekreisten »A« zu kennzeichnen (**c**)

- Bei Überschreitung der Höchstdosis ist das BTM-Rezept mit einem eingekreisten »A« zu kennzeichnen (□ Abb. 3c).
- Die jeweiligen Durchschläge der ausgefüllten Rezepte müssen über 5 Jahre mit fortlaufender Nummerierung – für die Behörden jederzeit einsehbar – aufbewahrt werden.

Nähere Einzelheiten zu der jeweils aktuellen Fassung der BTM-VV finden sich auf den letzten Seiten der jeweils aktuellen »Roten Liste«.

Adjuvanzien und Koanalgetika

Unter *Adjuvanzien* sind Medikamente zu verstehen, die die auftretenden Nebenwirkungen der Analgetikatherapie behandeln. Dies sind insbesondere z. B. Laxanzien und Antiemetika, aber auch Gastroprotektiva.

Unter *Koanalgetika* versteht man Medikamente, die eine eigene antinozizeptive Wirkung besitzen und damit zur Einsparung von Schmerzmitteln

beitragen oder deren Wirkung verstärken, jedoch keine Analgetika im eigentlichen Sinn sind. Hierzu gehören in erster Linie Antidepressiva, Antikonvulsiva, Bisphosphonate, Kortikosteroide und Neuroleptika. Zusätzlich kann man Anxiolytika, periphere Muskelrelaxanzien und Spasmolytika dazurechnen.

Antiemetika

Im Gegensatz zur Obstipation lassen Übelkeit und Erbrechen nach der Neueinstellung auf Opioide meist innerhalb weniger Tage (in der Regel nach 2 Wochen) nach. Antiemetika können also praktisch immer nach einigen Tagen wieder abgesetzt werden. Für die Konzipierung der Antiemetikatherapie gibt es *Stufenschemata*, analog zum Stufenschema der Analgetikatherapie.

Stufenschema der Antiemese bei Gastrostase

1. Metoclopramid
2. Dopmeridon

Stufenschema der Antiemese bei Opioidnebenwirkungen

1. Haloperidol
2. Metoclopramid
3. Haloperidol + Metoclopramid
4. Haloperidol + Domperidon
5. Haloperidol + Domperidon + Ondansetron

Für weitere Hinweise ▶ Kap. 15 »Internistisch-onkologische Tumorschmerztherapie« und Kap. 25 »Symptomkontrolle und spezielle Therapieprobleme«.

Medikamentenübersicht Antiemetika

Haloperidol (Haldol)

- *Applikationsformen:* Tbl., Trpf.
- *Dosierung:* initial 3-mal 0,3–0,5 mg/Tag, langsam steigern bis etwa 3-mal 1 mg/Tag (10 Trpf. entsprechen 1 mg)
- *Wichtigste Nebenwirkungen:* Müdigkeit, extrapyramidales Syndrom, Leukopenie

Metoclopramid (Paspertin, MCP-ratiopharm)

- *Applikationsformen:* Tbl., Trpf., Supp., Amp.
- *Dosierung:* 3- bis 6-mal 10 mg/Tag
- *Wichtigste Nebenwirkungen:* zentrale Erregung, motorische Unruhe, Leukopenie
- *Besonderheiten:* bei eingeschränkter Nierenfunktion Dosierung anpassen (reduzieren)

Domperidon (Motilium)

- *Applikationsformen:* Tbl., Trpf.
- *Dosierung:* 3-mal 10 mg/Tag
- *Maximaldosis:* 3-mal 40 mg/Tag
- *Wichtigste Nebenwirkungen:* extrapyramidales Syndrom (besonders bei Kindern), motorische Unruhe, Prolaktinfreisetzung

Dimenhydrinat (Vomex)

- *Applikationsformen:* Tbl., Kps., Saft, Supp., Amp.
- *Dosierung:* 3- bis 4-mal 50–150 mg/Tag
- *Maximaldosis:* 450 mg/Tag
- *Wichtigste Nebenwirkungen:* Sedierung, Glaukom, Mundtrockenheit, Exantheme

Ondansetron (Zofran)

- *Applikationsformen:* Tbl., Amp.
- *Dosierung:* initial 4–8 mg
- *Maximaldosis:* 32 mg/Tag
- *Wichtigste Nebenwirkungen:* Kopfschmerzen, Flush
- *Besonderheiten:* Außer Ondansetron sind weitere Substanzen dieser Klasse erhältlich. Der Therapieschwerpunkt der Setrone liegt in der Behandlung der zytostatikainduzierten Emesis.

Antikonvulsiva/Antiepileptika

Die Therapie mit Antikonvulsiva/Antiepileptika wird im Rahmen der Tumorschmerztherapie v. a. zur Beeinflussung neuropathischer, insbesondere *neuralgiformer Schmerzen* durchgeführt. Die Wirkung dieser Stoffgruppe beruht auf einer Stabilisierung der Nervenmembranen. Die guten Ergebnisse bei der Behandlung der Trigeminusneuralgie führten zu einer Ausdehnung des Indikationsbereichs auch auf neuropathische Tumorschmerzen.

Geeignete Medikamente sind insbesondere Gabapentin, Pregabalin, Carbamazepin und in Einzelfällen Phenytoin und Clonazepam. Die früher üblichen Plasmaspiegelbestimmungen (besonders bei Carbamazepin) sind nicht mehr notwendig, da die Antikonvulsiva nach klinischer Wirkung dosiert werden. Regelmäßige Laborkontrollen sind jedoch erforderlich.

Trotz einschleichender Dosierung tritt anfangs häufig (besonders bei Kombination mit Opioiden) eine stärkere Müdigkeit oder ein belastender Schwindel auf. Meist lassen diese Symptome jedoch im Laufe der Behandlung nach. In dieser Zeit sollte der Patient auf die aktive Teilnahme am Straßenverkehr verzichten.

Clonazepam hat den Vorteil, dass es tropfenweise dosiert werden kann, jedoch auch den Nachteil, dass es wegen seiner Zugehörigkeit zu den Benzodiazepinen bei manchen Patienten eine stärkere Müdigkeit hervorruft.

Medikamentenübersicht
Antikonvulsiva/Antiepileptika

Gabapentin (Neurontin)

- *Applikationsformen:* 1 Kps. à 100/300/400/600/800 mg
- *Dosierung:* initial 3-mal 100 mg/Tag, langsam steigern bis etwa 900 mg/Tag
- *Maximaldosis:* etwa 2800 mg/Tag, in Einzelfällen auch höher
- *Wichtigste Nebenwirkungen:* beeinflusst den Blutzuckerspiegel – Bestimmungen des Blutzuckerspiegels bei Diabetikern erforderlich!
- *Wichtigste Kontraindikationen:* Pankreatitis, Niereninsuffizienz
- *Besonderheiten:* Gabapentin hat gegenüber den anderen Antikonvulsiva den Vorteil einer geringeren Sedierung. Auffallend ist, dass es zwei Dosierungsschwerpunkte gibt: um 900 mg/Tag bzw. um 2800 mg/Tag. In Einzelfällen ist eine weitere Dosissteigerung unter stationären Bedingungen möglich. Bei eingetretener, aber nicht ausreichender Wirkung der erstgenannten Tagesdosis kann ein Versuch mit der höheren Tagesdosis durchgeführt werden.

Pregabalin (Lyrica)

- *Applikationsform:* 1 Kps. = 75/150/300 mg
- *Dosierung:* 150 mg (initial) – 600 mg /Tag, 2 Tagesdosen, in 3–7-tgl. Dosisschritten steigern,
- *Maximaldosis:* 600 mg / Tag
- *Wichtigste Nebenwirkungen:* Benommenheit, Schläfrigkeit, Einschränkung der Verkehrstauglichkeit
- *Wichtigste Kontraindikationen:* Bei Niereninsuffizienz Dosisreduktion nach Kreatinin-Clearance.
- *Besonderheiten:* Pregabalin wird zur Therapie von neuropathischen Schmerzen, Fibromyalgie, fibromyalgieassoziiertem Fatiguesyndrom, Angststörungen und Epilepsie eingesetzt. Die Zulassung erfolgte im September 2004 in Deutschland als erstem Land weltweit. Zum Zeitpunkt der Drucklegung dieses Buches lagen Erfahrungen aus Phase III-Studien mit ca. 10.000 Patienten vor. Als Vorteil wird u. a. die anxiolytische Komponente der Substanz bei Schmerzpatienten angesehen. Die Wirkung

bei neuropathischen Schmerzen soll zum Gabapentin vergleichbar sein – bei gleichzeitig geringeren Nebenwirkungen (NW). So fanden sich nur 13 % leichte NW (s.o.), 7 % NW bei der Placebovergleichsgruppe. Pharmakologische Wechselwirkungen mit anderen Substanzgruppen wurden als klinisch nicht relevant eingeschätzt. Eine Verstärkung atemdepressorischer Wirkungen bei Ethanol, Lorazepam und Oxycodon wurde nicht beobachtet. Kognitive und motorische Auswirkungen dieser Pharmaka werden jedoch verstärkt. Die Zulassung wurde beantragt zur Therapie von peripheren neuropathischen Schmerzen im Erwachsenenalter und zur Zusatztherapie bei Epilepsie.

Carbamazepin/Carbamazepin ret. (Tegretal/Tegretal ret., Timonil/Timonil ret.)

- *Applikationsformen:* 1 Tbl. à 100/200/400 mg; 1 Retard-Tbl. à 100/150/200/300/400/600 mg; Saft (5 ml = 1 Messlöffel) à 100 mg; Suspension (5 ml) à 100 mg
- *Dosierung:* einschleichende Dosierung, initial 100–200 mg, bevorzugt abends, später 2-malige Gabe eines Retardpräparats
- *Maximaldosis:* bis 1200 mg/Tag, in Einzelfällen auch höher
- *Wichtigste Nebenwirkungen:* Sedierung, Schläfrigkeit, Ataxie, Schwindel, Blutbildveränderungen, Herzrhythmusstörungen, renale Natriumsekretionsstörung
- *Wichtigste Kontraindikationen:* AV-Block, schwere Leberfunktionsstörungen

Clonazepam (Rivotril)

- *Applikationsformen:* 1 Tbl. à 0,5/2 mg; 20 Trpf. (= 1 ml) à 2,0 mg (1 Trpf. = 0,1 mg); 1 Amp. à 1 mg
- *Dosierung:* individuelle Einstellung, am besten mit Trpf.; initial morgens 3, mittags 3, abends 5 Trpf. (abendlicher Schwerpunkt); durchschnittlich erforderliche Dosierung: morgens 5, mittags 5, abends 10 Trpf.
- *Maximaldosis:* sehr unterschiedlich, etwa 4–5 mg/Tag
- *Wichtigste Nebenwirkungen:* Müdigkeit, insbesondere in der Initialphase, Muskelrelaxation, Schwindel

— *Wichtigste Kontraindikation:* Myasthenia gravis
— *Besonderheiten:* Da Clonazepam ein Benzodiazepinabkömmling ist, darf die Medikation nicht plötzlich unterbrochen, sondern muss schrittweise ausgeschlichen werden, da ansonsten mit einer Entzugssymptomatik mit zerebralen Krampfanfällen zu rechnen ist.

Phenytoin (Zentropil, Phenhydan)

— *Applikationsformen:* 1 Tbl. à 100 mg; 1 Amp. à 250 mg
— *Dosierung:* initial 2-mal 50–100 mg/Tag, evtl. nach klinischer Wirkung steigern
— *Maximaldosis:* 400 mg/Tag
— *Wichtigste Nebenwirkungen:* Leberfunktionsstörungen; sonst wie Carbamazepin

Antidepressiva

Trizyklische Antidepressiva sind nichtselektive Monoamin-Reuptake-Inhibitoren (NSMRI). Sie werden seit langen Jahren erfolgreich bei chronischen neuropathischen Schmerzen eingesetzt. Dies gilt insbesondere bei Vorliegen von Dysästhesien und Parästhesien. Antidepressiva werden in der Behandlung von tumorbedingten Schmerzen jedoch nicht als Analgetikaersatz eingesetzt, da sie bezüglich des analgetischen Effekts und ihres verzögerten Wirkungseintritts z. B. den verwendeten Opioiden weit unterlegen sind. Für die neuen *selektiven Serotonin-Reuptake-Hemmer* (SSRH) gibt bislang keinen Nachweis einer analgetischen Wirkung. Ist nur eine antidepressive Wirkung gewünscht, sind die SSRH wegen ihres günstigeren Nebenwirkungsprofils von Vorteil.

In niedriger Dosierung führen trizyklische Antidepressiva zu einer *affektiven Schmerzdistanzierung*, die jedoch nicht auf Kosten einer starken Sedierung (!) erfolgen sollte (die Auseinandersetzung des Tumorpatienten mit seiner Erkrankung sollte nicht beeinträchtigt werden). Stimmungsaufhellung und Schlafförderung können erwünschte Wirkungen sein. So hat es sich als günstig erwiesen, sich von einigen wenigen Antidepressiva gute Kenntnisse anzueignen, um mit ihnen bezüglich Wirkungen, Nebenwirkungen und Kontraindikationen sicher umzugehen. Insbesondere bewährt haben sich in der Schmerztherapie:

— Amitriptylin,
— Doxepin,
— Clomipramin,
— Maprotilin.

> Äußerst wichtig ist – und diese Information muss dem Patienten beim Verschreiben der Substanzen gegeben werden –, dass der Eintritt der gewünschten Wirkung der Antidepressiva erst nach ungefähr 10–14 Tagen erfolgt und bis zu diesem Zeitpunkt hauptsächlich Nebenwirkungen (Mundtrockenheit, Müdigkeit, Obstipation, Harnverhalt) bemerkt werden.

Auch muss der Patient darüber aufgeklärt werden, dass die Antidepressiva zwar zu den Psychopharmaka gehören, aber keine Toleranzentwicklung im Sinne eines Wirkungsverlusts und kein Suchtpotenzial aufweisen.

Bei Patienten mit nächtlichen Schlafstörungen sollten *sedierende Antidepressiva* (Amitriptylin oder Doxepin) mit abendlichem Schwerpunkt, bei Patienten mit Antriebsschwäche Medikamente mit *antriebssteigernder Wirkung* (z. B. Clomipramin) mit morgendlichem Schwerpunkt gegeben werden. Bei Patienten mit Suizidgedanken und Schmerzen hat sich als *stabilisierendes Antidepressivum* z. B. Maprotilin bewährt.

Medikamentenübersicht trizyklische Antidepressiva

Amitriptylin/Amitriptylin ret./ Amitriptylinoxid (Saroten ret., Generika)

— *Applikationsformen:* 1 Drg. à 10/25 mg; 1 Retard-Kps. à 25/50/75 mg; 1 Tbl. à 30/60/90/120 mg; 1 Amp. (= 2 ml) à 50 mg
— *Dosierung:* initial 10–25 mg (abends), später Steigerung nach Wirkung möglich
— *Maximaldosis:* bei der Indikation »Schmerztherapie« selten > 150 mg/Tag
— *Wichtigste Nebenwirkungen:* Sedierung, Mundtrockenheit, Akkommodationsstörungen, Harnverhalt
— *Wichtigste Kontraindikationen:* Glaukom, Prostatahypertrophie (Restharnbildung),

höhergradige AV-Blockierung, akutes Delir, akute Intoxikation mit zentral wirkenden Substanzen
- *Besonderheiten:* Amitriptylin ist ein leicht sedierendes Antidepressivum, bei dem die geringe Antriebssteigerung nach der Sedierungsphase eintritt.

Doxepin (Aponal, Generika)

- *Applikationsformen:* 1 Drg. à 10/25 mg; 1 Tbl. à 75/100 mg; 20 Trpf. (= 1 ml) à 10 mg; 1 Amp. (= 1 ml) à 25 mg
- *Dosierung:* initial 10–25 mg zur Nacht; Steigerung nach klinischer Wirkung möglich
- *Maximaldosis:* selten > 150 mg/Tag
- *Wichtigste Nebenwirkungen:* wie bei Amitriptylin
- *Wichtigste Kontraindikationen:* wie bei Amitriptylin
- *Besonderheiten:* Doxepin sediert etwas mehr als Amitriptylin und ist mittels abendlicher Infusion (25–75 mg) gut geeignet, einen schmerzgeplagten Tumorpatienten in den ersten Behandlungstagen wieder in einen befriedigenden Schlaf-Wach-Rhythmus zu bringen.

Clomipramin/Clomipramin ret. (Anafranil, Generika)

- *Applikationsformen:* 1 Drg. à 10/25 mg; 1 Retard-Tbl. à 75 mg; 1 Amp. (= 2 ml) à 25 mg
- *Dosierung:* initial 2-mal 10 mg (tagsüber, nicht abends!); je nach klinischem Effekt Steigerung möglich
- *Maximaldosis:* selten > 150 mg/Tag erforderlich
- *Wichtigste Nebenwirkungen:* Myoklonien, verstärkt Albträume, Unruhe; sonst wie bei Amitriptylin
- *Wichtigste Kontraindikationen:* wie bei Amitriptylin
- *Besonderheiten:* Clomipramin hat primär einen leicht antriebssteigernden Effekt. Insbesondere bei (leicht) agitierten Patienten sollte Clomipramin nicht gegeben werden. Patienten mit Suizidgedanken oder mit Schlafstörungen sollten ebenfalls ein eher sedierendes Antidepressivum erhalten.

Maprotilin (Ludiomil, Generika)

- *Applikationsformen:* 1 Tbl. à 10/25/50/75 mg; 1 Amp. (= 2 ml) à 25 mg
- *Dosierung:* initial (je nach Indikation) 2-mal 10–25 mg/Tag; Steigerung nach klinischem Effekt möglich
- *Maximaldosis:* selten > 150 mg erforderlich
- *Wichtigste Nebenwirkungen:* wie bei Amitriptylin
- *Wichtigste Kontraindikationen:* wie bei Amitriptylin
- *Besonderheiten:* Da Maprotilin ein ausgewogenes Verhältnis zwischen Sedierung und Antriebssteigerung besitzt, hat sich diese Substanz (evtl. als Infusion!) besonders bei Patienten bewährt, die Suizidabsichten äußern.

Bisphosphonate

Bisphosphonate sind Analoga des physiologisch vorkommenden Pyrophosphats mit Bindung an Hydroxylapatit an der Knochenoberfläche, und zwar dort, wo Osteoklasten liegen. Diese verlieren ihren Bürstensaum, ihre Resorptionstätigkeit wird vermindert, die osteoklastenbedingte Knochenresorption sowie die Neubildung von Osteoklasten werden verringert. Sie hemmen also (in niedrigen Dosierungen) die durch Osteoklasten induzierte *pathologische Knochenresorption* bzw. die *Differenzierung von Osteoklasten* aus unreifen Vorstufen.

Ihre Aktivität wird gesteigert durch Strukturveränderungen am Molekül (z. B. Verlängerung der Seitenkette, Hydroxylgruppe am C-Atom, Einführung eines N-Atoms: Pamidronsäure, Ibandronsäure, Zoledronsäure).

Osteolysen im Knochen werden nicht durch die Tumorzellen selbst hervorgerufen, sondern durch deren Produktion von *Mediatoren* (TGF-α, PTHrP, Prostaglandine, Prokathepsin D, PNF, EGF, Interleukine). Durch diese Substanzen erfolgt eine Aktivierung der Osteoklasten, die ihrerseits wiederum durch Mediatorsubstanzen Tumorzellen aktivieren. Hierdurch kommt es zu einem Circulus vitiosus: Knochenabbau $\rightarrow$ Schmerzen $\rightarrow$ pathologische Fraktur $\rightarrow$ Immobilisation $\rightarrow$ Erhöhung des Serumkalziumspiegels $\rightarrow$ Hyperkalzämie.

Effekte von Bisphosphonaten

- Osteoklastenhemmung (Anzahl und Aktivität)
- Auftreten neuer Osteolysen ↓
- Fortschreiten vorhandener Osteolysen ↓
- Tumorinduzierte Skelettkomplikationen ↓:
  - Knochenschmerzen ↓
  - pathologische Frakturen ↓
  - Notwendigkeit von Radiotherapie und chirurgischen Interventionen ↓
- Hyperkalzämierate ↓
- Analgetikaverbrauch ↓
- Lebensqualität ↑
- Strukturelle knöcherne Integrität ↑
- Freisetzung von Wachstumsfaktoren ↓
- Wachstumsverzögerung der Tumorzellen (?)
- Viszerale (extraossäre) Metastasierung ↓ (?)
- Metastasenfreies Intervall ↑
- Gesamtüberleben ↑ (?)
- Apoptoseeinleitung
- Antiangiogenetische Eigenschaften (?)
- Inhibition verschiedener Knochenresorptions-marker:
  - NTP (N-Telepeptid)
  - KAP (knochenspezifische alkalische Phosphatase)
  - DPD (freies Deoxypyridinolin)

Das *Wirkprinzip* der Bisphosphonate ist nicht restlos geklärt; angenommen werden Apoptose, Änderung der Adhäsionsmoleküle und der Proteasen sowie Synergismus zwischen zytotoxischen Substanzen und Bisphosphonaten (z. B. bei gleichzeitiger antineoplastischer Therapie mit Zytostatika oder Hormonen). Bisphosphonate werden rasch aus dem Blut eliminiert (70 % Knochenretention – Halbwertszeit im Knochen: Monate bis Jahre –; 30 % renale Ausscheidung).

Indikationen für den Einsatz von Bisphosphonaten

- Therapie der Wahl bei Hyperkalzämie
- Schmerzhafte osteolytische (auch osteoplastische) Knochenmetastasen solider Tumoren (z. B. Mamma-, Prostatakarzinom)
- Plasmozytom/multiples Myelom
- Primäre Osteoporose
- Tumortherapieinduzierte Osteoporose
- Adjuvant/präventiv bei Mammakarzinom mit immunzytologischem Tumorzellnachweis im Knochenmark (»isolierte disseminierte Tumorzellen«, IDT), zurzeit in Studien überprüft
- M. Paget

Mittlerweile sind Bisphosphonate der 4. Generation (Aminobisphosphonate, Derivate von Pamidronat) verfügbar. Einzelne Bisphosphonate unterscheiden sich hinsichtlich des Applikationswegs, des Dosierungsschemas und der Dosis, der Bioverfügbarkeit (pharmakokinetische Wirksamkeit) sowie der Toxizität. Vorteile der neueren, »potenteren« Bisphosphonate sind die Reduktion der Dosis und die Verkürzung der Infusionszeit; dadurch ist die ambulante Applikation leichter durchführbar (Bisphosphonate wie Etidronat, Clodronat, Pamidronat: langsame Infusion über 1–4 h, je nach Dosierung; Ibandronat, Zoledronat: in Dosierung von 2–4 mg wirksam, direkte i.v.- Injektion möglich).

Medikamentenübersicht Bisphosphonate

Etidronsäure (Diphos, Etidronat)

- *Applikationsformen:* 1 Tbl. à 200/400 mg
- *Dosierung:* 400 mg/Tag

Clodronsäure (Bonefos, Ostac)

- *Applikationsformen:* 1 Kps. à 400 mg; 1 Tbl. à 520/800 mg; 1 Amp. à 300 mg
- *Dosierung:* 2 Tbl. bzw. 4 Kps./Tag; 1 Amp./Tag in 500 ml Glukose bzw. NaCl
- *Maximaldosis:* 3200 mg/Tag

Alendronsäure (Fosamax)

- *Applikationsform:* 1 Tbl. à 10 mg; à 70 mg
- *Dosierung:* 1 Tbl./Tag; 1 Tbl./Woche

Pamidronsäure (Aredia)

- *Applikationsform:* 1 Amp. à 15/30/60/90 mg
- *Dosierung:* 15–90 mg/Behandlungsserie

Ibandronsäure (Bondronat)

- *Applikationsformen:* 1 Kps. à 5/10/20/50 mg; 1 Amp. (= 1 ml) à 1 mg; 1 Amp. (= 2 ml) à 2 mg
- *Dosierung:* 20–50 mg/Tag; 2–6 mg in 10–250 ml NaCl (in 10–60 min)/Tag
- *Maximaldosis:* 6 mg/Tag

Zolendronsäure (Zometa)

- *Applikationsform:* 1 Amp. (4 mg Pulver + 5 ml Lösungsmittel)
- *Dosierung:* 4 mg in 100 ml NaCl bzw. 5 % Glukose
- *Maximaldosis:* 8 mg/Tag

Für alle Bisphosphonate:

- *Nebenwirkungen:* Der schwerwiegendsten Nebenwirkung, dem akuten Nierenversagen, kann mit Einhalten der empfohlenen Dosierung und der empfohlenen Infusionsdauer sowie ausreichender Flüssigkeitszufuhr begegnet werden. Bei oraler Applikation besteht keine Nephrotoxizität. Im Allgemeinen sind Bisphosphonate gut verträglich. Neben einer vorübergehenden Akute-Phase-Reaktion (Fieber, Muskelschmerzen) bei Aminobisphosphonaten sind gastrointestinale Symptome (Übelkeit, Erbrechen, Diarrhö) v. a. bei oraler Applikation die häufigsten Nebenwirkungen. Eine regelmäßige Kontrolle von Elektrolyten (insbesondere Kalzium, Magnesium, Phosphat) und Retentionswerten ist notwendig. Bei Hyperkalzämie haben zu erfolgen: Rehydratation und Erhöhung der renalen Kalziumausscheidung durch Furosemid.
- *Wichtigste Kontraindikation:* manifeste Niereninsuffizienz
- *Besonderheiten:* Bei oraler Applikation erfolgt nur eine geringe Resorption bei vorhandener Wirksamkeit. Da die Absorption aller Bisphosphonate durch Nahrungsaufnahme oder kalziumhaltige Flüssigkeiten gestört wird, ist die Einnahme eine halbe oder eine Stunde vor dem Frühstück zu empfehlen, am besten mit einem vollem Glas Wasser! Die klinische Wirksamkeit von Ibandronat entweder 6 mg i.v. oder 50 mg oral ist vergleichbar. Die Therapie erfolgt entweder oral fortlaufend für 1–2 Jahre oder i.v. in 3- bis 4-wöchentlichen Intervallen. Zoledronat ist ein Bisphosphonat der 4. Generation und evtl. besser wirksam.

Cannabinoide

Cannabis sativa – der Hanf, aus dem Haschisch gewonnen wird – hat Tradition als Heilmittel. Aus der Pflanze können verschiedene zentralwirksame Substanzen gewonnen werden, die die antiemetischen, analgetischen, antiepileptischen, psychotropen und spasmolytischen Effekte der Cannabisextrakte bedingen. Der wichtigste Inhaltsstoff ist *Tetrahydrocannabinol* (THC), das in Deutschland unter dem Namen Dronabinol als Grundstoff für die Herstellung von Arzneimitteln erhältlich ist und verordnet werden darf. Die Verwendung von anderen Cannabisprodukten ist in Deutschland derzeit nur zu medizinischen Studienzwecken genehmigt. Ziel dieser Studien ist es, standardisierte Cannabisextrakte herzustellen, die entsprechend den natürlichen Gemischen nebenwirkungsärmer angewendet werden können als die isolierten Einzelwirkstoffe.

Indikationen zum Einsatz des Tetrahydrocannabinols sind u. a. Antiemese (insbesondere bei zytostatikainduziertem Erbrechen), Appetitanregung bei konsumierenden Erkrankungen, neuropathische Schmerzen (z. B. Phantomschmerzen) und Muskelspastiken (z. B. bei multipler Sklerose). Bezüglich seiner analgetischen Wirkung wird THC als Substanz der Stufe III des WHO-Stufenschemas eingeordnet. Hierbei ist die analgetische Wirkung nicht als ausreichend für eine alleinige Therapie einzustufen, sondern THC sollte immer nur gezielt als supportiver Teil eines Gesamtkonzepts eingesetzt werden. Nach Mitteilungen der herstellenden Pharmafirma werden die unterschiedlichen Wirkungen des Dronabinols wie in ◘ Abb. 4 dargestellt eingeschätzt. Wissenschaftliche Untersuchungen für diese Wirkungen liegen nicht vor.

Da das in Deutschland bislang verfügbare Harz nur als Grundsubstanz für die Herstellung von nichtretardierten Fertigarzneimitteln verwendet wird, ist unabhängig von der Applikationsart eine 3-mal tägliche (8-stündliche) Gabe notwendig. Nach *oraler Gabe* setzt die Wirkung innerhalb von bis zu 60 min ein. Ein Wirkungsmaximum wird nach 2–4 h erreicht. Der analgetische und der psychotrope Effekt halten bis zu 6 h, der antiemetische und der appetitstimulierende Effekt länger (bis 24 h) an. Nach längerer hochdosierter Einnahme von Dronabinol wurden bei Gesunden psychische und physische Abhängigkeit beobachtet, eine Dronabinolsucht wird bei Verwendung therapeutischer Dosierungen dennoch für ungewöhnlich gehalten. Bei Aids-Patienten gab es auch bei längerer Anwendung keine Hinwei-

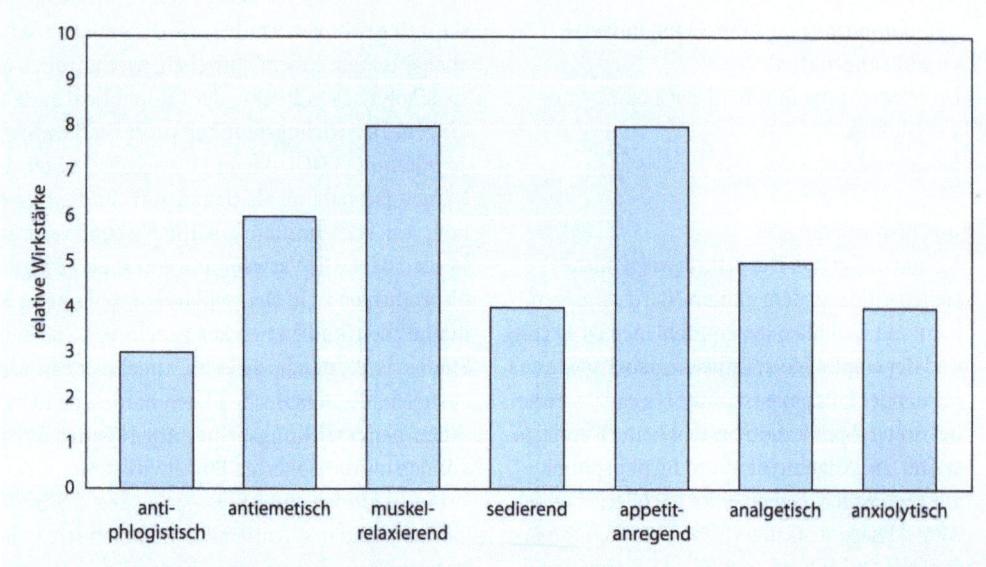

□ **Abb. 4.** Unterschiedliche Wirkungen von Dronabinol. (Diese Angaben sind einem Firmenprospekt entnommen; wissenschaftliche Untersuchungen zu diesen Wirkungen liegen nicht vor.)

se auf Missbrauch bzw. THC-induzierte Persönlichkeits- oder Verhaltensveränderungen.

Die *Verordnung von THC* wird auf einer Betäubungsmittelverordnung unter dem Namen »Dronabinol« als »ölige« Tropfen (2,5 %) oder als Kapsel à 5 mg zur oralen Applikation oder als Inhalationskonzentrat ausgeführt.

Medikamentenübersicht Cannabinoide

Tetrahydrocannabinol (Dronabinol)

- *Applikationsformen:* 1 Kps. à 5 mg; ölige Trpf. (= 3 Trpf.) à 2,5 mg; Konzentrat zur Inhalation
- *Dosierung:* initial 2- bis 3-mal 2,5 mg/Tag; Steigerung nach klinischer Wirkung
- *Maximaldosis:* selten > 20 mg/Tag; abhängig von den psychotropen Nebenwirkungen
- *Wichtigste Nebenwirkungen:* Tachykardie, Blutdruckveränderungen, Sedierung, Angstpsychosen, Verwirrtheit, Euphorie, Konjuktivitiden
- *Wichtigste Kontraindikationen:* grenzwertig kompensierte kardiale Situation
- *Besonderheiten:* Alternativ zu Dronabinol kann über die Auslandsapotheke das Fertigarzneimittel »Marinol« aus den USA geordert werden. Das Präparat ist unverhältnismäßig

teuer, und die Beschaffung dauert, je Bestellung, 2–3 Wochen.

Gastroprotektiva

Mittlerweile ist durch Studien belegt worden, dass die gastroprotektive Wirkung von Antazida und H_2-Rezeptoren-Blockern zur Ulkusprophylaxe bei WHO-I-Stufe-Analgetika nicht ausreichend ist. Patienten mit der Notwendigkeit insbesondere einer Behandlung mit NSAR und einem großen individuellen Risiko für gastrointestinale Komplikationen (Ulkus, Blutung) sollten, je nach Indikation, daher mit selektiven *COX-2-Hemmern* behandelt werden oder alternativ prophylaktisch begleitend ein Präparat der neuen Generation der *Protonenpumpenhemmer* – z. B. Omeprazol (Antra; 20 mg/Tag), Lansoprazol (Lanzor; 15–30 mg/Tag) oder Misoprostol (Cytotec; 4-mal 200 µg/Tag) – einnehmen. Es sind Generika als Alternative verfügbar.

Kortikosteroide

Glukokortikosteroide werden wegen ihrer antiödematösen und antiphlogistischen Wirkung häufig als Koanalgetikum in der Tumorschmerztherapie eingesetzt. Zusätzlich haben natürlich auch die allgemein roborierenden, appetitsteigernden und stimmungsaufhellenden Wirkungen beim Tumorpatienten einen günstigen Effekt. Als besondere Indikationen gelten *neuropathische Schmerzen*, die ursächlich von einer Nerven- oder Rückenmarkkompression herrühren.

Weitere Indikationen sind Hirndruck in Folge von Tumoren oder Metastasen, metastasen- oder tumorbedingte Knochen- und Gelenkschmerzen sowie Leberkapselspannungsschmerzen. Auch bei Schmerzen infolge von Lymphödemen oder Entzündungen sollte der Einsatz von Kortikosteroiden diskutiert werden.

Medikamentenübersicht (Kortikosteroide)

Dexamethason (Fortecortin)

- *Applikationsformen:* 1 Tbl. à 0,5/1,5/4/8 mg; 1 Amp. (= 1/2 ml) à 4/8 mg (epidural: ▶ Kap. 7)
- *Dosierung:* initial 8–24 mg/Tag, nach 1 Woche evtl. reduzieren; bei Hirndruck ggf. wesentlich höhere Dosen
- *Wichtigste Nebenwirkungen:* Erhöhung von Blutzuckerwert und Blutdruck, Erhöhung des Thromboserisikos
- *Wichtigste Kontraindikationen:* Magen-Darm-Ulzera, akuter Herpes zoster, akuter Herpes simplex, Glaukom, schwere Osteoporose, psychiatrische Grunderkrankung (z. B. Psychose)
- *Besonderheiten:* insbesondere bei gleichzeitiger Gabe von Glukokortikosteroiden und NSAR sollte unbedingt eine gastroprotektive Therapie mit Protonenpumpenhemmern durchgeführt werden, um eine Blutung (Ulkus) zu vermeiden.

Laxanzien

Mit einer *Obstipation* ist bei jeder Opioidtherapie – unabhängig davon, ob mit mittelstarken oder starken Opioiden behandelt wird – zu rechnen. Unterschiede gibt es nur bei einzelnen Pharmaka in der Ausprägung der Obstipation. So ist bekannt, dass Dihydrocodein häufig eine sehr starke, Tilidin-Naloxon – wenn überhaupt – nur eine geringgradige Obstipation verursacht.

Opioide erhöhen den *Sphinktertonus* im Pylorus. Hierdurch kommt es zu einer verlängerten Verweildauer des Mageninhalts. Durch *Tonuserhöhung in der Darmmuskulatur* entsteht eine verstärkte Haustrierung im Darm. Opioide binden an spezielle Rezeptoren im Plexus myentericus und verhindern so die Freisetzung von Azetylcholin. Dies führt zu einer Reduktion der Darmmotorik. Außerdem haben Opioide antisekretorische und absorbtive Effekte an Dünn- und Dickdarm mit vermehrter Eindickung des Darminhalts.

> Diese Opioidwirkungen unterliegen keiner Toleranzentwicklung. Nur sehr selten können Patienten bei regelmäßiger Opioideinnahme auf die Behandlung der Nebenwirkung »Obstipation« durch Laxanzieneinnahme verzichten.

Die Erfahrung zeigt also, dass eine Obstipation insbesondere dann meist ausreichend gut zu behandeln ist, wenn man bei Beginn der Opioidtherapie mit der prophylaktischen Gabe von Laxanzien beginnt. Hierzu ist es dringend angezeigt, den Patienten (und seine Angehörigen) ausführlich über diese Nebenwirkung aufzuklären, um vorab eine ausreichende *Compliance* zu erreichen.

Für die Konzeption der Laxanzientherapie gibt es ein *Stufenschema* analog zum Stufenschema der Analgetikatherapie:
1. Macrogol,
2. Macrogol + Laxoberal,
3. Macrogol + Liquidepur,
4. Macrogol + Laxoberal + Obstinol,
5. Macrogol + Laxoberal + Obstinol + Sup./ Klysma/Einlauf,
6. Laxoberal + Obstinol + Gastrografin,
7. Rizinusöl,
8. manuelle Ausräumung.

Medikamentenübersicht Adjuvanzien, Koanalgetika, Laxanzien

Makrogol (Movicol; osmotisch wirksames Abführmittel)

- *Applikationsform:* 1 Btl.
- *Dosierung:* 1–2 Btl./Tag

Laktulose

- *Applikationsform:* Saft
- *Dosierung:* 1- bis 2-mal/Tag 2 Esslöffel

Natriumpicosulfat (Laxoberal; salinisches Abführmittel)

- *Applikationsformen:* 1 Tbl. à 5 mg; Trpf. (= 1 ml à 7,5 mg)
- *Dosierung:* 1–2 Tbl./Tag; 10–20 Trpf./Tag

Bisacodyl (Dulcolax; darmstimulierendes Abführmittel)

- *Applikationsformen:* 1 Drg. à 5 mg; 1 Supp. à 10 mg
- *Dosierung:* 1–4 Drg. abends; 1–2 Supp./Tag

Sennoside (z. B. Liquidepur; darmstimulierendes Abführmittel)

- *Applikationsformen:* 1 Tbl. à 18 mg; Lösung (100 ml)
- *Dosierung:* 1–1,5 Tbl./Tag; 2-mal 1 Teelöffel Lösung/Tag

Sennoside (z. B. Agiolax; darmstimulierendes Abführmittel)

- *Applikationsform:* Granulat à 2,6 g Wirksubstanz (1 Teelöffel = 5 g)
- *Dosierung:* 1- bis 3-mal 1 Teelöffel/Tag

Dickflüssiges Parafin (Obstinoen)

- *Applikationsform:* Emulsion (100 g = 48,43 g Wirksubstanz)
- *Dosierung:* 2–3 Esslöffel/Tag

Trizoesäure (Gastrografin; jodhaltiges Kontrastmittel)

- *Applikationsform:* Lösung (100 ml)
- *Dosierung:* 50–100 ml/Tag

Sorbitol, Natriumzitrat (Mikroklist; salinisches Abführmittel)

- *Applikationsform:* Lösung (5 ml)
- *Dosierung:* 1 Klistier/Tag

Weitere Einzelheiten zum Thema »Symptomkontrolle der Obstipation« finden sich in ▶ Kap. 25 »Symptomkontrolle und spezielle Therapieprobleme«.

Neuroleptika

Neuroleptika bewirken durch ihren Eingriff in aminerge Transmittersysteme (z. B. Dopamin) eine *affektive Schmerzdistanzierung*. Bei Kombination mit Opioiden soll es zu einer Potenzierung des analgetischen Effekts kommen. Dennoch ist die prinzipielle Kombination von Opioiden und Neuroleptika wegen der erhöhten Nebenwirkungsrate (z. B. Sedierung) eher nicht sinnvoll und als Ersatz für eine ausreichenden Analgetikadosierung nicht geeignet.

Die Substanzen wirken in niedriger Dosierung *schlaffördernd* und durch ihren Angriff im Bereich der Chemorezeptortriggerzone der Area postrema *antiemetisch*. Die Intensität der Wirkungsqualitäten variiert, je nach Medikament.

Hauptindikationen der Neuroleptika als adjuvante Medikamente sind also:

- *Übelkeit/Erbrechen:* bevorzugt Haloperidol (Haldol), aber auch Levomepromazin (Neurocil); in Extremsituationen im stationären Bereich Dehydrobenzperidon i.v.;
- *Agitiertheit;*
- *Sedierung und Schlafanbahnung:* Promethazin, Levomepromazin;
- *Halluzinationen.*

Für Näheres zu diesen Indikationen ▶ Kap. 25 »Symptomkontrolle und spezielle Therapieprobleme«.

Als weiteres Neuroleptikum wäre *Thioridazin* (Melleril) zu nennen, welches zusätzliche anxiolytische und antidepressive Wirkungen aufweist.

Tranquilizer

Bei vielen Tumorpatienten bestehen auch nach erfolgreicher Behandlung der Schmerzen weiterhin *Schlafstörungen*. Die mit der Dunkelheit einkehrende Ruhe führt bei den Patienten zu Nachdenken und Grübeln über den weiteren Krankheitsverlauf. Angst und Einschlafstörungen sind die Folge. Auf Dauer führen diese zu einer Senkung der Schmerzschwelle und einer Anhebung des Schmerzniveaus. In weitaus den meisten Fällen genügt eine etwas höhere Opioiddosis am Abend oder ein sedierendes Antidepressivum. Gelegentlich ist dies jedoch nicht ausreichend, und zur Gewährleistung einer erholsamen Nachtruhe muss zusätzlich ein Tranquilizer angeordnet werden. Hat der Patient bereits mit einem Präparat gute Erfahrungen gemacht, sollte es prinzipiell beibehalten werden. Ist dies nicht der Fall, sind kurz- oder mittellang wirksame Präparate, wie z. B. Temazepam oder Triazolam, wegen des fehlenden morgendlichen »hang-over« zu bevorzugen.

Auch in der Behandlung von Patienten in der Finalphase kommen anxiolytische Medikamente zum Einsatz (▶ Kap. 29 »Schmerztherapie in der Finalphase«).

Medikamentenübersicht Tranquilizer

Temazepam (Planum, Generika)

- *Applikationsformen:* 1 Kps. à 10/20 mg
- *Dosierung:* 10–30 mg zur Nacht
- *Nebenwirkungen:* Schwindel, Benommenheit, Kopfschmerzen
- *Kontraindikation:* Myasthenia gravis

Triazolam (Halcion)

- *Applikationsformen:* 1 Tbl. à 0,25/0,5 mg
- *Dosierung:* 0,25–1 mg zur Nacht
- *Nebenwirkungen:* Schwindel, Koordinationsstörungen, Kopfschmerzen, Pruritus, Singultus, Diarrhö, Augenbrennen
- *Kontraindikationen:* eingeschränkte Leber- und Nierenfunktion

Muskelrelaxanzien

Muskelverspannungen sind eine häufige Schmerzursache bei tumor- oder therapiebedingten Körperfehlhaltungen sowie vorbestehenden degenerativen Gelenkerkrankungen. Klinisch imponieren Druckdolenz der Muskulatur, Muskelhartspann oder Myogelosen, die durch Irritation benachbarter Nerven zu weiteren Schmerzen führen können. Der entstehende Circulos vitiosus kann durch die Substanzgruppe der Muskelrelaxanzien unterbrochen werden. Zwar wirken Benzodiazepine verstärkt auf die präsynaptische GABAerge Hemmung der α-Motoneuron-Aktivität, fördern jedoch die Sedierung und bedingen bei Daueranwendung eine Senkung der Schmerzschwelle und eine Anhebung des Schmerzniveaus. Eine Anwendung zur Therapie von Muskelverspannungen sollte nur unter enger Indikationsstellung erfolgen.

Neben dem bereits oben genannten Flupirtin (WHO-Stufe I) sind *Tetrazepam* und *Tolperison* weitere therapeutische Möglichkeiten. Ergänzend zur medikamentösen Schmerztherapie empfehlen sich ggf. *regionalanästhesiologische Techniken.*

Medikamentenübersicht Muskelrelaxanzien

Tetrazepam (Musaril)

- *Applikationsform:* 1 Tbl. à 50 mg
- *Dosierung:* 3-mal 25–50 mg/Tag
- *Maximaldosis:* 300–400 mg/Tag
- *Wichtigste Nebenwirkungen:* Müdigkeit, paradoxe Reaktionen, Schwindel, Entzugssymptome bei Absetzen
- *Wichtigste Kontraindikation:* Myasthenia gravis

Tolperison (Mydokalm)

- *Applikationsform:* 1 Tbl. à 50 mg
- *Dosierung:* 3-mal 50–150 mg/Tag
- *Maximaldosis:* 450 mg/Tag
- *Wichtigste Nebenwirkungen:* Müdigkeit, Schwindel, Entzugssymptome bei Absetzen
- *Wichtigste Kontraindikation:* Myasthenia gravis

Spasmolytika

Parasympatholytika führen über ihre hemmende Wirkung an der glatten Muskulatur des Magen-Darm-Kanals, der Gallenwege und der Harnwege zur Dämpfung des parasympathischen Tonus und zur Beseitigung parasympathisch bedingter Spasmen. *Indikationen* für den Einsatz von Spasmolytika sind also krampfartige Schmerzen im Magen-Darm-Kanal sowie der Gallen- und Harnwege, weiterhin Tenesmen von Blase und Darm. Neben Butylscopolamin hat auch Metamizol eine deutliche spasmolytische Wirkung.

Medikamentenübersicht Spasmolytika

Butylscopolamin (Buscopan)

- *Applikationsformen:* 1 Drg. à 10 mg;
  1 Supp. à 10 mg; 1 Amp. (1 ml) à 20 mg;
  1 Injektionsflasche (= 10 ml) à 200 mg

◘ **Tabelle 2.** Indikationen der Koanalgetika. (Nach Twycross 1982b)	
Schmerzursache	**Koanalgetika**
Knochenmetastasen	Kortikoide
Nervenkompression oder -infiltration	Kortikoide Antikonvulsiva Neuroleptika
Kopfschmerz bei Hirndruck	Kortikoide Diuretika Antikonvulsiva (Anfallsprophylaxe)
Lymphödem	Kortikoide Diuretika
Muskelspasmen	Muskelrelaxanzien
Weichteilinfiltrationen	Kortikoide
Kapselschmerz (Leber, Milz)	Kortikoide

— *Dosierung:* 3- bis 6-mal 10–20 mg/Tag
— *Maximaldosis:* etwa 100 mg/Tag
— *Wichtigste Nebenwirkungen:* Akkommodationsstörungen, Tachykardie, Mundtrockenheit
— *Wichtigste Kontraindikationen:* Glaukom, Prostataadenom mit Restharnbildung, Stenosen im Magen-Darm-Kanal, Tachyarrhythmie, schwere Zerebralsklerose

Zusammenfassende Bemerkungen

Therapieziel der medikamentösen Tumorschmerztherapie ist die möglichst schnelle und weitgehende Schmerzreduktion mit wenig beeinträchtigenden Nebenwirkungen, zudem ein Patient, der wach und kommunikationsfähig sowie möglichst unabhängig von ärztlicher Hilfestellung ist und damit die größtmögliche Lebensqualität hat. Nochmals betont sein muss die dynamische Komponente von Tumorschmerzen, die eine kontinuierliche Überwachung von Wirkung und Nebenwirkungen der Behandlung erforderlich macht.

Nur ein geringer Prozentsatz der Patienten kann bis zuletzt mit Nichtopioidanalgetika ausreichend therapiert werden. Etwa die Hälfte der Patienten erlangen über längere Zeit mit Medikamenten der WHO-Stufe II eine zufriedenstellende Analgesie; die meisten Patienten müssen jedoch irgendwann mit starken Opioiden behandelt werden. Am häufigsten eingesetzte Koanalgetika sind Antidepressiva, Antikonvulsiva, Bisphosphonate, Kortikosteroide und Neuroleptika. Die Behandlung krankheitsbedingter Symptome – wie z. B. Obstipation, Diarrhö, Inappetenz, Übelkeit, Erbrechen usw. –, also eine Symptomkontrolle, gehört selbstverständlich zu einer sinnvollen Therapie und wird in ► Kap. 25 »Symptomkontrolle und spezielle Therapieprobleme« näher ausgeführt. Eine zusammenfassende Übersicht über die Indikationen der Koanalgetika gab schon Twycross (1982b; ◘ Tabelle 2).

Exemplarische Therapiepläne

Auf Basis der in den vorangegangenen Abschnitten erläuterten Richtlinien sollte für den einzelnen Patienten ein Therapieplan in übersichtlicher und verständlicher Form erstellt und ihm mitgegeben werden. Bewährt hat sich ein Formular in Form eines

Stundenplans, in das die einzelnen Medikamente mit Dosisangaben zu den Einnahmezeitpunkten eingetragen werden.

> Die Einnahmezeiten sollten – neben der Beachtung der Wirkungsdauer der einzelnen Medikamente – die Lebensgewohnheiten des Patienten mit einbeziehen. Als erster Medikationszeitpunkt wird die individuelle Aufwachzeit des Patienten gewählt.

Der Therapieplan sollte auch einen Vermerk über Art und Indikation von *Zusatzmedikamenten* (»Top-up«-Medikamente) beinhalten (◻ Abb. 5). Der Patient muss über die Einnahmehäufigkeit dieser Zusatzmedikamente Buch führen, um später die Dosierung der Medikation evtl. anpassen zu lassen.

Der Therapieplan in ◻ Tabelle 3 stellt die mögliche Behandlung eines Patienten mit starken Knochenschmerzen aufgrund multilokulärer Skelettmetastasierung dar. Dieser Plan ist natürlich nur als Anhalt gedacht und muss jeweils individuell geändert werden. Das bei Knochenschmerzen sehr gut

wirksame nichtsteroidale Antirheumatikum *Diclofenac* ist aufgrund seiner retardierten Applikationsform ideal mit *Morphin* in Form von MST-Tbl. im 12-h-Rhythmus kombinierbar. Die um 8.00 Uhr beginnende Tagesmedikation ist der Aufwachzeit des Patienten angepasst; auf Diclofenaczäpfchen wurde auf Wunsch des Patienten verzichtet. Die Komedikation aus Antiemetikum, Laxans und Antidepressivum zur Nacht ist durch einen Protonenpumpenhemmer zur Ulkusprophylaxe ergänzt worden (evtl. kann das Antidepressivum wegen seiner 3–4 h andauernden Resorptionszeit auch entsprechend früher eingenommen werden). Die Bedarfsmedikation besteht in diesem Fall sinnvollerweise aus der nichtretardierten Applikationsform des bereits als Dauermedikation eingesetzten nichtsteroidalen Antirheumatikums.

Als *Beispiel für die Umstellung einer Schmerztherapie* von WHO-Stufe II auf WHO-Stufe III sei hier der Medikationsplan einer Patientin erläutert (◻ Tabelle 4), die an einem Mammakarzinom mit Metastasen im Bereich des Plexus brachialis leidet und dementsprechend stärkste Schmerzen an der linken

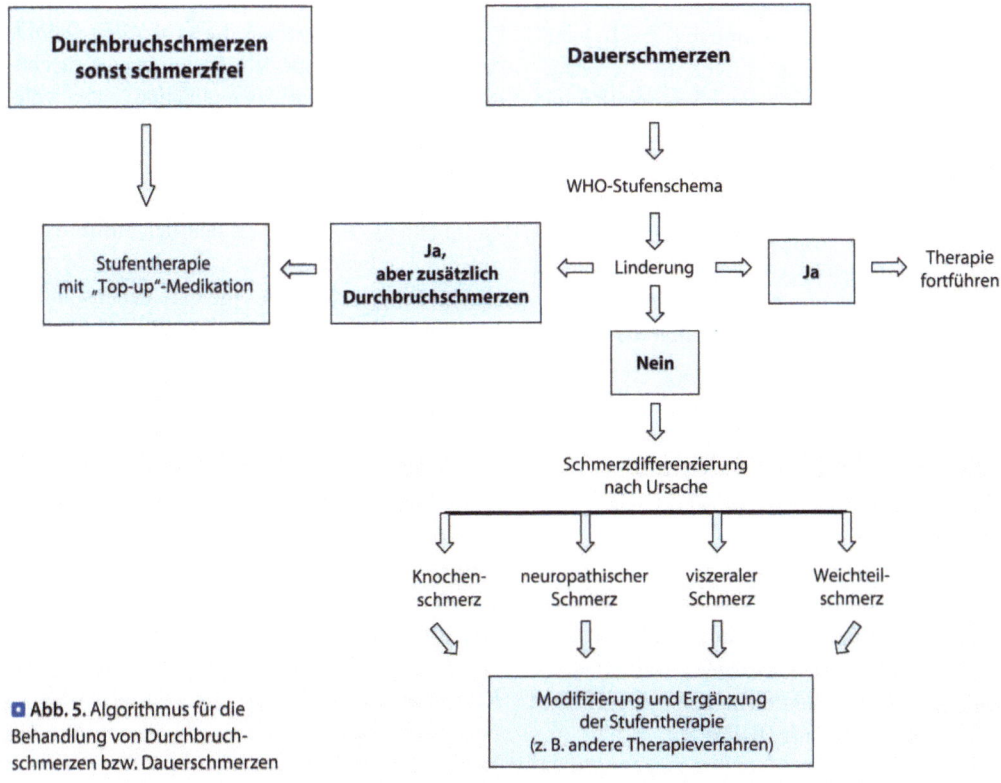

◻ **Abb. 5.** Algorithmus für die Behandlung von Durchbruchschmerzen bzw. Dauerschmerzen

◘ Tabelle 3. Stundenplan für Medikamenteneinnahme

8.00 Uhr	1 Drg.	Voltaren retard (= 100 mg)	Schmerzmittel
	1 Tbl.	MST 30 Mundipharma (= 30 mg)	Schmerzmittel
	3 Trpf.	Haldol (= 0,3 mg)	gegen Übelkeit
	1 Btl.	Movicol	Abführmittel
	1 Tbl.	Lanzor	Magenschutz
14.00 Uhr	3 Trpf.	Haldol (= 0,3 mg)	
20.00 Uhr	1 Drg.	Voltaren retard (= 100 mg)	
	1 Tbl.	MST 30 Mundipharma (= 30 mg)	
	5 Trpf.	Haldol (0 0,5 mg)	
Zur Einschlafzeit	1 Tbl.	Aponal (10 mg)	
Bedarfsmedikation		Bei Schmerzen zusätzlich 1 Tbl. Voltaren à 50 g (maximal 2-mal/Tag)	

Thoraxseite und in der linken Schulter hat und zusätzlich über blitzartige, unerträgliche (also neuropathische, neuralgiforme) Schmerzen im Arm berichtet, die teilweise bis zum Ellbogen, oft auch bis in die Finger ausstrahlen. Die bisherige Schmerztherapie erfolgte mit Metamizol (1000 mg alle 4–6 h), zusätzlich mit Tramadol (80–100 mg), bis zu 5-mal täglich »bei Bedarf«. Diese typische Situation erfordert wegen der jetzt insuffizienten Schmerztherapie eine Umstellung auf WHO-Stufe III. Dabei ist es zunächst erforderlich, die richtige Morphindosierung per Titration zu finden. Wegen der Nervenkompressionsschmerzen wurden zusätzlich ein Kortikoid und ein Antikonvulsivum verabreicht. Übelkeit und Obstipation wurden prophylaktisch behandelt, zusätzlich ein Protonenpumpenhemmer als Gastroprotektivum gegeben.

Medikamente in der Schmerztherapie bei Niereninsuffizienz und Dialyse

Patienten mit einer Tumorerkrankung haben nicht selten eine Niereninsuffizienz oder sind Dialysepatienten. ◘ Tabelle 5 listet die renale Elimination, die erforderliche Dosisreduktion bei Niereninsuffizienz und die Verluste bei einer Dialyse auf.

Alternativen zur oralen Therapie

Wenn die orale, transdermale oder sublinguale medikamentöse Schmerztherapie bei Karzinompatienten wegen insuffizienter Wirkung und/oder therapieresistenten Nebenwirkungen an ihre Grenzen stößt, kommen als Alternativen die *subkutane Opioiddauerinfusion* oder spezielle Techniken der rückenmarknahen Medikamentenapplikation (▶ Kap. 7 »Rückenmarknahe Verfahren«) infrage.

Die Indikation insbesondere zur subkutanen Dauerinfusion ist vorab kritisch zu überprüfen, da die Abhängigkeit vom Arzt deutlich zunimmt. Es muss immer bedacht werden, dass neben der suffizienten Schmerztherapie eine gute Lebensqualität des Krebspatienten das Ziel sein sollte.

Eine langfristige *subkutane Opioidtherapie* wird daher von den Autoren nicht empfohlen. Insbesondere jedoch in speziellen Situationen – wie bei schwersten Schmerzattacken, akuten Ereignissen in speziellen perioperativen Situationen, bei Komapatienten oder in der Finalphase – ist die subkutane Opioidtherapie mit Perfusor eine gute Alternative. Das Vorgehen bewirkt das Erreichen stabiler Blutspiegel und ermöglicht eine perfekte Titration der Schmerzen. Auf dem Gerätemarkt erhältlich sind tragbare Kleinstperfusoren, die über einen dünnen Schlauch mit einer subkutanen Kanüle verbunden werden. Die Fließgeschwindigkeit ist programmierbar.

■ Tabelle 4. Beispiel einer Umstellungsphase von WHO-Stufe II auf WHO-Stufe III

Freiname	Handels-name, z. B.	1. Tag	3. Tag	5. Tag	7. Tag	10. Tag	14. Tag
Morphin, nicht-retardiert	Sevredol	6-mal 10 mg	6-mal 20 mg	6-mal 30 mg	–	–	–
Morphin, retardiert	MST	–	–	–	2-mal 90 mg	2-mal 90 mg	2-mal 100 mg
Ibuprofen	Ibuphlo-gont	2-mal 800 mg	2-mal 800 mg	2-mal 800 mg	2-mal 800 mg	2-mal 800 mg	2-mal 800 mg
Dexa-methason	Forte-cortin	6–4–0 mg	6–4–0 mg	6–4–0 mg	6–0–0 mg	4–0–0 mg	2 mg
Carbama-zepin ret.	Tegretal ret.	2-mal 100 mg	2-mal 100 mg	2-mal 200 mg	2-mal 200 mg	2-mal 200 mg	3-mal 200 mg
Halo-peridol	Haldol	3-mal 0,5 mg	3-mal 0,5 mg	3-mal 0,5 mg	3-mal 0,5 mg	Versuchsweise abgesetzt	
Natrium-picosulfat	Laxoberal	15 Trpf.	15 Trpf.	20 Trpf.	20 Trpf.	20 Trpf.	20 Trpf.
Parafin	Obstinol N	–	10 ml	10 ml	10 ml	10 ml	10 ml
Omeprazol	Antra	1 Tbl. à 20 mg abends	1 Tbl. à 20 mg abends	1 Tbl. à 20 mg abends	1 Tbl. à 20 mg abends	1 Tbl. à 20 mg abends	1 Tbl. à 20 mg abends

Anmerkungen:
- Bei weiteren Schmerzen konnte die Patientin am ersten Tag zusätzlich normalfreisetzende Morphintabletten à 10 mg anfordern. Selbstverständlich kann die Analgetikadosisanpassung auch wesentlich schneller erfolgen (abhängig von der Schmerzintensität) als im genannten Beispiel.
- Wegen dieser von ihr angeforderten Zusatzmedikation wurde die Morphindosis am 3. und am 5. Tag gesteigert.
- Am 7. Tag wurde auf retardiertes Morphin umgestellt.
- Das als Antiemetikum eingesetzte Haloperidol wurde am 10. Tag versuchsweise abgesetzt.
- Ein Schmerzsyndrom mit neuropathischen Schmerzen infolge einer Plexusinfiltration ist immer äußerst schwierig zu behandeln. Insbesondere in der Umstellungsphase und bei Neueinstellung eines Patienten auf eine Schmerztherapie könnten zusätzliche Nervenblockaden des Ganglion stellatum hilfreich sein. Eine Dauertherapie mit regionalanästhesiologischen Verfahren ist nicht empfehlenswert (relativ kurzwirksame Maßnahme, Abhängigkeit des Patienten vom Therapeuten; kostbare Restlebenszeit des Patienten wird mit nur kurzwirkenden Therapien verbracht!).
- Strahlentherapeutisches und neurochirurgisches Konsil sind bei dieser Patientin erforderlich.

Tabelle 5. Medikamente in der Schmerztherapie bei Niereninsuffizienz und Dialyse

Medikament	Renale Elimination [%]	Dosis bei GFR von 20–30 ml/min [%]	Dosis bei terminaler Niereninsuffizienz [%]	Verluste bei Dialyse [%]	Bemerkungen
Opioide					
Morphin	90	50	50	25–50	
Codein	95	50	50	10–25	
Dihydrocodein		50	25		
Hydrocodon (Dicodid)	30–100	75	**Cave:** Wiederholung		
L-Polamidon (Methadon)	50	75	75	< 10	
Pethidin	90	75	75	< 10	
Buprenorphin	20	100	100	< 10	
Dextropropoxyphen (Develin)	30	75	75	< 10	
Fentanyl	90	75	75	< 10	
Piritramid	4	100	100		
Tilidin (Valoron N)	0	100	100	0	Werte für den wirksamen Metaboliten Nortilidin
Tramadol	85	75	50	25–50	
Nichtopoidanalgetika					
Paracetamol	100	100	50	25–50	
Metamizol	90	75	75	10–25	
Acetylsalicylsäure	100	50	50	10–25	
Diclofenac	65	100	50	< 10	
Ibuprofen	90	100	75	10–25	
Koanalgetika/Antidepressiva					
Doxepin (Aponal)	80	75	75	< 10	
Amitriptylin (Saroten)	60	75	75	< 10	
Clomipramin (Anafranil)	60	100	100	< 10	
Maprotilin (Ludiomil)	60	100	50	< 10	
Moclobemid (Aurorix)	100	75	75	< 10	
Lithium	100	50	10	25–50	

◻ Tabelle 5. Medikamente in der Schmerztherapie bei Niereninsuffizienz und Dialyse (Fortsetzung)

Medikament	Renale Elimination [%]	Dosis bei GFR von 20–30 ml/min [%]	Dosis bei terminaler Niereninsuffizienz [%]	Verluste bei Dialyse [%]	Bemerkungen
Koanalgetika/Neuroleptika					
Haloperidol	50	100	75	< 10	
Levomepromazin (Neurocil)	100	50	Ver-meiden	< 10	
Promethazin (Atosil)	70	75	50	< 10	
Thioridazin (Melleril)	30	100	Ver-meiden	< 10	
Triflupromazin (Psyquil)	50	50	**Cave:** Wieder-holung	< 10	
Koanalgetika/Antiepileptika					
Carbamazepin	75	75	75	10–25	
Phenytoin	80	100	100	10–25	
Gabapentin (Neurontin)		30	25		Keine Einnahme an dialysefreien Tagen
Weitere					
Baclofen (Lioresal)	90	Ver-meiden	Ver-meiden	10–25	
Tizanidin (Sirdalud)	70	75	50	< 10	
Memantin (Akatinol)	80	75	Ver-meiden	10–25	
Metoprolol (Beloc)	100	100	50	10–25	
Propranolol (Dociton)	100	75	50	< 10	
Verapamil (Isoptin)	90	75	50	< 10	
Clonidin	90	50	50	< 10	
Ondanstron (Zofran)	50	75	75	< 10	
Rizatriptan (Maxalt)		50	Ver-meiden		

GRF glomeruläre Filtrationsrate

Literatur

Agency of Health Care Policy and Research (AHCPR) (1994) Management of cancer pain. Clinical practice guideline no. 9. U.S. Department of Health and Human Services, Public Health Service, AHCPR, Publication March No. 94–0592

Ahmedzai S, Brooks D, on behalf on the TTS-Fentanyl Comparative Trial Group (1997) Transdermal fentanyl vs. sustained-release oral morphine in cancer pain: Preference, efficacy, and quality of life. J Pain Symptom Manage 13: 254–261

Björkmann R, Ullmann A, Hedner J (1993) Morphine-sparing effect of diclofenac in cancer pain. Eur J Clin Pharmacol 44: 1–5

Body JJ, Bartl R, Burckhardt P et al. for the International Bone and Cancer Study Group (1998) Current use of bisphosphonates in oncology. J Clin Oncol 16/12: 3890–3899

Brickenkamp R (1994) Test d2, Aufmerksamkeits-Belastungs-Test, 8. Aufl. Hofgrefe, Göttingen

Bromm B, Herrmann WM, Scharein E (1989) Comparison of the action of 2 effective analgetica. Experimental study: tramadol vs. tilidine/naloxone. Fortschr Med 107: 385–389

Bruera E, Belzile M, Pituskin E et al. (1998) Randomized, double-blind, cross-over trial comparing safety and efficacy of oral controlled-release oxycodone with controlled-release morphine in patients with cancer pain. J Clin Oncol 16/10: 3222–3229

Bruera E, Roca E, Cedaro, Carraro S, Chacon R (1985) Action of oral methylprednisolone in terminal cancer patients: a prospective randomized double-blind study. Cancer Treat Rep 69: 751–754

Bruera E, Sloan P, Mount B, Scott J, Suarez-Almazor for the Canadian Palliative Care Clinical Trials Group (1996) A randomized, double-blind, double-dummy, crossover trial comparing the safety an efficacy of oral sustained-release hydromorphine with immediate-release hydromorphine in patients with cancer pain. J Clin Oncol 14/5: 1713–1717

Campell FA et al. (2001) Are cannabinoids an effective and safe treatment option in the management of pain? A qualitative systemic review. Brit Med J 323: 13–16

DIVS (Deutsche Interdisziplinäre Vereinigung für Schmerztherapie) (1999) Leitlinien zur Tumorschmerztherapie. Tumordiagn Ther 20: 105–129

Donner B, Strumpf M, Dertwinkel R, Zenz M (1997) Richtige Anwendung von Fentanyl TTS entscheidend. Dsch Ärztebl 94: A-598–599

Ettinger AB, Portenoy RK (1988) The use of corticosteroids in the treatment of symptoms associated with cancer. J Pain Symptom Manage 3: 99–103

Expert Working Group of the European Association for Palliative Care (1996) Morphine in cancer pain: modes of administration. BMJ 312: 823–826

Feuerstein TJ (1997) Antidepressiva zur Therapie chronischer Schmerzen. Metaanalyse. Schmerz 3: 1–13

Fromique O, Siwek B, Body JJ (1999) Bisphosphonates inhibit breast cancer call proliferation. Calf Tissue Int 64 (Suppl 1) Abstr No P261, p115

Fulfaro F, Casuccio A, Ticozzi C, Ripmonti C (1998) The role of bisphosphonates in the treatment of painful metastatic bone disease: a review of phase III trials. Pain 78/3: 157–169

Grond S, Radbruch L, Neuser T, Sabatowski R, Loik G, Lehmann KA (1999) Assessment and treatment of neuropathic cancer pain following WHO guidelines. Pain 79/1: 15–20

Grond S, Zech DFJ, LynchJ, Radbruch L, Meuser T, Lehmann KA (1992) Validation of WHO-guidelines for cancer pain relief in 1339 patients. Xth World Congress of Anaesthesiologists, Den Haag, 12–19 June, A 271 (Abstract-Band)

Hanekop GG, Beck D, Ensik FBN (1996) Schmerztherapie bei Tumorpatienten. Onkologe 2: 556–573

Hankemeier U, Herberhold D, Graff J (1990) Anästhesiologie, Intensivtherapie, Notfallmedizin. Thieme, Stuttgart

Hankemeier U, Sorge J et al. (1999) Anleitung zur Tumorschmerztherapie bei Erwachsenen, 6. Aufl. DGSS-Arbeitskreis Tumorschmerz

Hartmann N, Zenz M (1986) Opiate und Fahrtüchtigkeit. In: Doenicke A (Hrsg) Schmerz – Eine interdisziplinäre Herausforderung. Springer, Berlin Heidelberg New York Tokio

Harvey HA, Lipton A (1996) The role of biphosphonates in the treatment of bone metasteses – the U.S. experience. Supp Care Cancer 4/3: 213–217

Henry D et al. (1996) Variability in risk of gastrointestinal complications with individual nonsteroidal anti-inflammatory drugs: Results of a collaborative meta-analysis. BMJ 312: 1563–1565

Hortobagyi GN, Thericault RL et al. (1996) Efficacy of pamidronate in reducing skeletal complications in patiens with breast cancer and lytic bone metasteses. N Engl J Med 335: 1785–1791

Husebø S, Klaschik E (2003) Palliativmedizin. Springer, Heidelberg Berlin New York Tokio

International Agranulocytosis and Aplastic Anemia Study (1986) Risks of agranulocytosis and aplastic anemia – a first report of their relation to drug use with special reference to analgesics. JAMA 256: 1749–1757

International Narcotics Control board, Consumption of narcotic drugs, 1998–2001

Kim T, Kim J, Kim S (1993) Extended-release formulation of morphine for subcutaneous administration. Cancer Chemother Pharmacol 33: 187–190

Kocher R (1981) Psychopharmaka bei chronischen Schmerzen. Schweiz Med Wochenschr 111: 1954–1964

Koeberle D, Baccus L, Thürlimann B, Senn HJ (1999) Pamidronate treatment in patients with malignant oestolytic bone disease and pain: a prospective randomized double-blind trial. Supp Care Cancer 7/1: 21–27

Krempien B, Manegold C (1993) Prophylactic treatment of skeletal metasteses, tumor enduced osteolysis and hypercalcaemia in rats with the biphosphonate C12MBP. Cancer 72/1: 91–98

Langmann MJS et al. (1994) Risks of bleeding peptic ulcer associated with the individual non-steroidal anti-inflummatory drugs. Lancet 343: 1075–1078

Lehmann KA, Zech D (eds) (1991) Transdermal fentanyl. Springer, Berlin Heidelberg New York Tokio

Luben V, Müller H, Lobisch M, Wörz R (1994) Behandlung von Tumorschmerzen mit Flurpirtin. Ergebnisse einer Doppelblindstudie vs. Tramadol. Fortschr Med 112/19: 282–286

McQuay HJ, Tramèr M, Nye BA, Carroll D, Wiffen PJ, Moore RA (1996) A systematic review of antidepressants in neuropathic pain. Pain 68: 217–227

Möller H, Flenker I (2001) Cannabis als Arzneimittel. Dtsch Apth Ztg 141: 2132–2140

Parris WC, Johnson BW Jr, Croghan MK et al. (1998) The use of controlled-release oxycodone for the treatment of chronic cancer pain: a randomized, double-blind study. J Pain Symptom Mangage 16/4: 205–211

Portenoy RK, Hagen NA (1990) Breakthrough pain – definition, prevalence and characteristics. Pain 41: 273–281

Posner JB (1987) Back pain and epidural spinal cord compression. Med Clin North Am 71: 185–205

Radbruch L, Donner B, Zenz M, Sabatowski R, Grond S (1999) Ambulante Einstellung der transdermalen Tumorschmerztherapie mit Fentanyl. Dtsch Ärztebl 96: A-2026–2028

Radbruch L, Zech DFJ, Grond S, Jung H, Meuser T (1994) Schmerzanalyse und -therapie beim Bronchialkarzinom. Chirug 65: 696–701

Rodriguez M, Barutell C, Rull M et al. (1994) Efficacy and tolerance of oral dipyrone vs. oral morphine for cancer pain. Eur J Cancer 30 A/5: 584–587

Roxane Laboratories, Inc. (1999) Physicians desk Referenc Marinol^R (dronabinol) Capsules. Columbus, Ohio

Saunders C, Baines M (1993) Living with dying: The management of terminal disease. Oxford University Press, Oxford

Schönweiß G (1998) Dialyse-Fibel, 2. Aufl. Abakiss, Bad Kissingen

Schug SA, Zech DFJ, Dörr U (1990) Cancer pain management according to WHO analgesic guidelines. J Pain Symptom Manage 5: 27–32

Schwabing W (o. J.) Arzneimitteldosierung bei Niereninsuffizienz. Dosierungstabellen der Nephrologischen Klinik München-Schwabing, unterstützt von Cilag Biotech

Sievert W, Stern AI, Lambert JR, Peacock T (1991) Low-dose antacids and nonsteroidal anti-inflammatory drug-induced gastropathy in humans. J Clin Gastroenterol 13 (Suppl I): S145–S148

Singh G, Ramey DR, Morfeld D, Shi H, Hatoum HAT, Fries JF (1996) Gastrointestinal tract complications of nonsteroidal anti-inflammatory drug treatment in rheumatoid arthritis. A prospective observational cohort study. Arch Intern Med 156: 1530–1536

Strumpf M, Herberg KW, Willweber-Strumpf A, Dertwinkel R, Donner B, Zenz M (1999) Neue Daten zur sicherheitsrelevanten Leistungsfähigkeit bei Patienten unter chronischer Opioidtherapie. Schmerz 13: S1–S76

Strumpf M, Köhler A, Zenz M, Willweber-Strumpf A, Dertwinkel R, Donner B (1997) Opioide und Fahrtüchtigkeit. Schmerz 11: 233–240

Twycross RG (1981) Rehabilitation in terminal cancer patient. Int Rehab Med 3: 135–144

Twycross RG (1982a) Ethical and clinical aspects of pain treatment in cancer patients. Acta Anaesthesiol Scand 74: 83–90

Twycross RG (1982b) Medical treatment of chronic cancer pain. Bull Cancer 667: 209–216

Twycross RG, Lack SA (1983) Symptom control in far advanced cancer: Pain relief. Pitman, London

Uhlenbrock S et al. (2002) Cannabisarzneimittel und ihre Herstellung in Apotheken. Krankenhauspharm 23: 159–164

Vainio A, Ollila J, Matikainen E, Rosenberg P, Kalso E (1995) Driving ability in cancer patients receiving long term morphine analgesia. Lancet 346: 667–670

Walsh TD (1984) Opiates and respiratory function in advanced cancer. Recent results. Cancer Res 89: 115–117

Williamson EM, Evans FJ (2000) Cannabinoids in clinical practice. Drugs 60: 1303–1314

Wong O, Chiu GL, Tsao CJ, Chang CL (1997) Comparison of oral controlled-release morphine with transdermal fentanyl in terminal cancer pain. Acta Anaesthesiol Sin 35/I: 25–32

World Health Organisation (1986) Cancer pain relief. WHO, Geneva

World Health Organisation (1990) Cancer pain relief and palliative care – report of a WHO expert committee. WHO, Geneva

World Health Organisation (1994) Cancer pain relief and opioid availability. WHO, Geneva

WHO (1996) Cancer pain relief: with a guide to opioid availability. WHO, Geneva

Yeomans ND, Swannell AJ, Walan A (1996) Direct comparison of omeprazole and misoprostol as maintenance treatment for NSAID-associated gastroduodenal ulcers, erosions an symptoms. Rheumatol Eur 25 (Suppl): 80

Yeomans ND, Swannell AJ, Wilson J, Naesdal J, Hawkey CJ (1997) Maintenance treatment for NSAID-associated ulcers and erosions with omeprazole, misoprostol and ranitidine: The ASTRONAUT and OMNIUM trials. Am J Gastroenterol 92: 1628

Yeomans N, Tulassy Z, Juhàsz L et al. (1998) A Comparison of omeprazole with ranitidine for ulcers associated with nonsteroidal antiinflammatory drugs. N Engl J Med 1/I: 719–726

Zech DFJ, Grond S, Lynch J et al. (1992) Transdermal fentanyl and initial dose-finding with patientcontrolled analgesia in cancer pain. A pilot study with 20 terminally ill cancer patients. Pain 50: 293–301

Zech DFJ, Grond S, Lynch J, Hertel D, Lehmann KA (1995) Validation of World Health Organisation guidelines cancer pain relief. Pain 63: 65–76

Zech DFJ, Lehmann KA, Grond S (1994) A new treatment option for chronic cancer pain. Eur J Pall Care 1: 26–30

Rückenmarknahe Verfahren

S. Grond, U. Hankemeier

Die rückenmarknahe (neuroaxiale) Applikation analgetisch wirkender Substanzen stellt eine Weiterentwicklung und Ergänzung der systemischen Pharmakotherapie dar, mit dem Ziel, Analgesie und Nebenwirkungen zu trennen. Epidural oder intrathekal verabreichte Analgetika führen zu einer segmentalen Hemmung des nozizeptiven Systems und zeigen bei regional begrenzten Schmerzen einen stärkeren und länger anhaltenden analgetischen Effekt als eine orale oder parenterale Gabe gleicher Dosis.

Die rückenmarknahe Applikation von Lokalanästhetika ist ein seit langem bewährtes Verfahren der Regionalanästhesie und postoperativen Schmerztherapie. Aufgrund der häufigen Beeinträchtigung von Sensibilität, Motorik und Hämodynamik und der potenziellen Wirkungsabschwächung durch Tachyphylaxie eignen sich Lokalanästhetika jedoch nur eingeschränkt zur Monotherapie chronischer Schmerzen.

Der Nachweis von Opioidrezeptoren im Rückenmark (1976) führte zum Konzept der neuroaxialen Opioidanalgesie. Den bestechenden theoretischen Vorteilen einer segmentalen Analgesie ohne systemische Opioidnebenwirkungen stehen als Nachteile die Invasivität des Verfahrens und das Risiko von Katheterkomplikationen entgegen. Hinzu kommt,

dass ein erheblicher Teil des Opioids systemisch resorbiert oder mit dem Liquor nach rostral bis ins Gehirn transportiert wird und somit periphere und supraspinale Effekte durchaus möglich sind.

Nach ihrer Einführung setzte sich die rückenmarknahe Opioidapplikation schnell durch und entwickelte sich bei regional begrenzten Schmerzen zu einem Standardverfahren. Nachdem heute die Grenzen und Komplikationen der neuroaxialen Therapie besser bekannt sind und gleichzeitig orales Morphin als Retardpräparation verfügbar ist, wird die Indikationsstellung differenzierter betrachtet.

Außer Opioiden wirken viele andere Substanzen auf die Weiterleitung nozizeptiver Information im Bereich des Hinterhorns ein, sodass weitere pharmakologische Entwicklungen auf diesem Gebiet zu erwarten sind. Bisher hat neben Opioiden und Lokalanästhetika nur Clonidin, insbesondere bei Deafferenzierungsschmerzen, eine breitere klinische Bedeutung gefunden. Darüber hinaus könnten es zukünftige Technologien ermöglichen, komplexe Retardzubereitungen mit einer mehrwöchigen Wirkungsdauer zu injizieren oder sekretorische Zellen intrathekal zu transplantieren, die über längere Zeiträume analgetisch wirksame Pharmaka produzieren.

Opioide

Pharmakokinetik

Entscheidend für die segmentale Wirkung rückenmarknaher Opioide ist der Anteil des Opioids, der vom Applikationsort zu den Rezeptoren der Hinterhörner gelangt. Nach epiduraler Applikation diffundiert das Opioid einerseits durch die Dura oder die Arachnoidgranulationen in den Liquor, andererseits wird es von epiduralen Blutgefäßen resorbiert und gelangt in die Blutzirkulation; darüber hinaus kann es ins umgebende Fettgewebe diffundieren. Diese Verteilungswege konkurrieren dabei in Abhängigkeit von den physikochemischen Eigenschaften des Opioids. Hydrophile Opioide (z. B. Morphin) erreichen den Liquorraum langsamer als lipophile Substanzen (z. B. Fentanyl, Sufentanil, Buprenorphin), werden gleichzeitig aber auch weniger von epiduralen Blutgefäßen und vom Fettgewebe resorbiert.

Nach Penetration in den Liquor bzw. nach intrathekaler Applikation diffundiert das Opioid entweder in das Rückenmark oder die spinalen Blutgefäße. Ein Teil des Opioids wird vorher mit dem Liquor nach rostral transportiert und erreicht damit höhere Segmente des Rückenmarks oder das Gehirn:

- *Hydrophile Opioide* diffundieren nur langsam in Rückenmark, Blutgefäße und Fettgewebe, sodass die Liquorkonzentration länger erhalten bleibt und nur allmählich abfällt.
- *Lipophile Substanzen* diffundieren schneller in das Rückenmark und erreichen die Rezeptoren früher als hydrophile. Gleichzeitig werden lipophile Opioide auch stärker von Fettanteilen im Bereich des Rückenmarks oder von Blutgefäßen absorbiert, sodass die Liquorkonzentrationen schnell wieder abnehmen. Mit fallendem Liquorspiegel werden lipophile Substanzen dem Konzentrationsgradienten schnell folgen und von den Rezeptoren zurückdiffundieren. Außerdem wird, wegen des schnell fallenden Liquorspiegels, ein geringerer Anteil der lipophilen Opioide nach rostral zu höheren Rückenmarkanteilen aszendieren, und dort entstehende Konzentrationen werden auch schnell wieder abfallen.

Zusammengefasst wird die Wirkung lipophiler Opioide schneller einsetzen und von kürzerer Dauer sein als die hydrophiler Opioide (■ Tabelle 1). Die analgetische Wirkung von epiduralem Morphin setzt erst nach 30–90 min ein, hält aber für 6–24 h an. Fentanyl beginnt bereits 10–15 min und Sufentanil 5–10 min nach epiduraler Gabe zu wirken, gleichzeitig ist die Wirkdauer von Fentanyl (2–3 h) und Sufentanil (2–4 h) kürzer. Lediglich Buprenorphin wirkt trotz seiner Lipophilie länger (9–15 h), weil es über eine sehr hohe Rezeptoraffinität verfügt. Ferner ist bei lipophilen Substanzen die Analgesie stärker segmental betont und die Gefahr einer späten Atemdepression, die erst viele Stunden nach Applikation durch

■ **Tabelle 1.** Einfluss der Lipidlöslichkeit der Opioide auf die neuroaxiale Analgesie. (Mod. nach Ready 1990)

Effekt	Lipidlöslichkeit gering (z. B. Morphin)	Lipidlöslichkeit hoch (z. B. Fentanyl)
Einsetzen der Analgesie	langsam	schnell
Dauer der Analgesie	lange	kurz
Liquorkonzentration	hoch	niedrig
Segmentale Begrenzung der Analgesie	gering	ausgeprägt
Dosiseinsparung gegenüber systemischer Gabe	ausgeprägt	gering

den rostralen Transport ins Atemzentrum ausgelöst wird, geringer.

> Die *Umrechnungsfaktoren* für äquianalgetische Dosierungen verschiedener Opioide können nicht von der systemischen auf die neuroaxiale Therapie übertragen werden, vielmehr nimmt die analgetische Potenz bei der intrathekalen Therapie mit der Lipidlöslichkeit ab. So sind für die epidurale Therapie mit Morphin nur etwa 30 % der intramuskulären Dosis erforderlich. Bei lipophilen Opioiden werden für die epidurale Therapie nahezu die gleichen Dosierungen benötigt, die für die systemische Therapie erforderlich sind. Für lipophile Opioide sind die Vorteile einer rückenmarknahen Applikation gegenüber einer systemischen demnach sehr begrenzt.

Diese klinischen Erfahrungen können nur so erklärt werden, dass von epidural appliziertem Morphin – trotz seiner langsamen Diffusion – ein im Vergleich zu lipophilen Opioiden größerer Anteil die Rezeptoren besetzt und für die spinale Analgesie zur Verfügung steht. Lipophile Opioide erreichen zwar schneller und in höherer Konzentration den Liquorraum, werden von dort aber so schnell ins benachbarte Fettgewebe und die systemische Zirkulation resorbiert, dass nur eine vergleichsweise geringe Menge wirklich ins Rückenmark diffundiert und an die Rezeptoren bindet.

Pharmakodynamik

Die Effekte der Opioide entstehen durch die Stimulation von Opioidrezeptoren in Gehirn, Rückenmark und peripherem Nervensystem. Es werden 3 Hauptgruppen von Rezeptoren, »μ«, »δ« und »κ«, differenziert, die sich hinsichtlich ihrer Verteilung im Organismus und ihrem Wirkungsspektrum unterscheiden. Für die Analgesie und wichtigsten Nebenwirkungen der neuroaxial meist eingesetzten Opioide hat der μ-Rezeptor die größte klinische Bedeutung. Der σ-Rezeptor wird nicht mehr den Opioidrezeptoren zugeordnet.

Morphin, Fentanyl und Sufentanil haben die selbe hohe intrinsische Aktivität, d. h. sie führen zu einer maximalen Stimulation der besetzten Opioidrezeptoren und können gleich starke analgetische Effekte bewirken. Sie unterscheiden sich lediglich in ihrer Affinität zum Rezeptor und benötigen unterschiedliche Konzentrationen (Sufentanil < Fentanyl < Morphin) zur Erzielung gleicher Effekte. Buprenorphin hat zwar auch eine hohe Rezeptoraffinität, weshalb niedrige Konzentrationen für eine lange Wirkzeit ausreichen, gleichzeitig aber eine niedrigere intrinsische Aktivität; es kann deshalb keine maximale Wirkung erzielen.

In Abhängigkeit von der Lokalisation des stimulierten Rezeptors können spinale, supraspinale und periphere Opioidwirkungen unterschieden werden. Spinale Wirkungen, insbesondere die Analgesie, entstehen durch Stimulation der Opioidrezeptoren im Rückenmark. Durch Resorption in das Gefäßsystem oder rostralen Liquorfluss gelangen Opioide in den Hirnstamm und verursachen supraspinale Effekte, wie Analgesie, Sedation, Atemdepression, Übelkeit und Erbrechen. Durch systemische Resorption erreichen die Opioide auch Rezeptoren des peripheren Nervensystem, die Obstipation und – nach neueren Erkenntnissen über in entzündetem Gewebe exprimierte Rezeptoren – auch Analgesie vermitteln.

In der klinischen Anwendung wird sich die Aktivität der Opioide nur bei niedrigsten Dosierungen oder für kurze Zeiträume auf einen Wirkungsort begrenzen. Es ist vielmehr wahrscheinlich, dass sich die Gesamtwirkung unabhängig vom Ort der Applikation aus spinalen, supraspinalen und peripheren Effekten zusammensetzt.

Analgesie

Analgesie wird durch die Stimulation von μ-, δ- oder κ-Rezeptoren in spinalen, supraspinalen oder peripheren regionalen Zentren bewirkt. Eine verbesserte Analgesie lässt sich durch Stimulation verschiedener Rezeptoren am gleichen Ort, gleicher Rezeptoren an verschiedenen Orten und der gleichzeitigen Stimulation analgetisch wirksamer Nichtopioidrezeptoren erzielen. Dieses Zusammenspiel ist physiologisch und entspricht dem natürlichen Prozess endogener Analgesie.

Die Besetzung der Opioidrezeptoren im dorsalen Horn führt zu einer segmentalen Analgesie. Die Analgesie geht nicht mit einer Beeinflussung der sensiblen Afferenzen oder der motorischen und autonomen Efferenzen einher. Der maximale analgetische Effekt ist in Höhe der Katheterspitze zu erwarten, wobei lipophile Substanzen deutlicher segmental wirken als das länger im Liquor verbleibende und damit aufsteigende Morphin.

Die Opioidrezeptoren in der Substantia gelatinosa sind prä- und postsynaptisch lokalisiert, und zwar besonders an den Synapsen, welche nozizeptive Potenziale von C-Fasern (primäre Afferenz) direkt oder über Interneurone an die Ausgangsneurone der aufsteigenden Schmerzbahn (»wide dynamic range neurons«) weiterleiten. Opioide unterdrücken somit v. a. über C-Fasern vermittelte dumpfe, diffuse, protopathische Schmerzen (z. B. Weichteil- oder Periostschmerzen).

Die Potenziale von A_δ-Fasern werden dagegen kaum beeinflusst, und gut lokalisierbare, epikritische Schmerzen (z. B. bei Hautinvasion), intermittierende Schmerzen sowie neuropathische Schmerzen lassen sich weniger gut beeinflussen.

Unterschiedliche Analgesiequalitäten verschiedener Opioide sind bisher nicht festgestellt worden. Dennoch kann im Einzelfall bei nicht ausreichender Wirksamkeit oder Unverträglichkeit ein *Wechsel des Opioids*, z. B. von Morphin auf Sufentanil, lohnend sein.

Unter »Toleranz« versteht man mit der Zeit nachlassende analgetische Effekte oder zunehmenden Dosisbedarf. Toleranz kann in vielen pharmakologischen Untersuchungen nachgewiesen werden, und zwar am sichersten, wenn schmerzfreie Probanden das Opioid vor dem nozizeptiven Stimulus erhalten. Im Gegensatz hierzu zeigen Opioide einen anhaltenden therapeutischen Wert in der Langzeitbehandlung chronischer Schmerzen. Die Ursachen dieses scheinbaren Kontrastes sind noch nicht vollständig erforscht.

Die *Toleranzentwicklung* wird seit langem auf eine Abnahme der Zahl und der Aktivität der Opioidrezeptoren zurückgeführt. Dieser Mechanismus allein erklärt jedoch nicht das Auftreten einer Hyperalgesie nach Opioidentzug. Es ist deshalb sehr wahrscheinlich, dass zusätzlich eine aktive Gegenregulation das Opioidsignal vermindert, die u. a. über NMDA-Rezeptoren vermittelt wird. In Tiermodellen kann die Toleranzentwicklung durch Koadministration von Clonidin, Ketamin und Lokalanästhetika sowie den Einsatz von Opioiden mit

hoher intrinsischer Aktivität verzögert und durch kontinuierliche Infusion beschleunigt werden.

Unerwünschte Wirkungen

Typische Nebenwirkungen der rückenmarknahen Opioidtherapie sind Atemdepression, Sedierung, Übelkeit, Erbrechen, Obstipation, Harnverhalt und Pruritus, wobei Harnverhalt und Pruritus häufiger als bei der systemischen Opioidgabe beobachtet werden, die anderen z. T. deutlich seltener (◘ Kap. 25: Symptomkontrolle und spezielle Therapieprobleme).

Die in der Literatur angegebenen Häufigkeiten (◘ Tabelle 2) zeigen jedoch eine sehr große Spannbreite, da verschiedene Patientengruppen, Medikamente, Dosierungen und Applikationsformen zugrunde lagen. Einerseits handelte es sich um gesunde Freiwillige ohne Schmerzen oder um Patienten mit postoperativen Schmerzen, deren Schmerzintensität bei Opioidapplikation nicht vorhersehbar war. Dabei wird die Applikation von teilweise hochdosierten Boli erwartungsgemäß häufig Nebenwirkungen verursachen. Andererseits handelte es sich um Patienten mit anhaltenden Tumorschmerzen, die nach sorgfältiger Dosistitration kontinuierlich oder regelmäßig rückenmarknahe Opioide erhielten. In dieser Gruppe traten Nebenwirkungen deutlich seltener auf. Die in einzelnen Publikationen angegebenen Häufigkeiten zeigen eine große Variabilität; entweder wurden alle Patienten berücksichtigt, die Nebenwirkungen aufwiesen, oder nur solche, bei denen die Nebenwirkungen ausgeprägt waren bzw. über einen längeren Zeitraum anhielten. Zukünftige Untersuchungen müssen die Intensität der Nebenwirkungen und deren zeitlichen Verlauf besser berücksichtigen.

Neurotoxizität

Vor jeder neuroaxialen Therapie müssen neurophysiologische und neuropathologische Untersuchungen eine Neurotoxizität der verwendeten Pharmaka ausschließen. Insgesamt liegen zu diesem wichtigen Aspekt nur wenige Untersuchungen vor.

Tierexperimentelle Untersuchungen und Therapieerfahrungen bei Patienten zeigen, dass Morphin, Fentanyl, Sufentanil und Buprenorphin in klinisch typischen Dosierungen und Konzentrationen nicht

Tabelle 2. Nebenwirkungen der rückenmarknahen Opioidanalgesie

Nebenwirkung	Akute Schmerzen oder Freiwillige [%][a]	Tumorschmerzen [%][b]
Atemdepression	0,09–3	0–2
Übelkeit	12–53	4–31
Erbrechen	30–53	4–26
Sedation, Obstipation	3–20 (–70)	2–25
Harnverhalten	15–50	2–39
Pruritus	1–100	0–26

a   Nach Bolusapplikation zur Behandlung akuter (postoperativer) Schmerzen oder zu Untersuchungen an Freiwilligen.
b   In der Dauerbehandlung von Tumorschmerzen.

neurotoxisch sind. Auch nach Mischung mit Lokalanästhetika und physiologischer Kochsalzlösung wird keine Neurotoxizität beobachtet. Für Clonidin gibt es bisher keinen Verdacht auf Neurotoxizität in klinisch üblicher Anwendung. In der Umgebung intrathekal oder epidural platzierter Katheter können jedoch entzündliche oder fibrotische Veränderungen auftreten. Diese sind unabhängig von den applizierten Substanzen und werden durch den Fremdkörper Katheter ausgelöst.

Nichtopioide

Die Weiterleitung nozizeptiver Information wird im Bereich des Hinterhorns über eine große Anzahl verschiedener Rezeptoren (z. B. Opioid-, NMDA-, GABA-, Serotonin-, α-adrenerge Rezeptoren) und entsprechender Transmitter moduliert. Eintreffende Schmerzen werden nicht mit einem einzelnen Rezeptortyp in Wechselwirkung treten, sondern vielfältige, sich gegenseitig beeinflussende Mechanismen in Gang setzen. Selbst kurze Schmerzreize können das Rückenmark für längere Zeit sensibilisieren und zu einer gesteigerten nozizeptiven Erregbarkeit führen.

Es scheint deshalb vorteilhaft, wenn eine Pharmakotherapie nicht eine einzelne Rezeptorart zum Ziel hat, sondern verschiedene schmerzsteigernde Mechanismen simultan unterdrückt. Eine Kombinationstherapie berücksichtigt die multifaktorielle Natur der klinischen Situation und hat sich nicht nur in der systemischen Schmerztherapie, sondern auch in modernen Therapieformen anderer Erkrankungen – wie Krebs, AIDS, Hypertonus und Sepsis – bewährt.

In vielen Kliniken werden Opioide bereits heute routinemäßig mit Lokalanästhetika oder Clonidin kombiniert. In der Zukunft werden sich weitere therapeutische Optionen ergeben; das Spektrum der untersuchten Substanzen reicht von Neuropeptiden und zentral wirksamen Pharmaka, wie Midazolam, Ketamin und Droperidol, bis hin zu – früher peripher wirksam genannten – Nichtopioidanalgetika.

In jedem Fall muss davor gewarnt werden, unerprobte Cocktails zu mischen und kritiklos rückenmarknah zu infundieren.

In Deutschland sind nur Morphin und Lokalanästhetika zur epiduralen oder intrathekalen Therapie und Sufentanil zur geburtshilflichen und postoperativen epiduralen Anwendung zugelassen.

Lokalanästhetika

Lokalanästhetika blockieren die Natriumkanäle und verhindern so die Entstehung und Weiterleitung von Aktionspotenzialen. Es können grundsätzlich alle

Nervenfasern und alle Sinnesqualitäten unterdrückt werden, sodass Lokalanästhetika im Gegensatz zu Opioiden nozizeptive Reize nicht selektiv blockieren. Bei geringen Konzentrationen am Wirkungsort kann sich jedoch ein Differenzialblock mit Bevorzugung dünner Nervenfasern ausbilden. Sympathische Efferenzen (B-Fasern) sowie schmerz- und temperaturleitende Afferenzen (A_δ- und C-Fasern) werden ausgeprägter und bei geringeren Konzentration blockiert als berührungs- und druckleitende Afferenzen (A_β-Fasern) und motorische Efferenzen (A_α-Fasern).

Die Ausbreitung der Nervenblockade wird von der Katheterposition sowie von Volumen und Dosis des Lokalanästhetikums bestimmt. Bei intrathekaler Applikation werden ab einer bestimmmten Höhe alle darunter liegenden Segmente blockiert. Bei epiduraler Applikation konzentriert sich die Blockade auf die Höhe der Katheterspitze und breitet sich von dort nach rostral und kaudal aus.

Die repetitive Gabe von Lokalanästhetika kann zur *Tachyphylaxie* (Wirkungsabschwächung) führen. Die genaue Ursache ist bisher unklar; pH-Wert-Veränderungen, Ödeme oder Mikrothromben könnten eine Rolle spielen. Tachyphylaxie wurde insbesondere für kurzwirkende Substanzen, wie Lidocain und Mepivacain, sowie bei großem Zeitintervall zwischen Rückbildung des Blocks und Gabe der Repetitionsdosis beschrieben.

Lokalanästhetika bewirken bereits in niedrigen Konzentrationen eine *Sympathikolyse*. Hieraus resultieren als meist erwünschte Begleitwirkung eine *Stimulation der Darmtätigkeit* sowie als meist unerwünsche Nebenwirkung Gefäßdilatation und Bradykardie mit (orthostatischer) Hypotonie. In höheren Konzentrationen werden auch Motorik und Tiefensensibilität blockiert und hierdurch Beweglichkeit und Gehfähigkeit eingeschränkt.

Neuroaxial applizierte Lokalanästhetika können wie Opioide nach rostral diffundieren und intravasal resorbiert werden und somit konzentrationsabhängig *systemische Nebenwirkungen* verursachen. Am häufigsten treten zerebrale Symptome auf, mit zunehmender Plasmakonzentration: Taubheit der Zunge, optische oder akustische Störungen, Bewusstseinseinschränkung, Krampfanfälle, Koma und Atemstillstand. Kardiovaskuläre Nebenwirkungen, wie Gefäßdilatation, Hypokinesie, Arrhythmie,

Bradykardie oder Herzstillstand, sind seltener, aber oft ernster und schwieriger zu behandeln.

Diese Komplikationen müssen ohne Zeitverzug symptomatisch behandelt werden, was gerade im ambulanten Bereich kaum gewährleistet ist. Injektionen von Lokalanästhetika in rückenmarknahe Kathetersysteme gehören nicht in Patientenhand. Sie sollten durch medizinisches Personal oder durch Bolusanforderung von einer programmierbaren Pumpe erfolgen.

α_2-adrenerge Agonisten

Absteigende Rückenmarkbahnen, die das nozizeptive System modulieren, hemmen die Schmerzweiterleitung nicht nur über Opioid-, sondern auch über adrenerge Rezeptoren. Die Stimulation α_2-adrenerger Rezeptoren im Bereich der Hinterhornzelle, z. B. durch Clonidin, wirkt deshalb analgetisch.

Diese antinozizeptive Wirkung ist unabhängig von Opioidrezeptoren und nicht durch Naloxon zu antagonisieren. Neben den spinalen werden supraspinale antinozizeptive Mechanismen postuliert, sodass auch systemisch verabreichte oder aus dem Epiduralraum resorbierte α_2-Agonisten analgetisch wirken. Die rückenmarknahe Applikation von α_2-Agonisten bietet die gleichen Vorteile wie die von Opioiden, zudem eine bessere Analgesie bei geringeren systemischen Nebenwirkungen. In der Kombinationsbehandlung wird die Wirksamkeit von Opioiden und Lokalanästhetika verstärkt.

Typische Nebenwirkungen des Clonidins sind Blutdruckabfall, Bradykardie und Sedation. Mit diesen Nebenwirkungen ist auch nach neuroaxialer Applikation zu rechnen, da Clonidin systemisch resorbiert wird.

Ketamin und andere Substanzen

Ketamin gehört zu den i.v. zu verabreichenden Narkotika und zeigt in subanästhetischen Dosierungen eine gute analgetische Wirkung. Am Hinterhorn des Rückenmarks wirkt Ketamin als N-Methyl-D-Aspartat-A(NMDA-)Rezeptorantagonist. NMDA-Rezeptoren sind Subtypen der L-Glutamatrezeptoren, welche durch Schmerzreize stimuliert werden, die Entwicklung einer Opioidtoleranz mit unterstützen und durch Sensibilisierung der nozizeptiven Leitungsbahn Phänomene wie Hyperalgesie, Vergrößerung rezeptiver Felder und Übererregbarkeit mitgestalten. Ketamin hat deshalb auch auf spinaler Ebene antinozizeptive Eigenschaften.

Eine analgetische Wirkung von epidural verabreichtem Ketamin (5–20 mg) bei Tumorschmerzen ist beschrieben; diese ist jedoch oft nicht sehr ausgeprägt und nicht bei allen Patienten nachweisbar. Die Möglichkeit einer Neurotoxizität ist noch nicht ausgeschlossen, eine Zulassung für die rückenmarknahe Therapie liegt nicht vor. Die Anwendung von epiduralem Ketamin kann derzeit nicht für die Routine empfohlen werden, höchstens als Ultima Ratio (Opioidallergie, therapieresistente Schmerzen).

Substanzen wie Droperidol, Neuropeptide (Octreotid, Somatostatin, Calcitonin), Benzodiazepine (Midazolam) und Zyclooxygenasehemmer (Diclofenac) wurden vereinzelt rückenmarknah appliziert. Die vorliegenden Erfahrungen reichen nicht aus. Zur Zeit ist ihr klinischer Einsatz sicher noch nicht zu empfehlen.

Kathetersysteme

Katheterimplantation

Für die Tumorschmerzbehandlung werden im Wesentlichen die gleichen Kathetersysteme und Techniken wie in der perioperativen und geburtshilflichen Anästhesie verwendet. Bei jeder Form der Langzeittherapie, insbesondere bei intrathekalen Kathetern, besteht ein hohes Infektionsrisiko, weshalb die Implantation unter streng sterilen Bedingungen in einem Operationssaal vorgenommen werden sollte.

Technik der Epiduralkatheteranlage

- Streng sterile Bedingungen: steriler Kittel, Haube, Mundschutz, sterile Handschuhe usw.
- i.v.-Verweilkanüle, übliche anästhesiologische Monitorüberwachung.
- Großflächige Desinfektion im geplanten Punktionsbereich.
- Infiltrationsanästhesie des subkutanen Fettgewebes und der Ligg. supra- et interspinale.
- Punktion des Epiduralraums mit einer Tuohy-Kanüle durch »Loss-of-resistance-Methode«.

- Vorschieben des Epiduralkatheters über die Tuohy-Kanüle ca. 5 cm in den Epiduralraum.
- Testung der richtigen Katheterlage durch Gabe von 2 ml Bupivacain 0,5 % (bzw. Mepivacain hyperbar 4 %), damit Ausschluss einer spinalen Lage.
- Bei 1–2 Tagen Liegedauer perkutane Ausleitung des Katheters, evtl. Fixierung des Katheters durch eine Naht; steriler Verband.
- Bei länger liegenden Kathetern hat sich eine 5–10 cm lange, seitlich subkutan geführte Untertunnelung des Katheters bewährt.
- Technik der Untertunnelung:
  - Punktion im Bereich der perkutanen Katheterausleitung mit z. B. Plastikvenenverweilkanüle (Braunüle),
  - seitliche Untertunnelung,
  - nach Entfernen des Metallanteils Durchzug des Katheters durch die Restplastikhülse der Verweilkanüle,
  - Entfernung dieser Kanüle am anderen Ende der subkutanen Untertunnelung.
  - Ersatzweise kann diese Technik auch in umgekehrter Richtung mit der Tuohy-Kanüle durchgeführt werden. Dabei besteht jedoch die Gefahr, dass die Tuohy-Kanüle den Katheter beschädigt.
- Annähen des untertunnelten Katheters, steriler Verband.
- Pflasterverband des Katheters zur Schulter, dort Fixierung.
- Bakterienfilter am Katheterende.
- Zur Dokumentation der Katheterlage: Röntgendarstellung mit Kontrastmittel (◘ Abb. 1a, b).

Für eine längere Therapiedauer eignen sich spezielle Kathetersysteme (z. B. Hickman- oder Broviac-Katheter).

Ein *intrathekaler Katheter* wird in ähnlicher Weise wie oben beschrieben gelegt. Wegen des freien Abflusses von Liquor ist der Spinalraum deutlich leichter zu identifizieren als der Epiduralraum.

Perkutan ausgeleitete spinale Katheter bedingen ein relativ hohes Risiko für ZNS-Infektionen, müssen dementsprechend sehr steril behandelt werden und sollten allenfalls zur Testung einige wenige Tage liegen bleiben.

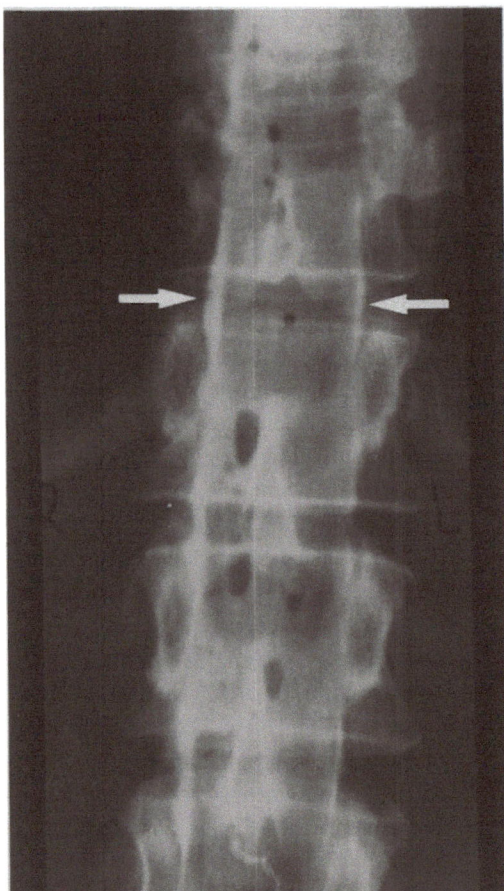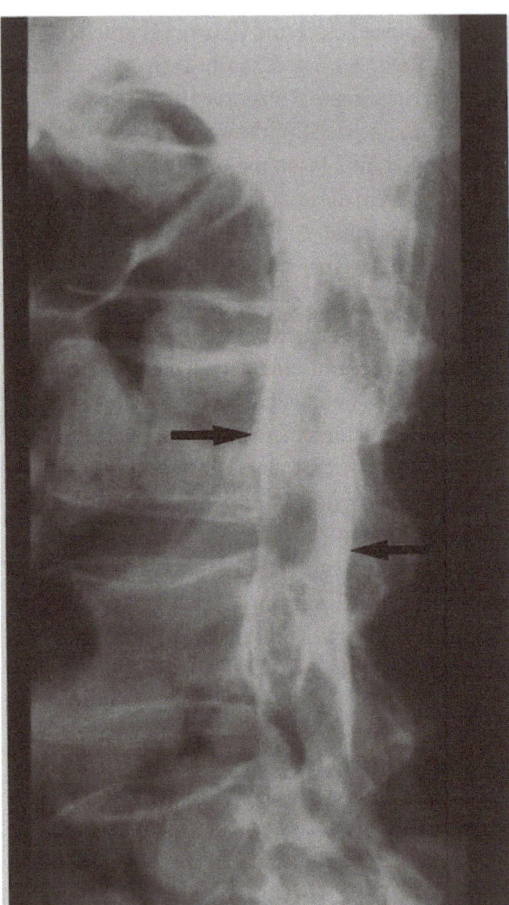

□ Abb. 1a, b. Normales Epidurogramm bei lumbal eingeführtem Epiduralkatheter: **a** in a.-p. und **b** in seitlicher Darstellung. Im Vergleich zum Myelogramm mit Kontrastierung des Subarachnoidalraums sind hier die Randpartien (*Pfeile*) betont kontrastiert. (Mit freundlicher Genehmigung von Prof. Dr. G. Friedmann, Institut und Poliklinik für radiologische Diagnostik der Universtität zu Köln)

> Injektionen in liegende Katheter können durch 2- bis 3-mal tägliche Bolusgaben oder kontinuierlich über einen Perfusor erfolgen. Die perkutane Austrittsstelle des Katheters muss täglich inspiziert und verbunden werden.

Implantierte Katheter-Port-Systeme

Um längere Liegedauerzeiten von epiduralen Kathetern möglich zu machen, sind implantierbare Systeme entwickelt worden. Dazu wird der Epiduralkatheter ebenfalls subkutan ausgeleitet und mit einer subkutan implantierten Injektionskammer (sog. Port) verbunden. Dieser Port besteht aus einem Metall- bzw. Hartplastikgehäuse und hat an der Oberfläche eine im Durchmesser ca. centgroße Silikonmembran. Durch diese Silikonmembran kann dann perkutan mit Spezialkanülen in das Innere des Ports injiziert werden. Über den Katheteranschluss erfolgt die Zuführung des Injektats zum Epiduralraum. Medikalproduktfirmen bieten unterschiedliche Ports und Katheter an (□ Abb. 2).

Zur Technik der Katheter-Port-System-Implantation

- Eindeutige Indikationsstellung:
  - Keine ausreichende Schmerzreduktion bei lege artis durchgeführter oraler (transdermaler) Opioidtherapie nach WHO-Stufe III.

- Ausreichende Schmerzreduktion durch WHO-Stufe III, jedoch trotz aller Maßnahmen nicht ausreichend therapierbare Nebenwirkungen und damit Verlust an Lebensqualität für den Patienten.
- Vorrangige neuralgiforme Schmerzkomponente, die durch orale (transdermale) Opioidtherapie nicht ausreichend behandelbar ist und die mit Zusatz von Lokalanästhetika/ Clonidin ausreichend gut reduziert werden kann.
- Epidurale Testinjektionen haben eine gute Wirksamkeit der geplanten rückenmarknahen Opioidanalgesie gezeigt.
- Patient und Angehörige sind über das Vorgehen aufgeklärt und einverstanden; die weitere ambulante Versorgung ist gesichert.

— Präoperativ wird mit dem Patienten die Lage des Ports besprochen: Üblicherweise bei Rechtshändern wegen der dann besseren Bedienbarkeit des Ports auf dem linken unteren Rippenbogen, bei Linkshändern auf dem rechten unteren Rippenbogen. Die geplante Implantationsstelle wird gekennzeichnet.

— Durchführung der Implantation unter sterilen Bedingungen im Operationsbereich.
— Patient liegt in Seitenlage (bei links geplanter Implantation auf der rechten Seite).
— i.v.-Verweilkanüle, anästhesiologisches Monitoring, Infiltrationsanästhesie im Bereich der Punktionsstelle (subkutanes Gewebe sowie im Bereich der Ligg. supra- et interspinale).
— Im Bereich der Katheterpunktion Spaltung der Haut mit einem Skalpell bis zum Lig. supraspinale.
— Punktion des Epiduralraums in üblicher »Loss-of-resistance-Technik«.
— Einführen des Epiduralkatheters über die Tuohy-Kanüle.
— Bei angenommen richtiger Katheterlage Testung in üblicher Weise mit einem Lokalanästhetikum zum Ausschluss der spinalen Lage.
— Nach Blutstillung Auffädelung des Katheters auf eine Untertunnelungsnadel.
— Subkutanes Vorschieben der Untertunnelungsnadel (*üblicherweise nicht schmerzhaft; keine Lokalanästhetikainfiltration notwendig!*).

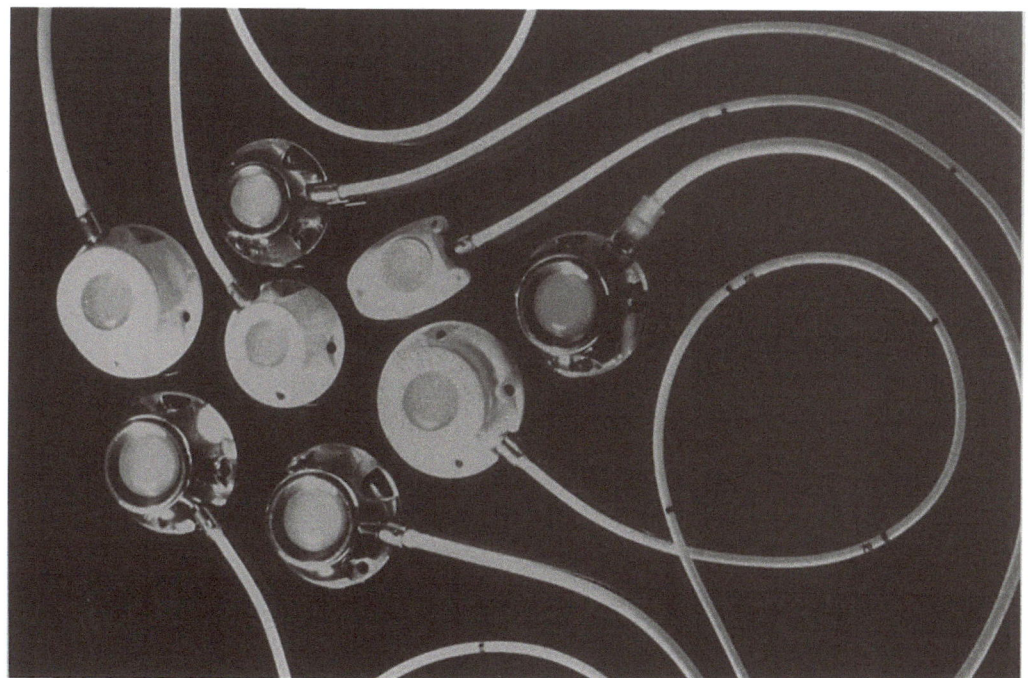

▫ **Abb. 2.** Unterschiedliche implantierbare Portsysteme

━ Wegen der Krümmung im Rippenbogen-
bereich muss mit der Untertunnelungsnadel
zwischendurch einmal der subkutane Raum
verlassen werden. Hier ist ein kleiner Skalpell-
schnitt nach Infiltrationsanästhesie erforderlich. Anschließend Neueinführung der Untertunnelungsnadel in den subkutanen Bereich,
Vorschieben bis zum geplanten Portlager.

━ Präparieren der Porttasche (großer runder
halbmondförmiger Schnitt).

> Es muss unbedingt bei der Präparation des
> Portlagers darauf geachtet werden, dass die
> Silikonmembran nach Verschluss der Port-
> tasche nicht im Bereich der späteren Naht
> liegt!

━ Probatorischer Anschluss des Katheters an den
Port und Punktion mit Spezialkanüle durch
die Silikonmembran und Injektion von NaCl
0,9 %. Bei der Injektion in den Port darf kein
Widerstand zu fühlen sein.

━ Blutstillung, Fixierung des Ports mit 4–6 Nähten, lockere zugfreie Lagerung des Katheters,
Hautnaht, Verband.

━ Wenn sich die Silikonmembran des Ports nicht
im Bereich der Hautnaht befindet, sind Port-
punktionen sofort postoperativ möglich.

> Grundsätzlich darf die Silikonmembran eines
> Ports nur mit Spezialkanülen (Pencil-Point,
> Surecan, ◪ Abb. 3) punktiert werden, da
> sonst durch die hintere Schneide einer nor-
> malen Schrägschliffkanüle Silikon aus der
> Membran ausgestanzt wird und zum einen
> Löcher in der Silikonmembran entstehen
> (und damit der Port undicht wird) und zum
> anderen abgeschilferte Silikonteile den Port
> von innen her verstopfen. Auch die sog.
> Huber-Kanülen – die als Portpunktions-
> kanülen auf dem Markt sind – sollten nicht
> benutzt werden, da die relativ »proximale«
> Abknickung der Kanüle ein Abschilfern des
> Silikons nicht verhindert. Selbstverständlich
> dürfen auch Normalkanülen – auch »ganz
> dünne« Kanülen – nicht benutzt werden!

Bei sorgfältiger Beachtung dieser Kriterien kann die
Silikonmembran eines Ports bis zu 2000-mal punktiert werden, ohne undicht zu werden. Die auf dem

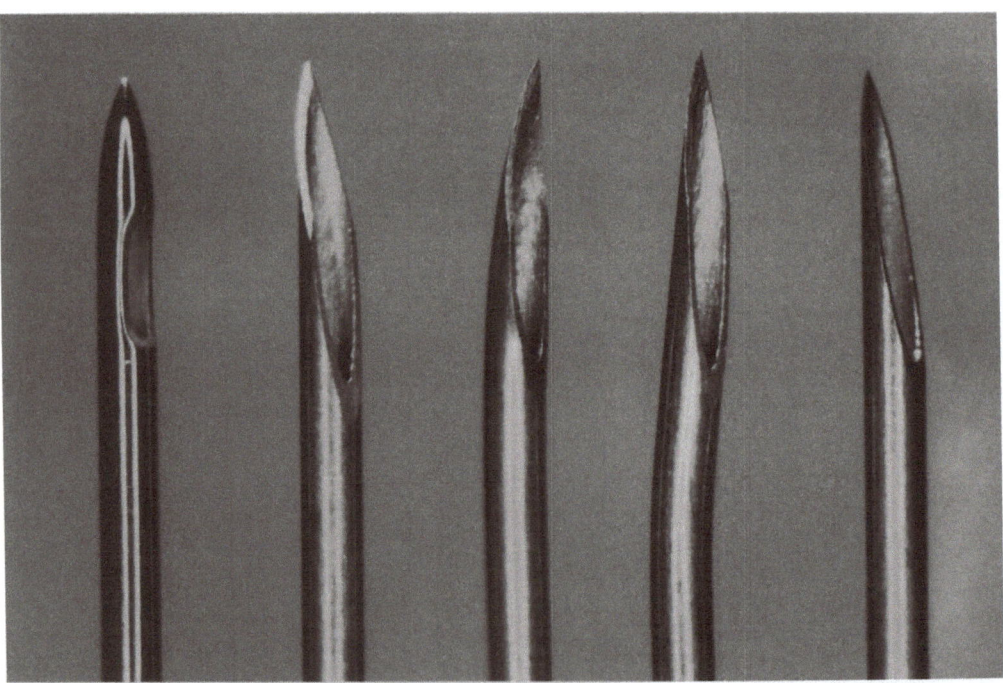

◪ **Abb. 3.** Punktionsspezialkanülen (*von links: 1.* Pencil-Point-Kanüle, *2.* normale Kanüle, *3.* Surecan-Kanüle, *4.* und
5. Huber-Kanülen. Näheres siehe Text.)

Markt befindlichen rechtwinklig abgeknickten, mit
einer Hautfixierungsplatte versehenen Portspezial-
kanülen sollten möglichst nicht benutzt werden, da
sie durch die längere Liegedauer und die Fixierung
ein sehr hohes Infektionsrisiko aufweisen!

Externe Pumpen

Externe – z. B. am Gürtel getragene – Pumpen können mit einem perkutan gelegten Katheter verbunden
werden und machen dadurch den Patienten relativ
unabhängig. Für die rückenmarknahe Applikation
eignen sich v. a. tragbare mikroprozessorgesteuerte
Pumpen mit Alarmfunktionen und flexiblen Pro-
grammiermöglichkeiten, die eine kontinuierliche
Infusion und Bolusapplikation ermöglichen. Derartige Pumpen werden von verschiedenen Firmen
angeboten (◘ Abb. 4). Wie bereits oben erwähnt, sollte eine Verbindung zwischen externer Pumpe und
lang liegender, auf der Haut fixierter, rechtwinkli-
ger Portspezialkanüle unterbleiben, da dadurch das
Risiko einer Infektion deutlich erhöht wird.

Implantierbare Pumpen

Die Pumpenimplantation erfolgt in Analogie zur
Portimplantation. Anstelle des Ports wird eine Pumpe an den Katheter angeschlossen und subkutan an
einer leicht zugänglichen, jedoch nicht als störend
empfundenen Körperstelle platziert. Das Medika-
mentenreservoir der Pumpe ist ebenfalls über die
Punktion einer Silikonmembran zu erreichen. Durch
einen internen Federmechanismus sind die Pumpen
wartungsfrei und benötigen keine Energiezufuhr.
Zwei grundsätzlich unterschiedliche Modelle sind
erhältlich:
- implantierbare Pumpe mit Boluskanal,
- implantierbare Pumpe ohne Boluskanal.

Technisch gesehen wird die Möglichkeit, über einen
Boluskanal zusätzliche Injektionen durchzuführen,
durch 2 unterschiedliche Prinzipien erreicht:
- In einer Pumpe befinden sich 2 unterschiedliche Silikonmembranen (in der Mitte Pumpen-
füllung, seitlich Boluskanal; ◘ Abb. 5).
- Die Zuführung zum Boluskanal wird durch
eine Spezialkanüle mit einer proximalen seitlichen Öffnung erreicht (◘ Abb. 6).

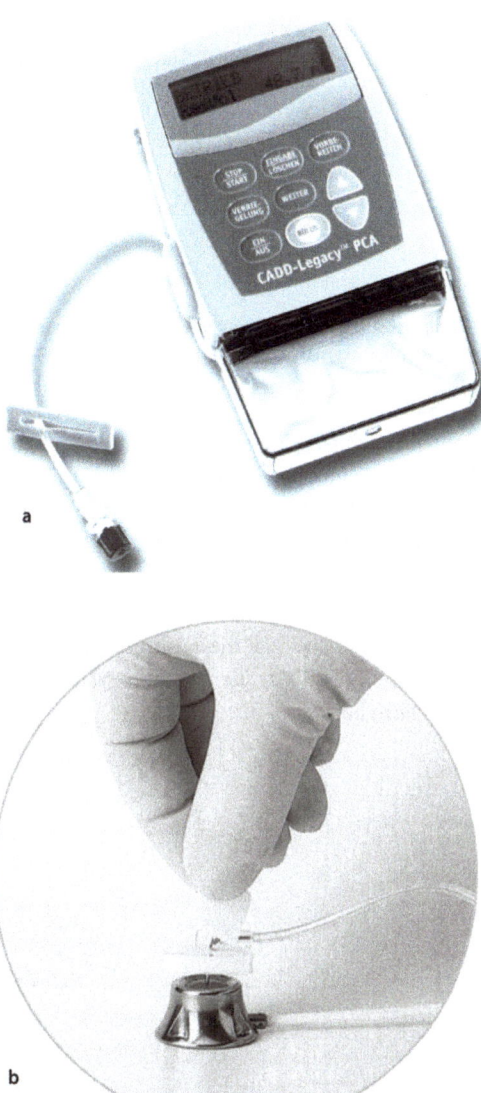

◘ **Abb. 4. a** Extern tragbare mikroprozessgesteuerte Pumpe
(CADD-Legacy, Fa. Smith Medical Deutschland GmbH),
b um 90° gebogene Spezialkanüle mit Portsystem (s. Text)

Die Zufuhr der Opioidlösung erfolgt mit gleichbleibender Infusionsrate von ca. 2–3 ml/Tag. Modifizie-
rungen der Zuführung werden über die Medikamen-
tenkonzentration erreicht. Nachteil dieses Systems
ist, dass bei jeder Änderung der Dosis die Pumpe
entleert werden muss, um über die Konzentration
die Dosis zu verändern.

Weitere auf dem Markt befindliche unterschiedliche Pumpen (z. B. Reservoirpumpen, die vom Pa-

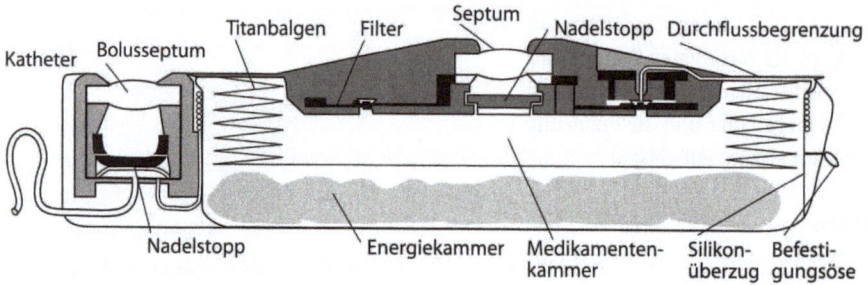

◘ Abb. 5. Druckgesteuerte implantierbare Pumpe mit seitlichem, speziellem Boluskanal (auch als Pumpe ohne Boluskanal erhältlich)

tienten durch Druck bedient werden können, bzw. komplizierte Pumpen mit eingebauten Lithiumbatterien, die telemetrisch programmierbar sind) sollen hier nicht besprochen werden. Im Bedarfsfall kann man sich über den medizinischen Zubehörhandel informieren.

Ein großer Nachteil dieser Pumpensysteme ist der relativ hohe Preis, der je nach System bis zu 5.000 Euro beträgt.

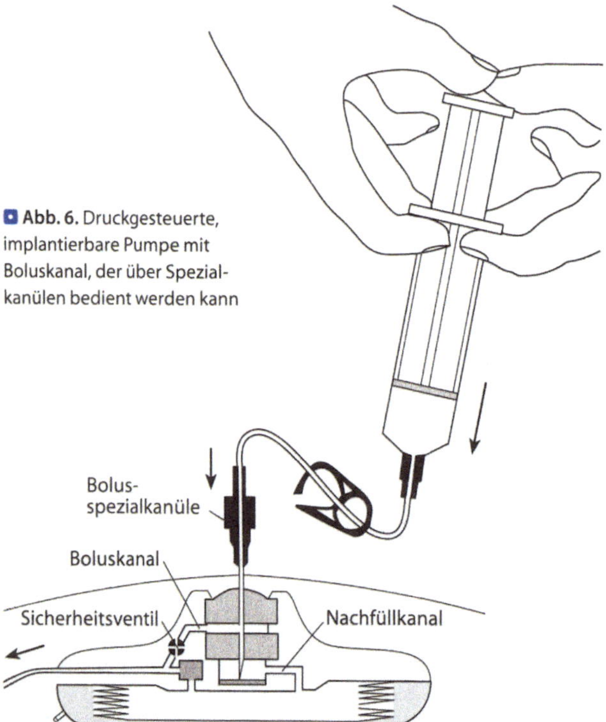

◘ Abb. 6. Druckgesteuerte, implantierbare Pumpe mit Boluskanal, der über Spezialkanülen bedient werden kann

Bolus-spezialkanüle

Boluskanal

Sicherheitsventil   Nachfüllkanal

Katheterkomplikationen

Komplikationen in Zusammenhang mit der Katheranlage müssen durch sorgfältige Technik und verbesserte Systeme (subkutane Tunnelung, Portsysteme) minimiert sowie durch regelmäßige Kontrolle erkannt werden. Es können frühe und späte Komplikationen unterschieden werden (◘ Tabelle 3).

Zu den Frühkomplikationen, die v. a. im Zusammenhang mit der Katheteranlage auftreten, zählen die versehentliche Punktion des Rückenmarks oder eines Spinalnervs und, bei Epiduralkathetern, Duraperforation, Punktion einer epiduralen Vene sowie versehentliche i.v. oder subarachnoidale Injektion. Das Gesamtrisiko ist im thorakalen und zervikalen Bereich wegen der anatomischen Verhältnisse höher als bei lumbalen Epiduralkathetern. Aus diesem Grund sollte die Verwendung dieser Zugangswege, die v. a. bei Schmerzen im oberen Thorax-, Schulter und/oder Halsbereich indiziert sind, dem Erfahrenen vorbehalten sein.

Unter den Spätkomplikationen werden Dislokation und Okklusion des Katheters zahlenmäßig am häufigsten genannt, gefolgt von Hautmazerationen und lokalen Infektionen an der Punktionsstelle. Epidurale Abszesse oder Meningitiden sind schwerwiegende Komplikationen. Sterile Implantation und Pflege sowie regelmäßige Kontrollen der Punktionsstelle können die Häufigkeit dieser Komplikationen verringern.

◻ Tabelle 3. Katheterbedingte Komplikationen. (Mod. nach Mercadante 1999; Nitescu 1995; Smitt 1998

Komplikation	% Patienten
Hämatom	0–6
Hautmazeration	2–50
Kopfschmerzen	10
Mechanische Probleme	10–44
– Liquorfistel	4–27
– Liquorhygrom	4–6
– Injektionsschmerz	3–26
– Katheterdislokation	3–50
– Katheterokklusion	3–43
– Katheterleckage	2–26
Infektionen (Inzidenz/ Behandlungstag)	1/168–2446
– Lokale Infektion	2–43
– Katheterinfektion	6–25
– Epiduraler Abszess	0,6–25
– Meningitis	1–25
– Systemische Infektion	3

Therapiedurchführung

Indikationen

Solange durch orale (transdermale) Therapie eine zufriedenstellende Schmerzlinderung erzielt werden kann, ist die rückenmarknahe Therapie wegen ihrer Invasivität, dem Komplikationsrisiko, dem erforderlichen Krankenhausaufenthalt zur Implantation und einem erheblichen Versorgungsaufwand nicht indiziert.

Viele Untersucher haben anhand großer Fallzahlen gezeigt, dass die rückenmarknahe Therapie eine effektive und sichere Methode ist.

Bei therapieresistenten belastenden Nebenwirkungen und ausreichender Schmerzreduktion, unzureichender Schmerzlinderung bei optimierter oraler Medikation sowie bei segmental begrenzten Schmerzen können Vorteile einer rückenmarknahen Therapie erwartet werden. Wegen ebenfalls systemischer Gabe der Opioide sind bei subkuta-

ner/i.v. kontinuierlicher Opioidinfusion oder transdermaler Applikation keine Vorteile zu erwarten. Diese Einschätzung gilt nicht in der Terminalphase.

Die Indikationsstellung muss darüber hinaus die allgemeine Lebensqualität sowie familiäre und soziale Aspekte berücksichtigen. Einzelne Patienten werden die orale Therapie, auch unter Inkaufnahme medizinischer Nachteile, einer rückenmarknahen Behandlung vorziehen. Spezielle Pflege und Überwachung bringen eine größere Abhängigkeit vom behandelnden Arzt bzw. vom Pflegedienst mit sich.

Therapieresistente Nebenwirkungen

Fortgeschrittene Tumorerkrankung, hohe orale Opioiddosierungen und/oder die Kombination mit verschiedenen Koanalgetika bei komplizierten Schmerzbildern gehen oft mit einer hohen Symptomrate einher. Trotz guter oraler Schmerzkontrolle kann die Lebensqualität durch hartnäckige Nebenwirkungen, insbesondere durch Sedation, Übelkeit oder Obstipation, derart gemindert sein, dass auf eine rückenmarknahe Gabe gewechselt werden muss. Wenn nichtopioidhaltige Analgetika oder Koanalgetika Bestandteile der vorausgegangen Pharmakotherapie waren, wird man auf diese in der Regel nicht verzichten, sondern ihre systemische Applikation begleitend weiterführen.

Insbesondere bei gastrointestinalen Tumoren mit Übelkeit, Erbrechen, Obstipation und Resorptionsproblemen sollte die rückenmarknahe Therapie frühzeitig erwogen werden, da die orale Therapie nicht selten zu einer Symptomverschlechterung beiträgt. Übelkeit und Erbrechen können die orale Gabe schließlich verhindern oder eine ausreichende Resorption infrage stellen. Gerade bei kolorektalen Tumoren mit oft vorbestehender Obstipation kann die orale Opioidapplikation, trotz regelmäßiger Laxanziengabe, Subileuszustände mitbedingen. Außerdem können über den Katheter zusätzlich Lokalanästhetika appliziert werden, deren sympathikolytische Wirkung die Peristaltik verbessert.

Weitere besondere Indikationen sind rückenmarknahe Tumoren, Plexusinfiltrationen (segmentnahe Platzierung des Katheters) und bewegungsabhängige Schmerzen bei Knochenmetastasen/-tumoren.

Unzureichende Schmerzkontrolle

Starke, gegenüber einer differenzierten Pharmakotherapie refraktäre Schmerzen stellen die zweite wichtige Indikation dar.

Mehrere Untersuchungen analysierten die Effektivität einer rückenmarknahen Opioidanalgesie bei Schmerzen, die auch auf eine aggressive differenzierte systemische Pharmakotherapie nicht ausreichend ansprachen. Bei einem Teil der Patienten, insbesondere bei solchen mit intermittierenden somatischen Schmerzen, waren rückenmarknahe Opioide erfolgreich. Bei einem großen Teil der Patienten waren zusätzlich Lokalanästhetika oder Clonidin erforderlich.

Bei therapierefraktären Schmerzen handelt es sich besonders häufig um neuropathische Schmerzen, die auf – auch rückenmarknah applizierte – Opioide und Nichtopioidanalgetika weniger gut ansprechen.

Sind neuropathische Schmerzen gegenüber systemischen Opioiden in Kombination mit Koanalgetika refraktär, ist eine rückenmarknahe Therapie dennoch sinnvoll. Zum einen können höhere spinale Opioidkonzentrationen als bei der systemischen Therapie erreicht werden, zum anderen lässt sich die Behandlung mit rückenmarknahen Lokalanästhetika oder Clonidin kombinieren.

Eine weitere Ursache therapierefraktärer Schmerzen sind starke Schwankungen der Schmerzintensität. In Phasen geringer Schmerzen werden systemische Pharmaka schnell relativ überdosiert sein und zu Nebenwirkungen führen, in Phasen stärkerer Schmerzen jedoch ist die Analgesie unzureichend. Bei rückenmarknaher Opioidgabe werden höhere Dosen in Phasen geringer Schmerzen möglicherweise ohne Nebenwirkungen toleriert, sodass bei starken Schmerzen eine bessere Schmerzlinderung erzielt wird.

Zusammengefasst sind *Indikationen zur rückenmarknahen Therapie:*
- effektive Schmerzeinstellung mit oraler Pharmakotherapie, aber therapieresistente belastende Nebenwirkungen;
- unzureichende Schmerzkontrolle bei zeitgerechter Gabe oraler Analgetika und Koanalgetika trotz Dosissteigerung bei zunehmenden Nebenwirkungen;

- durch orale Konzepte unzulänglich behandelbare (neuropathische) Schmerzen, bei denen nur durch Zusatz rückenmarknah verabreichter Lokalanästhetika (bzw. Clonidin) eine ausreichende Schmerzreduktion zu erzielen ist.

Kontraindikationen

Prinzipiell gelten für rückenmarknahe Katheter in der Tumorschmerztherapie die selben Kontraindikationen wie im operativen Bereich. Beim Tumorpatienten muss jedoch – insbesondere beim Fehlen von Alternativen – individuell entschieden werden. Folgende Kontraindikationen sind gegeben:
- generalisierte Infektionen, Sepsis;
- lokale Infektionen oder Hautirritationen (relative Kontraindikation – mögliche Katheterimplantation in anderen Körperregionen);
- Immunsuppression, insulinpflichtiger Diabetes (relative Kontraindikation wegen erhöhter Infektionsgefahr);
- Gerinnungsstörungen (relative Kontraindikation, evtl. Gabe von Gerinnungsfaktoren);
- rückenmarknahe Tumoren, Metastasen (relative Kontraindikation, da oftmals mit rückenmarknahen Verfahren die einzige Möglichkeit besteht, Schmerzen anhaltend zu reduzieren);
- fehlendes Einverständnis des Patienten.

Auswahl der Methode

Wenn eine rückenmarknahe Therapie eingeleitet wird, muss entschieden werden, welches Kathetersystem mit welcher Technik implantiert wird. Die Entscheidung ist oft schwierig und von vielfältigen Faktoren seitens des Patienten (Lebenserwartung, Begleiterkrankungen, Schmerzdiagnose, Versorgungssituation), des Therapeuten (Erfahrungen, Infrastruktur) und der Kostenträger (Kostenübernahme) abhängig.

Die Vor- und Nachteile von epiduraler und intrathekaler Gabe mit unterschiedlichen Techniken sind in ◻ Tabelle 4 aufgeführt.
- *Epidurale oder intrathekale Gabe?*
  - Vorliegende Publikationen zu dieser Fragestellung haben bisher zu keiner einheitlichen Empfehlung geführt. Eine wohl etwas bessere analgetische Wirkung nach intrathekaler

■ **Tabelle 4.** Vorteile/Nachteile von epiduraler und intrathekaler Gabe

Art der Anwendung	Vorteile	Nachteile
Epidural/transkutan	– Einfache Technik	– Kurze Liegedauer (Tage)
Epidural/Port	– Relative Unabhängigkeit des Patienten – Einfache Technik – Kosten von ca. 500,– Euro – bei Infektionen geringes Risiko	– Wegen Fibrosen Wirksamkeit oft nur für Monate

Intrathekal/Pumpe	– Lange Liegedauer (Jahre)
	– Geringe systemische Opioidneben-
	  wirkungen
	– Durch kontinuierliche Gabe gleich-
	  mäßige Wirkung
		– Bei Infektionen hohes Risiko
		– Kosten von ca. 5.000,– Euro
		– Aufwändige Implantation
		– Größere Abhängigkeit des Patienten
		  vom Arzt

Gabe wird durch eine geringfügig höhere Nebenwirkungsrate für Atemdepression, Pruritus, Übelkeit und Erbrechen bei niedrigerer Inzidenz einer Obstipation erkauft. Auch eine mögliche Infektion ist im Bereich des Spinalraums deutlich risikoreicher. Das momentane Vorgehen wird deswegen bestimmt von den persönlichen Erfahrungen des Arztes, empirischen Aspekten und auch vom Preis. Viele Therapeuten bevorzugen die epidurale Therapie bei kürzerer und die intrathekale Therapie bei längerer Lebenserwartung.

– Die epidurale Therapie ist wahrscheinlich immer noch die bevorzugte rückenmarknahe Kathetertechnik. Für sie sprechen die wesentlich größere Erfahrung vieler Anästhesisten aus Anästhesie und Akutschmerztherapie sowie die weltweit guten Erfahrungen in der Langzeittherapie von Tumorschmerzen. Nachteil der epiduralen Applikation ist, dass ein großer Teil des Opioids systemisch resorbiert wird und nur 2–4 % in den Liquor gelangen und für die spinale Analgesie zur Verfügung stehen. Ein weiteres Argument gegen die epidurale Therapie ist die nicht selten nach Monaten einsetzende Entwicklung einer epiduralen Fibrose mit daraus resultierender Verschlechterung der Diffusionsverhältnisse.

– Punktionshöhe: Die Höhe des Zugangs für die epidurale Punktion sollte möglichst im Mittelpunkt des Schmerzareals oder knapp darunter (rostraler Liquorstrom) gewählt werden. So lässt sich der beste analgetische Effekt mit den geringsten Nebenwirkungen erreichen.

– *Bolusapplikation oder Pumpe?*
  – Die Bolusapplikation führt zu stark schwankenden Opioidspiegeln in Liquor und Blut. Nach einer Bolusapplikation werden initial hohe Spiegel erreicht, die für die Analgesie nicht erforderlich sind, aber unerwünschte Effekte verursachen. Andererseits sinken die Spiegel vor dem nächsten Bolus ab, und das Auftreten stärkerer Schmerzen wird wahrscheinlich.
  – Die kontinuierliche Infusion kann diesen Problemen entgegenwirken und möglicherweise Opioide einsparen. Bei häuslicher Versorgung sprechen oft auch praktische Aspekte für eine kontinuierliche Infusion, insbesondere wenn zu befürchten ist, dass die Asepsis bei Bolusapplikationen von Patienten oder Angehörigen vernachlässigt wird.
  – Ein Nachteil der Pumpen ist sicherlich der höhere Preis. Außerdem bevorzugen einige Patienten die Bolusapplikation gegenüber einer externen Pumpe. Bei der Bolusapplikation braucht die als störend empfundene

Pumpe nicht ständig in Körpernähe getragen zu werden, und die Patienten fühlen sich zwischen den Bolusgaben unabhängiger und freier. Diesem Patientenwunsch sollte man sicherlich folgen, zumal die Vorteile der kontinuierlichen Therapie bisher nicht ausreichend belegt sind.

- Die Auswahl eines Systems richtet sich insbesondere nach der erwarteten Therapiedauer, also der Lebenserwartung des Patienten. Handelt es sich hierbei um einen kurzen Zeitraum, wird man eher zu einfacheren Techniken tendieren, bei einer Lebenserwartung von > 6 Monaten wird die Entscheidung mehr in Richtung implantierbarer Pumpe fallen.
- Unter den ausgeleiteten Kathetern verspricht der DuPen-Katheter besondere Vorteile. Er kann auch über längere Zeiträume benutzt werden.

Medikamentenauswahl und Dosisfindung

Morphium ist das Opiat der Wahl. Es wird im Rahmen der Tumorschmerztherapie weltweit am häufigsten eingesetzt, weil es für die neuroaxiale Therapie am besten geeignet, zugelassen und preiswert ist.

Gegenüber lipophilen Opioiden bietet es mehrere Vorteile: Morphin hat eine längere Wirkungsdauer. Bei der Umstellung von systemischer auf rückenmarknahe Applikation kann die erforderliche Morphindosis, im Gegensatz zur Dosis lipophiler Opioide, deutlich reduziert werden. Die Ausdehnung der spinalen Analgesie ist größer als die lipophiler Opioide. Hierdurch wird die analgetische Wirksamkeit bei ausgedehnter Schmerzlokalisation, Tumorprogression oder nicht optimal platziertem Katheter verbessert.

Nachteile des Morphins gegenüber lipophilen Opioiden sind der verzögerte Wirkungseintritt und die Gefahr einer späten Atemdepression. Diese sind in der Tumorschmerztherapie jedoch von untergeordneter Bedeutung. Eine Atemdepression ist bisher nicht berichtet worden, wenn Morphin zur Behandlung von Tumorschmerzen kontinuierlich oder regelmäßig in adäquater Dosis verabreicht wurde.

Lipophile Opioide zeigen in der Langzeittherapie nur selten – bei Unverträglichkeit oder Wirkungslosigkeit des Morphins – Vorteile. In diesen Fällen gilt Sufentanil wegen seiner hohen Affinität zum Rezeptor als bevorzugte Substanz. Weitere Einzelheiten zu Bolusapplikation, Dauerinfusion, Initialdosen und Wirkungseintritt unterschiedlicher rückenmarknah gegebener Medikamente sind ◘ Tabelle 5 zu entnehmen. Die Umstellung von oraler auf rückenmarknahe Opioidtherapie muss stationär erfolgen.

Die dann zu erfolgende Dosisfindung ist ein entscheidender Schritt für den Therapieerfolg und erfordert eine sorgfältige Titration. Zur Umstellungsberechnung zwischen oraler, epiduraler und intrathekaler Opioidgabe ist die Literatur nicht einheitlich. Bewährt hat sich eine erste epidurale Gabe von 10 % der oralen Dosis. Da bei epiduraler Injektion tatsächlich nur zwischen 2 und 4 % des Morphins im Liquor ankommen, ist zwischen epiduraler und intrathekaler Gabe wiederum auf 1/10 (10 %) zu reduzieren. Anschließend muss eine individuelle Dosisermittlung erfolgen. Bei Morphium können im Abstand von 2 h zusätzliche Injektionen durchgeführt werden, bis die Schmerzen zufriedenstellend reduziert sind.

Morphin wird typischerweise mit NaCl verdünnt, in einer Konzentration von 0,1–1,0 mg/ml intrathekal und in einer Konzentration von 1–10 mg/ml epidural appliziert. Die Konzentration orientiert sich an der erforderlichen Dosis und dem Applikationsmodus. Während bei Bolusgabe geringere Konzentrationen und damit größere Injektionsvolumina möglich sind, werden bei kontinuierlicher Therapie eher höhere Konzentrationen gewählt, damit das Reservoir seltener gewechselt werden muss. Bei hoher Dosis, kleinem Reservoir oder implantierter Pumpe können auch höhere Konzentrationen sinnvoll sein.

Die Zumischung von Lokalanästhetika hat folgende Vorteile:

- Die Entwicklung einer Opiodtoleranz wird verlangsamt.
- Die Effektivität der Behandlung von bisher therapierefraktären Schmerzen wird erhöht (insbesondere bei neuropathischen Schmerzen!).

Durch den Sympathikuseffekt der Lokalanästhetika wird eine Obstipation günstig beeinflusst.

Als Nachteile der rückenmarknahen Gabe von Lokalanästhetika sind anzusehen:

- kurze Applikationsintervalle bei Bolusinjektionen;
- große Volumina bei kontinuierlicher Applikation.
- mögliche Einschränkung der Motorik.
- die erhöhte Nebenwirkungsrate macht eine intensive Überwachung erforderlich.

Für die kontinuierliche rückenmarknahe Applikation von Morphin und Bupivacain hat sich eine Verhältnis von 1:10 (Morphin 0,5 mg/ml, Bupivacain 5 mg/ml) bewährt.

Die Beimischung von Clonidin ist insbesondere bei Deafferenzierungsschmerzen von Vorteil. Auch bei der Entwicklung einer Opioidtoleranz kann versucht werden, durch Zusatz von Clonidin (bzw. vorübergehenden völligen Ersatz des Opioids) wieder eine Wirksamkeit zu erreichen. Es muss bedacht werden, dass Clonidin in Deutschland zur rückenmarknahen Therapie nicht zugelassen ist.

Nichtopioidhaltige Analgetika, Koanalgetika und Adjuvanzien zur Behandlung anderer Symptome stellen wichtige Bestandteile der systemischen Pharmakotherapie dar. Auch die rückenmarknahe Opioidanalgesie kann durch die systemische Gabe dieser Pharmaka wirkungsvoll unterstützt werden.

Betreuung und Nachsorge

Nach der initialen Einstellungsphase werden die Patienten entweder stationär oder ambulant weiter betreut. Bolusapplikationen können, nach entsprechender Schulung, von vielen Patienten oder Angehörigen selbstständig vorgenommen werden. Dies trifft auch für die Punktion von Portsystemen zu. Bei der Schulung muss nicht nur der Umgang mit Ampullen und Spritzen sowie Präzision in Bezug auf Dosierungen und Zeitpunkte vermittelt werden, sondern v. a. ein für Laien ungewohntes aseptisches Arbeiten.

Durch die behandelnden Hausärzte oder Pflegedienste müssen die Katheter regelmäßig kontrolliert

Tabelle 5. Dosierungshinweise für die Initialphase

Substanz	Bolusapplikation			Dauerinfusion
	Intialdosis [mg][a]	Wirkungseintritt [min]	Wirkungsdauer [h][b]	Initialdosis [mg/Tag][a]
Epidural				
Morphin	2,5–10	30–90	6–24	2,5–25
Sufentanil	0,01–0,05	5–10	2–4	0,25–1,25
Bupivacain/Ropivacain	12,5–25	15–30	1,5–3	125–250
Clonidin	0,1–0,15	15–30	6–10	0,1–0,3
Intrathekal				
Morphin	0,25–1	15	8–24	0,25–2,5
Sufentanil	0,005–0,01	3–6	2	0,05–0,1
Bupivacain/Ropivacain	1,25–2,5	5	1,5–3	12,5–25
Clonidin	0,05–0,075	–	–	0,05–0,15
Intraventrikulär				
Morphin	0,2–0,5	10	12–58	–

a   Die Dosierungshinweise können nur einen ungefähren Anhalt geben. Patienten, die mit Opioiden vorbehandelt sind, können deutlich höhere Dosierungen benötigen. Im Verlauf der Behandlung wird oft ein Vielfaches der angegebenen Dosis erreicht.

b   Die Wirkungsdauer variiert beträchtlich. Höhere Dosen wirken länger.

und neu verbunden, Analgetika und Verbrauchsmaterialen sollten rechtzeitig verschrieben werden. Bei externen Pumpen müssen die Einmalreservoirs regelmäßig gefüllt und die Batterien gewechselt werden. Die betreuende Schmerzambulanz oder Anästhesieabteilung braucht die Patienten nur in größeren Abständen bzw. bei Problemen einzubestellen. Implantierte Pumpen sollten möglichst von Mitarbeitern der verantwortlichen Schmerzambulanz oder Krankenhausabteilung gefüllt und gewartet werden.

Hygienische Aspekte spielen für den Therapieerfolg eine entscheidende Rolle. Bei externen Pumpen gehört der Einsatz eines bakteriellen Filters, der bei Diskonnektion, mindestens aber einmal wöchentlich gewechselt wird, zur Routine. Eine absolut aseptische Technik beim Kanülenwechsel oder dem Auffüllen der Pumpe sowie eine gründliche Schulung des Pflegepersonals in Bedienung und Pflege der Port- und Pumpensysteme sind Voraussetzungen, um das Infektionsrisiko auf ein Minimum zu begrenzen.

Im Laufe der Behandlung kann die Analgesie, meist bedingt durch Tumorwachstum nachlassen. In diesen Fällen sind in der Regel Dosissteigerungen oder die Kombination mit Lokalanästhetika und/oder Clonidin erforderlich. Falls neuropathische Schmerzen bestehen, sollte eine Kombination mit oralen Koanalgetika (Antidepressiva, Antikonvulsiva) erwogen oder die Indikation für neuroablative Verfahren überprüft werden. Andererseits kann ein Nachlassen der Wirksamkeit auch durch Toleranzentwicklung verursacht sein, welche durch die kurzzeitige rückenmarknahe Gabe von Lokalanästhetika oder Clonidin unterbrochen werden kann.

Weiterhin kann eine lokale Verteilungsstörung im Epiduralraum oder im Spinalkanal durch tumorbedingte Kompression oder Infiltration auftreten, die durch geeignete Röntgendiagnostik (Epidurogramm, Myelographie, Computertomographie, Magnetresonanztomographie) nachweisbar ist.

Nicht selten soll eine Fibrosierung im Bereich der Katheterspitze eintreten, die evtl. im Epidurogramm festgestellt werden kann. Hier soll die epidurale Gabe von Methylprednisolon (40–80 mg) hilfreich sein. Gegebenenfalls ist eine neue Katheterplatzierung, evtl. intrathekal, vorzunehmen.

Tumorprogredienz und Katheter-/Pumpenkomplikationen können jederzeit zu ernsten Problemen führen. Optimal, jedoch meist nicht realisierbar, wäre die Einrichtung eines rund um die Uhr erreichbaren Bereitschaftsdienstes.

Die Möglichkeiten, auf typische und häufige Probleme zu reagieren, müssen in jedem Fall mit Patienten und Angehörigen durchgesprochen werden. Entsprechende schriftliche Anweisungen sind mitzugeben. Typische derartige Empfehlungen beschreiben die Gabe von Zusatzmedikationen bei unzureichender Analgesie, das Verhalten bei Pumpenalarm (leeres Reservoir, leere Batterie, zu hoher Druck), die Injektion in den Katheter mit einer Spritze bei Pumpenausfall und die subkutane Injektion von Morphin bei Ausfall von Katheter oder Pumpe.

Zur Unterrichtung hinzugezoger Haus- oder Notärzte sollten alle Patienten eine detaillierte Beschreibung der Pumpe, der verabreichten Pharmaka und deren Dosierungen sowie Empfehlungen für spezielle Situationen erhalten.

Literatur

Appelgren L, Nordborg C, Sjöberg M et al. (1997) Spinal epidural metastasis: implications for spinal analgesia to treat »refractory« cancer pain. J Pain Symptom Manage 13: 25–42

Ballantyne JC, Carr DB, Berkey CS, Chalmers TC, Mosteller F (1996) Comparative efficacy of epidural, subarachnoid, and intracerebroventricular opioids in patients with pain due to cancer. Reg Anesth 21: 542–556

Behar M, Magora F, Olshwang D, Davidson JT (1979) Epidural morphine in treatment of pain. Lancet I: 527–528

Böhme K, Tryba M (1998) Rückenmarknahe Opioide und Pumpensysteme. Z Ärztl Fortbild Qual 92: 47–52

Byers K, Axelrod P, Michael S, Rosen S (1995) Infections complicating tunneld intraspinal catheter systems used to treat chronic pain. Clin Infect Dis 21: 403–408

Carr DB, Cousins MJ (1998) Spinal route of analgesia: opioids and future options. In Cousins MJ, Bridenbaugh PO (Eds.) Neural blockade in clinical anesthesia and management of pain. Lippincott-Raven, Philadelphia, pp 915–983

Coda BA, Brown MC, Risler L, Syrjala K, Shen DD (1999) Equivalent analgesia and side effects during epidural and pharmacokinetically tailored intravenous infusion with matching plasma alfentanil conentration. Anesthesiology 90: 98–108

Coombs DW, Maurer LH, Saunders RL (1984) Outcomes and complications of continuous intraspinal narcotic analgesia for cancer pain control. J Clin Oncol 2 1414–1420

DeJong PC, Kansen PJ (1994) A comparison of epidural catheters with or without subcutaneous injection ports for treatment of cancer pain. Anesth Analg 78: 94–100

Donner B, Trybas M, Zenz M, Strumpf M (1994) Intrathekale und epidurale Applikation von Nichtopioidanalgetika zur Therapie akuter und chronischer Schjmerzen. Schmerz 8: 71–81

DuPen SL, Kharasch ED, Williams A et al. (1992) Chronic epidural bupivacaine-opioid infusion in intractable cancer pain. Pain 49: 293–300

DuPen SL, Peterson DG, Bogosian AC et al. (1987) A new permanent exteriorized epidural catheter for narcotic self-administration to control cancer pain. Cancer 59: 986–993

DuPen SL, Williams AR (1994) The dilemma of conversion from systemic to epidural morphine: a proposed conversion tool for treatment of cancer pain. Pain 56: 113–118

Eisenach JC, DuPen S, Dubois M, Miguel R, Allin D, and the Epidural Clonidine Study Group (1995) Epidural Clonidine analgesia for intractable cancer pain. Pain 61: 391–399

Etches RC, Sandler AN, Daley MD (1989) Respiratory depression and spinal opioids. Can J Anaesth 36: 165–85

Gestin Y, Vainio A, Pegurier AM (1997) Long-term intrathecal infusion of morphine in the home care of patients with advanced cancer. Acta Anaesthesiol Scand 41: 12–17

Glare PA, Walsh TD (1991) Clinical pharmacokinetics of morphine. Ther Drug Monit 13: 1–23

Gourlay GK, Murphy TM, Plummer JL et al. (1989) Pharmacokinetics of fentanyl in lumbar and cervical CSF following lumbar epidural and intravenous administration. Pain 38: 253–259

Grass JA (1992) Fentanyl: Clinical use as postoperative analgesic – epidural/intrathecal route. J Pain Symptom Manage 7: 419–430

Grond S, Schickel C, Radbruch L, Lehmann KA (1996) Bedeutung von rückenmarknahen Opioiden und Lokalanästhetika in der Tumorschmerztherapie. Schmerz 10 (Suppl 1): S65

Haindl H, Müller H, Schmoll E (Hrsg) (1993) Portkathetersysteme. Springer, Berlin Heidelberg New York Tokio

Hankemeier U (1993) Epidurale und spinale Implantation. In: Haindl H, Müller H, Schmoll E (Hrsg) Portkathetersysteme. Springer, Berlin Heidelberg New York Tokio

Hodgson PS, Neal JM, Pollock JE, Liu SS (1999) The neurotoxicity of drugs iven intrathecally (spinal). Anesth Analg 88: 797–809

Hogan Q, Haddox JD Abram S, Weissman D, Taylor ML, Janjan N (1991) Epidural opiates and local anesthetics for management of cancer pain. Pain 46: 271–279

Kalso E, Heiskanen T, Rantio M, Rosenburg PH, Vainio A (1996) Epidural and subcutaneous morphine in the management of cancer pain: a double-blind cross-over study. Pain 67: 443–449

Karavelis A, Foroglou G, Selviaridis P, Fountzilas G (1998) Intraventricular administration of morphine for control of intractable cancer pain in 90 patients. Neurosurgery 39: 57–62

LaMotte C, Pert CB, Snyder SH (1976) Opiate receptor binding in primate spinal cord: distribution and changes after dorsal root section. Brain Res 112: 407–412

Lauretti GR, Reis MP, Mattos AL et al. (1998) Epidural nonsteroidal antiinflammatory drugs for cancer pain. Anesth Analg 86: 117–118

Lynch J, Zech D, Grond S (1991) Rückenmarknahe Opiatanalgesie mit Pumpensystemen in der Tumorschmerztherapie. Teil 1: Medizintechnik 111: 206–210; Teil 2: Medizintechnik 112: 22–27

McQuay HJ, Sullivan AF, Smallman K, Dickenson AH (1989) Intrathecal opioids, potency and lipophilicity. Pain 36: 111–115

Mercadante S (1999) Problems of long-term spinal opioid treatment in asdvanced cancer patients. Pain 79: 1–13

Morgan M (1989) The rational use of intrathecal and extradural opioids. Br J Anaesth 63: 165–188

Motsch J, Robert B (1987) Spinale Opiatanalgesie mit implantierbaren Kathetersystemen zur Langzeittherapie von Karzinomschmerzen. Schmerz Pain Douleur 3: 115

Müller H, Gips H, Krumholz W, Zierski J, Lüben V, Hempelmann G (1986) Pharmakokinetik der kontinuierlichen periduralen Morphininfusion. Anästhesist 35: 672–678

Nitescu P, Sjöberg M, Appelgren M Curelaru I (1995) Complications of intrathecal opioids and bupivacaine in the treatment of refractory cancer pain. Clin J Pain 11: 45–62

Pappas GD, Lazorthes Y, Bes JC, Tafani M, Winnie AP (1997) Relief of intractable cancer pain by human chromaffin cell transplants: experience at two medical centers. Neurol Res 19: 71–77

Radbruch L, Zech D, Grond S, Lehmann KA (1991) Kontinuierlich subkutane Opiatinfusion (KSOI) als Ersatz für die peridurale Opiatanalgesie (POA) bei einem Tumorpatienten mit rezidiviertem Rektumkarzinom. Eur J Pain 12: 109–114

Ready LB (1990) Regional analgesia with intraspinal opioids. In: Bonica JJ (ed) The management of pain, 2nd edn. Lea & Febiger, Malvern, pp 1967–1979

Sallerin-Caute B, Lazorthes Y, Deguine O et al. (1998) Does intrathecal morphine in the treatment of cancer pain induce the development of tolerance? Neurosurgery 42: 44–50

Samuelsson H, Malmberg F, Eriksson M, Hedner T (1995) Outcomes of epidural morphine treatment in cancer pain: nine years of clinical experience. J Pain Symptom Manage 10: 105–112

Sandouk P, Serrie A, Urtizberea M, Debray M, Got P, Scherrmenn JM (1991) Morphine pharmacokinetics and pain assessment after intracerebroventricular administration in patients with terminal cancer. Clin Pharmacol Ther 49: 442–448

Sjogren P, Banning A (1989) Pain sedation and reaction time during long-term treatment of cancer patients with oral and epidural opioids. Pain 39: 5–11

Sjöberg M, Nitescu P, Appelgren L, Curelaru I (1994) Long-term intrathecal morphine and bupivacaine in patients with refractory cancer pain. Results from a morphine: bubivacaine dose regimen of 0.5:4.75 mg/ml. Anesthesiology 80: 284–297

Smitt PS, Tsafka A, Zande FT et al. (1998) Outcome and complications of epidural analgesia in patients with chronic cancer pain. Cancer 83: 2015–2022

Tumber PS, Fitzgibbon DR (1998) The control of severe cancer pain by continuous intrathecal infusion and patient controlled intrathecally analgesia with morphine, bupivacaine and clonidine. Pain 78: 217–220

Umenhofer W, Bernards C (1997) Distribution of intrathecally administered opioids. Anesthesiology 87(3 A): A810

Van Dongen RTM, Van Ee R, Crul BJP (1997) Neurological impairment during long-term intrathecal infusion of bupivacaine in cancer patients: a sign of spinal cord compression. Pain 69: 205–209

Wagemans MFM, Van der Valk P, Spoelder EM, Zuurmond WWA, De Lange JJ (1997) Neurohistopathological findings after continuous intrathecal administration of morphine or a morphine/ bupivacaine mixture in cancer patients. Acta Anaesthesiol Scand 41: 1033–1038

Waldman SD, Coombs DW (1989) Selection of implantable narcotic delivery systems. Anesth Analg 68: 377

Wang JK, Nauss LA, Thomas JE (1979) Pain relief by intrathecally applied morphine in man. Anesthesiology 50: 149–150

Yaksh TL (1981) Spinal opiate analgesia: characteristics and principles of action. Pain 11: 293–346

Zenz M, Schappler-Scheele B, Neuhaus R, Piepenbrock S, Hilfrich J (1981) Long-term peridural morphine analgesia in cancer pain. Lancet I: 91

Nervenblockaden, Kryoanalgesie und chemische Neurolysen

J. Hankemeier

Tumorpatienten wissen von ihrer begrenzten Zeit im Leben. Deshalb sollte diese Zeit mit dem ausgefüllt sein, was der Patient machen möchte und nicht mit Wartezeit, Behandlungen in Praxen oder Krankenhäusern oder Therapien von Nebenwirkungen und Komplikationen.

Ärzte müssen sich dementsprechend bemühen, von der begrenzten Lebenszeit bewusst wenig durch Warte- und Behandlungszeiten zu verbrauchen.

Daraus folgt, dass Nervenblockaden mit Lokalanästhetika (insbesondere als Serie) nur unter der Voraussetzung begonnen werden sollten, dass eine *schnelle und anhaltende Verbesserung* nach einigen Sitzungen (maximal 6–8) erreichbar erscheint. Zu denken wäre hier z. B. an die Behandlung von starken (reaktiven) muskulären Verspannungen im Schulter-Nacken-Bereich oder an Schmerzen durch ein Lymphödem im Arm.

Auch die bei Tumorschmerzpatienten recht selten indizierte *Kryoanalgesie* oder *chemische Neurolysen* bedürfen einer schnellen Planung und Durchführung und können üblicherweise in wenigen Tagen abgeschlossen sein.

Die *Behandlungszahlen* für neurodestruktive Verfahren bei Patienten mit Tumorschmerzen mittels neurochirurgischer Operationen, Kryoanalgesie oder chemischer Neurolysen sind in den vergangenen Jahren – insbesondere seit Einführung der retardierten Opioide und der neuroaugmentativen Verfahren – deutlich zurückgegangen. Gleichzeitig werden zu 5–7 % bei der Behandlung von Tumorschmerzpatienten intolerable und therapieresistente Nebenwirkungen beschrieben, die einen Therapiewechsel erforderlich machen. Zusätzlich gibt es sehr schwierig zu behandelnde Schmerzzustände (z. B. neuralgiforme Schmerzen), bei denen eine Opioidtherapie eher selten erfolgreich ist. Des Weiteren können rein viszeral bedingte Schmerzen, z. B. bei Oberbauchtumoren, durch Ausschaltung des Plexus coeliacus völlig beseitigt werden.

Die gerade aufgezählten Beispiele zeigen, dass chemische Neurolysen trotz der Fortschritte der medikamentösen Konzepte auch heute noch ihre Indikation haben.

In angloamerikanischen Ländern sind chemische Neurolysen bei Tumorschmerzpatienten sehr viel verbreiteter. In einem 1993 erschienenen Lehrbuch der Tumorschmerztherapie mit ca. 600 Seiten sind 120 Seiten den chemischen, neurodestruktiven Verfahren gewidmet.

Nervenblockaden und chemische Neurolysen verbessern bei guter Indikationsstellung die *Lebensqualität* von Patienten mit Tumorschmerzen und sind in einem Gesamtkonzept auch heute noch ein wichtiger Bestandteil der Behandlung.

Nervenblockaden

Unter »Nervenblockaden« versteht man die zeitweilige Unterbrechung von peripheren oder zentralen Impulsleitungen mittels Lokalanästhetika. *Indikationen*, mit kurzwirkenden lokalen Betäubungsmitteln die Nervenleitung bei Tumorschmerzpatienten zu unterbrechen, sollten nur dann gestellt werden, wenn als Ziel eine anhaltende Schmerzreduktion erreicht werden kann. Bei nur kurzfristiger Wirkung überwiegen die Nachteile, wie Invasivität, Abhängigkeit des Patienten vom Therapeuten und Verlust an Lebenszeit für den Patienten.

Unter Berücksichtigung dieser wichtigen Einschränkung sind folgende *Indikationen* im Rahmen eines Gesamtkonzepts mit maximal 6–8 Therapiesitzungen akzeptabel:

- Behandlung von schmerzhaften Muskelverspannungen durch *Infiltrationen* mit einem Gemisch aus kurz- und langwirkenden Lokalanästhetika (z. B. Mepivacain 0,5 % und Bupivacain 0,25 %, je 0,5–1 ml pro Infiltration);
- *Stellatumblockaden* bzw. *lumbale Sympathikusblockaden* bei Lymphabflussstörungen infolge von Tumoroperationen (z. B. Mammakarzinom mit Axillaausräumung), um die Durchblutung zu verbessern und durch Verstärkung der Abflusses den Kompressionsschmerz zu lindern (**Cave:** selten auch Zunahme der Schmerzen wegen Verstärkung von arteriellem Zufluss):
  - *Stellatumblockade:* Unterbrechung der sympathischen Efferenz durch Blockade des zervikothorakalen Ganglions mittels eines langwirkenden Lokalanästhetikums, z. B. Bupivacain 0,5%, 10–15 ml;
  - *Lumbale Sympathikusblockade:* Unterbrechung der sympathischen Efferenz durch Blockade des Grenzstrangs in Höhe L_2 oder L_3 mittels eines langwirkenden Lokalanästhetikums, z. B. Bupivacain 0,5 %, 5–10 ml;
- *Ganglionäre lokale Opioidapplikation (GLOA)* bei Gesichtsschmerzen (GLOA: intraorale Injektion im Bereich des Pharynxdaches von 0,03 mg Buprenorphin gelöst in 2 ml NaCl 0,9 % mittels einer Spezialkanüle an das obere zervikale Ganglion.
- *Testblockaden vor chemischer Neurolyse (bzw. Kryoanalgesie).* Vor der längerfristigen Zerstörung von Nervengewebe muss durch eine Testblockade für Patient und Arzt die Wirksamkeit einer anschließenden chemischen Neurolyse nachgewiesen werden. Bei der intrathekalen chemischen Neurolyse kann dabei der Patient auch vorher das (z. T. als unangenehm empfundene) Gefühl der Taubheit kennen lernen.

Kryoanalgesie

Durch die Einwirkung von Kälte kann am peripheren Nerv eine langandauernde, jedoch reversible Leitungsanästhesie durchgeführt werden. Stickstoff oder Kohlendioxyd wird in der Spitze einer Sonde auf –50 bis –70°C abgekühlt, nachdem die Sonde in die Nähe des zu unterbrechenden Nervengewebes geführt worden ist. Der Vorteil dieser Methode liegt in der Reversibilität, sodass Folgeschäden, wie Deafferenzierungsschmerzen, nicht auftreten sollen. Der Nachteil liegt zum einen in der relativ großen Abmessung der Sonde (Durchmesser: ca. 1,3–2 mm) und damit in einem relativ schlechten Handling (Platzierbarkeit, Zielgenauigkeit), zum anderen in der begrenzten Wirkdauer von Tagen bis Wochen.

Nach anfänglich sehr positiven Berichten über diese Technik ist es in den vergangenen Jahren deutlich ruhiger geworden. Als *Indikation* wäre insbesondere an eine Kryoläsion oberflächlich liegender peripherer Nerven, insbesondere der Interkostalnerven (bei Rippenmetastasen), zu denken. Die Methode kann wiederholt werden.

Chemische Neurolysen

Viele Patienten versprechen sich nach wie vor von der Durchschneidung von Nerven eine völlige Schmerzfreiheit. Gerade im Gespräch mit Tumorschmerzpatienten wird dieser Wunsch nicht selten vorgetragen. Bis auf wenige Ausnahmen kann diesem an sich verständlichen Wunsch der Patienten leider nicht entsprochen werden, da es nach Durchtrennung von peripheren Nerven wegen der oft entstehenden Deafferenzierungssymptomatik sogar zu einer Schmerzverstärkung kommen kann.

Wie schon oben beschrieben sind die Indikationen zur Durchführung von destruktiven Verfahren in der Tumorschmerztherapie durch die Fortentwicklung der Konzepte sehr stark zurückgegangen. Trotzdem verbleiben einige wenige Methoden, die bei frühzeitiger Durchführung eine langanhaltende Schmerzreduktion (in einzelnen Fällen Schmerzfreiheit) erreichen können. Auch diese (im Folgenden besprochenen) speziellen Neurolysetechniken müssen in ein *Gesamtkonzept der Schmerztherapie* eingebettet sein und dürfen niemals nur als Monotherapie zur Anwendung kommen.

Zur besseren Einschätzung der Wirkung (für Patient und Arzt) ist es von Vorteil, vorher eine *diagnostische Nervenblockade mit Lokalanästhetika* genau in dem Bereich durchzuführen, in dem später die Neurolyse geplant ist. Die technischen Voraussetzungen der Testblockade müssen dabei absolut identisch sein mit denen der späteren Neurolyse (gleiche Technik, Kontrolle mit bildgebenden Verfahren, hohe Konzentration und gleiches Volumen des Lokalanästhetikums).

Nur bei sehr genau bekannten Voraussetzungen (z. B. gürtelförmige Oberbauchschmerzen bei histologisch gesichertem Pankreaskarzinom ohne Schmerzen in anderen Körperbereichen) kann in Absprache mit dem Patient auf eine Testblockade wegen der dann vermeidbaren Belastung verzichtet werden. Eine ausführliche Aufklärung über Nebenwirkungen und mögliche Komplikationen muss selbstverständlich sein. Dementsprechend gehören zur *Vorbereitung auf die chemische Neurolyse*:

- Aufklärung des Patienten über Nutzen, Risiken und eventuelle alternative Methoden,
- Testblockade mit Lokalanästhetikum (Ausnahme: ▶ oben),
- i.v.-Verweilkanüle mit Infusion,
- übliches Monitoring,
- anästhesiologisches Management zur Behandlung von Komplikationen.

Über eine *Indikation zur Durchführung invasiver Methoden* der Schmerztherapie – unter Einschluss

der chemischen Neurolyse – sollte unter folgenden Voraussetzungen nachgedacht werden:

- Eine *lege artis* durchgeführte systemische Analgetikatherapie führt nicht zu einer Schmerzreduktion auf ein erträgliches Maß.
- Eine systemische Analgetikatherapie führt bei zufrieden stellender Schmerzreduktion zu therapieresistenten, belastenden Nebenwirkungen.
- Während einer systemischen Analgetikatherapie kommt es zu stärksten Durchbruchschmerzen, die nur unter Verlust an Lebensqualität durch massive Erhöhung der Analgetikadosis behandelt werden können.

Nach *Körperregionen* geordnet wäre an die Indikation zur chemischen Neurolyse insbesondere in folgenden Bereichen zu denken:

- auf den Oberbauch begrenzte (gürtelförmige) Schmerzen,
- perianale Schmerzen (S_3–S_5),
- segmentale thorakale Schmerzen (Th_3–Th_{12}).

Auch bei sehr stark im Vordergrund stehenden Schmerzen in den oben genannten Körperregionen und zusätzlichen Schmerzen in anderen Bereichen sollte eine *Testblockade* durchgeführt werden, um gemeinsam mit dem Patienten die Größenordnung der zu erzielenden Schmerzreduktion einschätzen zu können.

Gebräuchliche Neurolytika

Zur chemischen Zerstörung von Nerven werden in der Schmerztherapie unterschiedliche Neurolytika angewendet:

- Ethanol (50–96 Vol.-%),
- Phenol (gelöst in Wasser, 5–10 Vol.-%),
- Phenol (gelöst in Wasser und Glyzerin, 7–10 Vol.-%).

Die früher auch angewendeten Neurolytika Chlorocresol (gelöst in Glyzerin) und Ammoniumsulfat (gelöst in Wasser) haben in den vergangenen Jahren ihre Bedeutung vollständig verloren.

Ethanol 96%ig ist in Ampullenform vorrätig. *Phenol* (gelöst in Wasser bzw. in Wasser und Glyzerin) kann aus Phenolkristallen in jeder Apotheke hergestellt werden. Hierbei ist insbesondere darauf zu achten, dass die Lösung nicht mit Kunststoff in Kontakt kommt, da dieser von Phenol angegriffen und zerstört wird, wobei sich das Neurolytikum chemisch verändert (▢ Tabelle 1).

> Chemische Neurolytika sind nicht nervenspezifisch (!), sie können in Abhängigkeit von der Konzentration auch alle umliegenden Strukturen zerstören.

So würde z. B. die Lage der Kanülenspitze direkt an der Aortenwand bei Gabe von Phenol oder Ethanol eine Aortenwandruptur zur Folge haben können. Dies bedingt, dass bei der intrathekalen Neurolyse mit *kleinsten Volumina* gearbeitet und die *Lage der Kanülenspitze* bei chemischen Neurolysen des Plexus coeliacus und des lumbalen Sympathikus mit bildgebenden Verfahren kontrolliert werden muss.

Chemische Neurolytika sind in ihrer Herstellung (Phenol) und Anwendung (Phenol und Ethanol) vom Bundesgesundheitsamt nicht zugelassen. Die Applikation dieser Substanzen erfolgt also *in eigener Verantwortung*.

Alkohol und Phenol haben kurz nach der Injektion einen lokalanästhetischen Effekt und wirken zuerst auf die nichtmyelinisierten C-Fasern. Anschließend entsteht durch Proteindenaturierung eine *nichtreversible, nichtselektive Blockade* des Aktionspotenzials aller Fasern.

Aus früherer Zeit stammen eine Vielzahl von histopathologischen Untersuchungen an Tieren (und auch nach Obduktion von Patienten, bei denen chemische Neurolysen durchgeführt worden waren). Die gefundenen *nervalen Destruktionen* ergaben kein einheitliches Bild, da auch keine vergleichbaren Untersuchungsbedingungen vorlagen (unterschiedliche Konzentration und Menge des Neurolytikums, auch Ausbreitung, Penetration und Diffusion, Geschwindigkeit der Injektion und Technik der Durchführung waren nicht vergleichbar).

Durch kein Verfahren und auch durch kein spezielles Neurolytikum können also selektive Nervenblockaden durchgeführt werden. Postneurolytisch vorhandene *Schädigungen an gemischten Nerven* (z. B. motorische Defizite, Anästhesia dolorosa als Komplikation einer chemischen Neurolyse im Bereich der Trigeminusäste) können über Jahre anhalten. Am sympathischen Nervengewebe sind solch schwere Komplikationen bisher nicht beschrieben worden.

Technisch gesehen ist die Durchführung einer chemischen Neurolyse genauso einfach – oder schwierig – wie eine Nervenblockade mit einem Lokalanästhetikum, jedoch muss die Kanülenplat-

▢ Tabelle 1. Vergleich: Ethanol – Phenol		
Parameter	**Ethanol**	**Phenol**
Herstellung:	Problemlos	Aufwändig
Aufbewahrung:	Problemlos	Problematisch (lichtempfindlich; zersetzt teilweise Gummi und Plastik)
Spezifisches Gewicht:	0,789–0,807	Etwa 1,027 (gelöst in Glyzerol)
Spezifisches Gewicht gegenüber Liquor:	Hypobar	Hyperbar
Vorteile:	Längere Wirkungsdauer	Geringerer Effekt auf benachbarte Gewebe
Allgemeine Komplikationen:	So genannte Alkoholneuritis am gemischten Nerv (bis zu 20 %)	Allergische Reaktionen, Neuritiden selten, toxische Reaktionen bei großen Volumina

zierung noch genauer erfolgen. Mit der Gabe eines größeren Volumens eines Lokalanästhetikums wird in der Umgebung von Nervengewebe üblicherweise kein Schaden gesetzt, da – wie schon beschrieben – diese Substanzen nicht nervenspezifisch sind; also bei der chemischen Neurolyse: möglichst exakte Positionierung der Kanülenspitze, möglichst geringes Volumen des Neurolytikums (Ausnahme: Pl. coeliacus-Neurolyse, ▶ dort). Dies zwingt teilweise zur Verwendung von Kontrastmitteln und bildgebenden Verfahren. Nach jeder neurolytischen Blockade muss die Kanüle vor dem Herausziehen vom Neurolytikum durch *Spülung mit 0,9%iger NaCl-Lösung* (bzw. einem Lokalanästhetikum) befreit werden.

In der Reihenfolge ihrer Wertigkeit kommen bei Patienten mit Tumorschmerzen folgende chemische Neurolysen in Betracht:

- Neurolyse viszeraler Afferenzen im Bereich des Plexus coeliacus,
- intrathekaler, neurolytischer Sattelblock (S_3–S_5),
- intrathekale Neurolyse (Th_3–Th_{12}),
- Neurolyse im Bereich des lumbalen Sympathikus,
- Neurolyse der Nn. intercostales,
- äußerst selten:
  - Neurolyse des Ganglion Gasseri bzw. der peripheren Trigeminusäste,
  - Neurolyse im epiduralen Bereich,
  - intrathekale Neurolyse zwischen L_1 und S_2,
  - chemische Neurolyse der Nn. splanchnici.

Neurolyse des Plexus coeliacus

Die Nervenblockade des Plexus coeliacus wurde bereits 1914 erstmalig im Rahmen von operativen abdominellen Eingriffen, 1929 als chemische Neurolyse mit Ethanol zur Schmerztherapie bei Tumorpatienten durchgeführt.

Die paarig angelegten *Ganglia coeliaca* (Plexus coeliacus) bilden mit ihren zahlreichen Nervenfasern das größte Geflecht des autonomen Nervensystems. Sie entstehen aus den efferenten Nn. splanchnici majores (Th_5–Th_{10}), minores (Th_{10}–Th_{11}) und ggf. minimae (Th_{12}). Die Nn. splanchnici führen neben efferenten Fasern für die motorische Innervation der glatten Muskulatur auch afferente Fasern, die für die Weiterleitung von allen Reizen aus dem gesamten Oberbauch zuständig sind, deren Afferenzen dann ebenfalls über die Nn. splanchnici laufen und die später dann zentral zu viszeralen Schmerzen verarbeitet werden können.

Durch dieses Gemisch von efferenten und afferenten Fasern im Plexus coeliacus kommt es bei Ausschaltung auch zu *Wirkungen und Nebenwirkungen an beiden Nervenqualitäten*. Führt also die Blockade der viszeralen Afferenzen zur Schmerzfreiheit bzw. -reduktion, so kann die gleichzeitige Ausschaltung der Efferenzen z. B. Diarrhöen bewirken.

Bei anatomischen Untersuchungen sind erhebliche *Variationen der Ganglia coeliaca* gefunden worden. Die Größenausdehnung variierte von 0,5–4,5 cm und die topographische Lage im Verhältnis zur Wirbelsäule von der Höhe der Bandscheibe Th_{12}/L_1 bis hin zur Mitte des 2. Lumbalwirbels. Die häufigste Lage jedoch wurde in Höhe der oberen Hälfte des 1. Lendenwirbelkörpers gefunden. Ansonsten sind die Ganglia coeliaca ventral der Aorta, kaudal der A. coeliaca und des Zwerchfells angeordnet.

> Da die gesamte Reizwahrnehmung aller Oberbauchorgane über afferente Fasern zu den Ganglia coeliaca und dann über die Nn. splanchnici zum Rückenmark führt, kommt es bei kompletter Ausschaltung dieser Nervenleitung also immer dann zur völligen Schmerzfreiheit (!), solange parietale Strukturen nicht betroffen sind.

Indikationen zur Durchführung einer chemischen Neurolyse bei Patienten mit Oberbauchschmerzen sind insbesondere bei folgenden Tumoren gegeben:

- Pankreaskarzinom,
- primäres Leberzellkarzinom (bzw. Lebermetastasen),
- Gallengangskarzinom,
- sonstige Oberbauchtumore.

Sind neben der Oberbauchschmerzsymptomatik noch Schmerzen in anderen Körperregionen vorhanden, empfiehlt sich die Durchführung einer *Testblockade* mit Lokalanästhetikum, um gemeinsam mit dem Patienten den Grad der Schmerzreduktion (und die verbleibenden Restschmerzen) einschätzen zu können und um dann anschließend über die Durchführung einer chemischen Neurolyse zu entscheiden.

Insbesondere beim *Pankreaskarzinom* hat sich die Plexus-coeliacus-Neurolyse sehr bewährt, da 90 % dieser Patienten über starke Dauerschmerzen klagen. Diese Schmerzen entstehen durch Einwachsen von Tumorzellen in afferente Nervenfasern, durch Gewebeuntergang und dadurch vermehrte Freisetzung von algogenen Substanzen, durch Nekrosen in soliden Organen (z. B. Pankreasmetastasen mit tryptischer Pankreatitis) oder auch durch Minderdurchblutung infolge Gefäßverlegung durch direkte Tumorinfiltration.

Zur *chemischen Neurolyse der Ganglia coeliaca* wird ein Gemisch aus 20 ml konzentriertem Ethanol und 20 ml eines kurzwirkenden Lokalanästhetikums bevorzugt. Die Beimischung des Lokalanästhetikums zum Neurolytikum reduziert deutlich einen sonst oft vom Patienten angegebenen Injektionsschmerz. Phenol kann wegen des benötigten großen Volumens und der daraus bedingten möglichen toxischen Reaktion für diese Nervenblockade nicht empfohlen werden.

Es kommen unterschiedliche *Techniken* zur Plexus-coeliacus-Neurolyse zur Anwendung (◘ Abb. 1):

- beidseitige Injektion von jeweils 20 ml Neurolytikum in Bauchlage des Patienten, mit Bildwandler- oder CT-Kontrolle (übliche Technik im angloamerikanischen Sprachraum; ◘ Abb. 1);
- einseitige Injektion des Neurolytikums von rechts in Linksseitenlage des Patienten unter Bildwandlerkontrolle (◘ Abb. 2);
- intraoperative Injektion des Neurolytikums unter Sicht (◘ auch Kap. 10 A: »Allgemeinchirurgische Maßnahmen«);
- einseitige, transaortale Injektion des Neurolytikums von links unter Bildwandlerkontrolle (diese Technik ist besonders empfehlenswert bei verdrängend wachsenden, großen Tumoren, da die Ganglia coeliaca durch ihre enge Beziehung zur Aorta bei dieser transaortalen Technik sicher vom Neurolytikum umspült werden können).
- *Feinnadelpunktion von ventral, sonographisch oder CT-kontrolliert:* Bei der sonographisch kontrollierten Nervenblockade liegt der Patient in Rückenlage, es erfolgt zunächst die native Sonographie. Lassen sich Aorta und Truncus coeliacus gut darstellen, erfolgt die Punktion etwa 2 Querfinger unterhalb des Xiphoids. Die Kanüle (22/25 G mit 15 cm Länge) wird unter Ultraschallkontrolle in Höhe des Truncus coeliacus vor die Aorta platziert; 10 ml eines Gemisches aus konzentriertem Ethanol und Lokalanästhetikum bzw. 10 ml Ethanol 96 % sind für diese Injektion empfohlen worden.

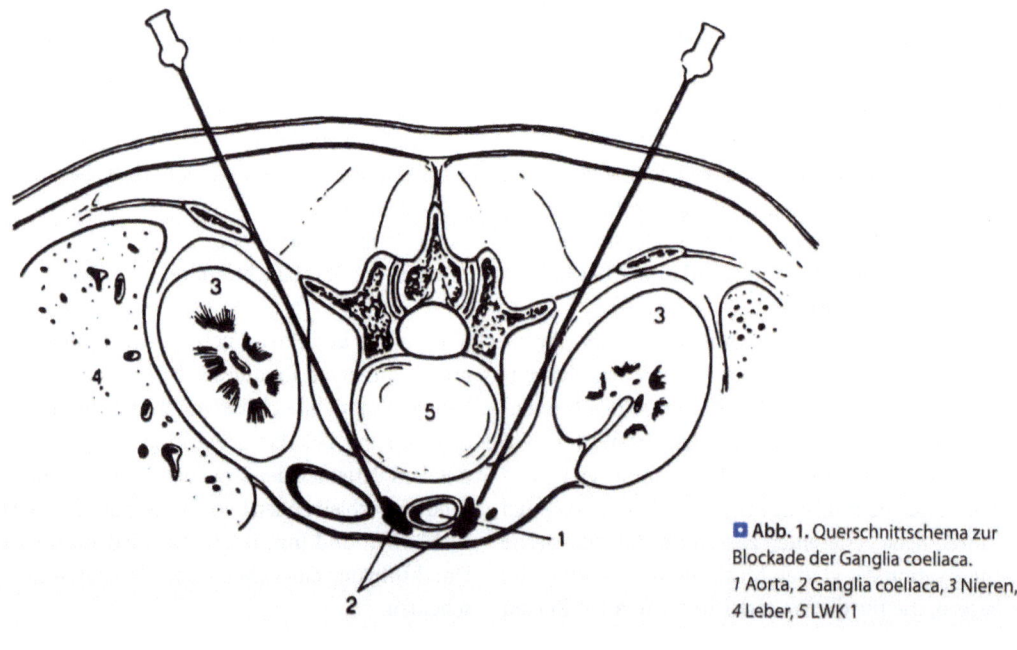

◘ **Abb. 1.** Querschnittschema zur Blockade der Ganglia coeliaca. *1* Aorta, *2* Ganglia coeliaca, *3* Nieren, *4* Leber, *5* LWK 1

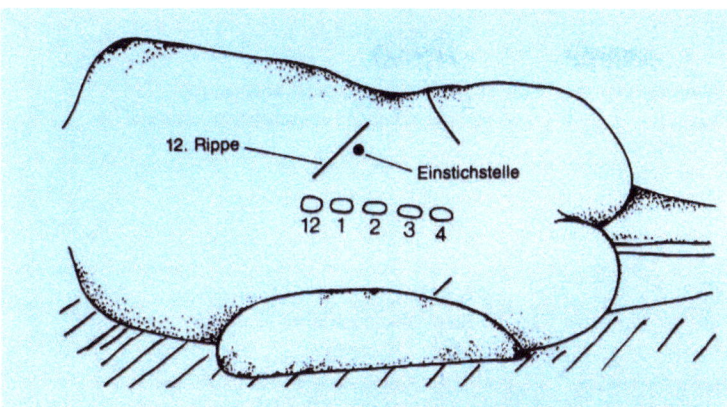

Abb. 2. Seitenlage zur Plexus-coeliacus-Blockade (einseitige Technik)

Bis vor ca. 20 Jahren waren »*blinde*« *Punktionen* (d. h. ohne Einsatz bildgebender Verfahren) üblich. Chemische Neurolysen des Plexus coeliacus ohne Kontrolle der Kanülenspitze durch bildgebende Verfahren sind heute als Kunstfehler anzusehen. In der Hand des Geübten sind CT- und bildwandler-kontrollierte Durchführung der Neurolyse gleichwertig. Dem Anfänger gibt jedoch die CT-Kontrolle (**Abb. 3**) sicherlich eine größere Sicherheit. Eine weitere Differenzierung über Vor- und Nachteile der beiden konkurrierenden bildgebenenden Verfahren ist im Folgenden dargestellt.

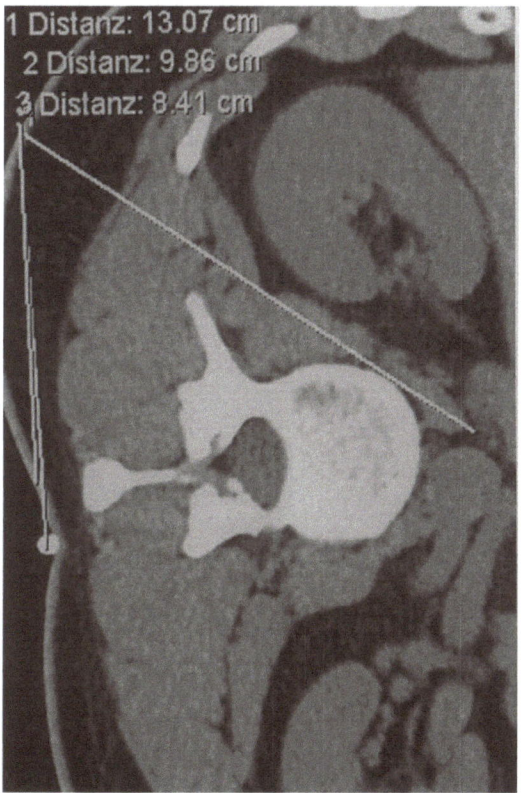

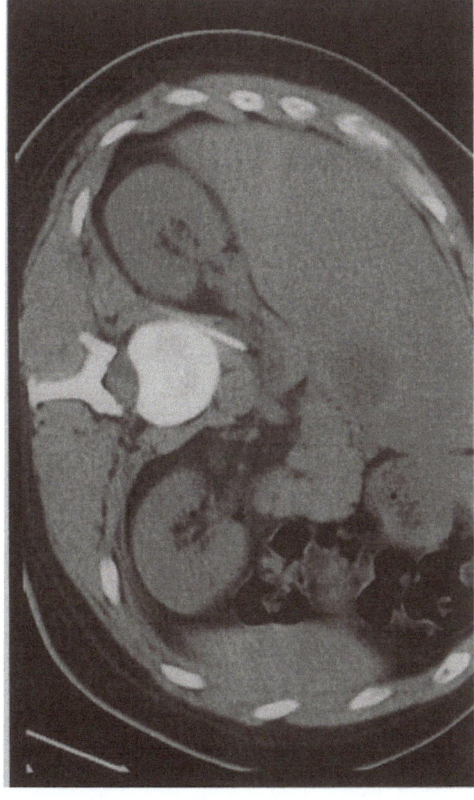

Abb. 3. Computertomographische Darstellung zur Plexus-coeliacus-Neurolyse. *Links* Zielplanung, *rechts* Kanülenplatzierung (die leicht dunkelgraue Verfärbung vor der Kanülenspitze zeigt die Ausbreitung des Neurolytikums)

Vorteile des Bildwandlers	Nachteile des Bildwandlers
– Geringere Kosten, geringere Strahlenbelastung – Keine Fremdbestimmung bei Zeitplanung – Große Sicherheit in der Hand des Geübten – Simultane Darstellung von Injektion und Bildgebung	– Größere Unsicherheit bei Anfängern – Strukturerkennung erst durch Kontrastmittel

Vorteile der Computertomographie	Nachteile der Computertomographie
– Blockadetechnik durch Anfänger leichter erlernbar – Exakte Planung von Injektionsort und -richtung – „Sicherheitsgefühl" höher – Größere Sicherheit bei pathologischer Anatomie	– Höhere Kosten, höhere Strahlenbelastung – Abhängigkeit von CT-Terminen und „Fremdabteilung" – Explodierende Kosten bei interventioneller Schmerztherapie

Bei der einseitigen, perkutanen Technik von rechts liegt der Patient auf einem Operations- bzw. Durchleuchtungstisch auf dem Bauch oder in linker Seitenlage (◘ Abb. 2). Wegen der häufig vom Patienten als sehr schmerzhaft empfundenen Bauchlage sollte die *Seitenlage* bevorzugt werden. Die Einstichstelle befindet sich etwa 7–9 cm rechts paravertebral, unmittelbar kaudal der 12. Rippe. Eine 12–15 cm lange Kanüle wird in 70° medioventraler und etwa 20° kranialer Richtung bis zum Knochenkontakt

(1. LWK) vorgeschoben. Nach Röntgenkontrolle wird die Kanüle lateralisiert, am 1. LWK tangential vorbeigeführt und etwa 4–5 cm weiter vorgeschoben (◘ Abb. 4). Die identische perkutane Technik von rechts unter CT-Kontrolle ist ◘ Abb. 3 zu entnehmen.

Alternativ erfolgt in Bauchlage des Patienten eine Platzierung der Kanüle ohne Knochenkontakt orthograd im Strahlengang bei schräger Durchleuchtung (Tunnelblick). Die Kanülenspitze soll in

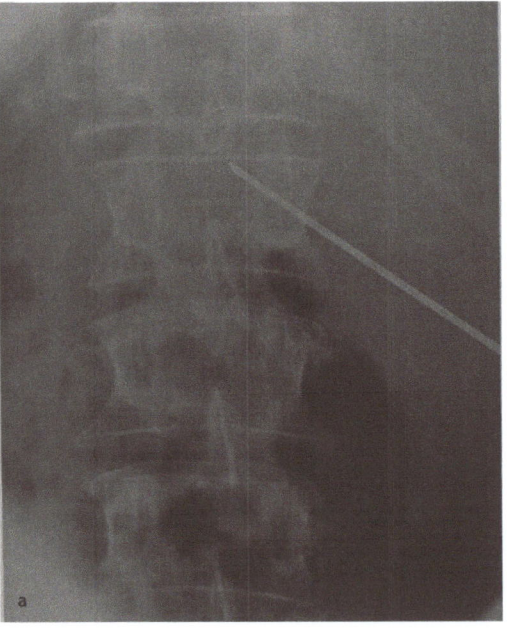
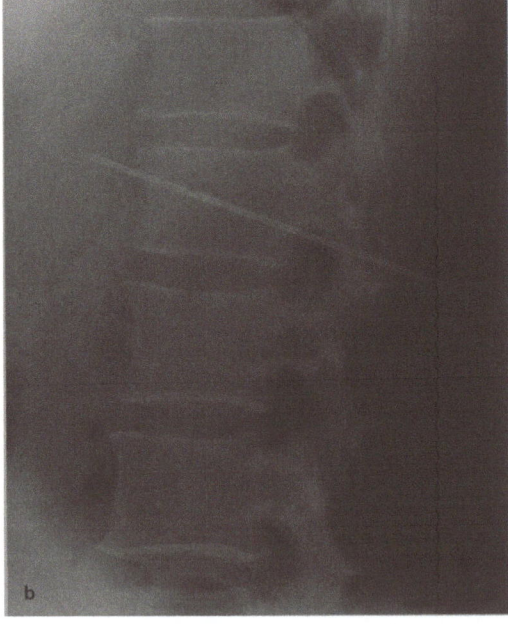

◘ **Abb. 4a, b.** Injektionskanüle: **a** im a.-p.- und **b** seitlichen Strahlengang

der lateralen Röntgenansicht ventral vom kranialen Drittel des 1. LWK liegen.

Eine *Kontrastmittelgabe zur Kontrolle der richtigen Kanülenlage* (in 2 Ebenen!) ist unverzichtbar. Hierbei muss insbesondere darauf geachtet werden, dass die Kanülenspitze ventral der (durch die Kontrastmittelgabe sichtbaren) pulsierenden Aortenwand liegt (◘ Abb. 5). Zur besseren Kontrolle der späteren Ausbreitung des Neurolytikums kann das Kontrastmittel auch dem Neurolytikum zugesetzt werden. Um eine ausreichende Ausbreitung des Neurolytikums zu gewährleisten, werden insgesamt 40 ml Injektionsvolumen empfohlen. Der unangenehme Injektionsschmerz des Alkohols wird durch eine Mischung aus 20 ml absolutem Ethanol mit 20 ml Mepivacain 1 % reduziert. In einer neueren Publikation wird empfohlen, zur besseren und längeren Wirkung 40 ml 96%igen Alkohol zu injizieren. Um den dann stärkeren Injektionsschmerz zu reduzieren, empfehlen die Autoren eine vorherige Epiduralanalgesie. In den anschließenden 24 h sollte der Patient wegen möglicher Kreislaufreaktionen überwacht werden und zur Sicherheit Bettruhe einhalten.

Bei Durchführung der Plexus-coeliacus-Neurolyse in Bauchlage und 2-Kanülen-Technik empfiehlt es sich, wegen der oben beschriebenen anatomischen Variationen beide Kanülen in kraniokaudaler Richtung unterschiedlich zu platzieren (z. B. 1. Kanüle im oberen Drittel des 1. LWK, 2. Kanüle im unteren Drittel des 1. LWK). Es werden dann durch jede Kanüle 20 ml Neurolytikum injiziert. Eine 2-Kanülen-Technik empfiehlt sich insbesondere bei deutlich betonter linksseitiger Schmerzausstrahlung. Zu

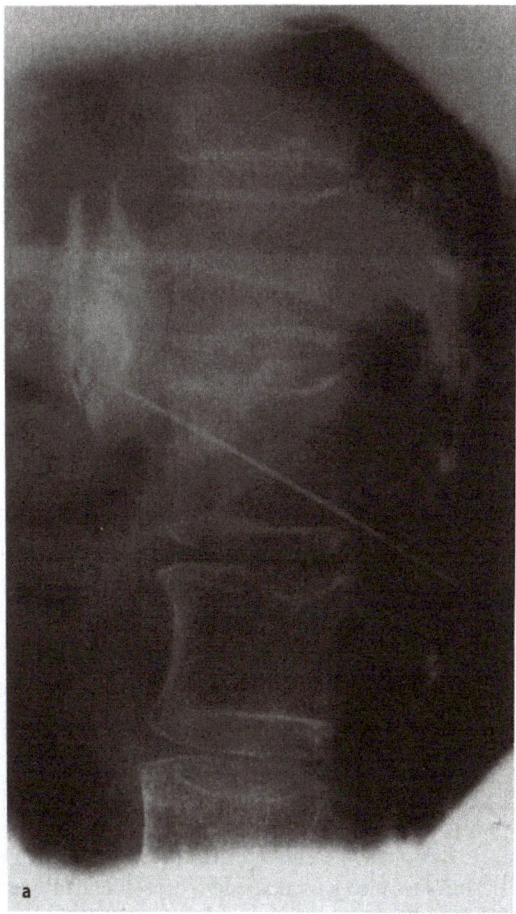 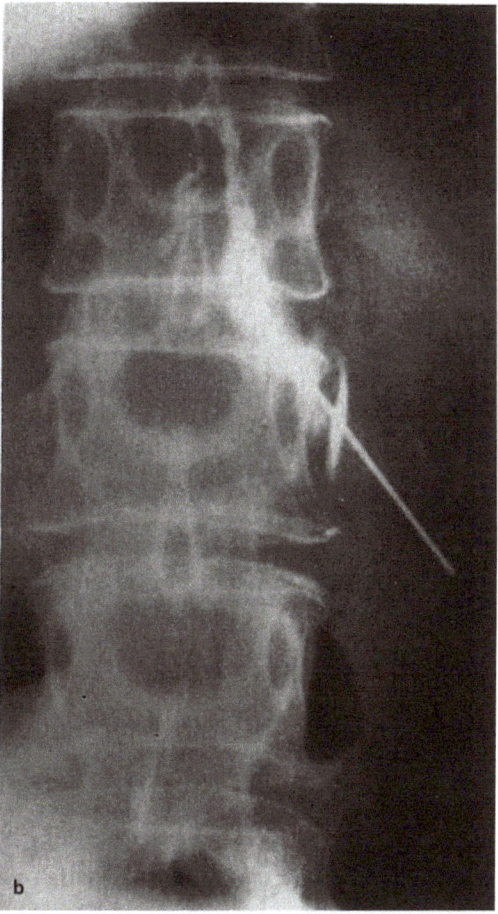

◘ **Abb. 5a, b.** Injektion von Kontrastmittel vor der Neurolyse des Plexus coeliacus: **a** im a.-p.- und **b** seitlichen Strahlengang

beachten ist bei dieser Technik ferner, dass es beim linksseitigen Vorschieben der Kanüle leicht zu einer Punktion der Aorta kommen kann.

An *Komplikationen* sind neben einem leichten Blutdruckabfall und Punktionen der großen Gefäße (Aorta, V. cava, A. coeliaca, A. renalis) auch Punktionen anderer Organe (Pleura, Peritoneum, Niere, Spinalraum) beschrieben worden. Auf jeden Fall muss durch vorherige Kontrastmittelgabe und Röntgenkontrolle eine Kanülenfehllage *vor* der Injektion des Neurolytikums ausgeschlossen werden.

In den vergangenen Jahren gab es mehrere Berichte über *Paraplegien* nach Plexus-coeliacus-Neurolysen. Diese Komplikation wird zurückgeführt auf eine Ischämie des Rückenmarks infolge neurolysebedingter Durchblutungsstörung der Adamkiewicz-Arterie (A. radicularis magna). Diese Arterie entspringt anatomisch nicht konstant in 80 % der Fälle auf der linken Seite aus einer Interkostalarterie und erreicht das Rückenmark (für die beschriebenen Techniken wichtig!) in 10 % der Fälle zwischen L_1 und L_2.

Eine Umfrage in den Schmerzkliniken von England und Wales ergab im Zeitraum von 1986–1990 2730 durchgeführte chemische Neurolysen der Ganglia coeliaca. Es wurde über 4 Paraplegien berichtet, von denen 3 auch eine Sphinkterparese von Blase und Mastdarm einschlossen. Dies entspricht einer Inzidenz von 1:683 chemischen Neurolysen. Einzelne Autoren geben an, dass bei ventral durchgeführter Neurolyse mittels Feinnadelpunktion und sonographischer Kontrolle ein geringeres Risiko einer Paraplegie besteht. Möglicherweise ist auch die rechtsseitige Punktion – wie oben beschrieben – risikoärmer.

Als *weitere Komplikation* gibt es vereinzelte Berichte über langanhaltende Diarrhöen nach Plexuscoeliacus-Neurolyse. Hier soll sich als Therapie die Gabe von Octreotid (2-mal 0,1 mg/Tag s.c.) bewährt haben.

In jüngerer Zeit gibt es vereinzelte Berichte über eine *Thrombose der V. mesenterica superior* nach chemischer Neurolyse unter CT-Kontrolle.

Kontraindikationen sind Hypovolämie, präterminaler Zustand und fehlende Aufklärung des Patienten über seine Grundkrankheit.

Bei richtiger Indikationsstellung werden 80–85 % der Patienten deutlich schmerzreduziert bzw.

schmerzfrei. Dieser verbesserte Zustand hält so lange an, wie der Tumor parietale Nervenstrukturen noch nicht erreicht hat. Trotz dieser sehr guten Wirksamkeit der Plexus-coeliacus-Neurolyse wird der *Stellenwert* in der heutigen Tumorschmerztherapie nicht einheitlich positiv bewertet. Bedingt durch eine oftmals problemlose Opioidtherapie werden heute selbst spezialisierten schmerztherapeutischen Einrichtungen nur noch selten Patienten zur chemischen Neurolyse der Ganglia coeliaca überwiesen. Oft sind es dann Patienten mit starken Opioidnebenwirkungen und/oder trotz hoher Dosierung nicht ausreichender Schmerzreduktion oder Patienten mit exazerbierenden Tumorschmerzen im Präfinalstadium. Werden in diesen Fällen noch Plexus-coeliacus-Neurolysen durchgeführt, ergibt sich meist kein gutes Resultat. So beziehen sich die Erfahrungen der jüngeren Kollegen oft auf diese wenig überzeugenden Verläufe.

> Eine große Zahl von Publikationen und eigene Erfahrungen, insbesondere aus der Zeit vor der Entwicklung langwirkender starker Opioide, zeigen, dass etwa 80–90 % der Patienten gut und anhaltend schmerzreduziert werden können, wenn sie frühzeitig (vor dem Einsatz von Opioidanalgetika!) und vor dem Einbruch des Tumors in parietale Nervenstrukturen mit einer chemischen Neurolyse des Plexus coeliacus behandelt werden.

Auch eine *Metaanalyse* kommt bei der Wertung von 1045 Patienten zu dem Ergebnis, dass 89 % der Patienten in den ersten 2 Wochen nach der Behandlung eine exzellente Schmerzreduktion hatten und dass 90 % von diesen für weitere 3 Monate und 70–90 % bis zum Tod davon sehr gut profitierten. Eine Vergleichsstudie von 2 Gruppen, entweder mit Plexus-coeliacus-Neurolysen oder mit Opioidanalgetika behandelt, erbrachte das Ergebnis, dass die Plexus-coeliacus-Neurolyse die Überlebenszeit der Patienten bei reduzierter Opioiddosis deutlich verbesserte. Diese Verbesserung bezog sich insbesondere auf die Lebensqualität.

Zusammenfassend muss zur Plexus-coeliacus-Neurolyse also gesagt werden, dass eine häufigere und frühzeitigere Indikationsstellung die Schmerztherapie bei Patienten mit malignombedingten Oberbauchschmerzen deutlich verbessern würde und dass sie bei diesen Patienten Teil des Therapiekonzepts sein sollte.

Intrathekale Neurolyse

Bei der intrathekalen Neurolyse wird ein chemisches Neurolytikum in den Liquorraum eingebracht. Diese Neurolyse zur Tumorschmerztherapie war in früheren Jahrzehnten außerordentlich verbreitet und geht auf die erste Anwendung von Dogliotti (1931) zurück. In den vergangenen Jahren werden intrathekale Neurolysen trotz der sehr einfachen Technik nur noch ganz selten angewandt.

Über 2 *Indikationsschwerpunkte* soll hier berichtet werden:

- intrathekale Neurolyse bei segmentalen Schmerzen im Bereich zwischen Th_3 und Th_{12};
- intrathekale Neurolyse bei perianalen Schmerzen im Bereich von S_3–S_5.

Indikationen zur intrathekalen chemischen Neurolyse sollten aus heutiger Sicht eher zurückhaltend gestellt werden. Wenn eine lege artis durchgeführte Opioidtherapie (systemisch oder rückenmarknah!) nicht zu einer ausreichenden Schmerzreduktion (z. B. bei neuralgiformem Schmerz) führt bzw. therapieresistente Nebenwirkungen eine Erhöhung der Opioiddosis nicht möglich machen, sollten diese Verfahren in die Therapieüberlegungen einbezogen werden.

Grund für die zurückhaltende Indikationsstellung sind die *Komplikationen,* die insbesondere im lumbalen Bereich auftreten können. Sphinkterparesen an Darm und Blase und muskuläre Schwächen der unteren Extremität sind bei nicht ganz optimaler Indikationsstellung bzw. Technik nicht selten. Die Durchführung dieser Methode im lumbalen bzw. sakralen Bereich kann deshalb nur bei Patienten mit Anus praeter und Blasenkatheter empfohlen werden.

Die intrathekale Neurolyse ist umso wirkungsvoller, je intensiver das Neurolytikum an der jeweiligen *Hinterwurzel* einwirken und sie dementsprechend zerstören kann (eine intrathekale Neurolyse ist daher nicht sinnvoll, wenn die Hinterwurzel von Tumorgewebe befallen ist!).

Die auszuschaltende hintere Wurzel muss bei intrathekalen Neurolysen mit dem hyperbaren Phenol (gelöst in Glyzerin) die tiefste Stelle des Patienten sein. Das heißt, der Patient muss zum einen in einer hinteren Seitenlage von 45° liegen, zum anderen müssen kraniales und kaudales Körperende erhöht sein (sog. *Klappmesserstellung,* ◨ Abb. 6). Da diese Lagerung vom Patienten postneurolytisch 30–45 Min eingehalten werden muss, sollte sie vor der Neurolyse in allen Einzelheiten mit dem Patienten besprochen und geübt werden. Unterschiedliche Abpolsterungen und Lagerungskissen sind dafür nötig. Erst nachdem diese Lagerung probatorisch durchgeführt worden ist, wird die Rückenlage von 45° aufgehoben, um die Spinalkanüle zu platzieren. Dabei muss sich die Injektionshöhe nicht an den Wirbelkörpern, sondern an den Segmenten im Rückenmark orientieren (◨ Abb. 7).

Nachdem Liquor abtropft, wird der Patient wieder in die rückwärtige Lage von 45° gebracht und das Neurolytikum injiziert. Die Kanülenöffnung muss in Richtung hinterer Wurzel gedreht sein, und die Injektion sollte extrem langsam erfolgen (0,1 ml pro Minute!). Pro Segment werden 0,25–0,5 ml hyperbare 7,5%ige Phenollösung injiziert.

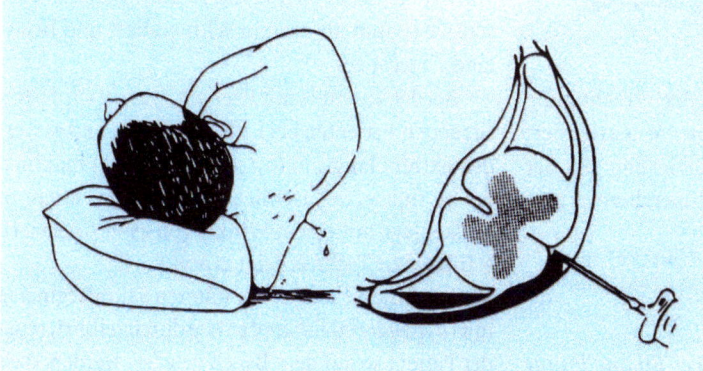

◨ **Abb. 6.** Zur Durchführung der intrathekalen Neurolyse mit hyperbarer Phenollösung muss die zu neurolysierende Hinterwurzel die tiefste Stelle des Körpers sein (Hochlagerung von Beinen und Kopf – sog. Klappmesserhaltung, 45°-Rückenlage; *schwarz* Phenollösung). (Aus Swerdlow 1978)

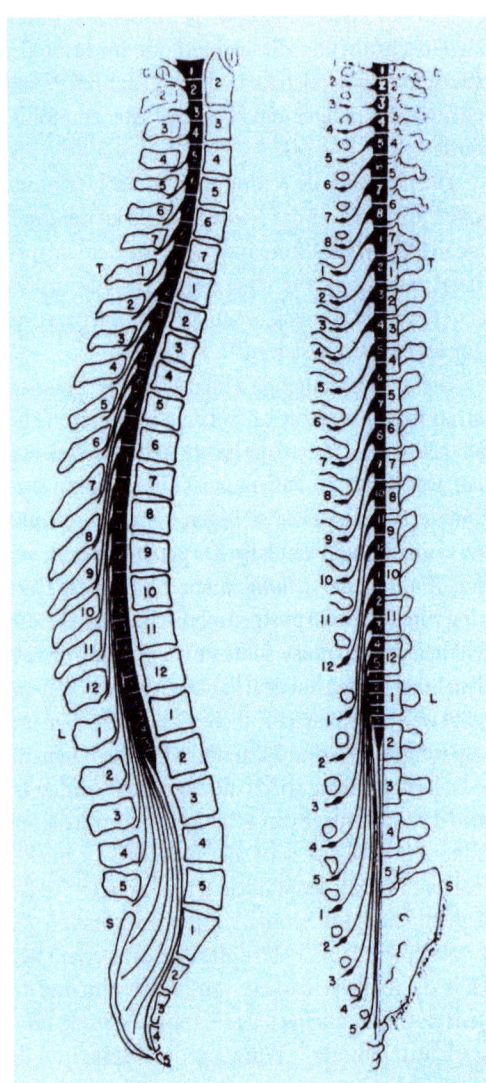

8

□ Abb. 7. Die Injektionshöhe zur intrathekalen Neurolyse richtet sich nach den Segmenten im Rückenmark. (Aus Moore 1965)

Es sollten wegen einer möglichen Beeinträchtigung der Atmung *nicht mehr als 3 Segmente* neurolysiert werden. Bei richtiger Kanülenplatzierung gibt der Patient ein warmes Gefühl im Schmerzbereich an.

> Wegen der zerstörenden Wirkung des Phenols dürfen nur Glasspritzen und Stahlkanülen verwendet werden.

Bei Einsatz von *hypobarer 96%iger Ethanollösung* muss die Lagerung des Patienten genau »anders

herum« erfolgen, d. h. die zu neurolysierende Hinterwurzel muss die höchste Stelle des Patienten sein. Nicht selten wird diese Körperhaltung von den Patienten als angenehmer empfunden, da sie nicht auf ihre schmerzenden Körperregionen gelagert werden.

Bei strenger Indikationsstellung bewirkt die intrathekale Neurolyse bei ca. 60% der behandelten Patienten eine gute bis sehr gute Schmerzreduktion, bei ca. 20% tritt eine mäßige Schmerzreduktion ein, bei weiteren 20% sind die Ergebnisse schlecht. Die *mittlere Wirkungsdauer* der chemischen Neurolyse liegt bei 4 Monaten (Streuung: Wochen bis Jahre).

Diese Wirkungsdauer ist natürlich abhängig von vielen Faktoren:

- weiteres infiltratives Wachstum des Tumors,
- exakte Kanülenplatzierung und ausreichendes Neurolysevolumen,
- Lagerung des Patienten.

Bei nicht korrekter Indikationsstellung, bei nicht optimaler Technik (Lagerung: die zu neurolysierende Hinterwurzel ist nicht eindeutig der tiefste Punkt des Patienten, und das Neurolytikum kann nach lumbal ablaufen!) und insbesondere bei Anwendung im lumbalen Bereich kann die intrathekale Neurolyse erhebliche *Nebenwirkungen oder Komplikationen* zur Folge haben:

- Sphinkterparese der Blase (3–10 %),
- Sphinkterparese des Darms (bis zu 2 %),
- muskuläre Parese der unteren Extremität (5–12 %).

Eine Sonderform der intrathekalen Neurolyse ist der neurolytische Sattelblock bei perianalem Schmerz. Diese Schmerzsymptomatik wird besonders häufig von Patienten mit operiertem Rektumkarzinom beschrieben und als extrem schmerzhaft und belastend angegeben.

Bei der Therapie mit *Phenol/Glyzerin* wird beim sitzenden Patienten bei L_5/S_1 punktiert, und es werden extrem langsam (0,1 ml pro Minute) maximal 0,7 ml injiziert. Anschließend wird der Patient in Rückenlage mit einem Winkel von 45–60° gelagert. Näheres zur Technik zeigt □ Abb. 8.

Wird die Neurolyse der unteren Sakralsegmente mit *(hypobarem) Ethanol 96%ig* durchgeführt, muss der Patient so auf dem Bauch gelagert werden, dass der Steißbeinbereich die höchste Stelle darstellt.

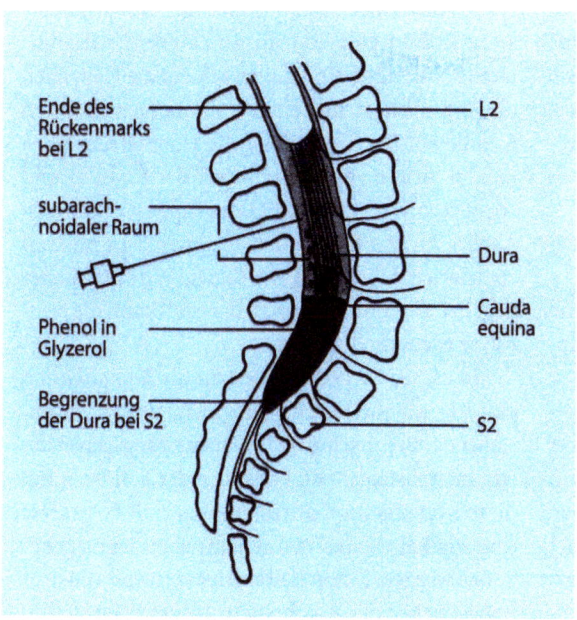

◻ Abb. 8. Anatomische Übersicht zur intrathekalen, sakralen Neurolyse mit hyperbarem Phenol und Kanüle.

Kontraindikationen für intrathekale chemische Neurolysen sind:

- großer oder zu schlecht lokalisierbarer Schmerzbereich (z. B. nicht eindeutig segmental),
- Testblockade mit unzureichender Schmerzreduktion,
- Tumorgewebe im Bereich des Rückenmarks oder der Injektionsregion,
- nicht über das Grundleiden aufgeklärter Patient (relative Kontraindikation),
- nicht kooperativer Patient (Lagerung!),
- chronische Schmerzen nichtmaligner Ursache.

Auch die intrathekale Neurolyse hat durch die Fortschritte der medikamentösen Schmerztherapie in den vergangenen Jahren deutlich an Wichtigkeit verloren. Bei genauer Indikationsstellung (stärkste, einseitige, segmentale, thorakale Schmerzen bzw. starke perianale Schmerzen bei Patienten mit Anus praeter und Blasenkatheter) sollte diese Behandlungsform zum Gesamtkonzept der Schmerztherapie gehören, da sie in der Kombination mit anderen Verfahren zu einer deutlichen Verbesserung der Lebensqualität des Patienten führt.

Neurolyse im Bereich des lumbalen Sympathikus

Neurolysen des lumbalen Sympathikus (und damit die Zerstörung der dort verlaufenden viszeralen Afferenzen) führen bei Karzinomschmerzen als Monotherapie nur selten zu einer ausreichenden Schmerzreduktion. Die Ursache liegt wohl in den mannigfaltigen nervalen Querverbindungen im Beckenbereich. Neurolysen in diesem Bereich können jedoch im Rahmen eines Gesamtkonzepts zu einer Schmerzreduktion führen und damit zu einer *Reduktion der erforderlichen Opioiddosis* beitragen.

Wegen der unterschiedlichen Wirkung und des oft nicht sicher einschätzbaren Erfolgs muss vor der neurolytischen Zerstörung des lumbalen Sympathikus grundsätzlich eine *Testblockade* mit gleicher Dosis, gleicher Konzentration und gleicher Technik (also auch mit Bildwandlerkontrolle und Kontrastmittelgabe) durchgeführt werden.

Indikationen sind schwer beherrschbare Schmerzzustände im Bereich der unteren Bauch- und Beckenorgane. In beiden Bereichen sind insbesondere oberflächliche (nicht segmentale) Schmerzen behandelbar. Durch beidseitige lumbale Sympathikusneurolysen ist auch der schon oben erwähnte perianale Schmerz reduzierbar. Bei Lymphödemen in den unteren Extremitäten ist unbedingt durch eine vorherige Testblockade mit anschließender kontinuierlicher Beinumfangsmessung die Frage zu beantworten, ob evtl. durch Verstärkung des arteriellen Zuflusses das Lymphödem zunimmt. Dann wäre eine Neurolyse *kontraindiziert*.

In *Seitenlagerung*, mit Lagerungskissen unter der Flanke wird die Wirbelsäule parallel zum Operationstisch dargestellt. Die Einstichstellen liegen 6–7 cm paravertebral der Interspinallinie in der Mitte zwischen Beckenkamm und 12. Rippe. Nach Hautdesinfektion und Setzen einer Hautquaddel wird eine 12 cm lange, stabile Kanüle in medioventraler Richtung von 80° auf den 2. LWK zugeschoben. Falls es zum Knochenkontakt in 2–3 cm Tiefe kommt (Querfortsatz), wird die Kanülenrichtung nach kranial oder kaudal korrigiert. Auch bei starker Schmerzäußerung (»blitzartige« Schmerzen, ausstrahlend zum Bein), bedingt durch Irritation einer somatischen Nervenwurzel, muss die Stichrichtung etwas nach kaudal oder kranial verändert werden. Nach Auftreffen der Kanüle auf den Wirbelkörper in ca. 6–8 cm Tiefe wird die Kanüle um 1–2 cm zurückgezogen und die Kanülenspitze zum lateralen Vorbeigleiten »angehoben«.

Eine sorgfältige *Aspirationskontrolle* in 2 Ebenen (Kanüle um 180° drehen) ist nötig. Die Injektion des Lokalanästhetikums muss ohne Widerstand möglich sein. Zur neurolytischen Blockade empfiehlt sich die Punktion mit 2 Kanülen in Höhe von L_2 und L_3 unter Röntgenbildwandlerkontrolle.

Die Kanülenspitzen projizieren sich bei richtiger Lage in der a.-p.- und seitlichen Ebene jeweils auf den Rand im Bereich der Mitte der Wirbelkörper. Zum *Beweis der richtigen Kanülenlage* ist vor der chemischen Neurolyse die Gabe von 0,5 ml Kontrastmittel pro Kanüle unbedingt erforderlich. Das Kontrastmittel muss in beiden Ebenen strichförmig *parallel* der Wirbelsäule laufen. Kommt in der a.-p.-Projektion ein etwas nach lateral-kaudal gerichteter Kontrastmittelverlauf zur Darstellung, liegt die Kanülenspitze im Bereich des M. psoas.

Pro Kanüle werden 1,5–2 ml 96%iges *Ethanol* oder 7,5%iges wässriges *Phenol* injiziert. Ethanol soll den Vorteil der längeren Wirkungszeit gegenüber Phenol, jedoch den Nachteil der größeren Komplikationsrate haben.

Der *Nervenblockadeeffekt* kann durch Messen der Hautoberflächentemperatur, des psychogalvanischen Reflexes und durch den Ninhydrintest beurteilt werden.

An *Komplikationen* sind Verletzungen anderer Organe (z. B. Niere) und eine sog. Alkoholneuritis im Bereich der paravertebralen Nerven (z. B. N. genitofemoralis, verläuft auf dem M. psoas) zu nennen. Intravasale, epidurale oder intrathekale Neurolytikainjektionen müssen durch Kontrastmittelgabe und Bildwandlerkontrolle vermieden werden.

Neurolyse der Nn. intercostales

Die Neurolyse eines (oder mehrerer) Interkostalnerven ist technisch relativ einfach und z. B. bei wirbelsäulenfernen Metastasen der Rippen und daraus bedingter Schmerzsymptomatik sehr wirkungsvoll.

Nach vorheriger *Testblockade* mit einem Lokalanästhetikum palpiert man mit 2 Fingern in der hinteren Axillarlinie eine Rippe, schiebt die Haut nach oben, punktiert mit einer 3 cm langen, dünnen Kanüle auf die Rippe, lässt die Haut wieder nach kaudal gleiten (gemeinsam mit der Kanüle) und sticht ca. 0,5–0,7 cm tiefer an der Rippe vorbei. Nach Aspiration in 2 Ebenen injiziert man 1–1,5 ml konzentrierten Alkohol (◘ Abb 9). Die Wirkungsdauer liegt bei 2–4 Monaten; im Bedarfsfall kann die Neurolyse wiederholt werden.

In ca. 10–20 % der Fälle tritt als *Komplikation* eine sog. Alkoholneuritis (ein postneurolytisch entstehender Brennschmerz im Ausbreitungsgebiet der Nn. intercostales) auf. Falls dies der Fall ist, kann diese Komplikation durch eine zentrale Neurolyse (intrathekale Neurolyse) in demselben Segment behoben werden. Komplikation der Interkostalneurolyse ist neben der Alkoholneuritis der Pneumothorax.

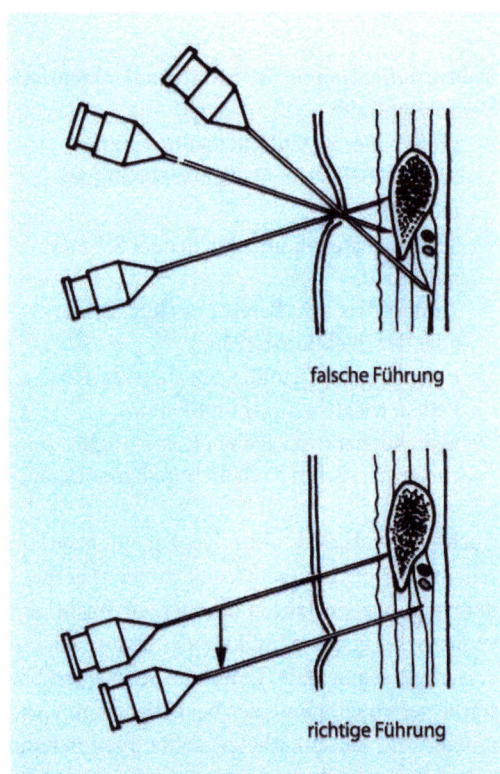

falsche Führung

richtige Führung

◘ **Abb. 8.** Anatomische Übersicht zur intrathekalen, sakralen Neurolyse mit hyperbarem Phenol und Kanüle.

Als *relative Kontraindikation* wären zum einen die Schmerzausdehnung über mehr als 3 Segmente, zum anderen eine extreme Ruhedyspnoe zu nennen.

Übrige Neurolysen

Weitere chemische Neurolysen – wie z. B. im Bereich vom Ganglion Gasseri und peripheren Trigeminusästen – sollen hier nicht besprochen werden, da Indikationen hierfür extreme Raritäten wären. Im Übrigen ist bei Tumoren im Gesichtsbereich eine sinnvolle Therapie mittels chemischer Neurolyse kaum gegeben.

Chemische Neurolysen im Bereich des zerviko-thorakalen Grenzstrangs (Ganglion stellatum) sind wegen der Nähe von wichtigen anderen anatomischen Strukturen aus heutiger Sicht kontraindiziert.

Schlussbemerkungen

Nervenblockaden und chemische Neurolysen (weniger die Kryoanalgesie) dürfen auch heute in einem Gesamtkonzept zur Behandlung von Patienten mit Tumorschmerzen nicht fehlen. Bei vorhandener Indikation und fehlender eigener Erfahrung in der Durchführung müssen Patienten in geeigneten Schmerzzentren vorgestellt werden. Chemische Neurolysen werden – auch von Spezialisten – in den vergangenen Jahren immer seltener angewendet, sind jedoch – in den beschriebenen Fällen – sehr wirksam und komplikationsarm. Sie dürfen nicht – analog der Chordotomie – durch mangelnde Übung verloren gehen.

Literatur

Bonica JJ (1982) Management of cancer pain. Anästhesist 31: 636–637

Bridenbaugh LD, Moore DC, Campell DD (1964) Management of upper abdominal cancer pain. JAMA 190: 877–880

Chan VW (1996) Chronic diarrhea and uncommon side effect of coeliac plexus block. Anesth Analg 82: 205–207

Cherry DA, Lamberty J (1984) Paraplegia following coeliac plexus block. Anaesth Intensive Care 12: 59–61

Davies DD (1993) Incidence of major complications of neurolytic coeliac plexus block. J R Soc Med 86: 264–266

Dean AP, Reed WD (1991) Diarrhea – an unrecognised hazard of coeliac plexus block. Aust N Z J Med 21: 47–48

DeConno F, Caraceni A, Aldrighetti L et al. (1993) Paraplegie following coeliac plexus block. Pain 55: 383–385

DeTakats G (1927) A critical review of the theory and practice of this method. Surg Gynecol Obstet 44: 501–519

Dogliotti AM (1931) Nouvelle méthode thérapeutique pour les algies périphériques. Injection d'alcool dans l'espace sous arachnoïdien. Rev Neurol (Paris) II/4: 485–487

Dongen RT van, Crul BJ (1991) Paraplegia following coeliac plexus block. Anaesthesia 46: 862–863

Donner B, Schnell P, Zenz M (1998) Indikation und Grenzen von Blockadetechniken. Ärztl Fortbild Qualitätssich 92/1

Drapiewski JR (1994) carcinoma of the pancreas. A study of the noeplastic invasion of nerves and its possible clinical significance. Am J Clin Pathol 14: 549–556

Eisenberg E, Carr DB, Chalmers TC (1995) Neurolytic coeliac plexus block for treatment of cancer pain – a meta-analysis. Anesth Analg 80: 290–295

Fields S (1996) Retrocrural splanchnic nerve alcohol neurolysis with a CT-guided anterior transaortic approach. J Comput Assist Tomogr (USA): 20/1

Fitzgibbon DR, Schmiedl UP, Sinanan MN (2001) Computed tomography-guided neurolytic celiac plexus block with alcohol complicated by superior mesenteric venous thrombosis. Pain 92: 307–310

Galizia EJ, Lahiri SK (1974) Paraplegia following coeliac plexus block with phenol. Case report. Br J Anaesth 40: 639–640

Gerbershagen HU (1981) Neurolysis. Subarachnoid neurolytic blockade. Acta Anaesthesiol Belg 1: 45–57

Greiner L, Ulatowski L, Prohm P (1983) Sonographisch gezielte und intraoperative Alkoholblockade der Coeliacalganglien bei konservativ nicht beherrschbaren Malignom-bedingten Oberbauchschmerzen. Ultraschall 4: 47–69.

Hankemeier U (1986) Neurolytische Plexus-coliacus-Blockaden zur Schmerztherapie beim Oberbauchkarzinom. Vorteile der einseitigen Punktionstechnik in Seitenlage. In: Sehhati-Chafai C (Hrsg): Krebsschmerz – Gesichtsschmerz. Winkler, Bochum (Reihe: Schmerzdiagnostik und -therapie, Bd 2)

Hankemeier U (1986) Sympathikusblockaden. In: Astra Chemicals (Hrsg) Regionalanästhesie, 3. Aufl. Fischer, Stuttgart New York

Hankemeier U (1993) Chemische Neurolyse, Kryotherapie. In: Zenz M, Jurna I (Hrsg) Lehrbuch der Schmerztherapie. Wiss. Verlagsges., Stuttgart, S 247–256

Harada N, Wiersema MJ, Wiersema LM (1997) Endosonography-guided celiac plexus neurolysis. Gastrointest Endosc Clin N Am (USA) 7/2

Hildebrand J, Hankemeier U (1988) Schmerztherapie. In: Hollender LF, Peiper HJ (Hrsg) Pankreaschirurgie. Springer, Berlin Heidelberg New York Tokio

Hongo T, Tsunoda K, Egami Y et al. (1995) Efficacy of epidural neurolysis. Masui (Japan) 44/11

Hsu DT, Tan C, Lippmann M (1994) Comments on coeliac plexus block and paraplegia. Pain 59: 153

Ischia S, Luzzani A, Ischia A, Faggion S (1983) A new approach to the neurolytic block of the coeliac plexus: the transaortic technique. Pain 16: 333–341

Jabbal SS, Hunton J (1992) Reversible paraplegia following coeliac plexus block. Anaesthesia 47: 857–858

Kaplan R, Schiff-Keren V, Alt E (1995) Aortic dissection as a complication of coeliac plexus block. Anesthesiology 83: 632–635

Kappis M (1914) Erfahrungen mit Lokalanaesthetika bei Bauchoperationen. Verh Dtsch Ges Chir 43: 87–89

Kappis M (1925) Die Technik der Einspritzung an den N. splanchnicus. Zentralbl Inn Med 46: 1097–1099

Kongsgaard UE, Bjorgo S, Hauser M (2004) Neurolytic blocks for cancer: still a useful strategy. Tidsskr Nor Laegeforen 124: 481–483

Mercadante S (1993) Coeliac plexus block vs analgesics in pancratic cancer pain. Pain 52: 187–192

Mercadante S (1995) Octreotide in the treatment of diarrhoea induced by coeliac plexus block. Pain 61: 345–346

Mercandante S (2003) Celiac plexus block for panreatic cancer pain: factors influencing pain, symptoms and quality of life. J Pain Symptom Manage 26: 1140–1147

Metha M (1973) Spinal analgesia. In: Metha M (ed) Intractable pain. Saunders, London, pp 172–190

Montoya GA, Gonzales C, Choncha J, Villena F, Joffre A (1981) The effects of ethanol on preganglionic nerve fibres. Cell Mol Biol 27: 601–606

Moore DC (1965) Regional block, 4th edn. Thomas, Springfield/ IL

Moore DC, Bush WH, Burnett LL (1981) Coeliac plexus block: a roentgenographic anatomic study of technique and spread of solution in patients and corses. Anaesth Analg 60: 369–379

Nathan PW, Scott TG (1958) Intrathecal phenol for intractable pain: Safety and dangers of the method. Lancet I: 76–80

Nathan PW, Sears TA (1960) Effects of phenol on nervous conductions. J Physiol (Lond) 150: 565–580

Papo J, Visca A (1979) Phenol subarachnoid rhizotomy for the treatment of cancer pain: a personal account on 290 cases. In: Bonica JJ, Ventafridda V (eds) Advances in pain research and therapy, vol 2. Raven, New York, pp 339–346

Patt RB (ed) (1993) Cancer pain. Lippincott, Philadelphia

Pusceddu C, Mameli S, Pili A, Podda G (2003) Percutaneous neurolysis of the celiac plexus under CT guidance in the invasive treatment of visceral pain caused by cancer. Tumori 89: 286–291

Rhode J, Hankemeier U (1987) Neurolytic caudal blocks for the relief of peri-anal cancer pain. 5th World Congress on Pain, Hamburg, 02.–07.08.1987 (Abstractband)

Romanelli DF, Beckmann CF, Heiss FW (1993) Coeliac plexus block efficacy and safety of the anterior approach. AJR Am J Roentgenol 160: 497–500

Schild H, Günther R, Hoffmann J, Gödecke E (1983) CT-gesteuerte Blockaden des Plexus coeliacus mit ventralem Zugang. Fortschr Röntgenstr 139/2: 202–205

Schneider B, Richter GM, Roeren T, Kauffmann GW (1999) CT-gesteuerte Neurolysen. Stand der Technik und aktuelle Ergebnisse. Radiologie. 36/9

Sett SS, Taylor DC (1991) Aortic pseudoaneurysma secondary to coeliac plexus block. Ann Vasc Surg 5: 88–91

Sharfman WH, Walsh TD (1990) Has the analgesic efficacy of neurolytic coeliac plexus block been demonstrated in pancreatic cancer pain? Pain 41: 267–271

Slatkin NE, Rhiner M (2003) Phenol saddle blocks for intractable pain at end of life: report of four cases and literature review. Am J Hosp Palliat Care 20: 62–66

Sprotte G, Romen W, Kron W, Woidich W (1982) Vergleichende histologische Untersuchungen am N. ischiadicus des Kaninchens nach Blockade der Nervenleitung duch Vereisung oder Alkoholinjektion. Reg Anesth 5: 14–19

Swerdlow M (ed) (1978) Relief of intractable pain. Excerpta Medica, Amsterdam

Takeda J, Namai H, Fukushima K (1996) Anterior spinal artery syndrome after left coeliac plexus block. Anesth Analg 83: 178–179

Vranken JH, Zuurmond WW, de Lange JJ (2001) Increasing the efficacy of a celiac plexus block in patients with severe pancreatic cancer pain. J Pain Symptom Manage 22: 966–977

Ward EM, Rorie DK, Nauss LE, Bahn RC (1979) The coeliac ganglia in man: Normal anatomic variations. Anesth Analg 58: 461–465

Wong GY, Brown DL (1995) Transient paraplegia following alcohol coeliac plexus block. Reg Anesth 20: 3542–355

Wierseman MJ, Wiersema LM (1996) Endosonography-guided celiac neurolysis. Gastrointest Endosc (USA) 44 (6)

Wood KM (1978) The use of phenol as a neurolytic agent: A review. Pain 5: 205

Woodham MJ, Hanna MH, (1989) Paraplegia after coeliac plexus block. Anaesthesia 44: 487–489

Yuen TS, Ng KF, Tsui SL (2002) Neurolytic celiac plexus block for visceral abdominal malignancy: is prior diagnostic block warranted? Anaesth Intensive Care 30: 442–448

Zenz M (Hrsg) (2001) Lehrbuch der Schmerztherapie. Wiss. Verlagsges., Stuttgart

Zenz M, Kurz-Müller K, Strumpf M, May B (1993) Die ventrale sonographisch-gesteuerte Zoeliakusblockade. Überblick und eigene Ergebnisse. Anästhesist 42: 246–255

Ernährung bei Tumorpatienten

G. Ollenschläger, P. Schauder

Ernährungsstörungen gehören mit zu den häufigsten Komplikationen onkologischer Erkrankungen. Appetitlosigkeit und Gewichtsverlust (bzw. fehlendes Wachstum bei Kindern) werden als Leitsymptome konsumierender Prozesse angesehen. Sie können in allen Krankheitsstadien auftreten und werden bei den verschiedenen Tumorarten in unterschiedlicher Häufigkeit diagnostiziert.

Bei krebskranken Kindern wird *Untergewicht* zum Zeitpunkt der Krankenhausaufnahme in weniger als 20 % (bei Metastasierungen ca. 40 %) der Fälle nachgewiesen.

Als Konsequenzen der tumorassoziierten Mangelernährung werden in aktuellen Studien angegeben:

- eingeschränkte Lebensqualität,
- körperliche Schwäche,
- vermehrtes Auftreten von Angst, Depressionen und Schlaflosigkeit,
- geringere Ansprechrate auf Chemotherapie,
- erhöhte Komplikationsrate nach chirurgischen Eingriffen,
- Verkürzung der Überlebenszeit nach chirurgischen Eingriffen oder nach Chemotherapie,
- erhöhte Mortalität (insbesondere bei gastrointestinalen Tumoren) nach chirurgischer oder chemotherapeutischer Behandlung und nach Knochenmarktransplantationen.

Tumorkachexie

Das Ausmaß der Kachexie bei Tumorkranken korreliert direkt mit dem Schweregrad einer Tumorerkrankung: Kachexie wird neben der Sepsis als die häufigste Todesursache bei Krebs angesehen.

Die Ursachen der tumorassoziierten Fehlernährung sind vielschichtig (◘ Tabelle 1). Grundsätzlich handelt es sich dabei um eine negative Nährstoffbilanz, und zwar als Folge von:

- *unzureichender Nährstoffzufuhr* – insbesondere infolge von Anorexie,
- *übermäßigem Nährstoffverlust* (Maldigestion, Malassimilation) oder
- *gestörtem Stoffwechsel* (v. a. Hypermetabolismus).

Alle Faktoren können beim kritisch Kranken isoliert oder in Kombination auftreten.

Zwei Faktoren, die häufig gemeinsam, aber durchaus auch separat auftreten können, sind für die *Entstehung der Tumorkachexie* besonders bedeutsam:

- Minderung der spontanen Nahrungsaufnahme infolge von Appetitlosigkeit und vorzeitigem Sättigungsgefühl (sog. *Anorexie*): Anorexie wird – bei gezielter Anamnese – von etwa 20 % der Tumorkranken bereits zum

Tabelle 1. Ursachen der Malnutrition onkologischer Patienten

Inadäquate Nährstoffaufnahme	Nährstoffverlust	Stoffwechselstörungen

Anorexie als Folge von:
– Akute-Phase-Reaktion
  (Zytokinwirkung)
– Psychischer Belastung
– Pharmaka (z. B. Zytostatika,
  Antibiotika)
– Strahlentherapie
– Postoperativer Phase
– Konditionierten Aversionen
  (z. B. bei Schmerzen
	Erbrechen, Diarrhöen
	als Folge von:
	– Pharmaka
	– Tumorbefall (gastrointestinal-
	  trakt, ZNS)
		Hypermetabolismus
		als Folge von:
		– Tumorstoffwechsel (?)
		– Akute-Phase-Reaktion

Unzureichende orale Ernährung als Folge von: – Nüchternphasen zur Diagnostik – Ablehnung der Hospitalkost – Kau-, Schluckstörungen (Schmerzen, Operation, Tumor)	Proteinverlust als Folge von: – Exsudativer Enteropathie – Nephropathie – Drainagen – Ergüssen – Operationen	Katabolismus als Folge von: – Tumortherapie – Tumorstoffwechsel (?) – Komplikationen (Fieber, Sepsis)
Unzureichende künstliche Ernäh- rung (falsche Rezepturen) Störung der Nährstoffassimilation – Tumoreinfluss (?) – Leberschädigung		Verminderter Anabolismus als Folge von: – Tumortherapie

Zeitpunkt der Erstdiagnose angegeben. Sie ist nahezu obligatorisch in Krankheitsphasen mit massiver Metastasierung.
— Erhöhter Nährstoffbedarf des tumortragenden Organismus (*Hypermetabolismus*) als Folge von tumor- und tumortherapieinduzierten Stoffwechselveränderungen.

Anorexie und Therapiemöglichkeiten

Anorexie wird heute als der wichtigste pathogenetische Faktor der Mangelernährung in der Onkologie angesehen, insbesondere bei chemotherapeutisch behandelten Patienten. Nach den Ursachen unterscheidet man:
— tumorinduzierte Anorexie,
— therapieinduzierte Anorexie,
— psychogene Anorexie.

Die häufigste Form ist die *erworbene Nahrungsmittelaversion*. Man versteht darunter die Abneigung gegenüber einer bestimmtem Kostform, welche un-

bewusst mit der Erinnerung an eine subjektiv stark belastende Situation assoziiert wird.

> Mit frühzeitiger Tumorschmerztherapie können z. B. Konditionierungen vermieden werden.

Therapiemöglichkeiten der Tumoranorexie sind:
— Antiemetika,
— Gestagene,
— Kortikosteroide,
— Serotoninantagonisten,
— Eicosapentaensäure,
— anabole Steroide,
— Cannabinoide.

Die evidenzbasierten medikamentösen Therapieoptionen sind nach der derzeitigen Datenlage auf Kortikosteroide und Gestagene beschränkt. Allerdings ist auch hier die Evidenz aus placebokontrollierten Studien eher eingeschränkt, da auch das Ansprechen auf Placebo in einer Größenordnung von 40 % liegt.

Der *Einsatz von Gestagenen* (Megestrolacetat) kann berechtigt sein, wenn die Anorexie der mutmaßliche Grund für eine Tumor- oder HIV-assoziierte Kachexie darstellt. Der Effekt ist dosisabhängig (160–800 mg/Tag). Eindeutige Kriterien zum optimalen Therapiebeginn, zur Therapiedauer, zur Dosierung sowie für die Indikationsstellung liegen nicht vor. Als Nebenwirkungen können beim Mann Impotenz und bei der Frau Zwischenblutungen auftreten. Gelegentlich kommt es zur Ödembildung. Eine Verbesserung der Prognose bezüglich der Lebenserwartung konnte bisher nicht nachgewiesen werden.

Hingegen hat die Verfügbarkeit moderner Antiemetika die Therapie der Anorexie deutlich vereinfacht.

Die heute üblichen onkologischen Behandlungsverfahren beeinträchtigen nicht nur die Tumorzellen, sondern auch gesunde Organe (◘ Tabelle 2). Dabei treten die ausgeprägtesten Ernährungsstörungen – insbesondere lang anhaltende Appetitlosigkeit – unter intensiven Kombinationstherapien und v. a. bei Knochenmarktransplantation auf. Die Patienten nehmen in solchen Behandlungsphasen spontan manchmal über Tage nichts oder nur geringe Nahrungsmengen zu sich. Die Nahrungsaufnahme auf natürlichem Wege normalisiert sich erst 1–2 Wochen nach Beendigung der intensiven Behandlungen. Nach deren Abschluss werden häufig weniger nebenwirkungsreiche Erhaltungsbehandlungen über einen längeren Zeitraum durchgeführt. Im Allgemeinen tritt während dieser Zeit keine Fehlernährung auf.

◘ **Tabelle 2.** Onkologische Behandlungsformen, die zu Ernährungsstörungen führen

Behandlungsfaktoren	Folgen
Zytostatika	
Anorexigene Substanzen, z. B. DTIC, Cisplatin, Adriamycin, Cyclophosphamid	Häufig schwere Appetitlosigkeit, Übelkeit, Erbrechen
Muskositisinduzierende Substanzen, z. B. Methotrexat, Actinomycin D,	Oft Entzündungen der Mundschleimhaut
Adriamycin L-Asparaginase	Störung des Leber- und Muskelstoffwechsels
Chirurgie (Resektionen) im Bereich:	
Thorakaler Ösophagus	Magenentleerungsstörung, Fettmalabsorption, Abhängigkeit von jejunaler Ernährung (wenn Rekonstruktion unmöglich)
Magen	Dumpingsyndrom, Fettmalabsorption, Eisenmalabsorption, Vitamin-B_{12}-Malabsorption
Duodenum	Fettmalabsorption (bei Beeinträchtigung von Galle-/Pankreassekretion
Jejunum	Generelle Malabsorption
Ileum	Vitamin-B_{12}-Malabsorption, Gallensäuremalabsorption
Gesamter Dünndarm (> 80 %)	Fettmalabsorption, Kalzium- und Vitamin-D-Malabsorption, generelle Malabsorption, Abhängigkeit von totaler parentaler Ernährung (»Short-bowel«-Syndrom)
Kolon	Wasser-, Elektrolytverlust
Strahlentherapie im Bereich:	
ZNS	Übelkeit
Mundhöhle, Pharynx	Störung der Speichelsekretion, Mukositis, Geschmacksverlust, Übelkeit, Erbrechen, Karies
Ösophagus	Ösophagitis, Ulzerierung, Fistelbildung, Stenose, Dysphagie, Übelkeit, Anorexie
Magen	Übelkeit, Anorexie, selten Gastritis, Ulzerierung, Perforation
Duodenum	Enteritis, Laktasemangel, Malabsorption, Diarrhö, Anorexie, Übelkeit, Erbrechen

Ernährung – therapeutisches Ziel in der Onkologie

Die *ungestörte Ernährung* ist von wesentlicher Bedeutung für das physische, psychische und soziale Wohlbefinden des Tumorpatienten. So haben Störungen des Appetits und damit der spontanen Nahrungsaufnahme einen nahezu gleich hohen Stellenwert wie die Beeinträchtigung der körperlichen Leistungsfähigkeit. Darüber hinaus gibt es genügend Belege dafür, dass subjektives Wohlbefinden und ausreichende Nahrungsaufnahme in direkter Beziehung zueinander stehen.

Hingegen wird der Verlauf einer bösartigen Erkrankung nicht durch den Ernährungszustand, sondern durch das Ansprechen und die Wirksamkeit der tumorspezifischen Therapie beeinflusst.

Ernährungstherapeutische Maßnahmen haben folgende *Zielvorstellungen:*

- Stärkung des körperlichen und psychischen Allgemeinbefindens,
- Erhalt der körperlichen und geistigen Mobilität,
- geringe Beeinträchtigung der sozialen Bindungen,
- Erleben des Lebensendes in der heimischen Umgebung.

Die gezielte *Aufklärung und Schulung* der Krebspatienten sowie ihrer Angehörigen und Betreuer über die Ernährungsprobleme sollten dazu führen, dass kein Kranker nur um der Ernährung willen stationär behandelt werden muss.

Zur Terminalphase gehört auch das einfühlsame Gespräch mit Patient und Angehörigen über Sinn und Grenzen einer intensiven Ernährungstherapie. Vor Eintritt in die Terminalphase gehören Appetit und die Fähigkeit zu essen zu wesentlichen Faktoren der Lebensqualität des Tumorpatienten. In der Terminalphase spielt das Hungergefühl eine untergeordnete Rolle.

Patienten, die in der letzten Phase ihres Lebens über sich selbst entscheiden können, lehnen in der Regel eine künstliche Ernährung ab. Dies sollte der Betreuende den Angehörigen vermitteln. Daraus folgt, dass aggressive ernährungstherapeutische Interventionen in der Finalphase soweit wie möglich zu vermeiden sind.

Nährstoffbedarf

Der Nährstoffbedarf der Patienten wird durch den Ernährungszustand, den Zustand der nährstoffverwertenden Organe, die Art des Tumors bzw. der Tumortherapie und die allgemeine Stoffwechselsituation bestimmt. Hinsichtlich der Nährstoffrelation gelten im Prinzip die gleichen Empfehlungen wie für Gesunde, d. h. der Anteil an Kohlehydraten, Fett und Eiweiß sollte etwa 55, 30 und 15 % betragen. Zumindest bei anorektischen, mangelernährten Krebspatienten hat die Nährstoffrelation eine untergeordnete Bedeutung. Im Vordergrund steht, dass Patienten überhaupt essen. Unter dem Gesichtspunkt, wenigstens den Energiebedarf sicherzustellen, ist es oft empfehlenswert, den Fettanteil der Nahrung zu erhöhen. Auch für die Zufuhr von Vitaminen, Spurenelementen und Elektrolyten gelten die gleichen Prinzipien wie für Gesunde. Je unterernährter ein Patient zur Behandlung kommt, desto mehr muss die Zufuhr von Mikronährstoffen steigen, z. B. auf das Doppelte der normalen Tagesdosis.

Der *tägliche Energiebedarf* richtet sich nach Körpergröße, Körpergewicht, Alter, Geschlecht, Grundumsatz, Arbeitsumsatz (Muskelarbeit), der spezifisch-dynamischen Nährstoffwirkung sowie nach dem Energieverlust durch die Exkremente. In der Regel reicht es aus, den individuellen Energiebedarf zu schätzen. Dabei kann man davon ausgehen, dass ein krebskranker Erwachsener, der zu einer normalen Lebensführung imstande ist, zum Erhalt seines Körpergewichts – wie ein gesunder – 25 bis 30 kcal/kgKG/Tag (1 kcal ~ 4 kJ) benötigt. Besteht das therapeutische Ziel in einer Gewichtssteigerung, muss der Energiebedarf entsprechend höher (bis zu maximal 45–50 kcal/kgKG/Tag) angenommen werden.

Ist eine erfolgreiche Ernährungsversorgung auf Basis dieser Anhaltszahlen nicht möglich, besteht die Indikation zu ausführlicher Ernährungsdiagnostik und Ernährungstherapie durch einen Arzt oder eine ernährungsmedizinische Beratungsfachkraft.

Indikation zur systematischen Ernährungstherapie

Eine Ernährungstherapie wird bei jenen Tumorpatienten notwendig, welche offensichtlich mangelernährt sind oder Gefahr laufen, eine Mangelernährung zu entwickeln (◻ Tabelle 3). Aus heutiger Sicht besteht die Indikation zur Ernährungstherapie bei Tumorpatienten, sobald eine Verschlechterung des Ernährungszustands auftritt. Demnach ist jeder ungewollte Gewichtsverlust ein Grund, ernährungsmedizinisch aktiv zu werden. Empfehlungen, nach denen man die Indikation weniger früh stellte (etwa erst bei einem Gewichtsverlust von > 5%/Monat) sind obsolet.

Nach umfassender Aufklärung des Patienten über mögliche Ernährungsformen wird die Entscheidung im Wesentlichen bestimmte werden durch:

- Einstellung und Wunsch des Patienten,
- Einfluss der Behandlungsart auf das subjektive Wohlbefinden des Patienten (die Lebensqualität),
- Verlauf der Grunderkrankung und Prognose,
- technische Machbarkeit der Therapie,
- adäquate medizinische und pflegerische Versorgung des Patienten.

Diagnostik

Zur Diagnostik des Ernährungszustands eignet sich am einfachsten die Bestimmung des Körpergewichts, ergänzt durch Messungen des Muskelumfangs am Oberarm oder der Hautfaltendicke.

> Bei Wassereinlagerungen ist das Körpergewicht nur eingeschränkt aussagekräftig. In solchen Fällen empfiehlt es sich, die Körpermasse mit Hilfe der bioelektrischen Impedanz zu erfassen.

Wegen des oft nur schleichenden und deshalb klinisch schwer fassbaren Gewichtsverlusts kommt der *Ernährungsanamnese* besondere Bedeutung zu. Manchmal gelingt es sogar, durch die regelmäßige Selbstkontrolle der Nahrungsaufnahme den Ernährungsrisikopatienten zur Steigerung der spontanen Nahrungsaufnahme zu motivieren, sodass die Ernährungsanamnese auch aktiver Bestandteil der Ernährungstherapie sein kann. Bei unklarem anamnestischem Befund lässt sich das Ernährungsverhalten mit Hilfe der quantitativen Analyse der täglichen Nahrungsaufnahme – ausgeführt durch entsprechend geschultes Personal – objektivieren. Quantitative Ernährungsanalysen sind außerdem Voraussetzung für die Erstellung des individuellen Ernährungsplans.

Praktische Durchführung der Ernährungstherapie

Die Ernährungstherapie des Tumorpatienten muss individuell geplant werden. Je nach Nährstoffbedarf,

◻ Tabelle 3. Indikationen zur Ernährungsbetreuung onkologischer Patienten	
A. Vorhandene Mangelernährung	
– Aktuelles Körpergewicht *oder*	< 90 % Normalgewicht[a]
– Ungewollter Gewichtsverlust *Außerdem* *Oder* *In Ausnahmefällen:*	> 10 % in 6 Monaten / > 5 % in 3 Monaten Serumalbumin, -Cholinesterase unter der Norm Kontinuierlicher Abfall von Albumin, Cholinesterase Nachweis von isolierten Substratdefiziten (Vitamine, Elektrolyte, Aminosäuren)
B. Drohende Mangelernährung	
– Unzureichende spontane Nahrungsaufnahme (< 60 % des berechneten Bedarfs für > 1 Woche) – Andauernde Diarrhöen – Onkologische Polychemotherapie – Wiederholte Nüchternphasen zur Diagnostik und/oder Operationsvorbereitung	

a   Normalgewicht = BMI (»body-mass index« = Körper-Masse-Index) = Körpergewicht [kg] : Körperlänge [m]^2.
    Frauen: BMI 19–24, Männer: BMI 20–25.

Möglichkeit der spontanen Nahrungsaufnahme, Lebenssituation und Wünschen des Kranken wird die Nahrungszufuhr auf natürlichem Wege, über Magen-Darm-Sonden oder mittels parenteraler Ernährung erfolgen (◘ Tabelle 4).

◘ **Tabelle 4.** Ernährungsformen für den Tumorpatienten

Oral

- Normalkost (Wunschkost)
- Normalkost + Zusatzernährung (Nährstoffsupplemente)
- Adaptierte Kost (spezielle Zubereitungen, z. B. passiert)

Gastral (NDD = nährstoffdefinierte Diäten)

- Nasogastrale Sonde
- Perkutane endoskopische Gastronomie (PEG)

Intestinal (CDD = chemisch definierte Diäten)

- Nasoduodenale Sonde
- Nasojejunale Sonde
- PEG
- Katheterjejunostomie

Parenteral

- Periphervenöse Ernährung (kurzzeitig oder in Kombination mit oraler/gastrointestinaler Ernährung)
- Zentralvenös (»totale parenterale Ernährung«)

Natürliche Ernährung

Bei natürlicher Ernährung sind einseitige Ernährungsformen zugunsten einer abwechslungsreichen, vollwertigen Mischkost zu meiden. Natürliche (orale) Ernährung hat immer Vorrang vor künstlicher Nährstoffzufuhr, wobei die in ◘ Tabelle 5 genannten Maßnahmen zu berücksichtigen sind. Nomenklatur und Eigenschaften oraler Kostformen sind in ◘ Tabelle 6 zusammengefasst.

Als *Komplikation der natürlichen Ernährung* findet man häufig unspezifische Nahrungsmittelunverträglichkeiten (Völlegefühl, Blähungen u. Ä.), die nicht auf einen definierten Auslöser zurückgeführt werden können, z. B. als Reaktion auf die

◘ **Tabelle 5.** Allgemeine Richtlinien für die Ernährung von Tumorpatienten

- Abwechslungsreiche, vollwertige Kost (Wunschkost im Krankenhaus)
- Berücksichtigung der individuellen Essgewohnheiten
- Diätberatung, Ernährungsschulung von Patient und Angehörigen
- Essen in angenehmer Atmosphäre
- Häufig kleine Mahlzeiten einnehmen, ausreichend trinken
- Körpergewicht regelmäßig überprüfen
- Prophylaxe, Therapie von Anorexie und Schmerzen
- Psychologische Führung (»Motivation«) von Patient und Angehörigen
- Vermeiden von Nahrungsmittelaversionen, -unverträglichkeiten

Tumortherapie, infolge des schlechten Allgemeinzustands oder auch als Nebenwirkung von Antibiotika und anderen Pharmaka.

> Der Tumorpatient sollte in die Lage versetzt werden, seine Speisenabfolge und -zusammensetzung bzw. -zubereitung selbst beeinflussen zu können. Ein fester Speisenplan ist wegen der häufig wechselnden Appetit-, Geschmacks-, Kau- und Schluckprobleme von Krebskranken nicht sinnvoll. Vielmehr ist das unkritische Angebot von Standardkost (»Einheitskost«) wahrscheinlich die häufigste Ursache von Fehl- und Mangelernährung im Krankenhaus.

Für den hospitalisierten Kranken sollte die *tägliche Ernährungsvisite* obligatorisch sein, für den ambulant geführten Kranken der regelmäßige Kontakt zur Diätberatung. Dabei können Ernährungsprobleme von der Diätassistentin erfragt und bei der Kostzusammenstellung bzw. -beratung berücksichtigt werden. Die Beratung sollte unter Einbeziehung der Angehörigen stattfinden (z. B. durch praktische Kurse zu Nahrungsmittelauswahl und Kostzubereitung).

Leidet ein Tumorpatient an Substratverwertungsstörungen oder -mangelzuständen, müssen diese bei der Kostzusammenstellung berücksichtigt werden.

Spezielle Diäten sind nur selten notwendig. Vielmehr empfiehlt sich die Verwendung einer leicht ver-

▣ Tabelle 6. Nomenklatur und Eigenschaften oraler Kostformen

Ernährungsprinzip	Eigenschaften
Vollkost:	Bedarfsdeckende Zusammensetzung, ausgewogene Nährstoffrelation
Leichte Vollkost:	Wie Vollkost, Verzicht auf individuell und/oder häufig unverträgliche Nahrungsmittel, 5 Mahlzeiten/Tag, Konsistenz nach Bedarf (z. B. püriert); indiziert bei möglichen oder vorhandenen Nahrungsunverträglichkeiten
Flüssige Kost:	Wie leichte Vollkost, dickflüssig, voll passiert, 6 Mahlzeiten/Tag; nicht als Sondennahrung geeignet; je nach klinischer Situation durch vollbilanzierte Formeldiät ersetzen; je nach Indikation säurearm bzw. Verzicht auf schleimbildende Nahrungsmittel (z. B. Milch, Haferschleim, Bananen)
Ovo-lakto-vegetabile Kost:	Wie Vollkost, Verzicht auf Fleisch und Fleischzubereitungen; indiziert bei Fleischaversion
Eiweißdefinierte Diät:	Eiweißarme Diäten, indiziert bei Niereninsuffizienz, Leberinsuffizienz; eiweißreiche Diät: wie leichte Vollkost, mit hohem Eiweißanteil, hochenergetisch; indiziert bei Kachexie, nephrotischem Syndrom
Gastroenterologische Basisdiät:	Wie leichte Vollkost, zusätzlich fettarm, ballaststoffarm, je nach Indikation ohne Verwendung von Zucker; indiziert bei akuten oder abheilenden Erkrankungen des Magen-Darm-Trakts, zum Kostaufbau nach enteraler oder parenteraler Ernährung; 6–8 Mahlzeiten/Tag, als Langzeiternährung nicht geeignet
Ballaststoffreiche Diät:	Wie Vollkost, Einsatz ballaststoffreicher Nahrungsmittel, erhöhte Flüssigkeitszufuhr; indiziert bei Obstipation, funktioneller Diarrhö, Reizdarmsyndrom, Hämorrhoidalleiden
Diät ohne Milch und Zucker:	Wie leichte Vollkost, Verzicht auf Zucker und zuckerhaltige Nahrungsmittel, auf Milch und Milchzubereitungen, Milchprodukte; bei unzureichender Ausnutzung des Nahrungsfetts teilweiser Ersatz durch Fette mit mittelkettigen Triglyzeriden; bei Gastrektomie Substitution von Vitamin B_{12} und Eisen; indiziert bei Dumpingsyndrom
Diät mit mittelkettigen Triglyzeriden:	Wie leichte Vollkost, teilweiser Ersatz von Fetten mit langkettigen Fettsäuren durch Fette mit mittelkettigen Fettsäuren; je nach Indikation ohne Milch und Zucker; Indikationen: Pankreasinsuffizienz; Kurzdarmsyndrom, intestinales Eiweißverlustsyndrom (z. B. bei intestinalem Lymphom), Malabsorptionssyndrom
Laktosefreie Diät:	Wie leichte Vollkost; Elimination von Milch und Milchprodukten; Austestung der Toleranzgrenze bie Quark, Joghurt, Käse; Indikationen: primäre und sekundäre Laktoseintoleranz
Purinarme Diät:	Wie leichte Vollkost; Vermeidung purinreicher Nahrungsmittel, Elimination von Alkohol; indiziert bei primärer und sekundärer Hyperurikämie (z. B. während zytostatischer Therapie)
Energie- und nährstoffdefinierte Diäten:	Reduktionsdiäten, Diabetesdiäten, Hyperlipoproteinämiediäten (beim Krebspatienten nur in Ausnahmefällen indiziert)

daulichen *Vollkost* (»Magen-Darm-Variante der Vollwerternährung«) unter Vermeidung unverträglicher Nahrungsmittel. Erfahrungsgemäß führt Folgendes häufig zu Unverträglichkeiten:

- sehr fette und sehr süße Speisen,
- blähendes Gemüse,
- hartschalige und säurereiche Früchte,
- scharf Gebratenes,
- stark Gewürztes,
- alkoholische oder säurehaltige Getränke.

Bei der oralen Ernährung mancher Patienten ergeben sich *tumorassoziierte Sonderprobleme*. Man schätzt, dass in Deutschland etwa 120.000 Patienten mit einem Stoma leben (Dünndarm- und Dickdarmstoma). Bei der Mehrzahl dieser Patienten erfolgt die Anlage des Stomas wegen eines Krebsleidens. Zu den ernährungsassoziierten Problemen von Stomapatienten gehören in erster Linie Diarrhö, Obstipation, Meteorismus sowie der Abgang übelriechender Gase. Diese Probleme lassen sich bei entsprechender Auswahl von Lebensmitteln und Getränken beeinflussen.

Vorgehen bei Mukositis und Anorexie

Die Nebenwirkungen der Tumortherapie führen oft zu besonders gravierenden *Ernährungsproblemen*. Infolge der unspezifischen zellschädigenden Wirkung kommt es durch zahlreiche Zytostatika, aber zum Teil auch durch Bestrahlung zu Schleimhautentzündung (Mukositis) und lang andauernder Appetitlosigkeit sowie Durchfall oder Erbrechen.

Prophylaxe von Mukositis und Anorexie

- Vermeiden von heißer Nahrung, scharfen Gewürzen, Tabak und Alkohol
- Zahnsanierung, Zahnpflege
- Mundspülungen (z. B. Kamillen-, Salbeiextrakte, Azupanthenol, Desinfizienzien)

Pflege bei Mukositis und Anorexie

- Bei trockenem Mund:
  - gesteigerte Flüssigkeitszufuhr (2,5 l/Tag)
  - Essen mit viel Flüssigkeit zu sich nehmen
  - Nasenatmung bevorzugen
  - Speichelstimulanzien (Kaugummi, -bonbon – zuckerfrei!)
  - Speichelersatz: künstlicher Speichel

- Bei Schmerzen:
  - weiche, passierte und breiige Speisen oder Trinknahrung anbieten
  - saure und zu süße Speisen vermeiden
  - Lokalanästhetika als Lutschpastillen oder als visköse Pastenzubereitung
  - Analgetika in ausreichendem Abstand vor der Mahlzeit verabreichen

In Fällen ausgeprägter Mukositis oder Anorexie werden Beratung und Motivation durch die Ernährungsfachkraft häufig nur dann erfolgreich sein, wenn das Essvermögen durch prophylaktische und pflegerische Maßnahmen erhalten bleibt (■ Kap. 25: »Symptomkontrolle und spezielle Therapieprobleme«).

Flüssigkost

Vielen Tumorpatienten fällt es leichter zu trinken als zu essen. Dies ist der Grund, eiweißreiche und energiereiche *Mixgetränke oder Suppen* zu empfehlen. Die Industrie bietet für mangelernährte Patienten zahlreiche Trinkdiäten in vielen Geschmacksrichtungen unter Berücksichtigung ernährungsphysiologischer Gesichtspunkt an (■ Tabelle 7).

Erfahrungsgemäß lässt sich durch Mixgetränke oder Trinkdiäten die Energiezufuhr nur vorübergehend erhöhen. Kommerzielle Trinkdiäten können das Problem anorexiebedingter Ernährungsstörungen meist nicht besser oder schlechter lösen als selbst hergestellte Mixgetränke.

Künstliche Ernährung

Die Indikation zur künstlichen Ernährung wird gestellt, wenn der Tumorpatient trotz intensiver diätetischer Betreuung nicht in der Lage ist, auf normalem Wege ausreichend Nahrung zu sich zu nehmen, und die Gefahr einer schweren, lebensbedrohlichen Mangelernährung besteht.

Künstliche Ernährung kann parenteral oder enteral durchgeführt werden. Prinzipiell sind beide Verfahren dazu geeignet, den Organismus langfristig funktionstüchtig zu halten. Sie lassen sich untereinander und mit natürlicher Ernährung kombinieren.

Während die *parenterale Ernährung* ursprünglich das Standardverfahren der künstlichen Ernährung darstellte, hat im vergangenen Jahrzehnt die *enterale Ernährung* diese Rolle übernommen. Sie

□ **Tabelle 7.** Nomenklatur, Indikation und Zusammensetzung von definiert bilanzierter Trinknahrung und Sondenkost

Diätprinzip	Zusammensetzung/Indikationen
Definierte bilanzierte Diät	Zusammensetzung: Nichtproteinmenge: ca. 2/3 als Kohlenhydrate und 1/3 als Fett, möglichst laktosefrei; Osmolarität: 300–400 mosmol/kgKG; Auslieferung: steril verpackt, gebrauchsfertig, möglichst flüssig
1. Nährstoffdefinierte Diäten (NDD) (»Formuladiäten«)	Indikationen: hochmolekulare Trinknahrung/Sondennahrung (nur gastrale Zufuhr)
a) Normale NDD	Zusammensetzung: intaktes Protein; Poly-, Oligo-, Monosaccharide: vorrangig langkettige Fettsäuren, als Trinknahrung ballaststoffhaltig, als Sondennahrung ballaststofffrei; intakte Digestion/Resorption notwendig
b) Modifizierte NDD	Zusammensetzung: laktosefrei, mittelkettige Fettsäuren (MCT/MKT) > 10 g/l, ballaststofffrei; Indikationen: bei partiell gestörter Digestion/Resorption
2. Chemisch definierte Diäten (CDD)	Zusammensetzung: grundsätzlich ballaststofffrei (»Astronautenkost«); Indikationen: niedrigmolekulare Sondennahrung (intestinale Zufuhr)
a) Elementardiät	Zusammensetzung: freie Aminosäuren, Glukose, kaum Fett; langfristig keine vollwertige Kost
b) Oligopeptiddiät	Zusammensetzung: > 80 % Oligopeptide, daneben Aminosäuren, Oligo-, Monosaccharide; relevanter MKT-Gehalt

gilt allgemein als wirtschaftlicher, komplikationsärmer und physiologischer. Dies trifft jedoch für die Onkologie nicht uneingeschränkt zu. Es gibt krebsassoziierte Gründe, bei denen die Anlage enteraler Sonden oder die Platzierung parenteraler Katheter teilweise oder vollständig kontraindiziert ist. Der Arzt muss in Abhängigkeit vom klinischen Bild in jedem Einzelfall entscheiden, welche Ernährungsform erfolgversprechender ist.

Viele Ärzte sind bei der Indikationsstellung zur künstlichen Ernährung angesichts der Unheilbarkeit der Grundkrankheit und der oft eingeschränkten Lebensqualität übermäßig zurückhaltend. Man kann sich bei der Einschätzung der verbleibenden Lebenszeit jedoch erheblich täuschen; das was Lebensqualität bedeutet, hat der Patient selbst zu entscheiden. Krebspatienten sollten rechtzeitig auf die Möglichkeit zur künstlichen Ernährung hingewiesen und in die Entscheidung eingebunden werden.

Dabei sollte die *Indikationsstellung* nicht nur vom aktuellen Ernährungszustand abhängen. Es kann sinnvoll und erfolgreich sein, eine künstliche Ernährung bereits zu beginnen, wenn eine Verschlechterung des Ernährungszustands droht (z. B. im Rahmen der Strahlentherapie).

Bezüglich der *Nährstoffrelation* in der Sondenkost oder den Infusionsregimes gelten die gleichen Empfehlungen wie bei der natürlichen Ernährung. Sofern es aus energetischen Gründen sinnvoll erscheint, kann jedoch der Fettanteil erhöht werden. Vitamine und Spurenelemente sind in der Regel in den Nährlösungen zur enteralen Ernährung enthalten. Bei der parenteralen Ernährung ist dies nicht obligatorisch. Hier müssen die Mikronährstoffe häufig zugesetzt werden.

Künstlich ernährte Patienten sollten ggf. auf die Möglichkeit verwiesen werden, dass sie zusätzlich essen dürfen. Selbst wenn sie dazu nur in geringem Umfang in der Lage sind, gewinnen sie dadurch ein Stück Lebensqualität. Die Notwendigkeit zur künstlichen Ernährung ist allein kein Grund zur stationären Behandlung. Künstliche Ernährung sollte – wann immer möglich – in heimischer Umgebung erfolgen.

Die *Indikation für die enterale Ernährung* ist immer dann gegeben, wenn der Magen-Darm-Trakt in der Lage ist, die über Sonde angebotene Nährlösung zu verwerten. Hierfür stehen eine Reihe verschiedener Sondentechniken zur Verfügung.

Als Nährlösung muss unter Berücksichtigung der Resorptionsfähigkeit des Gastrointestinaltrakts zwischen niedermolekularen, *chemisch definierten Diäten* (CDD) und den der Normalkost ähnlicheren *nährstoffdefinierten Diäten* (NDD) gewählt werden. Bei normaler Resorption sollte eine bilanzierte Standardlösung verwendet werden, die Ballaststoffe enthält und eine Energiedichte von 1 kcal/ml aufweist. Für dünnlumige Dünndarmsonden muss evtl. auf ballaststoffarme oder -freie Präparate gewechselt werden.

Die enterale Ernährung kann über eine nasale oder eine transkutane *Sonde* erfolgen, deren Spitze gastral, duodenal oder jejunal positioniert wird:

- nasaler Zugang (nasogastral/nasointestinal),
- transkutaner Zugang (perkutan sonographisch, radiologisch oder endoskopisch)
- Gastrostomie/perkutane endoskopische Gastrostomie (PEG),
- laparaskopisch-chirurgisch (z. B. Feinnadel-Katheter-Jejunostomie, FKJ)

Transnasale Sonden werden meist nicht länger als 2–4 Wochen toleriert, die Sonde muss häufig erneuert werden. Der extranasale Sondenteil lässt sich auf Wunsch zwischen den Mahlzeiten »verstecken«. Dazu stehen individuell angepasste, zentral perforierte Nasenoliven aus Kunststoff zur Verfügung, die in eines der Nasenlöcher platziert werden können.

Für eine längerfristige enterale Ernährung ist die Anlage einer perkutanen Sonde die bevorzugte Methode. Endoskopisch oder (seltener) unter radiologischer oder sonographischer Kontrolle können Sonden auch ambulant in den Magen eingebracht und mittels im Lumen liegender Halteplatten oder Ballons fixiert werden (*perkutane endoskopische Gastrostomie*, PEG). Besteht eine Magenentleerungsstörung, kann man versuchen, durch die liegende PEG eine dünnlumige Sonde in das Duodenum vorzuschieben. Eine routinemäßige Sondenplatzierung in das Duodenum ist nicht sinnvoll, da dies technisch schwieriger ist sowie ohne eindeutigen Einfluss auf das Aspirationsrisiko.

Situationen, in denen die endoskopische Anlage enteraler Sondensysteme problematisch ist, sind:

- ausgeprägte Peritonealkarzinose,
- Tumorleiden im fortgeschrittenen Stadium,
- vermutliche Lebenserwartung <1 Monat,
- massiver Aszites,
- Gerinnungsstörungen.

Die chirurgische Platzierung einer dünnen perkutanen Sonde in das Jejunum erlaubt bei Vorliegen einer *Stenose* in Magen oder Duodenum eine zuverlässige Ernährung (FJK). Diese Sonden müssen jedoch durch eine Naht gut an der Bauchhaut gesichert werden, um ein Herausrutschen zu verhindern.

> Bei mangelernährten Krebspatienten muss nach endoskopischer Sondenanlage mit einer erhöhten Komplikationsrate gerechnet werden. Vereinzelt kann es bei immunsupprimierten Patienten zur Peritonitis mit fatalem Ausgang kommen.

Art und Häufigkeit von *Komplikation der Sondenernährung* hängen von Grundkrankheit, Zugangsweg und verwendetem Ernährungsregime ab (◘ Tabelle 8). Allgemein sind gastrointestinale Komplikationen nicht selten, insbesondere Diarrhöen. Sie können harmlos sein, aber auch erstes Zeichen eines Intoleranzsyndroms (Dumpingsyndrom, intestinale Distorsion, Ileus). Gastrointestinale Komplikationen können vermindert oder vermieden werden, wenn der Patient während einer Adaptationsphase an die Sondenkost gewöhnt wird. Gewöhnlich kann die tägliche Infusionsmenge innerhalb von 2–4 Tagen auf die berechnete Gesamtzufuhr gesteigert werden. Eine schnellere Adaptation kann zu Völlegefühl, abdominellen Krämpfen und/oder Diarrhöen führen. Weitere Gründe für Komplikationen (Durchfälle) sind:

- nicht akzeptable Rezeptur der Kost (Laktoseintoleranz, Fettintoleranz),
- zu hohe Osmolarität,
- falsche Applikation (zu schnelle oder zu kalte Zufuhr),
- zu tiefe Sondenlage,
- bakterielle Kontamination.

Von besonderer Bedeutung ist der *hygienisch einwandfreie Umgang* mit Sondensystem und Nährlösung. Hier gelten dieselben Vorsichtsmaßnahmen wie bei der parenteralen Ernährung.

□ Tabelle 8. Häufige Komplikationen der Sondenernährung

Komplikationen	Behandlung	Prophylaxe
A. Gastrointestinal		
– Diarrhö (10 %)	Teepause	Individuelle Adaptationsphase
– Distension	Volumenreduktion	Adäquate Diät (Osmolarität)
	Wechsel von NDD auf CDD (□ Tabelle 7)	
	Ernährungspumpe	
– Reflux	Notfall!	Keine nasale/gastrale Sondenernährung bei emesisauslösenden Zytostatika und/oder fehlendem Schluckreflex
– Aspiration, Aspirations-pneumonie (< 1 %)	Absaugen Antibiotika, parenterale Ernährung	
– Übelkeit, Erbrechen	Behandlung unterbrechen	Keine Zytostatika, Adaptation
– Obstipation	Klistier	Flüssigkeitsbilanz, Ballaststoffe
B. Sondenbedingt		
– Sondenverstopfung	Durchspülen mit kleinen Volumina und hohem Druck Austausch	2-mal täglich mit NaCl 0,9 % spülen
– Katheterbruch	Durchtrennen der Sonde endoskopische Extraktion	Keine
– Knotenbildung	Rekonstruktion, evtl. Austausch	Keine
– Aseptische und septische Druckfolgen	Absetzen der Sondenernährung, parentale Ernährung, evtl. Antibiotika Ruhigstellung	Filiforme, weiche Sonden, Befeuchtung des Nasen-Rachen-Raums
– Infekt am Kathetereintrittsort	Offene Wundbehandlung Indikationsüberprüfung Re-Insertion	Regelmäßige Kontrolle und Pflege
– Akzidentelle Entfernung	Operation	Patienteninformation
– Perforation, Ileus	Parenterale Ernährung	Adäquate Fixation
C. Nährlösungsbedingt		
– Fehl- oder Mangelernährung	Ernährungsregime überprüfen, bilanzieren	Individuelle bedarfsadaptierte Kostberechnung
– Sepsis	Nährlösung/System austauschen, Mikrobiologische Untersuchung Antibiotika	Peinlichst genaue Beachtung der Hygienevorschriften Aseptischer Umgang mit Nährlösung (idealer Nährboden) und Nährsystem (Händedesinfektion) Keine Wieder-/Weiterverwendung geöffneter und gelagerter Lösungen

Bei Zeichen der *Intoleranz* ist eine Verminderung der Zufuhrrate oder eine Unterbrechung der Zufuhr erforderlich. Eventuell kann die Änderung des Ernährungsregimes (anderes Präparat, Einsatz einer Ernährungspumpe) oder auch der Wechsel auf kombinierte enterale/parenterale Ernährung oder vollständige parenterale Ernährung notwendig werden.

Ein starres Ernährungsprogramm lässt sich selten einhalten. Die Zufuhrrate muss aufgrund täglicher klinischer Kontrollen oder Selbstkontrollen des Patienten der individuellen Toleranz angepasst werden. Hier liegt übrigens ein wesentlicher Unterschied zur parenteralen Ernährung, bei der Laborkontrollen Priorität gegenüber der pflegerischen und klinischen Überwachung haben und ein weniger individuelles Anpassen der Zufuhrrate erforderlich ist.

Bei kompetenter individueller Betreuung können Tumorpatienten über Jahre erfolgreich ambulant mittels Sonde ernährt werden.

Parenterale Ernährung

Die Frage nach der parenteralen Ernährung stellt sich dann, wenn der Patient enteral nicht oder nicht ausreichend zu ernähren ist. Parenterale Nährlösungen sind molekular definiert und müssen neben den Basissubstraten (Glukose, Aminosäuren und Fett) die wesentlichen Elektrolyte, Spurenelemente und Vitamine enthalten. In Abhängigkeit von Dosierung und Zusammensetzung der Nährstofflösungen unterscheidet man die *»vollständige« oder »totale parenterale Ernährung«* (TPE) von der *»partiellen*

parenteralen Ernährung« (PPE). Da die Applikation der TPE wegen der hohen Osmolarität der Nährlösungen an einen zentralvenösen Katheter gebunden ist, findet man auch den Begriff »zentralvenöse Ernährung«. Die Zufuhrmöglichkeit der PPE über eine periphere Vene erklärt die Bezeichnung »periphervenöse Ernährung«.

Typen, Indikationen, Vor- und Nachteile der unterschiedlichen Nährlösungen zur parenteralen Ernährung sind in ◘ Tabelle 9 zusammengestellt, Standardschemata in den ◘ Tabellen 10–13.

Für eine längerfristige parenterale Ernährung ist die Anlage eines permanenten zentralvenösen Zugangs erforderlich. Prinzipiell stehen als Alternativen transkutan *getunnelte Kathetersysteme* (Hickman-, Broviac- und Groshong-Katheter) und *komplett implantierbare Portsysteme* zur Verfügung. Die Implantation solcher Systeme kann in Lokalanäs-

---

◘ **Tabelle 9.** Übersicht über Nährstofflösungen zur parenteralen Ernährung

A. Monokomponentenlösungen (Bausteinprinzip)

Kohlenhydratlösung, Aminosäurenlösung, Fettemulsionen
Elektrolyt-, Spurenelement-, Vitaminkonzentrate (je nach Osmolarität zentral oder peripher zu applizieren)

Vorteile:	Individuelle Anpassung, rasche Änderung von Zusammensetzung und Dosierung; Deckung des Bedarfs an Wasser, essenziellen Fettsäuren, Elektrolyten, Spurenelementen, Vitaminen in vollem Umfang über periphere Venen möglich
Nachteile:	Zum Teil aufwendige Infusionstechnik (Parallelinfusion, Mehrlumenkatheter)
Indikation:	Notwendigkeit zur individuellen Nährstoff- und Flüssigkeitsbilanzierung, z. B. Kombination mit oraler oder enteraler Ernährung, bei Intensivpatienten oder Patienten mit Stoffwechselrisiken

B. Kombinationslösungen (»Komplettlösungen«, »3-I-Konzepte«)

Kohlenhydrate- + Aminosäuren- + Elektrolytlösungen (kurzfristig peripher zu applizieren, bei längerer Anwendung zentral)

Vorteile:	Einfachere Infusionstechnik, geringeres Infektionsrisiko, angeblich geringerer Überwachungsaufwand (Werbeargument)
Nachteile:	Keine vollständige, bedarfsadaptierte Ernährung (Fette, Vitamine, Spurenelemente fehlen); Gefahr von Stoffwechselrisiken bei Verwendung sog. »Zuckeraustauschstoffe« (Xylit, Fruktose), Gefahr bei Patienten mit Fruktoseintoleranz
Indikation:	Kurzfristige hypokalorische oder normokalorische Standarderernährung (Therapiedauer: ca. 1 Woche)

C. Gesamtnährlösungen (»All-in-one-Lösungen«)

Mischung aus Glukose + Aminosäuren + Fett + Elektrolyte + Spurenelemente + Vitamine (zentral zu applizieren)

Vorteile:	Einfache Infusionstechnik, geringes Infektionsrisiko
Nachteile:	Teuer, aufwändige Herstellung und Überwachung
Indikation:	Totale parenterale Langzeiternährung (z. B. ambulante Ernährung bei ausgedehntem Kurzdarmsyndrom, bei schwerer Maldigestion/Malabsorption, bei Stenosen des Gastrointestinaltrakts, bei unstillbarem Erbrechen/Durchfall)

Tabelle 10. Standardschema zur parenteralen Ernährung. Tagesbasisbedarf an Wasser und Elektrolyten (Durchschnittswerte zur Bedarfsdeckung pro kg Körpergewicht zum Ersatz physiologischer Verluste – individuellen Bilanz- bzw. Korrekturbedarf berücksichtigen). (Nach Deutsche Gesellschaft für Innere Medizin 1998)

Wasser	30–40 ml
Natrium	1,2–3,6 mmol
Kalium	0,7–2,1 mmol
Kalzium	0,1–0,2 mmol
Magnesium	0,1–0,2 mmol
Phosphat	0,2–0,5 mmol

thesie erfolgen. Das proximale Ende sollte am Eingang zum rechten Vorhof liegen.

Risiken der intravenösen Kathetersysteme betreffen technische Defekte, Katheterokklusionen, Katheterinfektionen und Thrombosen. Die Rate infektiöser Komplikationen bzw. die Gesamtkomplikationsrate wird beim Broviac-Katheter mit 0,8–4, für Portsysteme mit 0,2–1,2/1000 Kathetertage angegeben.

Technische Defekte sollten durch gewissenhafte und routinierte Implantation minimiert werden.

Zur Vermeidung eines *Katheterverschlusses* durch Blutbestandteile, Medikamente oder Substanzpräzipitate gelten die folgenden Vorsichtsmaßnahmen:

- möglichst keine Blutentnahmen über Ernährungskatheter,
- keine simultane Infusion nichtkompatibler Substanzen,
- nach jeder Infusion sorgfältiges Spülen mit physiologischer Kochsalzlösung.

Infekte sind die wichtigsten Indikationen zur *Katheterexplantation*. Die Prophylaxe umfasst v. a. ein peinlich steriles Vorgehen bei der Nutzung des Katheters. Das Anpunktieren von Portsystemen sollte mit sterilen Handschuhen erfolgen, für alle Handhabungen an den Anschlusssystemen ist eine durchgehende »No-touch«-Technik erforderlich.

Nicht erklärbare Fieberepisoden oder Infektsymptome sollten den Verdacht auf einen Katheterinfekt lenken.

Tabelle 11. Standardschema zur parenteralen Ernährung. Mittlerer Tagesbedarf an Aminosäuren und Energiesubstraten (pro kg Körpergewicht). (Nach Deutsche Gesellschaft für Innere Medizin 1998)

Vitamin	Tagesbedarf	
	Hypokalorisch	Normokalorisch
Aminosäuren	1,0 g	1,0–1,5 g
Glukose	2–3 g	4–6 g
Fett	–	1–1,5 g
d. h.: Nicht-Protein-Energiezufuhr	ca. 10–15 kcal[a]	35–40 kcal[a]

Beispiel: Infusionstherapie bei einem katabolen 70 kg schweren Patienten
(Infusion über zentralen Katheter; Anpassung des Patienten an totale parenterale Ernährung durch einschleichende Therapie: Tag 1: 50 % Nährlösungen, 50 % Wasser-Elektrolyt-Lösungen; Tag 2: z. B.: 75 % + 25 % – Fettinfusion noch langsamer steigern)

Bedarf:	ml/24 h	kcal[a]/24 h	kcal[a]-%
Flüssigkeit	2800		
Nichtproteinenergie		2800	
Zufuhr:			
30 % Glukose + Elektrolyte	1500	1800	56
20 % Fett	500	1000	31
10 % Aminosäuren + Elektrolyte	1000	400	13

a   1 kcal = 4,2 kJ

⬛ **Tabelle 12.** Standardschema zur parenteralen Ernährung. Empfohlene Tageszufuhrrate für Spurenelemente bei lang dauernder totaler parenteraler Ernährung. (Nach Deutsche Gesellschaft für Innere Medizin 1998)

Vitamin	Tagesbedarf (μmol/Tag)
Eisen	10–75
Zink	20–90
Kupfer	5–25
Jod	0,8–1,2
Mangan	3–15
Fluor	40–50
Chrom	0,2–0,3
Selen	0,25–0,8
Molybdän	0,2

⬛ **Tabelle 12.** Standardschema zur parenteralen Ernährung. Empfohlene Tageszufuhrrate für Vitamine bei totaler parenteraler Ernährung. (Nach Deutsche Gesellschaft für Innere Medizin 1998)

Vitamin	Tagesbedarf
Thiamin (B1)	3–4 mg
Riboflavin (B2)	3–5 mg
Pyridoxin (B6)	4–6 mg
Niacin	40–50 mg
Pantothensäure	10–20 mg
Biotin	60–120 μg
Folsäure	160–400 μg
Ascorbinsäure (Vitamin C)	100–300 mg
Vitamin B12	5 μg (alle 3 Monate 1 mg i.m.)
Vitamin A (als Retinolpalmitat)	1800 μg
Vitamin E	20–40 mg
Vitamin D	5 μg
Vitamin K	100–150 μg

Ambulante künstliche Ernährung

Bei jedem Tumorpatienten, der längerfristig auf künstliche Ernährung angewiesen ist, sollte überprüft werden, ob diese Behandlung in heimischer Umgebung durchgeführt werden kann. Enterale und parenterale Heimernährung haben sich inzwischen zu leistungsfähigen Therapieverfahren entwickelt. Evaluation und Standardisierung dieser Behandlungsform sind allerdings vergleichsweise lückenhaft. Voraussetzung für eine effektive und sichere Behandlung ist eine gute Logistik mit kompetenter ärztlicher, pflegerischer und technischer Betreuung sowie angemessener Schulung von Patient und/oder Betreuer(n).

Literatur

Deutsche Gesellschaft für Innere Medizin (1998) Künstliche Ernährung. Rationelle Diagnostik und Therapie. Urban & Schwarzenberg, München, S. K9.2

Hartig (1994)

Kotthoff G, Haydous B (1998) Ernährungs- und Diättherapie. Indikation, Ernährungsprinzip, Nährstoffrelation. Deutscher Ärzte-Verlag

National Cancer Institute (1998) PDQ-Supportive-Care-Health Professionals: Nutrition

Schauder P (1991) Ernährungsprobleme in der Palliativmedizin. In: Aulbert E , Zech D (Hrsg) Lehrbuch der Palliativmedizin. Schattauer, Stuttgart

Schauder P, Ollenschläger G (2002) Ernährungsmedizin. Prävention und Therapie. Urban&Fischer, München

III.
Problemstellungen
operativer Disziplinen

Palliativ-operative Therapie

H.W. Keller, H.J. Helling

Allgemeinchirurgische Maßnahmen

H. W. Keller

Im Gegensatz zur kurativen Operation, die den Patienten heilen soll, hat die palliative Chirurgie das Ziel, die Lebensqualität des unheilbar kranken Patienten bestmöglich zu erhalten. Radikalität spielt keine Rolle. Umso wichtiger ist die Abwägung von Nutzen und Belastung bzw. zusätzlicher Beeinträchtigung des Patienten durch den Eingriff und seine möglichen Folgen.

> Die begrenzte Lebenserwartung des Patienten erfordert darüber hinaus einen kurzfristigen Erfolg der Maßnahmen, der nicht mit einem langwierigen und komplizierten Behandlungsablauf erkauft werden darf.

Unter diesem Aspekt können Methoden eingesetzt werden, die für eine langfristige Versorgung nicht infrage kommen (Beispiel: Verbundosteosynthese bei Knochenmetastasen, Endodrainagen). In Abhängigkeit von der individuellen Prognose kann andererseits das gesamte Spektrum operativer Möglichkeiten sinnvoll sein.

Schmerztherapeutische Maßnahmen im Rahmen von operativen Eingriffen, etwa die Neurolyse des Truncus coeliacus beim inoperablen Pankreaskarzinom, sollten ggf. am offenen Situs mit Äthanol (50%ig) durchgeführt werden. Im Gegensatz zur perkutanen Technik sind jedoch Wirkung und Wirkungszeit geringer und kürzer (keine ausreichende Kontaktzeit des Äthanols am Plexus?). Trotzdem sollte intraoperativ die Neurolyse durchgeführt werden, da sie bei nicht ausreichender Wirkung perkutan wiederholt werden kann (▸ Kap. 8: »Nervenblockaden, Kryoanalgesie und chemische Neurolysen«). Auch an eine intraoperative Bestrahlung zur Tumor- und Schmerzreduktion sollte – bei gegebener apparativer Voraussetzung – gedacht werden.

Aus schmerztherapeutischer Indikation wurden früher Splanchniektomien und bilaterale thorakale Sympathektomien durchgeführt. Solche Operationen sind heute obsolet. Andererseits wird die Durchtrennung von Interkostalnerven im Rahmen einer Tumorthorakotomie bei nichtkurativer Situation trotz der Gefahr eines anschließenden Deafferenzierungsschmerzes in der Regel durchgeführt.

Im Folgenden wird auf die häufigsten operativen Maßnahmen im Rahmen der Tumorschmerztherapie eingegangen.

Wiederherstellung einer freien Magen-Darm-Passage

Inoperable Tumorstenosen der Speiseröhre können durch Anlage eines Endotubus überbrückt werden. Am besten gelingt das bei Tumoren im mittleren

Ösophagus. Kranial gelegene Stenosen sind nur dann angehbar, wenn das obere Tubusende unterhalb des oberen Ösophagussphinkters zu liegen kommt. Andernfalls ist kein ordnungsgemäßer Übertritt der aufgenommenen Nahrung in den Endotubus zu erwarten.

Auch bei weit distal gelegenen Tumoren und Kardiakarzinomen ist die Tubusanlage nicht unproblematisch, da es leicht zu Dislokationen kommen kann. Liegt das distale Tubusende intragastral, kommt es nicht selten zum Aufstau von Nahrungsresten im Tubus, da sich die Magenwand vor die Tubusöffnung legen kann (▶ Kap. 27: »Fallbeispiele«).

Die Endotuben werden in Analgosedierung oder Kurznarkose unter endoskopischer Kontrolle platziert. Ein Seldinger-Draht wird über die Stenose vorgeschoben. Darüber kann die Stenose zunächst aufbougiert werden. Das ist aber bei den modernen selbstexpandierenden Metallstents nur begrenzt notwendig. Dadurch sinkt die Frühkomplikationsrate, insbesondere die Gefahr der Ösophagusperforation, deutlich. Mit Hilfe eines über den Führungsdraht geschobenen Trägerbougies wird dann der Endotubus/Metallstent unter Durchleuchtung in die Stenose platziert.

Die *Einlage eines Endotubus* gelingt bei bis zu 99 % der Patienten, eine Besserung der Dysphagie wird bei bis zu 97 % der Patienten erreicht. Während die initialen Komplikationsraten (Dislokation, Obstruktion, Ösophagusperforation bei Implantation) bei den selbstexpandierenden Stents deutlich niedriger (0–16 %) sein sollen als bei den Plastiktuben (20–50 %), sind Reinterventionen (bei Dislokation/Okklusion) in 20–80 % der Fälle nötig, und zwar unabhängig vom Implantat. Ösophagorespiratorische Fisteln können mit beiden Implantaten in 80–90 % der Fälle zur Abdichtung gebracht werden. Bei distaler Tubuslage lässt sich die Refluxbarriere aufheben. Sodbrennen zeigt sich dann hauptsächlich beim Liegen und kann durch Aufrichten des Kopfendes im Bett vermieden werden. Bei Therapieresistenz müssen Antazida rezeptiert werden.

Alternativen bestehen in der Strahlenbehandlung (▶ Kap. 9: »Palliative Strahlentherapie«), die in aller Regel der Tubusimplantation vorausgeht, sodass die Endotuben bei den meisten Patienten erst nach Ausschöpfung der strahlentherapeutischen Möglichkeiten implantiert werden.

Eine weitere Alternative stellt die Implantation eines perkutanen Magen- oder Darmkatheters zur enteralen Ernährung dar. Nasogastral-enterale Sonden sind für die Patienten sehr unangenehm und sollten nicht längerfristig benutzt werden. Auch die Laserresektion zur Beseitigung intraluminaler Tumoranteile ist möglich. Wegen der meist nur kurzfristigen Effekte und einer relativ hohen Gesamtkomplikationsrate wird die Indikation zur Laseranwendung bei Ösophagustumoren zurückhaltend gestellt, etwa bei unmittelbar im Ösophaguseingang sitzenden Tumoren bzw. in Situationen, die keine Endotubuseinlage zulassen.

Bei Passagehindernissen im Duodenum oder proximalen Jejunum kann zur Ableitung die Anlage einer *Gastroenteroanastomose* sinnvoll sein. Auch tiefere Stenosen im Magen-Darm-Trakt können durch Umgehungsanastomosen (in der Regel Seit-zu-Seit-Anastomosen) überbrückt werden. Erste Berichte über Metallstents zur Überwindung von Stenosen im Dünn- und Dickdarmbereich lassen noch keine abschließende Beurteilung zu. Die hohe Rate an Fehlplatzierungen und Stentmigrationen sollte derzeit aber eher zur Zurückhaltung gegenüber diesen Implantaten veranlassen.

Bei multiplen Stenosen, insbesondere im unteren Verdauungstrakt und im kleinen Becken (inoperables Rektumkarzinom), ist eine Stuhlableitung nach außen durch Anlage eines künstlichen Darmausgangs unvermeidlich. Beim tiefen Rektumkarzinom werden lokale Maßnahmen – wie Elektrokoagulation, Kryotherapie und Laserresektion – als Palliativmaßnahmen kaum mehr eingesetzt, da wiederholte Behandlungen erforderlich sind. Zudem ist eine suffiziente Kontinenz oft nicht mehr vorhanden, und im Rahmen neoadjuvanter Therapiekonzepte ist eine lokale Inoperabilität selten gegeben.

Angesichts der heutigen Versorgungsmöglichkeiten eines Anus praeter sollte schließlich auch die Vermeidung eines künstlichen Darmausgangs kein Argument mehr darstellen.

Galleableitung beim tumorösen Verschlussikterus

Eine Galleableitung beim tumorösen Verschlussikterus, beispielsweise wegen eines inoperablen Pankreaskopfkarzinoms, kann im Rahmen einer Laparotomie durch Herstellen einer *biliodigestiven Anastomose* oder aber endoskopisch durch *transpapilläre Einlage eines Plastik- oder Metallstents* erreicht werden. Dabei stellt sich die Indikation zur operativen Anlage einer biliodigestiven Anastomose zum einen, wenn die endoskopische Drainage des Gallengangs nicht gelingt (großer Papillentumor), oder aber wenn sich im Rahmen einer Laparotomie herausstellt, dass eine kurative Resektion nicht möglich ist.

Beim operativen Vorgehen wird in aller Regel – über eine mittels Roux-Y-Anastomose ausgeschaltete Darmschlinge – eine direkte Verbindung des zentralen Gallengangs mit dem ante- oder retrokolisch in den Oberbauch transponierten, ausgeschalteten Darmschenkel hergestellt. Um eine aszendierende Infektion der Gallenblase zu vermeiden, muss bei diesem Vorgehen die Gallenblase mitentfernt werden.

Bei der endoskopischen Stenteinlage wird nach Papillotomie der Katheter direkt oder über einen Seldinger-Draht in den Gallengang vorgeschoben. Die technische Erfolgsrate dieses Vorgehens liegt bei über 90 %, und eine Rückbildung des Ikterus kann bei mindestens 80 % der Patienten erwartet werden.

Problematisch ist jedoch die hohe Verschlussrate. Plastikstents verschließen im Mittel nach 3–6 Monaten, wobei nur ein Teil dieser Verschlüsse klinisch manifest wird. Es kann dann bis zu Cholangitis und Cholangiosepsis kommen.

> Die Wechsel von Plastikstents auf endoskopischem Weg sind zwar in der Regel technisch kein Problem, für die Patienten aber äußerst belästigend. Aus diesem Grund ist eine Einmalmaßnahme, die bis zum Lebensende des Patienten zu einer suffizienten Palliation des Verschlussikterus führt, wünschenswert.

Von den zunehmend verwendeten Metallstents, die wesentlich teurer als die Plastikstents sind, ist künftig eine deutliche Verbesserung zu erwarten. Als eventueller Nachteil wird ein mögliches Durchwachsen des Tumors durch die Öffnungen des Metallstentgitters diskutiert.

In den wenigen Fällen, in denen eine Kanülierung der Papille bzw. die interne Drainage des Galleabflusses nicht gelingt und entweder aufgrund des sehr reduzierten Allgemeinzustands des Patienten oder aufgrund des Tumorwachstums im Leberhilus die Anlage einer operativen biliodigestiven Anastomose nicht möglich ist, kann eine *perkutane Gallenwegsdrainage* angelegt werden.

Hierzu wird in Lokalanästhesie und Seldinger-Technik unter Bildwandlerkontrolle in der mittleren bis hinteren Axillarlinie an der lateralen Thoraxwand unterhalb des Sinus phrenicocostalis punktiert. Die Feinnadel wird in Richtung auf den Leberhilus vorgeschoben und unter Gabe kleiner Kontrastmittelmengen die Lage der Kanülenspitze kontrolliert. Ist ein Gallengang getroffen, so wird der Führungsdraht über die Kanüle vorgeschoben und darüber die Einführteflonhülle. Hierüber wird anschließend der Drainagekatheter in das Gallengangsystem vorgeschoben. Lässt sich die Choledochusstenose überwinden, wird der Katheter transstenotisch bis ins Duodenum vorgeführt und damit doch noch ein interner Ablauf möglich.

Bei längerfristigen Drainagen ist eine innere Ableitung vorteilhaft, da damit ein äußeres Auffangsystem entfällt. Bei äußeren Ableitungen kann der Verlust der Gallensäuren problematisch werden. Eine Rückführung der extern abgeleiteten Galle, beispielsweise über eine PEG (perkutane endoskopische Gastrostomie) oder über eine Katheterjejunostomie, ist möglich.

Linderung der Atemnot durch Bronchuskanülierung, Laserresektion und Pleurodese

Die *Verlegung des Tracheallumens oder der Hauptbronchien* von außen, beispielsweise durch lymphogene Metastasen eines Bronchialkarzinoms im vorderen oberen Mediastinum oder durch ein Schilddrüsenkarzinom, kann zu unerträglicher Atemnot führen und unter Umständen sogar eine Notfallsituation darstellen. Durch die Implantation eines die Stenose überbrückenden Trachealstents kann eine erhebliche Linderung erreicht werden (▶ Kap. 27: »Fallbeispiele«).

Heute werden in der Regel Metallprothesen verwendet, die endoskopisch kontrolliert und unter Bildwandlerkontrolle über einen Führungsdraht in der Stenose platziert werden. Ähnlich den im Gastrointestinaltrakt verwendeten Endoprothesen gibt es selbstexpandierende Stents.

Der Eingriff wird in der Regel in Intubationsnarkose durchgeführt, kann aber auch grundsätzlich in Analgosedierung und Schleimhautanästhesie ausgeführt werden. Bei wesentlicher Besserung der subjektiven Beschwerden wird der Stent in der Regel gut toleriert. Eine Erweiterung der Atemwege wird regelhaft erreicht. Stentdislokationen sind selten, dann aber unter Umständen lebensgefährlich. Eine häufigere Komplikation ist die Störung der mukoziliaren Clearance mit Sekretverhaltung.

Nach Stentimplantation unter palliativer Indikation leben ca. 50 % der Patienten länger als 2 Monate. Durch die Stentimplantation kann der Allgemeinzustand der Patienten in Einzelfällen derart verbessert werden, dass andere Maßnahmen – wie Chemo-, Radiotherapie oder Laserresektion – zum Einsatz kommen, die dann zur Verlängerung des Überlebens führen.

Bei *exophytischem Wachstum von Tumorgewebe in Trachea und Hauptbronchien* kann durch den *Einsatz des Lasers* zunächst mit niedriger, dann mit hoher Leistung über eine starres Bronchoskop in Allgemeinnarkose eine Rekanalisierung der zentralen Atemwege in ca. 80 % der Fälle erreicht werden.

> **Schwerwiegendste Komplikation ist die massive, kaum stillbare Blutung. Die Letalitätsrate dieser Methode liegt bei 1 %. Die mittlere Überlebenszeit der erfolgreich behandelten Patienten beträgt 4–7 Monate.**

Eine andere Ursache für eine erhebliche Atemnot bei Patienten mit fortgeschrittenem Tumorleiden stellen *massive Pleuraergüsse* dar. Punktionen sind nur von ganz kurzfristigem Erfolg. In dieser Situation wird versucht, durch Verklebung der Pleurablätter die Sekretion in den Thorax zu unterbinden.

Dabei wird über eine großlumige Thoraxdrainage nach Ablassen des Ergusses die Applikation von Antibiotika oder Zytostatika vorgenommen, um einen pleuralen Entzündungsreiz zu induzieren, der die Verklebung der beiden Pleurablätter ermöglicht. Bevorzugt wird die intrathorakale Applikation von Talkum, die sich als zuverlässig und kostengünstig erwiesen hat. Beispielsweise werden 8 g des sterilisierten Talkumpulvers (5 g Magnesiumsilikat, 3 g Jodid) in 40 ml 1%-igem Xylocain gelöst und nach Zusatz von Vibramycin über eine Thoraxdrainage appliziert. Anschließend wird die Drainage mit 20 ml physiologischer Kochsalzlösung nach intrathorakal gespült und abgeklemmt. In den folgenden 2 h wird der Patient in verschiedenen Positionen gelagert, um eine weitreichende Verteilung des Talkums im Pleuraraum zu erreichen.

Wie auch bei den anderen Agenzien (z. B. Zytostatika, Antibiotika) kommt es durch die Fremdkörperreaktion zur Verklebung der beiden Pleurablätter. Anschließend wird die Drainage geöffnet und Sog (15 cm Wassersäule) angelegt. Die Thoraxdrainage kann in der Regel zwischen dem 2. und 6. Tag nach der Talkumapplikation entfernt werden. Gelegentlich ist eine Wiederholung der Applikation notwendig.

Die Ergussbildung kann in bis zu 90 % aller Fälle deutlich reduziert oder auch anhaltend kontrolliert werden. Das Verfahren ist praktisch nebenwirkungs- und komplikationsfrei. Alternativ und heute nur noch selten wird die endoskopische oder offene Pleuraresektion nötig, die grundsätzlich bei dieser Indikation auch keine besseren Ergebnisse erwarten lässt.

Sicherstellung einer adäquaten Nährstoffzufuhr durch Anlage eines permanenten enteralen oder parenteralen Zugangs

Bei Hypopharynxkarzinomen und solchen Speiseröhrentumoren, die keinen Endotubus zulassen (proximale, distale Tumorlage), aber auch zur Sekretableitung bei chronischem Tumorileus (z. B. Peritonealkarzinose) ist die Anlage einer *perkutanen endoskopischen Gastrostomie* (PEG) zu erwägen. Voraussetzungen sind lediglich die endoskopische Erreichbarkeit des Magens und die Möglichkeit, ein hinreichend großes Stück Magenwand an die vordere Bauchwand zu mobilisieren.

Die Anlage der PEG erfolgt in Analgosedierung und Lokalanästhesie. Bei Diaphanoskopie der endoskopischen Lichtquelle auf die Bauchwand erfolgt die Punktion des Magens am besten am Übergang von Antrum und Korpus. Ein endoskopisch gefasster Faden wird mit dem Endoskop oral herausgeführt. Er wird mit der Sonde verknotet, die dann transgastral und schließlich durch die Bauchwand gezogen wird. Eine Silikonplatte im Mageninneren verhindert den kompletten Durchzug. Auf der Bauchwand wird eine zweite Halteplatte fixiert.

Die Implantation einer PEG ist mit einer Komplikationsrate von bis zu 3 % (Blutungen, Fehlpunktionen, Darmperforation) behaftet, was letztendlich von der Indikationsstellung mitbeeinflusst wird. Spätkomplikationen, wie Infektionen an der Katheteraustrittsstelle und Dislokationen, werden in 5–16 % der Fälle beobachtet. Impfmetastasen in der Bauchdecke sind ausgesprochen selten und wurden lange nur als Einzelfälle publiziert.

Kommt die Anlage einer perkutanen endoskopischen Gastrostomie nicht infrage (beispielsweise nach Magenresektion, Totalkarzinom des Magens, fehlende Diaphanoskopie, Nichterreichbarkeit des Magens durch das Endoskop) oder im Rahmen einer Laparotomie kann die Einlage einer *Katheterjejunostomie* indiziert sein.

Nach erfolgter medianer Laparotomie wird die Bauchdecke in der Mitte des linken oberen Quadranten mit einer Kanüle punktiert, worüber die Sonde in die Bauchhöhle eingeführt wird. Die Punktion des Jejunums erfolgt idealerweise etwa 20 cm distal des Treitz-Bandes. Durch die kontinuierliche submuköse Injektion von isotoner Kochsalzlösung wird die Schleimhaut von der Darmwand abgehoben, sodass die Platzierung der Sonde über eine Splitkanüle langstreckig durch die Darmwand in das Lumen ermöglicht wird. Die Sondenlage wird durch Fixierungsnähte des Darms an der Bauchwand gesichert.

Bei adäquater Technik und unter Verwendung der speziell zu diesem Zweck vorhandenen Katheter ist die Platzierung einer Katheterjejunostomie, abgesehen von den allgemeinen Risiken der Laparotomie, völlig gefahrlos. Wenn auch keine brauchbaren Zahlen zu den Langzeitkomplikationen vorliegen, ist nicht zuletzt auch aufgrund eigener Erfahrungen davon auszugehen, dass Infektionen und Dislokationen seltener als bei der PEG auftreten und somit deren Raten deutlich unter 10 % liegen.

> **Aufgrund der weitgehend gefahrlosen Implantation der enteralen Ernährungskatheter und des unproblematischen Handlings sind früher übliche Vorgehensweisen – wie etwa die Anlage einer Witzel- oder Kader-Fistel – heute weitgehend überflüssig und sollten ebenso wie die nasogastralen Sonden nicht mehr eingesetzt werden.**

Das Risiko von mechanischen Komplikationen der enteralen künstlichen Ernährung durch die Katheter ist gering. Im Gegensatz dazu sind die metabolischen Probleme nicht zu unterschätzen. Insbesondere zu Beginn der künstlichen Ernährung ist genauestens auf die Flüssigkeitsbilanz, die Stuhlfrequenz und regelmäßige Laborkontrollen zu achten, da nicht selten Verschiebungen im Wasser- und Elektrolythaushalt aufgrund einer laxierenden Wirkung der Nährlösungen möglich sind und auch kurzfristig eine Störung der Leberfunktion auftreten kann. Derartige Situationen erfordern eine Reduzierung bzw. einen Wechsel der Nährlösungen, evtl. auch unter vorübergehender parenteraler Ernährung (▶ Kap. 9: »Ernährungsprobleme«).

Zentralvenöse Zugänge zum langfristigen Gebrauch bestehen aus Silikonkautschuk und Teflon. Bei den komplett implantierbaren Portsytemen sind die Venenkatheter mit einem Reservoir, das subkutan implantiert und perkutan mit Spezialkanülen angestochen wird, verbunden. Die perkutan austretenden Silikonkatheter sind komplett (Hickman-Katheter) oder im extravaskulären Anteil (Broviac-Katheter) von einer Silikonhülle ummantelt, um den eigentlichen Infusionskatheter zu schützen. Am Katheterende ermöglicht ein Luer-Lock-Verschluss den Anschluss einer gewöhnlichen Infusionsleitung.

Während die Portsysteme vorwiegend zur Schmerztherapie und zum reinen Flüssigkeitsersatz zur Anwendung kommen, ist bei einer vollkalorischen, parenteralen Ernährung der transkutan ausgeleitete Silikonkatheter (Broviac-Katheter, Hickman-Katheter) vorzuziehen. Unabhängig von der für einzelne Patienten unangenehmen regelmäßigen Punktion des Portsystems (Spezialkanülen benutzen!) kommt es bei Verabreichung hochkalorischer Nährlösungen über Portsysteme nicht selten zur Okklusion des Systems, was dann nur durch einen erneuten operativen Eingriff zu beheben ist. Einerseits sind Okklusionen bei den transkutan ausgeleiteten Kathetern seltener und können meistens mit Hilfe eines durch den Katheter vorgeschobenen Seldinger-Drahtes behoben werden. Andererseits fühlen sich die Patienten in ihrer Integrität durch das vollständig subkutan verlagerte Portsystem weniger beeinträchtigt.

Die Implantation von Portsystemen und Broviac- bzw. Hickman-Kathetern in einer modifizierten Seldinger-Technik erfolgt am schonendsten in Allgemeinnarkose. Grundsätzlich ist jedoch auch die Anlage in Lokalanästhesie möglich. Es wird zunächst das Leitgefäß, in der Regel die V. subclavia, direkt punktiert und über die Punktionskanüle ein Seldinger-Draht bis zum rechten Vorhof vorgeschoben. Nachdem die korrekte Lage des Drahtes radiologisch gesichert ist, folgt die Anlage des Subkutanlagers für Reservoir bzw. Broviac-Katheter, wobei der Katheteraustritt an einer gut zugänglichen Stelle medial und etwas distal der Mamille (Höhe Th$_4$) sein sollte. Bei Implantation eines Portsystems ist es äußerst wichtig, das Reservoir auf eine feste Unterlage (knöcherner Thorax) zu platzieren, da anderenfalls die Punktion des Reservoirs unmöglich sein kann.

Der Silikonkatheter wird bis zum Seldinger-Draht subkutan vorgeschoben. Danach wird ein Venendilatator mit übergestülpter Splitkanüle über den Seldinger-Draht in das Leitgefäß vorgeschoben. Nach Auffüllen des Katheters bzw. Portsystems mit verdünnter Kochsalzlösung und Kürzen des Katheters auf die adäquate Länge, wobei das Ende idealerweise in der oberen Hohlvene knapp über dem rechten Vorhof zu liegen kommt, wird unter kurzfristiger Erhöhung des intrathorakalen Druckes der Venendilatator mit dem Seldinger-Draht entfernt und unverzüglich das zentrale Katheterende über die Splitkanüle vorgeschoben.

Die Splitkanüle wird durch Auseinanderziehen der beiden Enden entfernt und nochmals die korrekte Länge des Katheters mit Positionierung in der oberen Hohlvene radiologisch kontrolliert. Anschließend werden Portsystem bzw. Broviac-/Hickman-Katheter mit Heparin-Kochsalz-Lösung durchgespült. Die am Broviac- bzw. Hickman-Katheter vorhandene Dacronmanschette wird im Subkutangewebe fixiert, um eine Dislokation des Katheters zu vermeiden. In der Folge verwächst die Dacronmanschette mit dem subkutanen Bindegewebe, was die Katheterposition langfristig sichert und der Entwicklung aufsteigender Infektionen entlang des Katheters entgegenwirkt. Das Portsystem wird mit 2 nichtresorbierbaren Nähten fixiert.

Gelingt die Punktion des Leitgefäßes nicht, kann der Katheter auch durch direkte Freilegung des Leitgefäßes, in aller Regel die V. jugularis interna oder die V. cephalica, implantiert werden.

Komplikationen bei der Implantation des parenteralen Zugangs sind im Wesentlichen mit der Punktion des Leitgefäßes verbunden. Pneumothorax oder Arterienpunktion sind in 1–5 % der Fälle beschrieben. Wie von Patienten mit einem Kurzdarmsyndrom bekannt ist, die in Einzelfällen bis über 15 Jahre ambulant künstlich ernährt wurden, sind lange Verweilzeiten und wiederholte Implantationen der Katheter möglich. Sind die Leitgefäße thrombosiert, was bei Langzeitbenutzung und als Folge wiederholter operativer Eingriffe der Fall sein kann, bleibt letztendlich die Implantation des Katheters direkt in den Vorhof.

Die Komplikationsgefahr bei langfristiger Benutzung der zentralvenösen Zugänge ist individuell sehr unterschiedlich und lässt sich kaum statistisch fassen. Bei Patienten, die langfristig künstlich ernährt werden, ist mit 0,4 Kathetersepsisepisoden pro Behandlungsjahr bei einer Katheterhaltbarkeit von 5 Tagen bis 3,5 Jahren (durchschnittlich 20 Monaten) zu rechnen.

Literatur

Brenner U, Thul P, Walter M (1989) Enterale und parenterale Zugangswege in der künstlichen Ernährung. In: Keller HW, Müller JM (Hrsg) Ernährung und Intensivmedizin. Schattauer, Stuttgart

Hagenmüller F, Neuhaus H, Rösch Th: (1996) Neue Techniken der gastroenterologischen Endoskopie. Internist 37: 775–784

Hürter T, Bohndorf K, Kropff M et al. (1991) Bronchiale Endoprothesen beim inoperablen Bronchialkarzinom. Pneumologie 45: 19

Jacobi, CA, Reichert V, Schmitz-Rixau T (1994) Chemische Pleurodese mit Talkumjodid bei einer persistierenden therapierefraktären bronchocutanen Fistel. Chirurg 65: 220–222

Keller HW, Müller JM, Pichlmaier H (1983) »Peel-Away-Introducer« – Eine neue Technik der Implantation von zentralen Venenkathetern für die langfristige parenterale Ernährung. Infusionstherapie 10: 79–81

Keller HW, Thul P, Müller JM, Gawenda M (1996) Ambulante künstliche Ernährung: Erfahrungen an der chirurgischen Universitätsklinik Köln über 15 Jahre. Zentralblatt für Chirurgie 121: 243–249

Manegold BC, Jung M (1987) Endoskopisch-therapeutische Eingriffe an den Gallen- und Pankreaswegen. Chirurg 58: 392

Rösch T, Kyrein A, Zillinger C, Classen M (1999) Metallstents in der Gastroenterologie. Chirurg 70: 868–875

Steppling H (1994) Lokal angreifende therapeutische Maßnahmen beim Bronchialkarzinom. Internist 35: 730–739

Therapie symptomatischer Knochenmetastasen

H.J. Helling

Knochenmetastasen können längere Zeit für Patient und behandelnden Arzt unerkannt bleiben, wenn sie keine beeinträchtigenden Symptome verursachen oder wenn nicht gezielt mit geeigneten Methoden gesucht wird.

Die durch Tumorbefall des Skeletts entstehenden Störungen können vielfältig sein:

- Tumorsitz in Gelenknähe bedingt mechanische Störungen,
- Periostirritation oder Tumorischämie bewirken Schmerzen und reflektorische Bewegungseinschränkung,
- Auflösung des Knochengefüges bewirkt schmerzhafte Mikrobewegungen oder pathologische Spontanfraktur,
- Rückenschmerzen sind bei Karzinompatienten hochverdächtig auf vertebrale Metastasen,
- bei fortgeschrittenen Wirbelsäulenmetastasen drohen zunehmende neurologische Ausfälle.

Klinische Situation

Grundsätzlich ist das Skelett nach Leber und Lunge bei metastasierenden Tumoren ein bevorzugter häufiger Metastasierungsort. ◘ Tabelle 1 zeigt für die häufigsten Primärtumoren, wie oft bei systematischer Suche in Szintigraphiestudien oder bei Autop-

sien eine Skelettmanifestation festgestellt wird. Das Plasmozytom mit häufig primär multilokulärer Knochenmanifestation geht oft mit ausgedehnten Osteolysen und nachfolgenden pathologischen Frakturen einher.

Das Achsenskelett mit Wirbelsäule und Beckengürtel ist gemeinsam mit den stammnahen Abschnitten der Extremitäten am häufigsten von Metastasen befallen. Chirurgische Interventionen betreffen typischerweise die lasttragenden Skelettabschnitte. Sternum und Rippen, Klavikula, vorderer Beckenring sind zwar typische Metastasierungsorte, aber selten besteht hier eine Indikation zur Operation. Aus ◘ Tabelle 2 ersieht man die Häufigkeit, mit der chirurgische Eingriffe an den genannten Skelettabschnitten in einem großen Krankengut notwendig wurden.

◘ **Tabelle 1.** Häufigkeit der Skelettmetastasierung verschiedener Primärtumoren. (Nach Galasko 1987)

Primärtumor	Häufigkeit (bis zu ... [%])
Mammakarzinom	85
Prostatakarzinom	85
Schilddrüsenkarzinom	60
Bronchialkarzinom	60
Nierenkarzinom	40

◘ **Tabelle 2.** Lokalisation symptomatischer Knochenmetastasen oder von Plasmozytomherden bei chirurgischen Patienten (Mehrfachnennung möglich). (Nach Rehm u. Helling 1991; Wirbel u. Mutschler 1995)

Lokalisation	Häufigkeit [%]
Becken mit Hüftgelenk und proximalem Femur	20–39
Wirbelsäule	34
Schultergelenk mit Humerusschaft	19–26
Distaler Femur, Knie, Schienbein	5
Kopf, Brustkorb, Klavikula	4
Ellbogen, Unterarm	2

Es gibt grundsätzlich 2 Formen der ossären Metastasierung: *osteolytische und osteoblastische Metastasen.* Erstere führen zur Auflösung der trabekulären und kortikalen Struktur des Knochens. Hierfür sind eine tumorvermittelte Stimulation der Osteoklasten oder seltener eine unmittelbare Tumoreinwirkung durch Ischämie oder Proteolyse verantwortlich. Bei osteoblastischen Metastasen entsteht durch Osteoblastenaktivität eine vermehrte Knochenneubildung mit mechanisch oft minderwertigen Sklerose-zonen. ◘ Tabelle 3 zeigt typische Metastasierungs-formen der unterschiedlichen Primärtumoren. Beim Mammakarzinom können beide Formen beobachtet werden.

◘ Tabelle 3. Metastasierungstyp unterschiedlicher Primärtumoren

Osteoblastisch	Osteolytisch
Prostatakarzinom	Hypernephrom
Magenkarzinom	Bronchialkarzinom
Mammakarzinom	Schilddrüsenkarzinom
	Multiple Myelome
	Mammakarzinom

Diagnostik

Zur Abklärung vorhandener Symptome bietet das Röntgenbild die wichtigste Zusatzinformation zum klinischen Befund. Grundlage jedes operativen Eingriffs am Skelettsystem ist die Nativröntgendarstellung in 2 Ebenen.

Das Ausmaß osteolytischer Veränderungen ist im Bereich der Extremitäten sofort zu erkennen. Insbesondere drohende pathologische Frakturen können als mögliche Schmerzursachen diagnostiziert werden.

In komplexen anatomischen Regionen (Schulter, Becken, Wirbelsäule) liefert die Computertomographie (CT) auch bei palliativer Therapieplanung wichtige ergänzende Aussagen über Tumorausdehnung oder Weichteilbeteiligung. An der Wirbelsäule ergibt die Kernspintomographie (NMR) wichtige Zusatzinformationen zur Beurteilung der Nachbarsegmente und der Tumorausbreitung im Spinalkanal (◘ Abb. 1). Die NMR-Technik kann auch besser als CT oder Myelographie die Tumorausdehnung im Knochenmarkraum zeigen.

Die Angiographie kann für die Wahl des Therapieverfahrens eine zusätzliche Hilfe sein, wenn reich vaskularisierte Tumoren (z. B. Hypernephrommetastasen) präoperativ embolisiert werden sollen oder wenn die Beziehung zu großen Gefäßen aus operationstechnischen Gründen geklärt werden muss.

Die Szintigraphie mit ^{99m}Tc-markierten Diphosphonaten zeigt Umbauvorgänge im Knochen mit großer Empfindlichkeit an. Knochenmetastasen können im Skelettszintigramm mehrere Wochen früher als im Nativröntgenbild sichtbar werden. Die Szintigraphie ist als Suchmethode zur Lokalisation bislang symptomloser Knochenmetastasen gut geeignet. Sie kann weiterhin zur Verlaufsbeobachtung eingesetzt werden. Beim Plasmozytom oder bei rasch wachsenden Knochenmetastasen kann die Szintigraphie negativ ausfallen, wenn der osteolytische Knochenabbau eine lokale Reaktion mit Mineralisation gar nicht mehr zulässt.

Indikationen

In der Behandlung symptomatischer Knochenmetastasen stellt der operative Eingriff nur einen Teil in einem Gesamtkonzept dar. Die am Symptom orientierte palliative chirurgische Therapie des Skelettsystems hat klare Behandlungsziele:
- Schmerzreduktion,
- Wiederherstellung oder Erhalt der selbstständigen Beweglichkeit im Alltag,
- Verbesserung der Pflegemöglichkeiten bei nicht mehr zu mobilisierenden Patienten,
- Verbesserung der psychischen Belastungssituation.

Absolute und dringende Operationsindikationen entstehen bei pathologischen Frakturen der langen Röhrenknochen und der hüftnahen Abschnitte des Beckens. Neurologische Ausfälle durch metastasenbedingte Instabilität der Wirbelsäule bzw. spinale oder radikuläre Nervenkompression stellen ebenso dringende Operationsindikationen dar.

Relative Operationsindikationen, die jedoch eine baldige Terminplanung erfordern, bestehen bei tumorbedingter drohender Fraktur eines Knochenabschnitts. Trotz Bestrahlung anhaltende Schmerzen können ein wichtiges Warnsymptom für beginnende Nervenkompression oder Frakturgefährdung sein. Eine Tumorlokalisation im Trochantermassiv des Femurs oder eine Osteolyse von mehr als 50 % eines Röhrenknochendurchmessers bedeutet eine große Frakturgefährdung (◘ Tabelle 4).

◘ Abbildung 2 zeigt das Beispiel einer nur mäßig schmerzhaften, wegen Lokalisation und Ausdeh-

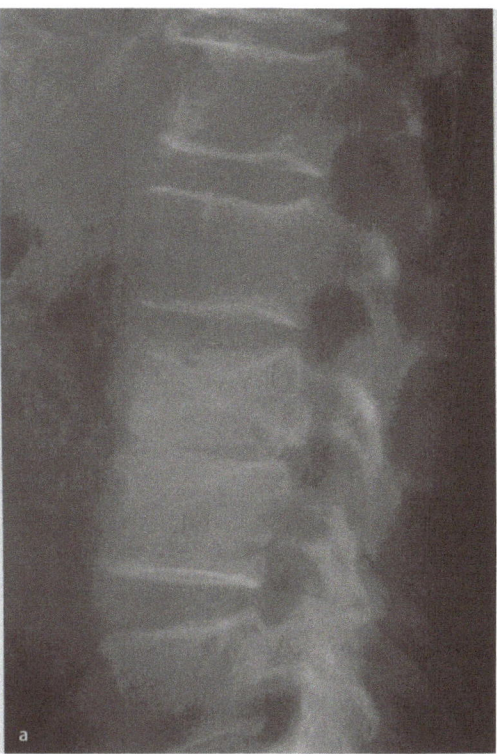

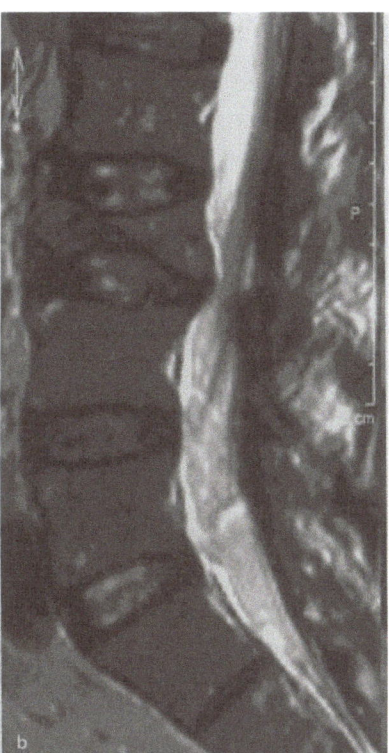

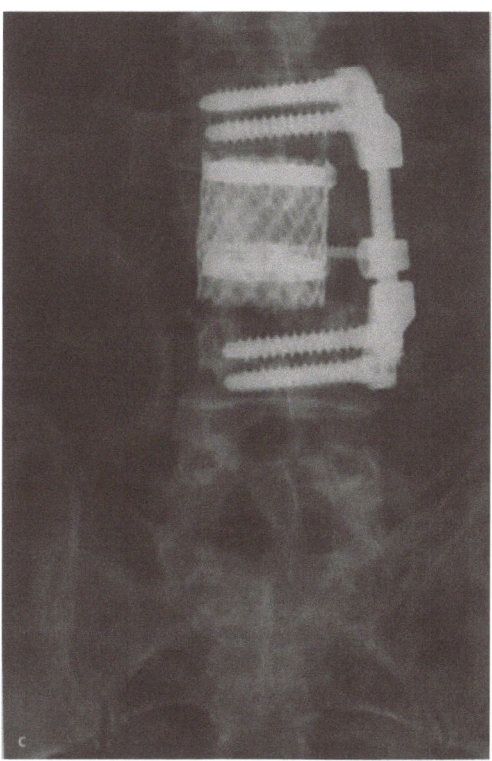

◘ **Abb. 1a–c. a** Plasmozytombefall des 3. Lendenwirbelkörpers. Wegen Schmerzen ist der Patient seit knapp
4 Wochen stark bewegungseingeschränkt; keine neurologischen Ausfälle. **b** Die kernspintanographische Diagnostik
schließt einen weitergehenden Befall im Spinalkanal aus.
c Ausräumung und Stabilisierung von ventral. Postoperative
Bestrahlung. Schmerzfrei gehfähig an 2 Armstützen.

▪ Tabelle 4. Ermittlung des Frakturrisikos einer Knochenmetastase. Mehr als 8 Punkte bedeuten ein stark erhöhtes Frakturrisiko. (Nach Mirels 1989)

Punktwert	1	2	3
Lokalisation	Arm	Bein	Trochanterregion
Schmerz	Gering	Mäßig	Stark
Struktur	Osteoblastisch	Gemischt	Osteolytisch
Ausdehnung bezogen auf Knochendurchmesser	Weniger als 1/3	Bis zu 2/3	Mehr als 2/3

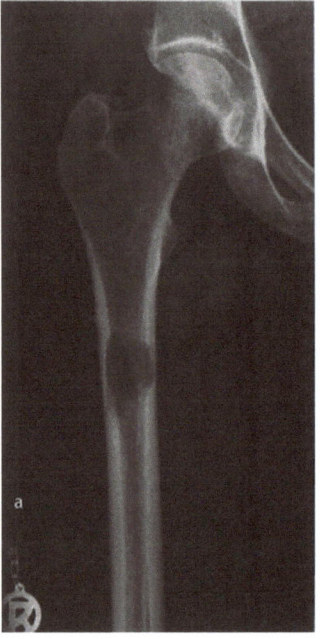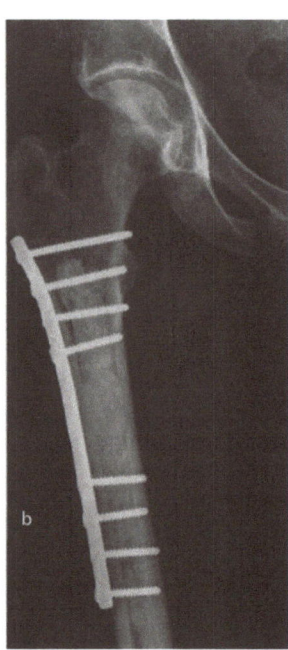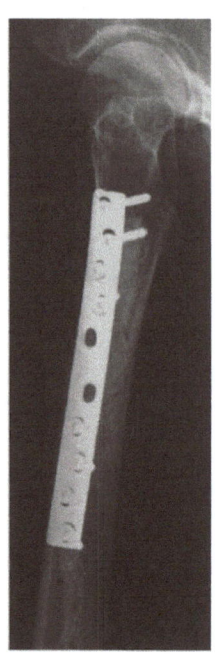

▪ Abb. 2a, b. Metastase eines Mammakarzinoms im proximalen Femurschaft, Schmerz bei Belastung. **a** Hochgradige Frakturgefährdung wegen Osteolyse, Lokalisation und Ausdehnung des Tumors; **b** Verbundosteosynthese in prophylaktisch-pallitiver Absicht. Schmerzfrei gehfähig

nung jedoch bereits hochgradig frakturgefährdeten Femurschaftosteolyse eines Mammakarzimoms (Punktwert 9 nach ▪ Tabelle 4).

In ▪ Abbildung 3 wird eine stark schmerzhafte, gemischt osteoblastische/osteolytische Prostatakarzinommetastase im Trochantermassiv gezeigt (Punktwert 10 nach ▪ Tabelle 4).

An der Wirbelsäule bestehen – bei Aussicht auf anschließende Mobilisierung – Operationsindikationen über die genannten neurologisch bedrohlichen Situationen (also ohne neurologische Ausfälle) hinaus, wenn:

- schmerzbedingt bereits Bettlägrigkeit besteht,
- der Tumorbefall von 2 oder mehr Abschnitten eines Wirbelsegments (Wirbelkörper, Hinterkante des Wirbelkörpers, Wirbelbogen mit Gelenken) zu einer Kyphose von > 30° geführt hat,
- nicht mehr als 2 benachbarte Wirbelkörper betroffen sind.

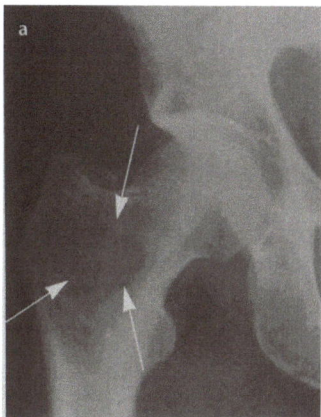
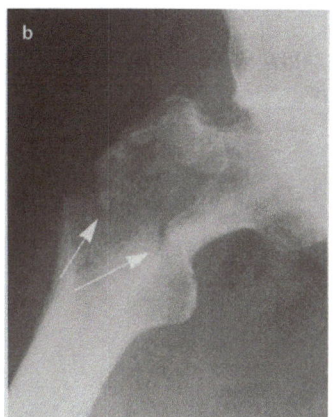
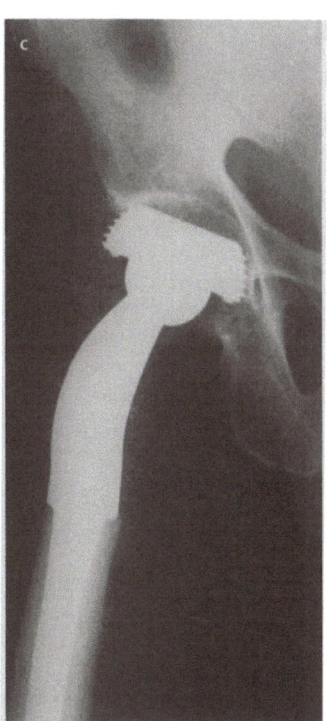

Abb. 3a–c. Prostatakarzinommetastase (**a**) im Trochantermassiv des rechten Femurs. **b** Spontanfraktur unter der Strahlentherapie zur Schmerzbehandlung. **c** Belastungsstabile Versorgung mittels Tumorendoprothese. Mit Handstock und geringen Schmerzen gehfähig

Darüber hinaus beeinflussen der Allgemeinzustand, die Zahl weiterer extraspinaler Knochenmetastasen, die Art des Primärtumors und das Auftreten von Organmetastasen die Gesamtprognose und damit auch die Operationsindikation.

In ☐ Tabelle 5 sind diese Bedingungen in einem Score von 6 Parametern zusammengefasst. Jeder Parameter hat einen Score von 0 (hohes Risiko) bis 2 (niedriges Risiko). Bei einem Punktwert von weniger als 6 war die Überlebenszeit der betroffenen Patienten kürzer als 6 Monate. Bei gegebener Indikation sollte also das Ausmaß des Eingriffes entsprechend angepasst werden.

Komplikationen

> Bei Tumorbefall des Skelettsystems ist die pathologische Fraktur als typische Komplikation anzusehen.

Schon unter alltäglichen Bedingungen, wie Aufstehen aus dem Sessel oder Umlagern eines Patienten während einer diagnostischen Maßnahme, können spontan Knochenbrüche auftreten. Langfristige Immobilisierungen eines Extremitätenabschnitts oder gar des Patienten im Bett sollten als Behandlung von tumorbedingten Knochenbrüchen nur in Ausnahmefällen Anwendung finden. Druckbedingte Weichteilgeschwüre sind nur zu leicht die Folge.

Ein Tumorbefall der Wirbelsäule kann rasch zu neurologischen Ausfällen führen. Die Beschränkung auf rein dorsale Eingriffe (nur Laminektomie) hat in solchen Fällen seltener eine Verbesserung der neurologischen Ausfälle bewirkt als die frühzeitige (jedoch immer palliative) Ausräumung des Tumors und die Stabilisierung mit geeigneten Methoden. Dies wird im Abschnitt »Wirbelsäule« (► unten) gesondert dargestellt.

Bei jedem operativen Eingriff gibt es typische Risiken und Komplikationsmöglichkeiten. Neben Wundinfektionen und Nachblutungen in chirurgische Wunden müssen bei Eingriffen am Skelettsystem Risiken bedacht werden, die mit den eingesetzten Implantaten verbunden sind. Bei der Verwendung von Knochenzement zur Defektfüllung und als Verbundmaterial ist in der Regel eine vollständige biologische Knochenheilung nicht zu erwarten. Es muss daher bei längerer Überlebenszeit immer mit der Möglichkeit eines mechanischen Implantatversagens gerechnet werden.

▫ Tabelle 5. Bewertung verschiedener Prognoseparameter bei Wirbelsäulenmetastasen. (Mod. nach Tokuhash et al. 1990) (Näheres siehe Text)

Parameter	Ausprägung	Bewertung
Allgemeinzustand	Gehfähig, geringe Schmerzen	2
	Beeinträchtigt, aber nicht auf Hilfe angewiesen	1
	Bettlägerig	0
Knochentumoren außerhalb der Wirbelsäule	Keine	2
	Singulär	1
	Multiple	0
Zahl betroffener Wirbelkörper	Ein Segment	2
	Zusätzlich benachbartes Segment	1
	Multiple Segmente	0
Organmetastasen (Lunge, Leber, Hirn)	Keine	2
	Ein Organ	1
	Diffuse Organmetastasierung	0
Art des Primärtumors	Chemo-/Strahlenempfindlich (Mamma, Schilddrüse)	2
	Strahlenresistent, langsames Wachstum (Nierenzellkarzinom)	1
	Bronchialkarzinom, unbekannter Primärtumor	0
Neurologisches Defizit	Keine neurologischen Ausfälle	2
	Sensibilität erhalten, Motorik beeinträchtigt	1
	Motorik ausgefallen, nicht mehr gehfähig	0

Die Rate der Komplikationen liegt höher als bei vergleichbaren Eingriffen ohne Tumorleiden: Prothesenluxationen und Implantatlockerungen sind typische Probleme, die während einer längeren Überlebenszeit eines Patienten auftreten können. Die Gesamthäufigkeit von Komplikationen nach palliativen Eingriffen am Skelettsystem wird mit 6–9 % angegeben. Ein Lokalrezidiv, das zu einem Zweiteingriff zwingt, tritt bei mindestens 5 % der Patienten auf. Die notwendige Folgerung ist regelhaft eine bereits präoperativ geplante frühzeitige postoperative Bestrahlung.

Operationsbereiche und jeweilige Technik

Die in palliativer Absicht durchgeführten Eingriffe am Skelettsystem orientieren sich an den übergeordneten Zielen:
— Wiedererlangung oder Erhalt der schmerzarmen, eigenständigen Beweglichkeit,
— Abwendung oder Verbesserung neurologischer Symptome,
— psychische Stabilisierung bei verbesserter Pflegemöglichkeit.

Eine radikale Tumorentfernung ist bei einem fortgeschrittenen metastasierten Grundleiden in der Regel nicht indiziert.

Die Operation besteht aus 2 taktischen Schritten: Zunächst wird der Tumor ausgeräumt, danach muss die mechanische Festigkeit des Knochenabschnitts wiederhergestellt werden. Der Defekt wird hierzu mit unterschiedlichen Materialien aufgefüllt (allogene Skelettelemente, Platzhalter aus Metall, Knochenzement) und mit den technischen Mitteln der Osteosynthese oder der Endoprothetik sicher stabilisiert.

Nach Möglichkeit sollte bereits präoperativ die Nachbestrahlung des betroffenen Skelettabschnitts geplant werden.

Lange Röhrenknochen (Humerus, Femur)

Am Humerus besteht die besondere Situation, dass eine Verkürzung von bis zu 5 cm ohne wesentlichen Funktionsverlust des Armes hingenommen werden kann. Ein kleiner Tumor kann also durch Resektion eines kurzen Humerusabschnitts entfernt und die Stabilisierung durch konventionelle Plattenosteosynthese erreicht werden. Meist sind jedoch nach Tumorentfernung eine Wiederauffüllung mit Knochenzement und die nachfolgende Stabilisierung mit Osteosynthesemitteln als Verbundosteosynthese erforderlich.

Auch die Versorgung mit einem Verriegelungsmarknagel kann eine schmerzreduzierte Belastungsstabilität ergeben; der Tumorherd wird bei dieser Technik jedoch zumeist nicht ausgeräumt. Bei Stabilisierung mit Bündelnägeln oder ähnlichen intramedullären Kraftträgern ist wegen der fortbestehenden Mikrobewegungen keine sichere Schmerzausschaltung zu erwarten. Die Technik der Verbundosteosynthese ist am besten für eine rasche Mobilisierung geeignet. Konservative Behandlungsversuche, z. B. am Humerus, sind bei gegebener Indikation dem stabilisierenden operativen Eingriff unterlegen.

◘ Abbildung 2 zeigt hierzu eine typische pathologische Fraktur am proximalen Femurschaft bei einer Patientin mit Mammakarzinom, welche mittels Verbundplattenosteosynthese versorgt worden ist. Nach wenigen Tagen konnte die Patientin bereits wieder voll mobilisiert werden.

Gelenknahe pathologische Frakturen (Schulter, Hüfte)

Wenn der Tumor den Knochen in unmittelbarer Gelenknähe zerstört hat, werden nach Tumorresektion als Ersatz Gelenkendoprothesen erforderlich. Es ist für die Funktion entscheidend, die gelenküberspannenden Muskeln an ihren Ansätzen zu erhalten. Andernfalls werden sie an besonderen Ansatzpunkten des Prothesenstücks befestigt. Je nach Ausmaß der notwendigen Schaftresektion muss nur der Gelenkkopf (Hüfte oder Schulter) ersetzt werden oder es wird eine spezielle Tumorprothese mit Schaftanteil eingesetzt.

◘ Abbildung 3 zeigt die Verwendung einer Schaftprothese nach Resektion des proximalen Femurabschnitts, in welchem eine Metastase zu einer großen Osteolyse (> 3,0 cm; Trochanterregion: Frakturgefährdung, ◘ Tabelle 4) mit nachfolgendem pathologischen Femurbruch geführt hat.

Mit den genannten Maßnahmen des zementierten Gelenkersatzes lässt sich eine Mobilisierung mit oder ohne Gehhilfen bei 60–80 % der Patienten erreichen. Eine signifikante Schmerzreduktion kann bei über 80 % der Patienten erzielt werden.

Wirbelsäule

Auch wenn Wirbelsäulenmetastasen bei fortgeschrittenem Tumorleiden häufig auftreten, so sind operative Maßnahmen nur in den bereits oben genannten, eng umgrenzten Situationen indiziert: konservativ nicht beherrschbare Schmerzen bei zunehmender Instabilität mit Kyphosierung > 30° oder beginnende neurologische Ausfälle.

Die chirurgische Stabilisierung erfordert eine sichere Verankerung der Implantate, die in der Regel nur gelingt, wenn nicht mehr als 2 benachbarte Segmente betroffen sind.

Der metastatische Befall geht zumeist vom Wirbelkörper aus. Die Ausräumung des Tumors und die Entlastung des Duralsacks von vorn sind die richtige Konsequenz in dieser Situation. Der Defekt wird mit einem Wirbelkörperersatz aufgefüllt. Verbleibt eine Rotationsinstabilität, so wird zusätzlich eine dorsale Instrumentation ausgeführt.

> Ein solchermaßen »direktes« Herangehen an den Tumor hat eindeutig größeren Erfolg als die Beschränkung auf eine unvollständige Entlastung von dorsal mit bloßer Laminektomie oder einer Laminektomie mit ausschließlich dorsaler Stabilisierung.

In größeren Patientenkollektiven wird bei kombiniertem Vorgehen (anteriore Ausräumung und Wiederauffüllung, dorsale Spondylodese) eine Wiederherstellung der Gehfähigkeit oder bei Besserung neurologischer Defizite eine 54–83 % der Patienten erreicht. Bei reiner Laminektomie wird eine Verbesserung neurologischer Defizite nur in einer Größenordnung von 30–48% mitgeteilt.

In ◘ Abbildung 1 wird die Behandlung eines Patienten mit Plasmozytombefall der Wirbelsäule gezeigt. Obwohl keine neurologischen Ausfälle bestanden, war der Patient wegen der konservativ nicht beeinflussbaren Rückenschmerzen seit fast 4 Wochen weitgehend bettlägerig. Nach anteriorer Wirbelkörperausräumung wurde der Defekt mit einem korbartigen Titanzylinder als Distanzhalter abgestützt und mit einem winkelstabilen Fixateursystem mechanisch gesichert. Der Patient war wenige Tage postoperativ mit Armstützen – deutlich schmerzreduziert – wieder gehfähig.

Zusammenfassung

Operative Eingriffe sind bei metastatischem Skelettbefall in palliativer Absicht in den folgenden Situationen zu erwägen:
- drohende oder eingetretene pathologische Frakturen der Extremitäten,
- Wirbelsäuleninstabilitäten mit Schmerzen, Fehlstellungen oder neurologischen Ausfällen.

Die operative Behandlung muss in ein Gesamtkonzept mit nachfolgender Bestrahlung eingebunden sein.

Zuverlässige Osteosynthesetechniken und eine weit entwickelte Endoprothetik können ihre Ziele in der Behandlung Tumorkranker nur gemeinsam mit einer konsequenten Physiotherapie erreichen:
- rasche und schmerzarme Wiedererlangung der Bewegungsfähigkeit,
- Verhinderung schwerwiegender neurologischer Komplikationen,
- psychische Stabilisierung des Patienten und Verbesserung der Pflegefähigkeit.

Wegen der großen Bedeutung dieser Ziele sollte die Indikation zur Operation gestellt werden, wenn die erwartete Überlebenszeit die operationsbedingte Nachbehandlungszeit übertrifft.

Literatur

Bertin KL, Horstmann J, Coleman SS (1984) Isolated fracture of the lesser trochanter in adults: An initial manifestation of metastatic malignant disease. J Bone Joint Surg: 770

Borel-Rinkes IH, Wiggers T, Bouma WH et al. (1990) Treatment of manifest and impending pathologic fractures of the femoral neck by cemented hemiarthroplasty. Clin Orthop 260: 220–223

Dominkus M, Krepler P, Schwameis E, Kotz R (1998) Operative Therapie von Wirbelsaulenmetastasen. Orthopäde 27/5: 282–286

Eble MJ, Wannenmacher M (1998) Lokale Strahlentherapie bei der Behandlung von Skelettmetastasen. Orthopäde 27/4: 245–249

Enkaoua EA, Doursounian L, Chatellier G et al. (1997) Vertebral metastases: a critical appreciation of the preoperative prognostic Tokuhashi score in a series of 71 cases. Spine 22/19: 2293–2298

Fidler MW (1986) Anterior decompression and stabilisation of metastatic spinal fractures. J Bone Joint Surg Br 68/1: 83–90

Flemming JE, Beals RK (1986) Pathologic fracture of the humerus. Clin Orthop 203: 258–260

Galasko CSB (1987) Skeletal szintigraphy. In: Coombs R, Friedlaender G (eds) Bone tumour management. London, pp 57–63

Graupe F, Heitmann C, Becker M et al. (1996) Palliative chirurgische Behandlung von Knochenmetastasen. Dtsch Med Wochenschr 121/13: 393–397

Harrington KD (1986) Impending pathologic fractures from metastatic malignancy: evaluation and management. Instr Course Lect 35/1: 357–381

Inoue S (1987) Diagnosis and treatment of secondary spine tumors. Gan To Kagaku Ryoho 14/1: 21739–21750

Lack W, Eyb R, Ramach W et al. (1987) Erfahrungen mit der ventralen Stabilisierung bei Wirbelkorpermetastasen im Brust- und Lendenwirbelsaulenbereich. Z Orthop 125/3: 268–274

Menck H, Schulze S, Larsen E (1988) Metastasis size in pathologic femoral fractures. Act Orthop Scand 59: 151–154

Mirels H (1989) Metastatic disease in long bones. Clin Orthop Rel Res 249: 256–264

Onimus M, Papin P, Gangloff S (1996) Results of surgical treatment of spinal thoracic and lumbar metastases. Eur Spine J 5/6: 407–11

Onimus M, Schraub S, Bertin D et al. (1986) Surgical treatment of vertebral metastasis. Spine 11/9: 883–891

Rehm KE, Helling HJ (1991) Skelett-Tumoren. In: Pichlmaier H, Müller J, Jonen-Thielemann G (Hrsg) Palliative Krebstherapie. Springer, Berlin Heidelberg New York Tokio

Roy-Camille R, Saillant G, Mazel C, Monpierre H (1990) Total vertebrectomy as treatment of malignant tumors of the spine. Chir Organi Mov 75 [Suppl 1]: 94–96

Tokuhashi Y, Matsuzaki H, Toriyama S et al. (1990) Scoring system for the preoperative evaluation of metastatic spine tumor prognosis. Spine 15/11: 1110–1113

Walsh GL, Gokaslan ZL, McCutcheon IE et al. (1997) Anterior approaches to the thoracic spine in patients with cancer: indications and results. Ann Thorac Surg 64/6: 1611–1618

Wirbel RJ, Mutschler WE (1995) Die chirurgische Therapie von Knochenmetastasen. Zentralbl Chir 120/9: 707–715

Yazawa Y, Frassica FJ, Chao EY et al. (1990) Metastatic bone disease. A study of the surgical treatment of 166 pathologic humeral and femoral fractures. Clin Orthop 251: 213–219

Yokogushi K, Ishii S, Ono N, Owada O (1988) Indication and method for surgical treatment of metastatic spinal tumors. Gan To Kagaku Ryoho 15/1: 2–14

Neurochirurgische Operationsverfahren

F. Oppel, C. Schede

Die neurochirurgische Schmerztherapie bietet im Rahmen der allgemeinen Tumorschmerzbehandlung wirksame Behandlungsmöglichkeiten. Hervorzuheben sind die kurativen Therapieansätze (z. B. die Entfernung von Tumoren des zentralen und peripheren Nervensystems) oder dekompressive (oft palliative) operative Verfahren.

Bei der vom Schmerztherapeuten eingeleiteten Behandlung sollte bedacht werden, dass bei bestimmten Krankheitssymptomen ein neurochirurgisches Eingreifen erforderlich werden kann. In vielen Fällen kann die Erkrankung oder die Auswirkung einer Verletzung, die dem Symptom „Schmerz" zugrunde liegt, nicht geheilt oder korrigiert werden. Hier müssen andere Verfahren eingesetzt werden, besonders dann, wenn weitere chronifizierende Symptome hinzugetreten sind.

Patienten mit neurochirurgisch relevanten Schmerzsymptomen lassen sich in 2 Kategorien einteilen:
- Patienten mit zugrunde liegender gutartiger Erkrankung,
- Patienten mit zugrunde liegender maligner Erkrankung.

Das neurochirurgische Vorgehen unterscheidet sich in beiden Gruppen grundlegend.

In den vergangenen Jahren sind augmentative (apparative, neuromodulatorische, symptomorientierte) zuungunsten ablativer (destruierender) Verfahren in den Vordergrund der Therapie getreten. Augmentative Therapieansätze beinhalten die rein symptomatische Therapie bei Schmerzen, die auf anderem therapeutischen Wege nicht ausreichend angehbar sind; sie sind als risikoarm und reversibel anzusehen.

Operationsverfahren

Neurochirurgische mikrochirurgische Operationsverfahren kommen bei Tumorpatienten mit intrakraniellen und spinalen Tumoren sowie Tumoren des Plexusbereichs und der peripheren Nerven zur Anwendung.

Intrakranielle Tumoren

Zu den intrakraniellen Tumoren gehören Raumforderungen des Hirnparenchyms, der leptomeningealen Strukturen, des Ventrikelsystems und der knöchernen Begrenzung wie auch infiltrative oder verdrängende Tumoren des Hals-Nasen-Ohren- sowie des Zahn-Mund-Kiefer-Bereichs. Zu unterscheiden sind auch hirneigene von metastasierten Tumoren.

> Bei ausgedehnten Prozessen kann es zum übergreifenden Befall der genannten Strukturen kommen, was zu einer interdisziplinären operativen Strategie zwingen kann.

Intrazerebrale Tumoren

Zu den intrazerebral wachsenden Tumoren zählen Gliome, Ventrikeltumoren, neuronale und neurogliale Tumoren, Hypophysentumoren, Gefäßtumoren, ZNS-Lymphome, Tumoren der Pinealisregion und entsprechende Metastasen. Hirntumorerkrankungen sind mit einer Inzidenz von 12–16 auf 100.000 Einwohner pro Jahr (wobei auch Metastasen berücksichtigt sind) selten.

Eine Unterscheidung in gut- und bösartige Tumoren muss als nur bedingt sinnvoll angesehen werden, da es bei jedem raumfordernden Prozess im Schädelinneren bei Überschreiten eines kritischen Volumens zu einer lebensbedrohlichen Hirndrucksteigerung kommen kann. Die Prognose zum erwarteten Krankheitsverlauf ist abhängig von Tumorhistologie-, -lokalisation und -ausdehnung.

Maligne und benigne Tumoren finden ihre *klinische Manifestation* u. a. in einer unspezifischen Kopfschmerzsymptomatik sowie in Allgemeinsymptomen, wie Übelkeit und Erbrechen. Kopfschmerzen stellen sich bei ca. 50 % der Patienten mit primären und metastatischen Gehirntumoren ein. Das Schmerzmaximum wird meist in den frühen Morgenstunden angegeben.

Die hirndruckbedingten Kopfschmerzen können durch eine präoperativ eingeleitete Dexamethasonbehandlung wirksam reduziert werden. Eine Ausnahme besteht, wenn klinisch ein primäres ZNS-Lymphom anzunehmen ist. Eine Dexamethasonbehandlung bringt hier die Lymphomherde zur Einschmelzung, sodass eine histologische Sicherung zur Durchführung der adäquaten Therapie nicht mehr möglich ist.

Fokalneurologische Defizite – wie z. B. eine neu aufgetretene Hemisymptomatik, Sprach- oder Gesichtsfeldstörungen sowie in einigen Fällen fokal eingeleitete Anfälle – und deren Semiologie geben lokalisatorische Hinweise.

Auch das Neuauftreten von Schmerzen bei bisher beschwerdefreien Personen oder die Änderung des Kopfschmerzcharakters bei chronischen Kopfschmerzen sind ebenfalls Symptome, die eine *bildgebende Diagnostik* (MRT, CT etc.) erforderlich machen.

Neben der CT-Diagnostik, die meist als erstes durchgeführt wird und in der knöcherne Prozesse gut zur Darstellung kommen, sollte eine Kernspintomographie in 3 Ebenen zur genaueren operativen Planung und Differenzialdiagnostik erfolgen.

Bei Nachweis eines intra- oder extrazerebralen Tumors mit Durainfiltration oder Hirnnervenbeteiligung muss der Patient selbstverständlich einem Neurochirurgen vorgestellt werden. Abhängig von der Lokalisation lassen sich die Tumoren wie auch Metastasen und andere raumfordernde Prozesse nicht immer vollständig entfernen. Eine histologische Sicherung des Gewebes sollte jedoch immer erfolgen.

Der notwendige *operative Eingriff* wird meist in Vollnarkose durchgeführt. Der Zugang zur variabel gelegenen Raumforderung erfolgt über eine osteoplastische oder osteoklastische Trepanation. Die mikrochirurgische Präparation unter dem Operationsmikroskop gehört zum allgemeinen Standard in der Neurochirurgie. Der Einsatz der Neuronavigation ermöglicht kürzere Operationszeiten und kleinere Zugänge mit weiterer Reduktion der Komplikationsrate.

Zystische Raumforderungen mit perifokalem Ödem bei Patienten in einer klinisch dekompensierten Situation können in Notfallsituationen technisch über ein Bohrloch und Zystenpunktion entlastet werden, sodass die Tumorresektion dann in einem rekompensierten Zustand geplant durchgeführt werden kann.

> **Alternativen zu einer Tumorresektion gibt es nicht.**

Bei malignen Prozessen findet die operative Behandlung ihre therapeutische Komplettierung in der adjuvanten postoperativen Radiatio, ggf. auch in der Chemotherapie. Bei malignen, nur teilreserzierbaren Prozessen kann eine erweiterte Biopsie, eine Teilresektion oder eine stereotaktische Histologiesicherung als operatives Verfahren mit konsekutiver Radiatio erfolgen.

Im vergangenen Jahrzehnt zeigte sich, dass auch radiochirurgische Methoden als Variante in ihrer Anwendung sinnvoll sein können. Ziel der Radiochirurgie ist die Devitalisierung pathologischer Zellen innerhalb eines definierten Zielvolumens. Daten über Langzeitverläufe stehen z. Z. noch aus, sodass eine Einordnung nach therapeutischer Wertigkeit der radiochirurgischen Verfahren erst noch erfolgen wird.

Komplikationen bei zerebralen Tumorresektionen sind selten. Die Komplikationsrate rekrutiert sich aus dem Auftreten von allgemeinen Operationskomplikationen – wie Thrombose, Infektion, Blutung und Nachblutung – sowie den neurologisch relevanten Komplikationen, z. B. eine meist vorübergehende Verschlechterung einer vorbestehenden neurologischen Symptomatik.

Infolge einer gestörten Liquorzirkulation bei intrazerebralen Raumforderungen tritt ein Hydrozephalus auf. Mögliche Mechanismen im Zusammenhang mit einer tumorösen Erkrankung sind gestörte Liquorresorption, Liquorhypersekretion sowie Obstruktion, z. B. im Bereich der hinteren Schädelgrube oder als Blockade des Foramen Monroi. Die Anlage einer externen Ventrikeldrainage perioperativ, aber auch die Anlage eines ventrikuloperitonealen oder ventrikuloatrialen Shuntsystems als Dauerversorgung kann notwendig werden.

Extrazerebrale Tumoren

Zu den extrazerebralen Tumoren gehören Hirnnerventumoren, Tumoren der Meningen, selläre und periselläre Tumoren, Metastasen, epitheliale Tumoren sowie Plasmozytome.

Ebenfalls wie bei intrazerebralen Raumforderungen ist neurochirurgisch bis auf wenige Ausnahmen (z. B. Plasmozytom) die Totalexstirpation anzustreben. Extrakranielle Ausbreitungsformen können ein interdisziplinäres Vorgehen sinnvoll machen.

Hirnnerventumoren

Eine Sonderstellung nehmen die Tumoren der Hirnnerven ein. Der häufigste Hirnnerventumor ist das Schwannom, das 5,6–8,7 % der primären intrakraniellen Tumoren ausmacht. Der am häufigsten befallene Hirnnerv ist der N. vestibularis, gefolgt vom N. trigeminus. Schwannome sind meist gutartig, dabei verdrängend und langsam extrazerebral wachsend.

Akustikusneurinome, deren Ursprung in den Schwann-Zellen des N. vestibularis inferior liegt, zeigen ihre frühzeitige *klinische Auffälligkeit* in Hörminderung und Störung der Sprachdiskrimination, während N.-trigeminus-Neurinome eine Trigeminusdysfunktion in Form von Hypästhesie, Hypalgesie sowie Schmerzen in der betroffenen Gesichtshälfte bewirken können.

Während beim Akustikusneurinom inzwischen auch radiochirurgische Verfahren angewendet werden können, wird bei Trigeminusneurinomen eine radikale Tumorresektion unter mikrochirurgischen Bedingungen angestrebt.

Zu den postoperativen Komplikationen gehören Liquorzirkulationsstörungen und Deafferenzierungsschmerzen.

Tumoren der Schädelbasis

Metastasen und Karzinome im Bereich des Cavum semilunare (Meckel) führen zu Schmerzsyndromen im Innervationsgebiet des N. trigeminus. Ebenfalls kommt es bei Knochenprozessen an der Schädelbasis, Epipharynxkarzinomen, M. Paget, bei basaler Meningeose oder bei Tumoren des Kleinhirnbrückenwinkels zur Irritation, auch in Form von Schmerzen im Bereich des entsprechenden Innervationsgebiets. Ob ein operatives oder konservatives Behandlungsverfahren in Betracht kommt, muss interdisziplinär diskutiert werden.

Dekompressive Verfahren bei Tumoren des Rückenmarks und der Wirbelsäule

Zu den raumfordernden spinalen Prozessen gehören Tumoren der knöchernen und der leptomeningealen Strukturen sowie Tumoren im Bereich des Myelons.

Die Wirbelsäule ist innerhalb des Skelettsystems der Ort der häufigsten Metastasenabsiedelung; 60 % aller ossären Metastasen finden sich in der Wirbelsäule. Im Gegensatz dazu werden nur 1,5 % aller primären malignen Tumoren in der Wirbelsäule diagnostiziert.

Ziel dekompressiver operativer Verfahren im Bereich der Wirbelsäule ist die Tumorexstirpation bzw. die Reduktion der Tumormasse zur Entlastung neuronaler Strukturen bei Patienten mit einer Myelonkompression. Angestrebt wird eine Verbesserung der neurologischen Ausfallsymptomatik.

Intradurale intramedulläre Tumoren

Intradurale intramedulläre Tumoren entstehen intrinsisch und gehen meist aus Gliazellen oder dem Ependym hervor; sie machen etwa 2 % aller ZNS-Tumoren aus. Extrinsische Tumoren sind Absiedlungen hämatogener Metastasen. Führendes klinisches Leitsymptom bei intramedullären Tumoren sind *Schmerzen im Bereich des Innervationsgebiets* der tiefer gelegenen afferenten Bahnen, des Weiteren Funktionsbeeinträchtigungen in Form einer sensiblen Symptomatik. Bei Erwachsenen bestehen meist Schmerzen und Sensibilitätsstörungen, bei Kindern oft Gangstörungen infolge gestörter Tiefensensibilität. Zur Diagnostik gehören ein MRT mit Kontrastmittel sowie elektrophysiologische Untersuchungen.

Eine Operationsindikation besteht zur Tumorresektion und zur histologischen Sicherung.

Das operative Vorgehen ist weitestgehend standardisiert. Nach vorangegangener Höhenlokalisation folgt eine plastische Laminotomie, der Spinalkanal wird durch En-bloc-Resektion entdacht. Dieses Gewebestück kann nach Ende der Operation wieder rekonstruiert werden. Nach Längseröffnung der Dura und Darstellung des Myelons kann der Tumor über eine mediale Myelotomie unter mikrochirurgischen Bedingungen präpariert und reseziert werden.

Die Prognose ist abhängig von der Histologie. Ependymome bis 2. Grades haben eine gute Prognose. Die Patienten bleiben langfristig rezidivfrei. Astrozytome neigen zu Rezidiven, sodass im Einzelfall über eine konsekutive Radiatio diskutiert werden muss. Intramedulläre Metastasen sind äußerst selten und werden meist als Bronchialkarzinommetastasen identifiziert.

Postoperativ kann eine meist nur vorübergehende Verschlechterung der neurologischen Symptomatik eintreten. Die Angaben hierüber liegen bei 4,5–22 %.

Wundheilungsstörungen und Liquorfisteln sind möglich. Eine Alternative zum operativen Eingriff besteht nicht, lediglich ergänzende Maßnahmen, wie Radiatio oder auch Chemotherapie, können sinnvoll sein.

Intradurale extramedulläre Tumoren

In der Gruppe der intraduralen, extramedullären Tumoren finden sich meist spinale Meningeome. Neurinome sind zu 70 % rein intraspinal-intradural lokalisiert. Neurinome mit einem extraduralen Anteil erstrecken sich in 15 % der Fälle durch das Neuroforamen nach extraspinal (Sanduhrtumor). Selten sind Lipome, Dermoide und Epidermoide. Sekundär finden sich auch intradurale extramedulläre Absiedlungen von Medulloblastomen und Ependymomen; die spinale Absiedlung tritt erst später auf. Ebenfalls selten sind Metastasen.

Die *Schmerzsymptomatik,* die hier auch radikulär sein kann, steht bei intraduralen extramedullären Tumoren im Vordergrund; darüber hinaus führen die Tumoren zu einer Myelonkompressionssymptomatik. Je nach Tumorlokalisation mag die sensible oder motorische Symptomatik überwiegen. Da die Rückenmarkdurchblutung rasch dekompensieren kann, ist unter Umständen eine umgehende Tumordekompression notwendig. Zur Diagnostik gehört ein MRT mit Kontrastmittel.

Meningeome werden von intradural entfernt. Die Ansatzstelle muss je nach Größe entweder koaguliert oder exzidiert werden, wobei dann eine plastische Deckung mit Faszie notwendig wird. Der Eingriff erfolgt unter mikrochirurgischen Bedingungen. Für den Zugang wird in der Regel eine Laminotomie gewählt, bei lateralisierten kleinen Prozessen kann eine Hemilaminektomie genügen. Im thorakalen Bereich wird zur lateralen Freilegung eine Kostotransversektomie gewählt. Neurinome lassen sich nur selten rein extradural operieren. Eine Duraeröffnung kann auch zur Exploration notwendig werden.

> Die Prognose bei Meningeomen und Neurinomen ist gut. Die Tumoren rezidivieren selten. Eine vorbestehende neurologische Symptomatik bildet sich in der Regel rasch zurück. Neurinome im Zusammenhang mit einer Neurofibromatose haben eine höhere Neigung zu Rezidiven und damit zur malignen Entartung. Eine Alternative zur Operation besteht nicht.

Komplikationen wie Wundheilungsstörung, Liquorfistel und Nachblutung sind selten.

Extradurale Tumoren

Extradurale spinale Tumoren entwickeln sich meist sekundär. Histologisch finden sich Metastasen (80 %), Lymphome, Sarkome oder Plasmozytome. Klinisch tritt neben Schmerzen eine Querschnittssymptomatik auf. Abhängig von der Lokalisation bestehen sensible und/oder motorische *Ausfälle.* Bei asymmetrischer Tumorausbreitung kann ein Brown-Sequard-Syndrom auftreten. Das Syndrom ist klinisch geprägt durch ipsilaterale spastische Hemiparese, kontralaterale Thermhypästhesie, Hemihypästhesie und Hypalgesie. Radikuläre Schmerzen entstehen durch direkte Wurzelaffektion und sind ein lokalisatorischer Hinweis auf die erkrankte Höhe. In einigen Fällen besteht eine unspezifische paraspinale Schmerzsymptomatik.

Bei einem progredienten Querschnittssyndrom sollte unverzüglich die Diagnostik eingeleitet werden. Eine suffiziente Diagnostik besteht aus Nativdiagnostik zur Beurteilung der ossären Strukturen sowie myelographischen Untersuchungen zur Höhenlokalisation. Eine MRT-Untersuchung von nur einem Wirbelsäulenabschnitt reicht nicht aus.

Vor einer operativen Therapie ist die Einschätzung der Gesamtprognose des Patienten wichtig. Bei bisher nicht bekannter, nicht behandelter Grunderkrankung und akzeptablem Allgemeinzustand ist ein neurochirurgisches Vorgehen zwingend erforderlich. Besteht jedoch nur eine milde klinische Symptomatik, kann die Diagnosesicherung radiologisch-bioptisch erfolgen. Der Patient sollte zügig einer Radiatio zugeführt werden.

Unter einer bereits begonnenen konservativen Schmerztherapie und onkologischen Betreuung bei infauster Grunderkrankung mit multipler Metastasierung kann bei Krankheitsprogression mit einem inkompletten oder kompletten Querschnitt ein neurochirurgisches dekompressives Vorgehen sinnvoll sein.

Operativ wird unter mikrochirurgischen Bedingungen eine Laminektomie, ggf. in mehreren Höhen, durchgeführt. Die Tumorreduktion erfolgt epidural, wobei infiltrierte ossäre Strukturen oft nicht ausreichend reseziert werden können. Bei drohender Instabilität kann bei Patienten mit vergleichsweise längerer Lebenserwartung eine Instrumentierung der betroffenen Wirbelsäulenanteile zur Stabilisierung und Erhöhung der Lebensqualität angeboten werden, ohne dadurch die Gesamtprognose des Patienten positiv zu beeinflussen.

Die neurochirurgische Behandlung von spinalen Metastasen ist eine Behandlung im Akutstadium, die durch eine onkologische Weiterbehandlung in Kombination mit einer Strahlentherapie abgelöst wird. Wie aggressiv eine spinale Metastasierung behandelt werden soll, muss individuell und interdisziplinär abgewogen werden.

Zehn Prozent der Patienten sind bei spinaler Metastasierung nach einem Jahr noch am Leben. Bei spinaler Metastasierung eines Mammakarzinoms

ist die Prognose aufgrund besserer Behandelbarkeit der Grunderkrankung günstiger. Lymphome und Plasmozytome erreichen unter Chemotherapie und Radiatio eine längere Remission.

Die Komplikationen bei Tumorlaminektomien sind mögliche Instabilität, weitere Verschlechterung der neurologischen Symptomatik und allgemeine Komplikationen, wie Infektionen.

Die Alternative zu mikrochirurgischen dekomprimierenden Verfahren mit ggf. konsekutiver Stabilisierung besteht in der bioptischen Materialsicherung und der onkologisch-radiotherapeutischen Weiterbehandlung. Die Entscheidung über das Vorgehen ist interdisziplinär in Abhängigkeit des Gesamtzustands des Patienten zu treffen.

Destruktive Verfahren im Bereich des Rückenmarks

Im Gegensatz zu dekompressiven werden bei destruktiven Verfahren *intakte nervale Strukturen zerstört, um afferente Impulse zu blockieren*, sodass eine zentrale Schmerzverarbeitung nicht erfolgen kann.

Destruktive Verfahren dieser Art werden immer seltener durchgeführt und von einzelnen neurochirurgischen Zentren inzwischen abgelehnt. Prinzipiell kann aus der durch das destruktive Verfahren gesetzten Läsion nach anfänglicher Wirksamkeit wiederum ein Schmerzsyndrom erwachsen, das das ursprüngliche Schmerzsyndrom an Intensität und Ausbreitung übertrifft. Als Ultima ratio mögen die nachfolgend genannten Verfahren noch ihre Indikation haben.

Für die Chordotomie wie auch für die Myelotomie wurden offene und perkutane Techniken entwickelt (▶ unten, »Chordotomie« und »Myelotomie«).

Chordotomie

Es erfolgt eine anterolaterale Durchtrennung des Tractus spinothalamicus mit dem Ziel einer Schmerzbefreiung auf der kontralateralen Körperseite (bei gleichzeitigem Verlust des Temperaturempfindens).

Bei etwa 90 % der Patienten kommt es in unmittelbarer Folge der Chordotomie zur Schmerzerleichterung. Etwa 50 % der operierten Patienten haben nach einem halben Jahr erneut Schmerzen. Bei 5 % der Patienten ist mit bleibenden neurologischen Defiziten zu rechnen. Die Letalität wird mit bis zu 3 % angegeben (insbesonders bei beidseitig durchgeführten Chordotomien).

Zu diskutieren ist die Indikation zur Chordotomie allenfalls bei einem streng einseitigen Beckenbeinschmerz infolge Infiltration des Plexus lumbosacralis (insbesondere bei neuralgiformer Schmerzkomponente).

Myelotomie

Bei der Myelotomie erfolgt eine mediolongitudinale Spaltung des Rückenmarks, dabei wird im Bereich der Kommissur die Impulsleitung unterbrochen. Die Myelotomie kann perkutan oder offen durchgeführt werden. Die Höhe des Segments kann ab C_1 nach kaudal variieren. Das Spinalmark wird über die anteriore Kommissur disseziert.

Die Methode gilt heute als obsolet.

Rhizotomie

Bei der Rhizotomie erfolgt eine Teilunterbrechung der hinteren Wurzel. Sie kann technisch über eine mikrochirurgische Durchtrennung, chemisch (zur chemischen Neurolyse ▶ Kap. 8) oder durch Thermokoagulation intra- oder extradural erfolgen. Da es in der Peripherie zu einer Überlappung der Dermatome kommt, genügt eine monoradikuläre Resektion nur, wenn eine identifizierbare Wurzel für die Schmerzentstehung verantwortlich ist.

Eine der wenigen verbliebenen Indikationen zur Rhizotomie besteht v. a. bei umschriebenen segmentalen Schmerzen im Rumpf- und Beckenbereich sowie der oberen und unteren Extremitäten bei absoluter Therapieresistenz anderer schmerztherapeutischer Maßnahmen (einschließlich der rückenmarknahen Opioidtherapie).

Eine zufriedenstellende Schmerzerleichterung kann in etwa 50 % der Fälle erzielt werden.

DREZ-Läsion

»DREZ« ist die Abkürzung für den Eintrittspunkt des sensiblen hinteren Anteils der Nervenwurzel in das Myelon (»dorsal root entry zone«). Eine Läsion wird selektiv mit einer elektrisch beheizten Elektrode unter dem Operationsmikroskop gesetzt.

Die Indikation besteht bei Schmerzsyndromen durch Wurzelausrisse, Plexusläsionen sowie Läsionen im Konus- oder Kaudabereich mit segmentalen Schmerzen. Eine weitere Indikation sind zentrale Schmerzen, die sekundär nach Rückenmarkverletzungen entstanden sind.

Die Wirksamkeit der Methode ist befriedigend. Bei 30 % der Fälle ist mit einem Rezidiv zu rechnen. Die Angaben über den Erfolg bei der DREZ-Koagulation schwanken zwischen 20 % und 74 % bei unterschiedlicher Indikationsstellung. Für einen befriedigenden Erfolg sind meist Koagulationen mehrerer Segmente erforderlich. Bei Rezidiven ist die Therapie wiederholbar. Als Therapiealternativen sind neuroaugmentative Verfahren zu wählen.

Tumoren im Plexusbereich und der peripheren Nerven

Schmerzen, die auf Infiltration oder Kompression der Plexus oder der peripheren Nerven zurückzuführen sind, gelten in der Schmerztherapie als schwer zu behandeln.

Plexuscervicobrachialis/Plexuslumbosacralis

Plexusläsionen entstehen meist infolge direkter Kompression neoplastischer Nachbarprozesse. Eher selten ist eine diffuse Infiltration durch Tumorzellen (Neuritis carcinomatosa).

Neuropathische Schmerzen am Plexus brachialis (oft mit neuralgiformer Komponente) treten infolge einer Neoplasie am ehesten durch Pancoast-Tumoren oder durch axilläre Lymphknotenmetastasen (z. B. bei Mammakarzinom) auf. Nachdem es meist als erstes zu einer Affektion der unteren Segmente (C_8, Th_1) gekommen ist, sind im weiteren Verlauf sensible und motorische Defizite zu erwarten. Bei paravertebraler Ausbreitung kann es auch zu einem Horner-Syndrom kommen.

Neoplastische Läsionen des Plexus lumbalis zeigen sich am häufigsten bei kolorektalen Karzinomen, aber auch bei retroperitonealen Sarkomen und Tumoren des Urogenitaltrakts. Isolierte Plexussacralis-Läsionen sind selten, da sie meist mit Plexuslumbalis-Läsionen einhergehen. Prozesse an der Blase, der Prostata und des Uterus können ebenfalls zu einer Irritation des Plexus lumbosacralis führen.

Klinisches Leitsymptom bei Plexus-lumbalis- und -sacralis-Läsionen sind neuropathische Schmerzen. Zu sensiblen und motorischen Ausfällen können Störungen der Blasen- und Mastdarmfunktion hinzutreten.

Größere resezierende Eingriffe sind im Zusammenhang mit der Prognose des Patienten eher zurückhaltend zu erwägen, sodass allenfalls eine bioptische Histologiesicherung, entweder offen oder über eine CT-gestützte Punktion, erfolgen sollte. Anschließend muss ein individuelles, interdisziplinäres Therapiekonzept entwickelt werden. Neuroaugmentative Verfahren (v. a. die rückenmarknahe Opioidtherapie) sind Verfahren der ersten Wahl. Die Chordotomie gilt hier als Ultima Ratio.

Periphere Nerven

Die Kompression peripherer Nerven durch neoplastische Prozesse verursacht neuropathische Schmerzen, die oft als brennend und elektrisierend empfunden werden. Zum einen treten Schmerzen lokal im Schädigungsbereich, zum anderen aber auch im Versorgungsbereich des entsprechenden Nervs auf. Diagnostisch muss nach einer Elektrophysiologie ein Kernspintomogramm durchgeführt werden.

Als häufigster peripherer Nerventumor ist das Schwannom (Neurinom) zu nennen, das sich unter mikrochirurgischen Bedingungen ohne neurologische Defizite gut resezieren lässt. Neurofibrome können (ggf. multipel) unabhängig, aber auch im Rahmen eines M. Recklinghausen auftreten. Neurochirurgisch kann hier ebenfalls die mikrochirurgische Resektion erfolgen.

> Maligne Tumoren der peripheren Nerven sind eine Rarität, erfordern aber ein radikales chirurgisches Vorgehen. Unter Umständen muss eine Amputation der betroffenen Gliedmaße erfolgen. Für die Durchtrennung sensibler peripherer Nerven (Neurotomie) als ablative Therapie eines Schmerzsyndroms im Ausbreitungsgebiet dieser Nerven besteht keine Indikation.

Trotz verschiedener Maßnahmen, wie Versenkung des Nervenstumpfes in Muskulatur oder Knochen, kommt es nicht selten zu einer langfristigen Schmerzverstärkung durch Neurombildung (Stumpfschmerzen) oder zu Deafferenzierungsschmerzen (Phantomschmerzen).

Operative Verfahren bei Osteoporose und Multiplen Myelomen

Bei Erkrankungen, die mit Knochensubstanzverminderung einhergehen (z. B. Osteoporose und multiplen Myelomen) entstehen Schmerzen durch Spontanfrakturen. Neben den akuten Frakturschmerzen, die etwa 4 bis 6 Wochen bis zur Frakturkonsolidierung anhalten, kommt bei Höhenverlust mit Kyphosierung und Haltungszerfall ein Dauerschmerz hinzu. In den letzten Jahren haben sich perkutane Zementierungstechniken wie Vertebro- und Kyphoplastik etabliert. Diese minimalen Eingriffe führen zu einer direkten Restabilisierung des Wirbelkörpers und können einen weiteren Haltungszerfall abwenden. Der Patient kann umgehend mobilisiert werden.

Augmentative Therapieverfahren

Neuroaugmentative Verfahren haben in den vergangenen Jahren zunehmend an Bedeutung gewonnen, u. a. durch die Verbesserung der technischen Ausrüstung (Verkleinerung der Pumpen und der Stimulationssysteme, bessere Steuerbarkeit und leichtere Handhabung).

Neurostimulative Verfahren

Zu den neurochirurgischen Therapieverfahren bei chronischen Schmerzsyndromen gehören auch neurostimulative Verfahren, die bei Tumorschmerzen bisher kaum Anwendung gefunden haben.

Die »deep brain stimulation« (DBS; intrazerebrale Stimulation unterschiedlicher Areale) wird z. Z. vereinzelt bei Schmerzsyndromen benignen Ursprungs (z. B. zentraler Schmerz) und bei der Therapie von Bewegungsstörungen bei M. Parkinson angewendet. Die DBS ist mit einer hohen temporären Morbidität von bis zu 23 % und einer permanenten Morbidität von 4 % behaftet.

Die »peripheral nerve stimulation« (PNS) und die »spinal cord stimulation« (SCS) eignen sich nicht zur Therapie von nozizeptiven Tumorschmerzen, da sich ihre Indikation auf den Deafferenzierungsschmerz bei chronischen neuropathischen Schmerzsyndromen und Syndrome wie diabetische Neuropathie, Phantomschmerz und komplexes regionales Schmerzsyndrom (»complex regional pain syndrome«, CRPS) beschränkt.

Intraventrikuläre und rückenmarknahe Medikamentenapplikation

Die Indikation für eine intraventrikuläre oder intrathekale bzw. epidurale Morphingabe bei Patienten mit Tumorschmerzen sollte bedacht werden, wenn eine orale Medikation nicht mehr ausreicht, die orale Medikation aufgrund von Nebenwirkungen schwierig wird oder die Schluck- und Resorptionsfähigkeit eingeschränkt ist.

Von der Industrie werden für diese Therapie verschiedene Pumpensysteme (z. B. programmmierbare Pumpen/Gasdruckpumpen) angeboten. Es ist sinnvoll, den Patienten vor der endgültigen Implantation mit einem perkutanen rückenmarknahen oder ventrikulären Katheter zu versorgen und ein perkutanes System zur Testung der Effektivität anzuschließen (Näheres ▶ Kap. 7).

Schlussbemerkungen

Vor jeder eingeleiteten Tumorschmerztherapie muss eine ausreichende Diagnostik zu differenzialdiagnostischen Erwägungen führen, die das Einbeziehen weiterer Fachdisziplinen sinnvoll macht.

Eine schmerztherapeutische Konzeption sollte interdisziplinär entwickelt werden, wobei die Schmerzkonferenz ein geeignetes Forum der Diskussion und Planung darstellt. Die Konzeption muss den Bedürfnissen und den Möglichkeiten des Patienten entsprechen und sollte im fortscheitenden Krankheitsverlauf an die jeweils neuen klinischen Gegebenheiten angepasst werden.

Neurochirurgische Therapieverfahren sollten operativ so schonend und umschrieben sein, dass selbst bei terminalen Tumorpatienten Eingriffe erwogen werden können.

Neuroaugmentative Verfahren werden zusehends zu Ungunsten neuroablativer Verfahren angewandt. Vorteile dieser in den Mittelpunkt gerückten Verfahren sind in einer guten Steuerbarkeit bei voll erhaltener neurologischer Funktion zu sehen.

Literatur

Akeyson EW, McCutcheon IE (1996) Single stage posterior vertebrectomy and replacement combined with posterior instrumentation for spinal metastasis. J Neurosurg 85: 211–220

Berlemann U, Heini PF (2002) Perkutane Zementierungstechniken zur Behandlung osteoporotischer Wirbelkörpersinterungen. Unfallchirurg 105: 2–8

Cherny NI, Arbit E, Jain S (1996) Invasive techniques in the management of cancer pain. Hematology/Oncology Clin N Am 10: 121–137

Consensus Conference on the Neurosurgical Management of Pain (1994) Neurosurgery 34: 756–761

Cristante L, Hermann HD (1994) Surgical management of intramedullary spinal cord tumors. Functional outcome and sources of morbidity. Neurosurg 35: 69–76

Diamon TH, Hartwell T, Clarke W, Manoharan A. (2004) Percutaneous transpedicular vertebroplasty with PMMA: operative techniques and early results. Eur Spine J 9:445–450

Falci S, Best L, Bayles R, Lammertse D, Starners C (2002) Dorsal root entry zone microcoagulation for spinal cord injury-related central pain: operative intramedullary electrophysiological guidance and clincal outcome. J Neurosurg Spine 2: 192–200

Ferante FM (1999) Neuroaxial infusion in the management of cancer pain. Oncology 13 [Suppl 2]: 30–36

Forsyth PA, Posner JB (1993) Headaches in patients with brain tumors: a study of 111 patients. Neurology 43: 1678–1683

Goodmann R(1990) Surgical management of Pain. Neurosurg Clin N Am 1/3: 701–717

Goodman RR (1990) Surgical management of pain. Neurosurg Clin N Am 3: 701–717

Heini PF, Berlemann U (2001) Bone substitutes in vertebroplasty. Eur Spin J 10: 205–312

Kleihues P, Burger PC, Scheithauer BW (1993) The new WHO classification of brain tumors. Brain Pathol 3: 255–268

Larson DA, Gutin PH, Leibel SA et al. (1990) Stereotaxic irradiation of brain tumors. Cancer 65:792–799

Liebermann I, Reinhardt MK (2003) Vertebroplasty and kyphoplasty for osteolytie vertebral collapse. Clin Orthop. Oct. (415 Suppl): 176–89

Lunsford LD, Kondziolka D, Flickinger JC (1993) Stereotactic radiosurgery for benign intracranial tumor. Clin Neurosurg 40: 475–497

Lusk MD, Kline DG, Garcia CA (1987) Tumors of the brachial plexus. Neurosurg 21: 439–453

Mahaley MS (1992) Analysis of pattern of care of brain tumor patients in the US. A study of the brain tumor section of the AANS. In: Syllabus of the joint section on brain tumors of the CNS and AANS: 136–163

Pannullo SC, Michael H, Lavyne H (1996) Trigeminal neuralgia. JADA 127: 1635–1639

Patt RB, Reddy S (1994) Spinal neurolysis for cancer pain: Indications and resent results. Ann Acad Med Singapore 23: 216–220

Posner JB (1995) Neurologic complications of cancer. Davis, Philadelphia

Rath SA, Seitz K, Soliman JF et al. (1997) DREZ Coagulation for deafferentation pain related to spinal and peripheral nerve lesions: Indication and results of 79 consecutive procedures. Stereotact Funct Neurosurg 68: 161–167

Sekhar LN (1987) Operative management of tumors involving the cavernous sinus. In: Sekhar LN, Schramm Junior VL (eds) Tumors of the cranial base: diagnosis and treatment. Futura publishing, Mt Kisco/NY, pp 393–419

Stein BM, McCormick PC (1992) Intramedullary neoplasms and vascular malformations. Clin Neurosurg 39: 361–387

Venbrocks R, Donk R, Hövel M, Fuhrmann R (1991) Operative Therapie bei tumorösem Befall der Wirbelsäule. Onkologie 14: 56–60

Young RF (1990) Clinical experience with radiofrequency and laser DREZ lesions. J Neurosurg 72: 715–720

Gynäkologische Malignome

M. Zimmermann, S. Loibl

Bereits in frühen Stadien der Erkrankungen können Schmerzen die Lebensqualität der Patientinnen stark einschränken. Anhand von Analysen zur *Schmerzprävalenz* verschiedener Tumorarten konnte gezeigt werden, dass in frühen Stadien 30–40 % und in einem fortgeschrittenen Stadium 70–80 % der Patientinnen über starke Schmerzen berichten (Bonica 1990). Dies ist darin begründet, dass die gynäkologischen Malignome überwiegend zur Gruppe der soliden Tumoren gehören, die zu einem hohen Prozentsatz mit starken Schmerzen einhergehen.

Tumorbedingte Schmerzen

Das *Mammakarzinom* ist mit einer Inzidenz von 80–100/100.000 Frauen/Jahr in den westlichen Ländern das am häufigsten auftretende Karzinom der Frauen. Im Frühbefund tritt diese Karzinomart praktisch immer ohne Schmerzen auf. Erst später – durch Metastasierung – treten Schmerzen hinzu. Für die Schmerzentstehung hat die ossäre Metastasierung die größte Bedeutung. So sind bei Metastasierung in die Wirbelkörper zunehmende Rückenschmerzen bis hin zu Nervenkompressionen oder auch bis zur Verdrängung des Rückenmarks die Folge.

Durch *Infiltrationen im Bereich des Plexus brachialis* kommt es beim Mammakarzinom nicht selten zu sehr schwer zu beeinflussenden und sehr starken Schmerzen, die zunächst mit drückenden und kribbelnden, später mit brennenden Parästhesien geschildert werden. Am schwierigsten sind im weiteren Verlauf neuralgiforme Schmerzen im Ausbreitungsgebiet des Plexus brachialis zu behandeln.

> Treten Kopfschmerzen hinzu, sollte durch bildgebende Verfahren eine zerebrale Filialisierung ausgeschlossen bzw. bestätigt werden.

Das *Ovarialkarzinom* ist mit einer Häufigkeit von 1:40 das vierthäufigste gynäkologische Karzinom. Leider wird dieses Karzinom meist erst im fortgeschrittenen Stadium (zu 75 %) diagnostiziert, sodass die Prognose schon primär oft als schlecht zu werten ist. Das Ovarialkarzinom breitet sich meist intraperitoneal und lymphogen, seltener hämatogen metastasierend aus. Zum Zeitpunkt der Diagnosestellung liegt bei mehr als 50 % der Patientinnen ein Befall der pelvinen Lymphknoten vor. Symptome wie Bauchschmerzen, Übelkeit, Völlegefühl oder Zunahme des Leibesumfangs treten bei fortgeschrittener Erkrankung auf. Durch dieses überwiegend lokal verdrängende Wachstum des Tumors kommt es auch zu den typischen abdominellen Schmerzen. Durch Infiltration des Plexus lumbosacralis sind auch Schmerzen im Bereich von Lendenwirbelsäule und Beckenregion nicht selten. Zusätzlich können beim Ovarialkarzinom ausgeprägte viszerale Schmerzen im Rahmen einer Peritonealkarzinose vorkommen.

Bei Krebserkrankungen der *Vagina* oder der *Vulva* kommt es überwiegend zu einem lokal begrenzten Tumorwachstum. Hier werden durch die regionale Verdrängung Schmerzen verursacht, die mit Infiltration von Weichteilen und Nerven sowie Destruktionen am Knochen einhergehen. Als Folge einer Radiatio oder auch nach Operationen treten Hyperästhesien und kausalgiforme Schmerzen auf.

Besonders hingewiesen sei auf die *exulzerierenden Formen* der gynäkologischen Tumoren (insbesondere Mammakarzinom und Karzinome im vaginalen Bereich). Diese für die Patientinnen psychisch extrem belastenden Situationen bedürfen einer hohen pflegerischen Kompetenz (▶ auch Kap. 25).

Therapiebedingte Schmerzen

Einige Zytostatika – wie z. B. Vincristin, Cisplatin und Paclitaxel – haben neurotoxische Nebenwirkungen und können sehr schmerzhafte *Parästhesien* oder *Dysästhesien* auslösen. Durch die Immunsuppression während einer Chemotherapie können Herpes-zoster-Infektionen auftreten, die zumeist mit starken Schmerzen einhergehen. Entsprechende Therapien müssen eingeleitet werden (▶ auch Kap. 15). Weitere therapiebedingte Schmerzen können durch die Strahlentherapie in Form einer Hyperästhesie im Bereich der Haut des Bestrahlungsgebiets auftreten. Eine Strahlenfibrose oder auch eine Neuropathie können hinzutreten. Diese von den Patientinnen oft als Parästhesien und Brennschmerzen geschilderte Symptomatik kann nicht selten durch Sympathikusblockaden in der Intensität reduziert werden.

Tumorassoziierte/ tumorunabhängige Schmerzen

Wie bei allen anderen Tumoren, ist begleitend auch bei gynäkologischen Tumoren das Auftreten tumorassoziierter oder tumorunabhängiger Schmerzen möglich. Dazu gehören z. B. Venenthrombosen oder ein Dekubitus, die sich im Verlauf des Tumorwachstums entwickeln. Tumorunabhängig sind z. B. Migräne, Spannungskopfschmerzen oder Arthrosen.

> Da Patienten mit einer Krebserkrankung über lange Zeit in einer psychischen Ausnahmesituation leben, werden solche zusätzlichen Schmerzen oft verstärkt empfunden und entsprechend dargestellt. Der Therapeut tut gut daran, auch diese zusätzlichen Schmerzen eines Krebspatienten sehr ernst zu nehmen und sie entsprechend zu behandeln.

Besonderheiten der Schmerztherapie

Das bei Patientinnen mit Mammakarzinom nach Operation und/oder Radiatio häufig auftretende *Lymphödem des Armes* bedarf einer physikalischen Therapie mit Lymphdrainage und Krankengymnastik, um die Schwellung der Arme zu mindern und die Beweglichkeit wieder zu erhöhen (▶ Kap. 21). Die adjuvanten Verfahren, wie transkutane elektrische Nervenstimulation (TENS) oder Akupunktur, sollen hier nur noch einmal kurz erwähnt werden. Näheres über diese Therapieverfahren ist in den entsprechenden Kapiteln nachzulesen. Zur medikamentösen Therapie von Schmerzen bei Patientinnen mit gynäkologischen Tumoren wird in ▶ Kap. 6 ausführlich Stellung genommen.

Bei den oft älteren Patientinnen oder auch bei zentraler Metastasierung treten beim Einsatz von Opioiden und Koanalgetika oft starke Müdigkeit und Schwindel bis hin zu Gangunsicherheit mit Sturzgefahr auf. Daher sind die Möglichkeiten zur *Reduktion des Analgetikabedarfs* zu nutzen. Dazu gehört z. B. bei kausalgiformen Schmerzen der Vagina bei Vulvakarzinom ein Oberflächenanästhetikum, wie z. B. Xylocain-Gel, zur lokalen Anwendung.

Eines der größten Probleme der Tumorschmerztherapie insgesamt stellen die *neuralgiformen Schmerzen* bei Infiltration des Plexus brachialis beim Mammakarzinom (oder auch beim Pancoast-Tumor) dar. Anfänglich sind hier Stellatumblockaden manchmal hilfreich, später sind invasive Maßnahmen mit rückenmarknaher Opioidanalgesie (▶ Kap. 7) bis hin zur Chordotomie erforderlich. Die Plexus-brachialis-Infiltration mit neuralgiformer Schmerzkomponente ist wohl heute die einzige, aber eben auch sehr seltene Indikation zur Chordotomie (▶ Kap. 8).

Bei isolierten Defekten und frakturierenden Wirbelkörpern wird durch orthopädische und neurochirurgische Operateure zunehmend die *Vertebroplastie* eingesetzt. Dabei wird unter Durchleuchtung durch perkutane Injektion Knochenzement in den frakturierten Wirbelkörper appliziert. Eine radikuläre Schmerzsymptomatik kann dadurch oft sehr günstig beeinflusst werden.

Rezidivprophylaxe bei gynäkologischen Malignomen

Das *Konzept der Tumornachsorge* hat in den vergangenen 2 Jahrzehnten weltweit einen Wandel erfahren. Früher wurden alle Anstrengungen unternommen, um Rezidive bzw. Metastasen zum frühestmöglichen Zeitpunkt, am besten im subklinischen Stadium, zu diagnostizieren. Dabei wurde ein hoher apparativer und laborchemischer Aufwand betrieben, weil man sich von der Vorstellung leiten ließ, dass kleine Metastasen auf jeden Fall besser therapierbar und eine Heilung auch in diesem Stadium das primäre Therapieziel sei.

Leider gelang es bis auf wenige Ausnahmen (z. B. Chorionkarzinome) nicht, gynäkologische Malignome im metastasierten Stadium mit den zur Verfügung stehenden Therapien dauerhaft zu heilen. Außerdem konnte in mehreren retrospektiven Analysen gezeigt werden, dass auch bei engmaschiger apparativer/laborchemischer Diagnostik die Rate an sog. *„Intervallmetastasen"* (d. h. Metastasen, die zwischen den Nachsorgeterminen festgestellt werden, weil sie zu Symptomen führen) sehr hoch ist.

Aufgrund dieser Situation und unter Berücksichtigung der ungünstigen Kosten-Nutzen-Relation, die mit einer engmaschigen apparativen Nachsorge einhergeht, wird heute von den meisten Fachgesellschaften empfohlen, die apparative und laborchemische Routinediagnostik zurückhaltend (wenn überhaupt) einzusetzen und stattdessen eine *ausführliche Anamnese* und *klinische Untersuchungen* durchzuführen.

Schuld an diesem „Nachsorgedefätismus" ist einerseits die unbefriedigende Datenlage mit nur wenigen randomisierten Studien über einzelne Nachsorgebestandteile und andererseits die enttäuschenden Ergebnisse von Therapien im metastasierenden Stadium bei den meisten Malignomen. Ein Beispiel ist die Erhöhung der Konzentration von

Tumormarkern bei symptomfreien Patientinnen, die der klinisch bzw. paraklinisch manifesten Erkrankung nachweislich oftmals 3–6 Monate vorausgeht. Trotz der mangelhaften Sensitivität der meisten Tumormarker, gibt es zahlreiche Patientinnen, bei denen diese tatsächlich auf eine beginnende, mittels konventioneller Diagnostik nicht feststellbarer Metastasierung hinweisen. In diesem Kollektiv wurde mehrfach der Versuch unternommen, in Studien die sofortige Therapie mit einer Therapie zu vergleichen, die erst bei Metastasennachweis mit anderen diagnostischen Mitteln eingesetzt wird. Alle verfügbaren Studien sind mit technischen Mängeln bei der Durchführung behaftet, sodass die Validierung der Ergebnisse misslang.

> ### Ziele der Nachsorge aller gynäkologischen Malignome
> - Unterstützung, Beratung und psychoonkologische Betreuung
> - Entdeckung potenziell heilbarer Erkrankungen
> - Früherkennung von Lokalrezidiven
> - Erkennung von Karzinomen anderer Organe (Früherkennung/Vorsorge)
> - Betreuung von Patientinnen, bei denen Metastasen auftreten
> - Kontrolle des klinischen Verlaufs der Erkrankung und Qualitätskontrolle
>
> ### Inhalte der Nachsorge aller gynäkologischen Malignome
> - Ausführliche, krankheitsbezogene Anamnese
> - Besprechen von Ängsten, Problemen und Fragen
> - Unterweisung in der Selbstuntersuchung der Brust (sofern die Patientin diese durchführen möchte)

Die *Selbstuntersuchung* hat nicht nur in der Früherkennung eines Mammakarzinomrezidivs Bedeutung, sondern auch beim Endometrium- und Ovarialkarzinom, da bei diesen Patientinnen Mammakarzinome häufiger auftreten.

Die *Häufigkeit der Nachsorgeuntersuchungen* sollte die individuellen Bedürfnisse der Patientin berücksichtigen. Empfohlen werden:

- *in den ersten 3 Jahren nach Primärtherapie:* alle 3 Monate;
- *in den Jahren 4 und 5 nach Primärtherapie:* alle 6 Monate;
- *danach:* jährlich.

Die Patientinnen sollten darauf hingewiesen werden, bei neu aufgetretenen und persistierenden Symptomen sofort den betreuenden Arzt aufzusuchen, unabhängig vom Termin der nächsten geplanten Nachsorge. Zu häufige *Kontrolltermine* stellen bei vielen Patientinnen wegen ihrer Angst vor der Entdeckung eines Rezidivs durch den Arzt eine große Belastung dar.

Bei jeder Patientin mit einer gynäkologischen Malignomanamnese sollte eine komplette (gynäkologische) Untersuchung im Rahmen der Nachsorge durchgeführt werden. Die *klinische Untersuchung* sollte immer folgende Regionen einschließen:

- Mamma,
- regionäre Lymphabflussgebiete (Axilla, supra-/infraklavikuläre Region, Leisten),
- gynäkologische Untersuchung, inklusive Vorsorgezytologie wie bei Gesunden (mindestens jährlich),
- Thorax,
- Wirbelsäule,
- Abdomen,
- Lunge.

Die apparative Diagnostik beinhaltet die *Mammographie* (jährlich, unabhängig vom Alter bei Diagnose des Mammakarzinoms, Beginn ein Jahr nach Primärbehandlung, ab 40 Jahren bei den anderen Patientinnen).

Sonstige Untersuchungen beinhalten:

- Messung des Körpergewichts,
- weitere Diagnostik nur bei Symptomen,
- *zusätzlich bei entsprechenden Indikationen (nicht routinemäßig):*
  - Röntgenuntersuchung des Thorax,
  - Knochenszintigraphie,
  - Lebersonographie,
  - Laboruntersuchungen, einschließlich Tumormarker, zum Zweck der Metastasensuche.

Mammakarzinom

Ausführliche Übersichten über die verfügbaren Daten zum Wert von Nachsorgemaßnahmen für Überleben und Lebensqualität geben die Empfehlungen der »American Society of Clinical Oncology« (American Society of Clinical Oncology 1996 und 1997) und der »Canadian Task Force on Preventive Health Care«. Die Untersuchung ist bei prä- und postmenopausalen Patientinnen prinzipiell gleich. Unterschiede bestehen aber dahingehend, dass der Stellenwert der Sonographie bei prämenopausalen Frauen höher ist und auch wegen des höheren Rezidivrisikos häufiger eingesetzt wird.

> Spezielles Ziel der Nachsorge beim Mammakarzinom ist die Erkennung eines kontralateralen Mammakarzinoms.

Eine *Mammographie* sollte bei brusterhaltener Operation an der betroffenen Brust in den ersten beiden Jahren halbjährlich durchgeführt werden, danach jährlich. Für das Mammakarzinom konnte in einer randomisierten Studie gezeigt werden, dass zwar durch halbjährliche *Röntgenuntersuchungen des Thorax* und *Knochenszintigraphien* pulmonale und ossäre Metastasen früher entdeckt werden, jedoch die 5-Jahres-Überlebensrate unbeeinflusst bleibt (Roselli Del Turco et al 1995).

Uterusmalignome (Zervixkarzinom, Endometriumkarzinom, Uterussarkome)

Die Kontrolluntersuchungen sind in allen Altersgruppen gleich. Prinzipiell ist zu beachten, dass therapiebedingte Nachwirkungen, wie postoperative oder postradiogene Vernarbungen im kleinen Becken, die gleichen Symptome und Befunde zeigen können wie Karzinomrezidive. Insgesamt 90 % aller Rezidive treten in den ersten 2–3 Jahren nach Primärtherapie auf. Besonderes Augenmerk muss auf *lokoregionäre Rezidive* im Bereich der Vagina und des kleinen Beckens gerichtet werden, da diese mit guten Erfolgsaussichten therapiert werden können. So liegt beispielsweise die 5-Jahres-Überlebensrate für vaginale Rezidive bei etwa 40–50 %, für pelvine Rezidive bei etwa 5% (Berchuck et al. 1995). Die Diagnose eines asymptomatischen heilbaren Rezidivs ist jedoch selten. Besondere Ziele der Nachsorge beim uterinen Malignom stellen die Erkennung und die Behandlung von *Therapiefolgen* und *Komplikationen* dar.

Spezifische *Therapiefolgen* bzw. *Früh- und Spätkomplikationen* können Blasenentleerungsstörungen, Lymphödeme der Beine, Proktitiden und Dyspareunie sein. Alle diese Symptome, die teilweise über viele Monate oder gar dauerhaft bestehen können, stellen eine enorme psychische Belastung für die Patientin dar. Der betreuende Arzt hat die Aufgabe, nicht nur die Symptome zu behandeln, sondern sich auch der psychischen Probleme anzunehmen, was ein ausgeprägtes Einfühlungsvermögen, aber auch eine besondere Schulung (z. B. in Gesprächstherapie) erfordert.

Ovarialkarzinom

Nach Abschluss der operativen und adjuvanten chemotherapeutischen Maßnahmen richtet sich die Art der *Nachsorgeuntersuchungen* in erster Linie nach der Modalität der Primärtherapie und deren Sekundärfolgen sowie nach den Prognosefaktoren (Residualsituation, Differenzierungsgrad des Tumors, Alter).

> **Spezielle Ziele der Verlaufskontrolle**
> - Früherkennung von Lokalrezidiven (am häufigsten Tumoren im kleinen Becken und Peritonealkarzinose mit Aszitesbildung)
> - Erkennung von Karzinomen anderer Organe (Früherkennung/Vorsorge; häufiger: Mammakarzinome, insbesondere beim Vorliegen hereditärer Ovarialkarzinome)
> - Erkennung und Behandlung von Therapiefolgen und Komplikationen

Vulva- und Vaginalkarzinom

Insgesamt 80 % der Rezidive treten in den ersten 2 Jahren nach Primärtherapie auf. Die Mehrzahl sind *Lokalrezidive*, v. a. bei großen Primärtumoren und wenn primär Lymphknotenmetastasen nachgewiesen wurden.

> **Spezielle Ziele der Verlaufskontrolle**
> - Früherkennung von Lokalrezidiven (Lokalrezidive an Vulva/Vagina sind häufiger, wenn die Resektion <2 cm im Gesunden betrug; Lymphknotenrezidive häufiger bei primärem Lymphknotenbefall in der Leiste)
> - Erkennung und Behandlung von Therapiefolgen und Komplikationen

Nach radikaler Vulvektomie (bei Vulva- und Vaginalkarzinom im unteren Drittel der Vagina) und auch nach partieller bzw. ausgedehnter Resektion der Vagina beim Vaginalkarzinom ist die *Kohabitationsfähigkeit* stark eingeschränkt, in einigen Fällen unmöglich.

Gegen eine *Hormonsubstitution* (am besten mit festen Östrogen-Gestagen-Kombinationen) bestehen keine speziellen Kontraindikationen.

Literatur

Adamietz A, Beck D, Gralow I et al. (1999) Leitlinien zur Tumorschmerztherapie. Tumordiagn Ther 20: 105–129

American Society of Clinical Oncology (1996) Clinical practice guidelines for the use of tumor markers in breast and colorectal cancer. Adopted on May 17. J Clin Oncol 14: 2843–2877

American Society of Clinical Oncology (1997) Recommended breast cancer surveillance guidelines. J Clin Oncol 15: 2149–2156

Aulbert E (1997) Palliative internistisch-onkologische Tumortherapie. In: Aulbert E, Zech D (Hrsg) Lehrbuch der Palliativmedizin. Schattauer, Stuttgart, S 279–301

Berchuck A, Anspach C, Evans AC et al. (1995) Postsurgical surveillance of patients with FIGO stage I/II endometrial adenocarcinoma. Gynecol Oncol 59/1: 20–24

Bonica JJ (1990) Cancer pain. In: Bonica JJ (ed) The management of pain. Lea & Febinger, Philadelphia London, p 400

Bormeth S, Budischewski K, Mose S, Rahn A, Bottcher HD, Peters J (2003) Pain in patients with breast-conserving cancer treatment and radiotherapy Zentralbl Gynakol 125/1: 23–29

Consensus conference on follow-up in breast cancer (1995) Ann Oncol 6: 1–70

Grond S, Zech D (1997) Systemische medikamentöse Schmerztherapie. In: Aulbert E, Zech D (Hrsg) Lehrbuch der Palliativmedizin. Schattauer, Stuttgart, S 446–471

Höffken K (1997) Systemische Behandlung der Knochenmetastasen. In: Böttcher HD, Adamietz IA (Hrsg) Klink der Skelettmetastasen. Zuckschwerdt, München, S 46–51

Kloke M, Höffken K (1995) Medikamentöse Therapie des Tumor-schmerzes. Onkologe 1: 303–313

Krause D, Aulbert E (1997) Onkologische Ergebnisse. In: Aulbert E, Zech D (Hrsg) Lehrbuch der Palliativmedizin. Schattau-er, Stuttgart, S 99–114

Larsen B, Macher-Hanselmann F (1996) Medikamentöse Behan-dlung von Tumorschmerzen. Internist 37: 425–440

Latasch L, Zimmermann M, Eberhard B, Jurna I (1997) Aufhe-bung einer morphininduzierten Obstipation durch orales Naloxon. Anästhesist 46: 191–194

Loew KP, Smith MT, Williams B, Cramond T (1992) Single-dose and steady state pharmacokinetics and pharmacodynam-ics of oxycodone in patients with cancer. Clin Pharmacol Ther 52: 487–495

Mutschler E (1996) Analgetika. In: Mutschler E (Hrsg) Arzneimit-telwirkungen, 7. Aufl. Wiss. Verlagsges., Stuttgart, S 182–220

Radbruch L, Zech (1997) Gegenirritationsverfahren. In: Aulbert E, Zech D (Hrsg) Lehrbuch der Palliativmedizin. Schattau-er, Stuttgart, S 523–530

Roselli Del Turco M, Palli D, Cariddi A, Ciatto S, Pacini P, Distante V (1995) The efficacy of intensive follow-up testing in breast cancer cases. Ann Oncol 6 (Suppl 2): 37–39

Schug S, Zech D (1997) Prinzipien der Schmerztherapie. In: Aul-bert E, Zech D (Hrsg) Lehrbuch der Palliativmedizin. Schat-tauer, Stuttgart, S 427–430

Shumsky AG, Brasher PM, Stuart GC et al. (1997) Risk-specific follow-up for endometrial carcinoma patients with pelvic lymphadenectomy in the surgical treatment of endome-trial cancer. Gynecol Oncol 65/3: 379–82

Stamer U Maier C (1992) Ambulante Epiduralanalgesie bei Tumorpatienten. Anästhesist 41: 288–296

Sorge J (1989) Häufigkeit und Ursachen tumorbedingter Schmerzen. In: Dethlefsen U (Hrsg) Chronische Schmerzen – Therapiekonzepte. Springer, Berlin Heidelberg New York Tokio

Sorge J (1997) Epidemiologie, Klassifikation und Klinik von Krebsschmerzen. In: Aulbert E, Zech D (Hrsg) Lehrbuch der Palliativmedizin. Schattauer, Stuttgart, S 430–435

Striebel HW (2002) Co-Medikation bei chronischen Tumor-schmerzen. In: Striebel HW (Hrsg) Therapie chronischer Schmerzen, 3. Aufl. Schattauer, S 57–82

Strumpf M (2001) Krebsschmerz. In: Zenz M, Jurna I (Hrsg) Lehr-buch der Schmerztherapie, 3. Aufl. Wiss. Verlagsges., Stutt-gart, S 715–728

Temple LK, Wang EE, McLeod RS (1999) Preventive health care, 1999 update: 3rd Follow-up after breast cancer. Canadian Task Force on Preventive Health Care. CMAJ 161: 1001–1008

Winkelmüller W (1993) Neurochirurgische Methoden. In: Zenz M, Jurna I (Hrsg) Lehrbuch der Schmerztherapie. Wiss. Ver-lagsges., Stuttgart, S 209–219

World Health Organisation (ed) (1996) Cancer pain relief, 2nd edn. WHO, Geneva, pp 12–38

Wulf H, Maier C (1991) Die Behandlung von Zoster-Neuralgien. Anästhesist 40: 523–592

Zech FJ, Grond S, Lynch J, Dauer HG, Stollwerk B, Lehmann K (1992) Transdermal fentanyl and initial doses-finding with patient-controlled analgesia in cancer pain. Pain 50: 293–301

Zech FJ, Grond S, Lynch J, Hertel D, Lehmann K (1995) Validation of World Health Organisation Guidelines for cancer pain relief: a 10-year prospective study. Pain 63: 65–76

Zimmermann M (1993) Physiologische Grundlagen des Schmer-zes und der Schmerztherapie. In: Zenz M, Jurna I (Hrsg) Leh-rbuch der Schmerztherapie. Wiss. Verlagsges., Stuttgart, S 3–13

Zimmermann M (1997) Epidural morphine and bupivacaine adminstration via a percutaneus (i.v.) catheter. Internat Monitor 9/3: 19

Probleme bei Patienten mit Tumoren im Hals-Nasen-Ohren- (HNO-) und Zahn-Mund-Kiefer- (ZMK-)Bereich

H. Luckhaupt, M. Samek

Der Arzt, der Patienten mit einem Malignom im Kopf-Hals-Bereich zu behandeln hat, wird mit einer für diesen Fachbereich speziellen Problematik konfrontiert. Bei der Entstehung der Tumoren in diesem Bereich kommt dem Nikotin- und Alkoholabusus eine große Bedeutung zu. Es verwundert daher nicht, dass viele dieser Patienten Suchtstrukturen in ihrer Persönlichkeit aufweisen. Geringe Krankheitseinsicht und mangelnder Kooperationswille während der Therapie sind häufig selbst in fortgeschrittenen Tumorstadien festzustellen, auch wenn bereits ausgedehnte Ulzerationen und Infiltrationen starke Schmerzen und Funktionsausfälle verursachen.

HNO-Malignome machen ca. 8 % aller bösartigen Neubildungen beim Menschen aus. In den vergangenen Jahren ist ein deutlicher Anstieg der Inzidenz- und Mortalitätsraten für die Karzinome der oberen Luft- und Speisewege festzustellen. Männer sind bis zu 10-mal häufiger betroffen als Frauen.

> **Trotz multimodaler Therapiekonzepte muss bei mehr als 40 % der Patienten mit Tumorrezidiven gerechnet werden.**

Insbesondere bei fortgeschrittenen und inkurablen Tumoren können vielfach die Entstellungen durch die Erkrankung nicht versteckt werden – anders als beispielsweise bei Malignomen des Brust- oder Bauchraums. So sind viele dieser Patienten durch Exulzerationen, Fisteln, Lymphödeme, ständigen Speichelfluss, rezidivierende Blutungen, mitunter monströses Tumorwachstum mit Gewebezerfall und begleitender Flüssigkeitsabsonderung, Tumorfötor, aber auch durch das Tragen von Trachealkanülen stigmatisiert.

Schmerztherapie bei Patienten mit Kopf-Hals-Tumoren

Bei Patienten mit chronischen Schmerzen infolge von Tumoren im HNO- und/oder ZMK-Bereich liegt das Schwergewicht auf der medikamentösen Therapie. Die Grundregeln der medikamentösen Tumorschmerzbehandlung gelten auch für diese Patienten, die oft an sehr starken Schmerzen leiden. Dies gilt insbesondere für Mundhöhlenkarzinome.

Aufwändige Operationstechniken ermöglichen bei diesen Patienten eine akzeptable Rehabilitation. Leider sind die postoperativen Resultate trotz präoperativer Aufklärung für den Patienten und seine Angehörigen enttäuschend. Ablehnung seiner selbst und Unzufriedenheit sind beim Patienten die Folge. Erst im Laufe der Zeit lernt er, das Ergebnis zu akzeptieren.

Da die wiederherstellenden Maßnahmen oft im bestrahlten Gebiet erfolgen müssen, ist eine sekundäre Infektion mit Nekrose der rekonstruierten Gesichtsteile eine mögliche Komplikation, die den Patienten psychisch erneut belastet und entmutigt. In solchen Fällen werden bisweilen komplexe Schmerzbilder beschrieben. Neben Korrekturoperationen helfen hier Zuwendung und aufrichtige Gespräche.

Wichtige Ursachen für Tumorschmerzen im Kopf-Hals-Bereich sind peri- und endoneurale Tumorinfiltrationen, Kompressionen, metastasenbegleitende entzündliche Vorgänge und (superinfizierte) Tumornekrosen an Schleimhäuten und anderen schmerzempfindlichen Strukturen. Heftige Schmerzen rufen Tumorinfiltrationen insbesondere im Bereich der Flügelgaumengrube (Trigeminusast 2), des pterygomandibulären Raumes (Trigeminusast 3) sowie in der Tiefe der Orbita (Trigeminusäste 1 und/oder 2) hervor. Geradezu unerträgliche Schmerzen finden sich bei tumorbedingten Infiltrationen der Dura (Rami meningei nervi trigemini).

Bei Kranken mit dysphagischen Beschwerden sollen bevorzugt Analgetika zum Einsatz kommen, die als Tropfen, Saft, Sirup oder transdermal verfügbar sind. Der Einsatz von Morphin-Pellets hat sich ebenfalls bewährt. Äußerst wichtig ist wegen der oftmals beobachteten tumor- und/oder therapiebedingten Dysphagie die Möglichkeit der Applikation der Analgetika über eine PEG-Sonde (perkutane endoskopische Gastrostomie). Von der transdermalen Analgetikabehandlung profitieren ebenfalls viele Patienten.

Insbesondere bei Malignomen des Nasen-Rachen-Raumes sowie der Nasennebenhöhlen werden Infiltrationen von Gesichtsnerven beobachtet. Nicht selten findet sich ein Befall der Äste des N. trigeminus. Problematisch ist die Tatsache, dass die Tumorausbreitung sich nur selten an das typische Innervationsgebiet des jeweiligen Nervs hält. Zudem kommt es im fortgeschrittenen Stadium, insbesondere bei Patienten mit Nasennebenhöhlenkarzinomen, häufig zu einem exulzerierenden Tumorwachstum.

Die grundsätzlich mögliche *chemische Neurolyse* im Bereich des Ggl. Gasseri bzw. der peripheren Trigeminusäste ist aus diesen Gründen nur selten erfolgversprechend. Die Indikation zur chemischen Neurolyse wird allenfalls dann gestellt, wenn bei fortgeschrittenem Stadium des Tumorleidens und begrenzter Lebenserwartung die Pharmakotherapie eine unzureichende Wirkung zeigt. Ansonsten wäre als Ultima Ratio noch an eine intraventrikuläre Opioidtherapie zu denken.

In der überwiegenden Zahl der Fälle ist auch bei Patienten mit tumorbedingter Infiltration von Gesichtsnerven durch Kombination von Analgetika und Koanalgetika eine ausreichende Schmerzlinderung möglich.

Clonazepam hat sich als wertvolles Koanalgetikum bei Trigeminusschmerzen im Gesichtsbereich, insbesondere bei Schmerzen mit einschießendem Charakter, bewährt. Bei diesem Medikament ist u. a. wegen der sedierenden Nebenwirkung eine individuelle Einstellung erforderlich. Die durchschnittliche Dosierung liegt bei 8-stündlich 0,3–0,5 mg. Unerwünschte vegetative Begleiterscheinungen werden anfänglich vielfach beobachtet.

Auch *Dexamethason* kann bei tumorbedingten Trigeminusschmerzen als Koanalgetikum eingesetzt werden. Die durchschnittliche Dosierung liegt bei 6–8 mg mit morgendlicher Gabe.

Strahlentherapie und Chemotherapie

Die *Strahlentherapie* hat bei Patienten mit Tumoren im Gesichts-Hals-Bereich und Schmerzen infolge von lokalem Tumorwachstum und (Knochen- bzw. Lymphknoten-)Metastasen einen hohen Stellenwert (▶ Kap. 17: »Palliative Strahlentherapie«).

Besonders bei Bestrahlungen im Gesichts-Hals-Bereich ist die Schleimhautreaktion eine besonders unangenehme Früh- und Spätkomplikation; 10–14 Tage nach Therapiebeginn tritt eine Schleimhautablösung auf, mit Bildung einer fibrinösen Membran. Die Speicheldrüsenfunktion wird eingeschränkt, und eine *Mukositis* bzw. *Tracheitis* ist die Folge. Später folgt ein Geschmacksverlust.

Diese Therapiefolgen können sehr ausgeprägt sein, Nahrungsaufnahme und Sprechen unmöglich machen oder gar wegen Schmerzen zum Therapieabbruch führen. Notwendig ist daher eine früh einsetzende Begleitmedikation (z. B. Panthenollösung, künstlicher Speichel). Xerostomie und Mukositis bieten ideale Bedingungen für opportunistische Infektionen, zumal das Immunsystem der Patienten durch ihre Erkrankung stark beeinträchtigt ist. Häufigste Infektionen stellen orale, pharyngeale und ösophageale Candida albicans-Mykosen dar. Jede unter Therapie auftretende Dysphagie ist auf eine Pilzsuperinfektion verdächtig. Notwendig ist daher ggf. eine frühzeitige lokale und/oder systemische antimykotische Therapie.

Bei Tumorzerfall unter Therapie ist durch Keimbesiedlung der Nekrosen mit Anaerobiern ein starker Foetor ex ore für den Patienten und seine Angehörigen kaum zu ertragen. In diesen Fällen hat sich die orale bzw. i.v. Gabe eines Antibiotikums (z. B. Metronidazol, Clindamycin) als hilfreich erwiesen.

Durch die Bestrahlung entsteht aufgrund von Gefäßverschwielungen auf der Basis von Intimaproliferationen eine insuffiziente Blutversorgung des Knochens. Die daraus resultierende, hohe Infektionsanfälligkeit des Knochens kann zu Osteoradionekrosen führen, die sehr schmerzhaft und äußerst schwierig zu behandeln sind.

Vor jeder *(hochdosierten) Strahlenbehandlung* (in Kombination mit Chemotherapie) im Kopf-Hals-Bereich in kurativer Intention ist daher eine zahnärztliche Untersuchung obligatorisch. Devitale und apikal beherdete Zähne sind vor Bestrahlungsbeginn zu extrahieren; Parodontitiden sind zu therapieren, parodontal insuffiziente Zähne zu extrahieren. Eine ausgedehnte Extraktionstherapie ist auch in denjenigen Fällen angezeigt, in denen intensive Mundhygiene seitens des Patienten nicht möglich oder nicht zu erwarten ist. Auch bislang beschwerdefrei impaktierte Zähne sollten vor einer Strahlentherapie durch Osteotomie entfernt werden.

Kariöse Läsionen müssen konservierend versorgt werden. Da während und nach der Strahlenbehandlung die Kariesanfälligkeit steigt, sind regelmäßige Kontrollen durch den Zahnarzt notwendig. Empfehlenswert ist die Anfertigung von Bissschablonen, mit denen der Patient einmal in der Woche eine Zahnfluoridierung selbst vornehmen kann.

Prophylaktisch sollten geringste Läsionen der Mundschleimhaut vermieden werden. Scharfe Zahnkanten, überstehende Kronenränder und Prothesenhalteelemente müssen eliminiert werden.

Nach Abschluss einer hochdosierten Strahlenbehandlung sollten für 2 Jahre möglichst extrahierende Therapiemaßnahmen nicht mehr durchgeführt werden. Bei dennoch erforderlichen operativen Eingriffen am bestrahlten Kiefer sollte ein Antibiotikum verordnet werden; Extraktionswunden sind durch Übernähen mit gestielten Schleimhautlappen zu decken.

Zahnlose Patienten sollten für mindestens ein halbes Jahr nach Abschluss der Strahlentherapie weitgehend Prothesenkarenz einhalten. Dabei muss bedacht werden, dass es zu atrophischen Veränderungen am Kiefer kommen kann und deshalb die Prothese zeitweise zur Schienung eingelegt werden sollte (**Cave:** Druckstellen).

Rauchen, Alkohol und scharfe Gewürze sind zu meiden.

Bei Schmerzen, die durch eine Osteoradionekrose verursacht werden, sind eine Langzeitantibiose und eine symptomatische Behandlung angezeigt. Teilweise ist eine Schmerzreduktion erst dann zu erzielen, wenn der nekrotische Knochen reseziert wird.

Durch eine palliative *Chemotherapie* lassen sich Schmerzen durch inoperable, fixierte Halslymphknotenmetastasen kaum wirksam beeinflussen. Bei Kranken mit exulzerierten Tumoren der Mundhöhle und/oder des Pharynx ist mitunter eine Schmerzreduktion durch Substanzen wie 5-Fluorouracil, Kalziumfolinat oder auch Methotrexat möglich. Diese Chemotherapie ist auch ambulant durchführbar. Der zusätzliche antiphlogistische Effekt mancher Zytostatika hat eine unterstützende Wirkung. In aller Regel ist durch eine derartige Chemotherapie im Kopf-Hals-Bereich nur ein zeitlich begrenzter Palliativeffekt erreichbar.

Palliativ-operative Therapie

Da trotz aller therapeutischen Bemühungen eine Heilung der Tumorerkrankung meist nicht erzielt werden kann, muss der Arzt vom »Heiler« zum »Helfer« werden.

> Ziel aller palliativen Maßnahmen soll der Versuch sein, die Lebensqualität des Patienten möglichst zu verbessern.

Sicherung der Passage des oberen Aerodigestivtrakts

Zur Sicherung der Passage des oberen Aerodigestivtrakts haben sich bei Obstruktion der Atemwege (Trachea, Bronchien) endoskopisch platzierbare Metall- oder Silastikstents bewährt. Auch bei tumorbedingten tracheoösophagealen Fisteln sind endoluminal platzierte Stützen (Stent, Tubus) eine wichtige Palliativmaßnahme (▶ Kap. 27: »Fallbeispiele«).

Quälende Krankheitserscheinungen – wie Atemnot, Husten, z. B. bei Hämoptoe – können durch diese Methoden der interventionellen Tracheo-/Bronchoskopie und Ösophagoskopie – zumindest für eine gewisse Zeit – deutlich gelindert werden.

Bei tumorös bedingten Fisteln (z. B. pharyngokutanen Fisteln) oder einer Stenose nach Laryngektomie hat sich beispielsweise die Applikation eines Speichelbypasstubus (aus medizinischem Silikon) nach Montgomery bewährt. In Narkose wird der Tubus transoral in den Hypopharynx/Ösophaguseingangsbereich platziert. Dislokationen in Richtung Oropharynx sind möglich. Sehr selten werden Schleimhautläsionen durch den Speicheltubus beobachtet.

In vielen Fällen bedürfen Patienten mit fortgeschrittenen Kopf-Hals-Tumoren einer Tracheostomie. Wenn möglich, ist hier ein plastisch angelegtes Tracheostoma (feste Verbindung von Haut und Trachea durch entsprechende Nahttechnik) zu bevorzugen.

Die Einführung einer perkutanen endoskopischen Gastrostomie (PEG-Sonde) bei tumor- oder therapiebedingter Dysphagie ist ein großer Fortschritt in der Palliativtherapie. Fehlende Stigmatisierung (!), rasche Durchführbarkeit, geringere Dislokationsgefahr als bei nasogastralen Sonden sowie fehlende Irritation von Nase und Nasen-Rachen-Raum sind wesentliche Vorzüge der PEG-Sonde (Näheres ▶ Kap. 10, Abschnitt »Allgemeinchirurgische Maßnahmen«, und Kap. 9: »Ernährungsprobleme«).

Laserchirurgie

Eine laserchirurgische Verkleinerung großer, lumenverlegender Tumoren von Mundhöhle, Pharynx und/oder Larynx ist eine wichtige palliative Operation, mit der eine Tracheostomie oder die Applikation einer Nährsonde hinausgezögert oder gar verhindert werden kann (Tumordebulking).

Hauptindikationen sind die zunehmende Dysphagie bzw. laryngeale Dyspnoe. Bewährt hat sich hier die transorale Operation mit dem CO_2-Laser. Manche Patienten profitieren von einem derartigen palliativen laserchirurgischen Eingriff für einen Zeitraum von mehreren Monaten; grundsätzlich kann ein solcher Eingriff wiederholt werden.

Eine besonders kritische Indikationsstellung ist bei Krankheitsprozessen im Bereich der Pharynxseitenwand erforderlich. Liegt hier ein ulzerierendes Tumorwachstum vor, so muss vorsichtig vorgegangen werden, um nicht etwa eine Läsion der A. carotis oder einer ihrer größeren Äste zu verursachen. Abgesehen von der Blutungsgefahr – bei entsprechender Tumorlokalisation – sind weitere Komplikationen nur sehr selten zu beobachten (Wundinfektion, -fistel).

Bei endolaryngealem palliativem Lasereinsatz bis auf Schildknorpelniveau besteht ein geringes Risiko einer Perichondritis. Gegenüber der früher vielfach benutzten Elektrochirurgie hat die Laserchirurgie die Vorteile geringerer postoperativer Schmerzen und Ödeme.

Es ist wichtig zu wissen, dass im Operationsgebiet für mehrere Tage nach der Operation erhebliche Fibrinausschwitzungen zu beobachten sind. Wesentlich ist deswegen eine HNO-ärztliche Lokaltherapie mit z. B. Absaugen der Wundbeläge und evtl. Applikation antiseptischer Lösungen.

Eine weitere Indikation sind ausgedehnte Ödeme im Bereich der Aryknorpelregion, die vielfach eine Dyspnoe verursachen. Hier kann durch eine Stichelung der Ödeme mit dem CO_2-Laser eine deutliche Rückbildung der die Atmung behindernden Ödeme beobachtet werden. Auch dieser Eingriff kann grundsätzlich wiederholt werden. Er ist komplikationsarm.

In den vergangenen Jahren hat sich in der palliativen Tumorchirurgie auch die Argon-Plasma-Koagulation bewährt. Hierbei handelt es sich um ein Verfahren der monopolaren Hochfrequenzchirurgie, bei dem der Hochfrequenzstrom durch das ionisierte und hierdurch leitfähige Plasma (Argon) auf das Gewebe appliziert wird. Die Methode findet sowohl bei der Tumorverkleinerung im oberen Aerodigestivtrakt als auch beispielsweise bei ulzerierten Tumormassen im Tracheostoma und dessen Umgebung Anwendung.

Palliative Tumorverkleinerung und -resektion mit plastischer Deckung

Eine Tumorverkleinerung kann grundsätzlich auch im Bereich von Mundhöhle, Pharynx und/oder Larynx in herkömmlicher chirurgischer Technik erfolgen. Hierbei ist die mögliche Gefahr von vital bedrohlichen Blutungen aus Gefäßen im Bereich des Wundgrunds tiefreichender exulzerierter Tumoren der Pharynxseitenwände zu berücksichtigen. Die laserchirurgische Behandlung dieser Läsionen ist durch eine geringe Blutungsneigung des Eingriffs gekennzeichnet, sodass heute im Bereich des oberen Aerodigestivtrakts eher die palliative Laserchirurgie zum Einsatz kommt.

Die herkömmliche chirurgische Technik ist indiziert bei der palliativen Resektion von Hautmetastasen im Gesichts- und/oder Halsbereich. Im Vordergrund steht hier die Indikation aus psychologischen Gründen bei gut sichtbaren Veränderungen im Hautniveau; ferner sind diese Hautfiliae mitunter sehr schmerzhaft. Die Exzision dieser Veränderungen knapp im Gesunden hat allerdings bei multiplen Hautmetastasen häufig nur einen zeitlich begrenzten Effekt.

Besonders streng muss die Indikation bei Hautmetastasen über der Halsgefäßscheide bei Zustand nach vorangegangener »neck dissection« gestellt werden.

> Die Resektion fixierter Halslymphknotenmetastasen bei vorangegangener kompletter Tumortherapie muss äußerst kritisch betrachtet werden, da der Nutzen einer unter Umständen ausgedehnten Operation bei hohem Operationsrisiko (Gefahr von Karotis- und/oder Plexusläsionen) vielfach sehr begrenzt ist.

Die vor einigen Jahren mancherorts durchgeführte Operation fixierter Halslymphknotenmetastasen (nach vorangegangener Tumortherapie) mit Resektion der A. carotis und entsprechendem Gefäßersatz wurde wegen nur kurzfristiger Verbesserung der Lebensqualität und relativ kurzer Überlebensdauer wieder verlassen.

Die Indikation zur palliativen Tumorresektion mit plastischer Deckung sollte stets sehr kritisch gestellt werden. Sie kann bei fistelnden, durch intensive Lokaltherapie nicht zu bessernden Tumorrezidiven im Gesichts- und/oder Halsbereich gegeben sein. Neben der Tumorresektion mit eventueller Resektion knöcherner Strukturen (Unter-, Oberkiefer) ist hier eine plastische Deckung mit z. B. M.-pectoralis- oder M.-latissimus-dorsi-Lappen erforderlich.

Bei ausgedehnten Tumorrezidiven im Kopf-Hals-Bereich mit erheblicher subjektiver Belästigung des Patienten durch eine Fistel bzw. durch rasches ulzerierendes Tumorwachstum kommt es vielfach trotz erneuter Operation und plastischer Deckung wieder zum inkurablen Tumorrezidiv. Zudem ist die Komplikationsrate von Tumorresektionen mit plastischer Deckung bei Zustand nach Voroperation und Bestrahlung deutlich erhöht. Hier ist beispielsweise eine über Monate behandlungspflichtige Wundheilungsstörung zu erwarten.

Durch sich entwickelnde Ernährungs- und Sprechschwierigkeiten verliert der Tumorkranke seine sozialen Kontakte, durch den Foetor ex ore empfindet er sich als Last für seine Umwelt. Dieses Gefühl der Belastung wird beim Patienten durch die operative Therapie verstärkt, die im sichtbaren Bereich erfolgt und in der Regel zu weiteren Funktionseinbußen führt. Eine Wiedereingliederung in das Berufsleben ist erschwert oder unmöglich. Diese Faktoren können zur Intensivierung der Schmerzen führen.

Bei Patienten, die trotz palliativer Chemo- und Strahlentherapie eine Progredienz lokaler Tumorläsionen aufweisen, kann intratumoral natürliches Interferon-β appliziert werden, falls eine palliative Operation nicht möglich ist. In einigen Fällen lassen sich für eine gewisse Zeit mitunter erstaunliche lokale (Teil-)Remissionen erzielen.

Lymphödem im Kopf-Hals-Bereich

Patienten mit Tumoren im HNO- oder ZMK-Bereich leiden vielfach an tumor- und/oder therapiebedingten Lymphödemen, die Schmerzen und Spannungsgefühl bedingen. Mitunter kommt es sogar zu einer Unfähigkeit, die Augen zu öffnen. Eine effektive medikamentöse Behandlung des Lymphödems im

Bereich von Gesichts- und Halsweichteilen existiert bis heute nicht (nur geringe Therapieerfolge mit Steroiden: Dexamethason, 8 mg morgens, oder Rutosiden, 1500–3000 mg/Tag). Neuere Untersuchungen weisen darauf hin, dass auch ein Behandlungsversuch mit Natriumselenit, insbesondere bei radiogenem Lymphödem, sinnvoll ist.

Wichtigste Behandlungsmaßnahme ist die manuelle Lymphdrainage.

Eine Kontraindikation zur Lymphdrainage als wirksame physikalische Therapie besteht bei inkurablen Tumoren nicht mehr, selbst wenn ein Rezidiv oder Metastasen im Bereich des Lymphödems liegen. Vorrangig ist die Linderung der Beschwerden des Tumorkranken.

Schlussbemerkungen

Neben der optimalen medizinischen Versorgung der Patienten mit fortgeschrittenen Kopf-Hals-Tumoren ist eine gute psychosoziale Betreuung wichtig. Begründen körperliche Mängel oder Behinderungen eines Menschen allgemein eine emotionale Distanzierung seines sozialen Umfeldes, so gilt dies im besonderen Maße bei Entstellungen und Erkrankungen im Gesichts- und Halsbereich!

Literatur

Bier H (1994) Der inkurable Tumorpatient. HNO 42: 340–343

Brusis T (1994) Erfahrungen mit dem Speicheltubus bei tumörös bedingten Speichelfisteln und Stenosen nach Laryngektomie. Laryngorhinootologie 73: 615–617

Büntzel J, Weinaug R, Glatzel M et al. (2002) Sodium selenite in the treatment of interstitial post-irradiation edema of the head and neck area. Trace Elements Electrolytes 19/1: 33–37

Conley J, Patow C (1998) Flaps in head and neck surgery, 2nd edn. Thieme, Stuttgart

Donner B, Zenz M (1995) Transdermales Fentanyl: eine neue Alternative im WHO-Stufenschema. Anticancer Drugs 6 [Suppl 3]: 39–43

Hausamen JE, Machtens E, Reuther J (1995) Mund-, Kiefer- und Gesichtschirurgie, 3. Aufl. In: Kirschnersche allgemeine und spezielle Operationslehre, Bd. 2. Springer, Berlin Heidelberg New York Tokio

Horch HH (Hrsg) (1991) Mund-Kiefer-Gesichtschirurgie II. In: Praxis der Zahnheilkunde, Bd 10/II, 2. Aufl. Urban & Schwarzenberg, München

Luckhaupt H et al. (1997) Palliativtherapie bei Patienten mit inkurablen HNO-Tumoren. Teil 1: Schmerztherapie, Strahlen- und chirurgische Therapie. HNO aktuell 5: 50–54

Luckhaupt H et al. (1997) Palliativtherapie bei Patienten mit inkurablen HNO-Tumoren. Teil 2: Therapie bei Fötor, Mundtrockenheit, Stomatitis, Lymphödem, Singultus. HNO aktuell 5: 87–90

Luckhaupt H (2000) Möglichkeiten und Grenzen der Palliativtherapie bei HNO-Tumoren. In: Aulbert E, Klaschik E, Pichlmaier H (Hrsg.) Palliativmedizin – Verpflichtung zur Interdisziplinarität. Schattauer, Stuttgart

McGregor IA, McGregor FM (1986) Cancer of the face and mouth, pathology and management for surgeons. Churchill Livingstone, Edinburgh

Naumann HH (Hrsg) (1995) Head and neck surgery, 2nd edn, vol 1, part II. Thieme, Stuttgart

Urologie

Renate Röntgen

Fast 25 % aller bei Männern neu diagnostizierten Malignome nehmen ihren Ursprung von den ableitenden Harnwegen oder den männlichen Geschlechtsorganen. In der westlichen Welt ist das *Prostatakarzinom* der häufigste Tumor des Mannes, das *Blasenkarzinom* folgt an 5. Stelle.

> Wegen der hohen Inzidenz der urologischen Malignome und der anatomischen Nähe von Harnleitern und Blase zu Kolon, Rektum und weiblichem inneren Genitale werden onkologisch tätige Ärzte und Schmerz therapeuten häufig mit urologischen Tumorkomplikationen konfrontiert.

In einer schwedischen Studie wurden Daten des letzten Lebensjahres von 100 Patienten ausgewertet, die an einem urologischen Tumor verstarben. Es wurden 330 stationäre Aufnahmen registriert, 12 Patienten verbrachten mehr als 2 Monate ihres letzten Lebensjahres im Krankenhaus, da sie *spezieller urologischer Betreuung* bedurften.

Hämaturie, Obstruktion, Blasenentleerungsstörungen und Knochenschmerzen können in allen Stadien einer fortgeschrittenen Tumorerkrankung auftreten und beeinträchtigen die *Lebensqualität* der Betroffenen in hohem Maße. Die Ursachen sind vielfältig. Den Symptomen können eine primäre Tumorinfiltration oder Metastasen zugrunde liegen, sie können aber auch Folgen tumorspezifischer Behandlungen – wie Operationen, Radiatio oder Chemotherapie – sein. Dieses Kapitel soll den Blick für Komplikationen und Komorbiditäten auf urologi-

schem Fachgebiet schärfen und Möglichkeiten einer effektiven Symptomkontrolle aufzeigen.

Hämaturie

Blutungen aus dem Harntrakt können ihren Ursprung in einer Vielzahl tumorassoziierter Zusammenhänge haben. Sie werden durch primär urologische Tumoren (Niere, Urothel, Prostata) sowie durch Infiltration kolorektaler und gynäkologischer Malignome verursacht, können aber auch als *hämorrhagische Zystitis* nach Chemo- oder Radiotherapie auftreten.

Niere und Harnleiter

Das *Nierenzellkarzinom* kann, falls es nicht als sonographischer Zufallsbefund entdeckt wird, als Parenchymtumor ein beträchtliches Volumen erlangen, da es in der Regel erst spät symptomatisch wird. Die Schmerzqualität wird als dumpfes Organgefühl wahrgenommen, jedoch steht als ernste Spätkomplikation bei inoperablen Tumoren die schwere Hämaturie im Vordergrund, die auch bei Patienten in reduziertem Allgemeinzustand durch die *Embolisation der A. renalis* oder eines selektiv den Tumor versorgendes Gefäßes erfolgreich palliativ therapiert werden kann.

Das *Urothelkarzinom* ist aufgrund seines epithelialen Ursprungs ein primär endoluminal wachsender Tumor, der bereits in der Frühphase zur Hämaturie führt und deshalb häufig in einem kurablen Stadium erkannt wird. Im fortgeschrittenen Stadi um verstärkt sich die Blutungsneigung der gut vaskularisierten Tumoren in Nierenbecken, Harnleiter und Blase und führt zu quälenden kolikartigen Flankenschmerzen oder *Blasentenesmen* beim Koagelabgang.

Die primäre Einlage von Stents bei Nierenbecken- und Harnleitertumoren oder transurethraler Katheter in Kombination mit einer spasmolytischen Therapie kann hier nur eine Akutmaßnahme sein, um eine Obstruktion zu überbrücken oder durch Spülung eine Blasentamponade auszuräumen. Als Langzeitlösung sind diese Maßnahmen nicht geeignet, da der mechanische Reiz dieser Fremdkörper die Blutungsneigung verstärkt. Eine Harnableitung durch Punktion des tumortragenden Organs ist wegen der Tumorkontamination des Stichkanals und der verstärkten Blutungsgefahr kontraindiziert. Auch bei rein palliativen Therapiekonzepten ist deshalb die Elimination der Blutungsquelle indiziert. Eine *lumbale Nephrektomie* bei Nierenbecken- oder Harnleitertumoren ist auch Patienten in reduziertem Allgemeinzustand in den meisten Fällen zuzumuten.

Harnblase

Schwieriger ist die Abwägung der palliativen Therapieoptionen beim invasiv wachsenden *Blasentumor*. Als primäre Maßnahme führt die *transurethrale Resektion* (TUR) durch Reduktion der Tumormasse und Blutungskontrolle zu einer raschen Beschwerdebesserung der durch Algurie, Dranginkontinenz und Hämaturie stark beeinträchtigten Patienten. Mit fortschreitendem Tumorwachstum sind jedoch weitere, schwerwiegende Komplikationen durch Infiltration von Nachbarorganen mit Fistelbildungen zu Darm und Scheide bis hin zur Entwicklung einer Kloake zu erwarten. Die Entscheidung zur *palliativen Zystektomie* und Harnableitung muss also frühzeitig getroffen werden, und zwar zu einem Zeitpunkt, an dem der Leidensdruck der Patienten häufig gering ist. Da allein schon ein „Trockenlegen" der Blase sowohl die Blutungsneigung als auch die durch Dehnungsreize ausgelösten Tenesmen reduziert, kann bei multimorbiden Patienten die alleinige *supravesikale Harnableitung* zu einer deutlichen Senkung der Tumormorbidität führen.

Eine *hämorrhagische Zystitis* kann nach einer Bestrahlung der Beckenorgane, durch Infektionen und eine Vielzahl toxischer Substanzen ausgelöst werden, z. B. durch Metaboliten systemisch oder topisch verabreichter Chemotherapeutika. Unter einer Therapie mit Cyclophosphamid oder Ifosfamid kommt es in 40–68 % der Fälle zu einer Hämorrhagie. Hier steht mit Natrium-2-Mercaptoethansulfonat (Mesna) eine uroprotektive Substanz zur Verfügung, die nicht mit der Wirkung des Zytostatikums interferiert und die vor und während der Therapie nach Schema verabreicht wird.

Die primäre Behandlung einer Hämorrhagie besteht in einer Beseitigung der durch Blutkoagel bedingten Retention und einer Dauerspülung bis zum Sistieren der Blutung. Auch bei der radiogen induzierten Zystitis können Spontanrupturen vulnerabler Gefäße der Blasenmukosa zu Blutungskomplikationen führen, jedoch stehen bei Patienten mit fibrotischer, geringkapazitärer Blase *Strangurie* und *Urge-Symptomatik* im Vordergrund, die durch nichtsteroidale Antiphlogistika und Spasmolytika günstig zu beeinflussen sind.

Lokalrezidiv eines Harnblasenkarzinoms

Problematisch ist die Behandlung von Patienten, die ein Lokalrezidiv eines Harnblasenkarzinoms nach Zystektomie erleiden; 70–80 % dieser Patienten werden symptomatisch und beklagen Schmerzen im Becken, im Perineum oder in der Hüfte, urethrale oder vaginale Blutungen und Beinödeme. Die Prognose quoad vitam ist unabhängig von der Therapie mit einer mittleren Überlebensrate von 7 Monaten schlecht, jedoch bietet eine *systemische Chemotherapie* Patienten mit Symptomen zu 80 % eine Palliation. Bei therapierefraktären Metastasen ist eine operative Intervention gerechtfertigt; die Indikation sollte jedoch streng auf die symptomatische Erkrankung begrenzt werden.

Obstruktion

Oberer Harntrakt

Die Entwicklung einer supravesikalen Obstruktion ist bei einigen Tumoren im kleinen Becken aufgrund ihrer anatomischen Nähe zu den ableitenden Harn-

14

wegen keine Seltenheit. Sowohl Infiltration und Kompression durch kolorektale, gynäkologische und sarkoide Malignome als auch retroperitoneale Lymphknotenmetastasen, z. B. beim Mammakarzinom, können zu einer Obstruktion eines oder beider Harnleiter führen. Auch betreffen 40 % der Komplikationen nach gynäkologischen Tumoroperationen urologische Organe, davon zu zwei Dritteln die Blase und zu einem Drittel den Harnleiter. Selbst nach erfolgreicher Tumortherapie durch Operationen, Chemo- oder Radiotherapie kann eine *retroperitoneale Fibrose* noch Jahre später eine narbige Einengung mit konsekutiver Harnstauung verursachen.

Anders als eine akute Ureterobstruktion mit typischen heftigen Koliken äußert sich eine langsam progrediente Harnabflussstörung durch dumpfe, kontinuierliche Flankenschmerzen. Kommt es auf diese Weise zu Symptomen oder deuten ansteigende Entzündungsparameter, Schüttelfrost und Fieber auf eine Pyelonephritis oder eine beginnende *Urosepsis* hin, ist eine Entlastung der gestauten Niere indiziert. Entwickelt sich die Stauung unbemerkt und wird dann als Zufallsbefund in der Sonographie oder Computertomographie festgestellt, ist es unabdingbar, die Indikation zur Intervention von den weiteren Therapieoptionen abhängig zu machen und mit dem betreuenden Onkologen abzustimmen.

Die Indikation zur Entlastung einer asymptomatischen, tumorbedingt gestauten Niere ist auf diejenigen Fälle zu begrenzen, in denen eine Chemo- oder Radiotherapie vorgesehen ist und die Behandlung durch die Schienung erleichtert oder ermöglicht wird. Bei bilateraler Obstruktion sollte die seitengetrennte Funktion nuklearmedizinisch ermittelt und bei deutlicher Seitendifferenz nur die funktionstragende Niere entlastet werden. Als vorübergehende Harnableitung ist die *perkutane Nephrostomie* ein geeignetes Verfahren. Das gestaute Hohlsystem wird – sonographisch kontrolliert – in Lokalanästhesie direkt perkutan punktiert und ein Nephrostomiekatheter eingelegt.

Zur langfristigen Überbrückung einer Harnleiterobstruktion steht eine Vielzahl *endourologischer Techniken* zur Verfügung. Zur Wahrung der körperlichen Integrität sollte eine sog. innere Schienung durch retro- oder antegrade Platzierung eines *Dop-*

pel-J-Splints vorrangig angestrebt werden. Die permanente Nephrostomie kommt nur bei infauster Prognose oder bei sehr schwierigen lokalen Verhältnissen in Betracht. Durch reichlich Flüssigkeitszufuhr und Ansäuern des Urins (z. B. durch Acimethin) kann der Inkrustation von Splinten und Nephrostomiekathetern vorgebeugt werden.

> Auf Grundlage der freien Willensentscheidung des Patienten sollten Für und Wider der hier genannten interventionellen Therapieoptionen offen und einfühlsam diskutiert werden. Der Patient muss wissen, dass er die Wahl hat zwischen lebensverlängernden Maßnahmen – mit dem Risiko, auch die möglichen Komplikationen zu erleben – und der Alternative, in die Urämie zu gleiten und zu sterben.

Blasenentleerungsstörungen

Tumorassoziierte Blasenentleerungsstörungen können *mechanisch* oder *neurophysiologisch* bedingt sein. Die Retention kann sich schleichend entwickeln und durch irritative Symptome – wie Pollakisurie, Nykturie und Dysurie oder eine *Überlaufinkontinenz* – geprägt sein. Akut manifestiert sie sich als Harnverhalt, der einer sofortigen Intervention mit Entlastung der Blase bedarf.

Mechanisch induzierte Obstruktionen entstehen durch Infiltration des Trigonums oder der Harnröhre bei lokal fortgeschrittenen Tumoren von Prostata, Rektum und Vulva. Ziel der Behandlung ist es, Blutungskomplikationen vorzubeugen (► oben) und die Urinpassage wiederherzustellen. Durch eine *palliative TUR* lassen sich die oft nekrotischen Tumormassen reduzieren und die Beschwerden der Patienten deutlich bessern. Bei Infiltration der Ostien können diese in gleicher Sitzung freireseziert und die Harnleiter gesplintet werden. Auf diese Weise lässt sich meist über einen längeren Zeitraum eine zufriedenstellende Miktion ermöglichen. Entwickelt sich jedoch im Verlauf der Erkrankung eine zunehmende Rigidität der proximalen Harnröhre oder eine Infiltration des Sphincter urethrae externus mit der Folge einer Harninkontinenz, empfiehlt sich die Einlage eines *suprapubischen Fistelkatheters*.

Neurophysiologisch bedingte Blasenentleerungsstö-rungen sind bei Tumorpatienten keine Seltenheit. Operationen und Bestrahlungen des kleinen Beckens schädigen die peripheren Nervenendigungen der Blase und beeinträchtigen deren sensorische und motorische Funktionen. Anders als zentrale neurologische Affektionen führen periphere Defekte zur Minderung der Detrusorkontraktilität bis hin zur Atonie. Da die Sensibilität für die Blasenfüllung ebenfalls herabgesetzt ist, kann sich vom Patienten unbemerkt eine Retention, unter Umständen mit Rückstau in den oberen Harntrakt, entwickeln. Klinisch manifestieren sich dumpfe suprapubische Schmerzen, ein palpabler Unterbauchtumor und eine Überlaufinkontinenz.

Die distendierte Blase bedarf primär einer Entlastung über einige Tage durch einen *transurethralen Katheter.* Die anschließende urodynamische Untersuchung mit Prüfung von Sensibilität, Kapazität, Detrusorfunktion und Auslasswiderstand sichert die Diagnose und erlaubt eine gezielte medikamentöse Behandlung. Durch die gleichzeitige Gabe eines *Cholinergikums* sowie eines selektiv α-adrenergen Rezeptorblockers wird zum einen die Detrusorkontraktilität angeregt und zum andern der Auslasswiderstand am Blasenhals gesenkt. Ist auf diese Weise keine ausreichende Blasenentleerung zu gewährleisten, sollte der *saubere intermittierende (Selbst)katheterismus* vom Patienten oder einer Begleitperson eingeübt werden.

> Auf die Einlage von Dauerkathetern mit einer hohen Inzidenz von therapieresistenten Infektionen und Inkrustationen sollte erst bei weit fortgeschrittener Tumorerkrankung zurückgegriffen werden, wenn der Patient bei zunehmender Immobilität rein pflegerisch versorgt wird und das Maß der Manipulationen auf ein Minimum beschränkt werden sollte.

Obstipation ist ein häufiges Problem von Tumorpatienten, die mit Opioidanalgetika behandelt werden. Vor allem Stuhlretentionen im Rektum können intermittierende Blasenentleerungsstörungen bis hin zum Harnverhalt verursachen. Nach Regulierung der Darmtätigkeit bilden sich diese jedoch in den meisten Fällen zurück.

Knochenschmerzen bei Prostatakarzinom

Trotz verstärkter Bemühungen um eine Früherkennung wird das Prostatakarzinom häufig spät diagnostiziert oder entwickelt sich im Verlauf zu einer unheilbaren Krankheit. Obwohl zunächst 80 % der Patienten mit metastasiertem Prostatakarzinom subjektiv oder objektiv auf eine *antihormonelle Behandlung* ansprechen, entwickeln fast alle früher oder später einen Progress durch den Verlust der Hormonempfindlichkeit der Karzinomzellen. Nach einem symptomatischen Progress beträgt die mittlere Überlebenszeit 8–12 Monate.

Alle Therapieverfahren können das Überleben des Patienten nicht mehr beeinflussen und haben rein palliativen Charakter. Das Prostatakarzinom metastasiert bevorzugt in die Knochen, somit sind die häufigsten Symptome der Patienten im fortgeschrittenen Stadium *Schmerzen durch ossäre Metastasen.* Schmerzcharakter und -intensität variieren in Abhängigkeit von der Lokalisation, haben jedoch stets einen erheblichen Einfluss auf die Lebensqualität.

Als Akutmaßnahme eignet sich eine *symptomatische Schmerzbehandlung* mit nichtsteroidalen Antirheumatika/Antiphlogistika (NSAR) und/oder Opioiden, vorzugsweise mittels transdermaler Applikation. Langfristig bieten sich effektive kausale Therapiemöglichkeiten zur Schmerzreduktion an, deren Kenntnis hilfreich für den Therapeuten ist, um die Weichen für eine gezielte Behandlung zu stellen.

Bei *lokalisierten Knochenmetastasen* hat die perkutane *Radiatio* (▶ Kap. 17) einen festen Stellenwert zur Prävention von Komplikationen und zur Schmerzbehandlung bei hohen subjektiven Ansprechraten. Sind die Schmerzzonen im Knochenscan als tumorös identifiziert, empfiehlt sich eine konventionelle radiologische Darstellung, um osteolytische Defekte oder eine Frakturgefährdung auszuschließen. Dies gilt v. a. für Schmerzen an den lasttragenden Extremitäten oder am Stammskelett. Dort lokalisierte Metastasen sollten unabhängig von der Schmerzsituation präventiv bestrahlt werden. Sind bereits *Frakturen oder Kortikalisdefekte* aufgetreten, ist eine *operative Stabilisierung* indiziert.

Zur Behandlung diffuser Knochenschmerzen bei *disseminierter Metastasierung* hat sich die Therapie mit *Radionukliden* (Strontium, Rhenium, Samarium) etabliert. Voraussetzungen für die Wirksamkeit dieser Substanzen sind eine ausreichende Knochenmarkreserve, der Nachweis einer suffizienten ossären Speicherfunktion in den Schmerzzonen und ein frühzeitiger Therapiebeginn (▶ Kap. 17).

Einen weiteren Interventionsmodus bieten die *Bisphosphonate*. Ihre Wirkung beruht auf einer direkten und indirekten Hemmung der durch den Tumor stimulierten Osteoklastentätigkeit sowohl bei osteolytischen als auch bei osteoblastischen Metastasen und somit auf einer Verzögerung der Knochenresorption. Für Patienten mit Prostatakarzinom unter Androgendeprivation steigt zudem das Risiko, Skelettkomplikationen durch eine hormonell induzierte *Osteoporose* zu erleiden, was den Einsatz der Bisphosphonate nahe legt.

Die neuen hochwirksamen Substanzen *Ibandronat* und *Zoledronat* haben den Vorteil einer hohen Effektivität in geringen Dosen mit kurzen Infusionszeiten und Applikationsintervallen von 3–4 Wochen. In zahlreichen Studien wurde ein deutlicher präventiver Effekt dieser Substanzen auf Komplikationen am Skelettsystem bei Patienten mit ossär metastasiertem Prostatakarzinom nachgewiesen.

> **Zur reinen Schmerzbehandlung kann der Routineeinsatz von Bisphosphonaten jedoch nicht empfohlen werden, hier sind radiotherapeutische Verfahren besser geeignet.**

Das Prostatakarzinom ist grundsätzlich wegen seiner anfänglich relativ niedrigen Wachstumsrate für eine primäre zytostatische Therapie ungeeignet. Verlieren jedoch die Zellen ihre Hormonabhängigkeit, steigt die Proliferationsrate und damit die Chance auf den Effekt einer *Chemotherapie*. Obwohl eine Lebensverlängerung nicht zu erzielen ist und der Einfluss auf die Tumorremission widersprüchlich beurteilt wird, konnte für die Substanzen Estramustinphosphat, Mitoxantron (auch in Kombination mit Prednison) sowie Docetaxel in einem neueren Schema eine palliative Wirkung mit einer Reduktion von Knochenschmerzen nachgewiesen werden. Ein wesentlicher Vorteil dieser Präparate liegt in der kurzen Hospitalisierung der Patienten.

Wachsamkeit ist geboten, wenn Patienten mit metastasiertem Prostatakarzinom plötzliche Rückenschmerzen, eine radikuläre oder eine neurologische Symptomatik entwickeln. Sowohl spontane Wirbelfrakturen als auch extradurales Tumorwachstum können eine akute *Kompression des Spinalkanals* verursachen und damit eine sofortige Diagnostik (neurologische Untersuchung, Magnetresonanztomographie) und Intervention erfordern. Initial ist die Gabe von *Kortikosteroiden* (100 mg Dexamethason i.v.) zur Reduktion des spinalen Ödems indiziert; die zeitnahe definitive Behandlung erfolgt befundabhängig als *Radiatio* oder *chirurgische Dekompression und Stabilisierung*.

Schlussbemerkungen

Das Spektrum tumorassoziierter urologischer Komplikationen ist breit gestreut. Ebenso groß ist die Unsicherheit bei Therapeuten und Patienten hinsichtlich der Bedeutung neu auftretender Symptome. In einigen Fällen handelt es sich um eher harmlose, vorübergehende Ereignisse, meist aber kündigen Knochenschmerzen, Blutungen aus dem Harntrakt oder Obstruktionen die Progression der Tumorerkrankung an. Eine frühzeitige und gezielte Diagnostik ist essenziell, um schmerzauslösende oder -verstärkende Faktoren zu identifizieren und objektiv zu beurteilen. Die Patienten sind mit dem Fortschreiten ihres Tumors konfrontiert, viele sind erschöpft durch ihre Erkrankung oder deren Therapie und erleiden nun einen Zusammenbruch ihrer Hoffnung auf Heilung. Es gilt, Klarheit zu schaffen und die Befunde sowie deren Bedeutung ehrlich und einfühlsam zu erörtern.

Im Sinne der Grundsätze der Palliativmedizin haben die Entlastung von den vielfältigen Symptomen, die den Patienten stark beeinträchtigen, und die Verhinderung lebensbedrohlicher Komorbiditäten höchste Priorität. Die kausale Therapie ist hier der erste wichtige Schritt zur effektiven Symptomkontrolle. Die Dosis hochpotenter Analgetika und deren Nebenwirkungsrisiken können häufig reduziert werden und stehen bei erneutem Progress als Reserve zur Verfügung. Patienten und Angehörige sollten in Ruhe über die vielfältigen Behandlungsmöglichkeiten informiert und eng in die Planung eines neuen Konzepts und die Auswahl weiterer Maßnahmen einbezogen werden.

Der Einfluss selbst einer im besten Sinne palliativen Therapie auf die Lebensqualität eines Patienten bleibt letztlich ungewiss; die Zufriedenheit der Betroffenen mit der Begleitung und der medizinischen Betreuung sollte jedoch Leitlinie unseres Handelns sein.

Literatur

Altwein J, Ekman P, Barry M et al. (1997) How is quality of life in prostate cancer patients influenced by modern treatment? The Wallenberg Symposium. Urology 49 (Suppl 4A): 66–76

Bratt O, Nilsson T, Stenzelius K (2002) Palliative cancer care is an important part of urology. A study of the last year of life of patients who dies because of urologic cancer. Lakartidningen 99/8: 765–767, 770

Dawson N (2002) Bisphosphonates: their evolving role in the management of prostate cancer-related bone disease. Curr Opin Urol 12: 413–418

Eisenberger M, Carducci M (2002) Chemotherapy for hormone-resistant prostate cancer. In: Walsh PC, Retik AB, Vaughan ED, Wein AJ (eds) Campbell's urology, vol 4. Saunders, Philadelphia, pp 3209–3226

Kalman D, Varenhorst E (1999) The role of arterial embolization in renal cell carcinoma. Scand J Urol Nephrol 33/3: 162–170

Otto T, Krege S (1999) Aktuelle Aspekte in der operativen Therapie des Harnblasenkarzinoms. Urologe [B] 39: 310–312

Picus J, Schultz M (1999) Docetaxel (Taxotere) as a monotherapy in the treatment of hormone-refractory prostate cancer: preliminary results. Semin Oncol 26/5 (Suppl 17): 14–18

Russo P (2000) Urologic emergencies in the cancer patient. Semin Oncol 27/3: 284–298

Schröder FH (2002) Hormonal therapy of prostate cancer. In: Walsh PC, Retik AB, Vaughan ED, Wein AJ (eds) Campbell's urology, vol 4. Saunders, Philadelphia, pp 3182–3208

Westney OL, Pisters LL, Pettaway CA et al. (1998) Presentation, methods of diagnosis and therapy for pelvic recurrence following radical cystectomy for transitional cell carcinoma of the bladder. J Urol 159/3: 792–795

Zola P, Maggino T, Sacco M et al. (2000) Prospective multicenter study on urologic complications after radical surgery with or without radiotherapy in the treatment of IB-IIA cervical cancer. Int J Gynecol Cancer 10/1: 59–66

14

IV.
Problemstellungen
nichtoperativer
Disziplinen

Internistisch-onkologische Tumorschmerztherapie

E. Aulbert

Wenn es hinsichtlich der Tumorerkrankung und der zur Verfügung stehenden Therapiemodalitäten möglich und hinsichtlich der Belastungen und Nebenwirkungen für den Patienten vertretbar ist, stellt auch in fortgeschrittenen Krankheitsstadien die kausale antineoplastische Therapie die wirksamste Möglichkeit zur Verhinderung und Behandlung tumorbedingter Symptome dar.

> Dabei ist jedoch immer wieder neu für jeden einzelnen Patienten die sinnvolle Abwägung zwischen evtl. noch nicht voll ausgeschöpften antineoplastischen Maßnahmen und der reinen symptomatischen Behandlung der Schmerzen erforderlich.

In der palliativen Situation, in der das Therapieziel keine Heilung und oft noch nicht einmal eine Lebensverlängerung einschließt, ist die Therapieentscheidung besonders problematisch. Hier liegt der angestrebte Behandlungsgewinn ausschließlich in der Linderung von tumorbedingten Schmerzen und Beschwerden, sodass die Entscheidung für die in der Regel nebenwirkungsbehafteten Tumortherapien, insbesondere die Chemotherapie, sehr schwierig ist (► Aufzählung).

Dementsprechend sind die Ermessensspielräume, aber auch die Entscheidungsunsicherheiten hier sehr groß. Dabei sind besonders schonende Therapieformen mit möglichst geringen Nebenwirkungen und *geringer Toxizität* angezeigt, um den Patienten nicht noch zusätzlich zu belasten. Eine erfolgreiche internistisch-onkologische Tumorschmerztherapie setzt die sorgfältige Beachtung und Abwägung verschiedener grundsätzlicher Faktoren voraus, auf die im Folgenden näher eingegangen werden soll.

Palliative Krebstherapie unter dem Gesichtspunkt der Lebensqualität

- Wie einschneidend darf die Therapie sein, um was zu erreichen?
- Um welchen Preis kann eine Lebensverlängerung erreicht werden?
- Sind vorhersehbare tumorbedingte Komplikationen zu verhindern?
- Wie kann ich möglichst effektiv bereits bestehende Schmerzen und Beschwerden lindern?
- Muss ich überhaupt therapieren?

Prinzipien der antineoplastischen Tumortherapie

Die Entscheidung, ob und wann eine internistische Tumorbehandlung im Rahmen der Tumorschmerztherapie eingeleitet wird, ist immer komplex und muss sehr individuell getroffen werden. Sie beruht auf folgenden Kriterien:

- klinischer Status des Patienten,
- zytostatische oder strahlentherapeutische Vorbehandlung,

- biologische Eigenschaften des Tumors,
- Wirksamkeit der zur Verfügung stehenden Medikamente,
- Verträglichkeit der Therapie.

Klinischer Status des Patienten

Eine sorgfältige Einschätzung des *körperlichen und seelischen Befindens* des Patienten, insbesondere auch die Kenntnis von Begleiterkrankungen sowie von vorausgegangenen onkologischen Therapien, ist eine wesentliche Voraussetzung für die Therapieentscheidung. Das Alter, der Allgemeinzustand sowie organische Vor- oder Begleiterkrankungen von Leber, Nieren, Herz und Knochenmark, die sich mit dem Nebenwirkungsspektrum der vorgesehenen Zytostatika überschneiden, haben einen Einfluss auf die Durchführbarkeit der Therapie und den Therapieerfolg. Bleiben sie unberücksichtigt, kann aus einem erhofften palliativen Therapiegewinn ein schwerer und nicht selten irreversibler Schaden für den Patienten entstehen, der schwerwiegender ist als die bösartige Grunderkrankung selbst.

> Grundsätzlich wird die Chemotherapie von Patienten mit einem deutlich reduzierten Allgemeinzustand schlechter vertragen. Sie leiden stärker unter den Nebenwirkungen, sodass durch erforderliche Therapiekompromisse ein schlechteres Ansprechen zu erwarten ist.

Zytostatische oder strahlentherapeutische Vorbehandlungen

Die Therapieentscheidung hängt im Wesentlichen von den bereits durchgeführten onkologisch-zytostatischen oder strahlentherapeutischen Vorbehandlungen ab: Zum einen müssen kumulative Höchstdosen berücksichtigt werden, zum anderen können sich überschneidende organspezifische Toxizitäten (wie beispielsweise eine Mediastinalbestrahlung und der Einsatz kardiotoxischer Anthrazykline) die Auswahl der vorgesehenen Zytostatika limitieren. Nicht zuletzt wird man von dem erneuten Einsatz einer Substanz, deren Wirksamkeit bereits in vorhergegangenen Therapien ausgeschöpft oder deren ungenügende Wirksamkeit durch eine Tumorprogressi-

on belegt wurde, keinen erneuten Behandlungserfolg erwarten können.

Biologische Eigenschaften des Tumors

Wichtig für die Therapieentscheidung ist die Kenntnis der *Tumorhistologie* und damit verbunden der *biologischen Eigenschaften des Tumors*. Während langsam proliferierende Tumoren lange Zeit ohne jede Beschwerdesymptomatik wachsen, können schnell proliferierende Tumoren rasch zu belastenden Beschwerden, Funktionsstörungen und Komplikationen führen. In derartigen Situationen ist oft bereits ein frühzeitiger Therapiebeginn zur Verhinderung gravierender Symptome sinnvoll.

Auf der anderen Seite ist die Kenntnis der Tumorhistologie auch wichtig für die realistische Einschätzung des Therapieerfolgs.

Die verschiedenen Tumorentitäten weisen ein sehr unterschiedliches Ansprechen auf die Chemotherapie auf. In der Regel nimmt die Empfindlichkeit gegenüber der zytostatischen Chemotherapie mit steigender Entdifferenzierung und Proliferationsaktivität der Tumoren zu. Die Wirksamkeit der Chemotherapie steht in reziprokem Verhältnis zur Größe des Tumors bzw. zur Anzahl der Tumorzellen. Die *histologische Differenzierung* sowie eine sorgfältige *Ausbreitungsdiagnostik* sind daher Voraussetzungen für eine internistische Tumortherapie, um die Möglichkeit einer Beeinflussung des Wachstums durch eine Hormon- oder Chemotherapie weitgehend voraussagen zu können.

Nach dem therapeutischen Ansprechen sind folgende Tumorerkrankungen zu unterscheiden (◘ Tabelle 1):

- im fortgeschrittenen, disseminierten Stadium durch eine Chemotherapie heilbar (I),
- durch eine Hormon- oder Chemotherapie nicht heilbar, jedoch lebensverlängernd (II) behandelbar,
- durch Chemotherapie keine gesicherte Verlängerung der Überlebenszeit, jedoch eine Linderung von Symptomen und Verbesserung der Lebensqualität (III) erreichbar,
- durch eine Hormon- bzw. Chemotherapie nicht beeinflussbar (IV).

◻ Tabelle 1. Beeinflussbarkeit maligner Tumoren durch eine Chemotherapie. (Nach Schmoll et al. 1986)

Potenziell heilbare Tumoren (10–12 % aller Neoplasien)

Tumor	Komplette Remissionen [%]	Überleben nach ≥ 5 Jahren [%]
Chorionkarzinom (Frau)	80–90	80–90
Hodentumoren	90	75–90
Akute lymphatische Leukämie (< 20 Jahre)	90	50–90
M. Hodgkin III–IV	80–90	50–80
Burkitt-Lymphom III–IV	80–90	50–70
Non-Hodgkin-Lymphome II–IV	70–90	30–40
Akute myeloische Leukämie	70–90	10–20
Kleinzelliges Bronchialkarzinom	60–90	≤ 10

Palliative Therapie mit Verlängerung der Überlebenszeit; ganz selten Heilung möglich (ca. 40 % aller Neoplasien)

Tumor	Ansprechrate [%]	Mittlere Überlebenszeit bei Remission [Jahre]
Chronische Leukämien (CML, CLL)	90–100	3–5
Prostatakarzinom	70–80	2–3
Multiples Myelom	60–70	2–3
Mammakarzinom	60–70	2
Embryonale Tumoren des Kindesalters, ohne Wilms-Tumor	60–70	1–2
Ovarialkarzinom FIGO III–IV	60–70	1–2
Endometriumkarzinom	50	1–2
Sarkome des Stützgewebes	40	1–2
Plattenepithelkarzinome des HNO-Bereichs	50	1–2
Medulloblastom	40–50	1–2

Palliative Chemotherapie ohne Verlängerung der Überlebenszeit, aber mit subjektiver und objektiver Verbesserung der Überlebensqualität (ca. 30 % aller Tumoren)

Tumor	Remissionen [%]	Mittlere Überlebenszeit bei Remission [Monate]
Adenokarzinom des Magens	40(–50)	10–12
Urothelkarzinom	40(–50)	8–10
Nichtkleinzelliges Bronchialkarzinom	30(–40)	8–12
Nebennierenrindenkarzinom	30–40	8–12
Übrige Adenokarzinome des Gastrointestinaltrakts	20(–30)	6–8
Malignes Melanom	20–40	6–8
Plattenepithelkarzinom im gynäkologischen Bereich	(10–)20	5–6

Durch Chemotherapie nicht deutlich beeinflussbare Tumoren (ca. 20 % aller Tumoren)

Tumor (inoperabel, metastasierend)	Teilremissionsrate [%]
Nierenkarzinom	10–25
Primäre ZNS-Tumoren (außer Medulloblastom)	10–20
Leberkarzinom	10–20
Langsam wachsende Sarkome (z. B. Chondrosarkom)	10
Anaplastisches Schilddrüsenkarzinom	10–20

Befinden sich Patienten mit den potenziell heilbaren Tumoren der Gruppe I in der Terminalphase, so muss davon ausgegangen werden, dass schon erhebliche chemo- und strahlentherapeutische Vorbehandlungen erfolgt und die chemotherapeutischen Möglichkeiten damit weitgehend erschöpft sind. Trotzdem muss im Einzelfall berücksichtigt werden, dass möglicherweise auch durch vorangegangene unzureichende Fachkompetenz, durch kulturelle und weltanschauliche Barrieren oder durch Angst und mangelhafte Akzeptanz seitens des Patienten chemotherapeutische Chancen vergeudet oder verpasst wurden. Hier könnte die neue Situation vielleicht noch einen Ansatzpunkt für einen Therapieversuch im Rahmen der Schmerztherapie bieten.

> **Bei Tumoren der Gruppe II besteht häufig die Möglichkeit einer guten Symptombeeinflussung durch eine Chemotherapie – insbesondere bei noch nicht ausgiebig vorbehandelten Patienten, sodass frühzeitig die Entscheidung für eine Chemotherapie gefällt werden sollte.**

Schwierig ist die Entscheidung bei Tumoren der Gruppe III, bei denen die Relation zwischen zu erwartendem *Behandlungserfolg* und der *Behandlungslast* ungünstiger ist. Hier müssen sehr individuell die Gründe für bzw. gegen eine Chemotherapie im Gespräch mit dem Patienten abgewogen werden. Diese Patientengruppe begegnet uns in der palliativmedizinischen Situation am häufigsten und fordert dem behandelnden Arzt eine große onkologische Kompetenz ab.

Grundsätzlich spielen Kriterien wie Behandlungswunsch, klinischer Status, zytostatische Vorbehandlungen und biologische Eigenschaften des Tumors hier eine besonders wichtige Rolle, wobei ein noch guter Allgemeinzustand des Patienten nicht selten eine Chance für eine chemotherapeutisch erreichbare Symptomlinderung bietet.

Patienten mit Tumoren der Gruppe IV profitieren in erster Linie von einer symptomatischen Schmerztherapie. Hier muss die Sorge bestehen, dass eine Chemotherapie die Situation des Patienten nur noch weiter verschlechtert, da lediglich die Nebenwirkungen einer Therapie zum Tragen kommen, ohne dass ein therapeutischer Effekt erwartet werden kann. Daher besteht bei dieser letzten Gruppe keine Indikation für eine internistische Krebstherapie (◘ Tabelle 1).

Wirksamkeit der Therapie

Das Ziel, tumorbedingte Beschwerden und Schmerzen zu lindern, ist in den meisten Fällen nur erreichbar, wenn es gelingt, den Tumor zu verkleinern oder einen Wachstumsstillstand zu erreichen, setzt also das Vorhandensein eines wirksamen Therapieregimes voraus. In der Regel nimmt die Wirksamkeit einer Chemotherapie mit dem kombinierten Einsatz mehrerer Zytostatika (Polychemotherapie) gegenüber einer Chemotherapie mit einer Einzelsubstanz (Monochemotherapie) zu.

Darüber hinaus besteht eine Dosis-Wirkungs-Relation, die in der modernen Onkologie zunehmend die Entwicklung von *Hochdosistherapien* in Gang gesetzt hat, wodurch die Rate definitiver Heilungen verbessert werden konnte, jedoch auch die Rate belastender Nebenwirkungen deutlich gestiegen ist.

Dennoch ist gerade in der palliativen Tumorschmerztherapie nicht unbedingt die Therapie diejenige bessere, die eine höhere Remissionsrate erzielt, sondern diejenige, bei der die Qualität des verbliebenen Lebens am wenigsten eingeschränkt wird. In dieser Situation müssen sich Patient und Arzt darüber klar werden, um welchen Preis eine Tumorrückbildung als Grundlage einer Schmerzlinderung erreicht werden kann und soll.

Für den durch Tumorsymptome belasteten Patienten kann es von großem Wert sein, wenn durch eine chemotherapiebedingte Tumorverkleinerung ein Bronchus wieder eröffnet wird, sich eine intestinale Obstruktion beseitigen lässt, eine Hyperkalzämie oder andere metabolische Störungen behoben oder Schmerzen gelindert werden können. ◘ Tabelle 2 zeigt am Beispiel tumorbedingter Schmerzen die therapeutischen Möglichkeiten der Chemotherapie.

Verträglichkeit der Therapie

Im Gegensatz zur rein symptomatischen Schmerztherapie befinden wir uns bei der internistisch-onkologischen Therapie im Spannungsfeld zwischen einer unheilbaren, mit Schmerzen und Beschwerden einhergehenden Erkrankung und einer mehr oder weniger einschneidenden, oft belastenden The-

◼ Tabelle 2. Wirksamkeit der Chemotherapie im Rahmen der Schmerztherapie

Tumorentität	Schmerzursache	Wirksamkeit
Mammakarzinom	Ulzeration, Brustwandinfiltration	+++
	Knochenmetastasen	++
	Lymphödem des Armes	+
Prostatakarzinom	Knochenmetastasen	+++
Maligne Lymphome	Rückenschmerzen (durch retroperitonale Lymphome)	++++
	Obere Einflussstauung	+++
	Rückenmarkkompression	+++
Leukämie, Myelom	Periostreizung	+++
Hodenkarzinom	Rückenschmerzen (durch retroperitonale Lymphome)	++
Oropharynxkarzinom	Ulzeration, Nerveninvasion	++
Bronchialkarzinom	Pancoast-Syndrom	+
	Knochenmetastasen (kleinzellig/nichtkleinzellig)	+++/+
Kolorektale Karzinome	Abdominelle Schmerzen	+
Zervixkarzinom	Perineale Schmerzen	+
Blasenkarzinom	Abdominelle Schmerzen	+
Intrakranielle Tumoren	Kopfschmerzen (Hirndruck)	
	Mit Kortikoiden	+++
	Ohne Kortikoide	+

++++ komplette Schmerzfreiheit,   +++ sehr gute Schmerzlinderung,   ++ befriedigende Schmerzlinderung, + geringe Schmerzbeeinflussung.

rapie. Beides ist zwangsläufig mit einer *Einschränkung der Lebensqualität* verbunden – eine dritte Möglichkeit gibt es nicht.

Eine besondere Bedeutung kommt in diesem Zusammenhang der Anwendung von Monochemotherapien, insbesondere mit nebenwirkungsärmeren Zytostatika bzw. deren Derivaten, sowie dem Einsatz supportiver Begleitmaßnahmen zur Verringerung der chemotherapiebedingten Nebenwirkungen zu. Hierdurch wird die Relation zwischen Behandlungsgewinn und Behandlungslast deutlich verbessert, sodass auch die Entscheidung für eine Chemotherapie dadurch erleichtert wird.

Bewährte Modalitäten in der internistischen Tumorschmerztherapie

In der internistischen Tumortherapie stehen uns im Wesentlichen 3 Therapiemodalitäten zur Verfügung:

1. Hormontherapie,
2. Chemotherapie,
3. die gegenwärtig noch weitgehend experimentelle immunmodulatorische Therapie, die jedoch für die Schmerztherapie von untergeordneter Bedeutung ist.

Hormonelle Tumortherapie

Bei hormonsensiblen Tumoren kann durch den Einsatz von Hormonen, Hormonanalogen und Hormonantagonisten eine antiproliferative Wirkung auf die Tumorzellen erreicht werden. Als *hormonsensible Tumoren* sind in erster Linie das Mammakarzinom, das Prostatakarzinom, das Endometriumkarzinom und – mit Einschränkungen – das Ovarialkarzinom bekannt. Ein geringes Ansprechen auf hormonelle Therapien weist möglicherweise auch das Nierenzellkarzinom auf. Die chronisch-lymphatische Leukämie, maligne Lymphome und das Plasmozytom lassen sich erfolgreich mit Glukokortikoiden – oft in Kombination mit Zytostatika – behandeln.

Die verschiedenen Möglichkeiten einer hormonellen Tumorbeeinflussung, die sich in der internistischen Onkologie bewährt haben, sind:
- die ablative Hormontherapie,
- die additive Hormontherapie.

Ablative Hormontherapie

- *Chirurgisch:*
  - Ovarektomie beim Mammakarzinom,
  - Orchiektomie beim Prostatakarzinom.
- *Strahlentherapeutisch:*
  - Ausschaltung der ovariellen Funktion durch Strahlentherapie.
- *Medikamentös:*
  - »Gonadotropin-releasing-hormone«-Analoga (Buserelin, Goserelin) bei Mamma- und Prostatakarzinom,
  - Antiöstrogene (Tamoxifen) bei Mammakarzinom, Endometriumkarzinom, Ovarialkarzinom (?), Nierenzellkarzinom (?),
  - Antiandrogene (Cyproteronacetat, Flutamid) beim Prostatakarzinom,
  - Aromatasehemmstoffe (Aminoglutethimid, Formestan) beim Mammakarzinom.

Additive Hormontherapie

- *Östrogene* (Ethinylöstradiol) beim Prostatakarzinom.
- *Androgene* (Fludestrin, Testolacton) beim Mammakarzinom.
- *Gestagene* (Medroxyprogesteronacetat = MPA, Megestrolacetat) bei Mamma- und Endometriumkarzinom).

- *Kortikoide* (Dexamethason, Prednison) bei malignen Lymphomen und beim Plasmozytom

Die gebräuchlichsten Hormone rekrutieren sich aus folgenden Substanzgruppen:
- *Antiöstrogene* (Tamoxifen) werden bei prä- und postmenopausalen Mammakarzinomen eingesetzt. Die Remissionsraten liegen hier bei 30–40 %. Eine antiproliferative Aktivität wird auch beim Endometriumkarzinom, sporadisch möglicherweise auch beim Nierenzellkarzinom beschrieben.
- Von *Aromatasehemmstoffen* (Aminoglutethimid, Formestan) scheinen insbesondere Patienten mit ossär metastasierendem Mammakarzinom zu profitieren.
- *Gestagene* (Medroxyprogesteronacetat, Megestrolacetat) werden in erster Linie beim metastasierenden Mammakarzinom und beim Endometriumkarzinom eingesetzt.
- »*Gonadotropin-releasing*«-*Hormone* (Buserelin, Goserelin) blockieren die hypophysäre Steuerung der Östrogen- und Androgensynthese. Das Ergebnis entspricht einer chemischen Ovarektomie oder bilateralen Orchiektomie. Haupteinsatzgebiete sind das prämenopausale Mammakarzinom und das Prostatakarzinom. Die Ansprechraten betragen bei rezeptorpositiven Tumoren bis zu 80 %.
- Der Einsatz von *Antiandrogenen* (Cyproteronacetat, Flutamid) erfolgt zur Behandlung des metastasierten Prostatakarzinoms.
- *Androgene* (Testolacton) finden in der Tumortherapie des Mammakarzinoms nur noch begrenzt Verwendung, da gleiche Therapieeffekte durch die weniger nebenwirkungsbelasteten Antiöstrogene erzielt werden können.
- *Glukokortikoide* (Dexamethason) haben eine ausgeprägte lymphotoxische Wirkung und sind daher regelhafter Bestandteil der Chemotherapie bei lymphatischen Systemerkrankungen und beim Plasmozytom.

  Glukokortikoide haben außerdem eine positive Wirkung bei schmerzhaften perifokalen Entzündungsreaktionen, Weichteilinfiltrationen und perifokalem Ödem bei Hirntumoren und Hirnmetastasen. Sie haben einen günstigen Effekt in der Therapie des Hyperkalzämiesyndroms, üben einen palliativ-analgetischen Effekt bei Skelett- und Lebermetastasen aus und werden erfolgreich bei immunhämolytischen Anämien in der Begleitung von malignen Lymphomen eingesetzt.

Im Gegensatz zur Chemotherapie setzt der therapeutische Effekt der Hormone langsamer ein. Eine erste Erfolgsbeurteilung sollte daher bei einer Hormontherapie erst nach 8–10 Wochen vorgenommen werden, während bei einer zytostatischen Chemotherapie in der Regel schon nach 3–4 Wochen eine erste Aussage über das Ansprechen des Tumors möglich ist.

> **Im Fall eines Ansprechens ist es sinnvoll, die hormonelle Behandlung kontinuierlich bis zum Nachweis einer erneuten Tumorprogredienz fortzusetzen.**

Man sollte den Patienten darauf hinweisen, dass gelegentlich bei Beginn einer Östrogen-, Tamoxifen- oder Goserelintherapie ein *vorübergehender Knochenschmerz* (»flare«) auftritt. In der Regel sind die Nebenwirkungen der Hormontherapie deutlich geringer als die der Chemotherapie. Es bietet sich daher an, solange ein Ansprechen des Tumors zu verzeichnen ist, zuerst alle Möglichkeiten hormoneller Tumortherapien nacheinander auszuschöpfen, bevor der Wechsel auf eine zytostatische Chemotherapie vollzogen wird.

Systemische Zytostatikatherapie

Allgemeines

Sind die Möglichkeiten einer Hormontherapie ausgeschöpft oder handelt es sich um primär hormonunabhängige Tumoren, so kann häufig mit einer Chemotherapie ein erneutes Ansprechen des Tumors und damit ein schmerzlindernder Effekt erzielt werden. Beim Entschluss zur Chemotherapie sollte diese in der vollen Dosierung durchgeführt werden. Eine *Unterdosierung* unter dem Gesichtspunkt besserer Verträglichkeit dient dem Patienten nur scheinbar, da bei Verminderung der Dosis die therapeutischen Chancen drastisch sinken und sich die noch verbliebenen Nebenwirkungen – bezogen auf den geringen Nutzen der Therapie – ungünstig auswirken.

Am gebräuchlichsten und wirksamsten ist eine *Kombinationschemotherapie (Polychemotherapie)*, bei der simultan oder sequenziell, je nach Therapieprotokoll, 2–5 Zytostatika kombiniert verabreicht werden. Auch wenn die Remissionsraten bei den chemosensiblen Tumoren durch die Kombination mehrerer Zytostatika in der Regel höher liegen, ist in der palliativen Situation der Tumorschmerztherapie oft eine nebenwirkungsärmere Monochemotherapie vorzuziehen, da sie den Patienten weniger belastet. Freilich sollte auf der anderen Seite Sorge getragen werden, dass die Monochemotherapie oder die Wahl einer niedrigeren Dosis nicht durch eine verringerte Wirksamkeit die Hoffnung auf eine Linderung der tumorbedingten Symptome zunichte macht. Eine wirksame »Soft-Therapie« gibt es auch in der internistisch-onkologischen Schmerztherapie nicht.

Als wesentlicher Fortschritt in der Chemotherapie ist auch die Entwicklung verschiedener Zytostatikaderivate (Epirubicin, Carboplatin) bzw. neu entwickelter Substanzen (Mitoxantron, Gemcitabin, Vinorelbin) mit reduzierter Toxizität anzusehen. Hierdurch werden zum einen subjektiv belastende Nebenwirkungen (Brechreiz, Haarausfall, Polyneuropathie) deutlich reduziert, sodass die Entscheidung zu einem Einsatz der Chemotherapie im Rahmen der Beschwerdelinderung erleichtert wird. Zum anderen wird durch eine Verringerung der spezifischen organbezogenen Toxizität (Kardiotoxizität, Nephrotoxizität, Neurotoxizität) die Anwendung dieser Substanzen auch in den Fällen ermöglicht, in denen die chemotherapeutischen Möglichkeiten durch das Vorliegen entsprechender organischer Begleiterkrankungen limitiert sind.

Den bei osteolytischen Knochenmetastasen erfolgreich zur Schmerzlinderung eingesetzten *Bisphosphonaten* (Clodronat, Etidronat, Pamidronat, Ibandronat) liegt eine Hemmung der Osteoklastentätigkeit zugrunde. Noch nicht endgültig gesichert ist darüber hinaus ein direkter hemmender Effekt auf die Tumorzellen. Als Begleiteffekt ist die kalziumsenkende Wirkung im Falle einer Hyperkalzämie nutzbar.

Die Therapie mit Bisphosphonaten ist gut verträglich. Zur Vermeidung nephrotoxischer Nebenwirkungen durch die Bildung schwer löslicher Phosphatkomplexe sollte eine Infusionsdauer von 2 h nicht unterschritten werden. Bei oraler Applikation liegt die enterale Resorption unter 10 % (▶ auch Kap. 6: »Medikamentöse Therapie«).

Auf die einzelnen unterschiedlichen Chemotherapiekombinationen kann an dieser Stelle nicht im Einzelnen eingegangen werden. Auf entsprechende Lehrbücher sei hier verwiesen. Auch muss betont werden, dass die onkologischen Therapieentscheidungen sowie die Durchführung zytostatischer Chemotherapien gerade im Rahmen der palliativmedizinischen Situation einer ganz besonderen onkologischen Erfahrung bedürfen, um nicht den Gefahren einer ungenügenden Nutzung therapeutischer Chancen, aber auch einer Übertherapie zu erliegen. Vorrangig für eine erfolgreiche und ausgewogene Behandlung von Tumorpatienten ist die frühzeitige Einbeziehung eines erfahrenen *internistischen Onkologen* in das Behandlungsteam.

Konzept der Chemotherapie

Aufgrund der Existenz temporär ruhender chemoresistenter Zellen ist es nicht möglich, durch eine kurzfristige Chemotherapie einen Tumor vollständig zu beseitigen. Eine zytostatische Chemotherapie muss daher solange durchgeführt werden, bis jede Zelle mindestens einmal den Zellzyklus durchlaufen hat und dabei letal durch die Zytostatika geschädigt wurde. Dies erklärt auch, weswegen gerade schnell proliferierende, hochmaligne Tumoren besonders empfindlich auf eine Chemotherapie reagieren, während langsam wachsende Tumoren kaum beeinflusst werden können.

Eine intermittierende, in Therapiezyklen durchgeführte Chemotherapie kann folgendermaßen das Tumorwachstum beeinflussen (◘ Abb. 1):

- Im Idealfall führt jeder Therapiezyklus zu einer schrittweisen Reduktion der Tumormasse bzw. Zellzahl bis zu einer vollständigen Vernichtung des Tumors. Zwischen den Zyklen kommt es jeweils wieder zu einem leichten Zellzahlanstieg, woraus eine sägezahnartig abfallende Kurve der Tumormasse resultiert.
- Ist der Anteil proliferierender, chemosensibler Tumorzellen zu gering, die Zytostatikadosis zu niedrig oder der Abstand zwischen den Zyklen zu lang, so werden kaum mehr Zellen vernichtet als zwischenzeitlich wieder nachwachsen. Es kommt zu keiner wirksamen Tumorreduktion.

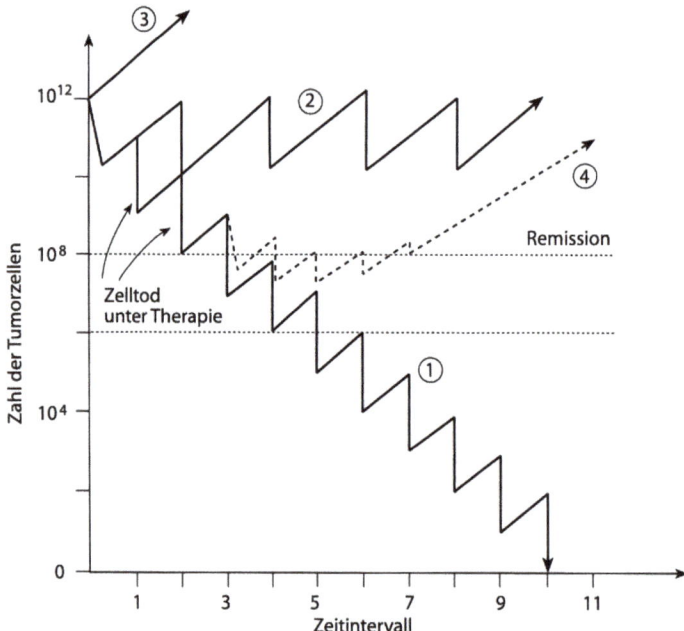

◘ **Abb. 1.** Prinzipieller Ablauf der Tumorzellzerstörung unter einer stoßweise verabreichten zytostatischen Chemotherapie. *1* Therapiestöße im optimalen Zeitabstand, *2* doppelter Zeitabstand, *3* ohne Therapie bzw. primäre Resistenz, *4* sekundäre Resistenz. (Nach Pfreundschuh 1999)

- Sind die Tumorzellen nicht sensibel gegenüber dem eingesetzten Zytostatikum, zeigt sich ein von der Chemotherapie unbeeinflusstes, weiter fortschreitendes Tumorwachstum.
- Bildet sich während der Chemotherapie eine Resistenz aus, findet sich ein Kurvenverlauf, der von dem 1. über den 2. schließlich in den 3. Kurvenverlauf übergeht (◘ Abb. 1).

Nebenwirkungen

Allgemeine Nebenwirkungen der Zytostatika

Zwischen normalen und malignen Geweben bestehen nur sehr geringe pharmakodynamische und biologische Unterschiede. Dadurch erklärt sich die geringe therapeutische Breite der meisten Zytostatika. Toxische Einflüsse auf verschiedene Zellen und Organsysteme sind daher unvermeidbar. Die Nebenwirkungen der Zytostatika manifestieren sich als *subjektiv belastende Toxizität* (Übelkeit und Erbrechen) und als *objektive Toxizität* durch Beeinträchtigung von Organfunktionen (spezifische Organtoxizitäten; ◘ Tabelle 3).

Entsprechend des Zeitpunkts des Auftretens können die Toxizitäten unterteilt werden in:

- Soforttoxizität bei Beginn der Zytostatikagabe (Anaphylaxie, lokale Gewebeschäden),
- Frühtoxizität während und direkt nach der Infusion (Nausea, Emesis),
- verzögerte Toxizität nach wenigen Tagen (verzögerte Nausea und Emesis),
- Spättoxizität nach Monaten (Alopezie, Blutbildveränderungen, Polyneuropathie, Kardiotoxizität, pulmonale Toxizität).

Die Nebenwirkungen treten dabei entweder vorhersagbar als dosisabhängig kumulative oder als dosisunabhängig und schlecht vorhersehbare Toxizität auf.

Lebensalter, gestörte Organfunktion und Begleitmedikation können durch die Beeinflussung der Pharmakokinetik das Toxizitätsrisiko der Zytostatika verändern. *Lebererkrankungen* führen einerseits durch eine verminderte Bioaktivierung von Zytostatika, die erst in aktive Metabolite umgewandelt werden müssen, zu einer Wirkungsabschwächung, andererseits zu einer verlängerten Halbwertszeit und damit zu einer gesteigerten Toxizität bei verzögerter enzymatischer Inaktivierung bzw. hepatobiliärer Ausscheidung. Ganz entsprechende Folgen kann eine verzögerte renale Ausscheidung bei *Nierenfunktionsstörungen* haben.

Die oft komplexe medikamentöse Therapie von Tumorpatienten wie auch die Begleitmedikation tumorunabhängiger Krankheiten kann zu Interaktionen führen, die mögliche toxische Effekte verstärken. Auch *maligne Ergüsse,* in denen sich Zytostatika anreichern können, haben durch eine verzögerte Metabolisierung oder durch eine Rezirkulation aus dem Erguss in den Kreislauf eine verlängerte Wirkung bzw. verstärkte Toxizität zur Folge.

> Bei Funktionsstörungen der Leber, Nierenfunktionsstörungen sowie dem Vorliegen von Ergüssen muss daher in der Regel eine Dosismodifikation vorgenommen werden.

Zur Verringerung der Toxizität der Chemotherapie sind in den vergangenen Jahren besondere Aktivitäten zur Verbesserung der supportiven Therapie und zur Entwicklung nebenwirkungsärmerer Zytostatika(-derivate) unternommen worden. Die sorgfältige Anwendung supportiver Begleitmaßnahmen (z. B. hämatopoetische Wachstumsfaktoren) während der Chemotherapie verbessert die Verträglichkeit und erleichtert die Entscheidung zum Einsatz von Zytostatika im Rahmen der palliativen internistischen Therapie.

Gerade die in den vergangenen Jahren erreichte Verringerung der Toxizität und der Nebenwirkungen der onkologischen Therapieformen ist insbesondere der palliativen Tumortherapie zugute gekommen.

Speziell die Chemotherapie hat dadurch wesentlich von ihrem früheren Schrecken verloren. Durch die Möglichkeiten des Einsatzes schonender palliativer Therapieformen wird daher heute die Entscheidung für eine internistisch-onkologische Schmerztherapie deutlich vereinfacht. Dies bedeutet, dass auf der einen Seite selbst bei reduziertem Allgemeinzustand oder bei Vorliegen therapielimitierender Begleiterkrankungen der Einsatz einer Chemotherapie möglich wird und darüber hinaus auf der anderen Seite auch Tumoren mit einer nur geringen Chemoempfindlichkeit durch die nunmehr möglichen höheren Dosierungen doch einer Chemotherapie zugänglich sind.

Tabelle 3. Typische Nebenwirkungen von Zytostatika (*BCNU* Carmustin, *CCNU* Lomustin). (Nach Schmoll et al. 1986)

		Knochenmarkdepression	Stomatitis	Durchfall	Anorexie, Nausea, Erbrechen	Neurotoxizität	Zystitis	Hautveränderungen	Haarausfall	Fieber
Alkylanzien	Cyclophosphamid	++			++	+	++	+	++	
	Ifosfamid	++			++	+	+++		++	
	Chlorambucil	++			+					
	Busulfan	++			+					
	Melphalan	+++			+					
	BCNU	+++			++					+
	CCNU	++++			++					
Antimetabolite	Methotrexat	+++	++	++	+	+		+	+	+
	Mercaptopurin	+++								
	Thioguanin	+++								
	Cytosin-Arabinosid	+++	+	+	+	+	+	+	+	+
	5-Fluorouracil	++	++	++	++	+		+	+	+
Vinkaalkolide	Vinblastin	++	+		+	+		+	+	+
	Vindesin	++			+	++			+	+
	Vincristin	+				+++			++	
Antibiotika	Actinomycin D	+++	++		++				++	++
	Daunorubicin	+++	++		++				+++	++
	Adriamycin	++	++		++				+++	++
	Mitomycin	+	+		++					++
	Mithramycin				+					++
	Streptozotocin				+				++	+
	Bleomycin	+	++					++	++	++
Sonstige Substanzen	Procarbazin	++	+		++	+		+	+	
	Hydroxyurea	+++	+		+					
	L-Asparaginase				++				+	
	Etoposid	++	++	+	++	+			++	
	Cisplatin	++		+	++	++		+	++	++

15

Spezielle Nebenwirkung der Zystostatika: Übelkeit/Erbrechen

Formen und Ursachen

Zytostatikainduzierte Übelkeit und Erbrechen gehören zu den häufigsten, unangenehmsten und belastendsten Nebenwirkungen einer Chemotherapie. Eine erfolgreiche antiemetische Therapie ist daher eine wesentliche Voraussetzung für jede Chemotherapie. Neben Anorexie, Dehydratation, Elektrolytstörungen und Gewichtsabnahme können psychische Folgen auftreten, die im Sinne eines Circulus vitiosus das schwer behandelbare antizipatorische Erbrechen bahnen.

Es sind *4 unterschiedliche Arten von Erbrechen* zu unterscheiden:
- akut toxisches Erbrechen, welches von der verwendeten Substanz, ihrer Dosierung sowie Applikationsart und -geschwindigkeit abhängt,
- verzögert auftretendes Erbrechen, welches erst nach einem Intervall von einem oder mehreren Tagen auftritt und auf verschiedenen Entstehungsfaktoren beruht,
- antizipatorisches Erbrechen als gebahnter Reflex im Sinne einer Erwartungsangst, meist bei vorangegangener, ungenügend behandelter Emesis,
- zytostatikaunabhängiges Erbrechen, welches infolge organischer Ursachen im Bereich des Gastrointestinaltrakts und des ZNS sowie metabolischer und funktioneller Ursachen differenzialdiagnostisch ausgeschlossen werden muss (◻ Tabelle 4).

Die verschiedenen Zytostatika unterscheiden sich auch im *emetogenen Angriffspunkt* und der emetogenen Wirkung. Bei einer Kombinationschemotherapie können sich die emetogenen Effekte der Einzelsubstanzen addieren. Oft werden gleichzeitig mehrere das Brechzentrum aktivierende Afferenzen erregt (Chemotherapie-Triggerzone, periphere Rezeptoren im Gastrointestinaltrakt sowie höhere Zentren im Bereich der Großhirnrinde, des Thalamus und des Hypothalamus).

Substanzen mit großer emetogener Aktivität sind in ◻ Tabelle 5 aufgelistet.

Sehr geringe emetogene Potenz haben dagegen Mitoxantron, Bleomycin, Cytarabin, Vepesid, MTX, Mercaptopurin, Chlorambucil, Thioguanin, Vincristin und Vindesin.

Behandlung von Übelkeit und Erbrechen

Für die antiemetische Mono- oder Kombinationstherapie werden Substanzen aus den im Folgenden dargestellten Gruppen mit Erfolg eingesetzt (▶ auch Kap. 6: »Medikamentöse Therapie« und Kap. 25: »Symptomkontrolle und spezielle Therapieprobleme«).

◻ **Tabelle 4.** Differenzialdiagnose des ANE-Syndroms (Anorexie, Nausea, Erbrechen) bei Tumorkranken, das nicht durch zytotoxische Therapie induziert ist

Organische Ursachen

- Gastrointestinaltrakt
- Stenose
- mechanischer Ileus
- paralytischer Ileus
- Abflussbehinderung der Gallenwege
- bakterielle, durch Toxine bedingte Enteritis
- Hirnödem (toxisch, entzündlich, durch Tumoren)
- Hirnmetastasen
- zentraler/peripherer Schwindel

Metabolische Ursachen

- Elektrolytstörungen, besonders Hyperkalzämie und Hypokaliämie
- Störungen des Säure-Basen-Haushalts
- Nebennierenrindeninsuffizienz
- Urämie
- Leberinsuffizienz
- paraneoplastische »anorexigene Metaboliten«

Funktionelle Ursachen

- sensorische Irritationen
- psychische Faktoren (chronische Erschöpfung, Depressionen etc.)

◻ **Tabelle 5.** Substanzen mit großer emetogener Aktivität

Arzneistoff	Dauer [h]
Cisplatin	24–24
Darcarbacin	1–12
Actinomycin D	4–24
Endoxan	4–18
Daunorubicin	< 24
Adriablastin	6–8
Estramustin	8–12
Nitrosoharnstoffe (CCNU)	4–6

Die Gruppe hochselektiver *5-HT$_3$-Rezeptoren-Blocker* (Ondansetron, Granisetron, Tropisetron) hat den Durchbruch in der Behandlung des akuten zytostatikainduzierten Erbrechens gebracht. Durch ihren Einsatz hat die Nebenwirkung des Erbrechens ihren früheren Schrecken verloren. Insbesondere bei der akuten Emesis nach Applikation hochemetogener Zytostatika ist zu 60–65 % eine komplette Verhinderung des Erbrechens und zu 80–85 % eine gute Reduktion zu verzeichnen. Die akute Nausea wird zu 50–60 % komplett verhindert und zu 70 % deutlich gelindert.

Bei mittelstark emetogenen Zytostatika bieten sich auch die *Dopaminantagonisten* (Metoclopramid, Alizaprid, Haloperidol) an. Bei Metoclopramid können als Nebenwirkungen Flush, Diarrhöen, extrapyramidale Reaktionen, arterielle Hypotonie, Sedierung und Kopfschmerzen auftreten.

Haloperidol hat als Neuroleptikum eine stark antipsychotische Wirkung mit deutlicher Dämpfung. Als Nebenwirkungen kann es zu Schläfrigkeit, Mundtrockenheit, verschwommenem Sehen und ebenfalls zu extrapyramidalen Symptomen kommen. In Kombination mit anderen Antiemetika wirkt es insbesondere bei ängstlichen Patienten sehr günstig.

Neuroleptika vom Phenothiazintyp (Levomepromazin, Triflupromazin) haben einerseits eine Wirkung als Dopaminantagonisten, andererseits einen positiven Einfluss auf die psychogene Komponente des Erbrechens. Als Nebenwirkungen treten Schläfrigkeit, Mundtrockenheit, Obstipation, Orthostase, verschwommenes Sehen und ebenfalls extrapyramidale Symptome auf, was insbesondere bei Kombination mit anderen Antiemetika berücksichtigt werden muss.

Cannabinoide haben ebenfalls eine gute antiemetische Wirkung. Repräsentant dieser Stoffgruppe ist Tetrahydrocannabinol (THC/Dronabinol; ▶ auch Kap. 6: »Medikamentöse Therapie«). Als Nebenwirkungen können Schläfrigkeit, Konzentrationsstörungen, Euphorie, Dysphorie, verschwommenes Sehen und Halluzinationen auftreten.

Glukokortikoide (Dexamethason) haben, insbesondere in Kombination mit anderen Substanzen, eine sehr gute antiemetische Wirkung und vermindern eher die Nebenwirkungen der Kombinationspartner. Daher bieten sie sich besonders zur Kombi-

nation beispielsweise mit den Serotoninantagonisten oder Dopaminantagonisten an.

> In der praktischen Anwendung der antiemetischen Begleittherapie gilt, dass generell ein prophylaktischer Einsatz der Antiemetika erfolgen soll, da hierbei die Wirkung sicherer ist und so auch am besten dem antizipatorischen Erbrechen vorgebeugt werden kann. Je nach individueller Situation kann eine Kombination mit einem Antidepressivum oder Neuroleptikum (6–12 h vorher) sinnvoll sein.

Bei *hochemetogenen Chemotherapien* empfiehlt sich folgende Kombination:

- Serotoninantagonisten (Ondansetron, 8 mg 8-stündlich, bzw. Tropisetron, 5 mg 12-stündlich), 30 min vor der Chemotherapie als Kurzinfusion, sowie parallel dazu
- Dexamethason (8 mg alle 8 h) i.v. oder p.o.
- Bei psychisch alterierten Patienten am Vorabend ein Neuroleptikum (Triflupromazin, 1 Supp. à 70 mg, oder Levomepromazin, 25 mg p.o.).
- Bei Unverträglichkeit der Serotoninantagonisten können diese durch Metoclopramid ersetzt werden (100 mg als Kurzinfusion sowie weitere 100 mg als Dauerinfusion über 8 h).
- In den Folgetagen kann zur Verhinderung des verzögerten Erbrechens Metoclopramid per os (3-mal 30–50 mg) mit oder ohne Dexamethason (Fortecortin, 3-mal 4 mg p.o.) verabreicht werden.

Zusammenfassend bietet sich *bei mittelgradig emetogenen Chemotherapien* infolge der günstigeren Kosten-Nutzen-Relation *folgende antiemetische Therapie* an:

- Metoclopramid (100 mg) als Kurzinfusion direkt vor der Chemotherapie, ggf. kombiniert mit
- Dexamethason (3-mal 4–8 mg).
- An den Folgetagen wird zur Verhinderung des verzögerten Erbrechens Metoclopramid per os (3-mal 30–50 mg) mit oder ohne Dexamethason (3-mal 4 mg) angeboten.

Regionale Zytostatikatherapie

Bei regional begrenztem Tumorwachstum bzw. dadurch in den Vordergrund rückenden Komplikationen besteht in einzelnen Sonderfällen die Möglichkeit einer regionalen Chemotherapie. In der folgenden Aufzählung sind die mit palliativem Erfolg angewandten Formen regionaler Chemotherapie aufgeführt.

Möglichkeiten der regionalen Chemotherapie

- Regionale intraarterielle Chemotherapie (Lebermetastasen)
- Regionale Zytostatikaperfusion einer Extremität (malignes Melanom)
- Intratumorale Zytostatikaapplikation (Kopf-/Halstumoren)
- Intrathekale Chemotherapie (Meningeosis carcinomatosa)
- Intravesikale Zytostatikainstillation (Blasenkarzinom)
- Intrakavitäre Chemotherapie der Pleura, des Perikards und des Peritoneums bei malignen Ergüssen (Mammakarzinom, Bronchialkarzinom, Ovarialkarzinom, gastrointestinale Karzinome, maligne Lymphome)

Die Vorteile gegenüber einer systemischen Chemotherapie liegen in der Möglichkeit, *höhere Zytostatikakonzentrationen* im Tumorgewebe zu erreichen, indem die Zytostatika direkt in den Tumor, in die den Tumor versorgende Arterie oder intrakavitär appliziert werden. Im Gegensatz zu den auf diese Weise im Tumor erreichbaren hohen Wirkspiegeln wird die Gesamtdosis und damit die systemische Toxizität niedrig gehalten. Hierdurch ist die Verträglichkeit der regionalen Chemotherapie in der Regel sehr gut. Selbst bei Tumoren mit geringer Ansprechrate bei einer systemischen Therapie kann auf diese Weise nicht selten durch die höheren lokalen Wirkspiegel doch noch ein Ansprechen und somit eine Beschwerdelinderung erreicht werden.

Bei der regionalen Chemotherapie bleibt jedoch zu berücksichtigen, dass ein Effekt auf das häufig gleichzeitig bestehende *generalisierte Tumorwachs-*

tum nicht zu erwarten ist. Somit kann eine regionale Chemotherapie nur einen begrenzten palliativen Effekt erzielen. Dennoch ist bei Ansprechen des Tumors auf die eingesetzte regionale Chemotherapie mit einer Verminderung tumorbedingter Beschwerden zu rechnen.

Intrathekale Chemotherapie

Die intrathekale Chemotherapie stellt eine onkologische Notfalltherapie dar. Die Meningeosis lymphomatosa, die Meningeosis leucaemica wie auch die Meningeosis carcinomatosa treten in 20–50 % der akuten Leukämien, der hochmalignen Non-Hodgkin-Lymphome sowie verschiedener solider Tumoren (malignes Melanom, Mammakarzinom, kleinzelliges Bronchialkarzinom, Nierenzellkarzinom) auf. Sie gehen häufig einher mit Reizung der Hirnnerven und starken, quälenden Kopfschmerzen. Die Behandlungsmöglichkeiten für die Meningeosis sind die intrathekale Chemotherapie, die Strahlentherapie oder ihre kombinierte Anwendung.

> Die intrathekale Chemotherapie sollte vor der Bestrahlung erfolgen, da sonst ein erhöhtes Risiko der Leukenzephalopathie besteht.

Da das ZNS als ein »pharmakologischer Schutzraum« angesehen wird, in den die meisten Zytostatika bei konventionell dosierter systemischer Verabreichung nicht in therapeutisch wirksamen Konzentrationen gelangen, können nur durch die *intrathekale Zytostatikaapplikation* unter Umgehung der Blut-Liquor-Schranke therapeutische Wirkungsspiegel erreicht werden. Intrathekal einsetzbare Substanzen sind Methotrexat, Cytosin-Arabinosid und Thio-Tepa.

Da die Meningeosis carcinomatosa (Mammakarzinom, kleinzelliges Bronchialkarzinom) im Vergleich zur Meningeosis leucaemica eine wesentlich ungünstigere Prognose aufweist, ist hier häufig ein kombiniertes Vorgehen mit intrathekaler Chemotherapie und zusätzlicher Bestrahlung indiziert.

Intrakavitäre Chemotherapie

Die Therapie maligner Ergüsse hat in der Palliativmedizin einen wichtigen Stellenwert. Maligner Aszites und maligne Pleuraergüsse, aber auch maligne Perikardergüsse sind keine seltenen Komplikationen bei Mammakarzinom, Bronchialkarzinom, Ovarialkarzinom, malignen Lymphomen, gastrointestinalen Tumoren sowie dem malignen Mesotheliom. Dyspnoe, Husten, Tachykardie, Thoraxschmerzen bzw. schmerzhafte Motilitätsstörungen des Darmes können dabei eine wesentliche Beeinträchtigung der Lebensqualität zur Folge haben. Die diagnostische Sicherung erfolgt durch die zytologische Untersuchung des Probepunktats, mit einer Treffsicherheit von 65 %, evtl. auch durch eine gezielte thorakoskopische oder laparoskopische Biopsie, mit einer Treffsicherheit von 95 %.

Eine intrakavitäre Chemotherapie ist wegen der sehr begrenzten Diffusion des Zytostatikums in das Gewebe bei größerem solidem Tumorbefall nur begrenzt wirksam. Trotz des sehr hohen Konzentrationsgefälles des Zytostatikums zwischen der Peritonealflüssigkeit und dem Plasma kommt es nur zu einer Penetration der Wirksubstanz durch 4–6 Zellschichten, wobei jedoch in diesen Schichten eine 2- bis 8fach höhere Zytostatikakonzentration vorliegt als bei systemischer Gabe erreicht werden kann. Aufgrund dieser Situation ist bei Vorliegen von malignem Aszites oder Pleuraerguss ohne größere solide Tumorherde ein Sistieren der Ergussbildung und nicht selten eine Palliation der durch den Erguss und die Serositis bedingten Beschwerden und Schmerzen erreichbar.

Intraperitoneale bzw. intrapleurale Anwendung finden die zytostatisch wirksamen Substanzen 5-Fluorouracil, Adriamycin, Bleomycin, Cisplatin, Cytarabin, Mitoxantron sowie Methotrexat. Die häufigsten Nebenwirkungen dieser Applikationsform sind chemische und bakterielle Pleuritiden bzw. Peritonitiden. Ihr Auftreten hängt im Wesentlichen von der Verweildauer des Zytostatikums in der jeweiligen Körperhöhle ab.

Stärker noch als der antineoplastische Effekt ist bei den intrapleuralen Therapiemaßnahmen der sklerosierende Effekt im Sinne einer *Pleurodese* wirksam. Die Pleuraverklebung erfolgt nach möglichst vollständiger Entleerung des Ergusses durch eine unspezifische chemische Pleuritis, die durch die Instillation des Zytostatikums, aber ebenso auch von Tetrazyklinen oder durch eine direkte Fibrinverklebung provoziert wird.

Zeitpunkt und Dauer der palliativen Chemotherapie

> Da die Wirkung einer zytostatischen Chemotherapie umso größer ist, je kleiner die Tumormasse ist, empfiehlt es sich grundsätzlich, bei entsprechender Indikationsstellung so bald wie möglich mit der Therapie zu beginnen. Dies gilt nicht nur, solange ein kuratives Therapieziel besteht, sondern auch für jede palliative kausale Therapiemaßnahme.

Bestehen nur noch palliative Therapiemöglichkeiten, muss der Zeitpunkt des Therapiebeginns sehr sorgfältig bedacht werden. Wichtig für die Therapieentscheidung ist die Berücksichtigung von Tumorsitz, -ausbreitung und -wachstumsgeschwindigkeit, die einigermaßen verlässliche Voraussagen über zu erwartende tumorbedingte Komplikationen und Beschwerden zulassen.

So kann es beispielsweise bei schnell proliferierenden Tumoren – insbesondere wenn seitens ihrer Histologie ein gutes bis befriedigendes Ansprechen auf eine Chemotherapie erwartet werden kann – durchaus sinnvoll sein, frühzeitig und schmerzvorbeugend mit einer zytostatischen Chemotherapie zu beginnen, noch vor dem Auftreten klinisch manifester Komplikationen. Dieses Vorgehen dient dem *Erhalt von Lebensqualität* mehr als ein Therapiebeginn erst nach Eintreten von Komplikationen und Beschwerden (vgl. nachfolgende Übersicht).

- *Frühzeitiger Therapiebeginn:*
  - gutes Ansprechen des Tumors zu erwarten,
  - schnelles Tumorwachstum,
  - drohende oder bereits eingetretene Komplikationen,
  - Eintreten von Schmerzen und Beschwerden.
- *Später Therapiebeginn:*
  - geringes Ansprechen des Tumors zu erwarten,
  - langsames Tumorwachstum,
  - keine Komplikationen zu erwarten,
  - Beschwerdefreiheit.

Anders ist die Situation bei sehr langsam wachsenden Tumoren, die keine Beschwerden verursachen bzw. keine baldigen Komplikationen erwarten lassen. Hier empfiehlt es sich, bei Beschwerdefreiheit erst abzuwarten, engmaschig zu beobachten (»wait and see«) und erst dann mit der Therapie zu beginnen, wenn Schmerzen auftreten oder wenn es zu einer akzelerierten Tumorprogression kommt.

So können bestimmte Tumoren einen langsam progredienten und oft jahrelang indolenten Verlauf zeigen. Dazu kommt der Umstand, dass bei derartig langsam wachsenden Tumoren das Ansprechen auf die uns zur Verfügung stehenden Chemotherapien meist gering ist. Hier würde ein vorschnelles Einsetzen einer zytostatischen Chemotherapie den langsam progredienten natürlichen Verlauf auch kaum beeinflussen – wobei jedoch der Patient infolge der therapiebedingten Nebenwirkungen eher noch zusätzlich belastet wird.

Beim Auftreten von Schmerzen sollte bei langsam wachsenden Tumoren nur dann eine onkologische Therapie eingeleitet werden, wenn effektive Hormon- oder Zytostatikatherapien zur Verfügung stehen, die ein Ansprechen des Tumors erwarten lassen. Ist dies nicht der Fall, sollte von vornherein einer symptomatischen regionalen oder systemischen Schmerztherapie Vorrang gegeben werden. Dies gilt auch für die symptomatische Behandlung anderer tumorbedingter Beschwerden.

Der Zwang zu einem umgehenden Beginn einer palliativen Therapie tritt freilich auch bei derartig langsam wachsenden Tumoren in dem Augenblick ein, wo hierdurch eine *lebensbedrohende Komplikation* abgewendet werden kann wie beispielsweise eine obere Einflussstauung (nichtkleinzelliges Bronchialkarzinom, malignes Lymphom) oder ein drohendes Querschnittssyndrom (rückenmarknahe Tumoren bzw. Metastasen).

Es liegt nahe, dass man bemüht sein wird, eine palliative Chemotherapie bis zum Erreichen einer Schmerzbeseitigung oder Beschwerdelinderung durchzuführen. Je nach Ansprechen des Tumors auf die begonnene Therapie ist nach spätestens 2–3 Kursen ein zumindest *klinisch erkennbarer Therapieeffekt* zu erwarten. Ist nach diesem Zeitraum kein sichtbarer Therapieerfolg eingetreten, so ist in der Regel auch durch eine Weiterführung der Chemotherapie kein Ansprechen mehr zu erzwingen. Es sollte daher nach etwa 2 Therapiekursen die Entscheidung gefällt werden, ob die begonnene Therapie weitergeführt werden sollte, ob ein Wechsel auf eine potenziell wirksame andere Chemotherapie sinnvoll ist oder ob der Abbruch der chemotherapeutischen Bemühungen zugunsten einer rein symptomatischen Schmerztherapie angezeigt ist (▶ nachfolgende Übersicht).

Sinnvolle Dauer einer palliativen Chemotherapie

■ *Weiterführen der Chemotherapie:*
  - solange Tumorrückbildung bzw. Beschwerderückgang anhält,
  - solange Therapieeffekt in vernünftiger Relation zu den therapiebedingten Belastungen steht,
  - *Merke:* »milde« dosierte Dauertherapie kann sinnvoll sein.
■ *Abbrechen der Chemotherapie:*
  - (nach 2 Kursen) kein sichtbarer Therapieeffekt,
  - ungünstige Relation zwischen Therapienebenwirkungen und Therapieeffekt,
  - kritische Verschlechterung des Befindens des Patienten.

Eine sorgfältige Kontrolle von Wirkung und Nebenwirkungen der Therapie sowie die Neubeurteilung, ob die begonnene Therapie weitergeführt werden soll, muss nach jedem Therapiekurs erneut erfolgen. Dabei sollte sich die Entscheidung für eine Weiterführung der Therapie an dem Befinden und der Lebensqualität des Patienten und weniger an der Tumorgröße orientieren.

Gelangt der Patient im Verlauf einer chronischen Tumorerkrankung in die Terminalphase, wird man sich auch im Falle eines früher gut auf eine Chemotherapie reagierenden Tumors überlegen müssen, ob der Patient von einem weiteren Ausschöpfen chemotherapeutischer Möglichkeiten hinsichtlich seiner Lebensqualität profitiert oder nicht. In vielen Fällen wird man sich dann – auch im stillen Einvernehmen mit dem Betroffenen – für eine Beendigung der Chemotherapie zugunsten von rein symptomatischen, lindernden Maßnahmen entscheiden.

Literatur

Aulbert E (1993) Bewältigungshilfen für den Krebskranken. Thieme, Stuttgart

Aulbert E, Niederle N (1990) Die Lebensqualität des chronisch Krebskranken. Thieme, Stuttgart

DeVita VT, Hellman S, Rosenberg SA (1985 und 1993) Cancer – Principles and Practice of Oncology. Lippincott, Philadelphia

Dold U, Hermanek P, Höffken K, Sack H (1993) Praktische Tumortherapie. Thieme, Stuttgart

Doyle D, Hanks GWC, MacDonald N (1994) Oxford textbook of palliative medicine. Oxford Medical Publications, Oxford

Huhn D, Herrmann R (1995) Medikamentöse Therapie maligner Erkrankungen. Fischer, Stuttgart

Niederle N, Aulbert E (1987) Der Krebskranke und sein Umfeld. Thieme, Stuttgart

Pfreundschuh M (1999) Prinzipien der medikamentösen Tumortherapie. In: Schmoll HJ, Höffken K, Possinger K (Hrsg) Kompendium internistische Onkologie. Springer, Berlin Heidelberg New York Tokio, S 569–626

Pichlmaier H (1991) Palliative Krebstherapie. Springer, Berlin Heidelberg New York Tokio

Sauer H (1990) Chemotherapie bei soliden Tumoren und malignen Systemerkrankungen. Karger, Basel

Sauer H, Wilmanns W (1987) Internistische Therapie maligner Erkrankungen. Urban & Schwarzenberg, München

Schmoll HJ, Peters HD, Fink U (1986) Kompendium internistische Onkologie, Teil 1. Springer, Berlin Heidelberg New York Tokio

Senn HJ, Drings P, Glaus A et al. (1992) Checkliste Onkologie. Thieme, Stuttgart

Willmanns W, Huhn D, Wilms K (1994) Internistische Onkologie. Thieme, Stuttgart

Zielinski H, Pfreundschuh M, Schug S, Zech D (1990) Palliative Therapie bei Krebspatienten. Karger, Basel

Pädiatrie

Christine Peters

Obwohl in den vergangenen Jahren bei der Behandlung von Tumorerkrankungen im Kindesalter beachtliche Erfolge erzielt wurden und viele junge Patienten mit Hilfe multidisziplinärer Therapien (z. B. Chemotherapie, Chirurgie, Strahlentherapie) geheilt werden können, ist das Erleben der Erkrankung und deren Behandlung für Kinder und Angehörige noch immer traumatisierend. Vor allem zu Behandlungsbeginn sowie bei chronischen Krankheitsverläufen, lange andauernden Therapien oder Rezidiven ist der kindliche Aktionsradius schon allein durch die Hospitalisierung mit einem erheblichen *Verlust des natürlichen Erlebnisraums* verbunden.

> Ziel jeder guten Krebstherapie muss daher nicht nur die Beseitigung der malignen Erkrankung, sondern auch die Gewährleistung einer kindgerechten Lebenssituation während der Behandlung sein. Hierzu gehört in hohem Maße die Verhinderung bzw. optimale Therapie von Schmerzzuständen, die v. a. kleine Kinder ursächlich nicht begreifen können und oft als akute Lebensbedrohung empfinden.

Kindgerechte Schmerzanalyse

Prinzipiell sollten Schmerzäußerungen von Kindern immer ernst genommen werden. Da die räumliche und zeitliche Beziehung zu Schmerzzuständen bei ihnen schwierig zu evaluieren ist, muss eine entsprechende Anamneseerhebung zum Teil über Bezugspersonen stattfinden. Wenn somatische Schmerzen vorliegen, ist – abhängig von zu erwartender Schmerzdauer und -intensität – eine patientenorientierte Analgesie zu initiieren.

Schmerzanamnese

Abhängig vom Alter des Kindes sowie von seinem physischen und psychischen Zustand ist eine *mündliche Befragung manchmal nur eingeschränkt möglich*. Kinder unter 4 Jahren haben noch keine räumliche Beziehung zu ihrem Körper und können deshalb Schmerzzustände nicht genau lokalisieren. Auch können sie den somatischen Schmerz verbal nicht beschreiben. Häufig können jedoch Beobachtungen der jeweiligen Bezugsperson wichtige Hinweise auf das Vorliegen einer möglicherweise malignen Erkrankung geben.

> **Typische anamnestische Beobachtungen von Bezugspersonen bei Kindern mit Schmerzen**
> - »Das Kind hat Fähigkeiten, die es schon erworben hatte, wieder verlernt.«
> - »Das Kind hat sich in seinem Verhalten deutlich verändert (aggressiv, depressiv, zurückgezogen etc.).«

- »Das Kind will nicht mehr spielen.«
- »Das Kind ist auffallend müde.«
- »Das Kind will nicht mehr laufen.«
- »Das Kind geht freiwillig zu Bett.«
- »Das Kind wacht häufig nachts auf und weint.«
- »Das Kind erbricht aus dem Schlaf heraus.«

Je jünger das Kind ist, desto seltener sind direkte Schmerzäußerungen zu erwarten. Oft haben aber auch ältere Kinder oder Jugendliche Hemmungen, ihre Schmerzen zu beschreiben, sei es aus Angst vor unangenehmen Untersuchungen oder Hospitalisierung, aus Rücksicht gegenüber den Eltern oder aus der Unfähigkeit heraus, sich verständlich auszudrücken. Hier muss der Arzt durch rücksichtsvolle und einfühlsame Kontaktaufnahme erst eine *Vertrauensbasis* zum Patienten schaffen.

So weit wie möglich sollten, je nach Alter des Kindes, eine auch bei Erwachsenen übliche *Schmerzanamnese* und *Schmerzcharakterisierung* erfolgen (◘ Abb. 1 und 2).

Schmerzmessung

Für Säuglinge und Kleinkinder hat sich eine *modifizierte Ratingskala* in der Praxis bewährt (◘ Tabelle 1). Da akuter Schmerz vegetative Reaktionen auslöst, kann man die durch den erhöhten Sympathikotonus veränderten physiologischen Parameter zur Einschätzung des Schmerzes heranziehen.

Veränderungen physiologischer Stressparameter zur Schmerzeinschätzung bei Kindern unter 2,5 Jahren

Bei akutem Schmerz Erhöhung des Sympathikotonus:
- Herzfrequenz erhöht
- Blutdruck erhöht
- Muskeltonus erhöht
- Hautsekretion gesteigert
- Atmung vertieft
- Pupillen erweitert

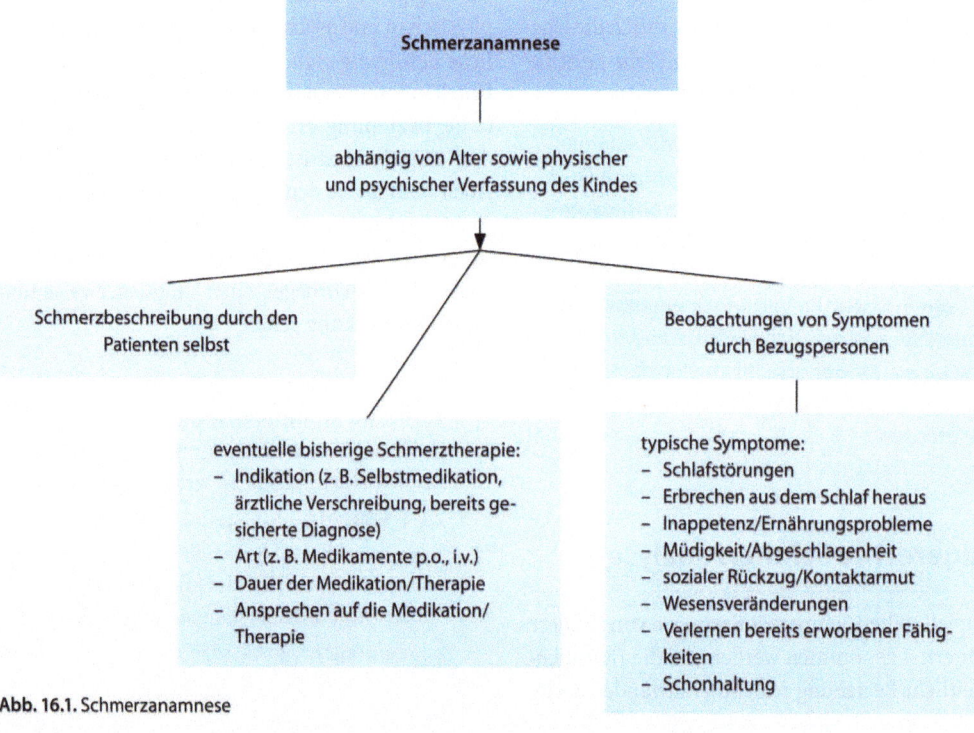

◘ **Abb. 16.1.** Schmerzanamnese

Für Kinder ab dem 3. Lebensjahr und Schulkinder eignen sich sog. »*Smiley-Analogskalen*« zur Selbsteinschätzung der Schmerzstärke, die sich an visuellen Analogskalen für erwachsene Schmerzpatienten orientieren. In der modifizierten Version liegen anstelle der 10 Skalenstufen nur 5 Gesichter vor, um jüngere Kinder nicht zu überfordern. Verstärkt werden kann das Verständnis noch durch unterschied-

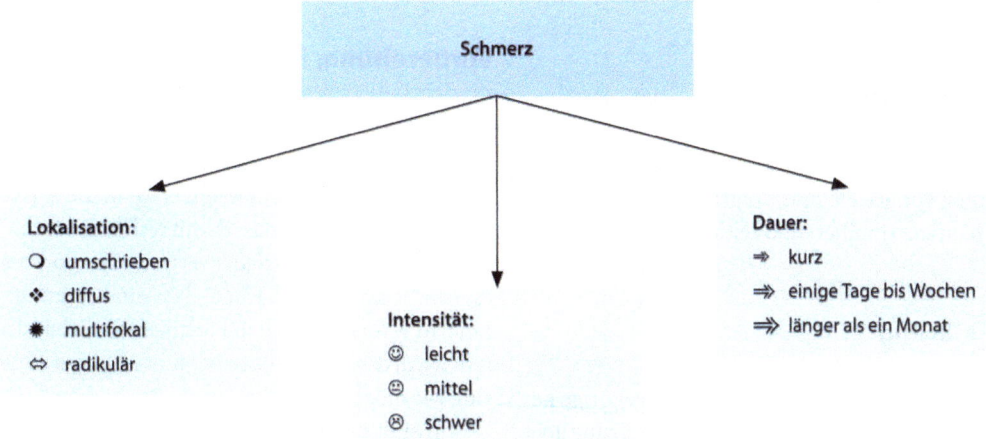

■ **Abb. 16.2.** Schmerzcharakterisierung

■ Tabelle 1. Schmerzmessung bei < 2,5 Jahre alten Kindern. (Mod. nach Zernikow et al. 1999; McGrath et al. 1996)		
Symptome	**Ja = 1**	**Nein = 0**
Schreien/Weinen ohne äußere Ursache		
Schreien/Weinen ohne äußere Ursache		
Unruhe/Unbehagen		
Grimassenschneiden		
Nimmt keinen Blickkontakt auf		
Lässt sich nicht beruhigen		
Körperschonhaltung		
Isst/trinkt weniger		
Erwartungsangst		
Schlafstörungen		
Spielt weniger/nicht		

Erläuterungen: 0 = keine Schmerzen, 10 = stärkste vorstellbare Schmerzen (d. h. 10-mal Ja = 10 Punkte = stärkste vorstellbare Schmerzen).

liche Farbgebung der Gesichter, wobei *rot* für den stärksten Schmerz stehen sollte. Wir haben die Erfahrung gemacht, dass 10-stellige Analogskalen erst ab dem 10. Lebensjahr akzeptiert und brauchbare Selbsteinschätzungen mitgeteilt werden.

Invasive Eingriffe

Invasive Eingriffe setzen bei Kindern deutlich mehr Planung voraus. Sie müssen gründlich vorbereitet, ggf. häufiger simuliert und zeitlich koordiniert werden.

Aufklärung

Jeder kindliche Patient und dessen Angehörige haben das Recht auf eine umfassende Aufklärung über Erkrankung, Behandlungsprinzipien, Nebenwirkungen, Prognose, Spätfolgen und Alternativtherapien. Es ist heutzutage selbstverständlich, die entsprechenden Informationen an die Eltern zu vermitteln; es gibt jedoch immer noch Situationen, wo jüngere Kinder nur unzureichend über ihre Erkrankung und deren Behandlung unterrichtet werden. Jedoch wird selbst einem sehr kleinen Kind schon bald am Verhalten seiner Umgebung bewusst, dass etwas Bedrohliches passiert. Kinder, die über ihre Krankheit nicht Bescheid wissen, können nicht verstehen, warum man ihnen Schmerzen zufügt, warum ihre Eltern traurig sind und warum sie nicht nach Hause dürfen. Sie erleben das Krankenhaus als Ort der Bestrafung und werden jede Handlung, die dort passiert, ablehnen. Wir können solche Patienten nicht als aktive Partner gewinnen, die mit den Folgen ihrer Krankheit umgehen können, sondern bestenfalls erwarten, dass sie ihren Zustand erdulden.

> Eine gelungene Information kann den Patienten motivieren, eigene Reserven und Kräfte zu mobilisieren, und wenn er weiß, gegen was er ankämpfen muss, wird er aufgrund der offenen Arzt-Patient-Beziehung bei der langen und oft schmerzvollen Therapie besser kooperieren.

Meist erweisen sich etappenweise Informationsgespräche (im Bedarfsfall mit Dolmetscher!) sinnvoller als ein lange andauerndes einzelnes Gespräch, das Eltern und Patienten emotional überfordert sowie das Zuhören und Aufnehmen der Informationen für sie unmöglich macht. *Altersentsprechende Informationsbroschüren* gehören mittlerweile zum Standard jeder kinderonkologischen Abteilung.

Vorbereitung, Simulation

Die manchmal verlockende Praktik »Komm doch mal her, es tut nicht weh« kann man bei einem Kind nur einmal ungestraft anwenden, wenn die Aussage nicht stimmt. Man muss damit rechnen, dass dieses Kind dem Arzt nie wieder vertraut. Sinnvoller ist es, dem Kind klarzumachen, dass ein bestimmter Eingriff wahrscheinlich mit Schmerzen verbunden sein wird, dass man jedoch bemüht ist, diese so gering wie möglich zu halten.

Im Multimediazeitalter hat es sich bewährt, Kindern bestimmte Situationen – wie Knochenmarkpunktion, Venenpunktion, Mundspülen, Körperpflege, Bestrahlung, aber auch Operationen oder Röntgenuntersuchungen – z. B. auf Videos vorzuspielen. Sie identifizieren sich gern mit dem »Hauptdarsteller« und haben auch großen Spaß, selbst einmal »Demonstrator« – z. B. an Stofftieren oder Puppen – zu sein. Die Wiederholung ermöglicht ein »Trockentraining«; vertraute Situationen werden leichter toleriert als unbekannte Ereignisse. Dies gilt auch für die Vorbereitung von Narkosen. Je besser ein Kind aufgeklärt wird, umso kooperativer wird es vor und nach der Narkose sein. Auch wenn offensichtlich wenig Zeit für *Demonstration* und *altersgerechten Dialog* zur Verfügung steht, zeigt es sich immer wieder, dass gut vorbereitete Kinder ein deutlich geringeres Risiko für Narkosenebenwirkungen aufweisen. Vertraute Personen, z. B. Anwesenheit der Mutter bis zur Sedierung, ersparen Trennungsschmerz und Einsamkeit.

Koordination

Häufig erzeugen ärztliche Neugier und unnötige Eile für den Patienten Schmerzen, die nicht zu rechtfertigen sind. Ein Befund, der keine unmittelbare therapeutische Konsequenz erwarten lässt, sollte nur dann sofort erhoben werden, wenn dies risiko- und schmerzlos geschehen kann. In interdisziplinären Teamgesprächen sollten diagnostische und therapeutische Eingriffe patientengerecht zeitlich koordiniert werden, um wiederholte Analgosedierungen innerhalb kurzer Zeit zu vermeiden. So kann man Tumorbiopsie, Knochenmarkpunktion, Lumbalpunktion, rektale Inspektion und Implantation eines venösen Verweilkatheters unter günstigen Voraussetzungen *in einer einzigen Narkose »erledigen«*. Als kurze Analogsedierung mit Intubationsbereitschaft empfiehlt sich z. B. Ketaminhydrochlorid, evtl. in Kombination mit Midazolam.

Minimal-invasive Eingriffe

Venenpunktionen, Lumbalpunktion, das Setzen eines Blasenkatheters usw. gehören zum Alltag einer Kindertumorstation. Wie traumatisierend diese Eingriffe für Kinder sind, zeigen Patienten- und Elternbefragungen: Diese Handlungen zählen häufig zu jenen negativen Erlebnissen, die selbst nach vielen Jahren im Gedächtnis gespeichert bleiben. Ein rücksichtsvoller Umgang mit diesen Angst induzierenden Situationen und altersgerechte Bewältigungsstrategien (»Zauberpflaster«, z. B. Applikation von Lokalanästhetika; beruhigende Atmosphäre, Ablenkung) erhöhen nicht nur die Behandlungsqualität, sondern auch die positive Beziehung zwischen Patient und Therapeut.

Zentrale Venenverweilkatheter

Die heutigen kausalen Therapiemöglichkeiten mit Hilfe von Operation, Strahlen- und Chemotherapie ermöglichen eine meist rasche und effiziente Schmerzbeseitigung. Da während Langzeittherapien bei Kindern jedoch fast immer die Notwendigkeit einer i.v.-Medikamentenapplikation (Zytostatika, Blutprodukte, parenterale Ernährung, Antibiotika etc.) besteht, stellen wiederholte Venenpunktionen ein besonderes Problem dar. In den vergangenen Jahren hat sich trotz der erhöhten Infektanfälligkeit dieser Patienten die Implantation von Dauerverweilkathetern etabliert. Die beiden gebräuchlichsten Systeme sind der Hickman-Katheter und Port-a-Cath-Systeme:

- *Hickman-Katheter:* Vorteile dieses Katheters sind z. B. lange Verweildauer, absolute Schmerzfreiheit bei Blutentnahmen sowie Möglichkeit der kontinuierlichen Verabrei-

chung von großen Infusionsmengen, Blutprodukten und parenteraler Ernährung. Doppellumige oder 3-lumige Katheter minimieren das Risiko von Medikamenteninkompatibilitäten, und die meisten Produkte eignen sich auch für Leukapheresen oder Hämodialyse. Nachteile ergeben sich dadurch, dass v. a. bei kleinen Kindern die Körperpflege erschwert und die kindliche Bewegungsfreiheit mäßig eingeschränkt wird (ein Klebeverband ist fast unerlässlich, um das Risiko einer Dislokation zu minimieren), ebenso ist das Risiko einer katheterassoziierten Infektion bei schwer immunsupprimierten Patienten erhöht. Bei richtiger Handhabung – alle Manipulationen unter konsequent sterilen Bedingungen, sorgfältige Pflege der Kathetereintrittsstelle, »Heparinblock« bei Nichtgebrauch – können aber diese Katheter viele Monate funktionieren und sind v. a. bei Patienten indiziert, die eine intensive Chemotherapie, Stammzellapheresen und/oder Stammzelltransplantationen mit Hochdosischemotherapie benötigen oder einen hohen Bedarf an Bluttransfusionen haben (z. B. schwere aplastische Anämie).

- *Porth-a-Cath-Systeme:* Diese Systeme haben den Vorteil, dass sie den kindlichen Aktionsradius nicht einengen, für die ambulante Betreuung gut geeignet sind und bei entsprechender Pflege ebenfalls lange Zeit zur Verfügung stehen. Die Punktion mit einer speziellen Kanüle ist jedoch für Kinder – obwohl kaum schmerzhaft – subjektiv äußerst unangenehm. Port-a-Cath-Systeme sind nicht pherese- und nicht dialysefähig und deshalb für die Stammzelltransplantation oder die Intensivtherapie ungeeignet. Daher werden sie in der pädiatrischen Onkologie hauptsächlich Patienten implantiert, die eine sog. Blockchemotherapie (z. B. bei soliden Tumoren) erhalten, bei denen relativ lange Therapiepausen eine ambulante Betreuung möglich machen.

Medikamentöse Schmerztherapie

Therapeutische Überlegungen sollten vor der Etablierung einer medikamentösen Schmerztherapie stehen, insbesondere sollte auf die Prognose der Grundkrankheit Rücksicht genommen und evaluiert werden, ob es sich beim jeweiligen Zustand um einen *kurablen Prozess* oder um eine *Palliativsituation* handelt. Vor allem bei der Erstbehandlung ist eine unmittelbare Schmerzlinderung zu initiieren, um die Kooperation des Patienten zu gewährleisten. Bei Schmerzzuständen im Rahmen inkurabler Erkrankungen sollte eine orale/rektale/transdermale Analgesie angestrebt werden, um eine ambulante Versorgung oder Heimtherapie – sofern es der Zustand des Patienten erlaubt – auf Wunsch zu ermöglichen.

Des Weiteren sollten in die Schmerztherapieplanung die zu erwartende *Schmerzdauer und -intensität* mit einbezogen werden. Dies ergibt dann manchmal die Notwendigkeit, sofort auf einer höheren WHO-Stufe zu beginnen, wenn z. B. Nebeneffekte von Stufe-1-Medikamenten verhindert werden müssen (z. B. Unmöglichkeit der oralen Applikation, Blutungsneigung, lang andauernde schwere Mukositis etc.).

Kinder als »Augenblickswesen«, die mehr als Erwachsene die »Jetztzeit« leben, empfinden Schmerzen durch Ablenkung und Beschäftigung weniger intensiv. Deshalb übernehmen Ergotherapeuten, Kindergärtner, Lehrer, Physiotherapeuten, Trainer, Seelsorger und Psychologen wichtige Funktionen in der Behandlung von krebskranken Kindern. Sie sollten in jedes *onkologische Team* integriert sein, stellen ein wichtiges Bindeglied zwischen Pflegern, Ärzten und Eltern dar und können zu einer effizienten Supportivtherapie wesentlich beitragen.

Regeln und Besonderheiten bei Kindern

Zu beachten sind folgende Punkte:

- Während Zytostatika- und Strahlentherapie besteht häufig thrombopeniebedingt und wegen der gerinnungshemmenden Eigenschaften mancher Zytostatika (z. B. Asparaginase) eine *erhöhte Blutungsneigung.* Analgetika mit plättchenaggregationshemmenden Eigenschaften sind daher kontraindiziert.
- Viele Patienten leiden an Übelkeit und Dyspepsie sowie oropharyngealer Mukositis bzw. Gastroenteritis, weshalb eine *orale Medika-*

menteneinnahme nicht möglich ist oder die gewünschte Wirkung oft nicht erzielt werden kann.

- *Intramuskuläre Injektionen* und *subkutane Lokalanästhesie* sind für Kinder subjektiv äußerst unangenehm und sollten nur in Ausnahmefällen vorgenommen werden.
- Suppositorien – eigentlich für Kinder gut geeignet – sind bei neutropenischen Patienten wegen der Gefahr von analen *Haut- und Schleimhautverletzungen* und der damit verbundenen hämatogenen Verschleppung gramnegativer Darmkeime mit größter Vorsicht zu applizieren. Die Resorption bei Mukosaschäden ist schwer abschätzbar.
- *Mischpräparate* sind wegen der unklaren Interaktionspotenz der einzelnen Komponenten in der Pädiatrie generell nicht empfehlenswert. Bei onkologischen Patienten sind sie wegen der höheren Nebenwirkungsrate nicht indiziert.
- Spezielle anästhesiologische *Analgesieverfahren* – wie Epidural- und Spinalanalgesie, Leitungsblockaden etc. – sind im Einzelfall bei Kindern sehr effektiv (bei neutro- und thrombopenischen Patienten stellen sie selbstverständlich keine Methoden der ersten Wahl dar).
- *Transkutane Nervenstimulation* und *Akupunktur* finden v. a. bei jüngeren Kindern wenig Akzeptanz und kommen nur in pädiatrischen Ausnahmefällen zum Einsatz.
- Bei Frühgeborenen und Säuglingen unter 6 Monaten tritt eine μ-Rezeptor-vermittelte Atemdepression häufig bei niedrigeren Morphinspiegeln ein als die erwünschte analgetische Wirkung. Sehr kleine Säuglinge können daher starke Opioide nur unter intensivmedizinischer Überwachung erhalten. Jenseits des 1. Lebensjahres ist hingegen durch den höheren Anteil des Gesamtkörperwassers und bedingt durch die bessere Eliminationsleistung der Organe eine höhere *Dosierung der Analgetika* notwendig als beim Erwachsenen. Die Pharmakokinetik der meisten Analgetika unterscheidet sich jedoch nicht von der Situation bei Erwachsenen.
- Spätestens ab dem 6. Lebensmonat korrelieren die *pharmakokinetischen Eigenschaften* mit denen bei Erwachsenen.

- Der hierarchische *WHO-Stufenplan* muss nicht bei der 1. Therapiestufe beginnen – wenn schwere Schmerzen vorhanden sind, darf auch mit der Gabe eines starken Opioids begonnen werden.
- *Nebenwirkungen* der Schmerzmedikamente muss man vorbeugen bzw. rechtzeitig therapieren.
- Bei Dauerschmerzen sollte die Therapie nicht nach Bedarf, sondern nach einem fixen *Applikationszeitplan* erfolgen.
- Eine regelmäßige *Kontrolle der Vitalparameter* zu Beginn der analgetischen Therapie ist erforderlich, d. h. Messung und Dokumentation der Herz- und Atemfrequenz – die Evaluierung der Sauerstoffsättigung ist bei O_2-Insufflation nicht aussagekräftig.
- Eine *physische Abhängigkeit* tritt im Verlauf fast jeder länger als 8–10 Tage andauernden Opioidtherapie auf. Muss nach längerer Behandlung die Opioidtherapie abgesetzt werden, ist ein Ausschleichen der Medikation erforderlich, um ein Entzugssyndrom zu vermeiden.
- *Arzneimittelabhängigkeit bzw. -missbrauch* (d. h. fortgesetzte Einnahme von Medikamenten ohne weitere therapeutisch begründbare Indikation) scheint bei pädiatrischen Patienten nach Erholung von der Krankheit nicht vorzukommen.

Beinahe jede Klinik hat entsprechend den Empfehlungen der WHO ein eigenes Konzept entwickelt, das sich nach Art und Lokalisation des Schmerzes bzw. nach Dauer und Intensität richtet. In der Folge wird ein praxisbewährtes Stufenschema vorgestellt, das v. a. auf die besonderen Modalitäten bei pädiatrisch-onkologischen Patienten ausgerichtet ist. Hiermit gelingt es bei fast allen Patienten, eine suffiziente Analgesie durchzuführen.

WHO-Stufenschema I–III: Anwendung und Beispiele

Die medikamentöse Tumorschmerztherapie bei Kindern richtet sich in den Grundzügen nach der medikamentösen Therapie bei Erwachsenen. Die Medikamente der WHO-Stufen I–III werden bei Kindern üblicherweise nach kg Körpergewicht dosiert.
☐ Tabelle 2 zeigt die gängigsten Medikamente und Dosierungen pro kg Körpergewicht.

Da viele Analgetika nicht die Zulassung für Kinder besitzen, ist eine „off-lable"-Anwendung in der Pädiatrie nicht selten. Coxibe sind für Kinder bisher nicht zugelassen, z. Zt. laufen erste Studien für Celecoxib.

Soll die Gabe eines schwachen Opioids vermieden werden, können in Ausnahmefällen 2 Medikamente der Stufe I kurzfristig gleichzeitig oder alternierend gegeben werden.

In der WHO-Stufe II kommt insbesondere Tramadol in den unterschiedlichen Zubereitungen (z. B. retardierte Form!) zum Einsatz. Tilidin-Naloxon Tropfen (20 Tropfen ~ 50 mg) sind für Kinder ab 2 Jahren, retardiertes Tilidin-Naloxon ab 14 Jahren zugelassen.

Die Kombination mit Nichtopioidanalgetika kann sinnvoll sein. Hohe Dosen eines schwachen Opioids können mehr Nebenwirkungen aufweisen als niedrige Dosen eines starken Opioids.

Für die WHO-Stufe III wird Morphin als nicht retardierte Lösung titriert (0,08–0,15 mg/kgKG) und ggf. auf retardierte Zubereitungen umgestellt.

Therapie nach Bedarf

Diese kommt in Betracht bei *kurz andauernden mittelstarken bis starken Schmerzen*, z. B. postoperativ nach kleineren Eingriffen, oder zur Wundrevision bzw. zur Analgesie bei mittelstarker Mukositis (Mukositis-WHO-Stadien II–III). Das Problem dieser Therapiemodalität zwingt zu Präparaten ohne Retardwirkung; die Wirksamkeit von beläuft sich in dieser Zubereitung auf 4 h und sollte deshalb auf die oben angegebenen Indikationen beschränkt bleiben.

| Tramadol | Dosierung: 0,5–1 mg/ kgKG alle 4 h (p.o., i.v.) als Bolusapplikation | Nebenwirkungen: (bei onkologischen Patienten) häufig Übelkeit, Erbrechen, Dysphorie, Ceilingeffekt |

■ **Tabelle 2.** Medikamente der WHO-Stufen I–III und deren Dosierung bei Kindern

Substanz	Dosierung [mg/kgKG]	Minimales Applikations-intervall [h]	Applikationsform	Vorsichtsmaß-nahmen
Paracetamol	10–15	4	p.o.	Vorsicht bei Leberfunktionsstörungen (> 90 % werden hepatisch metabolisiert); geringe therapeutische Breite; Antidot bei Intoxikation: N-Acetylcystein
Mefenaminsäure	6,5	8	p.o.	Bei Kortikoidapplikation verstärkte gastrointestinale Nebenwirkungen
Naproxen	7	12	p.o.	Lange Halbwertszeit (10–14 h) – Kumulationsgefahr
Metamizol	15	6	p.o.	Vorsicht bei Patienten mit Allergienanamnese, z. B. Asthma bronchiale; *kontraindiziert* bei instabiler Kreislaufsituation
Ibuprofen	10	6	p.o.	Dosisreduktion bei Leber- oder Nierenfunktionsstörung; gastrointestinale Nebenwirkungen
Diclofenac	1	8	p.o.	Dosisreduktion bei Leber- oder Nierenfunktionsstörung, Kumulation der Metaboliten möglich; gastrointestinale Nebenwirkungen
Tilidin-N Tilidin-N	0,5 (> 20 kgKG) 0,7 (< 20 kgKG)	4–6 4–6	p.o. p.o.	
Tramadol	0,5–1	4–6	p.o., i.v.	Nebenwirkungen: Übelkeit, Erbrechen
Morphin	0,08–0,15 (instial)	4(–6)	p.o., i.v.	Titrierung je nach Schmerzen, anschl. retardierte Form

Bei *länger andauernden mittelstarken*, unter Umständen auch bei *starken Schmerzen* mit kausaler Therapiemöglichkeit, z. B. postoperative Wundschmerzen nach großen Eingriffen, wird empfohlen: Morphin, etwa 0,08–0,15 mg/kgKG.

Intravenöse Opioidtherapie

Die *Anfangsdosis* von Morphinhydrochlorid beträgt: 20 µg/kgKG/h bis 30 µg/kgKG/h, z. B. in 5%iger Glukoselösung verdünnt. Die Infusionsgeschwindigkeit ist stündlich zu verdoppeln, bis der Patient schmerzfrei ist.

Wichtig ist, dass die Morphininfusion eine eigene i.v.-Leitung hat, um zu verhindern, dass akzidentelle Bolusapplikationen bei Manipulationen am Infusionsbesteck erfolgen. Überwachung und genaue Dokumentation von Vitalparametern und Ergebnissen der Schmerzmessung sowie von analgetischen Effekten und Nebenwirkungen sind unerlässlich.

Bei den meisten Kindern reicht eine Dosissteigerung auf 50 µg/kgKG/h. *Nebenwirkungen* treten in der überwiegenden Mehrzahl erst ab einer Dosierung von > 100 µg/kgKG/h auf.

Bei Vorhandensein starker somatischer Schmerzen können *interindividuell sehr hohe Morphindosen* notwendig sein, um eine entsprechende Analgesie zu erreichen, ohne dass medikamentös bedingte Nebenwirkungen auftreten.

Viele Studien haben in den vergangenen Jahren gezeigt, dass auch bei Kindern eine »*Ad-libidum*«-*Dosierung* von Opioiden die derzeit sicherste und effektivste Möglichkeit zur Beseitigung stärkster somatischer Schmerzzustände darstellt.

Morphinhydrochlorid wird mit gutem Erfolg auch bei Patients eingesetzt, die nicht an einem terminalen Malignom leiden. Bei abruptem Absetzen des Analgetikums treten oft dysphorische Zustände und gefühlsdissoziiertes Verhalten auf. Besonders von älteren Kindern wird dies als sehr unangenehm empfunden. Um diese Entzugssymptome zu vermeiden, wird eine kontinuierliche, langsame *Dosisreduktion über mehrere Tage* empfohlen.

Opioidtherapie für die häusliche, palliative Betreuung

Vor allem für Patienten im Finalstadium einer malignen Erkrankung ermöglicht die *orale Applikation von Opioiden* eine häusliche Krankenbetreuung, die den Kindern den so wichtigen familiären Kontakt in gewohnter Umgebung erhält. Orale Retardpräparate stellen eine patientenfreundliche Ergänzung dar und bilden in den meisten pädiatrischen Krebszentren den Grundpfeiler für eine palliative Analgesie. Immer mehr Patienten sind aber heutzutage mit einer sog. *PCA-* (»*Patient-controlled-analgesia-*)*Pumpe* nach Einstellung im Krankenhaus zu Hause versorgt.

Bei lange andauernder Anwendung ist die sorgfältige Beobachtung der *Opioidnebenwirkungen* bzw. die Therapie derselben notwendig, um dem Patienten eine möglichst gute Lebensqualität zu bieten. Die Kombination mit peripheren Analgetika hat sich häufig als sinnvoll erwiesen (z. B. Metamizol, 10–15 mg/kgKG alle 4–6 h); die Kombination mit An-

tidepressiva und Neuroleptika wird von den meisten Kindern wegen der unerwünschten sedierenden Komponenten abgelehnt. *Bisphosphonate* haben bei Knochenmetastasen, *Gabapentin* bei neuropathischen Schmerzen auch bei Kindern einen hohen Stellenwert.

> *Anfangsdosis:* 200–800 µg retardiertes orales Morphin/kgKG alle 12 h; Dosis täglich um etwa 1/3 steigern, bis der Patient bei guter Lebensqualität ausreichend schmerzreduziert ist.
> Für *Durchbruchschmerzen* solle eine orale Morphinlösung mit 1/24–4/24 der Gesamttagesdosis bis zu 8-mal täglich verabreicht werden.

Vom Beginn der Morphintherapie an sollte man zusätzlich ein *peripheres Analgetikum*, z. B. Paracetamol oder Metamizol, einsetzen.

Solange der Patient Schmerzen empfindet, ist die Dosis individuell zu erhöhen. Eine *vorbeugende adjuvante Therapie* der zu erwartenden Nebenwirkungen – wie z. B. Obstipation, Miktionsbeschwerden, Übelkeit, Dyspepsie – sollte frühzeitig einsetzen. Auch hier können aufklärende Gespräche die oft angstüberlagerten Situationen klären helfen und viel zu einem würdevollen Sterben beitragen. Ein Patient sollte besonders im Terminalstadium seiner Krankheit nie in die Situation kommen, um ein Analgetikum bitten zu müssen.

Prophylaxe und Therapie der Opioidnebenwirkungen

Opioidnebenwirkungen treten bei allen Patienten auf. Sie müssen von Beginn an behandelt werden (◘ Tabelle 3):

- *Obstipation:* Eine Prophylaxe ist gerade bei onkologischen Patienten, die mannigfaltige Störungen der Darmmotilität aufweisen, unabdingbar. Die meisten Laxanzien sind für den Einsatz bei Kindern nicht geeignet und für Patienten während einer Chemotherapie aufgrund des Nebenwirkungsspektrums (z. B. Elektrolytstörungen, Malabsorption fettlöslicher Vitamine, krampfartige Bauchschmerzen) kontraindiziert. Am häufigsten kommt Laktulose zum Einsatz.

◻ **Tabelle 3.** Präemptive Therapie der Opioidnebenwirkungen und adjuvante Therapie

Symptome	Wirkstoff	Darreichungsform und Dosierung
Erbrechen	Metoclopramid Ondansetron Levomepromazin	Tropfen; Einzeldosis: 0,1 mg/kgKG, max. Tagesdosis: 5 mg/kgKG Filmtabletten; 4 mg, 2-mal täglich Tropfen/Filmtabletten; Tagesdosis: 1 mg/kgKG, als Einzeldosis max. 12,5 mg
Obstipation	Laktulose	Laktulosekonzentrat, orale Lösung; Langzeitgabe: 5–30 ml/Tag
Hirndruck	Dexamethason	Tabletten; palliative Dauertherapie: 4–12 mg/m²KOF/Tag in 2–4 Einzeldosen
Knochenschmerz	Kalzitonin	Trockenampullen (0,5 mg) mit Lösungsmittel; 0,5 mg s.c. 1-mal täglich oder als Nasenspray

— *Übelkeit und Erbrechen:* Da diese Nebenwirkungen den meisten Kindern schon durch Chemo- und Strahlentherapie »vertraut« und damit negativ besetzt sind, erscheint ein vorbeugender Einsatz in vielen Situationen gerechtfertigt. Obwohl über den Einsatz von Ondansetron bei Kindern wenig Daten existieren, hat sich eine prophylaktische Gabe in der täglichen Praxis bewährt. Alternativen hierzu sind Levomepromazin und Metoclopramid (**Cave:** extrapyramidale Symptome).

— *Pruritus:* Juckreiz ist bei hohen Dosen von Opioden eine häufige Nebenwirkung, die von Kindern oft unzulänglich beschrieben und manchmal als »Nervosität« fehlinterpretiert wird. Eine orale Verabreichung von Antihistaminika reicht in den meisten Fällen als Therapie aus; bei Fortbestehen der Symptome kann auch eine intravenöse Bolusgabe oder eine venöse Bypass-Infusion installiert werden. Eine kürzlich erschienene Doppelblindstudie weist auf eine mögliche juckreizstillende Wirkung von 5-HT$_3$-Antagonisten hin. Auch der Wechsel auf ein Hydromorphinpräparat kann indiziert sein.

— *Atemdepression:* Prinzipiell können alle Opioide atemdepressiv wirken. Allerdings kommt dies bei einer der aktuellen Schmerzmessung angepassten Analgesie (nur bei opioidsensiblen Schmerzen und mit möglichst langsamer Anflutungsgeschwindigkeit) in klinisch relevantem Ausmaß äußerst selten vor. Im Falle einer relevanten Atemdepression ist die Morphinzufuhr sofort zu stoppen sowie eine Sicherung der Atemwege und eine Antidottherapie durchzuführen. Bei milder Hypopnoe genügt meist eine Stimulierung des Patienten (z. B. Aufwecken, Ansprechen, Aufforderung zum Weiteratmen), evtl. kann eine Sauerstoffgabe über Nasenbrille erfolgen.

Literatur

American Academy of Pediatrics Committee on Drugs (1992) Guidelines for monitoring and management of pediatric patients during and after sedation for diagnostic and therapeutic procedures. Pediatrics 89: 1110–1115

Choonara IA, McKay P, Hain R, Rane A (1989) Morphine metabolism in children. Br J Clin Pharmacol 28: 599–604

Collins JJ, Dunkel IJ, Gupta SK et al. (1999) Transdermal fentanyl in children with cancer pain: feasibility, tolerability, and pharmacokinetic correlates. J Pediatr 134: 319–323

Collins JJ, Geake J, Grier HE et al. (1996) Patient-controlled analgesia for mucositis pain in children: a three-period crossover study comparing morphine and hydromorphone. J Pediatr 129: 722–728

Dahlstrom B, Bolme P, Feychting H, Noack G, Paalzow L (1979) Morphine kinetics in children. Clin Pharmacol Ther 26: 354–365

Doyle E, Mottart KJ, Marshall C, Morton NS (1994) Comparison of different bolus doses of morphine for patient-controlled analgesia in children. Br J Anaesth 72: 160–163

Dunbar PJ, Buckley P, Gavrin JR, Sanders JE, Chapman CR (1995) Use of patient-controlled analgesia for pain control for children receiving bone marrow transplant. J Pain Symptom Manage 10: 604–611

Esmail Z, Montgomery C, Courtrn C, Hamilton D, Kestle J (1999) Efficacy and complications of morphine infusions in postoperative paediatric patients. Paediatr Anaesth 9: 321–327

Fainsinger RL, Bruera E (1996) How should we use transdermal fentanyl (TF) for pain management in palliative care patients? J Palliat Care 12: 48–53

Felder-Puig R, Peters C, Matthes-Martin S et al. (1999) Psychosocial adjustment of pediatric patients after allogenic stem cell transplantation. Bone Marrow Transplant 24: 75–80

Fournier-Charriere E, Dommergues JP (1997) [Analgesics in pediatrics. Drugs for pain relief in children]. Presse Méd 26: 925–932

Hardwick WEJ, King WD, Palmisano PA (1997) Respiratory depression in a child unintentionally exposed to transdermal fentanyl patch. South Med J 90: 962–964

Hurle MA, Mediavilla A, Florez J (1982) Morphine, pentobarbital and naloxone in the ventral medullary chemosensitive areas: differential respiratory and cardiovascular effects. J Pharmacol Exp Ther 220: 642–647

Johnston CC, Strada ME (1986) Acute pain response in infants: a multidimensional description. Pain 24: 373–382

Kyriakides K, Hussain SK, Hobbs GJ (1999) Management of opioid-induced pruritus: a role for 5-HT3 antagonists? Br J Anaesth 82: 439–441

Lau N (1992) Pediatric pain management (Part I). J Pediatr Health Care 6: 87–92

Levin R, Villarreal S, Luong I, Allard T (1996) Management of pain and sedation. In: Taeusch H, Christiansen R, Buescher E (eds) Pediatric and neonatal tests and procedures. Saunders, Philadelphia, pp 179–197

Ljungman G, Gordh T, Sorensen S, Kreuger A (1999) Pain in paediatric oncology: interviews with children, adolescents and their parents [in process citation]. Acta Paediatr 88: 623–630

Ljungman G, Kreuger A, Gordh T, Berg T, Sorensen S, Rawal N (1996) Treatment of pain in pediatric oncology: a Swedish nationwide survey. Pain 68: 385–394

McGrath PA, Seifert CE, Speechley KN et al. (1996) A new analogue scale for assessing children's pain: an initial validation study. Pain 64: 435–443

Mercadante S, Sapio M, Serretta R (1998) Ondansetron in nausea and vomiting induced by spinal morphine. J Pain Symptom Manage 16: 259–262

Olkkola KT, Hamunen K, Maunuksela EL (1995) Clinical pharmacokinetics and pharmacodynamics of opioid analgesics in infants and children. Clin Pharmacokinet 28: 385–404

Parker RI, Mahan RA, Giugliano D, Parker MM (1997) Efficacy and safety of intravenous midazolam and ketamine as sedation for therapeutic and diagnostic procedures in children. Pediatrics 99: 427–431

Peters C (1990) Schmerztherapie und -prophylaxe im Kindesalter. Bibliomed – Medizinische Verlagsgesellschaft mbHSS, Melsungen

Pothmann R, Baier W, Becker M et al. (1988) Chronische Schmerzen im Kindesalter. Diagnose und Therapie. Hippokrates, Stuttgart, S 31–41

Pothmann R, Gobel U (1986) Diagnosis and therapy of pain in pediatric oncology. Klin Padiatr 198: 479–483

Schmidt A, Schmidt P, Lindner W, Grantzow R (1989) Experiences with completely implantable central venous catheter systems. Klin Padiatr 201: 189–194

Shulman RJ, Rahman S, Mahoney D, Pokorny WJ, Bloss R (1987) A totally implanted venous access system used in pediatric patients with cancer. J Clin Oncol 5: 137–140

Sittl R, Huber H, Griessinger N, Richter R, Sorge J (1993) Grundlagen der Tumorschmerztherapie bei Kindern und Jugendlichen. In: Meier U, Kaiser R, Moir CR (Hrsg) Schmerz beim Kind. Springer, Berlin Heidelberg New York Tokio, S 41–49

Tilsley GN (1967) Pain, pains and patients. I Nurs Times 63: 601

Tramer MR, Walder B (1999) Efficacy and adverse effects of prophylactic antiemetics during patient-controlled analgesia therapy: a quantitative systematic review [see comments]. Anesth Analg 88: 1354–1361

Wallenstein SL (1984) Measurement of pain and analgesia in cancer patients. Cancer 53: 2260–2266

Watt-Watson JH, Evernden C, Lawson C (1990) Parents' perceptions of their child's acute pain experience. J Pediatr Nurs 5: 344–349

Winston SR (1979) Preliminary communication: EMT and the Glascow Coma Scale. J Iowa Med Soc 69: 393, 398

World Health Organisation (1986) Cancer pain relief. World Health Organsation, Geneva

Yeager KA, Miaskowski C, Dibble S, Wallhagen M (1997) Differences in pain knowledge in cancer patients with and without pain. Cancer Pract 5: 39–45

Zernikow B (1999) STOP Schmerztherapie in der onkologischen Pädiatrie. Monatsschr Kinderheilkd 5: 436–437

Zernikow B, Grießinger N, Fengler R (1999) Praktische Schmerztherapie in der Kinderonkologie. Empfehlungen der Qualitätssicherungsgruppe der Gesellschaft für Pädiatrische Onkologie und Hämatologie (GPOH). Monatsschr Kinderheilkd 5: 438–456

Palliative Strahlentherapie

K. Schüle-Hein

Die Bedeutung palliativer strahlentherapeutischer Maßnahmen in der Behandlung von Patienten mit fortgeschrittener bzw. bereits metastasierter Tumorerkrankung wird häufig fehleingeschätzt. Bei etwa 50–60 % der Patienten einer strahlentherapeutischen Abteilung sind Bestrahlungen unter kurativer Zielsetzung nicht mehr möglich.

Verwendete Abkürzungen und Symbole

AL	»afterloading«
ALA	Aminolävulinsäure
AP	alkalische Phosphatase
198-Au	radioaktives Gold
AZ	Allgemeinzustand
BB	Blutbild
BC	Bronchialkarzinom
BT	Brachytherapie
BWS	Brustwirbelsäule
CEA	karzinoembryonales Antigen
137-Cs	radioaktives Caesium
CT	Computertomographie
CTX	Chemotherapie
CUP	»carcinoma of unknown primary«
DD	Differenzialdiagnose
DL	Dosisleistung; Durchleuchtung
E	Erythrozyten
ED	Einzeldosis
EPO	Erythropoetin
ERCP	endoskopische retrograde Cholangiopankreatikographie
FNH	fokalnoduläre Hyperplasie
Fr.	Fraktion(en)
G-CSF	Granulozytenkolonien-stimulierender Faktor
GM-CSF	Granulozyten-Makrophagen-Kolonien-stimulierender Faktor
GvH-Reaktion	»Graft-versus-host«-Reaktion
GY	Gray (Maßeinheit der Energiedosis; 1 Gy = 100 rd = 1 J/kgKG)
HBI	»half body irradiation« (Halbkörperbestrahlung)
HCC	hepatozelluläres Karzinom
HDR	»high-dose rate«
HT	Hyperthermie

HWS	Halswirbelsäule
HWZ	Halbwertszeit
IF	»involved field«
192-Ir	radioaktives Iridium
IORT	intraoperative Strahlentherapie
IVCS	»inferior vena cava syndrome« (untere Einflussstauung)
J	Joule
125-J, 131-J	radioaktives Jod
KF	Keilfilter
KM	Knochenmark; Kontrastmittel
L	Leukozyten
LA	Lokalanästhesie
LET	linearer Energietransfer
LHBI	»lower half body irradiation« (untere Halbkörperbestrahlung)
LITT	Laser-induzierte Thermotherapie
LK	Lymphknoten
LWS	Lendenwirbelsäule
MBI	»mid body irradiation«
MF	Mycosis fungoides
MLC	Multileafkollimator
MM	malignes Melanom
MRT	Magnetresonanz- (Kernspin-) Tomographie
MRA	Magnetresonanzangiographie
MRCP	Magnetresonanzcholangiopankreatiko-graphie
NHL	Non-Hodgkin-Lymphom
NNR	Nebennierenrinde
NSCLC	»non-small cell lung carcinoma« (nichtklein-zelliges BC)
NW	Nebenwirkung(en)
OAF	osteoklastenaktivierender Faktor
PEI	perkutane Ethanolinjektion
PET	Positronenemissionstomographie
PG	Prostaglandin
PGE	perkutane gastroskopische Enterostomie
PTC	perkutane transhepatische Cholangio-graphie
PTCD	perkutane transhepatische Cholangio-drainage
PTD	photodynamische Therapie
rad	»radiation absorbed dose« (alte Energiedosis-einheit; 1 rd = 0,01 Gy = 0,01 J/kg)
RBW	relative biologische Wirksamkeit
RFA	Radiofrequenzablation
RM	Rückenmark
RP	Rechnerplan
RT	Radiatio
SP	saure Phosphatase
SVCS	»superior vena cava syndrome« (obere Einflussstauung)
TACE	transarterielle Chemoembolisation
TBI	»total body irradiation» (Ganzkörper-bestrahlung)
TER	»thermal enhancement ratio«

TGF	»transforming growth factor«
Thr	Thrombozyten
UHBI	»upper half body irradiation« (obere Halbkörperbestrahlung)
VOD	«veno-occlusive disease«
WH	Wiederholung
WK	Wirbelkörper
WS	Wirbelsäule
X-Knife	(speziell ausgerüsteter Beschleuniger zur stereotaktischen Bestrahlung)
ZVD	Zielvolumendosis
3D-Planung	dreidimensionale Bestrahlungsplanung
↑	zunehmend, ansteigend
↓	abnehmend, fallend
→	daraus folgt, folglich, daraus ergibt sich
>	größer als, häufiger als
<	kleiner als, weniger häufig als
~	ungefähr, etwa
Ø	kein, keine; durchschnittlich, im Mittel
≙	entspricht, entsprechend

Kurative/palliative Strahlentherapie

Die wesentlichen *Unterschiede* zwischen kurativer und palliativer Strahlentherapie bestehen im *Behandlungsziel*, der erforderlichen *Strahlendosis*, der *Fraktionierung* und somit der *Gesamtdauer der Strahlenbehandlung* sowie dem Ausmaß an tolerierbaren *Nebenwirkungen*.

> Ziel der Strahlentherapie als lokale Behandlungsmaßnahme in kurativer Intention ist die maximale Vernichtung der Tumorzellen bei optimaler Schonung des gesunden Gewebes.

Dosierung/Fraktionierung

Zur *lokalen Tumorkontrolle* liegt die erforderliche Gesamtdosis
- ohne mikroskopischen Nachweis von Tumor-zellen im Operationsgebiet (R0-Situation), jedoch mit hohem lokalem Rezidivrisiko, bei ~50 Gy,
- mit Nachweis mikroskopischer Tumor-ausläufer (R1-Situation) bei ~60 Gy,
- bei makroskopischem (Rest)tumor bei ~70 Gy.

Die *Applikation dieser gesamten Zielvolumendosis* (ZVD) erfolgt zeitlich aufgeteilt in einzelnen Fraktionen:

- *konventionell fraktionierte Bestrahlung:*
  - 1,8–2 Gy/Tag 5-mal/Woche bis ZVD von 60 Gy in 6 Wochen;
- *hyperfraktionierte Bestrahlung:*
  - kleinere ED, höhere Gesamtdosis, gleiche Gesamtbehandlungszeit,
  - 1,2 Gy 2- bis 3-mal/Tag 5-mal/Woche bis ZVD von 72 Gy in 6 Wochen;
- *akzelerierte Bestrahlung:*
  - Dosis/Fraktion nicht geändert, Gesamtbehandlungszeit verkürzt,
  - 1,8–2 Gy 1- bis 2-mal/Tag > 5-mal/Woche bis ZVD von 60 Gy in 4 Wochen;
- *akzeleriert-hyperfraktionierte Bestrahlung:*
  - kleinere ED, höhere Wochendosis, Gesamtdosis reduziert, Gesamtbehandlungszeit verkürzt,
  - 1–1,6 Gy 2- bis 3-mal/Tag 5-mal/Woche bis ZVD von 60–70 Gy in 5–6 Wochen;
- *hypofraktionierte Bestrahlung:*
  - wenige Fraktionen von 3–5 Gy (2- bis 3-mal/ Woche) bis 10 Gy (1-mal/Woche), evtl. Wiederholung bei Bedarf bzw. nach Effekt.

Die *hyperfraktioniert/akzelerierte Bestrahlung* (entweder für die gesamte Bestrahlungsserie oder nur einen Teil) wird insbesondere bei rasch proliferierenden Tumoren mit kurzer Tumorverdopplungszeit von wenigen Tagen angewandt. Dies bedeutet verstärkte akute Nebenwirkungen bei Reduktion der Spätfolgen am gesunden Gewebe.

Die *Hypofraktionierte Bestrahlung* eignet sich bei palliativer Zielsetzung mit rascher Wirkung am Tumor, wobei bei begrenzter Lebenserwartung prospektive stärkere Spätfolgen vernachlässigt werden können.

Zielsetzung der palliativen Strahlentherapie

Ziel der palliativen Bestrahlung ist nicht die Heilung des Patienten, sondern die *Verbesserung der Lebensqualität* für die mutmaßlich verbleibende Lebens-

spanne, nicht jedoch die Hinauszögerung des Todeszeitpunkts um jeden Preis. Im Vordergrund steht also die *Linderung* bereits *bestehender oder* aber die *Abwendung* unmittelbar *drohender Symptome* (antizipatorische Palliation, presumptive Palliation) durch möglichst anhaltende Tumorverkleinerung. Erst in zweiter Linie ist ein Einfluss auf die Lebensdauer zu erwarten, wobei in Einzelfällen durch lokale Tumorvernichtung und damit Minderung des Disseminationsrisikos durchaus eine Lebensverlängerung erzielt werden mag. Die Bedeutung zeigt sich in der Tatsache, dass *etwa 1/3 aller Krebstodesfälle auf ein Versagen der lokalen Tumorkontrolle zurückzuführen sind.*

Dabei stellt die Strahlentherapie als *lokale Behandlungsmethode* lediglich ein *Glied in einer Reihe wirksamer therapeutischer Maßnahmen* dar, deren sinnvoller und zeitgerechter Einsatz primärer interdisziplinärer Absprache bedarf, um jeweils ein Optimum an Palliation für den einzelnen Patienten zu erreichen.

Bei der palliativen Bestrahlung geht es nicht nur um die Behandlung von Schmerzen, sondern auch um die *Besserung, Beseitigung oder Verhinderung unterschiedlichster Befindlichkeitsstörungen und Symptome*:

- Bewegungseinschränkung durch schmerzhafte Knochen- und Weichteilmetastasen,
- drohende Frakturen,
- Druckgefühl durch tumoröse Raumforderungen mit Kompression von Gefäß- und Nervenstrukturen (Sensibilitässtörungen und Lähmungserscheinungen),
- Hirndruckzeichen,
- okuläre Symptome (Exophthalmus, Visusminderung bzw. Visusverlust),
- Kompression von Hohlorganen mit Abflussbehinderung (Harnstauung; Luftnot, Husten, Auswurf, poststenotische Pneumonie),
- Tumorblutungen,
- vermehrte Sekretion, Exulzeration.

Allgemeine Prinzipien

Die palliative strahlentherapeutische Behandlung folgt grob schematischen Prinzipien, stellt jedoch im Einzelfall eine *auf den Patienten individuell abgestimmte Maßnahme* dar und erfordert eine *gründ-*

liche Abschätzung seiner Gesamtsituation nach Abklärung der Symptomursachen mittels ausreichender, nicht zu belastender *Diagnostik*. Gegebenenfalls sollten auch interventionelle radiologische Techniken herangezogen werden.

Auch *bei bereits früher erfolgter Strahlentherapie* kann in ausgesuchten Fällen (Möglichkeit eines kurzfristigen palliativen Gewinns bei begrenzter Lebenserwartung, nach Absprache mit dem Patienten) erneut eine Bestrahlung durchgeführt werden. Es sollte dann auf jeden Fall Kontakt mit einem erfahrenen Strahlentherapeuten aufgenommen werden.

> Therapiefolgezustände (z. B. radiogene oder Druckulzera, radiogene oder zytostatische Nervenschädigungen, Lymphödeme durch Fibrosen) sind sorgfältig abzugrenzen; sie lassen sich durch Bestrahlung nicht bessern.

Bei weit fortgeschrittener Erkrankung und schlechtem Zustand des Patienten muss die Therapie möglichst rasch und wenig belastend erfolgen. *Bei prognostisch günstigen Faktoren* (langes tumorfreies Intervall, Metastasierung in nur einem Organsystem, guter Allgemeinzustand) kann die auszuwählende Strahlentherapie etwas länger dauern und sollte mit der Aussicht auf eine evtl. länger anhaltende Remission höher dosiert werden.

Die *ambulante Strahlenbehandlung* hat hohe Priorität, um damit dem Patienten ein Verbleiben in seiner gewohnten häuslichen und familiären Umgebung zu ermöglichen. Erzwungene Bettruhe oder Immobilisation im Gipsbett führen zusätzlich zu Muskelatrophien und Entkalkung des Skeletts.

Nicht zuletzt sprechen Kostenfaktoren für die ambulante Behandlung.

Auch jede palliative strahlentherapeutische Maßnahme muss geplant, nach Möglichkeit röntgengezielt eingestellt und dokumentiert werden (Simulator-, Feldkontrollaufnahmen; Fotodokumentation klinischer und einstellungstechnischer Parameter; Aufzeichnung von Remission, Progression und Nebenwirkungen).

Nach *Aufklärung* über Art und Ziel der geplanten Bestrahlung sowie etwaige Alternativen und Erläuterung der möglichen Nebenwirkungen sollte vom Patienten – unter Bestärkung in seinen Hoffnungen – möglichst eine schriftliche Einverständniserklärung eingeholt werden.

> Bei fehlender Symptomatik, fraglichem Erfolg der vorgesehenen Bestrahlung oder moribundem Zustand des Patienten ist im Einzelfall das Unterlassen oder Abbrechen der Bestrahlung sinnvoller und menschlicher.

»Scheinbestrahlungen« sollten auf keinen Fall durchgeführt werden – hier müssen andere geeignete Therapiemaßnahmen in den Vordergrund treten. Gelegentlich ist allerdings eine *palliative Bestrahlung aus rein kosmetischen Gesichtspunkten* (äußerlich sichtbare, entstellende, blutende, exulzerierende Tumormanifestationen) ohne Beeinflussung des Gesamtzustands zu rechtfertigen, um dem Patienten das Gefühl »ansehnlichen« Wohlbefindens – wenn auch evtl. nur vorübergehend – zu vermitteln.

Bei der *Strahlenbehandlung von Kindern* ist das schriftliche Einverständnis beider Elternteile bzw. Erziehungsberechtigten erforderlich. Mit Kindern sollte zunächst eine »trockene Simulation« bzw. ein Probeliegen durchgeführt werden, um ihnen die Angst vor den großen, anonymen Apparaten zu nehmen und ein gewisses »Anfreunden« bzw. Akzeptieren zu erreichen. Die Kinder können ihre Lieblingsstofftiere zur Bestrahlung mitnehmen und ihre Lieblingskassette hören, sie haben Sprechkontakt zu begleitenden Angehörigen und dem Bedienungspersonal, von denen sie sich beispielsweise während laufender Bestrahlung vorlesen lassen können. Kinder sollten nicht langen Warteprozeduren ausgesetzt und unnötigen Planungsmaßnahmen unterzogen werden.

Anwendungsverfahren und Durchführung

Nach dem Prinzip der Anwendung der Strahlentherapie unterscheidet man:

- *perkutane Bestrahlung (Teletherapie):* Bestrahlung von außen mit Photonen, Elektronen oder Neutronen;
- *Brachytherapie:*
  - *intrakavitäre (intraluminale) Bestrahlung:* Einführung von Radionukliden in präformierte Körperhöhlen;
  - *interstitielle Bestrahlung:* Implantation von Radionukliden in das Gewebe, temporär oder permanent;

- *intraoperative Bestrahlung:* einzeitige hoch-dosierte Bestrahlung während der Operation.

Perkutane Strahlentherapie

Die palliative perkutane Strahlentherapie sollte *Megavolttechniken* (Beschleuniger, Telekobaltgeräte) bevorzugen, und zwar wegen ihres hautschonenden Effekts, der besseren Tiefendosis sowie der gleichmäßigeren Strahlenabsorption in Knochen und Weichteilgewebe und damit homogenerer Dosisverteilung.

Bei Kutis- bzw. Subkutisinfiltration sind zur Minderung des *Aufbaueffekts* bei der an sich hautschonenden Hochvoltbestrahlung Moulagen (Auflegen gewebeäquivalenten Materials, z. B. Wachs, Kunststofffolie, Plexiglas) zur Dosiserhöhung im Hautniveau erforderlich. Bei oberflächlich lokalisierten Prozessen können *schnelle Elektronen* eingesetzt werden mit dem Vorteil begrenzter, je nach Elektronenenergie wählbarer Eindringtiefe und dadurch weitgehender Schonung von Umgebungsstrukturen durch den steilen Dosisabfall.

Das Bestrahlungsfeld soll den Tumorbereich mit einer Sicherheitszone (*Zielvolumen*) umfassen sowie so klein wie möglich und so groß wie eben erforderlich sein.

Bei Knochenmetastasen ist aufgrund kleiner Herde in der Umgebung der Läsion der befallene Knochen großräumig einzuschließen, bei Wirbelsäulenmetastasen 1(-2) gesunde Wirbelkörper ober- und unterhalb.

Bei der Bestrahlung abdomineller Tumoren sollten benachbarte *Risikoorgane* (Nieren, Dünndarm, Harnblase, Rektum) soweit wie möglich geschont werden. Die unterschiedlichen *Toleranzdosen* der verschiedenen Organe sind zu berücksichtigen, ebenso eine Vor- oder Begleitbehandlung mit Zytostatika (Gefahr der Myelosuppression, zusätzliche Schädigung von Magen-Darm- und Urogenitaltrakt, Herz- und Lungenschädigung, Neurotoxizität).

Nach Möglichkeit sollte über ein Feld (Stehfeld) bestrahlt werden; bei großen Herdtiefen empfehlen sich jedoch opponierende Felder bzw. eine Mehrfeldertechnik. Bei komplizierten Tumorlokalisationen und Zielvolumina sind zur kleinräumigen Dosiskonzentration mit Schonung der Eintrittspforten und Umgebungsstrukturen die CT- und die rechnergesteuerte Bestrahlung zu bevorzugen.

Die zur palliativen Strahlenbehandlung *erforderliche Dosis* liegt i. Allg. zwischen 30 und 50 Gy, appliziert in 2–5 Wochen. Die Einzeldosis richtet sich nach Ausmaß und Lokalisation des Tumors, einer etwaigen Strahlenvorbelastung und liegt zwischen 1,8–2 und 5 Gy, appliziert 5- bis 2-mal pro Woche. In geeigneten Einzelfällen (z. B. einzeitige präoperative Bestrahlung, schlechter Zustand des Patienten) sind einmalige hohe Einzeldosen von 8–10 Gy anwendbar. Gelegentlich sind allerdings auch trotz palliativer Indikation zum Erreichen einer guten und möglichst anhaltenden Remission hohe Gesamtdosen von bis zu 70 Gy erforderlich.

An großen Behandlungszentren können bei ausgesuchten Indikationen palliativer Therapie auch technisch, personell und zeitlich aufwändige Bestrahlungsverfahren zur Anwendung kommen.

Bei rasch wachsenden aggressiven Tumoren kann unter Umständen auch in palliativer Absicht durch eine Hyperfraktionierung (Bestrahlung 2- bis 3-mal täglich) ein besseres Ansprechen erwartet werden.

Bei wenig strahlensensiblen hochdifferenzierten Tumoren (z. B. Weichteilsarkome, adenoidzystische Speicheldrüsenkarzinome) ist unter Umständen der Einsatz von Neutronen (dicht ionisierende Strahlung mit höherem RBW-Faktor = relative biologische Wirksamkeit) erfolgversprechender bzw. die Kombination von Photonen und Neutronen (»mixed beam«).

Spezielle Therapieverfahren

Eine möglichst rasche und effektive symptomorientierte Palliation kann die Einbeziehung zusätzlicher Therapiemodalitäten (z. B. Hyperthermie, Chemo-/Immuntherapie, interventionelle Verfahren) sowie den Einsatz spezieller strahlentherapeutischer Techniken erforderlich machen, um auf diese Weise schneller zum angestrebten Ziel zu gelangen.

Konformale Strahlentherapie, intensitätsmodulierte Radiotherapie (IMRT)

Moderne Beschleuniger verfügen über *Multileafkollimatoren* (MLC), deren in den Strahlerkopf integrierte, computergesteuert bewegliche Lamellen individuelle Feldkonfigurationen zulassen.

Konformale Bestrahlungstechniken sind nach dreidimensionaler (3D-)Planung dem individuellen Tumorvolumen genau angepasst, d. h. Tumor und Bestrahlungsvolumen sind deckungsgleich. Die Bestrahlung sämtlicher Felder erfolgt dabei mit konstanter Intensität.

Bei der *IMRT* wird das Bestrahlungsfeld in viele Teilbereiche zerlegt, die dann aus differenten Einstrahlrichtungen mit unterschiedlicher räumlicher Dosisintensität (Fluenz) gleichzeitig bestrahlt werden können (Schwierigkeit: Verifikation von Feldlage und Dosisverteilung). *Vorteile* sind eine höhere lokal applizierbare Dosis, damit eine bessere lokale Kontrolle sowie geringere Nebenwirkungen am umgebenden gesunden Gewebe wie auch an Risikoorganen. *Nachteile* sind: hoher personeller, apparativer und zeitlicher Aufwand, nicht überall verfügbar, evtl. Belastung des Patienten durch Lagerung und Fixation.

Brachytherapie

Behandlungsformen sind intrakavitäre (intraluminale) oder interstitielle Verfahren. Bei der Brachytherapie hat der *Tumor direkten Kontakt zur Strahlenquelle*. Der steile Dosisabfall bedeutet eine größtmögliche Schonung gesunden Gewebes in der Umgebung und erlaubt daher hohe Einzeldosen (ED).

Brachytherapie kann *als Boost* in Kombination mit Teletherapie eingesetzt werden oder bei kleinen Tumorvolumina *als alleinige palliative Bestrahlung*, insbesondere auch bei perkutan vor- (aus-)bestrahlten Patienten.

Ziel ist hier eine möglichst rasche Symptomlinderung, verbunden mit einer Verbesserung der Lebensqualität bei möglichst kurzer und damit kostengünstiger Hospitalisation.

- *Intrakavitäre (intraluminale) Strahlentherapie:* Bei lokalisierten stenosierenden oder blutenden tumorösen Prozessen in gut zugänglichen Hohlorganen (z. B. Bronchialsystem, Ösophagus, Magen-Darm-Trakt, Gallenwege, Urogenitaltrakt) können Kontaktbestrahlungen mit beweglichen Strahlenquellen im *Afterloading-Verfahren* (AL) durchgeführt werden (Einbringen der Applikatoren ohne Strahlenquelle, ferngesteuerte Nachladung, dadurch optimaler Strahlenschutz des Personals). AL kann mit ^{60}Co, ^{137}Cs oder ^{192}Ir (meist im »High-dose-rate«-Verfahren, HDR-Verfahren, mit hoher Dosisleistung, DL, von > 12 Gy/h) und daraus folgenden kurzen Applikationszeiten erfolgen (schwierig: Vergleichbarkeit der Dosisangaben; die Spezifikation sollte in 10 mm radialer Distanz von der Applikatoroberfläche oder vom Mittelpunkt der Strahlenquelle angegeben werden). Die Durchführung kann bei ausgeprägter Stenosierung die Kombination mit Bougierung, Ballondilatation, kryochirurgischen Maßnahmen, Laserabtragung mit oder ohne photodynamische Therapie (PDT; z. B. nach Applikation von 5-Aminolävulinsäure, ALA, Umwandlung in einen Farbstoff, der nach Absorption von Laser-Licht verschiedener Wellenlängen Tumorgewebe von gesundem Gewebe sichtbar differenzieren lässt und die Tumorzellen zerstören kann; auch intraoperativ anwendbar) oder Tubus- bzw. Stentimplantation erforderlich machen (▶ Kap. 10: »Palliativ-operative Therapie«).

- *Interstitielle Strahlentherapie:* Zur lokalen Dosiserhöhung bei großen, aber umschriebenen Tumoren (z. B. HNO-Tumoren, Mammakarzinome, Pankreaskarzinome, tiefsitzende Rektumkarzinome, Vaginal-/Vulvakarzinome, Lymphknotenmetastasen) oder in primär palliativer Intention kann eine interstitielle Bestrahlung (z. B. mit ^{125}J, ^{198}Au) angewandt werden, auch intraoperativ, wenn sich Tumoren nicht in toto ohne Verletzung von Umgebungsstrukturen (z. B. große Gefäße, Nerven) entfernen lassen. Interstitielle Bestrahlungen werden in palliativer Absicht auch z. B. bei Wirbelkörpermetastasen, Hirntumoren oder -metastasen appliziert.

Intraoperative Strahlentherapie

Die intraoperative Radiotherapie (IORT) mit schnellen Elektronen bietet die Möglichkeit, anlässlich eines operativen Eingriffs ohne wesentliche Schädigung von Nachbarorganen bei lokalisatorisch und prognostisch ungünstigen Tumoren (z. B. Pankreas-, Magen-, Gallengangskarzinom, Nieren-/Nebennierentumoren) eine *einzeitig hohe Dosis* von 10–20 Gy zu applizieren, unter Umständen gefolgt von einer postoperativen perkutanen Bestrahlung.

In palliativer Intention ist eine anhaltende Schmerzlinderung zu erreichen.

Nachteil der IORT ist der hohe interdisziplinär zu leistende personelle und technische Aufwand; sie wird nur an wenigen großen Zentren (z. B. in Essen, Freiburg, Hamburg, Heidelberg) durchgeführt.

Radio-Chemo-Therapie

Bei ausgedehnten Primärtumoren, Rezidiven oder Metastasen (metastatische zervikale oder axilläre Lymphknotenkonglomerate, maligne Melanome, Lokalrezidive bei Mamma- oder Rektumkarzinom), mutmaßlich schlechtem Ansprechen auf alleinige Bestrahlung bzw. bei bereits früher weitgehend ausgeschöpfter Dosis kann durch eine kombinierte Radio-Thermo-Therapie die Wahrscheinlichkeit der lokalen Tumorkontrolle und damit der Symptombesserung erhöht werden.

Bei der *Oberflächen bzw. Tiefenhyperthermie* (HT) werden etwa 30–60 min nach Bestrahlung 2- bis 3-mal/Woche die entsprechenden Körperareale auf 41–43°C erwärmt. Der dadurch erreichbare *Verstärkungsfaktor* (»thermal enhancement ratio«, TER) liegt bei 1,4–2,0. Dies bedeutet unter Umständen eine Einsparung an Strahlendosis – wichtig insbesondere bei Vorbestrahlung und eingeschränkter Dosisreserve.

Als *Wirkmechanismen* werden ein direkter zytotoxischer Effekt sowie eine Radiosensibilisierung insbesondere nutritiv unterversorgter, chronisch hypoxischer Zellen diskutiert.

Nachteile sind die Notwendigkeit invasiver Temperaturmessung (bei Tiefenhyperthermie) mit lokaler Blutungs- und Infektionsgefahr, evtl. eingeschränkte Thermotoleranz des Gewebes mit möglicher Hautverbrennung 1. oder 2. Grades oder Fettgewebsnekrosen. Die erhöhte individuelle Belastung schließt allerdings Patienten in reduziertem Allgemeinzustand oder mit gravierenden Organschädigungen aus.

Radio-Chemo-Therapie

Diese nutzt – simultan oder konsekutiv – bei einer Reihe von Tumoren (Kopf-Hals-Tumoren, gastrointestinale Tumoren, Harnblasenkarzinome) die zusätzliche Wirkung voller oder sensibilisierender Zytostatikadosen zur lokalen Verstärkung des Strahlentherapieeffekts aus (▶ Kap. 15)

Die Radio-Chemo-Therapie kann *präoperativ* zum Einsatz kommen (bessere Resektabilität, vermindertes Disseminationsrisiko), *postoperativ* oder auch *in palliativer Intention* zur rascheren und effektiveren Symptomkontrolle.

Biologische Wirkung

Die biologische Wirkung der Bestrahlung beruht auf der Absorption der Strahlenenergie im Gewebe und den daraus folgenden Wechselwirkungen auf zellulär-molekularer Ebene. *Der zeitliche Ablauf* erfolgt in mehreren Schritten:

1. *physikalische Phase* (10^{-16}–10^{-13} s):
   Dosisabsorption → Ionisationen → Molekularanregungen → Wärme;
2. *physikalisch-chemische Phase* (10^{-10} s):
   Primärschäden am Molekül $\triangleq$ direkte Strahlenwirkung;
   Bildung von Radikalen: Molekülschädigung indirekte Strahlenwirkung;
3. *biochemische Phase* (10^{-6} s):
   Oxidationen, Reduktionen, Dekarboxylierungen, Hydroxylierungen → Veränderungen am organischen Molekül;
4. *biologische Phase* (Dauer von bis zu mehreren Jahren):
   Stoffwechselveränderungen, Mutationen, submikroskopische bis morphologisch sichtbare Schäden, Zelltod, Zellerholung.

Die biologischen Veränderungen beruhen im Einzelnen auf Schädigung der DNA sowie anderer Kern- und Zellbausteine mit Beeinträchtigung von Zellproliferation, Zellteilung und Zelltod sowie Auswirkungen auf die Zellerholung. Erholungsvorgänge sind abhängig von der Reparaturfähigkeit des zellulären Systems. Die oben beschriebenen 4 Phasen laufen nicht nur im Tumorgewebe, sondern auch im mitbestrahlten gesunden Gewebe ab.

Die Strahlentherapie nutzt nun diese Unterschiede in *Strahlensensibilität* und *Reparaturfähigkeit* der verschiedenen Gewebe aus, und zwar mittels unterschiedlicher zeitlicher Fraktionierung und Protrahierung der Bestrahlungen. Die Tumorvernichtungsdosis ist in der Regel niedriger als die zur irreversiblen Schädigung gesunden Gewebes erforderliche Dosis.

Die unterschiedliche Strahlensensibilität maligner Tumoren stellt die Summe aus klinischen, histologischen und zytologischen Gegebenheiten dar (Tumorgröße, Ausbreitungsstadium, Differenzierungsgrad, Durchblutung, Oxygenierung, pH-Wert, evtl. Vorbehandlung). Die Erholungszeit von Tumorgewebe und gesundem Gewebe beeinflusst den zeitlichen Abstand der einzelnen Bestrahlungsfraktionen.

Häufiger ist es so, dass *Metastasen* (z. B. in Knochen, Gehirn, Lymphknoten) aufgrund ihres höheren Entdifferenzierungsgrades *besser auf Bestrahlung ansprechen als der jeweilige Primärtumor*, d. h. dass im Einzelfall durch palliative strahlentherapeutische Maßnahmen gute Remissionen erzielt werden können.

Die Wirkung in Form von Symptom- und Schmerzbesserung beruht dabei nicht nur auf Tumorrückbildung, damit Volumenreduktion und Druckabnahme, sondern wohl auch auf einer noch nicht geklärten *Beeinflussung schmerzinduzierender Mediatorsubstanzen* (z. B. Prostaglandine PGE_1, PGE_2, OAF, TGF, Parathormon, Kalzitonin).

Nebenwirkungen, Begleittherapie

Die Nebenwirkungen und eventuelle Spätfolgen der Bestrahlung sind *organ- und gewebespezifisch* und in ihrer Ausprägung abhängig vom *Ausmaß des bestrahlten Körpervolumens* und der applizierten *Dosis*.

> Insgesamt sollten bei palliativer Bestrahlung die akuten Nebenwirkungen nach Möglichkeit vermieden werden, Spättoxizität kann unter Umständen nach Abschätzbarkeit der Prognose riskiert werden.

Die *Bestrahlungsfelder* werden zur täglichen Reproduzierbarkeit auf der *Haut* markiert (in speziellen Situationen kommen Bestrahlungsmasken zur Anwendung); es empfiehlt sich eine trockene *Behandlung* mit Puder (bei Pilzbefall Antimykotika), bei stärkerem Erythem und feuchten Epitheliolysen (besonders gefährdete Hautareale: Intergluteairegion, Perineum, Leisten, Axillen, Submammärfalten, Retroaurikularregion) panthenolhaltige Salbe bzw. fett- und antibiotikahaltige Gaze.

Waschen, Seifen, Kosmetika, reibende enge Kleidung sowie direkte Sonneneinstrahlung auf bestrahlte Hautareale sollten vermieden werden. Am besten bewährt hat sich lose Baumwollkleidung. Exulzerierte, superinfizierte Bezirke sollten mit Antiseptika und Antibiotika behandelt werden.

Frühreaktionen, wie Abgeschlagenheit und Müdigkeit, sowie Nausea, Erbrechen, Anorexie, Mukositis und gastrointestinale Störungen bei Mitbestrahlung von Teilen des Gastrointestinaltrakts können durch eine konsequent durchgeführte begleitende Behandlung in den meisten Fällen in für den Patienten kaum belastenden Grenzen gehalten werden (entsprechende Ernährung, evtl. hochkalorische Kost, bei Bedarf parenterale Ernährung, hohe Flüssigkeitszufuhr – **Cave:** Herz- oder Nieren-Insuffizienz – Antiemetika, Antidiarrhoika).

Die bei Bestrahlung im *Mund- und HNO-Bereich* beeinträchtigte Speicheldrüsenfunktion mit reduzierter Sekretion von zähflüssigerem Speichel erschwert die Nahrungsaufnahme sowie die physiologische Mundreinigung und schädigt damit Zahnfleisch und Zahnhalteapparat. Umso wichtiger sind eine intensive Mundhygiene mit adstringierenden bzw. antimykotischen Mundspülungen und eine Kariesprophylaxe durch tägliche Fluorbehandlung der Zähne. Vor hochdosierter Bestrahlung im Kieferbereich empfiehlt sich eine Zahnsanierung (bei Extraktionen primäre Naht unter Antibiotikaschutz) (▶ Kap. 13).

Bei Bestrahlungen im *Becken-Genital-Bereich* bewährt sich die Applikation von Suppositorien, Vaginalovula und Sitzbädern, ggf. vaginalen Antimykotika, bei bakteriell besiedelter radiogener Zystitis die gezielte antibiotische Therapie und Spasmolytika.

Bei massivem therapieinduziertem Zellzerfall (z. B. große Bestrahlungsfelder bei Leukämien und Non-Hodgkin-Lymphomen) muss mit einem *Tumorlysesyndrom* (▶ Kap. 25: »Symptomkontrolle und spezielle Therapieprobleme«) gerechnet werden, welches mit massiver Freisetzung zellulärer Bestandteile und deren Anschwemmung im Blut mit entsprechender Symptomatik (z. B. Hyperurikämie, Hyperkaliämie, Hyperphosphatämie) einhergeht.

Bei ausgedehnten Bestrahlungsfeldern (Schädigung des blutbildenden Knochenmarks) sind 1- bis

2-mal wöchentlich *Blutbildkontrollen* angezeigt, ggf. der *Einsatz supportiver Maßnahmen* (Substitution von Blutprodukten, Wachstumsfaktoren, potente Antiemetika).

Bei gezieltem Einsatz und sachgemäßer Durchführung der palliativen Bestrahlung können heute *Spätfolgen* wie Atrophien, Fibrosen, Nervenschädigungen, Nekrosen, Ulzera, Stenosen und Fistelbildungen weitgehend vermieden werden. Zu solchen therapeutisch kaum zu beeinflussenden Schädigungen kann es jedoch gelegentlich kommen, insbesondere bei fehlerhafter Bestrahlung, Fehleinschätzung der Gesamtprognose, Überschreiten der Toleranzdosen und fehlender Berücksichtigung von Vorbestrahlungen.

> Insgesamt ist somit vor jeder strahlentherapeutischen (palliativen) Maßnahme eine sorgfältige Abwägung sämtlicher eruierbarer Fakten erforderlich (u. a. Besorgung früherer Bestrahlungsunterlagen – es besteht eine 30-jährige Aufbewahrungspflicht!).

Indikationen/Kontraindikationen zur palliativen Bestrahlung

Übersicht

Hauptindikationen

- Lokalisierte oder diffuse osteolytisch-osteoplastische Knochenmetastasen (ca. 60 % der palliativen Bestrahlungen)
- Wirbelkörper- oder epi-/intradurale Metastasen (mit oder ohne Querschnittssymptomatik)
- Lymphknotenmetastasen bekannter oder unbekannter Primärtumoren, CUP-Syndrome
- Hautmetastasen, Lymphangiosis cutis carcinomatosa
- Hirnmetastasen
- Orbita- und Aderhautmetastasen
- Obere/untere Einflussstauung – SVCS/IVCS
- Bronchuskompression und/oder -obstruktion
- Rektumkarzinomrezidive

Weitere Indikationen

- Fortgeschrittene Organtumoren
  - HNO-Bereich
  - Tracheobronchialtrakt
  - Magen-Darm-Trakt
  - Urogenitaltrakt
  - Ausgedehnte Lebermetastasierung

Seltenere Indikationen

- Meningeale Metastasierung (z. B. im Schädelbasisbereich mit Hirnnervenausfällen)
- Knochen- und Gelenkschmerzen (bei Leukämien)
- Milztumoren (bei Leukämien, Osteomyelofibrose)
- Hautinfiltrate (Leukämien, NHL, Kaposi-Sarkom bei Aids-Patienten)
- Mycosis fungoides
- GvH-Reaktion (Abstoßungsreaktion nach allogener Knochenmarktransplantation)
- Abdominelle LK-Konglomerate (Leberpforte, Magenausgangsstenose)
- Fortgeschrittene oder inflammatorische Mammakarzinome

Keine Indikation

- Ausgedehnte Peritonealkarzinosen (mit Aszites)
- Pleuraergüsse
- Ausgedehnte Wandinfiltration von Hohlorganen (Tracheobronchialsystem, Ösophagus, Darm, Harnblase)

Im Folgenden werden die *Hauptindikationen zur palliativen Strahlentherapie* schematisch mit den jeweils relevanten Parametern dargestellt (Bestrahlungsindikation, Diagnostik, Bestrahlungstechnik und -dosis, Morbidität, Risiken, Komplikationen, Folgezustände, Begleittherapie, Erfolgsquote und Alternativen).

Knochenmetastasen

Bestrahlungsindikationen

- Solitäre bzw. lokalisierte Metastasen
- *Schmerzen:*
  - Stimulation und Schädigung der Schmerzrezeptoren (Endost, benachbarte Muskulatur, Sehnen, Nerven)
  - *Dehnung des Periosts:* Druckfaktor
  - humorale Mediatoren

- Bewegungseinschränkung, Frakturgefahr
- Drohende Querschnittslähmung
- Hirnnervenausfälle (Druck und Infiltration an Austrittsstellen der Schädelbasis)

Diagnostik

- *Knochenscan* (Osteoblastentätigkeit!)
  - *falsch-positiv:*
    unzureichende Technik
    falsche Interpretation
    Überlagerung von Weichteilmetastasen
    benigne Prozesse
  - *falsch-negativ:*
    schnell wachsende Metastasen (z. B. Nierenkarzinom, Bronchialkarzinom)
    maligne Lymphome, Plasmozytom, Leukämien
- *Röntgennachweis* (»patterns of bone destruction«):
  - osteolytische Metastasen (Frakturgefahr)
  - osteoplastische Metastasen (nicht neoplastisches Osteoid, sondern normale Knochenreaktion auf Metastasierung)
  - Mischformen
- *Scan:*
  - *Sensitivität:* 90–95 %, *Spezifität:* 70–80 %
- *Röntgenuntersuchung:*
  - *Sensitivität:* 60–70 %, *Spezifität:* 95–100 %
- *In Zweifelsfällen* (WS, Becken, Schädelbasis):
  - CT oder MRT (paraossärer Weichteiltumor, Längsausdehnung im Markraum der Röhrenknochen; *Differenzialdiagnosen:* Tumor, Entzündung, Ischämie)
- Laborparameter (AP ↑, SP ↑, Tumormarker ↑)
- Bei Erstmanifestation evtl. bioptische Sicherung

Bestrahlungstechnik und -dosis

- Im Allgemeinen großräumige Bestrahlung empfehlenswert (Einschluss des gesamten befallenen Knochens; *WS:* 1 – 2 – WK kranial und kaudal der Läsion)
- *Distale Extremitäten, WS:* Stehfelder (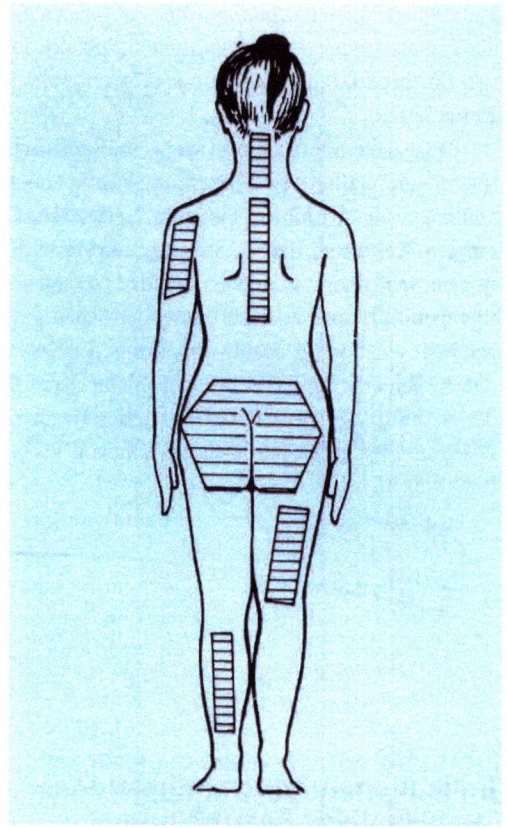 Abb. 1);
  - **Cave:** bei Extremitäten nicht gesamte Zirkumferenz bestrahlen: Fibrose, Lymphödem!
- *Bei großen Herdtiefen, Beckenskelett:* Gegenfelder
- Bei HWS evtl. seitliche Gegenfelder (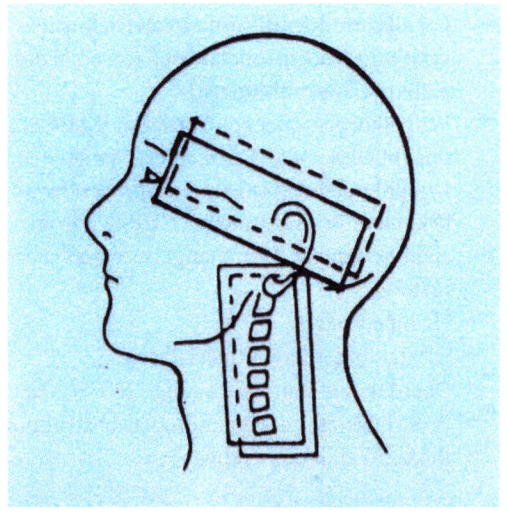 Abb. 2; Schonung von Kehlkopf und Ösophagus)

Abb. 1. Bestrahlungsfelder bei Knochenmetastasen. (Mod. nach Montague u. Delclos 1980)

Abb. 2. Bestrahlungsfelder bei HWS-Metastasen bei der Bestrahlung der Schädelbasis. (Mod. nach Montague u. Delclos 1980)

- *Bei Hirnnervenausfällen* (z. B. N. IV, V, IX oder XII): Bestrahlung der Schädelbasis über seitliche Gegenfelder (◘ Abb. 2)
- *Rippen, Schädelkalotte, Skapula:*
  - Bestrahlung über Tangentialfelder bzw. mit Elektronen

Dosierung

- In zahlreichen Studien unterschiedliche Dosierungs- und Fraktionierungsschemata getestet, z. B.:
  - 1-mal 8 Gy, 3-mal 5 Gy, 4-mal 5 Gy, 4-mal 6 Gy, 5-mal 4 Gy, 10-mal 3 Gy, 20-mal 2 Gy → keine signifikante Differenz bezüglich Schmerzbesserung, Analgetikabedarf, Aktivitätsgewinn, Nebenwirkungen, radiologischem Ansprechen, Rate an pathologischen Frakturen
- Da schmerzlindernder Effekt nur in gewissen Grenzen Dosisabhängigkeit erkennen lässt → Fraktionierungsschema auswählen, und zwar je nach Zustand des Patienten, mutmaßlicher Prognose und Ausmaß der Bestrahlungsfelder:
  - *guter Allgemeinzustand, günstige Prognose, große Bestrahlungsfelder:* eher protrahierte Bestrahlung
  - *reduzierter Allgemeinzustand, fortgeschrittenes Tumorstadium, kurze Überlebenswahrscheinlichkeit:* kleinere Bestrahlungsfelder, hypofraktionierte Bestrahlung mit 5–8 bis 10 Gy/Fraktion (WH nach Ansprechen; zu 25 % erneute Bestrahlung, trotzdem 75 % der Patienten optimal therapiert; Ausgleich der Gesamtkosten)
- *Bei Plasmozytom:* zur Schmerzlinderung wahrscheinlich 10–20 Gy ausreichend (spart KM-Reserve für CTX; evtl. Stammzelltransplantation mit oder ohne TBI)

Morbidität/Komplikationen

- Nach hoher Einzeldosis evtl. vorübergehend Schmerzverstärkung (Ödem)
- Myelosuppression bei gleichzeitiger Bestrahlung oder nach CTX (bei großen Bestrahlungsfeldern regelmäßige Blutbildkontrollen!)
- *Beckenbereich:* Harnblase und Darm aussparen, insbesondere in Kombination mit CTX; evtl. Antiemetika und Antidiarrhoika
- *Hyperkalzämie:* 10–30 % bei ausgedehnter Skelettmetastasierung, spontan oder in Kombination mit Hormon- bzw. CTX (jedoch auch bei Tumoren ohne Knochenmetastasierung!)
  - *Symptome:* Übelkeit, Erbrechen, Durchfälle; Polyurie → Oligurie → Anurie; Muskelhypotonie; Darmatonie
- *Aseptische Knochennekrose:* (≥ 60 Gy; z. B. Femurkopf bei Hodgkin-Patienten nach Bestrahlung und kortisonhaltiger CTX; Unterkiefer bei HNO-Tumoren, bakterielle Eintrittspforte); Differenzialdiagnose bei Osteolysen beachten!

Begleittherapie

- *Analgetika:*
  - angepasst an Schmerzsituation und Ansprechen auf Bestrahlung
- *Bisphosphonate (i.v. > Infusion > oral):*
  - hemmen Rekrutierung von Osteoklasten aus monozytären Vorläuferzellen
  - hemmen Osteoklastenaktivität
  - stimulieren Remineralisation
  - verzögern Knochenmetastasierung
  - reduzieren Knochenschmerzen und Rate pathologischer Frakturen
  - reduzieren Notwendigkeit von Bestrahlung
  - mindern Hyperkalzämierisiko (sowie Rate viszeraler Metastasen)
  - hemmen Interleukin-6-Produktion und Tumorzellproliferation (?)
  - ändern Mikromilieu und Interaktion zwischen Tumor- und Knochenzellen (bereits bei oraler Medikation mit geringer Resorption; neue bzw. neuere Bisphosphonate, wie Ibandronat und Zoledronat, versprechen höhere Aktivität)
  - Mittel der Wahl bei Hyperkalzämie!
- Eventuell *Hormontherapie/CTX*
- Eventuell *Kortikosteroide*
- *Konservativ-orthopädische Maßnahmen:*
  - Entlastung und Stabilisierung (Stützkorsett, Unterarmgehstützen, Gehwagen, Rollstuhl)
  - nach Möglichkeit keine Immobilisation (→ Muskelatrophie, Entkalkung)!

Erfolgsquoten

- *Subjektiv:*
  - *Schmerzfreiheit:* 20–30 %
  - *Schmerzbesserung:* 60–70 %
  - *keine Besserung:* ~ 10 %
  - Einsetzen rasch, 1–2 Wochen nach Beginn der Bestrahlung
  - *Mittlere Dauer:* ca. 12 Monate
- *Objektiv:*
  - *Rekalzifizierung:* ~ 70 %
  - *Status idem:* 15–20 %
  - *Progression:* ~ 10%
  - *Rekalzifizierung:* 3–4 bis 6 Monate nach Bestrahlungsbeginn
  - *mittlere Remissionsdauer:* 10 Monate
  - *Scan* ↓: Heilung
  - *Scan* ↑: 10–15 %, 2–5 Monate nach Bestrahlung (neuer reparierender Knochen)
- in etwa 70 % der Fälle kein *Rezidiv in der Bestrahlungsregion*; die Rate notwendiger erneuter Bestrahlung ist jedoch bei einzeitig vorbestrahlten Patienten höher, z. B. nach 1-mal 4 Gy, 1-mal 6 Gy oder 1-mal 8 Gy (abhängig von der Schmerzsituation; Therapieschwelle nach einmaliger Bestrahlung wahrscheinlich niedriger); bei erneuter Bestrahlung zu etwa 70 % Schmerzbesserung bei initial gutem Ansprechen und einem Intervall von > 6 Monaten; **Cave:** Toleranzdosen (in 50 % der Fälle keine Besserung bei primären Non-Respondern)!
- Eine *additive HBI* zur konventionell fraktionierten lokalen Bestrahlung konnte das Auftreten weiterer Metastasen in der bestrahlten Körperhälfte reduzieren (jedoch aufwändig, höhere NW-Rate!).

Alternativen

- *Chirurgisch-orthopädisch stabilisierende Operation:*
  - bei Lebenserwartung von > 6 Wochen
    (▶ auch Kap. 10: »Palliativ-operative Therapie«)
  - *Indikationen:* manifeste Spontanfraktur, drohende Fraktur (Osteolyse mit einem Durchmesser von > 2,5–3 cm, Verlust von > 50% der tragenden Kortikalis), Nervenwurzel- und Rückenmarkkompression (nach dorsal dislozierte Knochenfragmente, wenig strahlensensibler Tumor)
  - *Vorteile der Operation:* Planbarkeit des Eingriffs, Möglichkeit von Resektion/alleiniger Stabilisierung, Wahl des optimalen Osteosyntheseprinzips und des rekonstruktiven Verfahrens, evtl. präoperativ selektive Embolisierung (insbesondere bei hypervaskularisierten Metastasen von Nieren-, Schilddrüsen- und gastrointestinalen Tumoren), Vermeidung eines akuten Ereignisses mit erhöhten peri- und postoperativen Komplikationen (wie Thrombose, Embolie, Pneumonie, Frakturhämatom, Tumorzellverschleppung, verlängerte Operationszeit, präoperative Immobilisation und Hospitalisation)
  - *Ziele:* Tumorresektion, Dekompression, Stabilisierung
  - *Effekte:* Schmerzreduktion, Erhalt der statischen Funktion, Mobilitätsgewinn
  - *postoperative Bestrahlung* (nach primärer Wundheilung) zur weiteren Stabilisierung indiziert; nach Möglichkeit gesamten Osteosynthesebereich in Bestrahlungsfeld einbeziehen (Tumorzellverschleppung intraoperativ)
  - **Cave:** Strahlenabsorption und -streuung des Metalls – mögliche Unter-/Überdosierung von < 20 %
- *Perkutane Vertebroplastie/Kyphoplastie:*
  - Behandlungsverfahren bei Knochenschmerzen (Irritation des Periosts durch Mikrobewegung des destruierten Knochens) durch osteoporotisch, aber auch metastatisch bedingte WK-Frakturen von BWS und LWS (auch durch Plasmozytom)
  - *interdisziplinäre Indikationsstellung!*
  - *Vorgehen:* Vertebroplastie: CT-gesteuert transpedikulär über Katheter nach ossärer Phlebographie unter hohem Druck Einbringen von schnellhärtendem Knochenzement (+ Bariumsulfat); Kyphoplastie: über Arbeitskanüle zunächst Einbringen eines Ballonkatheters (evtl. + Stent), Auffüllen mit Kontrastmittel unter Durchleuchtung, dann erst Einbringen von Knochenzement
  - *Erfolgsquote:* zu etwa 90 % rasche Schmerzreduktion (verbesserte Mobilität, Vermeiden von Orthesen und Korsetts)

- *Vorteile:* minmal-invasiv, ambulant bzw. mit kurzer Hospitalisation durchführbar, auch in Kombination mit RT (→ schnellere Belastbarkeit)
- *Risiken:* Austritt von Knochenzement in paravertebralen Raum und in Venenplexus, Interkostalneuralgien, Radikulopathien, Lungenembolien (Risiko geringer bei Kyphoplastie, diese jedoch deutlich teurer), Fraktur benachbarter WK
- ausreichende langfristige Stabilisierung noch nicht sicher!
- *Kontraindikationen:* floride Infektion, destruierte WK-Hinterkante, Vertebra plana, hochgradige degenerative WS-Veränderungen, nicht korrigierbare Gerinnungsstörung
- *Radiofrequenzablation (RFA):* gute Schmerzlinderung

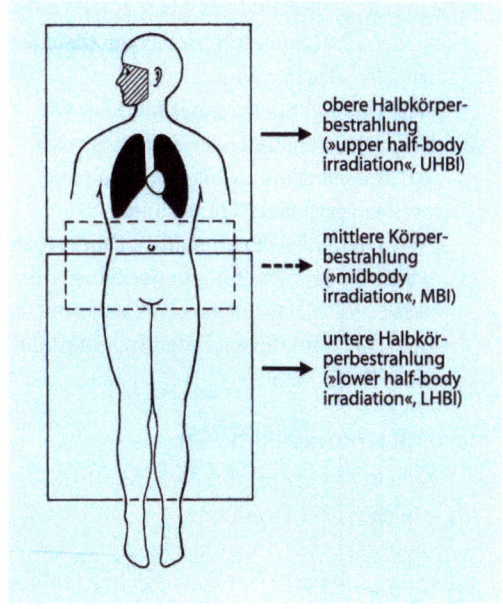

Abb. 3. Halbkörperbestrahlung. (Nach Rubin et al. 1985)

Disseminierte Knochenmetastasen (Lymphome), (sequenzielle) Halbkörperbestrahlung (HBI)

Bestrahlungsindikationen

- Disseminierte schmerzhafte Knochenmetastasen (Mammakarzinom, Prostatakarzinom, Bronchialkarzinom, Plasmozytom etc.)
- Disseminierte (schmerzhafte) Lymphome

Diagnostik

- Knochenscan
- Röntgenaufnahmen
- Sonographie
- CT/MRT

Bestrahlungstechnik und -dosis

- Einzeitig hochdosierte Bestrahlung der unteren Körperhälfte (LHBI) mit 8–10 Gy
- Einzeitig hochdosierte Bestrahlung der oberen Körperhälfte (UHBI) mit 6–8 Gy
- Beginn mit der schmerzführenden Körperhälfte (Feldgrenze Beckenkamm: evtl. tätowieren; **Abb. 3**)
- Eventuell Kompensation der unregelmäßigen Körperoberfläche durch Bolusmaterial (**Abb. 4**); Dosiskorrektur der unterschiedlichen Bestrahlungsabsorption durch die Lunge

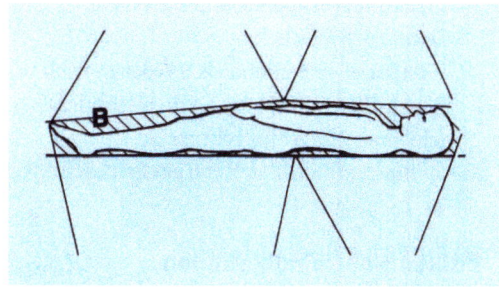

Abb. 4. Sequenzielle Halbkörperbestrahlung (*B* Bolus). (Mod. nach Keen 1980)

- Eventuell Abdeckung von Augen, Mund und Parotis
- Bestrahlung über ventrodorsale Gegenfelder mit niedriger Dosisleistung (0,15–0,50–1,25 Gy/min)
- *Intervall zwischen Bestrahlung beider Körperhälften:* 6–8 Wochen
- Bestrahlung der oberen Körperhälfte unter stationären Bedingungen, evtl. additiv zu lokaler Bestrahlung (Reduktion weiterer Metastasen in der bestrahlten Körperhälfte)
- *TBI (Ganzkörperbestrahlung, fraktioniert):* als Bestandteil der Konditionierungsbehandlung vor KM- oder Stammzelltransplantation HDR-

Bestrahlung, Gesamtdosis von 8–15 Gy, verschiedene Fraktionierungsschemata (Leukämien, NHL, Plasmozytom)
- *Ziele:* Vernichtung klonogener maligner Zellen, Ausschaltung des Empfänger-KM vor Transplantation; *allogen:* Immunsuppression gegenüber Transplantat
- *NW:* interstitielle Pneumonitis, Lebervenenverschlusskrankheit (»venous occlusive disease«, VOD), Störungen der Nieren- und endokrinen Funktionen, Katarakt, Induktion eines Zweittumors

Morbidität/Komplikationen

- Übelkeit, Brechreiz, Erbrechen, Anorexie für 4–6 h nach der Bestrahlung
- Mundtrockenheit, Geschmacksverlust, Parotitis innerhalb von 24 h nach Bestrahlung
- Multiple Diarrhöen 4–5 Tage nach Bestrahlung
- Alopezie (nach 10–14 Tagen)
- Myelosuppression nach 10–14 Tagen; *Dauer:* 6–8 Wochen
- Interstitielle Pneumonitis 6 Wochen nach Bestrahlung (UHBI > 6 Gy, insbesondere bei fehlender Lungenkorrektur)
- *Spätfolgen:* Sterilität; Katarakt (vernachlässigbar)

Risiken/Kontraindikationen

- *Blutbild:*
  - *Erythrozyten:* $< 3 \cdot 10^6$
  - *Leukozyten:* < 4000
  - *Thrombozyten:* $< 150.000–100.000$
- Eingeschränkte Nieren- und Leberfunktion
- Vorausgegangene Lungen- und Mediastinalbestrahlung
- Ausgeschöpfte Rückenmarktoleranz
- Intensive vorausgegangene CTX (Adriblastin, Bleomycin, Cisplatin)

Begleittherapie

- i.v.-Hydratation 12 h vorher
- Sedierung vor, während und nach der Bestrahlung
- Kortikoide (Magenschutz!)
- Antiemetika
- Substitution von Blutprodukten

Erfolgsquote

- *Schmerzbesserung von ≈ 80 %:*
  ≙ 20 % komplett, 60 % befriedigend (50 % < 12–48 h, 80 % < 1 Woche)
- *Dauer der Schmerzbesserung:* im Mittel 6 Monate (1–14 Monate)
- Objektivierbare Befundrückbildung in ca. 50 % der Fälle
- Überlebenszeit nicht sicher beeinflussbar (im Mittel 30 Wochen)

Alternativen

- *Bei kleinherdig-disseminierten Metastasen:* zunächst Hormontherapie bzw. CTX
- *Nach Prüfung der Avidität der Skelettmetastasen im Knochenscan:*
  - endossale Radionuklidtherapie mit β-strahlenden Substanzen; *Reichweite:* einige mm
  - *Ausschluss von:* großen, frakturgefährdeten Osteolysen, begleitendem Weichteiltumor (▶ Kap. 18: »Nuklearmedizin«)

Spinale Kompression – drohende, inkomplette (komplette) Querschnittslähmung

Bestrahlungsindikationen

- (Beginnende) Querschnittssymptomatik durch Kompression von Rückenmark oder Cauda equina
- Zu 90 % Schmerzen, evtl. radikulär (verstärkt bei Bewegung und intraabdomineller Druckerhöhung)
- Motorische Ausfälle
- Sensibilitätsstörungen
- Blasen-Mastdarm-Störungen
- Bei strahlensensiblen Tumoren (z. B. Seminome, NHL etc.)
- Bei Ausdehnung über mehrere Segmente
- Bei ausgedehnt metastasiertem Tumor

Diagnostik

- Neurologischer Untersuchungsbefund mit Segmenthöhe der Läsion
  - *Lokalisation:*
    ~ 10 % zervikal
    ~ 70 % thorakal
    ~ 20 % lumbosakral

- Röntgennativaufnahmen der Wirbelsäule und evtl. Tomogramm (ossäre Destruktionen, Aufweitung von Spinalkanal oder Foramen intervertebrale); *Röntgenbefund:* > 2/3 ossäre Veränderungen (WK, Wirbelbögen)
- *Scan:* Nachweis evtl. weiterer ossärer Läsionen
- Myelographie (Darstellung des kranialen und kaudalen Stopps)
- CT (bessere Nachweisbarkeit ossärer Veränderungen; Einwachsen paravertebraler Prozesse) evtl. Myelo-CT
- MRT (nichtinvasive Methode; exakte Längenausdehnung; Raumforderung meist extradural; intraspinale Raumforderung)
- *Differenzialdiagnose Primärtumor* (Neurinom, Meningeom etc.): Metastasen
- Eventuell Tumormarker

Bestrahlungstechnik und -dosis

- Bei drohender Querschnittslähmung initial hochdosiert Dexamethason (häufig neurologische Symptomatik gebessert)
- Bestrahlung innerhalb von 8–12 h erforderlich
- Bestrahlung über dorsales Stehfeld in ausreichender Länge und Breite (evtl. paravertebrale Raumforderung)
- Feldgrenzen in Zwischenwirbelräume legen (Abb. 5)

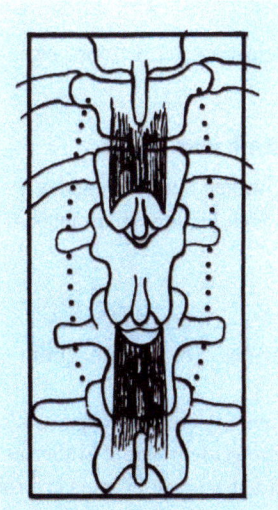

 Abb. 5. Bestrahlungsfeld bei intraspinalen, epiduralen oder ossären bzw. paravertebralen Prozessen

- *Herdtiefe:* ca. 5 cm (HWS); 7–8 cm (BWS, LWS)
- *Bestrahlungsdosis:* 30–40 Gy/2–4 Wochen
- *Anfangs hohe tägliche Einzeldosis:* 4–5 Gy für 2–3 Tage; dann Einzeldosis reduzieren auf 2–3 Gy

Morbidität/Komplikationen

- Im Allgemeinen gering
- Eventuell anfangs Zunahme der Symptomatik durch radiogenes Ödem
  → Erhöhung der Dexamethasondosis (Magenschutz nicht vergessen!)

Begleittherapie

- Hochdosiert Kortikoide (Magenschutz!)
- Bei großen Bestrahlungsfeldern Antiemetika
- Analgetika; bei Osteolysen Bisphosphonate
- Krankengymnastik, Gehhilfen
- Frühzeitige Mobilisierung

Erfolgsquote

- *Ziele:*
  – neurologische Funktion ↑
  – lokale Tumorkontrolle
  – spinale Stabilisierung
  – Schmerzen ↓
- Erfolg abhängig von neurologischer Ausgangssituation (je ausgeprägter die Ausfälle, desto schlechter das Ansprechen)
- *Bei Bestrahlung ohne zeitliche Verzögerung:* rasche Rückbildung der Symptomatik zu erwarten
- Insgesamt nur ca. 50 % der Patienten wieder gehfähig
- Durch Operation werden ähnliche Ergebnisse erzielt

Alternativen

- Operative Intervention
  – insbesondere bei frischer kompletter Querschnittlähmung
  – bei kompletter WK-Sinterung
  – *bei Kompression von dorsal:* Laminektomie
  – *bei Kompression von ventral:* WK-Resektion und Stabilisierung
  – bei unklarer Diagnose und unklarem histologischem Befund

– bei vorausgegangener Bestrahlung
– *progredienter neurologischer Symptomatik 48–72 h nach Bestrahlungsbeginn:* Postoperative Bestrahlung meist indiziert (3–7 Tage postoperativ)
– *Nachteile:*
  – evtl. Instabilität
  – Resttumor
  – Dehiszenz
  – Liquorfistel
  – Mortalität von 5–10 %
– *Kontraindikationen:*
  – totale Paraplegie innerhalb von < 12 h
  – Sphinkterfunktionsverlust innerhalb von < 24 h
  – massiver Sensibilitätsverlust
  – unkontrollierte Metastasierung

Hirnmetastasen

Bestrahlungsindikationen

▬ *Solitäre (ohne) bzw. singuläre (mit extrazerebraler Tumormanifestation) oder multiple Hirnmetastasen (inoperabel; mit oder ohne neurologisch-psychiatrische Symptomatik:* Kopfschmerzen – morgendlich – mit Zunahme bei Flachlagerung > motorische Ausfälle > mentale Störungen > Benommenheit > neuropsychiatrische Dysfunktionen > Hirnnervenausfälle > zerebelläre Symptome > Sensibilitätsstörungen > fokale Anfälle; Auftreten bei etwa 1/3 aller Tumorpatienten; in den vergangenen Jahren insgesamt Zunahme durch verbesserte Diagnostik und effektivere Therapieregimes; synchron, metachron oder als Erstsymptom (unbekannter Primärtumor)

Diagnostik

▬ Neurologischer Untersuchungsbefund (evtl. + Liquordiagnostik)
▬ CT (hypo- und/oder isodense Zone mit perifokalem Ödem; nach KM-Gabe »enhancement«; *in Ausnahmefällen hyperdenses Areal:* malignes Melanom, Choriokarzinom, kolorektales Karzinom)
  – *Lokalisation:* zu etwa 80 % supratentoriell
  – *Differenzialdiagnosen:* Verkalkungen, Knochenprozesse, Blutungen (insbeson-

dere bei Erstmanifestation der Metastasierung)
  – *Vorteile:* größere Verfügbarkeit, geringe Kosten
▬ MRT (Methode der Wahl, sensibler im Nachweis der Läsionen – ab einem Durchmesser von 5 mm – sowie von Lokalisation und Ausdehnung; *T1-Wichtung:* iso- bis hypointens; *T2-Wichtung:* iso- oder hyperintens; sagittale Projektion)
  – neue funktionell-dynamische Techniken (Diffusions-MRT, Perfusions-MRT, MR-Spektroskopie) erleichtern die Differenzialdiagnostik (gliale Tumoren, primäre Hirnlymphome, Abszesse) und machen das Therapiemonitoring verlässlicher (*Differenzialdiagnosen:* zystische, nekrotische Areale, Rest-/Rezidivtumor)
  – Meningeosis carcinomatosa im KM-MRT in 2/3 der Fälle diagnostizierbar
  – Steroide mindern Penetration der Blut-Hirn-Schranke, daher erst nach Zytostatika- oder KM-Gabe verabreichen! (durch Reduktion des perifokalen Ödems als Diagnostikum mit der Fragestellung verwendbar, ob funktionell-neurologisch entscheidende Areale betroffen sind)
▬ *PET:* Hilfe bei Tumornachweis und Differenzialdiagnostik (Rezidiv, Resttumor, Radionekrose)
▬ Nachweis des metastasierten Tumors, evtl. Tumormarker

Bestrahlungstechnik und -dosis

▬ Mit Megavolttechniken Bestrahlung des gesamten Hirnschädels (2/3 der Hirnmetastasen sind multipel)
▬ *Feldgrenzen:*
  – Oberrand Orbita – Oberrand Meatus acusticus externus – Foramen magnum (◘ Abb. 6)
  – *bei tiefsitzendem (Medulla oblongata, Kleinhirn) bzw. meningealem Befall:* Einbeziehung der Schädelbasis mit Lamina cribrosa, Temporalpol und zerebralen Liquorräumen tiefgezogen bis C2, unter Ausblockung von Augen und Gesichtsschädel, sog. »Helmfeld« (bei NHL, Mammakarzinomen)

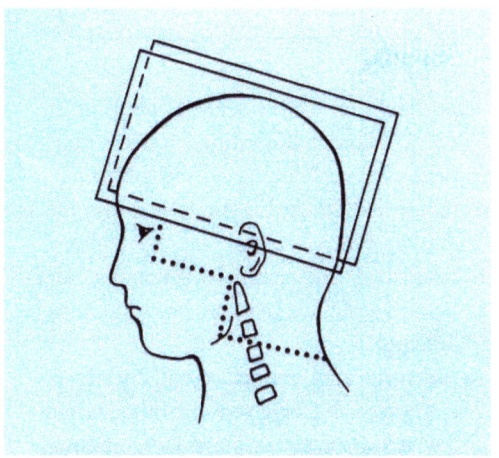

Abb. 6. Hirn-/Schädelbestrahlung bei Metastasen bzw. NHL und menigealem Befall

- *Bei Leukämien im Erwachsenen- oder Kindesalter:* Bestrahlung zur Reduktion des ZNS-Rezidiv-Risikos im Rahmen multimodaler Therapiekonzepte; risikoadaptierte Bestrahlung als ZNS-Prophylaxe; altersadaptiert 12–24 Gy bzw. therapeutisch bei ZNS-Befall 24–30 Gy, beim primärem ZNS-Lymphom 30 Gy; lokalisiert kleinvolumig (»involved field IF«) 50 Gy in Kombination mit CTX
- Bestrahlung über seitliche Gegenfelder, tägliche Bestrahlung beider Felder, z. B.:
  - 40 Gy in 20 Fraktionen
  - 30 Gy in 10 Fraktionen
  - 30 Gy in 12 Fraktionen
  - 20 Gy in 5 Fraktionen
  - 12 Gy in 2 Fraktionen
  - 10 Gy in 1 Fraktion
- *Dosis/Fraktionierung:* je nach Zustand des Patienten, Tumorausbreitung, prospektiver Überlebenszeit, zumutbarer Belastung, Zeit- und Kostenfaktoren (einschleichende Dosierung nicht erforderlich!)
- *Bei günstiger Prognose und Metastasierungssituation:* evtl. + Boostbestrahlung, perkutan oder mittels Stereotaxie
- Durch *zusätzliche stereotaktische Bestrahlung* Verbesserung der Ergebnisse (Symptomatik verbessert, Überlebenszeit deutlich erhöht, insbesondere in günstiger Prognosegruppe – singuläre Metastasen, fehlende extrazerebrale

Tumoraktivität, Alter < 60 Jahre, guter Allgemeinzustand)
- Kontroll-CT unter Umständen schwierig mit klinischem Befund zu korrelieren (*Differenzialdiagnosen:* Nekrose, Resttumor, Rezidiv) → MRT aussagekräftiger!
- *Erneute Bestrahlung:* bei Progress bzw. Rezidiv → nochmalige Besserung der neurologischen Symptome in bis zu 70 % der Fälle, Remissionsdauer von 2–3 Monaten (Spätfolgen bei medianem Überleben von etwa 3 Monaten von untergeordneter Bedeutung, nur möglicher Profit zählt!)

Morbidität/Komplikationen

- Zu 80 % keine gravierenden NW; radiogene Alopezie, vorübergehend evtl. Paukenerguss
- *Bei Kindern nach etwa 3 Monaten Apathiesyndrom:* intellektuelle Funktionseinschränkungen (Konzentrationsstörungen, Verlangsamung, Müdigkeit) mit Abklingen ohne Therapie
- *Akute Bestrahlungsreaktion:* gelegentlich intrakranielle Drucksteigerung (Kopfschmerzen, Übelkeit, Nüchternerbrechen, Bewusstseinsstörungen)
- *Subakute Bestrahlungsreaktion:* Verlangsamung, verminderte Konzentration und Merkfähigkeit (reversible Demyelinisierung)
- *Spätfolgen:* Radionekrose, Leukenzephalopathie (insbesondere bei Kombination mit CTX)
- *Bei Liquorabflussstörung:* externe Drainage oder Ommaya-Reservoir (für Zytostatikaapplikation nutzbar)
- *Bei Kombination mit systemischer/intrathekaler Zytostase:* erhöhte Leukenzephalopathierate (insbesondere bei primärem Hirnlymphomen)

Begleittherapie

- Entwässernde Therapie (Kortikoide, osmotische Therapie) nicht routinemäßig erforderlich → keine signifikante Verbesserung der Ergebnisse, jedoch Rückbildung von Hirndruckzeichen und Besserung von AZ und neurologischem Status (insbesondere bei deutlich reduziertem Zustand)
- *Steroide rasch wirksam* (< 6–24 h): in 60–80 % der Fälle Beseitigung der Symptome, Bestrah-

lung besser verträglich, Erfolg tritt rascher ein; maximal für 3–7 Tage; z. B. Decadronphosphat i.v., initial 12–16 mg, dann alle 4–6 h 4 mg, dann ausschleichen; bei Umstellung auf orale Medikation Äquivalenzdosen beachten! (*Risiko bei Dexamethason:* Suppression der NNR, Myopathien; besser Prednison verwenden – geringere mineralkortikoide Wirkung)
- Vorsicht bei primären ZNS-NHL!
- Magenschutz
- *Osmodiuretika als Bolus:* Mannit 20 %, Sorbit 40 %, Glycerinlösung 85 %
- Hochlagerung
- Anfallsprophylaxe nach Bedarf

Erfolgsquote

- Strahlensensibilität von Hirnmetastasen nicht unbedingt identisch mit derjenigen des Primärtumors (z. B. Nierentumor, MM)
- *Prognostische Faktoren:*
  - neurologischer Status (zu insgesamt 50 %, bei Einzelsymptome zu 80 %)
  - metastatisches Intervall (synchron ungünstiger als metachron)
  - Tumorausbreitung
  - Alter und Allgemeinzustand des Patienten
  - durchschnittliche Überlebenszeit von 4–6 Monaten
  - zu 5–15 % Langzeitüberleben (> 1 Jahr; unbehandelt etwa 1 Monat, nur mit Steroiden 2–2,5 Monate)
- Durch unterschiedliche Dosierungs-/Fraktionierungsprotokolle kein signifikanter Unterschied der Ergebnisse (vergleichbare Ansprechraten und Dauer der Remission)
- *Eventuell doch Gewinn durch höhere Dosis:* Symptomatik deutlich rückläufig, Überlebenszeit verlängert (*solitäre Hirnmetastasen:* Ganzhirnbestrahlung mit 32 Gy + hyperfraktionierte/akzelerierte Bestrahlung mit 2-mal 1,6 Gy bis 70,4 Gy als RTOG)

Alternativen

- *Stereotaktische Einzeitkonvergenzbestrahlung, Radiochirurgie mit γ-Knife oder »X-Knife«:*
  - Konzentration der Dosis im Zielvolumen durch multiple, konvergente Felder (Rundloch- oder Mikromultilamellenkollimatoren)
  - Fixation durch stereotaktischen Kopfring oder individuell angepassten stereotaktischen Helm
  - hochaufgelöstes CT oder MRT als Basis für die 3D-Planung (Koordinatensystem für Lage und Ausdehnung des Zielvolumens)
  - hohe erforderliche ED von 15–20 bis 30 Gy
  - *Wirkung:* umschriebene Nekrose; steiler Dosisabfall mit maximaler Schonung umgebenden gesunden Gewebes bewirkt klinische Toleranz
  - *Indikationen:* Hirnmetastasen, Rezidivtumoren – abhängig von Anzahl (maximal 3–5) und Größe (maximaler Durchmesser von 3,5 cm) der Metastasen; bei prospektiver Überlebenszeit von > 12 Wochen; bei günstiger Prognose evtl. kuratives Konzept
  - *Erfolgsquote:* rasche neurologische Symptombesserung in > 80 % der Fälle; lokale Kontrollrate von 70–90 %
  - *Vorteile:* rasche Symptomlinderung, kurze Behandlungsdauer, geringe Morbidität, kurze Hospitalisation → geringere Kosten
  - Kombination mit Ganzhirnbestrahlung scheint Ergebnisse zu verbessern, insbesondere in prognostisch günstiger Gruppe (lokale Rezidivrate deutlich verringert, Überlebenszeit verlängert)
- *Interstitielle Bestrahlung mittels CT-gesteuerter Radionuklidimplantation, temporär oder permanent* (z. B. ^{198}Au, ^{125}J, ^{192}Ir):
  - bei kleinem Tumorvolumen, tiefsitzendem und nichtresektablem Tumor, Rezidiv nach Operation und/oder Bestrahlung
- *Operation:*
  - in etwa 10–30 % der Fälle möglich
  - *Indikationen:* Solitärmetastase bzw. singuläre Metastasen in Abhängigkeit von Kontrolle des Primärtumors bzw. Ausmaß der extrazerebralen Metastasierung, Anzahl der Metastasen (maximal 3–4), Zeitintervall des Auftretens (Primärtumor → Metastase(n) > 6 Monate; synchrone Metastasierung ungünstiger als metachrone), Alter des Patienten und Karnofsky-Status (> 70 %); *bei unsicherer Diagnose oder Erstmanifestation der Metastasierung:* evtl. stereotaktische Biopsie; *bei kleinen oder tiefgelegenen Me-*

tastasen: Neuronavigation (► Kap. 11: »Neurochirurgische Operationsverfahren«); klinisch resistenter Tumor, Nichtansprechen auf/oder Rezidiv nach Bestrahlung

- *Komplikationen:* Blutung, Infektion, Liquorabflussstörung
- *postoperative Bestrahlung* empfohlen (Ganzhirn oder stereotaktisch), scheint Ergebnisse zu verbessern (lokale Kontrolle, Überlebenszeit von > 12 Monaten)
- *Vorteile:* Erfassung verbliebener Tumornester im Resektionsbereich sowie kleinster, multipler bildgebend noch nicht sichtbarer Tumorabsiedelungen

- *CTX:*
  - bei chemosensiblem Tumor; Durchführung mit liquorgängigen Zytostatika, z. B. Fotemustin, Temezolamid, Topotecan (bei zerebraler Metastasierung Blut-Hirn-Schranke häufig nicht intakt) (► Kap. 15)

Augen- (Aderhaut-)Metastasen

Bestrahlungsindikationen

- *Orbitametastasen:*
  - Druck- und Engegefühl im Orbitabereich
  - Druck auf den Bulbus mit Verlagerung → Exophthalmus
  - Druck auf und Infiltration von Augenmuskeln und Nerven → Sehstörungen (Doppelbilder)
- *Aderhautmetastasen:*
  - ein- oder beidseitige Visusverschlechterung (mit drohender Erblindung); Schmerzen erst bei vollständiger Ablatio oder Sekundärglaukom
- NHL der Konjunktiven (Fremdkörpergefühl, Tränen)

Diagnostik

- Nachweis des metastasierten Tumors (Mammakarzinom > BC > NHL > etc.)
  - *Metastasierungsort bei Bulbusmetastasen:* Choroidea > Iris > Ziliarkörper
- *Ophthalmoskopie:*
  - umschriebene Prominenz in der Aderhaut, meist am hinteren Augenpol
  - Amotio (evtl. + seröse Begleitamotio)

- Differenzialdiagnosen: im Anfangsstadium Chorioretinitis, Gefäßverschluss; Aderhautmelanom (bei Erstmanifestation der Metastasierung)
- Sonographie
- Orbita-CT, -MRT
- Schädel-CT-, -MRT (Ausschluss intrakranieller Raumforderungen)

Bestrahlungstechnik und -dosis

- *Bestrahlung über direktes oder seitliches Feld* (Schonung der Linse; Dosis von < 10 Gy; ■ Abb. 7)

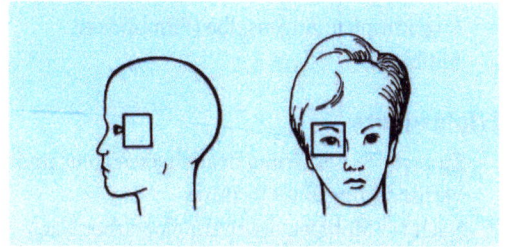

■ **Abb. 7.** Bestrahlungsfeld bei Augenbestrahlung. (Nach Montague u. Delclos 1980)

- *Bei Orbitametastase ≙ Tumorausdehnung:* evtl. Bestrahlung nach RP
- Megavolttechniken sind vorzuziehen (Photonen, Elektronen)
- *Ultraharte Photonen:* Feldgröße von 4 · 4 cm, 2°–3° Dorsalabwinkelung (zur Schonung der kontralateralen Linse)
- *Herdtiefe:* 3–4 cm; → bei beidseitiger Metastasierung seitliche Gegenfelder
- ^{60}Co: Feldgröße von 5 · 5 cm, 5° Dorsalabwinkelung des Strahlenbündels
- *Dosierung:* 10-mal 3 Gy (am besten bewährt; bei Rezidiv nach längerer Remission erneute RT möglich); bei Orbitametastasierung, evtl. Höherdosierung
- Eventuell stereotaktische Bestrahlung
- *Bei Konjunktiva-NHL:* direktes Elektronenfeld, niedrige Energie, Dosis von 30–40 Gy (evtl. Moulage)

Morbidität/Komplikationen

- Im Allgemeinen keine; gelegentlich Konjunktivitis

- Trockenes Auge → evtl. Hornhautschädigung (bei Bestrahlung des gesamten Auges bzw. der Orbita)
- Katarakt (bei direktem Feld oder zu hoher Linsenbelastung durch seitliches Feld bzw. Bestrahlung nach RP → bei geringer Lebenserwartung meist nicht von Bedeutung)

Begleittherapie

- Systemische Therapie (bei anderweitiger Tumormanifestation)
- Kortikoide (Rückbildung der serösen Begleitamotio → Visus ↑)
- Augentropfen, Augensalbe (Filmbildner, Antibiotika)

Erfolgsquote

- Zu ca. 80 % Besserung des Sehvermögens und Verhinderung eines Rezidivs
- Nach 1–2 Monaten ophthalmologischer Nachweis der Befundbesserung
- *Mediane Überlebenszeit:* 10–12 Monate

Alternativen

- Auch durch CTX oder Hormontherapie Regression erreichbar
- *Bei weit fortgeschrittenem durch Bestrahlung nicht beeinflussbarem Aderhauttumor oder Sekundärglaukom durch Tumornekrose nach*
- *Bestrahlung:* Enukleation

Hautmetastasen, Lymphangiosis carcinomatosa, Lymphknotenmetastasen

Bestrahlungsindikationen

- Einzelne kleine bis rasenförmig konfluierende Hautmetastasen mit Infiltration peripherer Nerven
- Schmerzen
- Ulzerations- und Blutungsneigung (z. B. Mammakarzinom)
- Beetförmige Beteiligung großer Hautareale (Leukämie, NHL, Mycosis fungoides, Kaposi-Sarkom-Infiltrate bei Aids-Patienten)
- LK-Metastasen bekannter und unbekannter Primärtumoren, ± Druck auf Gefäß-Nerven-Strukturen (Schmerzen, Lymphödem, Nervenschädigung)

Diagnostik

- Inspektion, Palpation, Sonographie, CT, MRT
- Histologische Sicherung, ggf. Hormonrezeptorbestimmung

Bestrahlungstechnik und -dosis

Hautmetastasen, Lymphangiosis carcinomatosa

- Zunächst großvolumige Bestrahlung (40–50 Gy/4–5 Wochen; Tangentialfelder, Elektronen) mit Bolus zur Erhöhung der Dosis im Hautniveau, evtl. Keilfilterkompensation zum Ausgleich unregelmäßiger Körperkonturen (◘ Abb. 8) → dann kleinvolumige Höherdosierung (+20–30 Gy)
- Eventuell Ganzhautbestrahlung mit Elektronen in palliativer Absicht (Mycosis fungoides) ± kleinvolumige Höherdosierung
- Eventuell Hyperfraktionierung (2- bis 3-mal/Tag Bestrahlung mit reduzierter Einzeldosis; z. B. rasch wachsende Metastasen, inflammatorisches Mammakarzinom)
- Eventuell Hypofraktionierung (hohe Einzeldosis von 4–8 Gy 1- bis 3-mal/Woche; z. B. Melanommetastasen, Kaposi-Sarkom-Infiltrate)
- Eventuell Kombination mit HT (insbesondere bei Vorbestrahlung)

Lymphknotenmetastasen

- Bestrahlung möglichst über ventrodorsale Gegenfelder, evtl. kleinvolumige Höherdosierung mit Elektronen
- *Bei Exulzeration und Blutung:* ED abwägen, Wiederholung je nach Ansprechen und Blutungsneigung

Morbidität/Komplikationen/ Folgezustände

- Hautrötung, (konfluierende) Epitheliolysen, evtl. mit Superinfektion
- Teleangiektasien, Hautatrophie
- Pigmentierung, Depigmentierung

17

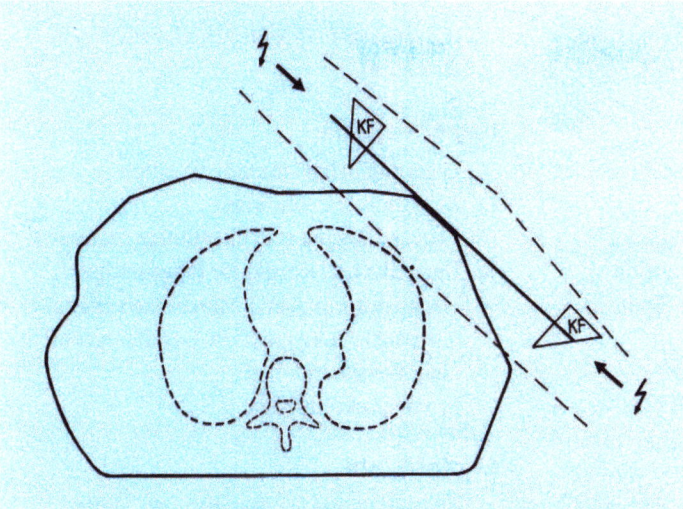

Abb. 8. Bestrahlungsfeld bei Augenbestrahlung. (Nach Montague u. Delclos 1980)

- *Insbesondere bei fehlerhafter Bestrahlung (Überdosierung, Vorbelastung):*
  - schlecht heilende Ulzera
  - Lymphödem
  - subkutane Fibrose
  - Plexusschädigung

Begleittherapie

- Intensive Lokalbehandlung (bei Bedarf fett- und antibiotikahaltige Gaze und Salben, Pinselung bzw. Spülung mit antiseptischen Lösungen)
- Hochlagerung der betroffenen Extremität
- Eventuell Lymphdrainage (▶ Kap. 21, 25)

Erfolgsquote

- In ca. 50 % der Fälle Beherrschung der lokalen Symptomatik (meist jedoch nur vorüberge- hend)

Alternativen

- Eventuell gleichzeitige CTX bzw. Hormon- therapie (▶ Kap. 15)
- Kombination der Bestrahlung mit Hyperther- mie (bei lokal begrenzten Manifestationen)
- Plastisch-rekonstruktive Maßnahmen (Ausse- hen ↑, Kontur ↑, Defektdeckung, Funktion ↑)
  - evtl. als tumorreduktive Maßnahme in Kombination mit Bestrahlung (**Cave:** Wundheilung, Durchblutung der Schwenklappen)

Obere Einflussstauung, Vena-cava-superior-Syndrom (SVCS)

Bestrahlungsindikationen

- Symptome durch Kompression und/oder Thrombose bzw. Invasion der V. cava superior
- Nichtchemosensible Tumoren, Metastasen, unbekannter Primärtumor (zu 70 % Bron- chialkarzinome, NHL, maligne Thymome, Keimzelltumoren)
- *Symptome:*

Thorakal	Zerebral
Ödem, Zyanose (40 %)	Kopfschmerzen
Dyspnoe, Orthopnoe	Schwindel
Husten (20 %)	Sehstörungen
Heiserkeit, Dysphagie (20 %)	Krämpfe
Thoraxschmerzen (20 %)	Stupor
Hämoptoe	Koma

- Umgehungskreisläufe → zur V. cava inferior in Abhängigkeit von Sitz und Ausmaß des Ver- schlusses, zeitlichem Ablauf und Funktions- fähigkeit der Kollateralsysteme

Diagnostik

- Thoraxröntgenaufnahme (Mediastinal- verbreiterung, Pleuraerguss)
- Eventuell Tomographie; CT, MRT
- Eventuell Phlebographie

- *Im akuten Stadium weitere Diagnostik häufig nicht möglich:* zu ca. 60 % bei klinischer Diagnose des SVCS Histologie des Primärtumors nicht bekannt
- Nach Möglichkeit Bronchoskopie, Bronchiallavage, Zytologie
- Histologiegewinnung: Thorakotomie > Mediastinoskopie > Pleurapunktion > LK-Biopsie > Bronchoskopie > Sputumzytologie > KM-Biopsie

Bestrahlungstechnik und -dosis

- Megavolttechniken, nach Möglichkeit ventrodorsale Gegenfelder
- Eventuell Bestrahlung in sitzender Position
- Eventuell Einbeziehung hilärer, supraklavikulärer und zervikaler LK (▫ Abb. 9)
- Im Allgemeinen 30 Gy/10 Fraktionen; anfangs hohe Einzeldosen (3-mal 4–5 Gy)
- Anschließend evtl. kleinvolumige Höherdosierung (≙ Reaktion und Primärtumor → +20–30 Gy)

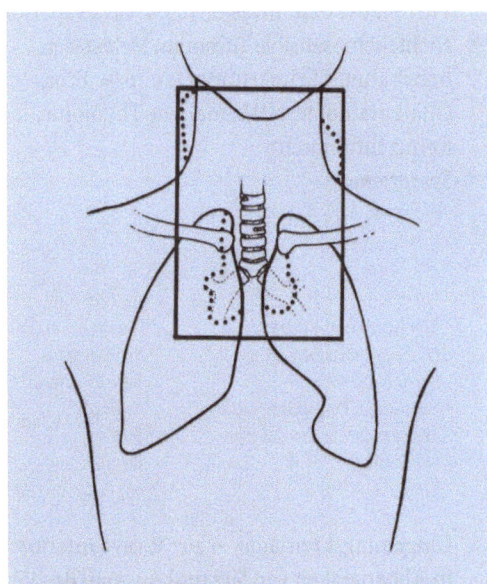

▫ **Abb. 9.** Bestrahlungsfeld bei oberer Einflussstauung bzw. mediastinalen, hilären, supraklavikulären und zervikalen Prozessen

Morbidität/Komplikationen

- Bei obiger Dosierung und Fraktionierung keine Gefahr eines radiogenen Ödems

(**Cave:** ausgeprägte Bronchial- bzw. Trachealstenose)

Begleittherapie

- Lagerung in halbsitzender Position
- *Bei Zyanose:* O_2-Zufuhr
- Venöser Zugang evtl. über untere Extremität
- Diuretika und Kortikoide (Magenschutz!)
- Heparinisierung, evtl. Marcumarisierung (→ rascheres Ansprechen, Gesamtergebnisse nicht verbessert)
- Bronchosekretolytika

Erfolgsquote

- Zu 50–70 % rasche Besserung der akuten Symptomatik (< 14 Tage)
- Dauer der Besserung abhängig von Primärtumor und möglicher Gesamtbehandlung

Alternativen

- *Chemotherapie bei* (► Kap. 15):
  - chemosensiblem Tumor
  - ausgedehntem Mediastinalbefall (Lungenschonung)
  - erheblichen Beschwerden durch andere Tumormanifestationen
  - Progression unter Bestrahlung
  - Rezidiv nach Bestrahlung
  - Fehlen einer Bestrahlungsmöglichkeit
- Unter Umständen Kombination von Bestrahlung und CTX
- Ballonkatheterangioplastie (*Nachteil:* meist nur kurzfristige Lösung)
- *Stentimplantation:*
  - Durchführung in Lokalanästhesie, Gefäßdarstellung, vorübergehende Heparinisierung, Antikoagulation für einige Monate
  - zu nahezu 100 % rasche Symptombesserung
  - zu 60–80 % monatelang offen
  - *Risiken:*
    - zu 10–20 % Reokklusion
    - evtl. Lyse erforderlich
    - (Re-Intervention möglich)
    - gering für Dislokation, Migration
  - *Kontraindikationen:*
    - kompletter Gefäßverschluss
    - Gerinnungsstörungen
    - chronische Herzerkrankungen

Untere Einflussstauung, Vena-cava-inferior-Syndrom (IVCS)

Bestrahlungsindikationen

- Ödeme der unteren Extremitäten sowie der Inguinal-Genital-Region, Umgehungskreislauf (»Medusenhaupt«) durch Kompression und/oder Thrombose bzw. Tumorinvasion der V. cava inferior
- Renale Abflussbehinderung, Hydronephrose, Blasenentleerungsstörung, Anurie durch Kompression und/oder Infiltration von Ureteren, Harnblase, Urethra
- Lokale bzw. ausstrahlende Schmerzen mit Bewegungseinschränkung/Immobilisierung
- *Ursachen:* z. B. gynäkologische Tumoren, Tumoren des Urogenitaltrakts, inklusive Prostatakarzinom
- *Weniger häufig als SVCS*

Diagnostik

- Phlebographie/Cavographie
- Röntgenaufnahmen der Nieren und der ableitenden Harnwege
- Sonographie, CT, MRT

Bestrahlungstechnik und -dosis

- *Keine Vorbestrahlung:* volle Dosisausschöpfung möglich
- Megavolttechniken, ventrodorsale Gegenfelder nach Simulation, evtl. Rechnerplan
- *Dosierung:* je nach Tumorausdehnung, AZ und Prognose → Beginn mit hohen Einzeldosen von 4–5 Gy
- Nach Tumoransprechen Fortsetzung der RT mit niedrigerer ED bis ZVD von äquivalent 30–50 Gy

Morbidität/Komplikationen

- Im Allgemeinen gering; **Cave:** Vorbestrahlung und Darmvolumen im Bestrahlungsfeld

Begleittherapie

- Heparinisierung bzw. Marcumarisierung
- Harnableitung
- Beinhochlagerung, Lymphdrainage, Kompressionsstrümpfe
- Eventuell Kortikoidgaben

Erfolgsquote

- In etwa 50 % der Fälle Besserung der akuten Symptomatik (in Abhängigkeit von Primärtumor und Vorbehandlung)

Alternativen

- *CTX/Hormontherapie* (▶ Kap. 15): bei chemo-/hormonsensiblem Tumor
- Einbringen selbstexpandierender *Metallendoprothesen* (langstreckige Schienung, evtl. Vordilatation, evtl. Lyse)
  - *Vorteile:* rasche symptomatische Besserung, Offenheitsrate von etwa 80 %, wenig belastend, in LA durchführbar, kurze Hospitalisierung, auch bei kurzer Überlebenszeit indiziert, auch nach RT
  - *Nachteile/Komplikationen:* keine kausale Tumortherapie, Stentdislokation, Reokklusion

Rektumkarzinomrezidive

Bestrahlungsindikationen

- Histologisch gesichertes oder klinisch vermutetes Lokalrezidiv
- *Symptomatik:*
  - *Nach abdominoperinealer Rektumamputation:*
    - Schmerzen im Sakralbereich
    - Druckgefühl im Perinealbereich
    - ischialgiforme Beschwerden
    - Reithosenan- und -hypästhesie
    - Blasenentleerungsstörungen
    - Paresen
  - *Nach kontinenzerhaltender Operation:*
    - Fremdkörpergefühl
    - Stuhldrang
    - Schmerzen
    - Blutung
    - Stenosezeichen

Diagnostik

- Verlauf der Tumormarkerkonzentrationen (CEA, CA 19.9)
- Röntgenaufnahme des Beckens, Knochenscan, CT, MRT des Beckens
- Histologische Sicherung nicht unbedingt erforderlich

Bestrahlungstechnik und -dosis

- *Palliative Indikation:* möglichst kleinvolumige Bestrahlung nach CT und RP
- *»Kurative« Indikation:* nach Ausschluss anderweitiger Metastasen (25–50 % isoliertes lokales Rezidiv) Bestrahlung des Beckens, großvolumig über ventrodorsale Gegenfelder (Satellit auf Anus praeter von ventral, evtl. Kippung des Strahlenbündels um 10–20° nach kaudaldorsal → Schonung des äußeren Genitale, Perinealbereich besser erfasst; **Cave:** Nieren; ◘ Abb. 10 und 11) bzw. 3- bis 4-Felder-Technik (Box-Technik, Schonung von Dünndarm und Harnblase)
- Boost auf Tumorbereich nach CT und RP
- *Gesamtdosis:*
  - *palliativ:* ≙ allgemeiner Verträglichkeit und Ansprechen
  - *»kurativ«:* 40–50 Gy, großvolumig (Becken), +20–30 Gy kleinvolumig (Tumorbereich)
- Kombination mit CTX (z. B. 5-Fluorouracil ± MitomycinC)
- Eventuell Kombination mit Hyperthermie (insbesondere bei Vorbestrahlung)
- Eventuell stereotaktische Bestrahlung

Morbidität/Komplikationen

- Diarrhöen
- Radiogene, evtl. bakteriell besiedelte Zystitis
- Epitheliolysen im Perinealbereich; Vaginalmykose
- Eventuell vorübergehend zunehmende Stenosierung nach kontinenzerhaltender Operation
- Blutung/Infektion im Bereich der invasiven Temperaturmesssonde bei Hyperthermie

Begleittherapie

- Ernährungsanpassung
- Antidiarrhoika
- Antiemetika
- Analgetika
- Kamillesitzbäder (2- bis 3-mal/Woche)
- *Bei Epitheliolysen:* Lokalbehandlung mit Panthenolsalbe, antiseptische Pinselungen
- *Bei Harnblasenreizung:* Spasmolytikum/Anticholinergikum, z. B. Trospiumchlorid

- *Bei zunehmender Stenosierung nach kontinenzerhaltender Operation:* evtl. protektiver Anus praeter

Erfolgsquote

- Besserung der Symptomatik zu ca. 85 %
  - *Komplett:* ca. 35 %
  - *Partiell:* ca. 50 %
  - *Keine Besserung:* ca. 15 %

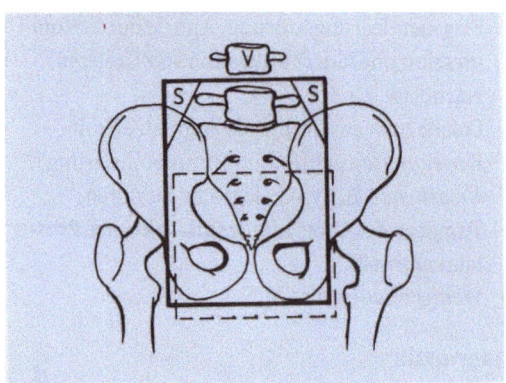

◘ **Abb. 10.** Bestrahlung des Beckens unter Einbeziehung der LK (kleinvolumiger: *gestrichelte Linie; S* Satellit; *V* Wirbelkörper)

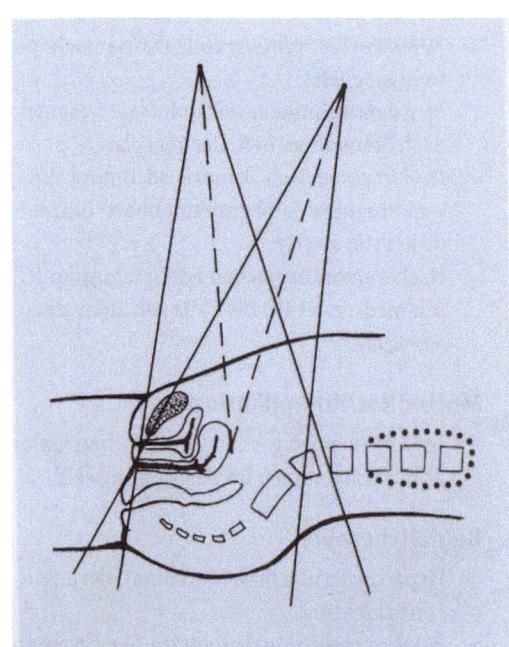

◘ **Abb. 11.** Bestrahlung des Beckens über nach kaudaldorsal gekippte Felder

- *Dauer:* durchschnittlich 6 Monate; durchschnittliche Überlebenszeit 12–18 Monate
- *Auch Langzeitremissionen bei fehlender anderweitiger Metastasierung:* 5-Jahres-Überlebensrate von 10–15 %
- Tumormarkerkonzentrationen ↓ (CEA, CA 19.9)

Alternativen

- *Bei Operabilität* (▶ Kap. 10):
  - radikale Resektion, evtl. + IORT, interstitielle Spickung (^{125}J, ^{192}Ir) mit oder ohne postoperative perkutane Bestrahlung, Boost mit Elektronen
- *Kombination mit Hyperthermie*
- *Radiofrequenzablation* (Nekrose → Dekompression und mittelfristige Schmerzbesserung)
- *Bei Rezidiv nach kontinenzerhaltender Operation mit Obstruktion, Tenesmen, Schleimabgang, Ulzeration, Blutung:*
  - erneute Resektion mit oder ohne Anlage eines Anus praeter
  - intrakavitäre, lokal hochdosierte Bestrahlung
  - Laser-Resektion, kryochirurgische Maßnahmen
  - endoskopische Therapie mittels Laser oder Argonplasmakoagulation in 3–5 Sitzungen, WH in größeren Zeitabständen von 8–10 Wochen (zu 80–100 % ausreichende Rekanalisation und Blutstillung), ambulant möglich, niedrige Komplikationsrate
- Eventuell *»Second-line«-CTX* (bei asymptomatischem Rezidiv und Fernmetastasen)
- *Regionale CTX* (A. iliaca interna) mit oder ohne Hyperthermie (▶ Kap. 15)
- *Bei Nichtansprechen:* neurochirurgische bzw. anästhesiologische Schmerzbekämpfung
- *Bei Analkarzinom:* kombinierte Radio-/Chemotherapie, evtl. interstitielle Bestrahlung

Indikationsbereiche bei einzelnen Organtumoren

Hals-Nasen-Ohren-Bereich: Primärtumoren, Metastasen, inoperable Situation

- 2-mal 3,7 Gy/2 Tage in 4 Fraktionen = 11,48 Gy, 3-mal WH in 21–25 Tagen = 44,4 Gy
  - gute Palliation zu 85 %, gutes Tumoransprechen zu 77 %, lokale Tumorkontrolle zu 70 %, tolerierbare NW (perkutane Bestrahlungsfelder umschließen gerade den makroskopischen Tumor)
- mit oder ohne Einsatz des CO_2-Lasers (Tumorreduktion, Atmung ↑, Schluckakt ↑, Vermeiden einer Tracheotomie; ▶ Kap. 13: »Probleme bei Patienten mit Tumoren im Hals-Nasen-Ohren- und Zahn-Mund-Kiefer-Bereich«).

Inoperables (nichtkleinzelliges) Bronchialkarzinom (NSCLC)

Bei Patienten mit extrabronchial gelegenen (evtl. komprimierenden) Tumoren ist mittels perkutaner Bestrahlung und verschiedener Fraktionierungsschemata eine gute Symptomlinderung zu erzielen (Hämoptysen: zu 80 %; Thoraxschmerzen: zu 50 %; Dyspnoe: zu 40 %; Husten: zu 25 %; Dysphagie: zu 20 %).

Die Bestrahlung kann – insbesondere bei Vorbelastung – z. B. über *kleinvolumige Schrägfelder* ohne Rückenmarkbelastung durchgeführt werden. Für Patienten in schlechtem Allgemeinzustand eignen sich kurze Regimes, zur Vorbeugung eines radiogenen Ödems evtl. unter gleichzeitiger hochdosierter Kortisongabe, z. B.:

- 2-mal 8,5 Gy/2 Fr. sowie 30 Gy/10 Fr.;
- 2-mal 8,5 Gy (einwöchige Pause) bzw. 1-mal 10 Gy.

Tracheobronchialstenose

Konkurrierende – oder besser: sich ergänzende – Therapieverfahren sind:

- chirurgischer Eingriff,
- perkutane Bestrahlung,
- endoluminale Bestrahlung,
- Laser-Ablation,
- Ballondilatation,
- Stentimplantation.

Der Zustand des Patienten, Ursache und Länge der Stenose, intramurales oder exophytisches Wachstum, externe Kompression sowie entscheidend die Prognose bestimmen die Therapiewahl.

Die *Stentimplantation* erfolgt bronchoskopisch in Lokalanästhesie oder Kurznarkose unter Durchleuchtungskontrolle (Silikonstents: steif, Fremdkörpergefühl, behindern mukoziliare Funktion; expandierende Stents: gute Elastizität, Anpassung an Bronchialwand, Nachgiebigkeit beim Husten, gute Epithelialisierung). Mögliche Komplikationen sind: Kompression, Dislokation, Stenosierung, Bildung von Granulationsgewebe (▶ Kap. 10: »Palliativ-operative Therapie« und Kap. 13: »Probleme bei Patienten mit Tumoren im Hals-Nasen-Ohren- und Zahn-Mund-Kiefer-Bereich«).

Bei einem symptomatischen endobronchial obstruierenden Tumor kann durch *endobronchiales HDR-AL* (evtl. begleitende Kortisongaben, vorherige Dilatation oder Laserung) in wenigen ambulant durchführbaren Fraktionen zu 50–90 % eine Symptombesserung (Stridor → Hämoptysen → Reizhusten → Dyspnoe → Schmerzen → Atelektasen) erzielt werden, bei tolerablen NW (z. B. Blutungsrisiko, Fistelgefahr: 10–15 %), z. B.:
- einmalig 10–15 Gy,
- ED von 5–7 Gy, bis ZVD von 10–20 Gy.

Ösophaguskarzinom

Beim Ösophaguskarzinom ist durch alleinige perkutane Therapie allenfalls eine Remission von etwa 6 Monaten zu erzielen (außer bei Kompression durch extramurale Tumoren). Es empfiehlt sich die intraluminale AL-Therapie in Kombination mit Bougierung, Laser-Ablation oder Stentimplantation im mittleren und unteren Ösophagusdrittel. In 60–70 % der Fälle kommt es zu einer Besserung der Dysphagie, dabei Erhöhung der Rate durch Kombination mit Laserung (Risiko: zu etwa 10–15 % Gruppe-III-NW, Fistelbildung mediastinal, tracheal; DD: radiogene Fistel, erneutes Tumorwachstum; ▶ auch Kap. 10 »Palliativ-operative Therapie«), z. B.:
- ED von 5 Gy (Abstand: 1 cm zu Applikatoroberfläche), ZVD von 20 Gy, wöchentliche Applikation.

In Einzelfällen sind palliative Erfolge bei *Magenausgangsstenose* und *LK-Konglomeraten* im Bereich der Leberpforte zu erzielen.

Alternativ gibt es erste günstige Erfahrungen mit *Stentimplantionen* bei inoperablen stenosierenden *Tumoren im Magen-Duodenum-Jejunum-Bereich* (Durchführung in LA und Sedierung, oraler Zugang mit und ohne Dilatation).

Lebermetastasen/primäres Leberzellkarzinom (HCC)

Einzelne Metastasen – insbesondere beim kolorektalen Karzinom – lassen sich (in kurativer Intention) operativ entfernen, mit *Verbesserung der Überlebenszeit*. Prognostische Faktoren sind extrahepatischer Befall sowie die vollständige (R0-)Resektabilität. Die Rezidivrate liegt bei 50 %, wobei zwar eine erneute Resektion möglich ist, evtl. jedoch erst durch ergänzende präoperative Maßnahmen (neoadjuvant: systematische/regionale CTX, Embolisation, thermische Ablationsverfahren); entscheidend sind Menge und Funktion des verbleibenden Lebergewebes.

Bei *inoperablen Lebermetastasen* kommt eine Reihe von Verfahren zum Einsatz, z. B. perkutane Bestrahlung, Brachytherapie, systemische/regionale CTX (über implantierte Ports oder Pumpen), Chemoembolisation, zunehmend auch minimal-invasive und lokal ablative thermische Methoden, die allerdings Zentren mit spezieller Erfahrung vorbehalten bleiben sollten.

Nicht jede einzelne Lebermetastase ist schmerzhaft und bedarf einer Therapie; ihre Zahl nimmt jedoch zwangsläufig zu, was die Patienten beunruhigt und bedrückt, sodass in vielen Fällen eine »vorgezogene Palliation« angezeigt scheint. Aus diesem Grund sollen in nachfolgender Übersicht exemplarisch einige – teils innovative – Verfahren aufgezeigt werden.

Perkutane Bestrahlung der Leber

- *Bestrahlungsindikationen:*
  - meist bei multiplen Herden (Primärtumoren: kolorektal > Pankreas > Mamma > Magen > Lunge > Ösophagus > Niere > MM > HCC); *günstige Subgruppe:* Tumoren aus portalem Abstromgebiet (zu etwa 20 % alleiniger Leberbefall)
  - Oberbauchschmerzen (Kapselspannung), Ikterus, Cholestase, Juckreiz, Übelkeit, Brechreiz, Aszites

– *Diagnostik:*
  – Sonographie, CT, MRT (jeweils mit KM-Applikation → genaue Abgrenzung) – Bezug zu Gefäßstrukturen, Durchblutungsverhältnisse
  – *Differenzialdiagnosen:* Zyste, Adenom, FNH, Hämangiom, Regeneratknoten, Metastase, HCC
  – evtl. Kombination mit PET, insbesondere bei inhomogener Leberstruktur (Verfettung, Zirrhose, Regeneratknoten)
– *Bestrahlungstechnik und -dosis:*
  – Megavolttechniken, isozentrische ventrodorsale Gegenfelder (evtl. schräg → Schonung von linker Niere und Darmanteilen)
  – *multiple Dosierungs-/Fraktionierungsschemata:* 30 Gy (ED von 2 Gy), 25,6 Gy (ED von 1,6 Gy), 20 Gy (ED von 2 Gy), 21 Gy (ED von 3 Gy), 21 Gy (ED von 1,8 Gy); hyperfraktioniert 1,5 Gy 2-mal/Tag (27/30/33 Gy), dadurch im Schnitt höhere Effektivität, aber mehr NW
– *Erfolgsquote:*
  – in 50–80 % der Fälle Symptombesserung (Schmerzen → Übelkeit → Brechreiz → Aszites → Anorexie; zu etwa 30 % Verringerung der Bilirubinkonzentration; objektiv messbare Besserung – Sonographie, CT – zu < 30 %)
– *Morbidität/Komplikationen:*
  – Toleranz überwiegend gut (Übelkeit, Brechreiz)
  – Risiko der radiogenen Hepatitis (Hepatomegalie, Aszites, erhöhte Leberenzymwerte) und venookklusiver Erkrankungen (VOD) steigt mit Gesamtdosis, Höhe der ED, bestrahltem Lebervolumen und simultaner bzw. sequenzieller CTX (Toleranzdosis der Leber: ~ 30 Gy)

Stereotaktische Einzeitbestrahlung

– *Indikation:*
  – palliativer Therapieansatz, um Komplikationen einer hepatischen Tumorausbreitung zu verhindern
– *Bestrahlungstechnik/-dosis:*
  – Einbringen des Patienten in stereotaktisches Basissystem auf individuell angepasster Vakuummatratze
  – Lagekontrolle im CT (3D-Rechnerplanung)
  – multiple isozentrische Felder (Sicherheitssaum für Lagerungsgenauigkeit und Atemverschieblichkeit)
  – *mittlere applizierte Dosis:* 22 Gy
  – Fortecortingaben vor und 6 h nach Bestrahlung
  – *NW:* gering ausgeprägt (Übelkeit, Fieber)
– *Lokale Kontrollrate:*
  – etwa 80 %
– *Vorteile:*
  – Einzeitbestrahlung
  – Schonung gesunden Lebergewebes
  – Vermeidung eines invasiven Eingriffs
– *Nachteile:*
  – nur Leberherde mit einem Durchmesser von < 5–6 cm zu behandeln
  – erheblicher technischer, personeller und zeitlicher Aufwand

Interstitielle Brachytherapie (BT)

– *Indikationen:*
  – palliativer Therapieansatz
  – Leberläsionen mit einem Durchmesser von > 3 bis < 5 cm
– *Bestrahlungstechnik/-dosis:*
  – nach diagnostischem und Planungs-MRT permanente Implantation von ^{125}J-Seeds (lang wirksam, niederenergetisch, steiler Dosisabfall)
  – temporäre Bestrahlung mit HDR-^{192}Ir-Quellen
  – *Dosierung:* 20 Gy im Tumorrandbereich
– *Erfolgsrate:*
  – *bei Metastasen mit einem Durchmesser von > 5 cm:* vorübergehende Palliation
  – *bei Metastasen mit einem Durchmesser von < 3 cm:* lokale Kontrolle für > 9 Monate
  – nach Behandlung Kontrollsonographie und -MRT, Röntgenuntersuchung der Lunge
– *Vorteile:*
  – kleines Bestrahlungsvolumen
  – hohe Bestrahlungsdosis
  – Schonung gesunden Lebergewebes
  – machbar und effektiv, jedoch noch geringe Fallzahlen

■ *Nachteile:*
- Operation erforderlich (LA und Analgose-dierung, Allgemeinnarkose)
- Notwendigkeit der Entfernung der Applika-toren
- Notwendigkeit der Extubation
- *Gesamtbehandlungszeit:* etwa 5 h
- ungenaue Dosierung

Als Alternativen kommen die in nachfolgender Übersicht dargestellten Verfahren infrage.

Transarterielle Chemoembolisation (TACE)
■ *Wirkprinzip:*
- Lebertumoren sind bis zu 95 % arteriell ver-sorgt (gegenüber 25 % des normalen Leber-gewebes), daher selektive/superselektive Gefäßokklusion durch Embolisation tumor-versorgender Segmentarterien möglich
■ *Indikationen:*
- in palliativer Intention (auch Kapsel- und Dehnungsschmerzen) bei HCC sowie Metastasen von kolorektalen Karzinomen, Mammakarzinomen, neuroendokrinen Tumoren, Melanomen und Leiomyosarko-men
■ *Durchführung:*
- ambulant
- wiederholbar
- *Dauer:* etwa 1 h
- vorher mittels CT/MRT Bestimmung von Tumorlokalisation und -ausdehnung, Ober-bauchangiographie
■ *Erfolgsrate:*
- zu etwa 80 % primäre Embolisatbelegung (Reduktion von vitalem Tumorgewebe und Verringerung der Größe bzw. Wachstums-stillstand)
- besseres Ansprechen hypervaskularisierter Tumoren
- Flush-Symptomatik ↓
- Hormonaktivität ↓
- selten komplette Tumorzerstörung → Kom-bination mit LITT, PEI
■ *Nebenwirkungen:*
- *Postembolisationssyndrom:* Fieber, Abge-schlagenheit, Schmerzen, Übelkeit (für etwa eine Woche)

■ *Kontraindikationen:*
- ausgedehnte extrahepatische Tumormani-festationen
- Leberbefall von > 75 %
- Pfortaderthrombose
- Leberfunktion ↓↓
- Aszites
- obstruktiver Ikterus
- Karnofsky-Index von < 50 %

Radiofrequenzablation (RFA)
■ *Wirkprinzip/Durchführung:*
- bei 60–100°C Setzen einer Koagulations-nekrose über eine Nadelelektrode mit hochfrequentem Wechselstrom in Anal-gosedierung unter Bildgebung (Sonogra-phie, CT)
■ *Erfolgsquote:*
- zu 97 % vollständige Nekrose (nach 12–18 h; Kontrolle mittels CT, MRT)
■ *Vorteile:*
- wenig invasiv und belastend
- wiederholbar
- niedrige Komplikationsrate
- kostengünstig
■ *Nachteile:*
- maximal 3–5 Läsionen mit einem Durch-messer von < 5 cm therapierbar
- Wärmeableitung durch große Gefäße
- subkapsuläre Metastase mit Blutungsrisiko behaftet

Laser-induzierte Thermotherapie (LITT)
■ *Indikation:*
- nicht mehr als 5 Lebermetastasen mit einem Durchmesser von < 5 cm (*bei größeren Me-tastasen:* Kombination mit Embolisation)
■ *Wirkprinzip/Durchführung:*
- photothermische Tumordestruktion durch Nd:YAG-Laser (Koagulation, Denaturierung der Proteine; maligne Zellen empfindlicher)
- perkutaner Zugang in LA und Analgose-dierung unter CT- oder MRT-Kontrolle
■ *Lokale Kontrollrate:*
- > 90 %
- Überlebenszeit ↑
- bei neuroendokrinen Tumoren Hormon-aktivität ↓

- *Nebenwirkungen:*
  - Abszess, Hämatom (< 5 %)
- *Vorteile:*
  - minimal-invasiv
  - ambulant durchführbar
  - wiederholbar
  - risikoarm
  - Vermeidung ausgedehnter Parenchym-verluste
- *Ausschluss bei:*
  - extrahepatischer Metastasierung
  - Gerinnungsstörungen
  - bestehenden Kontraindikationen für MRT

Perkutane Ethanolinjektionen (PEI)

- *Indikationen:*
  - nicht zu große Lebermetastasen bzw. HCC (Durchmesser von < 5 cm)
- *Wirkprinzip/Durchführung:*
  - durch hochprozentiges Ethanol (96 %, 2–10 ml) Erreichen von lokaler Dehydrie-rung, Eiweißdenaturierung, Koagulations-nekrosen, Gefäßthrombosen
  - Instillation unter sonographischer Kontrolle
- *Erfolgsrate:*
  - vollständige Tumorabtragung in etwa 80 % der Fälle
  - bei größeren Tumoren Verbesserung durch Kombination mit TACE
- *Vorteile:*
  - wenig invasiv
  - einfache Handhabung
  - kostengünstig
- *Nebenwirkungen:*
  - gering ausgeprägt (lokaler Schmerz, Fieber, Blutungen, Gallenwegsverletzungen)
- *Nachteil:*
  - relativ häufige Injektionen erforderlich
- *Ausschluss bei:*
  - Aszites
  - extrahepatischer Metastasierung (ausge-prägt)
  - Gerinnungsstörungen

MRT-gesteuerte Kryotherapie

- *Indikation:*
  - Lebermetastasen mit einem Durchmesser von < 5 cm

- *Wirkweise/Durchführung:*
  - lokales Einfrieren auf sehr niedrige Tempe-raturen (Lachgas = Stickoxydul: –79°C; Argon: –180°C), perkutan oder laparosko-pisch
  - durch intra- und extrazelluläre Eisbildung kommt es zu Dehydratation und Zelltod
  - mechanische Zerstörung des Interstitiums
  - Gefäßschädigung (Thrombose, Schwellung, Ischämie)
  - Intervention in LA
  - *Dauer:* 1–2 h
  - anschließend für 24 h Bettruhe, Kontroll-MRT nach 6–8 Wochen
- *Erfolgsquote:*
  - hohe lokale Kontrollrate bzw. Wachstums-stillstand
- *Vorteile:*
  - schmerzfrei (analgetischer Kälteeffekt)
  - präzise Tumorablation
- *Nachteile:*
  - aufwändig
  - kostenintensiv
- *Ausschluss bei:*
  - fortgeschrittenem Tumorstadium
  - Vorliegen von Entzündung/Sepsis
  - Gerinnungsstörungen
  - Kontraindikationen für MRT

Gallenwege

Bei malignen Gallengangstenosen und -verschlüs-sen beeinträchtigen massiv als unangenehm emp-fundene Symptome – wie Schmerzen, Ikterus, Juck-reiz, Cholangitis, Inappetenz und Müdigkeit – das Wohlbefinden der Patienten. Nahezu 2/3 der Betrof-fenen sind inoperabel, und die meisten Patienten sterben an den Folgen des lokalen Tumorwachstums. Daher kommt Palliativmaßnahmen – *Ableitung und Bestrahlung* – eine hohe Bedeutung zu.

Die Diagnostik erfolgt mittels farbkodierter oder kontrastverstärkter Dopplersonographie, Spiral-CT, endoskopischer retrograder Cholangiopankreatiko-graphie (ERCP) oder perkutaner transhepatischer Cholangiographie (PTC) sowie zunehmend zur bes-seren Detektion von Formvarianten und topogra-phischen Details mittels Magnetresonanzangiogra-phie (MRA) und -cholangiopankreatikographie (MRCP).

Zunächst sollte der Versuch einer *endoskopischen transpapillären Entlastung* unternommen werden. Bei Nichtgelingen kann durch eine *perkutane transhepatische Cholangiodrainage* (PTCD) – evtl. nach vorheriger Dilatation – unter *Implantation von Stents* (Kunststoffstents bzw. selbstexpandierende oder ballonexpandierbare Metallstents; ▶ Kap. 10: »Palliativoperative Therapie«) Abfluss geschaffen werden.

Bei zentraler Lokalisation (Ductus choledochus, Hepatikusgabel = Klatskin-Tumoren) kann zur Reduktion der Tumorausbreitung im angrenzenden Gewebe (Gang-Gefäß-System, Leber, Pankreas) über die externe (oder interne) Drainage eine *intraluminale HDR-Bestrahlung in AL-Technik* erfolgen (mit ^{192}Ir, z. B. 5–7 Gy als ED, 1- bis 2-mal/Woche, ZVD von 20 Gy; lokal hohe Dosis, steiler Dosisabfall zur Umgebung).

Bei größeren bzw. das Gangsystem überschreitenden Tumoren sollte eine Kombination mit der *perkutanen Teletherapie* bzw. anlässlich eines operativen Eingriffs die *IORT* (mit 10–20 Gy) durchgeführt werden.

Die Quantifizierung der *Symptombesserung* durch Bestrahlung ist schwierig, da eine primäre Palliation durch die Drainage erreicht wird. Die Bestrahlung kann jedoch zur Sicherung einer längeren Durchgängigkeit und *Konsolidierung des palliativen Effekts* und damit letztlich zu einer Verlängerung der Überlebenszeit auf 6–12 Monate beitragen.

Das Risiko gravierender *Komplikationen* (Fistelbildung, Fibrosierung, Striktur) beträgt dosis- und zeitabhängig 5–10 %.

Für obige Verfahren sprechen *Vorteile* wie Patientenkomfort durch prinzipiell ambulante Durchführbarkeit bzw. in kurzer Hospitalisation und damit auch ökonomische Aspekte.

Gynäkologische Tumoren

Bei fortgeschrittenen inoperablen *Ovarialtumoren* kann durch wenige hochdosierte perkutane Bestrahlungen umschriebener Raumforderungen, z. B. an Becken/Beckenwand (mit Schmerzen, Knocheninfiltration, Nervenkompression, Hämaturie, Hydronephrose, urethraler Obstruktion, unterer Einflussstauung;▶ dort) zu etwa 70 % eine symptomatische Besserung (von Schmerzen, Blutungen, neurologischen Symptomen) erzielt werden.

Bei Patientinnen mit chemotherapierefraktären Ovarialkarzinomen konnte durch eine *Abdomenganzbestrahlung* in allen Fällen eine Symptombesserung erreicht werden, z. B.:
- 7 Gy/Tag als ED bzw.
- 2-mal 3,5 Gy/Tag.

Bei fortgeschrittenen Tumoren in *Endometrium-, Zervix- und Vaginal-Vulva-Bereich* beeinträchtigen die Symptome (Blutungen, Fluor, Fötor, Schmerzen, Ödeme) Patientin und Umgebung in erheblichem Maße (▶ Kap. 12). Eine Linderung durch Tumorrückbildung kann erreicht werden, und zwar mittels HDR-AL-Therapie (und standardisierten Applikatoren) und Tamponade oder – bei großen »tonnenförmigen« Tumoren – in Kombination mit perkutaner Bestrahlung (im Vulvabereich zur Tumorreduktion, zum Sistieren von Blutungen und zur Abheilung flächig ulzerierender Tumormanifestationen) interstitiell mit Nadelapplikatoren, evtl. in Kombination mit Elektronen, z. B.:
- 5-mal 4,5 Gy,
- HDR-AL-ED von 6–8 Gy, 1- bis 2-mal/Woche, ZVD von 30–40 Gy oder
- einmalige hohe ED von etwa 10 Gy.

Urogenitaltrakt

Eine Harnstauung durch Tumorkompression sowie Blutungen bei *Harnblasen- und Prostatakarzinomen* sind durch perkutane Bestrahlung allenfalls kurzfristig zu bessern.

Alternativen sind die Ureterschienung bzw. harnableitende Verfahren (▶ Kap. 14: »Urologie«). Eine andere Alternative zur Stillung von Blutungen im Bereich von Harnblase und proximalem bis mittlerem Ureter ist die lokoregionäre *Chemoperfusion* bzw. die *Embolisation*. Nach 1–2 Zyklen konnte bei nahezu allen Patienten eine *Blutstillung* erzielt werden (Perfusion: nach etwa 10 Tagen, für längere Zeit anhaltend, zu etwa 30 % partielle *Tumorremission*; Embolisation: nach 1–24 h, höheres NW-Risiko, reserviert für Notfälle und lebensbedrohliche Blutungen).

Fortgeschrittene oder auch *inflammatorische Mammakarzinome* lassen sich mit höheren Strahlendosen (bis 70 Gy) und unter Umständen in Kombination mit Hormon- oder Chemotherapie gut zur Rückbildung, evtl. sogar in einen operablen Zustand bringen.

17

Bei *endokrin aktiven Tumoren* (z. B. Phäochromozytom, Neuroblastom) können mittels ^{131}J-MIBG-Injektion (evtl. in Kombination mit perkutaner Bestrahlung) Besserungen erreicht werden (Reduktion von Tumormasse, Fieber, Knochenschmerzen und Katecholaminsekretion; ► auch Kap. 18: »Nuklearmedizin«.)

Das Nachlaufen *rezidivierender Perikardergüsse,* insbesondere bei mediastinalen Lymphomen (dann auch bei Pleuraergüssen), kann durch eine lokale perkutane Bestrahlung gestoppt oder verzögert werden (Alternativen: Ableitung, Fensterung, Instillation obliterierender Substanzen, Pleurodese mit Zytostatika, Antibiotika, Talkum; ► Kap. 10: »Palliativ-operative Therapie«).

Milztumoren, Hautinfiltrate bei Leukämien und Non-Hodgkin-Lymphomen, *Kaposi-Sarkome* bei Aids-Patienten sowie *GvH-Reaktionen* im Haut- und Schleimhautbereich (Hauteffloreszenzen, schmerzhafte Erythrodermie, Schleimhautläsionen, Mukositis) sprechen gut auf eine niedrigdosierte Bestrahlung (2- bis 3-mal/Woche) an.

Mycosis-fungoides- (MF)-Infiltrate lassen sich palliativ mit einer Elektronenbestrahlung gut beeinflussen; evtl. ist sogar eine Ganzhautbestrahlung mit Elektronen in Erwägung zu ziehen.

Die *Bestrahlung der Milz* (bei abdominellen Beschwerden, Anämie, Thrombozytämie, Splenomegalie im Rahmen akuter und chronischer leukämischer Erkrankungen) erbringt in 50–85 % der Fälle eine rasche symptomatische Besserung (Größenreduktion der Milz, Rückgang von Hypersplenismus und vermehrtem Zellabbau → Normalisierung des peripheren Blutbilds), z. B.:

- 0,2–1 Gy, 2- bis 3-mal/Woche, bis ZVD von 3–5 bis 10 Gy (je nach Ansprechen)

Mögliche *Nebenwirkungen* sind gering ausgeprägt, evtl. treten Übelkeit, Brechreiz, Thrombopenie und Neutropenie auf.

Als *Alternative* kommt die operative Entfernung der Milz infrage.

Knochen- und Gelenkschmerzen, insbesondere *bei kindlichen Leukämien* (häufig ohne röntgenologisch eindeutiges Korrelat), sprechen gut auf eine niedrigdosierte Bestrahlung (2- bis 3-mal/Woche) an.

Diagnostisch zeigen sich gelegentlich im Bereich der langen Röhrenknochen submetaphysäre Aufhellungsbänder mit Verschmälerung der Knochentrabekel sowie eine Verminderung des Mineralsalzgehalts (als Ursache wird eine generalisierte metabolische Dysfunktion mit Störung des regelrechten Knochenstoffwechsels in der epiphysealen Wachstumszone angenommen). Kleinfleckige Osteolysen lassen sich bei leukämischen Knochenmarkinfiltrationen erkennen.

Schlussbemerkungen

Palliative (Strahlen-)Therapie ist individualisierte Therapie, d. h. für den betreffenden Patienten, der durch seine Tumorerkrankung einen Kontrollverlust erlitten hat und möglicherweise unter mehreren belastenden Symptomen sowie Schmerzen leidet, ist ohne Wartezeiten – im Gespräch mit ihm und seinen Angehörigen bzw. Bezugspersonen – ein für ihn realistisches Therapieziel zu erstellen, das ihm einen Gewinn an Symptombesserung, an Gestaltungsmöglichkeiten, an Lebenszufriedenheit und an positivem Befinden in Aussicht stellt, zumindest derart, dass bei ihm der Wunsch zum Weiterleben aufrechterhalten oder wiedererweckt wird.

Lebensqualität ist ein subjektiv erlebbarer, im Verlauf der Erkrankung wandelbarer Zustand (körperlich-funktionell, emotional, mental, interpersonell und sozioökonomisch), auf den es sich immer wieder neu einzustellen gilt. Er ist schwierig zu evaluieren, da er nicht in nackten Überlebenszeiten darstellbar ist, sondern nur in ganz subjektiven, veränderlichen und schlecht vergleichbaren Befindlichkeiten.

Da in der palliativ intendierten Strahlentherapie multiple Dosierungsfraktionierungsschemata in Bezug auf Schmerzbesserung und Symptomlinderung keine signifikanten Unterschiede erbracht haben, gilt es, für den individuellen Patienten *das am besten geeignete Schema zu wählen: hypofraktioniert bei reduziertem Zustand und schlechter Prognose, protrahiert bei günstigerer Tumorsituation und prospektiv längerer Überlebenswahrscheinlichkeit.* Es ist häufig schwierig zu differenzieren und abzugrenzen zwischen palliativer Situation und noch verbleibender kurativer Chance. Daher sind Überschneidungen – auch Änderungen – im therapeutischen Setting nicht zu vermeiden.

> Das Gros der Palliativpatienten kann sicher mit einfachen Techniken und hypofraktionierten Regimes (simpel, einfach applizier- und reproduzierbar, bestmögliche und langfristige Symptomlinderung, geringste akute NW, kürzestmögliche Behandlungszeit, kostengünstig) bestrahlt werden.

Im Einzelfall sind evtl. durch ausgefeiltere Technologie (Dosiseskalation, Optimierung der Dosis-Zeit-Relation, 3D-Planung, konformale Bestrahlung, IMRT, stereotaktische Konvergenzbestrahlung) bessere Ergebnisse zu erzielen. Dies beinhaltet Reduktion des Bestrahlungsvolumens, verbesserte lokale Tumorkontrolle (bei etwa 1/3 der Patienten ist der lokale Tumor die Todesursache!), geringere Metastasierung, Reduktion bzw. Vermeidung von Nebenwirkungen und Spätfolgen – aber auch vermehrten technisch-personellen Aufwand und höhere Kosten.

Die Anwendung von Strahlen mit hohem linearen Energietransfer (LET; Maß für die Ionisationsdichte und damit die biologische Wirksamkeit) – wie Neutronen, Teilchenstrahlen mit Protonen und Schwerionen – bleibt für eher seltene Tumorentitäten einzelner Zentren vorbehalten. Additive, teils auch neue(re) Verfahren (HT, interventionelle Techniken, Chemo-Immun-Therapie, Antikörpertherapie, KM- oder Stammzelltransplantation, Tumorvakzinierung, Apoptoseinduktion, Tumorangiogenesehemmung) lassen im Einzelfall evtl. eine bessere Palliation, allerdings auch eine höhere Rate an Nebenwirkungen und Komplikationen erwarten.

Wichtig sind eine intensivierte Supportivtherapie mit ausreichender überlappender – bis zur Wirkung kausaltherapeutischer Maßnahmen – Schmerzmedikation, die Mitbehandlung von Begleiterkrankungen, Infektionen, Stoffwechselstörungen und hormonellen Dysregulationen sowie die frühzeitige Erfassung präklinischer Defizite. Ernährungsmangelzustände stellen einen Risikofaktor für erhöhte Morbidität und schlechtere Therapietoleranz dar; sie verlangen eine frühzeitige parenterale Ernährung oder perkutane Ernährungssonden. Transfusionen bzw. hämatopoetische Wachstumsfaktoren (EPO, G-CSF, GM-CSF) verbessern Allgemeinzustand und Therapieverträglichkeit.

Die dargestellten Gesichtspunkte werden noch deutlicher, wenn man bedenkt, dass die allgemeine Lebenserwartung weiter steigt und damit auch das Risiko, an einem Tumor zu erkranken – etwa 70 % aller Krebserkrankungen treten in einem Alter von > 60 Jahren auf! Das heißt, die Patienten weisen bereits eine Reihe nichttumorassoziierter Funktionsstörungen (psychische Störungen, wie Depressionen, Verwirrtheit, Angst, Demenz, Belastungs- und Anpassungsstörungen) auf – und damit bereits eine erhöhte Therapie- und Pflegebedürftigkeit.

Literatur

Aulbert E, Zech D (Hrsg) (1997) Lehrbuch der Palliativmedizin. Schattauer, Stuttgart

Bates T, Yarnold JR, Blitzer P et al. (1992) Bone metastases consensus statement. Int J Radiat Oncol Biol Phys 23: 215–16

Bleehen NM, Payers PM, Girling DJ et al. (1988) Controlled trial of palliative radiotherapy given in two fractions or conventionally fractionated for inoperable NSCLC. Lung Cancer 4 (Suppl A): 144–448

Borgelt BB, Gelber L, Brady LW et al. (1980) The palliation of hepatic metastases: Results of the Radiation Therapy Oncology Group pilot study. Int J Radiat Oncol Biol Phys 7: 587–591

Callstrom MR, Charboneau JW, Goetz MP et al. (2002) Painful metastases involving bone: feasability of percutaneous CT- and US-guided radiofrequency ablation. Radiology 224: 87–97

Coia LR, Aaronson N, Longgood R et al. (1992) A report of the consensus workshop panel on the treatment of brain metastases. Int J Radiat Oncol Biol Phys 23: 223–27

Cotton A, Boutry N, Cortel B et al. (1998) Percutaneous vertebroplasty. State of the art. Radiographics 18/2: 320–323

Debus J, Pirzkall A, Schlegel W et al. (1999) Stereotaktische Einzeitbestrahlung (Radiochirurgie) – Methodik, Indikationen, Ergebnisse. Strahlenther Onkol 175: 47–56

De Vita VT jr, Hellman S, Rosenberg SA (eds) (1993) Cancer – Principles & practice of oncology, 4th edn. Lippincott, Philadelphia

Diel IJ, Solomayer EF, Costa SD et al. (1998) Reduction in new metastases in breast cancer with adjuvant Clodronate treatment. New Engl J Med 339/6: 357–363

Dinkel HP, Triller J (2001) Primärerfolg und Langzeitergebnisse biliärer Wallstent-Endoprothesen bei malignem Verschlussikterus. Fortschr Röntgenstr 173: 1072–78

Dobbs J, Barrett A (1985) Practical radiotherapy planning. Royal Marsden Hospital practice. Arnold, London

Dold U, Hermanek P, Höffken K, Sack H (1993) Praktische Tumortherapie. Die Behandlung maligner Organtumoren und Systemerkrankungen, 4. Aufl. Thieme, Stuttgart

Dorffner R, Neumann C, Gergely I et al. (2002) Erste Erfahrungen mit dem nicht-ummantelten CHOO Enteral Stent in Magen, Duodenum und Jejunum. Fortschr Röntgenstr 174: 1018–1021

Doyle D, Hanks GWC, Mc Donald N (eds) (1993) Oxford Textbook of palliative medicine. Oxford Univ Press, Oxford

Engenhart R, Kimmig BN, Hover KH et al. (1993) Long term follow-up for brain metastases treated by percutaneous stereotactic single high-dose irradiation. Cancer 71: 1353–1361

Epstein Be, Scott CB, Sause W et al. (1993) Improved survival duration in patients with unresected solitary brain metastases using accelerated hyperfractionated radiation therapy at total doses of 54.5 Gy and greater: results of Radiation Therapy Oncology Group 85–28. Cancer 71: 1362–1367

Faul C, Gerszten K, Edwards R et al. (2000) A phase I/II study of hypofractionated whole abdominal radiation therapy in patients with chemoresistant ovarian carczinoma: Karnovsky score determines treatment outcome. Int J Radiat Oncol Biol Phys 47: 749–754

Fendel A, Horger M (2002) Skelettmanifestationen bei akuter kindlicher Leukämie. Fortschr Röntgenstr 174: 1471–1472

Gaines PA, Belli AM, Anderson PB et al. (1994) Superior vena caval obstruction managed by the Gianturco Z Stent. Clinical Radiology 49: 202–208

Gava A, Bertossi L, Zorat PL et al. (1997) Radiotherapy in the elderly with lung carcinoma: the experience of the Italian Geriatric Radiation Oncology Group. Rays 22 (Suppl to No 1): 61–65

GBE des Bundes, Heft 10 (2002) Gesundheit im Alter. Robert-Koch-Institut, Berlin

Haage P, Tacke J (2001) MR-gesteuerte perkutane Kryotherapie von Lebermetastasen. Radiologe 41: 77–83

Hartmann M, Sartor K (2000) Neuroradiologische Diagnostik bei Hirnmetastasen. Onkologe 6: 930–938

Hein E, Rogalla P (2000) Effektive Schmerzlinderung beim Rezidiv eines Rektumkarzinoms mittels Radiofrequenztherapie. Fortschr Röntgenstr 172: 789–790

Helmberger T, Holzknecht N, Schöpf U et al. (2001) Radiofrequenzablation von Lebermetastasen. Radiologe 41: 69–76

Herfahrt KK, Debus J, Lohr F et al. (2001) Stereotaktische Bestrahlung von Lebermetastasen. Radiologe 41: 64–68

Hierholzer J, Depriester C, Fuchs H et al. (2002) Perkutane Vertebroplastie. Fortschr Röntgenstr 174: 328–334

Jager J, Langendijk KH, Pannebaker M et al. (1995) A single session of intraluminal brachytherapy in palliation of oesophageal cancer. Radiother Radiooncol 37: 237–240

Jeremic B, Shibamoto Y, Igrutinovic I (1999) Single 4 Gy reirradiation for painful bone metastasis following single fraction radiotherapy. Radiother Oncol 52: 101–109

Keen CW (1980) Half body radiotherapy in the management of metastatic carcinoma of the prostate. J Urol 123: 713–15

Kettenbach J, Pokrajc B, Schamp S et al. (2001) MR-gestützte Brachytherapie nichtresektabler Lebermetastasen. Vorläufige technische und klinische Erfahrungen. Radiologe 41: 56–63

Lehnert T, Golling M (2001) Indikationen und Ergebnisse der Lebermetastasenresektion. Radiologe 41: 40–48

Levitt SH, Khan FM, Potish RA (eds) (1992) Levitt and Tapley's technological basis of radiation therapy: practical clinical applications, 2nd edn. Lea & Febiger, Philadelphia

Macha H, Wahlers B, Reichle C et al. (1995) Endobronchial radiation therapy for obstructing malignancies: ten years experience with Ir-192 high-dose radiation therapy afterloading technique in 365 patients. Lung 173: 271–280

Montague ED, Delclos L (1980) Palliative radiotherapy in the management of metastatic disease. In: Fletcher GH (ed) Textbook of Radiotherapy. Lea & Febiger, Philadelphia, pp 943–48

Müller B (2000) Supportive Therapie bei Hirnmetastasen. Onkologe 6: 966–975

Nielsen OS, Bentzen SM, Sandberg E et al. (1998) Randomized trial of single dose vs. fractionated palliative radiotherapy of bone metastases. Radiother Oncol 47: 233–240

Paris KJ, Spanos WJ Jr, Lindberg RD et al. (1992) Phase I-II study of multiple daily fractions for palliation of advanced head and neck malignancies. Int J Radiat Oncol Biol Phys 25: 657–560

Parker RG, Janjan NA, Selch MT (2003) Radiation oncology for cure and palliation. Springer, Berlin Heidelberg New York Tokio

Patchell RA, Tibbs PA, Regine WF et al. (1998) Postoperative radiotherapy in the treatment of single metastases to the brain: a randomized trial. JAMA 281: 1485–1489

Patt RB (1993) Cancer pain. Lippincott, Philadelphia

Pereira PL, Trübenbach J, Schmidt D (2003) Radiofrequenzablation: Grundlagen, Techniken und Herausforderungen. Fortschr Röntgenstr 175: 20–27

Perez CA, Brady LW (eds) (1992) Principles & practice of radiation oncology, 3rd edn. Lippincott-Raven, Philadelphia

Picardie R (1999) Es wird mir fehlen, das Leben. Rowohlt, Reinbek bei Hamburg

Pichlmaier H (Hrsg) (1991) Palliative Krebstherapie. Springer, Berlin Heidelberg New York Tokio

Pirzkall A, Debus J, Lohr F et al. (1998) Radiosurgery alone or in combination with whole-brain radiotherapy for brain metastases. J Clin Oncol 16: 3563–3569

Poretti F, Schneider JA, Vorwerk KD (2000) Palliative Therapie eines arteriell blutenden malignen Uretertumors – Transfemorale Tumorembolisation. Fortschr Röntgenstr 172: 853–854

Poulter CA, Cosmatos D, Rubin P et al. (1992) A report of RTOG 8206: a phase III study of whether the addition of single dose hemibody irradiation to standard fractionated local field irradiation is more effective than local field irradiation alone in the treatment of symptomatic osseous metastases. Int J Radiat Oncol Biol Phys 23: 207–214

Rasmussen B, Veijborg J, Jensen AB et al. (1995) Irradiation of bone metastases in breast cancer patients: a randomized study with 1 year follow-up. Radiother Oncol 34: 179–184

Reither K, Wacker F, Ritz P et al. (2000) Laserinduzierte Thermotherapie (LITT) von Lebermetastasen in einem offenen 0,2T MRT. Fortschr Röntgenstr 172: 175–178

Rieger J, Linsenmeier U, Hautmann H et al. (2002) Interdisziplinäre interventionelle Therapie tracheobronchialer Stenosen mit modernen Metallmaschenstents. Fortschr Röntgenstr 174: 1009–1014

Rubin P, Salazar O, Zagars G (1985) Systemic hemibody irradiation for overt and occult metastases. Cancer 55: 2210–21

Russell AM, Clyde C, Todd et al. (1993) Accelerated hyperfractionated hepatic irradiation in the management of patients with liver metastases. Results of the RTOG dose escalating protocol. Int J Radiat Oncol Biol Phys 27: 117–123

Sack H, Thesen N (1998) Bestrahlungsplanung, 2. Aufl. Thieme Stuttgart

Salazar OM, Rubin P, Hendrickson FR et al. (1986) Single dose half body irradiation for palliation of multiple bone metastases from solid tumors. Cancer 58: 29–36

Saunders C (ed) (1984) The management of terminal malignant disease, 2nd edn. Arnold, Baltimore

Schackert G, Steinmetz A, Sobottka SB (2000) Neurochirurgische Therapie der Hirnmetastasen. Onkologe 6: 939–947

Scherer E, Sack H (Hrsg) (1996) Strahlentherapie – Radiologische Onkologie, 4. Aufl. Springer, Berlin Heidelberg New York Tokio

Seifert JK, Junginger T, Morris DL (1998) A collective review of the world literature on hepatic cryotherapy. J-R-Coll Surg Edinb 43: 141–154

Steenland E, Leer J, Houwelingen HV (1999)The effect of a single fraction compared to multiple fractions on painful bone metastases: a global analysis of the Dutch Bone Metastasis Study. Radiother Oncol 52: 101–109

Stoll BA, Parbhoo S (eds) (1983) Bone metastases – monitoring and treatment. Raven, New York

Tacke J, Antonucci F, Stuckmann G et al. (1994) Palliative Therapie venöser Stenosen bei Tumorpatienten mit selbstexpandierenden Gefäßendoprothesen. Fortschr Röntgenstr 160.5: 433–440

Textor HJ, Wilhelm K, Strunk H et al. (2000) Lokoregionäre Chemoperfusion mit Mitoxantron zur palliativen Therapie blutender Blasenkarzinome im Vergleich zur Embolisation. Fortschr Röntgenstr 172: 462–466

Theriault LR, Lipton A, Hortobagyi GN et al. (1999) Pamidronate reduces skeletal morbidity in women with advanced breast cancer and lytic bone lesions: a randomized controlled trial. The Aredia Multinational Cooperative Group. J Clin Oncol 14: 2552–2559

Thunn PU, Schmidt-Peter P, Schlag PM (2000) Operative Behandlung von sekundären Knochentumoren. Onkologe 6: 738–746

Vogl T, Mack M, Straub R et al. (2001) Thermische Ablation von Lebermetastasen. Aktueller Stand und Perspektiven. Radiologe 41: 49–55

Vogl TJ, Mack M, Straub R et al. (2000) Perkutane interstitielle Thermotherapie maligner Lebertumoren. Fortschr Röntgenstr 172: 12–22

Vogl TJ, Zangos S, Balzer Jo et al. (2002) Transarterielle Chemoembolisation von Lebermetastasen: Indikationsstellung, Technik, Ergebnisse. Fortschr Röntgenstr 174: 675–683

Wehrmann U, Jacobi T, Konopke R, Saeger HD (2001) Palliative Therapie mit Stent, Laser etc. beim Rektumkarzinom. Onkologe 7: 412–418

Weinmann M, Becker G, Einsele H, Bamberg M (2001) Clinical indications and biological mechanisms of splenic irradiation in chronic leukaemias and myeloproliferative disorders. Radiother Oncol 58: 235–246

Wilber K (1992) Mut und Gnade. Scherz-Verlag

Winkler C (ed) (1986) Nuclear medicine in clinical oncology – current status and future aspects. Springer, Berlin Heidelberg New York Tokyo

Yarnold JR (Bone Pain Trial Working Party) (1999) 8 Gy single fraction radiotherapy for the treatment of metastatic skeletal pain: randomized comparison with a multifraction schedule over 12 months of patient follow-up. Radiother Oncol 52: 111–121

Zamboglu N, Flentje M (Hrsg) (1995) Radioonkologische Aspekte in der palliativen Tumortherapie. Onkologische Seminare lokoregionaler Therapie, Bd 1. Zuckschwerdt, München

Zorger N, Lenhart M, Strotzer M et al. (2002) Perkutane Therapie inoperabler maligner Stenosen und Verschlüsse der Gallenwege mit einem neu entwickelten selbstexpandierbaren Nitinolstent (SMART). Fortschr Röntgenstr 174: 1253–1257

Nuklearmedizin

U. Buschsieweke

Einleitung

Radioaktive Substanzen werden zur Therapie verschiedenster gutartiger und bösartiger Erkrankungen eingesetzt. Grundsätzlich werden hierfür β-*Strahler*, selten auch α-*Strahler* verwendet, da diese im Gewebe eine sehr geringe Reichweite von wenigen Millimetern aufweisen und somit eine hohe Strahlendosis auf einem sehr begrenzten Raum erreicht werden kann.

Die nuklearmedizinischen Therapien erfolgen entweder nach systemischer Gabe oder aber nach lokaler Instillation zur lokalen Therapie.

Beispiele für *systemische Behandlungen* sind v. a. [131]Jod zur Therapie gutartiger oder bösartiger Schilddrüsenerkrankungen sowie [32]Phosphor zur Behandlung der Polycythaemia vera, weiterhin MIBG (Meta-[131]Jod-Benzyl-Guanidin) zur Behandlung neuroendokriner Tumoren. Die Radioimmuntherapie mit mononuklealen Tumorantikörpern oder Rezeptorsubstanzen bietet neue Therapieansätze. Da aber meist nur eine geringe Anreicherung der radioaktiven Substanz in den Tumoren erreicht werden kann, haben sich diese Ansätze bisher noch nicht etabliert.

Intrakavitäre, lokale Therapien werden durch das Einbringen von Radionukliden in natürliche Körperhöhlen durchgeführt. Am verbreitetsten ist hierbei die artikuläre Therapie (Radiosynoviorthese), womit Gelenktherapien bei rheumatischen Erkrankungen durchgeführt werden. Zudem werden bei malignen Tumoren rezidivierende Pleuraergüsse oder ein Aszites durch die Instillation β-strahlender Therapeutika behandelt.

Ein Beispiel einer Schmerztherapie bei benigner Grunderkrankung, die mit einem α-Strahler durchgeführt wird, ist die Therapie der Spondylosis ankylopoetica (M. Bechterew), die mit dem α-Strahler [224]Radium erfolgt.

Während also Therapien überwiegend mit β-Strahlen durchgeführt werden, kommen zur Diagnostik fast ausschließlich γ-Strahlen-emittierende Substanzen zum Einsatz. Herausragendes Beispiel in der Tumordiagnostik ist das *Knochenszintigramm*, das mit Phosphorsalzen durchgeführt wird, die mit dem reinen γ-Strahler [99m]Technetium markiert werden.

Zunehmende Bedeutung in der Diagnostik tumoröser Erkrankungen erlangt die *Positronenemissionstomographie* (PET), mit der es gelingt, stoffwechselaktive Prozesse, insbesondere Metastasen oder auch Primärtumoren, durch den erhöhten Glukosestoffwechsel nachzuweisen. Verwendet wird hierzu überwiegend Glukose, die mit radioaktivem [18]Fluor markiert ist. Es handelt sich hierbei um ein Radionuklid, das Positronen emittiert und daher auch mit speziellen Positronenemissions-Scannern detektiert werden muss.

Schmerztherapie bei Skelettmetastasen

Die in der Tumordiagnostik am häufigsten eingesetzte Methode ist das erwähnte Knochenszintigramm, das mit hoher Sensitivität Skelettmetastasen darstellt. Es handelt sich um eine preiswerte, in der Bundesrepublik Deutschland überall und häufig angewandte Methode.

Anders ist es bei den von der Nuklearmedizin angebotenen Möglichkeiten einer Schmerztherapie von Skelettmetastasen, die einzige speziell zur Tumorschmerztherapie eingesetzte nuklearmedizinische Methode. Diese Therapie wird, gemessen an den Ergebnissen, zu selten genutzt. Dies ist insofern erstaunlich, als diese Behandlungsmethode seit mehr als 60 Jahren bekannt und etabliert ist. Bereits Anfang der 1940er Jahre wurden radioaktive Strahler eingesetzt, um Knochenmetastasen gezielt lokal zu bestrahlen. Zunächst war dies der Strahler ^{89}Strontium, später auch ^{32}Phosphor, über die viele Erfahrungen vorliegen. ^{32}Phosphor ist für diese Indikation wegen zu starker Nebenwirkungen auf das Knochenmark nicht mehr zugelassen. In den vergangenen Jahren wurde ^{89}Strontium zunehmend von anderen Strahlern (Radionukliden), wie z. B. ^{153}Samarium und ^{186}Rhenium, abgelöst oder ergänzt.

> Die Ursachen der durch Knochenmetastasen bedingten Schmerzen sind vielfältig und nur teilweise bekannt. Daher ist ein multidisziplinäres Vorgehen bei der Behandlung erforderlich.

Die bekannten Optionen einer systemischen Therapie (Analgetika, Chemotherapie, Steroide, Hormone, Bisphosphonate u. a.) und lokaler Behandlungsformen (Operation, Nervenblockaden, externe Strahlentherapie u. a.) lassen sich durch die lokale Bestrahlung der Skelettmetastasen mit in den Körper eingebrachten Radionukliden ergänzen. Diese *Radionuklidtherapie* wird daher heute meist in Kombination mit anderen Therapieformen und nur in Einzelfällen als Monotherapie eingesetzt.

Um die für den jeweils betroffenen Patienten optimale Kombination dieser verschiedensten Behandlungsmöglichkeiten auszuwählen, ist eine intensive Zusammenarbeit der jeweiligen Fachvertreter erforderlich, zu denen auch die Nuklearmediziner vermehrt gehören sollten.

Zugrunde liegendes Prinzip

Nur die im konventionellen Knochenszintigramm speichernden, osteoblastischen Metastasen sind mit der Radionuklidtherapie erfolgreich zu behandeln. Das positive Ergebnis eines Knochenszintigramms sichert die konzentrierte Anreicherung der osteotropen Trägersubstanzen, die in der Radionuklidtherapie verwendet werden. Ein aktuelles Knochenszintigramm ist daher unabdingbare Voraussetzung. Bei den Trägersubstanzen handelt es sich meist um Mono- oder Bisphosphonate. Diese Substanzen werden mit Radionukliden gekoppelt. Diese *Radiopharmaka* lagern sich in den Skelettmetastasen an und erzielen ihre therapeutische Wirkung durch Emittierung von Strahlung, meist durch Freisetzung der Elektronen, sog. β-Strahlung.

Die Injektion des Radiopharmakons führt zu einer systemischen Verteilung und damit auch zu einer Anreicherung in allen osteoblastischen Knochenmetastasen, unabhängig davon, ob sie symptomatisch oder asymptomatisch sind. So werden also auch nichtschmerzende Metastasen bestrahlt. Zusätzlich werden auch solche Läsionen erreicht, die neben osteoblastischen auch osteolytische Komponenten aufweisen. Wegen des höheren Stoffwechsels von Metastasen beträgt das Verhältnis zwischen der *Anreicherung im Tumor* und derjenigen im normalen Knochen bei osteoblastischen Prozessen durchschnittlich etwa 20:1.

Vermutlich besteht der *Wirkungsmechanismus* dieser Bestrahlung eher in einer Beeinflussung der chemischen und metabolischen Prozesse, die der Schmerzentstehung und -weiterleitung zugrunde liegen, und weniger im direkten Bestrahlungseffekt auf freie Nervenendigungen, die eine relativ hohe Strahlenresistenz aufweisen.

Zusammenfassend sollte ein Radiopharmakon, das zur Schmerztherapie eingesetzt wird, die in nachfolgender Übersicht aufgeführten Forderungen erfüllen.

ist chemisch dem Kalzium verwandt und wird wie Kalzium metabolisiert und in neuen Knochen eingebaut. Es wird als [89]Strontiumchlorid verwendet. Etwa 70 % des Strontiums werden in das Skelett eingebaut, der übrige Anteil wird v. a. renal, weniger über den Gastrointestinaltrakt ausgeschieden. [89]Strontiumchlorid emittiert eine reine β-*Strahlung* mit einer maximalen Energie von 1,5 MeV. Hierdurch wird eine therapeutische Eindringtiefe von etwa 7 mm im Knochen erreicht.

Standardmäßig werden 1,5–2,0 MBq/kgKG appliziert. Während in normalem Knochen die biologische Halbwertszeit etwa 14 Tage beträgt, werden in Knochengewebe um Metastasen herum Werte von > 50 Tagen erreicht.

Die Strontiumkonzentration in den Metastasen ist 5- bis 10-mal höher als in normalem Knochen. Eine *Tumortherapiedosis* liegt bei durchschnittlich etwa 20 Gy.

Eine *Knochenmarkdepression* ist wegen der relativ langen Halbwertszeit erst nach 5–6 Wochen zu beobachten (WHO-Grad I). Ein Nachteil des [89]Strontiums ist die fehlende Möglichkeit einer direkten *Therapiekontrolle*, da eine Bildgebung mit der reinen β-Strahlung nicht möglich ist.

[186]Rhenium

Dieses Nuklid hat eine physikalische Halbwertszeit von 3,7 Tagen. Die maximale β-Energie beträgt 1,1 MeV mit einer entsprechenden maximalen Reichweite von 5 mm. [186]Rhenium wird ebenfalls überwiegend renal eliminiert (50 % nach 6 h). Da Rhenium chemisch dem in der Nuklearmedizin üblichen [99m]Technetium verwandt ist, kann es entsprechend

---

Forderungen an ein optimales Radiopharmakon für die Schmerztherapie von Skelettmetastasen

- Kurze physikalische Halbwertszeit (wenige Tage)
- β-Strahlung mit maximaler Energie von 1,5 MeV
- Zusätzliche γ-Strahlung für ein Verteilungsszintigramm
- Selektive Anreicherung in Knochenumbauprozessen
- Rasche Ausscheidung des nichtgespeicherten Anteils
- Geringe extraossäre Speicherung
- Schnelle Verfügbarkeit
- Geringe Kosten

Radionuklide

In der Bundesrepublik Deutschland stehen heute 3 verschiedene Radionuklide zur Verfügung, die sich hinsichtlich ihrer generellen Ansprechrate nicht wesentlich voneinander unterscheiden. Es handelt sich um [89]Strontium, [186]Rhenium und [153]Samarium. Deren physikalische Daten sind in ◘ Tabelle 1 zusammengestellt.

[89]Strontium

Der erste Bericht über die Anwendung von [89]Strontium zur Behandlung von Knochenmetastasen stammt von Pecher aus dem Jahre 1942. Strontium

---

◘ **Tabelle 1.** Eigenschaften der zur Schmerztherapie eingesetzten Radionuklide

Radionuklid	Halbwertszeit [Tage]	Maximale Energie der Strahlung [MeV]	Maximale Reichweite [mm]	γ-Photon [keV]
[89]Strontium	50,5	1,5	7	–
[153]Samarium	1,9	0,8	3	103
[186]Rhenium	3,7	1,1	5	137

mit einem Phosphonat komplexiert werden, i. Allg. mit HEDP (Hydroxy-Ethylen-Diphosphonat). Dieser Komplex wird von den Osteoblasten in die neugebildete Knochenmatrix, genauer an der Hydroxylapatitkristalloberfläche, eingebaut.

Neben der therapeutisch wirksamen β-*Strahlung* hat Rhenium eine dem Technetium ähnliche γ-*Emission* mit 137 keV (etwa 9 % der Strahlung). Daher kann Rhenium benutzt werden, um posttherapeutisch ein dem üblichen Knochenszintigramm ähnliches Verteilungsszintigramm zu erstellen. Dies ermöglicht sowohl eine optimale Therapiekontrolle als auch die Möglichkeit einer Dosisabschätzung.

Dosimetrische Studien ergaben bei der üblichen Dosis einer solchen Therapie von 1,3 GBq mittlere *Tumordosen* von 35 Gy und mittlere *Knochenmarkdosen* von 1,2 Gy.

Wegen der geringeren physikalischen Halbwertszeit ist der *Nadir der Thrombozytenwerte* bereits nach 3–4 Wochen erreicht (bei einer Myelodepression WHO-Grad I).

^{153}Samarium

Samarium hat mit 1,9 Tagen die kürzeste Halbwertszeit der 3 verwendeten Radionuklide und zudem die geringste maximale β-Energie von 0,8 MeV. Hieraus resultiert eine maximale Reichweite von 3 mm im Gewebe. Das mit EDTMP (Ethylen-Diamino-Tetramethylenphosphonat) komplexierte Samarium wurde 1987 erstmalig als Therapeutikum beschrieben. Bezüglich der physikochemischen Eigenschaften verhält sich dieser Komplex wie ^{186}Rhenium-HEDP. Es weist eine sehr schnelle Blut-Clearance und eine rasche, renale Ausscheidung des nicht am Skelett gebundenen Anteils innerhalb der ersten 6 h auf.

Auch hier ermöglicht der γ-*Strahlen-Anteil* von 29 % mit Energien von 103 keV ein posttherapeutisches Szintigramm mit den üblichen Gammakameras.

Die empfohlene *Dosierung* beträgt maximal 37 MBq/kgKG. Für eine Dosis von 3 GBq ergibt sich eine absorbierte Dosis von 20 Gy für die Knochenoberfläche, entsprechend einer Dosis in den Metastasen von 25–75 Gy gegenüber < 10 Gy im gesunden Knochen und < 2 Gy im gesunden Knochenmark. Innerhalb einer Woche post injectionem ist mit einem klinischen Ansprechen zu rechnen.

Die *Myelodepression* ist mit WHO-Grad II bis III am höchsten. Der Nadir der Thrombozytenwerte tritt ebenfalls nach etwa 3–4 Wochen auf.

Indikationen

Die oben genannten radioaktiven Therapeutika sind zur Behandlung von *Knochenschmerzen bei multilokulären, osteoblastischen Knochenmetastasen* indiziert. Diese müssen durch ein aktuelles Technetiumknochenszintigramm nachgewiesen sein.

Grundsätzlich ist eine *palliative Radionuklidtherapie* indiziert, wenn
- durch die Schmerzsymptomatik die Lebensqualität des Patienten erheblich beeinträchtig ist;
- Opioide zur Behandlung erforderlich würden;
- eine Unverträglichkeit oder eine geringe Wirksamkeit von Analgetika vorliegt.

So kann bereits auf Stufe I des WHO-Schemas (▶ Kap. 6) eine Radionuklidtherapie als adjuvante Maßnahme sinnvoll sein. Ziele dieser Behandlung sind *Analgesie* und eine *Dosisreduktion der Analgetika* mit Verminderung der das Allgemeinbefinden beeinträchtigenden Nebenwirkungen.

Kontraindikationen

Absolute Kontraindikationen sind:
- Schwangerschaft und Stillzeit,
- ausgeprägte Rückenmarkkompression durch lokale Metastasen,
- ausgeprägte Knochenmarkdepression (< 2400 Leukozyten, < 60.000 Thrombozyten),
- Niereninsuffizienz mit einem Serumkreatininwert > 1,4 mg/dl,
- negatives Technetiumknochenszintigramm.

Relative Kontraindikationen sind:
- Inkontinenz,
- Gefahr einer pathologischen Fraktur,
- disseminierte intravaskuläre Koagulopathie,
- große Metastasen,
- begleitender Weichteiltumor.

> Bei diesen relativen Kontraindikationen ist die Radionuklidtherapie theoretisch möglich, sollte aber nur mit entsprechenden anderen therapeutischen Maßnahmen gemeinsam durchgeführt werden, um mögliche Komplikationen zu vermeiden.

Zumindest die *Harninkontinenz* lässt sich durch das Anlegen eines Dauerkatheters über einige Tage problemlos beherrschen.

Bei *Niereninsuffizienz* führt die Aktivitätsretention zu einer veränderten Pharmakokinetik mit deutlich erhöhter Strahlenexposition anderer Organe als bei normaler Nierenfunktion. Die externe Strahlentherapie ist nur dann als Kontraindikation anzusehen, wenn sich die entsprechende Feldbestrahlung auch auf das blutbildende Knochenmark auswirkt.

Durchführung

Voraussetzungen

Für den nuklearmedizinischen Therapeuten sind die in der »*Richtlinie Strahlenschutz in der Medizin*« veröffentlichten Voraussetzungen bindend. Die dort vorgeschriebenen Qualifikationsanforderungen müssen erfüllt sein.

Die nuklearmedizinische Schmerztherapie ist nicht mehr – wie vor einigen Jahren noch – an einen 2-tägigen stationären Aufenthalt in einer Therapieabteilung gebunden; sie wird ambulant durchgeführt. Allerdings erteilen einige Aufsichtsbehörden die Therapiegenehmigungen nur solchen Institutionen, die über *Abklinganlagen* verfügen. Grund hierfür ist die relativ hohe und frühzeitige Ausscheidung des Radiopharmakons über den Urin. Die Patienten müssen dann in den ersten 6 h nach Applikation auf dieser Therapiestation bleiben.

Die *Entsorgung kontaminierter Abfälle* muss nach den gesetzlichen Vorschriften gewährleistet sein.

Vor der Therapie müssen folgende *Daten* vorliegen:
- Patientenangaben mit Alter, Größe, Geschlecht und Gewicht,
- Diagnose und rechtfertigende Indikation (insbesondere Ausschluss degenerativer Veränderungen als Ursache der Schmerzen!),
- aktuelle Medikation,
- konventionelles Technetiumknochenszintigramm, das nicht älter als 4 Wochen sein darf,
- aktuelles Blutbild, Prothrombinzeit und Serumkreatininwert (Daten nicht älter als eine Woche),
- negativer Schwangerschaftstest bei Frauen im gebärfähigen Alter,
- bei Gefahr von Rückenmarkkompression oder größeren lytischen Läsionen mit der Gefahr einer pathologischen Fraktur weitere bildgebende Befunde (konventionelle Röntgenaufnahme, Computer- oder Magnetresonanztomographie)

Patientenaufklärung

Die Patientin oder der Patient muss vor der Therapie aufgeklärt werden über:
- das Verfahren mit Angabe des Nuklids,
- den palliativen und nichtkurativen Ansatz der Behandlung,
- den möglichen Wirkungseintritt (1–3 Wochen nach der Behandlung),
- die Nebenwirkungen (► unten),
- die Vorsichtsmaßnahmen zur Vermeidung der Verschleppung von Radioaktivität nach der Therapie (insbesondere beim Wasserlassen).

Die *schriftliche Einverständniserklärung* des Patienten mit Bestätigung über die Aufklärung muss dokumentiert werden.

Patientenvorbereitung

Die Patienten sollten vor der Radionuklidtherapie möglichst keine langwirksame myelosuppressive Chemotherapie oder eine großflächige externe Strahlentherapie erhalten haben, da es sonst zu einer Verstärkung der Myelosuppression kommen kann. Es werden daher *Abstände zu einer langwirksamen myelosuppressiven Chemotherapie* gefordert: bei ^{89}Strontium von mindestens 6–8 Wochen, bei ^{186}Rhenium und ^{153}Samarium von etwa 4 Wochen.

Eine erneute Chemotherapie nach Strontiumgabe sollte frühestens nach 6–12 Wochen durchgeführt werden, in Abhängigkeit von den aktuellen Blutwerten. Die Abstände zu den Chemotherapien bzw. Bestrahlungen sind bei den kurzlebigen Nukliden (Samarium und Rhenium) etwa 1–2 Wochen kürzer.

Eine gleichzeitig durchgeführte *Hormontherapie* bei Prostatakarzinom oder eine *Bisphosphonatgabe* ist für die palliative Schmerztherapie nicht einschränkend. Diese Behandlungen müssen nicht unterbrochen werden und beeinflussen den Effekt der Radionuklidtherapie nicht, sofern das Knochenszintigramm eine starke Anreicherung in den Läsionen aufweist.

Eine *Hyperkalzämie* ist ebenfalls keine Kontraindikation, wenn nicht gleichzeitig auch eine Niereninsuffizienz vorliegt.

Der Patient muss nicht nüchtern sein, sollte aber vor der Injektion ausreichend viel getrunken haben, um für eine zügige Ausscheidung des Radiopharmakons, welches nicht am Knochen gebunden ist, zu sorgen. Auch während der ersten Stunden nach der Injektion sollte für eine ausreichende *Hydratation* gesorgt werden.

Die *Applikation* des Radiopharmakons muss über einen Venenkatheter oder ein Infusionsbesteck erfolgen.

Paravasate sind unbedingt zu vermeiden, da es zu Nekrosen kommen kann.

Bewährt hat sich ein relativ großes Injektionsvolumen (entsprechende Verdünnung mit Kochsalz), um eine häufige Kontrolle des sicheren Zugangs während der Injektion zu ermöglichen. Nach der Injektion sollte noch eine Spülung mit physiologischer Kochsalzlösung erfolgen. Für den Therapeuten ist eine *Spritzenabschirmung* erforderlich, um die Strahlenexposition der Hände zu reduzieren.

Empfohlene Aktivität/Therapie

- [89]Strontium: 1,5–2,2 MBq/kgKG (bis maximal 150 MBq)
- [153]Samarium: 37 MBq/kgKG
- [186]Rhenium: 1,3 GBq, körpergewichtsunabhängig

Hierbei handelt es sich um optimale bzw. maximale Dosen. Individuelle Dosisanpassungen zu niedrigeren Werten hin sind bei diffuser Metastasierung oder stärkeren Blutbildveränderungen möglich.

Eine Wiederholung sollte frühestens erfolgen

- bei [89]Strontium: nach 12 Wochen,
- bei [186]Rhenium und [153]Samarium: nach 4–6 Wochen.

Die Ansprechraten dieser zweiten Therapie liegen allerdings mit noch etwa 50 % etwas niedriger als bei der ersten Therapie.

Dokumentation und Qualitätskontrollen

Die Radionuklide [186]Rhenium und [153]Samarium ermöglichen ein *Ganzkörperszintigramm*, ähnlich dem Technetiumknochenszintigramm, das 6 oder besser 24 h post injectionem zur Dokumentation der Aktivitätsverteilung angefertigt wird. ◘ Abbildung 1 zeigt die Szintigramme eines Patienten mit Prostatakarzinom. ◘ Abbildung 1a stellt das initiale Technetiumknochenszintigramm mit multiplen Skelettmetastasen vor der ersten [153]Samarium-Therapie (9/2002) dar. Auf dem 5 Monate später angefertigtem Kontrollszintigramm (◘ Abb. 1b) sieht man den deutlichen Rückgang der Stoffwechselaktivität in den Metastasen (02/2003). Wegen wieder zunehmender Beschwerden wurde eine zweite [153]Samarium-Therapie durchgeführt (03/2003). Das entsprechende Verteilungsszintigramm mit der γ-Strahlung des [153]Samariums zeigt ◘ Abb. 1c.

Die palliative Schmerztherapie muss in enger Zusammenarbeit mit den Kollegen erfolgen, die den Patienten wegen der Grunderkrankung betreuen. Daher sollte der Nuklearmediziner an den weiteren Nachuntersuchungen des Patienten beteiligt, zumindest jedoch darüber informiert werden, um eine eigene Qualitätskontrolle zu ermöglichen.

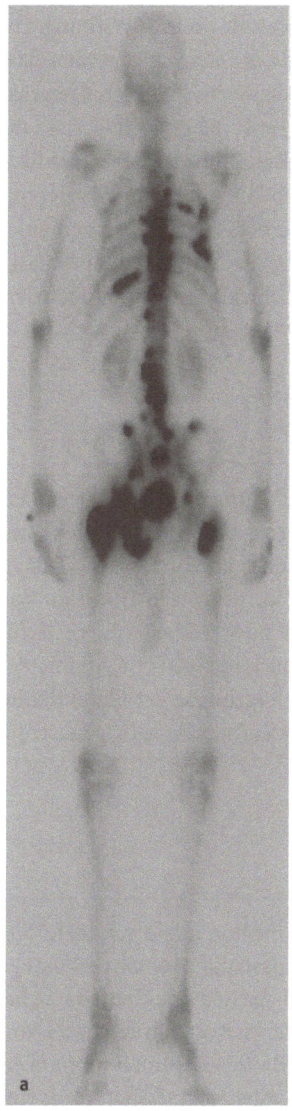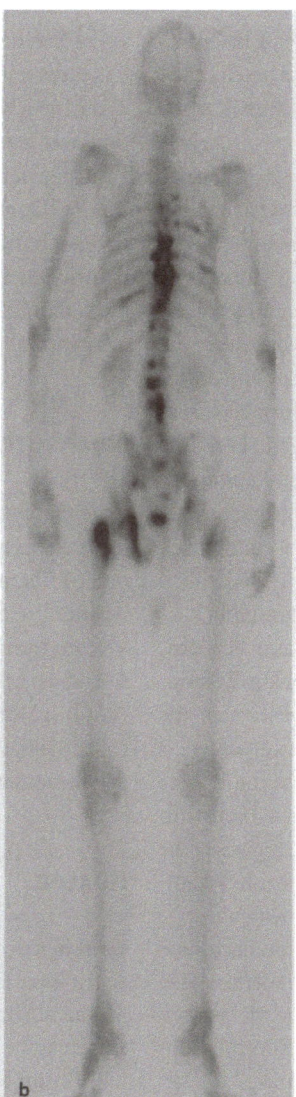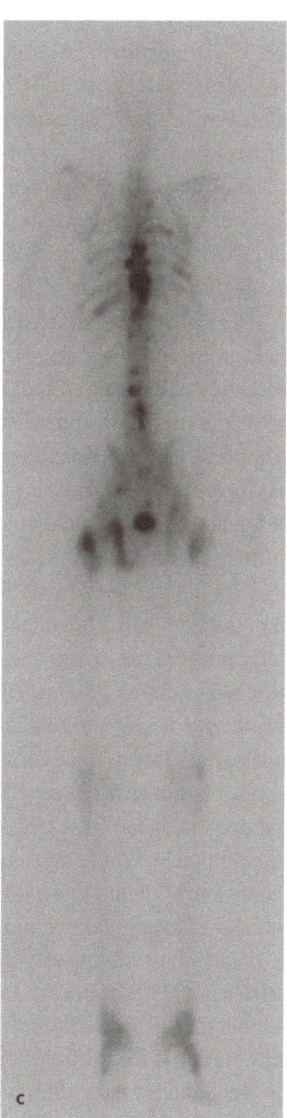

Abb. 1a–c. Patient mit metastasierendem Prostatakarzinom. **a** Initiales Knochenszintigramm, **b** Kontrollszintigramm 5 Monate nach erster ¹⁵³Samarium-Therapie, **c** Verteilungsszintigramm bei zweiter ¹⁵³Samarium-Therapie

Ergebnisse

Die meisten Erfahrungen liegen für ⁸⁹Strontium vor. Erwähnenswert ist v. a. eine Studie von Robinson et al. (1989), die über 622 Patienten mit therapierefraktären, schmerzhaften Knochenmetastasen berichteten. Selbst bei diesen Patienten wurde über ein generelles Ansprechen der Behandlung in 81 % der Fälle berichtet, wovon sogar 15 % völlig schmerzfrei waren. Bei dieser Studie wurden keine nennenswerten Myelotoxizitäten beschrieben.

Für alle beschriebenen Radiopharmaka gelten durchschnittliche *Ansprechraten*, d. h. eine Verbesserung der Schmerzsymptomatik, von 70–80 % der Fälle, wie in mehreren internationalen Multicenterstudien für das Prostata- und das Mammakarzinom ermittelt wurde. Die Wirksamkeit ist im Sinne der evidenzbasierten Medizin belegt.

Der *Wirkungseintritt* ist bei den kurzlebigen Radionukliden [153]Samarium und [186]Rhenium bereits nach einer Woche, bei [89]Strontium nach etwa 2 Wochen zu erwarten.

Die unterschiedlich langen Halbwertszeiten der Radionuklide bedingen eine jeweils unterschiedlich lange *Wirkungsdauer:* bei [153]Samarium und [186]Rhenium etwa 4 Monate, bei [89]Strontium 6 Monate.

Die bisherigen Studienergebnisse und auch die eigenen Erfahrungen zeigen, dass in der Regel die Radionuklidtherapie zu spät eingesetzt wird, nämlich erst dann, wenn andere Therapieformen ausgeschöpft sind. Die Erfahrungen belegen aber, dass häufig die prätherapeutische orale Medikation, insbesondere bei noch nicht opioidhaltigen Schmerzmitteln, auf die Hälfte reduziert werden konnte, sich also der Einsatz von Morphinpräparaten erheblich herauszögern ließ. Zudem hat die Behandlung kleinerer multilokulärer Knochenmetastasen eine bessere Wirksamkeit gezeigt. Die sog. »Non-Responder« dieser Therapie sind häufig jene Patienten, die eine bereits ausgeprägte Tumormasse aufweisen.

Es häufen sich Erkenntnisse, dass die Radionuklide möglicherweise eine *kurative Wirkung*, zumindest bei Mikrometastasen, haben. So weist eine Studie aus Kanada, in der eine Gruppe mit Strontiumbehandlung mit einer anderen Patientengruppe mit lokaler Bestrahlung verglichen wurde, nach, dass bei den mit [89]Strontium behandelten Patienten neue schmerzhafte, behandlungsbedürftige Metastasen seltener und später auftraten als in der Kontrollgruppe. Auch zeigten einige Studien eine *längere Überlebenszeit* bei mit Strontium behandelten Patienten.

Der Einsatz im Stadium von *Mikrometastasen* ist zudem sinnvoll, da in großen Metastasen keine Knochenmatrix mehr vorhanden ist, die das Radionuklid speichern könnte.

Diese Radionuklidtherapie kann grundsätzlich wiederholt werden, wobei die Kontraindikationen zu beachten sind, insbesondere die Knochenmarkdepression. Diese Komplikationen treten i. Allg. nicht ausgeprägt auf, sofern nicht kurz vor der Behandlung eine Chemotherapie durchgeführt wurde (▶ oben).

Neben der nach einigen Tagen einsetzenden Schmerzlinderung tritt in den meisten Fällen eine unterschiedlich stark ausgeprägte *kurzzeitige Schmerzzunahme* (Flairphänomen) auf. Dieser Effekt spricht aber für eine dann folgende positive Wirkung. Die Patienten müssen darüber unterrichtet werden, dass es nach 1–3 Tagen zu dieser erhöhten Schmerzreaktion kommen kann. Es ist daher wichtig, dass die Patienten die zuvor durchgeführte Schmerzmedikation in dieser Zeit unbedingt fortführen, gelegentlich auch die Dosis erhöhen müssen. Nach einer deutlichen Besserung der Schmerzsymptomatik kann dann aber die Schmerzmedikation reduziert oder ganz abgesetzt werden.

Nachsorge

Regelmäßige *Blutbildkontrollen* sind zwingend erforderlich. Diese sollten 1–2 Wochen nach der Radionuklidtherapie beginnen und im 1- bis 2-Wochen-Abstand wiederholt werden, nach Injektion von [153]Samarium-EDTMP oder [186]Rhenium-HEDP für 6 Wochen und nach Injektion von [89]Strontiumchlorid für 4 Monate. Die Ergebnisse der Blutbildkontrollen sollten dem Nuklearmediziner möglichst mitgeteilt werden.

Kosten

Zwischen der medikamentösen Therapie im fortgeschrittenen Krankheitsstadium, einer perkutanen Strahlentherapie und der Radionuklidtherapie bestehen keine wesentlichen Kostendifferenzen. Vorteile für die Radionuklidtherapie mit Strontium ergab eine kanadische Kostenanalyse. Hier wurde eine Strontiumgruppe mit einer Placebogruppe unter Berücksichtigung der Medikamentenkosten und der Kosten für die stationäre Betreuung verglichen. Es ergaben sich Kosten für die Strontiumgruppe von 16.500 Can-$ gegenüber Kosten von 23.700 Can-$ für die Placebogruppe. Auch die Kosten pro Woche Überlebenszeit zeigten einen Vorteil für die Radionuklidtherapie: 350 Can-$ in der Strontiumgruppe gegenüber 560 Can-$ in der Placebogruppe.

Abrechnen lässt sich diese ambulante Therapie in der Bundesrepublik Deutschland mit der EBM-Ziffer 7060. Zusätzlich erstatten die Krankenkassen nach vorherigem Antrag die nachgewiesenen Materialkosten (Rechnung im Original an die Krankenkasse schicken), reduziert um 128 Euro, die bereits in der Ziffer 7060 enthalten sind. Die aktuellen Preise der verwendeten Radionuklide liegt bei etwa 1.000 Euro pro Patientendosis.

Schlussbemerkungen

Die palliative Radionuklidtherapie multipler kleiner, osteoblastischer Skelettmetastasen ist ein gut verträgliches Therapieverfahren mit hoher Wirksamkeit und raschem Wirkungseintritt bei geringen, reversiblen Nebenwirkungen. Diese Behandlung ist ambulant durchführbar, kostengünstig und kann wiederholt werden. Hierdurch ist eine Reduktion der benötigten Analgetikadosen möglich; dies erweitert langfristige Therapieoptionen. Leider wird diese Therapie häufig zu spät eingesetzt, obwohl eine ausreichende Anzahl nuklearmedizinischer Therapiezentren zur Verfügung steht.

Literatur

Bayout JE, Macey DJ, Kasi LP, Fosella VJ (1994) Dosimetry and toxicity of 153-SM-EDTMP administered for bone pain due to skeletal metastases. J Nucl Med 35: 63–69

Ben-Josef E, Porter AT (1997) Radioisotopes in the treatment of bone metastases. Ann Med 29: 3135

Bouchet LG, Bolch WE, Goddu SM et al. (2000) Considerations in the selection of radiopharmaceuticals for palliation of bone pain from metastatic osseous lesions. J Nucl Med 41: 682–687

Bushnell DL, Manda Y, Williams RD et al. (2002) Efficacy and safety of repeated samarium-153 lexidronam treatment in a patient with prostate cancer and metastatic bone pain. Clin Nucl Med 25: 698–700

Fischer M (1999a) Leitlinien für die Radionuklidtherapie bei schmerzhaften Knochenmetastasen. Nuklearmedizin 38 : 270–272

Fischer M (1999b) Nuklearmedizinische Schmerztherapie bei metastasierten Karzinomen. Urologe (B) 39: 133–135

Fossa SD, Paus E et al.(1992) Strontium-89 in bone metastases from hormone resistant prostate cancer: palliation effect and biochemical changes. Br J Cancer 66: 177–180

Haesner M, Buchali K, Pink V et al. (1992) Wirksamkeit der Therapie mit 89-Sr-Strontiumchlorid bei 200 Patienten mit Skelettmetastasen eines Prostatakarzinoms. Nucl Med 31: 48–52

Levington VJ (1996) Cancer therapy using bone-seeking isotopes. Phys Med Biol 41: 2027–2042

Malmberg I, Persson U, Ask A et al. (1997) Painful bone metastases in hormone-refractory prostate-cancer: economic costs of strontium-89 and/or external radiotherapy. Urology 50: 747–753

McEvan AJ, Amyotte GA, Mc Gowan DG et al. (1994) A retrospective analysis of the cost effectiveness of treatment with 89Sr-Cl in patients with prostatic cancer metastatic to bone. Nucl Med Comm 15: 499–504

McQuay HJ, Carroll D, Moore RA (1997) Radiotherapy for Painful Bone Metastases: A systematic review. Clin Oncol 9: 150–154

McQuay HJ, Moore RA (1998) An evidence-based resource for pain relief. Oxford University Press, Oxford New York

Pecher C (1942) Biological investigations with radioactive calcium and strontium: preliminary report on the use of radioactive strontiumin tratment of metastatic bone cancer. Univer Calif Publ Pharmakol 11: 117–149

Pons F, Herranz R, Garcia A et al. (1997) Strontium-89 for palliation of pain from bone metastases in patients with prostate and breast cancer. Eur J Nucl Med 24: 1210–1214

Porter AT, McEvan EJ, Powe JE et al. (1993) Results of a randomised phase III trial to evaluate the efficency of strontium-89 adjuvant to local field external beam irradiation in the management of endocrine resistant metastatic prostate cancer. Int J Radiat OncolBiol Phys 25: 805–813

Preston DF, Baxter KG (1996) Therapy for painful skeletal metastases. In: Henkin RE et al. (eds) Nuclear medicine. Mosby, St.Louis, pp 1583–1593

Quilty PM, Kirk D, Bolger JJ et al. (1994) A comparison of the palliative effects of strontium-89 and external radiotherapy in metastatic prostate cancer. Radiother Oncol 31: 33–40

Resche I, Chatal JF, Pecking A et al. (1997) A dose-controlled study of 153-Sm-EDTMP in the treatment of patients with painful metastases. Eur J Cancer 33: 1583–1591

Robinson RG, Blake GM, Preston DF et al. (1989) Strontium-89 treatment results and kinetics in patients with painful metastatic prostate and breast cancer in bone. Radiographics 9: 271–281

Schoeneich G, Müller S, Palmeo H (1998) Indikation zur nuklearmedizinischen Therapie bei fortgeschrittenem Prostatakarzinom. Urologe (A) 37: 162–166

Serafini AN (2001) Therapy of metastatic bone pain. J Nucl Med 42: 895–906

Serafini AN, Houston SJ, Resche I et al. (1998) Palliation of pain associated with metastatic bone cancer using 153-Sm-lexidronam: a double-blind placebo-controlled clinical trial. J Clin Oncol 16: 1574–1581

Silberstein EB (2000) Advances in our understanding of the treatment of painful bone metastases. J Nucl Med 41: 655–657

Silberstein EB, Williams C (1985) Strontium-89 therapy for the pain of osseous metastases. J Nucl Med 26: 345–348

Taylor AJ Jr (1994) Strontium-89 for the palliation of bone pain due to metastatic disease. J Nucl Med 35: 2054

Turner JH, Martindale AA, Sorby P, Hetherington EL et al. (1989) Sm-153 EDTMP therapy of disseminated skeletal metastasis. Eur J Nucl Med 15: 784–795

Windsor PM (2001) Predictors of response to strontium-89 (Metastron) in skeletal metastases from prostate cancer: Report of a single centre's 10-year experience. Clin Oncol 13: 219–227

Psychoonkologie

W. Richter, D. Isselstein-Mohr, F. Krizanits

Die psychosoziale Onkologie bzw. Psychoonkologie ist in den vergangenen Jahren aus dem Zusammenwirken von Medizin, Psychologie und Sozialwissenschaften entstanden. Sie beschäftigt sich »mit den psychischen, sozialen, verhaltensbezogenen und ethischen Aspekten von Krebs sowohl im Rahmen der Prävention, Früherkennung, Behandlung und Nachsorge von Krebskranken, einschließlich den Reaktionen von Angehörigen und Behandlern, als auch im Hinblick auf die Untersuchung des Einflusses psychosozialer Faktoren auf die Entstehung und den Verlauf maligner Erkrankungen« (Strittmatter et al. 1997/98).

Der *psychoonkologische Behandlungsansatz* ist demzufolge multidimensional. Neben den somatischen stehen die psychischen, sozialen, spirituellen und lebensgeschichtlichen Belange des Krebsbetroffenen und seines Beziehungssystems im Mittelpunkt der Betrachtung. Das psychoonkologische Betreuungskonzept setzt, da die Hypothese einer »Krebspersönlichkeit« als widerlegt betrachtet werden kann (Schwarz 1994), an der realen Belastungssituation des Betroffenen an.

Krebskrank zu sein, wird einerseits als ein körperliches Geschehen, andererseits als Lebensereignis bzw. Lebenskrise, also als normale »gesunde« Belastungsreaktion auf die durch die Krankheit hervorgerufene existenzielle Bedrohung verstanden.

Somit hat sie zunächst einmal gar nichts mit einer psychischen Erkrankung zu tun. Aus diesem Ansatz ergibt sich, dass es sich um ein *individuelles, multidimensionales Therapiekonzept* handeln muss, das den Krebspatienten nicht als psychisch krank etikettieren darf, das psychoonkologische Betreuungskonzept demzufolge in seiner Wirkung entstigmatisierend sein muss. Krebskranke haben ihre eigenen Vorstellungen von Nähe und notwendiger Zuwendung. Gerade in der Psychoonkologie ist es wichtig, während des therapeutischen Beziehungsaufbaus zu berücksichtigen, dass die meisten Krebspatienten primär wegen ihrer körperlichen Erkrankung medizinische Behandlung gesucht haben und nicht zur psychotherapeutischen Unterstützung. Muthny (1998) spricht von einem Anteil an Krebspatienten, die eine psychosoziale Behandlung benötigen, von etwa 30 %. Strittmatter et al. (1997/98) teilen mit, dass bei Hauttumorpatienten der Anteil mit psychosozialem Betreuungsbedarf 42 % beträgt.

Dennoch erleben viele Patienten sich und ihre Umwelt vom ersten Krebsverdachtsmoment an völlig verändert. Persönliche Pläne, Hoffnungen, Träume und Wünsche für die Zukunft werden mit einer bis dahin oft nicht gekannten emotionalen Gewalt umgestürzt und hinweggerissen, ohne dass die Patienten das Gefühl hätten, sich wehren zu können. So zeigt sich in der täglichen Praxis neben der rein körperlichen Therapie der Bedarf an zusätzlicher psychoonkologischer Unterstützung.

Bei Patienten mit chronischen Tumorschmerzen ist dies Betreuungsbedürfnis häufig noch gesteigert. Sie haben im Verlauf ihrer Erkrankung oft erlebt, dass die Behandler sich mehr ihrer Krankheit gewidmet haben als ihnen als ganzem Menschen. Sie sind darauf angewiesen, mit ihrem Gesamtschmerz, ihrem »total pain« (Saunders 1984), bestehend aus körperlichen, seelischen, geistigen und sozialen Aspekten, ernst genommen zu werden. Bei der Behandlung des Patienten ist es ratsam, diese *Mehrdimensionalität des Schmerzes* vor Augen zu haben, da sich daraus neue Behandlungs- und Betreuungsperspektiven ergeben. Durch die Reduktion von Angst, Hilf- und Hoffnungslosigkeit sowie sozial-seelischer Isolation kann psychosoziale Betreuung eine Schmerzreduktion erzielen.

Daher ist es gerade zu Beginn der Krebserkrankung wichtig, auch eine *soziale und emotionale Unterstützung* anzubieten, um den Bedürfnissen des Kranken gerecht zu werden. So haben die Patienten bereits frühzeitig die Möglichkeit, sich zu öffnen und in Gesprächen mit vertrauten Menschen ihre Ängste zu zeigen, sich zu entlasten und etwas zu beruhigen.

> Bei Therapieplanung und -durchführung ist darauf zu achten, ein Maximum an Wohlbefinden und Lebensqualität zu erhalten.

Psychoonkologische Hilfsangebote sind insbesondere bei folgenden *Problemstellungen* indiziert:

- bei und nach der Diagnosemitteilung,
- Bewältigung plötzlicher, krankheitsbedingter Einschränkungen,
- Therapienebenwirkungen,
- akute Ängste und Depressionen,
- familiäre Probleme,
- Sterbebegleitung und Aufstellen einer Lebensbilanz,
- Complianceprobleme zwischen Arzt/Schwester und Patient.

Merkmale unterstützender Gespräche

Leid mitteilen ist geteiltes Leid

Um die aktive Auseinandersetzung mit der Krebserkrankung zu beginnen, braucht es sehr viel Mut. Viele Patienten realisieren den psychosozialen Anteil an der Krebserkrankung nur vage und meiden eine *Auseinandersetzung* mit den daraus entstehenden Konflikten. Probleme werden vorwiegend auf die Krankheit attribuiert: »Warten wir's mal ab. Ist die Krankheit erst mal geheilt, geht es mir auch wieder besser.«

Aus unserem Lebensalltag ist die entlastende Funktion des offenen Gesprächs ja auch eher unbekannt. Hier ist es die primäre Aufgabe der Behandler, bei den Patienten ein neues Verständnis zu schaffen für mögliche Ursachen, Einflüsse und Bedingungen der im Zusammenhang mit der Krebskrankheit ausgelösten Probleme. So kann es für die Patienten einen großen Wert darstellen, wenn sie hier erfahren, dass sie, wenn sie ihren Körper schon nicht heilend beeinflussen können, sehr wohl in der Lage sind, ihre Stimmung positiv zu beeinflussen. Die Patienten können so *Hilfe zur Selbsthilfe* erfahren.

Der Weg ist das Ziel

Auf dem Weg, die Krebserkrankung als neuen, aktuell nicht abwendbaren Lebensbestandteil akzeptieren zu lernen, ist es sinnvoll, den Patienten mitzuteilen, dass es einen idealen vorgeschriebenen und damit nachlebbaren Weg für die Bewältigung der Erkrankung nicht gibt. Wertungen im Sinne von »richtig« oder »falsch« sind demzufolge fehl am Platze. So individuell wie jeder Mensch ist, so individuell sollte auch jedes Behandlungskonzept sein. Das vorrangige therapeutische Ziel besteht darin, den Klienten in seiner Gesamtpersönlichkeit zu unterstützen sowie dabei, sein emotionales Gleichgewicht wiederzufinden und entsprechend seinen eigenen Bedürfnissen, Fähigkeiten und Neigungen ein neues tragfähiges Lebenskonzept für sein durch die chronische Erkrankung verändertes Leben zu entwickeln. Die Erkrankung »Krebs« ist ein körperliches Geschehen und ein Lebensereignis, welches das gesamte Leben eines Menschen, d. h. seine ganze Persönlichkeit und darüber hinaus das Leben seiner Angehörigen, betrifft: Die Diagnose »Krebs« löst Lebenskrisen aus, sie macht schwebende Lebenskrisen sichtbar/spürbar.

Ein Grund für die häufig tiefgreifende Verzweiflung sowie für Angst und Hoffnungslosigkeit der Patienten mag in der belastenden Frage »Warum bin gerade ich betroffen?« liegen. Wichtiger als das verzweifelte Suchen nach dem »Warum« der Erkrankung ist jedoch die Frage nach dem, was nun zu tun und zu verändern wäre. Ein Grundprinzip psychoonkologischer Hilfen ist deshalb die *Eröffnung von Perspektiven*, die unterstützende Begleitung von einer vergangenheits- zu einer zukunftsorientierten Sichtweise.

Die therapeutische Arbeit lässt sich z. B. nach der Auffassung des *Sprockhöveler Therapiekonzepts* anhand von 4 Prozessen verdeutlichen (◼Abb. 1), wobei die im Folgenden genannten Prozesse in unterschiedlicher Gewichtung parallel ablaufen bzw. aktuell sein können, da entsprechend der systemischen Betrachtungsweise Veränderungen in einem Prozessbereich wiederum auf die anderen Bereiche verändernd rückwirken können, d. h. dass der Weg des Klienten *prozessdiagnostisch* verstanden werden muss: Jeder der beschriebenen Schritte kann vor- und zurückgegangen werden und unterliegt einer ständigen prozessdiagnostischen Analyse.

Die 4 Prozesse des Sprockhöveler Therapiekonzepts

1. *Annahme der Erkrankung im lebensgeschichtlichen Kontext*
   - Aufbau von Vertrauen (Compliance)
   - Ist-Situationsanalyse
   - Selbstwahrnehmung
   - Trauerarbeit
   - Angstbewältigung unter Berücksichtigung individueller und sozialer Ressourcen
2. *Aktivierung des Individuums*
   - Bewusstmachung und Bearbeitung von Verleugnungen, Blockaden, Mustern
   - Selbstentdeckung
   - Wahrnehmung der gesunden Anteile
   - Erschließung persönlicher Kraftquellen

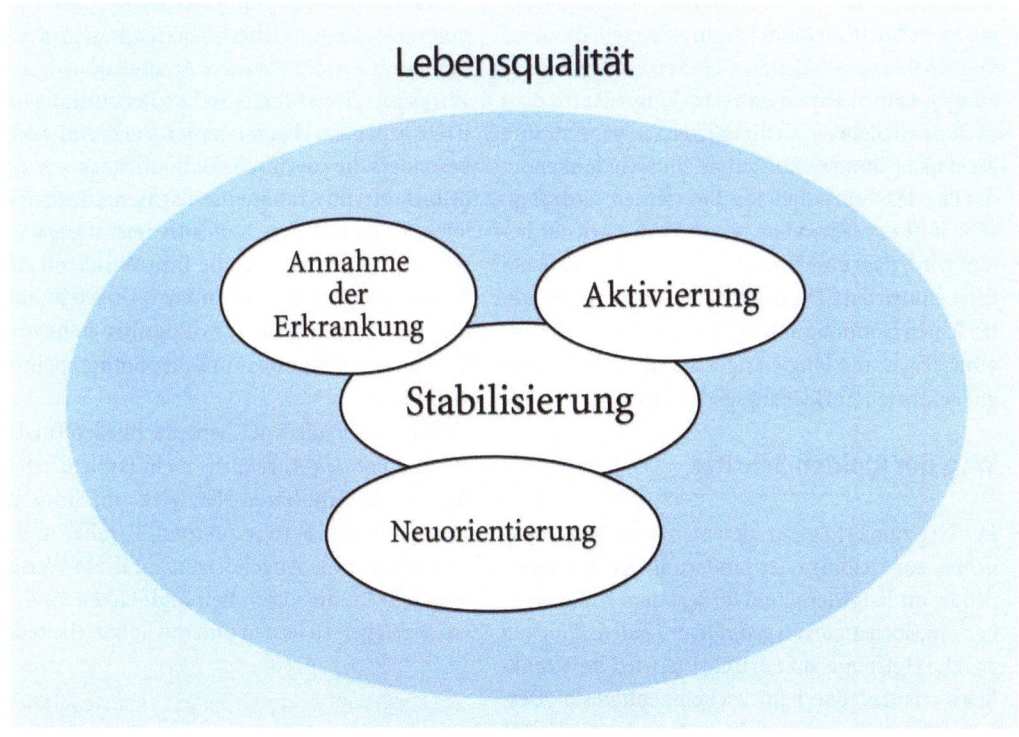

◼ **Abb. 1.** Prozesse der Krisenintervention/Krankheitsverarbeitung

3. *Neuorientierung*
   - Nutzung der gesunden Anteile
   - Wahrnehmung und Erfahrung des eigenen Lebenswerkzeuges mit einem veränderten (möglicherweise durch Krankheit versehrten) Körper
   - Entwicklung von Zukunftsperspektiven
   - Sinnfindungsprozesse
4. *Stabilisierung des Individuums*
   - Entwicklung und Erarbeitung zusätzlichen Lebenswerkzeugs, um Lebensqualität zu gewinnen
   - Begleitung bis hin zu einer neuen und tragfähigen Stabilität (Übergang in therapeutische Gruppen/Selbsthilfegruppen)
   - Auf-/Ausbau und Nutzung des sozialen Netzwerks

Jede Therapie hat *Grenzen*. Gesellschaftlich wird jedoch Gesundheit und im Krankheitsfall deren Wiederherstellung oft als etwas Selbstverständliches angesehen. Die Medizin hat ihren Anteil an dieser Volksmeinung mitgeleistet. Gerade bei Krebserkrankungen sollten Patienten rechtzeitig wissen, dass auch der heilenden Medizin Grenzen gesetzt, ihre Ziele nicht immer realisierbar sind. Gedanken an das eigene Sterben und den Tod werden verdrängt. Hier hilft es niemandem, wenn immer wieder betont wird, dass das »Prinzip Hoffnung« nicht Schaden nehmen darf. Die psychischen Folgen einer enttäuschten Hoffnung aufzufangen, ist meist sehr viel schwieriger und langwieriger als die Folgen eines gut geführten Aufklärungsgesprächs.

Weg der kleinen Schritte

Der Weg zum Erfolg, zur Akzeptanz des Unabänderlichen, zur Heilung oder Linderung der Beschwerden ist oft langwierig und fordert dem Krebskranken ein Höchstmaß an *geduldiger Leidensfähigkeit* ab. Die Hoffnung auf Fortschritte wird im Krankheitsverlauf oft durch Rückschläge enttäuscht. Deshalb ist es eine weitere wichtige Aufgabe der Helfer, dem Patienten den Weg der kleinen Schritte, der erreichbaren Ziele zu eröffnen.

Im Rahmen ihrer Diagnose- und Krankheitsbewältigung sind die Patienten unbedingt aktiv darin zu unterstützen, sich für ihre weitere Lebensgestaltung und -planung stark und kompetent zu machen und so für sich idealerweise ihre *Eigenverantwortung* zu erhalten oder auch neue Verantwortung zu übernehmen. Der Kranke steht dabei hinsichtlich seiner Krankheitsbewältigung vor einer doppelten Aufgabe: Einerseits soll er die möglichen Folgen der Chronizität bewältigen und lernen, mit seiner Krankheit zu leben, andererseits die eventuelle Nichtheilbarkeit zu akzeptieren. Dazu bedarf es eines breit gefächerten Therapieangebots, nicht unbedingt im Sinne der Methoden der klassischen Psychotherapie. Hager (1997) führt dazu aus: »Nicht alle Methoden der klassischen Psychotherapie sind für eine Behandlung von Krebspatienten geeignet, zum Teil sogar kontraindiziert. Die Erkrankten benötigen zunächst eine Unterstützung im 'Hier und Jetzt'; daher sind handlungsorientierte Therapieverfahren indiziert.« Vorgehensweisen wie im unten dargestellten Konzept berücksichtigen dabei die Anforderungen der verschiedenen Therapiephasen (☐ Tabelle 1).

Erste Zusammenhänge zwischen *aktivem Copingverhalten* und Überlebenszeit beschrieben Simonton et al. (1982). Weitere Autoren bestätigten die Wirksamkeit psychologischer Behandlungen bei Krebspatienten. Hierbei werden Interventionen, die besonders die psychische Befindlichkeit – wie z. B. Selbstkonzept, Krankheitseinstellung, Sexualprobleme, Depression etc. – positiv beeinflussen, von solchen unterschieden, die ihre Wirksamkeit bei Symptomen wie Angst, Schmerz, Übelkeit und Erbrechen zeigen, wie z. B. kognitiv-behaviorale Schmerzbewältigungs- und hypnotherapeutische Techniken.

Die Arbeit mit dem Klienten schließt oftmals *Gespräche mit den Angehörigen* ein (systemische Erfassung des familiären Netzwerks im Sinne eines weiteren Stabilisierungsfaktors). Parallel zum Klienten haben die Angehörigen auf diese Weise die Möglichkeit, die vielen Befremdlichkeiten, Ängste etc. verstehen zu lernen und mit aufzuarbeiten.

> Die Angehörigenarbeit ist eine wesentliche Säule innerhalb des angebotenen sozialen Netzwerks und damit für den gesamten Stabilisierungsprozess.

19

Psychoonkologische Therapiestrategien

Einzeltherapiegespräche

Wichtigstes Therapieagens ist das solidarisch-einfühlende, persönliche, begleitende Gespräch. Gespräche finden am Krankenbett oder im geschützten Rahmen eines Therapieraums statt. Sie können je nach Befinden und Wunsch des Patienten als relativ unverbindliches Gespräch ohne feste Struktur und Rahmen beginnen und von kurzer Dauer sein, können aber auch als Krisenintervention einer Dauer von bis zu 2 h eine intensive Auseinandersetzung bedeuten. Eine Besonderheit dieser Gespräche im Krankenhaus ist zumeist die Kontaktaufnahme durch den Behandler. Diese verlangt einen besonders respekt- und würdevollen Umgang mit den Wünschen und Erwartungen des Kranken an Offenheit und Themen des Gesprächs. Vertrautheit und Nähe brauchen Zeit und Ruhe, können nicht überstürzt werden.

Verständigungsprobleme zwischen Patient und Behandlern sind normal und geschehen tagtäglich. Aus wissenschaftlicher Sicht gibt es jedoch bestimmte *Kriterien für eine gute Gesprächsführung* bzw. Verständigung innerhalb eines Gesprächs (Buckman 1998; Rogers 1981).

Innerhalb ihres gesellschaftlichen Lebens erfahren die Patienten häufig eine *Tabuisierung* ihrer Krebserkrankung und eine *soziale Ausgrenzung*. Dies wollen sie nicht auch im Krankenhaus erleben. Nach Befragung von Betroffenen wünschen sich diese im Krankenhaus vom Zeitpunkt der medizinischen Diagnosestellung an Gesprächsoffenheit und Gesprächsbereitschaft, wenn es um ihre Krankheit und zu behandelnde Symptome geht. Die Mehrheit der Patienten will informiert sein, wünscht sich Wahrheit und Aufklärung über ihren Krankheits- bzw. Gesundheitszustand. Nicht selten finden sich die Patienten in der Arzt-Patient-Beziehung in einer eher passiven Rolle wieder. Sie fühlen sich dem Arzt unterlegen, sie sind verunsichert, möchten aber auf gar keinen Fall in Konkurrenz zum ärztlichen Wirken treten.

Patienten sollten deshalb aktiv darin bestärkt werden, für ihre eigenen Bedürfnisse einzutreten und sie zu formulieren! In der Regel sind sie sehr wohl in der Lage, selbstständig über ihre persönlichen gesundheitlichen Angelegenheiten und entsprechende Entscheidungen mitzubestimmen. Ihre *Autonomie* und *Mündigkeit* sind daher zu jedem Behandlungszeitpunkt zu beachten!

Es gibt einen zweiten Aspekt, warum bei der Behandlung des Patienten seine Innenperspektive nie vernachlässigt werden darf: Sieht er selbst sein Leben noch als lebenswert an? Ein Patient könnte zu verstehen geben, dass er nicht länger auf dieser Welt verweilen möchte und direkt um eine aktive Abkürzung des Sterbevorgangs bittet bzw. dazu auffordert. Hat er eine vertrauensvolle Beziehung zu seinen Behandlern und Pflegenden aufgebaut, scheut er

◼ Tabelle 1. Therapeutische Elemente im *Psychosozialen Zentrum Sprockhövel*			
Information, Beratung, Edukation	**Krisenintervention, Psychotherapie**		**Schulung, Verhaltenstraining**
Medizinische Aufklärung, Selbstuntersuchungen, ergänzende medizinische Behandlungsmöglichkeiten, ergänzende pflegerische Behandlungsmöglichkeiten (z. B. »therapeutic touch«), psychoonkologische Fragestellungen, Ernährung/Nahrungsergänzung, Kosmetik, Netzwerkaufklärung, Selbsthilfegruppen, Kursangebote	Einzelarbeit, Krisenintervention: Gesprächstherapie, Verhaltenstherapie, Systemtherapie, Trauerarbeit Arbeit im Schnittfeld zwischen Therapie und Kunst: begleitetes Malen (Gruppe), Arbeit im Tonfeld (einzeln)	Therapeutische Gruppenarbeit für onkologisch Kranke, für Trauernde, für Angehörige, für alte Menschen	Fortbildungen für Mediziner und Fachpersonal, Körper- und Bewegungsarbeit, progressive Muskelentspannung für Kinder und Erwachsene, autogenes Training für Kinder und Erwachsene, Yoga für Kinder und Erwachsene, Raucherentwöhnung, Kommunikationstraining, Fortbildungen für Ehrenamtliche, Training sozialer Kompetenz

sich nicht, aus seiner Hilflosigkeit heraus zu fragen: »Können Sie mir nicht etwas geben, damit es schneller geht?« Innerhalb solcher Gesprächsabschnitte gilt es zu beachten, nicht mit einem neuen Behandlungsaktionismus zu beginnen, weil der Behandler plötzlich meint, nun müsste aber endlich doch etwas getan werden.

> Oft ist es die Situation des »Nichtertragenkönnens« der eigenen Hilflosigkeit der Behandler, die dann doch noch zu einem an dieser Stelle unnötigen aktiven Handeln führt. Dies erfordert von den Behandlern, sich in Gesprächen über die Begrenztheit menschlichen Lebens auch mit der Begrenztheit des eigenen Lebens auseinander zu setzen.

In solchen Situationen intensiven Kontakts realisieren die Patienten den Abschied von eigenen Vorstellungen über den persönlichen weiteren Lebenslauf. Sie müssen akzeptieren, dass Arbeiten unerledigt bleiben oder spezielle Probleme von ihnen nicht mehr gelöst werden können. Dies setzt bei den Patienten viele Emotionen und Impulse frei, sodass es sich selten um einmalige Gesprächssequenzen handeln wird.

Klientenzentrierte Gesprächstechniken[1]

Viele Merkmale der klientenzentrierten Gesprächspsychotherapie (Rogers 1981) als eigenständige Therapiemethode sind auch im Rahmen verhaltenstherapeutischer Behandlungsansätze integriert.

Ein wesentliches Kennzeichen einer klientenzentrierten Gesprächsführung besteht darin, den Ratsuchenden stets aufmerksam und geduldig anzuhören und ihn in seinem (positivem wie auch dem schwierigen, dysfunktionalen und krankheitsaufrechterhaltenden) Erleben ohne jede Vorbedingung emotional anzunehmen. Diese unbedingte *Akzeptanz* und *persönliche Wertschätzung* des Betroffenen setzen auf Seiten des Behandlers ein empathisches Sich-einfühlen-Können in das Erleben des anderen voraus, ebenso die Auffassung, dass jeder Mensch in sich selbst das Potenzial zur produktiven Lösung von Konflikten trägt.

Aufgabe des Therapeuten ist es, den Patienten mittels der sog. *spiegelnden Methode* (Zurückspiegeln aller wesentlichen gefühlsnahen und gefühlsbetonten Äußerungen, Wünsche und Ziele sowie Bewertungen und Einstellungen des Ratsuchenden) zu einer entspannteren und weniger angstbetonten Wahrnehmung der eigenen Möglichkeiten anzuregen und damit selbstbejahende sowie selbstständige Entwicklungswege zu finden.

Insbesondere die durch ungleichgewichtige Rollen definierte Arzt-Patient-Interaktion erweist sich als anfällig für viele Fehler einer nichtpatientenzentrierten Gesprächsführung. Das »Dirigieren« von Gesprächen in eine bestimmte Richtung – beispielsweise durch Vorschreiben von allgemeinen Ratschlägen und fertigen Lösungen, langatmiges Monologisieren ohne Rücksicht auf den Gesprächspartner, Hineininterpretieren und Diagnostizieren aus einer sog. Expertenrolle heraus –, das Debattieren und Führen von Streitgesprächen oder aber das Herunterspielen und Rationalisieren von persönlichen Erfahrungen des Ratsuchenden sind nur einige der vielen möglichen Mängel einer *nicht optimalen Gesprächsführung*.

Allgemeine oder auch persönliche Lebensweisheiten, Moralisierungen und Dogmatisierungen weisen nur selten Wege aus einer konflikthaften Situation. Das Bewusstsein, dass der Ratsuchende die Lösung seiner psychischen Probleme in sich selbst trägt, erfordert in der Begegnung mit einem unheilbar Kranken vom Behandler ein besonderes Maß an respektvoller Zurückhaltung, Geduld und Vertrauen. Jedoch sind es nicht selten gerade diese Therapeutenmerkmale, die die *Selbstheilungskräfte des Patienten* wecken.

Umorientierung durch Edukation

Bereits die Vorstellung von nicht oder nur noch unzureichend behandelbaren Schmerzen löst bei vielen Krebspatienten und deren Angehörigen Ängste aus. Patienten fühlen sich entlastet, wenn ihre *Angst vor möglichen Schmerzen* im Zusammenhang mit der Krebserkrankung angesprochen wird: »Es tut einfach gut zu wissen, dass es entsprechende Behandlungsmöglichkeiten gibt!«

---

1   Der von Rogers geprägte Begriff »klientenzentrierte Methode« bedeutet, dass die Gesprächsdirektiven weitgehend vom Patienten (im Bereich der Psychotherapie dem sog. Klienten) ausgehen.

Patienten wollen viel darüber erfahren, wodurch ihre Erkrankung verursacht ist, wie sie ihre Behandlung oder Heilung mit unterstützen bzw. selbst mit erarbeiten können. Dennoch wird in Gesprächskontakten zuwenig darauf eingegangen, dass die *Gesundung* bzw. das *Leben mit der Krankheit* ein Prozess ist, der tatsächlich aktiv von den Patienten mitunterstützt werden kann.

Zweites wichtiges Standbein der psychosozialen Betreuung des Tumorschmerzpatienten ist deshalb die *therapiebegleitende Edukation*. Im edukativen Gespräch sollten dem Patienten seine eigenständigen Möglichkeiten einer Einflussnahme auf die Schmerzbeschwerden wie auf den gesamten Krankheitsverlauf verständlich werden. Hierzu kann es hilfreich sein, dem Patienten ein Erklärungs- und Veränderungsmodell seiner Beschwerden anzubieten, das somatische, psychische und soziale Faktoren integriert.

In einem solchen Modell beginnt eine Einflussnahme auf die Schmerzen bereits mit der *Formulierung realistischer Therapieziele* und -erwartungen (beispielsweise Schmerzreduktion statt Schmerzfreiheit). Bereits hier kann der Patient selbst an der Schmerzbewältigung mitwirken. Aber auch die ausführliche und nachvollziehbare Information über Wirkweisen und mögliche Nebenwirkungen der angewandten oder bevorstehenden Therapiemaßnahmen kann Ängste und Schmerzen reduzieren helfen.

Die Effekte solcher Einzelgespräche können durch die Mitgabe *schriftlichen Materials* verstärkt werden, welches dem Schmerzpatienten eine eigenständige Möglichkeit der Informationssuche bietet. Ebenso förderlich sind *Gruppendiskussionen*, die am Beispiel erfolgreicher Mitpatienten positive Strategien der Schmerzbehandlung veranschaulichen und Ängste vor geplanten Therapiemaßnahmen reduzieren können (z. B. Einsatz invasiver Therapieverfahren oder einer Morphintherapie). In den vergangenen Jahren haben sich hier insbesondere spezielle Edukationsvideos für Schmerzpatienten bewährt.

> Zu jedem Zeitpunkt der Erkrankung ist es wichtig, mit den Patienten ihre persönliche Sichtweise sowie Gedanken und Erwartungen hinsichtlich der Schmerzen und deren Behandlung zu überprüfen. Jedwede Ängste der Patienten hinsichtlich ihrer Schmerzbehandlung sollten daher ernstgenommen und aktiv angesprochen werden.

Ein typisches Beispiel ist die Befürchtung, in einem späteren Krankheitsstadium nicht mehr adäquat medikamentös versorgt zu werden. Patienten glauben, dass die absolute Medikamentenmenge irgendwann nicht mehr steigerbar ist und sie dann unversorgt bleiben müssen; sie möchten ihr »Pulver« nicht zu früh verschießen. Daher muss Raum sein für Fragen und Mitteilungen wie »Wieviel Morphin darf ich haben?«, »Vertrage ich Morphin?«, »Wann werde ich süchtig von Morphin?« oder »Es soll aber keiner wissen, dass ich schon Morphin nehme!« Werden diese Aspekte rechtzeitig aktiv von außen angesprochen, so können die Patienten im Folgenden dazu angeleitet werden, bei der Behandlung ihrer Schmerzen mitzuwirken. Sozusagen als Kotherapeuten werden sie angehalten, beim Entdecken bestimmter Zusammenhänge, die ihre Schmerzen reduzieren, verstärken oder immer wieder auslösen, mitzuhelfen. Oft erleichtert das Wissen darum, dass eine adäquate Schmerztherapie hilft, schmerzspezifischer Angst und Hilflosigkeit vorzubeugen. Es darf nicht sein, dass Tumorpatienten in Erwägung ziehen (müssen), die Therapie ihres Grundleidens wegen unzureichend behandelter Schmerzen abzubrechen.

Verhaltensbezogene Schmerzbewältigungsstrategien

Die im Folgenden aufgeführten psychologischen Methoden und Interventionsstrategien haben sich bei Tumor(schmerz)patienten wie auch bei anderen chronischen und teilweise akuten Schmerzzuständen bewährt. Sie wirken meist nicht unmittelbar auf die physiologischen Schmerzursachen, haben jedoch häufig einen schmerzreduzierenden Effekt. Die jeweiligen Techniken sind entsprechend den aktuellen Möglichkeiten des Patienten auszuwählen und einzusetzen. Häufig erleben die Patienten durch die Anwendung dieser Methoden, dass sie sehr wohl noch in der Lage sind, selber etwas für sich zu tun. Häufig führt erst ein entsprechend ganzheitlich ausgerichteter schmerztherapeutischer Ansatz dazu, dass Patienten sich wieder vermehrt auf ihre noch vorhandenen gesunden Anteile, ihre Fähigkeiten und Ressourcen besinnen und die Krebsschmerzspirale durchbrechen können. Sie sollen lernen, die *Selbstkontrolle über den Schmerz* zu verstärken.

Verfahren der Aufmerksamkeitslenkung

Äußere Schmerzablenkungen sind vielen Patienten aus ihrer eigenen Erfahrung bekannt, z. B. aus Situationen, in denen sie ihre Schmerzen einmal buchstäblich »vergessen« konnten oder gar nicht wahrgenommen haben. Formen solcher natürlichen Ablenkung vom Schmerz sind beispielsweise:

- einen spannenden Krimi lesen,
- Musik hören,
- Fernsehen,
- sich sportlich oder gymnastisch betätigen,
- Baden,
- Freunde besuchen,
- in ein Museum gehen,
- Kreuzworträtsel lösen,
- Gegenstände der Umwelt ganz bewusst sehen, hören, riechen, tasten, schmecken u. Ä.

Wichtig ist, dass der Patient die Ablenkungsmöglichkeit nicht als Pflichtaufgabe ansieht und sich ihr nur unterzieht, sondern dass diese ihm Spaß macht und die Aufmerksamkeit fesselt. Sind Ablenkungen mit Tätigkeiten verbunden, wirken sie gleichzeitig auch antidepressiv, indem sie den Patienten aus seiner Isolation befreien.

Innere mentale Schmerzablenkungen sind beispielsweise das Rezitieren eines Gedichts, das Planen eines Urlaubs oder einer angenehmen Aktivität, die Konzentration auf angenehme, reale Erinnerungen (Bilder, Stimmen, Ereignisse) oder konzentriertes Kopfrechnen, Zählen, Reimen oder Dichten oder einen Zeitungsartikel erinnern. Sie sollten vom Patienten mit Freude und innerer Akzeptanz ausgeübt werden und sind deshalb vom individuellen Einfallsreichtum und der Kreativität des Patienten und seiner Behandler abhängig.

Schmerzfokussierung ist eine mentale Schmerzbewältigungstechnik (auch »Somatisierung« genannt), bei der die bewusste Aufmerksamkeit auf schmerzhafte Körperzonen gelenkt wird, um sich gleichzeitig von dieser Wahrnehmung zu distanzieren, z. B. durch detaillierte Beschreibung der Körperreaktionen, verbunden mit einer Selbstsuggestion von Unempfindlichkeit, Taubheit oder beispielsweise Vereisung der Körperzone. Eine ähnliche Übung zur Aufmerksamkeitslenkung (Pendelübung) kann eingesetzt werden, um die Aufmerksamkeit wechselnd einmal auf die Hauptschmerzzone und dann auf eine schmerzfreie Körperregion zu lenken, um damit zur Relativierung des Schmerzerlebens beizutragen.

Entspannung, Imagination, Suggestion

Entspannungsverfahren sind ein Basisbestandteil fast aller psychologischen Schmerzbehandlungsprogramme. Wegen der schnellen Erlernbarkeit und des konkreten körperlichen Bezugs wird heute überwiegend die *progressive Muskelentspannung nach Jacobson* eingesetzt, bei der durch bewusste An- und Entspannung von 21 Muskelgruppen (ein- und ausatmungssynchron) eine tiefe muskuläre und mentale Relaxation hergestellt wird. Nach einiger Übungszeit kann das Verfahren dann in ein 10-minütiges Kurzentspannungsprogramm (sog. 4-Muskelgruppen-Training) übergeleitet werden, später in eine 5-minütige Schnellentspannung, die in nahezu jeder Alltagssituation auch in verschiedenen Körperpositionen anwendbar werden soll.

Nach wiederholter Einübung können muskuläre Entspannungsverfahren mit Elementen des *autogenen Trainings* (z. B. imaginatives Erleben eines Farbenkreises, Temperaturvorstellungen, formelhafte Vorsatzbildungen) oder *Fantasiereisen* intensiviert werden. Erst nach einer gewissen Übungszeit mit einfachen Entspannungsverfahren sollten die Patienten an schwierigere Übungen, wie Schmerzumlenkungstechniken oder heilende Vorstellungen, herangeführt werden.

Fantasiereisen und imaginative Techniken intensivieren Entspannungsübungen und sind wichtige Methoden der inneren Ablenkung. Sie können als entspannende Instruktion eine spezifische Szene vorgeben (z. B. die Vorstellung, am Strand zu liegen, Ausruhen auf einer Sommerwiese, Vorstellung einer Wanderung in den Bergen oder im Wald), sie können indirekt mentale Harmonisierungsprozesse anstoßen (z. B. als Vorstellung eines Baumes im Wechsel der Jahreszeiten), sie können Inhalte der kognitiven Therapie transportieren (z. B. als Vorstellung, belastende Gedanken symbolisch in eine Kiste zu packen, die man abschließt) und auch vom Patienten selbst individuell ausgestaltet werden.

Als *imaginative Unaufmerksamkeit* wird die Strategie bezeichnet, durch die Vorstellung angenehmer und schmerzinkompatibler Fantasien die Aufmerksamkeit vom Schmerz abzulenken. Hierzu zählt auch die Technik der *imaginativen Transformation* des Schmerzes, bei dem die Schmerzwahrnehmung mental in den Kontext einer angenehmen Empfindung überführt wird, beispielsweise als willkommene Erfahrung (nach einer sportlichen Anstrengung) oder durch Suggestion einer geringen Intensität der Reizung (z. B. leichtes Stechen von Akupunkturnadeln). Eine andere Form der Schmerztransformation ist das gedankliche »Einkreisen« der Schmerzzone auf einen kleinen Punkt hin, der schließlich kaum noch wahrnehmbar sein soll.

Als *»imaginative Transformation«* des Kontextes der Schmerzerfahrung bezeichnet man eine Methode, gedanklich eine Geschichte um den Schmerz zu konstruieren, in der sich die Schmerzbedeutung verändert, z. B. als Fuß- und Wadenschmerz nach einem Skilauf oder als eiskalte Hände nach einer Schneeballschlacht. Andere Beispiele der Schmerztransformation sind die Vorstellung von Schmerz als Nadeln, die aus dem Fleisch gezogen werden, oder als Eiskristall, der geschmolzen oder mit einem Hammer zerschlagen wird. Ein wesentlicher Wirkfaktor dieser mentalen Techniken besteht darin, dass der Patient sie ernst nimmt und es zu einer tatsächlichen Neuinterpretation des aversiven Reizes kommt. Der Kreativität beim Herausfinden hilfreicher Bilder und Vorstellungen sind dabei keine Grenzen gesetzt.

Heilende Vorstellungen zu vermitteln, erfordert spezielles therapeutisches Geschick, da das Erleben der Erkrankung mehr direkt unter Zuhilfenahme der Vorstellungskraft verändert werden soll. Von Simonton et al. (1982) stammt beispielsweise der Ansatz, sich die zugrunde liegende Erkrankung, aber auch deren Behandlung und körpereigene Abwehrmechanismen bildhaft vorzustellen, um die Selbstheilungskräfte des Körpers zu aktivieren. Auch die Gegenvorstellung eines gesunden, geheilten Zustands kann dieses Ziel unterstützen.

Hypnotische Verfahren setzen eine große Erfahrung des Therapeuten voraus und erfordern die spezielle Mitarbeitsbereitschaft des Patienten (Imaginationsfähigkeit, Suggestibilität, positive Einstellung zur Hypnose). Bei der Hypnose handelt es sich um einen zeitbegrenzten Zustand fremd- oder selbstinduzierter Einengung der Aufmerksamkeit, die meist mit Veränderungen des Bewusstseins, des Gedächtnisses, der Selbstkontrolle und der Schmerzempfindung einhergeht. Erickson (1966) berichtete über eine Reihe von Einzelfalltherapien, in denen bei Krebspatienten mittels Hypnose Schmerzfreiheit erreicht werden konnte. Erickon u. Rossi (1989) beschreiben 11 unterschiedliche Schmerzbeeinflussungsmöglichkeiten unter Hypnose, die von der direkten Suggestion einer Schmerzfreiheit über indirekte Suggestionen (Taubheit, »pelziges Gefühl«, »wie Eis«, »wie Stein«, Empfindungslosigkeit) bis hin zu Verschiebung und Dissoziation des Schmerzerlebens (zeitliche, räumliche Desorientierung, Zeitverzerrung, Zeitdehnung etc.). reichen.

> Da beim Tumorschmerz auch krankheitsbedingte zerebrale Veränderungen das Bewusstsein beeinträchtigen können, sollten die hypnotischen Techniken jedoch nur von sehr erfahrenen Schmerztherapeuten mit großer Sorgfalt eingesetzt werden (Möglichkeit der Induktion psychotischer Veränderungen durch Hypnose!).

Selbstmanagementmethoden

Stressbewältigungsverfahren sollen sowohl die Konfliktantizipation als auch die Kontrolle stressreaktiven Verhaltens ermöglichen und wurden ursprünglich aus der Angsttherapie adaptiert. Ein besonders bewährtes Trainingsprogramm (Stressimpfung nach Meichenbaum) besteht aus einer Edukations-, einer Trainings- und einer Anwendungsphase. Der Autor unterscheidet in Stresssituationen 5 Phasen, deren Bewältigung jeweils angepasster Kognitionen bedarf:

- Vorbereitungsphase auf den Schmerz,
- Begegnung mit dem Schmerz,
- kritische Momente,
- belohnende Selbstanweisungen bei erfolgreicher Bewältigung,
- Zuspruch auch bei Misserfolg.

Im Therapietraining wird mit den Patienten insbesondere die Methodik selbstsuggestiv eingesetzter Instruktionen bei Schmerzen eingeübt, mit deren Hilfe sie lernen sollen, bei stärkeren Schmerzbe-

schwerden funktional steuernde Gedanken einzusetzen (z. B. »Es hat schon etwas geholfen«, »Beim
nächsten Mal geht's bestimmt besser«, »Übung
macht den Meister«).

Biofeedbacktherapie kann als bewährte Therapiemaßnahme in der Behandlung chronischer
Schmerzen auch bei Tumorschmerzpatienten unter-
stützend eingesetzt werden. Bei der Behandlungs-
anordnung werden in Abhängigkeit von den krankheitsbedingten Beeinträchtigungen des Patienten
unterschiedliche physiologisch-autonome Parameter (z. B. Spannungspotenzial ausgewählter Muskel-
partien) kontinuierlich gemessen und optisch/akus-
tisch an den Patienten rückgemeldet. Ziel dieses
Trainings ist es, dem Patienten eine bewusste Kon-
trollmöglichkeit der jeweiligen Körperfunktion zu
ermöglichen (z. B. Entspannung spezifischer Muskeln durch Atemübungen, Objektivierung im Elek-
tromyogramm). Im weiteren Sinne können auch
die für die Schmerzbehandlung vorgeschlagenen
Gruppen- oder Partnerübungen, z. B. durch gegenseitige Massagen oder entspannende Berührungen,
als Biofeedbackstrategie eingeordnet und eingesetzt
werden.

Operante Therapieverfahren haben zum Ziel, die
das Schmerzverhalten steuernden Aufrechterhal-
tungsmomente (insbesondere die Verhaltenskonse-
quenzen) in einem funktionalen Sinn zu verändern.
Das tägliche Führen eines Schmerztagebuchs beispielsweise kann es dem Patienten ermöglichen,
seine Schmerzen durch situationsbezogene Beobachtung, Bewertung und Veränderung seines Bewältigungsverhaltens effizienter zu beeinflussen.
Dies erhöht in aller Regel das persönliche Erleben
von Kontrolle über den Schmerz (*Selbsteffizienz-
erleben*). Gleichzeitig lassen sich situationsbezogen
kleine Schritte einer dosierten Steigerung der täglichen Aktivitäten zum Aufbau eines aktiven Schmerz-
bewältigungsverhaltens planen, die konsequent durch
das gesamte Behandlerteam unterstützt und verstärkt werden sollten (*Kontingenzmanagement*).

Schmerz im Gespräch

Gespräche mit dem Schmerz sind eine ursprünglich
gestalttherapeutische Technik, bei der es darum
geht, den Schmerz weniger als Feind und Peiniger
anzusehen, sondern seine Botschaften wie bei einem
Dialogpartner verstehen zu lernen. Gesprächsthe-

men, wie »Was will der Schmerz mir mitteilen?« oder
»Was brauche ich nach Ansicht des Schmerzes?«
können dem Patienten helfen, funktionale Aspekte
der Erkrankung zu erkennen.

*Modellvermittlung zu kognitiven und emotiona-
len Schmerzreaktionen* beinhaltet die Erläuterung
der wechselseitigen Zusammenhänge biopsycho-
sozialer Faktoren bei Krankheitsaufrechterhaltung
und -verstärkung (z. B. anhand eines sog. Schemas
der Verhaltensanalyse). Diese oft im edukativen
Gespräch oder in der Patientengruppe vermittelten
Inhalte dienen dem Ziel, dem Patienten ein Erklä-
rungs- und gleichzeitig ein Veränderungskonzept
bezüglich seiner Schmerzen (und möglicherweise
der zugrunde liegenden Erkrankung) zu vermitteln,
ihn von Schuld und Selbstvorwürfen zu entlasten
und ihn zur Eigenaktivität zu ermutigen.

Gruppengespräche über das Schmerzerleben und
über den Umgang mit Schmerzen (den Schmerz
akzeptieren, mit dem Schmerz leben), über schmerz-
und behinderungsbedingte Gedanken und Gefühle
(Zukunftsängste, Angst, anderen zur Last zu fallen,
Hilflosigkeit, Verzweiflung, Resignation, Depression
bis hin zu Suizidgedanken), über den Umgang mit
Behinderungen (Entstellung, körperlicher Verfall),
über soziale Folgen der Schmerzen (Rückzug, Isolation, Unverständnis der Umwelt, Alleinlassen der
Angehörigen) und über aktuelle Stressbelastungen
(bevorstehende Eingriffe) gehören selbstverständlich zum ergänzenden Repertoire jeder ganzheitlich
ausgerichteten Schmerzbehandlung.

Bei den oben angegebenen Verfahren hat sich die
progressive Muskelentspannung nach Jacobson als
sehr gut umsetzbares Basisverfahren erwiesen. Hier
sollen die willkürliche An- und Entspannung der
Muskulatur die Körperwahrnehmung positiv beeinflussen. Nach Grundlage eines erlernten Entspan-
nungsverfahrens können weitere psychologische
Schmerzinterventionsmethoden trainiert und später selbstständig eingesetzt werden. In der Tumorschmerztherapie hat es sich bewährt, diese Verfahren entsprechend den Zielen eines individuellen
Therapieplans auszusuchen.

Antidepressive Therapiemethoden

In Anlehnung an die antidepressive Therapie nach
Beck (1981) kann im persönlichen Gespräch auch die

Vermittlung sog. *kognitiver Therapietechniken* hilfreich sein. So kann der Arzt (oder Psychologe) beim Patienten »automatisch« auftretende Gedanken bei Schmerzen ansprechen (z. B. »Die Schmerzen sind grausam, ich bin ihnen hilflos ausgeliefert«). Im therapeutischen Gespräch können solche Gedanken hinsichtlich ihrer Rationalität (»Diese Untersuchung bringt doch sowieso kein anderes Ergebnis«) und möglicher gedanklicher Fehler (Verabsolutierungen – wie »Niemand kümmert sich um mich«, »Nichts hilft mir« –, übermäßige Verallgemeinerungen, Katastrophendenken – wie »Das hat doch alles keinen Sinn mehr«), aber auch hinsichtlich ihrer Konsequenz und Funktionalität für das Erleben des Patienten (Folge: Verzweiflung, Enttäuschung, Resignation) besprochen werden. Ebenso hilfreich kann die Erarbeitung alternativer Bewertungen und Gedanken in bestimmten Problemsituationen sein, die zu einer emotionalen Entlastung beitragen.

Auch *verhaltenstherapeutische Techniken* – wie der Rollentausch (»Wie würde ich mich jetzt als Arzt verhalten?«), Rollenspiele mit Personifizierung des Schmerzes, der Dialog mit dem Schmerz und die Verabschiedung von ihm, das gedankliche Durchspielen bevorstehender Ereignisse (»Was-wäre-wenn-Szenario«), die gedankliche Konzentration auf ausschließlich positive Erlebnisse und Erfahrungen des Tages oder die möglichst konkrete Planung künftiger Genusserfahrungen kann zur Stimmungsverbesserung und zu verstärktem Kontrollerleben beitragen. Andere gedankliche Veränderungstechniken, wie Distanzierungsstrategien (»Wie würde ich über diese Sache in einer Woche denken?«, »Wie wäre ich vor der Erkrankung mit einer solchen Situation umgegangen?«) oder die Pro-und-Kontra-Diskussion bezüglich einer bevorstehenden Entscheidung, können ebenfalls zur Stressreduktion beitragen.

Gruppentherapiekonzepte

Einzelgespräche können, je nach krankheitsbedingten Einschränkungen, durch die Teilnahme des Patienten an einem gruppentherapeutischen Konzept ergänzt und konsolidiert werden. Eine solche Gruppe kann unter Anleitung oder in Selbsthilfe organisiert sowie ambulant oder stationär angeboten werden. Eine Gruppenteilnahme erlaubt dem Patienten, sich trotz seiner Erkrankung so weit wie möglich aktiv in der Normalität zu erleben. Patientengruppen reduzieren zudem durch den möglichen *Gedankenaustausch* und das *Lernen am Modell* anderer Patienten Gefühle der sozialen Isolation.

> Gruppengespräche dürfen und sollen sich nicht nur auf den Austausch persönlicher Leidenserfahrungen beschränken; viele Patienten befürchten dies ohnehin und nehmen deshalb nicht an solchen Gruppengesprächen teil. Gruppengespräche sollten vielmehr primär zukunfts- und perspektivweisend sein sowie Krankheitsverarbeitung und -bewältigung unterstützen.

Die Inhalte können Informationen über Schmerz- und Krankheitsentstehung betreffen, aber auch über Krankheit aufrechterhaltende Momente und medizinische Behandlungsansätze, zudem die Vermittlung eigentherapeutischer Übungen beinhalten. Entspannungstherapeutische Techniken, physiotherapeutische Übungen oder die genannten kognitiven Bewältigungsstrategien sollten ebenfalls in ein Gruppenprogramm integriert werden.

Kriseninterventionen

Krebskranke, die auch unter starken körperlichen Schmerzen leiden, befinden sich oft in einer *emotional negativen Abwärtsspirale*, aus der sie glauben, nicht entrinnen zu können. Häufig zwingt der Schmerz die Betroffenen, neben der Auseinandersetzung mit der Diagnose »Krebs«, auch zur emotional-gedanklichen Beschäftigung mit ihren Ängsten und Unsicherheiten hinsichtlich des eigenen Sterbens und des Todes.

Gerade in der Krise, während der die Krankheit massiv fortschreitet, müssen sich die Behandler gesprächsbereit zeigen, um dem Patienten die Möglichkeit zu geben, sich in dieser großen Lebenskrise zu entlasten. Häufig werden jetzt seitens der Patienten die gleichen Fragen mehrmals gestellt, weil sie einfach nicht wahrhaben wollen, mit dieser existenziellen Bedrohung konfrontiert zu werden. Hier sind Geduld und Verständnis gefordert. Die Patienten müssen die Möglichkeit haben zu trauern, zu weinen oder vehement zu klagen. Daher sind *Besuche am Krankenbett* gerade jetzt besonders wichtig, vermitteln sie doch dem Patienten das Gefühl: »Du bist nicht allein, du kannst dich weiterhin auf uns verlassen, wir begleiten dich auch auf diesem letzten Weg!« Darüber hinaus ist es für die seelische Stabilität der Patienten förderlich, wenn auch in der Sterbephase die kontinuierlichen professionellen Besuche nicht abreißen, vermitteln sie doch den Patienten das Gefühl: »Ich bin es noch Wert, besucht zu werden. Ich interessiere noch jemanden, bin nicht einfach nur eine Nummer im Krankenhaus.« Gleichermaßen gilt dies auch für Hausbesuche im ambulanten Bereich.

Angehörigenbetreuung

Die traditionell ausgerichtete Gesundheitsversorgung hat sich bisher fast ausschließlich auf den Patienten konzentriert und die Belange der Angehörigen mehr oder weniger außer Acht gelassen. Auch die Bedeutung der Einbindung des Patienten in sein soziales Umfeld wurde und wird dabei oft vernachlässigt.

Durch eine Krebserkrankung wird jedoch nicht nur der Patient in einen Zustand der Unordnung und Unruhe gebracht, auch Angehörige sind mitbetroffen, sehen sie sich doch oftmals als *Langzeitbetreuer* des Erkrankten. Immer wieder werden sie mit den wechselnden Fähigkeiten und Unzulänglichkeiten des Patienten konfrontiert.

Die Ehefrauen Krebskranker, die oft jahrzehntelang als Hausfrauen alle finanziellen und wirtschaftlichen Angelegenheiten ihrem Partner überlassen haben, stehen vor einem kaum zu bewältigenden Berg rein lebenspraktischer Probleme. Den männlichen Lebenspartnern krebskranker Frauen hingegen fehlt oft aufgrund der traditionellen Aufgabenteilung in der Ehe die Fähigkeit zur fürsorglichen Unterstützung im häuslichen Alltag. Neben der emotionalen Belastung durch den drohenden Verlust des Lebenspartners stellen hier manchmal *einfachste Aufgaben der Lebensführung* – wie die Versorgung mit Essen und Kleidung oder die Haushaltsreinigung – ein kaum zu bewältigendes Problem dar.

Kinder von Krebskranken leiden oft unter dem plötzlichen *Verlust der schützenden Versorgung* durch ihre Elternhaus. Sie erleben die Erkrankung als heftigen Einbruch in ihre Lebenswirklichkeit; nicht selten sind sie auch durch Schuld- und Schamgefühle gegenüber den Eltern belastet. In der Basisarbeit wird von ihnen als stille Trauernde gesprochen, die

in der akuten familiären Situation oft mit ihren Sorgen übersehen werden. Der Therapeut sollte sich stets dieser individuellen Rollenkonflikte der Angehörigen tumorkranker Patienten bewusst sein.

Durch gegenseitige Verantwortungszuschreibung im Sinne eines »Ich muss helfen!« oder »Ich darf mir nicht so viel anmerken lassen!« fühlen sich Angehörige oft stark belastet. Ihr gemeinsamer Alltag kann durch zusätzlich vorhandene Schmerzprobleme eine weitere Belastung erfahren. Angehörige sind dankbar für *entlastende Ansprache* von außen, da sie selbst sich oft scheuen, ihre eigene Bedürftigkeit oder gar Schwäche vor Außenstehenden zuzugeben. Es ist daher wichtig, sie von Beginn an mit in die Behandlung zu integrieren und auch für sie als Ansprechpartner dazusein, und zwar nicht nur während der Zeit der Krankheit, sondern auch im Falle des Todes des/der Verwandten, in der Zeit der Trauer, in der sie selbst – zwischen Schock, Trauerschmerz und Neuorientierung schwankend – hilfsbedürftig sind.

Therapie in Abhängigkeit vom Krankheitsstadium

Psychoonkologische Hilfe sollte sich stets am jeweiligen Krankheitsstadium des Patienten orientieren. Britzelmeier (1997) beschreibt *4 unterschiedliche Therapiekonzepte* mit Indikation bei:

- Patienten mit der Erstdiagnose »Krebs«,
- Patienten mit einem Rezidiv,
- Patienten im Remissionsstadium der Erkrankung,
- sterbenden Patienten.

Wenn im Verlauf die Krebserkrankung nicht mehr auf Heilbehandlungen anspricht und die Beschwerden zunehmen, entwickeln sich viele neue Nöte. Schmerzen werden jetzt immer seltener als vorübergehend und zur Behandlung gehörend angesehen. Der Schmerz hat für die Patienten endgültig seine lebenserhaltende Alarmfunktion verloren, er ist zum *Vorboten des drohenden Lebensverlusts* geworden. Oft müssen die Behandlungziele neu definiert werden. Will der Patient unter Inkaufnahme einer Reduzierung seiner Kommunikationsfähigkeit eine entsprechende Schmerzbehandlung oder will er versuchen, wach und ansprechbar zu bleiben, und dafür ein vorab nicht zu definierendes Maß an Restschmerzen behalten?

Unabhängig von einer Entscheidung wird der Schmerz bzw. seine Behandlung immer mehr zum einschränkenden Faktor. So hilft die Schmerztherapie einerseits, die vielfältigsten Schmerzsymptome zu therapieren, andererseits können die Nebenwirkungen der Behandlung die Handlungs- und Selbstgestaltungsspielräume des Patienten zunehmend einschränken. Für den sterbenden Patienten ist dies vielleicht unerheblich, für den noch aktiven Krebspatienten, der sich eigentlich die Rückgewinnung seiner Autonomie gewünscht hat, bedeutet die *Reduzierung seines Aktivitätsniveaus* einen Rückschlag und eine immer größer werdende Abhängigkeit von Dritten, von anderen Menschen. Hier gilt es, der Klage und der Trauer über den Lebensqualitätsverlust Raum zu geben, durch Gespräche, aber auch durch gemeinsames Schweigen.

Patientenbeispiele

Im Folgenden wird anhand einiger Beispiele dargestellt, wie durch gezielte Interventionsstrategien Hilfe möglich sein kann.

Fallbeispiel 1

Ein 59-jähriger Mann mit multiplen Knochenmetastasen eines Prostatakarzinoms konnte trotz starker und umfangreicher Opioid- und weiterer medikamentöser Therapien wegen seiner Schmerzen und inneren Unruhe nicht durchschlafen. Er beanspruchte ständig die Nachtschwester, indem er regelmäßig nach ihr klingelte.

Die im Rahmen der Konsiliartätigkeit durchgeführte Schmerzanalyse ergab, dass der Patient jede Nacht über seine Krankheit und die damit zusammenhängenden Symptome grübelte. Er rutschte dabei in eine eigene, stille Welt, die er vor allen verschloss. Er spürte seine Existenzängste sowie seine Ängste vor zu starken Schmerzen und mochte seine Lebensbilanz gar nicht so recht anschauen, da sie ihm so schrecklich und unbefriedigend erschien. Bereits im Laufe dieses Erstgesprächs erkannte der Patient, wie stark er selbst seine emotionale Situation durch sein Kommunikationsverhalten beeinflusste.

Als eine Art Hausaufgabe für die Nacht wurde vereinbart, dass er bei Wiederauftreten seiner Symptome einmal überlegen sollte, was ihm in seinem Leben so richtig Freude gemacht habe. Mit diesem Vorgehen sollten *innere Vorstellungsbilder* angesprochen werden, die auch später in Krisen abrufbar sein würden. Der Patient sollte so indirekt erfahren, dass er nicht nur auf die Krankheit und ihre Symptome reduziert ist.

Am nächsten Tag berichtete der Patient von seinen anfänglichen Zweifeln hinsichtlich des vereinbarten Vorgehens; dann jedoch sei es fast wie von selbst gegangen. Er habe sich mit einem Mal an eine Situation erinnert, wo er ganz viel geleistet habe und alle ihn immer gefragt haben: »Wie hast Du das denn hingekriegt? Super!« Diese Vorstellung, die nur mit Freude und Stolz gekoppelt war, habe ihn in der Nacht so beschwingt, dass er plötzlich ganz entspannt gewesen sei. Er habe sich noch einmal alles ganz genau vor Augen führen wollen, sei dann aber wohl vor Müdigkeit darüber eingeschlafen.

In der nachfolgenden therapeutischen Interaktion war es wichtig, dem Patienten zu verdeutlichen, dass allein er es war, der seine Symptome kontrolliert, wieder Verantwortung für sich übernommen und damit einen Großteil dazu beigetragen hatte, eine gute Nacht zu verbringen. Weitere Folgen der eigenen »Nachtarbeit« zeigten sich später auch darin, dass er begann, sein Zimmer auch tagsüber zu verlassen, da er sich ausgeruhter, kräftiger und befreiter fühlte. Die letzten knapp 2 Wochen seines Lebens verbrachte er so aktiv wie möglich auf der Station und freute sich darüber, mit allen reden zu können und Kontakte zu haben.

Fallbeispiel 2

Am Beispiel eines 65-jährigen Patienten mit fortgeschrittenem Rektumkarzinom können verschiedene Aspekte *äußerer Schmerzablenkung* beleuchtet werden. Trotz einer guten medikamentösen Schmerzeinstellung klagte der Patient häufig über einschießende Schmerzen in die Beine und verlangte seine Bedarfsmedikation. Durch Zufall ergab sich in einer solchen Situation ein für ihn spannendes Gespräch, sodass der Patient, der wegen seiner Schmerzen geklingelt hatte, seine Medikation nicht mehr verlangte. Das Team achtete jetzt darauf, ob es sich hier um ein einmaliges Ereignis gehandelt hatte oder ob es wiederholbar wäre. Und tatsächlich: Als seine Verwandtschaft da war, ihn versorgte und ihm Aufmerksamkeit schenkte, kam der Patient mit seiner Schmerzeinstellung besser zurecht.

Je mehr Zeit die Pflegekräfte für den Patienten hatten und ihn mit unterschiedlichen Aktivitäten aus seinem Einerlei herausholten und von seiner Krankheit bzw. der zunehmenden Eingeschränktheit ablenkten, desto weniger verlangte der Patient nach seiner Bedarfsarznei. Natürlich wäre es ein Leichtes gewesen, dem Patienten seine Medikamente zu geben und sie in ihrer Dosis ggf. immer weiter zu steigern; er wollte jedoch ganz eindeutig eine andere, zusätzliche Schmerztherapie. Dabei ließ er alle seine Sehnsucht nach Geborgenheit spüren. Während der Gespräche erzählte der Patient sehr viel von seiner Heimat, von früher und war dabei ganz »aufgekratzt«. Auch das tägliche Fernsehen zeigte bei ihm eine ablenkende Wirkung. Wenn im Stationsablauf andere Probleme mehr im Vordergrund standen, meldete sich der Patient nach einer gewissen Zeit mit Schmerzen und forderte so indirekt seine Portion an Zuwendung.

Wenn mit Patienten eine Liste von entsprechenden Situationen erstellt wird, die eine für sie positive Veränderung ihrer Schmerzwahrnehmung in Gang setzen, wird deutlich, wie sehr diese Therapieform chronische Schmerzen beeinflussen kann.

Fallbeispiel 3

Dieses Fallbeispiel berichtet über eine 59-jährige, ambulant behandelte Patientin mit einer Brustkrebserkrankung, die sich trotz einer guten medizinischen Prognose körperlich durch diffuse Schmerzen, Schlafstörungen und allgemeine Schwäche stark beeinträchtigt fühlte. Im Verlauf des Erstkontakts zeigte sich, dass diese Patientin unter einem erheblichen Druck stand mitzuteilen, was sie durch die Krebserkrankung doch alles verloren habe, was sie nicht mehr könne und wovor sie in Zukunft große Angst habe. Im Interaktionsverhalten wirkte die Patientin agitiert und getrieben. Gedanklich reagierte sie auf die Unkontrollierbarkeit ihrer Erkrankung und die damit verbundenen Schmerzen – vermutlich entsprechend ihrer disziplinierten Grundpersönlichkeit – überwiegend mit sog. Durchhalteappellen (»Ich muss mich nur zusammenreißen, um die Schmerzen zu überstehen«, »Zähne zusammenbeißen und durchhalten«, »Stell

dich nicht so an«, »Wichtig ist, dass ich mich jetzt nicht gehen lasse«). Die Nachfrage, ob sie tagsüber Momente der Ruhe erleben könne, verneinte sie.

Im Rahmen einer ersten *Umstrukturierung ihrer Einstellungen* bekam sie die Aufgabe, sich einmal täglich einen Stuhl an ein offenes Fenster zu stellen, sich darauf zu setzen und für 15 min an »Nichts« zu denken, ihre Gedanken »einfach ins Leere schweifen« zu lassen. Hiermit sollte überprüft werden, ob sie Ruhe und Mit-sich-allein-Sein überhaupt aushalten könne. Die Patientin willigte ein, und es wurde ihr gesagt, dass sie dieses Vorgehen bei Gefühlen von Unwohlsein jederzeit abbrechen könne.

Nach einer Woche berichtete die Patientin von ihren Erfahrungen. Zuerst habe sie gedacht, »... was für ein Quatsch«, habe aber im Therapiekontakt nicht widersprechen wollen. Als sie sich dann das erste Mal mehr oder weniger widerwillig auf ihren »Fensterstuhl« gesetzt habe, sei sie von Gefühlen der inneren Unruhe beinahe überflutet worden. Es wäre kaum auszuhalten gewesen, einfach nur dazusitzen und nichts zu tun. Plötzlich habe sie jedoch gespürt, wie sie viel entspannter und befreiter habe durchatmen können. Den Wecker, den sie sich gestellt hatte, damit sie auch auf jeden Fall pünktlich aufhören könne, habe sie beim Klingeln als sehr störend erlebt. Nachdem sie am darauffolgenden Tag wieder eine positive Ruheerfahrung machen konnte, freute sie sich jetzt auf jeden Tag.

Bereits eine Woche darauf beschrieb die Patientin, dass diese Zeit, die sie sich gönnte und die von ihr bereits auf 30 min ausgedehnt wurde, wie ein kleiner Urlaub sei und entsprechend erholsame Wirkung zeige. Anschließend sei sie immer so wohlig durchblutet. Während die Patientin über ihre Erfahrungen berichtete, war sie bei aller Begeisterung ganz ungläubig, dass dieser Effekt auch weiterhin anhalten könne. Sie hatte sich bisher nicht vorstellen können, ihre Befindlichkeit eigenständig so gut beeinflussen zu können. Gemeinsam mit der Patientin wurde jetzt die Bedeutung dieser Vorgehensweise besprochen.

Im Verlauf der Behandlung zeigte sich, dass die Patientin während ihrer Übungen vermehrt an nichtbelastende Situationen und Momente gedacht hatte, die sich in der Zeit vor der Erkrankung ereignet hatten. In einem nächsten Schritt wurde mit der Patientin überlegt, ob es ein *inneres Vorstellungsbild* geben könnte, welches besonders herausrage. Die Patientin berichtete daraufhin von einem solchen Bild: In jungen Jahren sei sie gemeinsam mit ihrem Mann und ihrer Tochter während ihres Sommerurlaubs in Bayern auf einer Wiese an einem See gewesen. Dies sei ein so harmonischer Augenblick in ihrem Leben gewesen, dass sie die ganze Welt habe umarmen können. Gleichzeitig zeigte sich die Patientin irritiert, dass sie sich so lange an dieses schöne Bild nicht habe erinnern können. Daraufhin wurde angeregt, dieses Bild als Synonym für gute Tage, ohne Krankheit und Schmerz, anzusehen.

Die Patientin konnte sich jetzt auch erinnern, dass sie sogar eine Fotografie von diesem See haben müsse. Nachdem sie das Foto zu Hause wiedergefunden hatte, steckte sie es in ihre Handtasche und nahm es beispielsweise bei schwierigen Nachsorgeterminen heraus. Sie berichtete darüber, dass dieses Foto jetzt bei ihr eigene innere Bilder von Stärke und Mut, aber auch Entspannung und Zufriedenheit auslöse. Ihre täglichen »Fensterstuhlsitzungen« modifizierte sie entsprechend ihrer jeweiligen Belastung. Während der psychotherapeutischen Behandlung mit 11 Sitzungen gingen ihre diffusen Schmerzzustände zurück; die Schlafstörungen wurden von ihr beherrscht, hatten ihre Bedrohlichkeit verloren, und ihre allgemeine Schwäche war nicht mehr vorhanden.

Fallbeispiel 4

Ein abschließendes Fallbeispiel kann die Möglichkeiten einer *Krisenintervention* demonstrieren: In der zweiten Woche der stationären Tumorschmerzbehandlung eines 52-jährigen Patienten mit Lungenkrebserkrankung informierte das Pflegepersonal den Psychologen über die Beobachtung einer zunehmenden Dysphorie des Patienten. In manchen Stunden durchleide er Phasen schwerster Niedergeschlagenheit und habe ernstzunehmende Suizidgedanken geäußert, in anderen, mehr dysphorischen Momenten werde durch den Patienten eine in aggressiv-vorwurfsvoller Haltung vorgebrachte mangelhafte Zuwendung und Fürsorge des Pflegepersonales beklagt. Zwischen dem Patienten und einzelnen Teammitgliedern hatten sich trotz oder gerade wegen der sich verschlechternden körperlichen Verfassung des Patienten mehrfach regelrechte Streitgespräche ergeben. Je gravierender die Atemwegsobstruktionen voranschritten und je mehr dem Patienten die Bedrohlichkeit seines Erstickungstodes bewusst wurde, desto agitierter schien er seinen Zorn und seine Verzweiflung auf und gegen alle möglichen äußeren Einflüsse oder Versäumnisse zu projizieren.

In einem ersten Kriseninterventionsgespräch mit dem Patienten begegnete er dem Psychologen zunächst mit ironischem Sarkasmus (»Ach, hält man mich jetzt für verrückt?«) und war nur durch vorsichtiges In-Worte-Fassen seiner momentanen Gefühle (»spiegelnde Methode«, ▶ oben) und durch weitgehendes Ignorieren seiner demonstrativen Abwehr langsam für ein normales Gespräch zu öffnen. Aus den Schilderungen des Patienten wurde deutlich, dass zurzeit weniger der Schmerz oder die Atemnot belastend seien; vielmehr beklagte er verbittert, traurig und zeitweise unter Tränen das Verhalten seiner getrennt lebenden Ehefrau, die es trotz seiner mehrfachen Telefonate mit der Bitte, ihn im Krankenhaus zu besuchen, »nicht für nötig befunden habe«, mit ihm persönlich zu sprechen. Vielmehr habe sie über ihre Söhne mitteilen lassen, ihm zurzeit wegen eigener gesundheitlicher Probleme keinen Besuch abstatten zu wollen. Der Patient war hiervon emotional sehr stark getroffen, verarbeitete seinen Zorn jedoch mit Aggressivität. Er habe bereits mit einem Anwalt zum Zweck einer notariell beglaubigten Enterbung seiner Ehefrau gesprochen, da sie »nicht auch noch finanziell von seinem Tode profitieren« solle.

In einem mit Einverständnis des Patienten geführten Gespräch mit der freundlichen und kooperativen Ehefrau schilderte diese ihre eigene Überlastung durch die Tatsache seiner Erkrankung. Diese persönliche Betroffenheit der Ehefrau wurde ebenfalls gesprächstherapeutisch aufgegriffen. Nach dem Gespräch erklärte sich die Ehefrau zu einem gemeinsamen Gedankenaustausch im Krankenhaus bereit. Gleichzeitig erfolgte mit dem Patienten ein weiteres Gespräch, das auch die Thematik des nahenden Todes nicht ausklammerte. Vielleicht sei es wichtig, so wurde besprochen, jetzt einige offene Probleme zu lösen, sich mit einigen Menschen und Konflikten auszusöhnen und sich mehr um die wirklich wichtigen Dinge zu kümmern.

Das am darauffolgenden Tag geführte gemeinsame Gespräch mit beiden Partnern drohte nach zunächst freundschaftlicher Begrüßung zeitweilig wiederum an unterschwelligen gegenseitigen Vorwürfen und Angriffen beider zu scheitern. Bei vorsichtiger Moderation des Therapeuten konnten jedoch beide

Partner schließlich zur Formulierung ihrer persönlichen Erwartungen und Bedürfnisse sowie der Grenzen einer gegenseitigen Hilfe angeregt werden. Trotz der anfänglichen Gesprächsschwierigkeiten erklärte die Ehefrau, ihren Mann in den kommenden Tagen erneut aufsuchen zu wollen. Der Patient äußerte später gegenüber dem Therapeuten, das Bemühen aller Beteiligten zur Lösung seiner Problematik habe ihn geradezu beschämt. Auch wolle er seine Enterbungsabsichten unbedingt zurücknehmen; er entschuldigte sich bei verschiedenen Mitgliedern des Behandlungsteams für seine »Ausfälligkeiten« und wurde in den Folgetagen zunehmend ruhiger und ausgeglichener.

Die körperlichen Beschwerden des Patienten schienen während der gesamten Krisenintervention jeweils deutlich durch seine seelische Verfassung getriggert zu werden. Drei Monate nach dieser Krisenintervention erfuhren wir in einem Gespräch mit der Ehefrau, dass der Patient in Frieden und Versöhnung mit seiner Familie unter wenig Beschwerden verstorben sei.

Ausblick

Fawcy et al. (1993) konnten die Auswirkungen psychotherapeutischer Interventionen und möglicher Krankheitsbewältigung (Coping) auf die Rückfallwahrscheinlichkeit und die Überlebenszeit von Krebspatienten mit malignem Melanom zeigen. Durch die Interventionen wiesen sie eine bessere Krankheitsbewältigung, einen reduzierten psychologischen Disstress und eine Besserung bestimmter immunologischer Parameter, speziell *der Anzahl* natürlicher Killerzellen, nach, was sich in der Langzeitbeobachtung auch in einer signifikanten Verringerung der Rückfallrate und in einer Verlängerung der mittleren Überlebenszeit bemerkbar machte.

Psychoonkologische Therapie muss in Anbetracht der klinischen Ergebnisse den klassischen medizinisch-naturwissenschaftlichen Ansatz hinsichtlich eines Ansatzes zur biopsychosozialen Medizin ergänzen. Sie muss, strebt man ein multidimensionales individuelles Betreuungskonzept im Sinne einer ganzheitlichen Versorgung des Krebskranken an, zu einem festen Baustein im Versorgungskonzept onkologisch Kranker werden, die die größtmög-

liche Effektivität bezüglich der Lebensqualität wie auch der Lebenslänge impliziert.

Psychoonkologische Therapie ist natürlich stets mehr als nur die bloße Aneinanderreihung und Anwendung unterschiedlicher Schmerzbewältigungsstrategien. Nicht selten ergeben sich im Rahmen der Tumorschmerzbehandlung scheinbar unlösbare und auch für das Therapeutenteam schwer (er)tragbare Konfliktkonstellationen. Beispiele hierfür sind in ihrer Verzweiflung agitiert-getriebene Patienten, die ruhelos ein Höchstmaß an therapeutischer Aufmerksamkeit einfordern (▶ Fallbeispiel 4). Andere Problemsituationen ergeben sich mit ausgeprägt depressiv-niedergeschlagenen, hilflos-resignierten und suizidalen Patienten, deren offenkundiges Leiden ohne Hoffnung auf Erlösung die Behandler selbst an den Grundfesten ihrer Überzeugungen zweifeln lässt. Eine andere Herausforderung für die Schmerztherapie stellen jene Patienten dar, denen geholfen werden könnte, deren mangelnde Compliance und Mitarbeitsbereitschaft jedoch jede Hilfe unmöglich machen.

Für solche schwierigen Patientengruppen hält auch die Psychoonkologie keine standardisierten Techniken und Therapieschemata vor. Bei jedem dieser speziellen Probleme ist eine individuelle, persönliche und ganzheitliche Konfliktlösung gefordert, die aus einem Therapiekonzept mehrerer der vorgenannten Methoden besteht (z. B. Gespräch über die vielfältigen möglichen Gründe für Non-Compliance, verbunden mit der Formulierung eines Therapievertrags und eines konkreten Medikationsplans). Individuelle Konzepte erfordern nicht selten auch den Einsatz unkonventioneller Methoden (z. B. paradoxe Interventionen) und die Bereitschaft der Behandler, ihre eigene Rolle am Problem zu definieren und zu hinterfragen.

Literatur

Beck AT (1981) Kognitive Therapie der Depression. Urban & Schwarzenberg, München

Britzelmeier L (1997) Psychoonkologie im Akut-Krankenhaus. Verhaltensth Psychosoz Praxis 29: 377–389

Buckmann R (1998) Communication in palliative care: a practical guide. In: Oxford Textbook of Palliative Medicine. Oxford University Press, Oxford New York Tokyo, pp 141–156

Erickson MH (1966) The interpersonal hypnotic technique for symptom correction and pain controle. Am J Clin Hypn 8: 198–209

Erickson MH, Rossi EL (1989) Hypnotherapie. Aufbau – Beispiele – Forschungen. Pfeiffer, München, S 132

Fawzy FI, Fawzy NW, Hyun CS et al. (1993) Malignant melanoma: Effects of an early structured psychiatric intervention, coping and affective state on recurrence and survival 6 years later. Arch Gen Psychiatr 50: 681–689

Fawzy I, Nancy W, Fawzy RN, Arndt LA, Pasnau RO (1995) Critical review of psychosocial interventions in cancer care. Arch Gen Psychiatry 52

Hager ED (1997) Komplementäre Onkologie. Forum Medizin-Verlagsgesellschaft, Stockdorf

Heim G, Schwarz R (1998) Spontanremissionen in der Onkologie. Schattauer, Stuttgart

Isselstein-Mohr D (1998) Ambulante Rehabilitation für chronisch (onkologisch) Kranke. Studie zum Bedarf an ambulanter psychosozialer Versorgung und zu Effekten der psychosozialen Begleitung. Psychosoziales Zentrum für ganzheitliche Gesundheit Sprockhövel e.V., Hattingen

Isselstein-Mohr D et al. (2003) Lebensqualität lässt sich positiv beeinflussen. Signal 1: 12–14

Köhle K, Simons S, Kubanck B, Zenz J (1990) Zum Umgang mit unheilbar Kranken. In: von Uexküll T (Hrsg) Psychosomatische Medizin. Urban & Schwarzenberg, München, S 1199–1244

Muthny FA (1998) Psychoonkologie. Bedarf, Maßnahmen und Wirkungen am Beispiel des »Herforder Modells«. Pabst, Lengerich Berlin

Rogers CR (1981) Therapeut und Klient. Kindler, München

Saunders DC (1984) The management of terminal disease, 2nd edn. Anrnold, London

Schwarz R (1994) Die Krebspersönlichkeit. Schattauer, Stuttgart

Simonton OC, Matthews-Simonton S, Creighton J (1982) Wieder gesund werden. Rowohlt, Hamburg

Spiegel D, Bloom JR, Kraemer HC, Gootheil E (1989) Effects of psychosocial treatment on survival of patients with metastatic breast cancer. Lancet II: 888–891

Strittmatter G, Mawick R, Tilkorn M (1997/98) Psychosozialer Betreuungsbedarf bei Gesichts- und Hauttumorpatienten. Psychother Psychosom Med Psychol 48: 349–357

V.
Ergänzende
Therapieverfahren

Seelsorgerliche Aspekte – Überlegungen und Anregungen

R. Gräfe

Gott, was ist Glück?
Eine Grießsuppe, eine Schlafstelle
und keine körperlichen Schmerzen,
das ist schon viel.

THEODOR FONTANE

Religiosität, eine intime Privatsache

Anders als vielleicht noch vor wenigen Jahrzehnten bitten heute nur noch selten Menschen von sich aus um seelsorgerliche Begleitung. Auch diejenigen, denen das Glück, von dem Fontane spricht, nicht beschieden ist, bilden hier keine Ausnahme.

Daraus allerdings die Folgerung zu ziehen, heutige Menschen seien weniger religiös, ist nach allen vorliegenden religionssoziologischen Untersuchungen falsch. Es handelt sich um eine veränderte, sich häufig aus vielen Traditionen speisende, manchmal diffus anmutende – aber immer höchst individuelle – Religiosität, zu der viele Menschen, meistens jenseits von Konfessionen und Kirchen, finden. Mitunter wird in diesem Zusammenhang von *Patchworkreligiosität* gesprochen.

Und noch eine Verhaltenskonstante konnte mittels anonymer Befragungen ermittelt werden: Die weitaus meisten Menschen wenden sich in Situationen großer persönlicher Herausforderungen oder existenzieller Bedrohungen mindestens in Form eines hilfesuchenden Gedankens, eines Stoßseufzers oder auch eines Gebets an eine höhere Macht (Gott), wie immer sie sich diese vorstellen mögen.

Zusammenfassend lässt sich daher feststellen, dass die *persönliche Religiosität* in unserer gegenwärtigen Gesellschaft zu einer intimen Privatsache geworden ist. Eine gewisse Scheu, vielleicht auch Scham, verbietet das offene Gespräch darüber; häufig wohl auch aus der Befürchtung heraus, als innerlich wenig gefestigte labile Persönlichkeit zu erscheinen und nicht dem Ideal des autonomen, selbstsicheren, durchsetzungsfähigen, allen Herausforderungen des Lebens gewachsenen Menschen zu entsprechen.

Es bedarf heute schon eines gewissen Mutes, die eigene Bedürftigkeit und Weichheit offen zu zeigen. Genau dieses signalisiert jemand, der das seelsorgerliche Gespräch mit einer Pastorin/einem Pastor sucht, sofern er sich selbstständig um einen solchen Kontakt bemühen muss. Im gesellschaftlichen Bewusstsein hat die *Seelsorge als Beratungs- und Begleitungsangebot* daher kaum noch einen Stellenwert.

Bedürfnisorientiertes Begleitungsangebot

Völlig anders verhält es sich erfahrungsgemäß, und das sollte zu vermehrten seelsorgerlichen Angeboten Mut machen, wenn Seelsorgerinnen und Seelsorger unaufgefordert auf betroffene Menschen zugehen und ihre Begleitung anbieten. Nach kurzem Erstaunen und einem spontanen Check-up, ob man wohl miteinander harmoniert, wird das Angebot in aller Regel angenommen. Nicht selten signalisieren schwer kranke Menschen eine gewisse Dankbarkeit für ein solches Gesprächsangebot.

Dennoch sollte seitens der Seelsorge nicht versäumt werden, in der Anfangsphase des Kontakts auf behutsame Weise herauszufinden, ob das Begleitungsangebot als angenehm und wohltuend empfunden wird. Schließlich sollten Seelsorgerinnen und Seelsorger mit dem Umstand rechnen, dass bereits die Nennung ihres Berufs im Gegenüber häufig eine Fülle von Erinnerungen, Assoziationen und Emotionen weckt, je nach der Rolle, die die Kirche und ihre Vertreter im bisherigen Leben gespielt haben. Unter Umständen bieten sich hier Anknüpfungspunkte für ein erstes Gespräch, womit das ansonsten stereotype »Wie geht es Ihnen?« umgangen wäre.

Aufgabenstellung der Seelsorge

Worauf zielt seelsorgerliches Bemühen ab? Vor allem auf eine lebendige Beziehung zwischen Gott und Mensch – sei es in der Hoffnung auf ein Gefühl der Geborgenheit, das menschliche Möglichkeiten übersteigt, sei es, dass Enttäuschung, Schmerz und Klage nicht ins Leere hinein artikuliert werden müssen. Menschlich herstellbar oder gar verfügbar ist ein solches Beziehungsgeschehen allerdings nicht. Aufgrund dessen sind Seelsorgerinnen und Seelsorger frei, ein Begleitungsangebot zu machen, ohne jeden Auftragsdruck – lediglich an den jeweiligen Bedürfnissen orientiert.

Es sind keine Therapieziele zu erreichen. Dazu beitragen zu wollen, dass betroffene Menschen ihrer Erkrankung irgendeine Sinnhaftigkeit abgewinnen, kann nicht vorrangiges Ziel der Seelsorge sein. Dies schließt nicht aus, dass Menschen ihre Situation als Intensivierung und Vertiefung ihres Lebens erfahren.

> Folglich sollte insbesondere im Zusammenhang mit einer Tumorerkrankung von Seiten der Seelsorge darauf verzichtet werden, die Krankheit und den damit verbundenen Schmerz psychologisch oder anthropologisch deuten zu wollen oder gar Techniken zur Bewältigung anzubieten.

Im Seelsorgekontrakt sollten Schmerzkranke die Gelegenheit geboten bekommen, dem *Gefühl der Sinnlosigkeit* ihres Zustands Ausdruck verleihen zu dürfen, statt auf sich selbst verwiesen zu werden, um grübelnd den Gründen ihrer Erkrankung nachzuspüren. Chronischer, langdauernder Schmerz, der seine Warnfunktionen verloren hat, ist sinnlos, und irgendwem gegenüber muss es möglich sein, dies auch auszusprechen, da sich die Betroffenen doch ohnehin in einer andauernden Selbstbefragung befinden: Welchen Belastungen hätte ich meinen Körper nicht aussetzen dürfen, welche Verwundungen meiner Seele ersparen müssen (Stiller 1996)?

Gelegentlich sollten Seelsorger sich an den alttestamentlichen Hiob erinnern und an die Rolle, die seine Freunde in der Zeit seines Unglücks spielten. Eine plausible Erklärung seiner Leiden vermochten auch sie nicht zu geben. Das heißt nun allerdings nicht, dass Seelsorge sich nicht um die somatische, die seelische, die soziale und die spirituelle Dimension des Schmerzes kümmern muss. Zum Tragen kommt solches Wissen nicht zuletzt in der Selbstreflexion des jeweiligen Beziehungsgeschehens und in der in einer solchen Arbeit unabdingbaren Supervision.

Hilflosigkeit und Klage finden Gehör

Seelsorge hat dort ihren Platz, wo Hilflosigkeit ausgehalten werden muss und Jammern und Klagen die einzig angemessenen *Reaktionen auf ein leidvolles Geschehen* sind, statt alles apathisch über sich ergehen zu lassen. Betroffene sollen sich in der seelsorgerlichen Beziehung aufgefordert fühlen, ihren Emotionen freien Lauf zu lassen. Sie sollen sich des Elends ihrer Situation bewusst werden können, ohne Sorge haben zu müssen, den Zuhörenden zu überfordern, was bei Angehörigen, Freunden und Bekannten verständlicherweise oft der Fall ist. In der Klage finden die verzweifelt wütenden Gefühle ihren angemessenen Ausdruck, aber auch die Ohnmacht angesichts des eigenen Betroffenseins oder auch die manchmal wie abgeschnitten empfundene Gefühllosigkeit und schließlich die Trauer über den Verlust von Lebensmöglichkeiten und -perspektiven. Nicht ohne Grund wird umgangssprachlich in diesem Zusammenhang vom »Begraben-werden-Müssen« vieler Wünsche gesprochen.

Es fällt schwer, sich mit einem Zustand, der vielleicht zu verbessern, aber letztlich nicht aus der Welt zu schaffen ist, abzufinden. Diese Aufgabe überfordert deswegen, weil sie von der Art und dem Ausmaß her die bisher erworbenen *Fähigkeiten zur Bewältigung von Krisen* übersteigt.

Selbstverständlich hat *Weinen* dabei eine wichtige, weil entlastende Funktion. Anders vermag die menschliche Seele ihren Schmerz nicht zum Ausdruck zu bringen.

> Jede Träne hat ihren Inhalt: Abschied, Sehnsucht, Hilflosigkeit, Enttäuschung, Zorn, Resignation, aber auch Erleichterung und Dankbarkeit rühren zu Tränen. Es gibt kein Loslassen ohne Tränen.

Angebot mitmenschlicher Nähe

Mitmenschliche Nähe anzubieten, die Belastungen aushält, das scheint im Kontakt mit schmerzgepeinigten Tumorkranken der hauptsächliche Auftrag der Seelsorge zu sein. Hingehen – und sich nach Bedarf als *Gesprächspartner und Begleiter* gebrauchen lassen. Jemand darf, ohne das Risiko, sein Gesicht zu verlieren, einem anderen seinen augenblicklichen Gefühlszustand zumuten (Husebø u. Klaschik 1998), z. B. die gereizte Stimmung nach Ausbleiben einer erwarteten Phase der Schmerzlinderung ebenso wie die Freude über eine gelungene medizinische Intervention oder andere Umstände, die zu Hoffnungen Anlass geben.

Dabei ist die Reihe möglicher Gefühle lang: Verzweiflung, Hoffnungslosigkeit, Hilflosigkeit, Wut, Trauer, Apathie, Neid, aber auch neu aufbrechende Lebensbejahung, Euphorie, Freude an einer wieder möglich erscheinenden Zukunftsplanung, Optimismus.

Und welche Bedeutung kommt Gott in diesen sich ständig verändernden Gefühlslagen zu? Insbesondere auf Menschen mit einer sehr individuellen, auf positive Erfahrungen und die persönliche Lebenserfüllung ausgerichteten *Gottesbeziehung* wird die Enttäuschung kränkend wirken, vor dieser leidvollen Lebenslage nicht bewahrt worden zu sein.

Dadurch gerät das bisher Geborgenheit und Halt vermittelnde Verhältnis zu Gott in eine Krise. Zudem nimmt die Distanz vieler Menschen bzw. der Umwelt zu dem Erkrankten zu, oft weil Freunde und Bekannte sich emotional außer Stande sehen, den Kontakt zu einem schwer Betroffenen aufrechtzuerhalten. So wird gerade dann den Menschen die Gemeinschaft versagt, wenn sie sie am dringendsten benötigen. Zu der Bedrohung der physischen und psychischen Existenz kommt der drohende *Verlust der sozialen Identität* hinzu, mit der für die Betroffenen bedrückenden Erfahrung, dass Einsamkeit die Schmerzen ganz erheblich verstärken kann.

Seelsorge in dieser Situation bedeutet zunächst die zuverlässige Gestaltung einer Beziehung und kann später durchaus darin bestehen, mit jemanden zusammen seine Lieblingsmusik zu hören.

Heißt Seelsorge Trost spenden?

Betroffene berichten, dass sie sich oft am Rande eines seelischen Zusammenbruchs befinden. Da sind die oft unerträglichen Schmerzen, die in der Phase höchster Intensität kaum einen geordneten Gedanken zulassen. Jede Enttäuschung nach dem Ausbleiben einer ersehnten Schmerzlinderung lässt den *Vorrat an Hoffnungen* schwinden; dazu kommt das ständige Kreisen der Gedanken um die Aussicht auf eine ungewisse Zukunft.

In einer solchen Lebenslage *Trost* schenken – der Begriff findet hier bewusst Verwendung – ist eine die menschlichen Möglichkeiten weit überfordernde Aufgabe. Eher geht es um ein gemeinsames Suchen, ob es irgendwo eine Brücke gäbe, die dennoch trägt, oder ein Geländer, das ein wenig Halt bieten könnte.

Der besondere Auftrag der Seelsorge liegt wohl darin, an der Seite eines Menschen sein Leid mit auszuhalten, so gut und so weit dieses einem Fremden überhaupt möglich ist; den Weg des ständigen Schwankens zwischen Verzweiflung, Depression und Hoffnung begleitend mitgehen, auch in die Sackgassen vergeblicher Hoffnungen bis hinein in die Situation, in der es gilt, von diesem Leben Abschied zu nehmen bzw. sich vorsorgend und ordnend auf diesen Abschied vorzubereiten.

> Unerledigte Dinge, wie die Sorge für nahestehende Menschen, sind eine allzu häufig unterschätzte Schmerzquelle.

Bei anderer Gelegenheit sich aber auch ehrlich mitfreuen, wenn irgendwo am Horizont ein Hoffnungsschimmer aufscheint, sich eine Perspektive auftut, ist ebenfalls Aufgabe der Seelsorge. Für viele stellt sich nach erfolgreicher Therapie doch die Aufgabe, unter veränderten Voraussetzungen ihr Leben fortzusetzen, oft allerdings in ungewohnten Bahnen.

Schließlich noch einmal die Frage: Ist dies nicht prinzipiell eine überfordernde Aufgabe, die sich Seelsorgerinnen und Seelsorgern stellt, wenn sie schmerzkranke Menschen begleiten, die häufig noch dazu eine begrenzte Lebenserwartung haben? Menschlich gesprochen ja, wäre da nicht das Vertrauen, dass Gott sich trotz seiner augenblicklichen Verborgenheit für alle Beteiligten letztlich dem Wunsch eines Menschen nach seiner Nähe nicht verschließt. Schließlich geht es um die *Hoffnung auf einen geöffneten Himmel*, an dem Klagen und die Erschütterung über ein möglicherweise unvollendet bleibendes Leben nicht ungehört abprallen.

Christlich geprägten Menschen wird das Angebot eines Gebets mit anschließender Segnung eine wertvolle Hilfe sein. In diesem Zusammenhang ist auch an die Einladung zu einer Eucharistiefeier zu denken oder an eine mögliche Krankensalbung. Vielleicht gelingt es unter dieser Prämisse und nach viel persönlicher Trauerarbeit dann doch – wenigstens zeitweise –, sich mit einem Zustand abzufinden, der nicht veränderbar ist. Immer wieder wird berichtet, dass ein solches sich *Hineinschicken* Ruhe verspricht und Schmerzen leichter ertragen lässt.

Begleitung durch Ehrenamtliche

Parallel zu den Bemühungen von Pastorinnen und Pastoren sollte nicht versäumt werden, an Begleitung durch ehrenamtliche Mitarbeiter/Mitarbeiterinnen zu denken. Inzwischen stehen vielerorts für diese Aufgaben vorbereitete Helferinnen und Helfer zur Verfügung. Sofern die Ehrenamtlichen in einer Hospitzgruppe eingebunden sind, kann von einer sorgfältigen Auswahl und einer ständigen Begleitung ausgegangen werden. Hospitzarbeit steht für eine engagierte und qualifizierte Begleitung schwerkranker und sterbender Menschen und ihrer Angehörigen unter selbstverständlicher Beachtung der Wünsche und Bedürfnisse der Betroffenen. Aus diesem Grund ist vor dem Einsatz das *Einverständnis* aller Beteiligten einzuholen.

Da sich die Aufgabenstellungen ähneln, ist vieles von dem bisher Ausgeführten auch auf die ehrenamtliche Arbeit übertragbar. Eine intensive christliche Bindung darf allerdings nicht bei allen ehrenamtlichen Mitarbeitern vorausgesetzt werden, was nichtreligiös eingestellten Betroffenen eventuell sogar entgegenkommen dürfte. Entstehende Beziehungen nehmen häufig den Charakter von *Freundschaften* an.

Literatur

Eibach U (1993) Medizin und Menschenwürde. Ethische Probleme in der Medizin aus christlicher Sicht. Brockhaus, Wuppertal, S 132–156

Fontane T (1977) Lerne denken mit dem Herzen. Selbstbildnis Lebensweisheit Weltbetrachtung. Schneider, Heidelberg, S 107

Husebø S, Klaschik E (1998) Palliativmedizin. Praktische Einführung in Schmerztherapie, Ethik und Kommunikation. Springer, Berlin Heidelberg New York Tokio, S 89–143

Stiller H (1996) In: Klessmann M (Hrsg) Handbuch der Krankenhausseelsorge. Vandenhoeck & Ruprecht, Göttingen, S 74–86

Physiotherapie

D. Seeger

Die Maßnahmen der Physiotherapie können bei nahezu allen Störungen der Funktionsfähigkeit des menschlichen Körpers eingesetzt werden. Sie können helfen, das *Wohlbefinden* und die *Lebensqualität* zu verbessern und bei bestimmten Defiziten auch eine gezielte Behandlung darstellen. Der Einsatz der Therapeuten ist je nach Stadium der Erkrankung fürsorglich betreuend oder motivierend-aktivierend.

Je nach Situation der Tumorerkrankung kommen passive und/oder aktive Maßnahmen der Physiotherapie zum Einsatz und können die verschiedenen Therapiephasen eines Patienten begleiten (◻ Abb. 1). Aktive, stabilisierende neben ausgleichend-beruhigenden Maßnahmen während einer Chemotherapie, Atemtherapie und Herz-Kreislauf-Aktivierung in der postoperativen Phase, aktivierende und kräftigende Übungen in der Rehabilitationsphase, um die Leistungsfähigkeit den Anforderungen des Alltags entsprechend wieder zu erreichen oder detonisierende Maßnahmen als gezielte Schmerztherapie sind nur einige Möglichkeiten, wie Physiotherapie zum Einsatz kommen kann. Die Krankengymnastik spielt insofern eine große Rolle, als sie mit ihrer aktiven Komponente den Patienten rasch zu *Eigenaktiviät* anleiten kann, wenn dies noch oder wieder möglich ist.

Die Beschreibung der physiotherapeutischen Maßnahmen erfolgt hier unabhängig von der Art der Tumorerkrankung. Sie orientiert sich vielmehr an der Situation der Patienten, den Symptomen und der Phase des Krankheitsverlaufs.

> Erst die Definition eines Therapieziels (z. B. Pneumonieprophylaxe, Mobilisation) macht den Einsatz der entsprechenden Maßnahmen möglich, was eine gründliche Diagnostik zur Voraussetzung hat.

◻ Tabelle 1 stellt einen Überblick über Maßnahmen in Zuordnung zum Krankheitsstadium und den möglichen Symptomen dar. Aus dem Schema in ◻ Abb. 1 gehen die für die Schmerzphysiotherapie geeigneten Maßnahmen als Übersicht in Beziehung zu ihren Wirkungsweisen bzw. Zielen hervor.

Zielsetzung ist v. a. die *Verbesserung der Lebensqualität* mit der darauf folgenden Stabilisation und Kräftigung zur Reintegration in den Alltag bei prognostisch günstigem Verlauf. Ist der Verlauf ungünstig, steht die *Verbesserung des Wohlbefindens* in Bezug auf die Vitalfunktionen und die Tonusregulation an erster Stelle.

Passive Maßnahmen

Als passive Maßnahmen (▶ Tabelle 1) werden in den folgenden Abschnitten Verfahren beschrieben, die bei den Symptomen »Schmerz«, »Schwellung«,

21

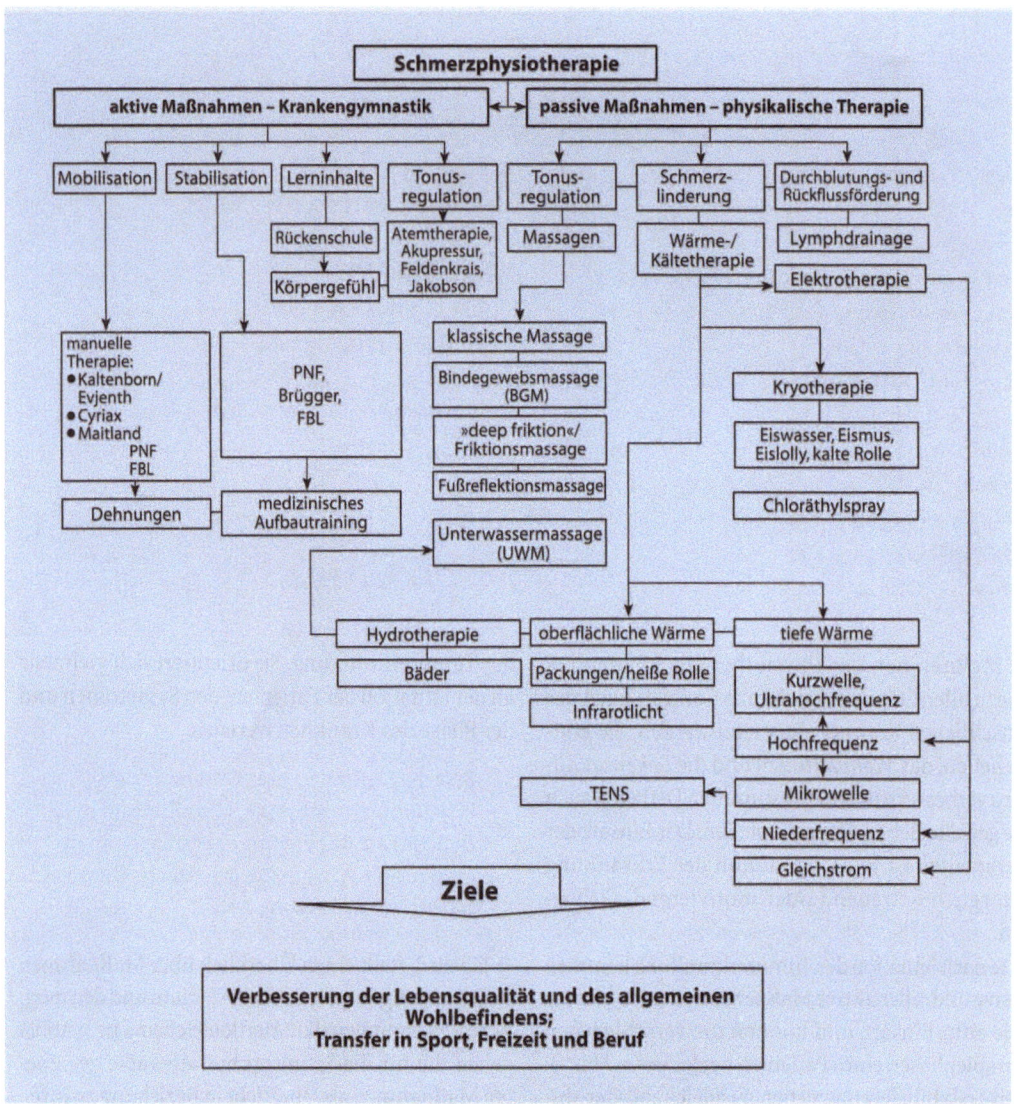

□ **Abb. 1.** Maßnahmen der Physiotherapie in Bezug zu ihren Wirkweisen. *PNF* propriozeptive neuromuskuläre Fazilitation; *FBL* funktionelle Bewegungslehre; *TENS* transkutane elektrische Nervenstimulation

»Durchblutungsstörungen« und »Tonusdysregulation« angewendet werden.

Lagerung

Bei chronischen wie auch bei akuten Schmerzen am Haltungs- und Bewegungsapparat beginnt die Therapie mit der Anleitung des Patienten, eine für ihn individuell angepasste, symptomvermindernde und gleichzeitig funktionsgerechte Ruhestellung zu finden. Das Ziel ist einerseits, die nozizeptive Erregungsfrequenz zu senken, andererseits Regenerationsvorgänge im Muskel- und Sehnengewebe zu fördern.

Für die *Lagerung von Gelenken* lassen sich 2 Zielsetzungen voneinander unterscheiden:

— *Lagerung in Gelenkruhestellung:* Sie dient v. a. der akuten Schmerzlinderung.
— *Lagerung in Funktionsstellung:* Hier steht die Kontrakturprophylaxe im Mittelpunkt.

▢ Tabelle 1. Überblick über Maßnahmen in Zuordnung zum Krankheitsstadium und möglichen Symptomen

Krankheits-stadium	Symptome	Therapieziele	Maßnahmen
Präoperativ	Angst, Verunsicherung, Schmerz, Tonuserhöhung	Entspannung; Vorbereitung zur postoperativen Therapie: Pneumonie, Thrombose- und Kontrakturprophylaxe	Lagerung, Entspannungsverfahren, Atemtherapie, Herz-Kreislauf-Training
Postoperativ/ akut-subakut	Schmerz, Angst, Verunsicherung Schwellung Hypomobilität	Schmerzlinderung, Verbesserung des Allgemeinbefindens Verringerung der Schwellung Mobilisation Pneumonie-, Thrombose- und Kontrakturprophylaxe	Lagerung, Entspannungsverfahren, Eisbehandlung, Fußreflexzonen-massage, Bindegewebsmassage (BGM) Komplexe physikalische Entstauungs-therapie (KPE) Propriozeptive neuromuskuläre Fazilitation (PNF), funktionelle Bewegungslehre (FBL) Muskelpumpe, Aktivierung, Lage-wechsel, Atemtherapie
Regeneration/ Rehabilitation (auch konser-vativ); subakut-chronisch	Schmerz Schwellung Hypomobilität Verringerte Aktivität Insuffizienz der Muskulatur Paresen Tonuserhöhung der Muskulatur	Schmerzlinderung Verringerung der Schwellung Mobilisation, Narbenbehandlung Aktivierung Kräftigung Koordinationsschu-lung, Innervations-schulung Tonusregulation	Lagerung, Entspannungsverfahren, Dehnung, Atemtherapie, Kälte KPE PNF, Dehnungen, FBL in der Kombination mit Wärme und/oder Kälte, BGM PNF FBL Anspannungs-Entspannungs-Verfahren (PIR), PNF, Training unter Einsatz von Kleingeräten (Therabänder, Klein-hanteln, Gewichte mit Klettverschluss) in Kombination mit Elektrotherapie, Wärme/Kälte Massage, Wärmebehandlung, Hydrotherapie
Finalstadium	Hier sind diejenigen Maßnahmen der Physiotherapie sinnvoll, die zur Verbesserung des allge-meinen Wohlbefindens beitragen: – Lagerung, Wärmeanwendungen (feuchte Tücher), – weiches passives/assistives Durchbewegen, – Atem- und Entspannungstherapie – Fußreflexzonenmassage. Physikalische Maßnahmen können in dieser Phase eine zu hohe Belastung darstellen, weshalb man lieber darauf verzichtet.		

Allen Symptomen der angrenzenden Fachgebiete entsprechend (Frakturen, Paresen u. a.) wird Physiotherapie mit den jeweiligen Maßnahmen eingesetzt.

Als *Hilfsmittel* können Kissen, kleine Sandsäcke, Kisten und Hocker, aber auch individuell angefertigte Schienen verwendet werden.

Die *Entlastung* z. B. der lumbalen Wirbelsäule kann sowohl lordosiert als auch entlordosiert erfolgen. Bei einer Stufenlagerung werden durch die Entlordosierung der Lendenwirbelsäule eine Erweiterung des dorsalen Intervertebralraums und eine Dekompression der in ihm liegenden Weichteilstrukturen erzielt. Die dorsale Rumpfmuskulatur kommt in eine Dehn- bzw. Entlastungsstellung. In einer lordotischen Entlastungshaltung wird die Wirbelsäule in ihrer physiologischen Position gelagert und die ventrale Rumpfmuskulatur in eine Dehnstellung und damit Entlastung gebracht.

Welche dieser beiden Lagerungen die beste ist, ergibt sich aus der reflektorischen Fehlhaltung des Patienten und seinem Empfinden in dieser Lagerungsposition.

Die *Unterlage* bzw. die Matratze sollte bei schmalen und dünnen Personen eher weich und bei dicken, schweren Personen eher etwas fester sein. Bei langen Liegezeiten eignen sich zur Dekubitusprophylaxe eine nachgiebige Unterlage und häufige Lagewechsel.

Die Verhaltensinstruktionen zum *Lagewechsel* müssen vom Patienten erlernt oder von Hilfspersonen regelmäßig durchgeführt werden. Bei Affektionen der Wirbelsäule müssen Scherkräfte und Rotationsbelastungen beim Aufstehen und Hinlegen weitgehend ausgeschaltet werden. Hier ist zu Beginn ein »En-bloc-Drehen« und »-Aufstehen« sinnvoll. Der Patient kann aktiv und selbstständig zunächst mithelfen, später die erlernte Bewegung selber ausführen.

Massage

Klassische Massage (Muskelmassage)

Die klassische Massage dient der Therapie von Veränderungen im Gewebe und der Verbesserung der mechanischen Eigenschaften. Dabei ist auf die korrekte Mitbehandlung der Faszien und Muskel-Sehnen-Übergänge zu achten.

Ein intakter Muskel ist weich, gut verform- und dehnbar, homogen und bei weicher Palpation schmerzlos. Haut und Bindegewebe sind weich gegeneinander verschiebbar.

Ein durch verschiedene Ursachen chronisch dystroph veränderter Muskel ist hart, wenig verformbar und kann sowohl bei der isometrischen Anspannung als auch unter Belastung schmerzhaft sein. Häufig ist in Zusammenhang mit tonisch veränderter Muskulatur auch das umgebende Bindegewebe fest und schlecht bis gar nicht verschieblich.

Die *analgetische Wirkung* der verschiedenen Massageformen wird hauptsächlich indirekt reflektorisch über die gleichzeitige Aktivierung von Bewegungs-, Gelenk- und neuromuskulären Systemen erzielt.

Quermassage

Bei der tiefen Quermassage (sog. »deep friction«) werden mit quer zum Faserverlauf gerichteten Bewegungen Sehnen und Bänder lokal umschrieben bearbeitet. Diese Behandlungsform ist oft schmerzhaft und wird häufig mit Eis bzw. kryotherapeutischen Mitteln kombiniert. Der lokale mechanische Reiz löst Prozesse aus, die zur Verbesserung der Durchblutung beitragen. Eingesetzt wird die »deep friction« v. a. bei schmerzhaften Tendinosen und Ansatztendopathien.

Periostmassage

Die Periostmassage wird mit punktförmigen kreisenden Bewegungen auf oberflächlich gelegenen Knochen ausgeführt. Dabei wird mit der Fingerkuppe ein rhythmisch an- und abschwellender Druck erzeugt. Eingesetzt wird die Periostmassage v. a. bei Schmerzzuständen des Bewegungsapparats, die mit lokalen dystrophen Reaktionen des Knochengewebes einhergehen. Ebenso findet sie ihren Einsatz bei degenerativ bedingten Gelenkfunktionsstörungen.

Bindegewebsmassage (BGM)

Durch die BGM können die Head-Zonen reflektorisch beeinflusst werden. Mit oberflächlichen Anhak- oder Bindegewebsstrichen wird lokal in der auffälligen Zone eine Durchblutungsförderung erzielt und eine günstige Beeinflussung der zugeordneten Organe bewirkt. Indikationen sind insbesondere Durchblutungsstörungen und Obstipation.

Fußreflexzonenmassage

Bei der Fußreflexzonenmassage wird nach der Diagnostik (Anamnese und Aufspüren von schmerzhaften Zonen am Fuß) in ruhiger und konzentrierter Situation an den schmerzhaften Stellen des Fußes gearbeitet. Es werden eindrucksvolle Erfolge beschrieben. Es kann eine Verbesserung des allgemeinen Befindens erzielt werden. Besonders in angespannten Situationen, auch im Finalstadium, kann die Fußreflexzonenmassage beruhigend und tonussenkend wirken.

Kontraindikationen für Massage

- Schutzspannung bei Radikulopathie oder Trauma in der Akutphase
- Hautdefekte
- Unmittelbare Nähe maligner Prozesse
- Akute Entzündungen

Komplexe physikalische Entstauungstherapie (KPE): Lymphdrainage, Bandage, Muskelpumpe

Bei der manuellen *Lymphdrainage* werden die Handgriffe großflächig, kreisend und gleichzeitig in Richtung der zentripetalen Flüssigkeitsströmungen der Lymphgefäße ausgeführt. Es wird immer abschnittsweise zuerst das Mündungssystem und dann der jeweils peripher davon gelegene Körperteil behandelt (z. B. bei der Armbehandlung zuerst die Halslymphgefäße, danach Schulterregion, Oberarm, Unterarm und zum Schluss die Hand). Im Anschluss an die Behandlung wird die Extremität hochgelagert und eine Kompressionsbandage angelegt, um ein Nachlaufen des Ödems zu verhindern.

In Ergänzung zu Massage und Lagerung werden aktive Übungen zur Verbesserung des Rückflusses durch die Muskelpumpe durchgeführt.

Indikationen für KPE

- Lymphödem
- Ödeme nach Operation oder Trauma

Kontraindikationen für KPE

- Herzinsuffizienz
- Hochakute entzündliche Prozesse

Wärmebehandlung

Unter Wärmetherapie versteht man die gezielte, lokale Erwärmung oberflächlicher oder tiefer gelege-

ner Gewebe und Organe. Die Gewebeerwärmung kann über 2 Wege erfolgen:

- direkt, wobei Wärmeenergie aus einem Wärmeträger (z. B. Packung) oder als Strahlung (z. B. Infrarotstrahlung) in den Körper einfließt, oder
- indirekt, wobei erst nach Energieabsorption Wärme im Körper bzw. im Gewebe gebildet wird (z. B. Hochfrequenz).

Peloiden

Bei Peloiden handelt es sich um schlammartige Materialien wie – Moor, Fango und Schlick – die als lokale Warm- bzw. Heißpackungen verwendet werden. Die Heißpackungen haben Ausgangstemperaturen von ca. 42°C mit einer Anwendungsdauer von 20–30 min. Eine Ruhephase von mindestens 10 min schließt sich der Wärmepackung an.

Infrarottherapie

Die Infrarottherapie basiert auf der Einstrahlung einer Form der natürlichen Sonnenenergie. Die Strahlen sind kurzwellig und dringen in die oberen Hautschichten ein. Über das Gefäßsystem gelangt die Wärme in tiefere Gewebeschichten. Man unterscheidet 3 *Wellenbereiche:*

- Infrarot A (780–1400 nm),
- Infrarot B (1400–3000 nm)
- Infrarot C (> 3000 nm).

Heiße Rolle

Bei der heißen Rolle werden 3 auf halbe Breite gefaltete Handtücher zu einer festen, trichterförmigen Rolle gewickelt. In das Zentrum dieses Trichters wird ca. 1/4 l kochendes Wasser gegossen, das sich in der Rolle verteilt. Wenn die Rolle fest genug gewickelt ist, hält sich die Temperatur im Kern für ca. 45 min. Man hat somit genügend Zeit, die feuchte Wärme großflächig auf die zu behandelnde Körperpartie zu applizieren. Kühlt die äußere Lage der Rolle ab, wird diese entfernt und bei gleicher Temperatur mit den darunter liegenden Schichten weitergearbeitet, bis die Rolle abgewickelt ist. Diese Wärmebehandlung kann auch in Form von warmen Tüchern, die auf der zu behandelnden Region liegen, appliziert werden.

Damit der Physiotherapeut abschätzen kann, wieviel Wärme zugeführt wird, dürfen während der Applikation keine Gummihandschuhe getragen werden. Die Gefahr, Verbrennungen zu setzen, ist sonst zu hoch.

So verwendet eignet sich diese Maßnahme als Selbstbehandlung im häuslichen Bereich.

Indikationen für Kälteanwendungen

- Muskelschmerzen mit Tonuserhöhung

Kontraindikationen für Kälteanwendungen

- Sensibilitätsstörungen
- Entzündungen

Kältebehandlung (Kryotherapie)

Als *Kryotherapie* wird eine zeitlich begrenzte, lokal umschriebene *Senkung der Gewebetemperatur* bezeichnet. Um den Einfluss der unterschiedlichen Applikationsdauer auf die kutanen, subkutanen, muskulären und artikulären Reaktionen zu differenzieren, wird zwischen Kurzzeit- und Langzeitkryotherapie unterschieden. Diese grob orientierende Einteilung weist jedoch fließende Übergänge auf: Die Expositionszeit der Kurzzeitkälte beträgt maximal 1–3 min; die Langzeitkältetherapie beginnt nach ca. 3–5 min und kann als Intervallbehandlung mehrere Stunden lang durchgeführt werden. Günstig erweisen sich Eisapplikationen bei gleichzeitiger Aktivität.

Als Wirkungsweisen der wärmeentziehenden Maßnahmen werden eine Reduktion der Gewebetemperatur, eine Aktivierung der Kälterezeptoren und eine damit verbundene Schmerzlinderung angenommen. Es existieren zahlreiche Möglichkeiten der Kälteapplikation, mit der klein- bis großflächig Hautareale gekühlt werden können.

Indikationen für Kälteanwendungen

- Schmerzen mit Tonuserhöhung der Muskulatur (Langzeiteis)
- Paresen (Kurzzeiteis)

Kontraindikationen für Wärmebehandlung

- Kälteempfindlichkeit
- Hautverletzungen

- Sensibilitätsstörungen
- Kachexie

Aktive Maßnahmen

Bei aktiven Maßnahmen wird der Patient zunächst wenig, dann zunehmend aktiv beteiligt. Bei Symptomen wie Schmerzen, Störungen der Vitalfunktionen (z. B. Pneumonie und Thromboseprophylaxe bzw. -therapie), Angst und Verunsicherung, verminderte Leistungsfähigkeit (Koordination, Kraft) und Hypomobilität werden diese Verfahren eingesetzt.

Atemtherapie

Die sehr wichtige Maßnahme der Atemtherapie hat in der Tumorschmerzbehandlung eine große Bedeutung. Sie dient der Belüftung der Lunge in unterschiedlichen Lagerungspositionen und Therapiekombinationen. Mit den folgenden Techniken können dann alle Bereiche der Lunge erreicht werden:

- Klopfen,
- Vibrieren,
- Klatschen,
- Stimmeinsatz,
- Bewegung,
- Hautreize,
- Dehnungen,
- Kaltwaschungen.

Diese Anwendungen werden zur Operationsvorbereitung, zur Pneumonieprophylaxe und -therapie sowie bei allen Erkrankungen des kardiopulmonalen Systems eingesetzt. Insbesondere wenn *lange Liegezeiten* erwartet werden, ist Atemtherapie erforderlich.

In Ergänzung einer gezielten Technik zur Belüftung der Lunge wirkt die Atemtherapie tonussenkend und bewusstseinserweiternd. Die feine Bewegung, die durch die Atmung ausgelöst wird, dient dabei als »Seismograph« für Spannung. Dort, wo keine Atembewegung gespürt werden kann, existiert entweder zuviel Spannung in Gewebe und Muskulatur oder das Körpergefühl ist nicht ausreichend geschult, um diese Bewegung zu spüren. Die *Schulung der Bewusstseinserweiterung* dient im fortgeschrittenen Krankheitsstadium der Senkung des allgemeinen Tonus und damit einer Maßnahme, die später als Entspannungsverfahren in das Eigentraining mit übernommen werden kann.

> Über welche Atemtechniken kann die Physiotherapie in Phasen mit großer Belastung entlastend und entspannend unterstützen. Entspannung ist dann mehr als Tonusregulation, sie wirkt als Erholung. Die Fähigkeit, sich gezielt zu entspannen, löst nicht nur die Spannung in der Muskulatur, sondern verändert auch die mentale Anspannung und hat somit Einfluss auf Ängste, Sorgen und Gedanken.

Entspannungsverfahren

Welches der Entspannungsverfahren indiziert ist, hängt von verschiedenen Faktoren ab. Zum einen spielen Kapazität und Qualifikation des Therapeuten eine Rolle, zum anderen muss das Erproben einer Technik erkennbar machen, ob sie den Patienten erreicht.

Progressive Muskelentspannung nach Jacobson

Ein gängiges Verfahren ist die progressive Muskelentspannung nach Jacobson. Hier werden einer vorgegebenen Reihenfolge entsprechend Abschnitte des Körpers zunächst angespannt und anschließend bewusst entspannt. Diese Technik folgt dem Prinzip »nach Anspannung folgt Entspannung« und entspricht dem, was in der Physiotherapie bei Kontrakurbehandlungen als postisometrische Relaxation zum Einsatz kommt. Diese Technik ist schnell erlernbar und anhand einer kommerziell verfügbaren Anleitungskassette allein durchführbar (► auch Kap. 19: »Psychoonkologische Therapie«).

Atem- und Lösungstherapie nach Schaarschuch-Haase

Als weiteres Therapieverfahren sei die Atem- und Lösungstherapie nach Schaarschuch-Haase erwähnt. Hier werden Dehnlagerungen mit massageartigen Grifftechniken und Bewusstseinsarbeit im Sinne einer sog. *Tastarbeit* kombiniert. Bei der »Tastarbeit« findet ein ausgeprägtes Arbeiten an der Wahr-

nehmung ohne jede Suggestion statt. Es ist eine »Reise durch den Körper« ohne Zielvorgabe.

Der Übende spürt wie ein Beobachter unbeeinflusst nach, welche Informationen er aus seinem Körper bekommt. Dieses Verfahren ist aufwändig, aber im Gegensatz zum Jacobson-Training mit einer Bewusstseinserweiterung verbunden, die nicht nur dazu befähigt, an jedem Ort zu jeder Zeit eine »Technik« anzuwenden, sondern allein durch »Nachspüren« einen erhöhten Tonus gezielt senken zu können. Ganz nebenbei führt dieses Verfahren durch den Einsatz von intensiven *Dehnungen* zu einer allgemein besseren Mobilität in Gewebe, Muskulatur und Gelenken.

Kraniosakraltherapie

Mit dieser sehr sanften Technik kann über behutsame Mobilisation der Schädel- und Beckenregion in Kombination mit Lagerungsgriffen eine Tonussenkung der gesamten Muskulatur erzielt werden.

Akupressur

Die Akupressur geht wie die Akupunktur davon aus, dass bei Schmerzen oder Tonuserhöhung das Chi, der Fluss der Lebensenergie, gestört ist. Schmerzhafte Punkte auf den Meridianen können »voll« oder »leer« sein und werden durch Druck und Verbindung von Nah- und Fernpunkten in ein Gleichgewicht gebracht.

Es kann über eine sanfte Beeinflussung der Spannung der Muskulatur auch zu einer Verbesserung des Wohlbefindens kommen.

Feldenkrais-Methode

Diese Methode, die vielen Physiotherapeuten bekannt ist, ermöglicht über kognitives Arbeiten an der Vorstellung von Bewegung die Verbesserung von koordinativen Fähigkeiten im Sinne einer Bahnung ohne Bewegung und kann so besonders in Phasen der Immobilisation sehr hilfreich bei der Erarbeitung von Belastung sein.

Autogenes Training

Zuletzt sei auf das autogene Training hingewiesen. Durch Autosuggestion werden Körperabschnitte über das Wiederholen einer »Formel« gezielt in einen veränderten Wahrnehmungszustand gebracht.

Herz-Kreislauf-Training

Zur Aktivierung des Herz-Kreislauf-Systems werden in den unterschiedlichen Stadien der Erkrankung entsprechend verschiedene Maßnahmen eingesetzt. Die Aktivierungsstufen bauen jeweils aufeinander auf und werden durch regelmäßige Pulskontrollen sowie Beobachtung der Atemfrequenz überprüft.

Für bettlägerige Patienten:
- Aktivierung der Arme und Beine über einfache Bewegungen, die häufig und rhythmisch wiederholt werden
- Einsatz von Kleingeräten, die der Patient häufig am Tag benutzen kann
- Lagewechsel
- Kombination mit Atemtherapie

Aktivitätsstufe I:
- Sitzen auf der Bettkante
- Aktivierung der Extremitäten wie oben im Sitzen
- Stehen vor dem Bett

Aktivitätsstufe II:
- Gehen im Zimmer

Aktivitätsstufe III:
- Gehen auf dem Flur

Aktivitätsstufe IV:
- Treppensteigen
- Fahrradergometertraining nach Stufenplan

Mobilisation

Der Begriff der Mobilisierung wird oft fälschlicherweise gleichgesetzt mit dem Begriff Aktivierung, der oben besprochen wurde. Die Mobilisation dient der *positiven Beeinflussung von Bewegungseinschränkungen* in Bindegewebe, Muskulatur, neuralen Strukturen oder Gelenken.

Die Auswahl der therapeutischen Techniken richtet sich nach der Art der erforderlichen Bewegungserweiterung.

Zur *Weichteilmobilisation* eignen sich Dehnungen in Kombination mit massageartigen Techniken und Wärme oder Kälte. Die *Bewegungserweiterung* der Muskulatur erfolgt mit passiv-aktiven Dehntechniken und postisometrischer Relaxation (PIR) in Kombination mit tonussenkenden Maßnahmen. Für die *Mobilisation eines Gelenks* sind gelenkspezifische Techniken erforderlich.

Physiotherapeutische Verfahren, die sich zur Mobilisation eignen, sind:
- PNF (propriozeptive neuromuskuläre Fazilitation),
- FBL (funktionelle Bewegungslehre nach Klein-Vogelbach),
- manuelle Therapie (Kaltenborn/Evjenth, Cyriax, Maitland).

Eine verbesserte Mobilität ist aber auch erreichbar, wenn die Ursache der Bewegungseinschränkung reflektorisch bedingt ist (z. B. insuffiziente Antagonisten oder Hypermobilitäten) und beseitigt wird.

Stabilisation

Der Begriff der Stabilität wird häufig in unterschiedlicher Bedeutung gebraucht. Hier ist die Stabilität durch innere psychische und äußere muskuläre Stabilisation gemeint. Beide Faktoren bedingen einander und sind somit auch gegenseitig beeinflussbar. Man unterscheidet die lokale Stabilisation (gelenknahe Muskulatur, vorwiegend stabilisierend) und die globale Stabilisation (Muskelketten, eher bewegende Funktion).

Durch eine gezielte muskuläre Aktivierung lässt sich die *innere Stabilität* verbessern. Hier eignen sich kleine, wohldosierte Bewegungen, die ohne Schmerzprovokation durchgeführt werden und neben einer Erweiterung des Körpergefühls die Fähigkeit der muskulären Kontrolle vermitteln. Die funktionelle Bewegungslehre nach Klein-Vogelbach (FBL) bietet eine Vielfalt von Bewegungsübungen, die diesen Faktor der Stabilisation erreichen.

Aber auch Techniken wie die propriozeptive neuromuskuläre Fazilitation (PNF) erreichen Stabilisation. Dabei wird über Druck oder Zug gearbeitet und mit Wiederholungen und Stretch oder taktilen Reizen eine gewünschte Muskelaktivität gebahnt. Man denkt hier in *Muskelketten,* die entsprechend ihrer schraubigen Anordnung immer dreidimensional in ihrer Funktion gefordert werden.

Training und Kräftigung

Nach der lokalen und inneren Stabilisation mit der gewünschten Bewegungsbahnung ist der Patient besser in der Lage, seinen gewohnten Alltag wieder aufzunehmen. Um höheren Ansprüchen gerecht zu werden, wie z. B. Reintegration in einen körperlich belastenden Beruf, folgt die gezielte Kräftigung, wobei der *Trainingsreiz* der aktuellen Leistungsfähigkeit entsprechend so gesetzt werden muss, dass die gewünschten morphologischen Anpassungsvorgänge ausgelöst werden. Dies ist erst möglich, wenn der Ausgangspunkt, der aktuelle Leistungsstand, ermittelt werden kann.

Hierfür ist ein *standardisiertes Testverfahren* erforderlich, damit eine Überprüfung zur Effektivitätskontrolle auf gleiche Art erfolgen kann. Die Testverfahren können im klinischen Bereich durch die Muskelfunktionsprüfung bei KG 5–6 oder über Wiederholungen einer Testübung definiert sein. Es können Kleingewichte und Hanteln eingesetzt werden, um z. B. Hebevorgänge zu dokumentieren, oder, falls eine apparative Ausstattung vorhanden ist, entsprechende Ausgangswerte errechnet oder gemessen werden. Die Testergebnisse dienen dann der Trainingssteuerung, die eine Kräftigung der Muskulatur durch eine sich stetig steigernde Übungsbelastung und damit verbunden eine verbesserte koordinative Leistungsfähigkeit anstrebt. Unter trainingsphysiologischen Gesichtspunkten wird dann eine *standardisierte Belastungssteigerung*, in der die unterschiedlichen Leistungsarten der Muskulatur abgedeckt werden, durchgeführt.

Ein sinnvoller Übergang kann über ein sich an der Alltagsbelastung orientierendes *systematisches Training* erfolgen. Es werden genau diejenigen Bewegungen des Alltags geschult, geübt und anschließend trainiert, die sonst schwierig und belastend sind. Dies kann auch während eines stationären Aufenthalts durchgeführt werden.

Für ambulante Patienten können in physiotherapeutischen Praxen unter trainingsphysiologischen Aspekten Therapieprogramme angeboten werden, die über die einzeltherapeutischen Maßnahmen hinaus eine *Belastungssteigerung* erlauben. Ist eine apparative Ausstattung vorhanden, können die positiven Aspekte einer apparativen Trainingstherapie genutzt werden. Abgerundet wird die steigende Belastung durch therapeutische Bewegungen im Freien, Spaziergänge, Walking, Radfahren und Schwimmen.

Therapiedurchführung

> Im Vordergrund jeder Therapie sollte der Grundsatz stehen, Heilungsprozesse zu fördern und nicht zu stören.

In der Regel wird der Patient dort »abgeholt«, wo er steht und die Maßnahmen nach dem individuellen Bedürfnis ausgerichtet. Allerdings ist manchmal weniger mehr.

Ab dem Stadium der vollen Funktionsfähigkeit müssen zur Verbesserung der Leistungsfähigkeit *Reizschwellen* durch entsprechende Intensitäten überschritten werden, um notwendige Anpassungsvorgänge auszulösen. Die Auswahl der Therapietechniken im jeweiligen Krankheitsstadium erfordert eine genaue Diagnostik, damit der Therapieschwerpunkt und das jeweilige Ziel festgelegt werden können.

Zuordnung zu Krankheitsstadien

Ein wichtiges Kriterium der Therapieplanung zur Physiotherapie ist die Berücksichtigung der unterschiedlichen Krankheitsstadien. In ◘ Tabelle 1 werden ein präoperatives, ein postoperativ/akut-subakutes, ein Rehabilitations-/subakut-chronisches und ein Finalstadium unterschieden. Diese Stadien bedingen teilweise unterschiedliche, aber auch identische Symptome, bei denen physiotherapeutische Maßnahmen zur Erreichung der Therapieziele differenziert eingesetzt werden.

Maßnahmen im *präoperativen Stadium* haben als Therapieziel Entspannung und Vorbereitung zur postoperativen Therapie (z. B. Atemtherapie).

Im *akut-subakuten* Stadium werden Maßnahmen angewendet, die Beschwerdelinderung als primäres Ziel haben, während im chronischen Stadium die Funktionsverbesserung an erster Stelle steht. Des Weiteren werden die Umsetzung von Selbsthilfestrategien und die Kompetenz in der Eigenverantwortlichkeit im Umgang mit den Restbeschwerden gestärkt.

21

Ein Tumorpatient ist nach erfolgter Genesung im Therapiemanagement wie ein chronischer Schmerzpatient zu behandeln. Dabei ist es das Ziel, die Angst vor Schmerzen und dem erneuten Aufflammen der Tumorerkrankung zu überwinden und eine weitgehende Funktions- bzw. Fähigkeitsverbesserung zu erzielen.

In der Literatur herrscht die Meinung vor, dass im *Finalstadium* auf physiotherapeutische Maßnahmen verzichtet werden könne. In Abstimmung mit den Wünschen des Patienten ist eine Verbesserung des Wohlbefindens mit dem Ziel der Entspannung und der mentalen Erholung, z. B. durch passive Maßnahmen, möglich. Auch eine milde Atemtherapie in Kombination mit warmen und feuchten Tüchern, sanftes Bewegen der Extremitäten und Lagerungskontrollen sowie Fußreflexzonenmassage sind hilfreich.

Einzel- oder Gruppentherapie

Der Einsatz von einzeltherapeutischen Maßnahmen – wie Wärme, Kälte, manuelle Therapie, PNF u. a. – ist je nach Indikation und Befunderhebung effektiv und erforderlich.

> Physiotherapeutische Einzelbehandlungen können, wie jede medizinische Intervention, somatoforme Störungen fixieren. Entsprechend ist die Indikation in der Langzeittherapie immer wieder zu überprüfen.

Bei *Sekundärschäden* (z. B. nach Operation, Radiatio etc.) ist allerdings eine Dauerindikation zur Physiotherapie gegeben. Die Therapiehäufigkeit kann bei günstigem Verlauf reduziert werden. Selbsthilfestrategien werden erarbeitet, und Maßnahmen mit zunehmender Aktivitätssteigerung sollten durchgeführt werden, um den Patienten auf die bevorstehende Alltagsbelastung vorzubereiten. Um die Selbstständigkeit des Patienten zu unterstützen, ist bei positivem Therapieverlauf zu überlegen, ob eine Gruppentherapie sinnvoll und möglich ist. Durch die Integration in eine Gruppe kann ein Transfer in den Alltag mit Arbeit, Sport und Freizeitaktivitäten erfolgen.

Vorteile der *betreuten Gruppentherapie* sind:
- Motivation durch Gruppendynamik,
- Relativierung der Beschwerden des Einzelnen im Vergleich zu den Gruppenteilnehmern,
- Schulung der Eigenverantwortung,
- Erprobung von Selbsthilfestrategien.

Schlussbemerkungen

Der besondere Stellenwert der Tumorerkrankung fordert eine behutsame Vorgehensweise bei der Steigerung von Belastungen. Bei diesen Patienten ist, wie bei chronischen Schmerzpatienten, in der Rehabilitationsphase davon auszugehen, dass bei Veränderung der Belastung initial eine Verstärkung der Beschwerden zu erwarten ist. Diese kann mit einer frühen Erschöpfung der Leistungsfähigkeit kombiniert sein. Hier sind das richtige Maß und ein kompetentes Schmerzmanagement von großer Bedeutung.

Der Arzt spielt eine wichtige Rolle. Er muss den Patienten durch eine Therapiephase, in der er Linderung erwartet und Schmerzzunahme hinnehmen muss, sicher führen und den Physiotherapeuten in seiner Vorgehensweise unterstützen. Dies setzt voraus, dass die behandelnden Ärzte die angewandten Therapietechniken kennen und dass eine aktive Kooperation zwischen Ärzten und Physiotherapeuten existiert.

Literatur

Butler DS (1995) Mobilisation des Nervensystems. Springer, Berlin Heidelberg New York Tokio

Daniels, Worthingham (1974) Muskelfunktionsprüfung. Gustav Fischer, Stuttgart

Dvořák J et al. (1991) Manuelle Medizin. Therapie. Thieme, Stuttgart

Dvořák J et al. (1997) Manuelle Medizin. Diagnostik. Thieme, Stuttgart

Feldenkrais M (1978) Bewußtheit durch Bewegung. Der aufrechte Gang. Suhrkamp, Frankfurt

Ingham ED (1996) Geschichten, die die Füße erzählen. Drei Eichen Verlag, Hammelburg

Janda V (1994) Manuelle Muskelfunktionsdiagnostik. Ullstein Mosby, Wiesbaden

Kendall FP (1988) Muskeln, Funktionen und Test. G. Fischer, Stuttgart

Koppelmann J (1974) Eisanwendung als Ergänzung zur krankengymnastischen Behandlung. FU Berlin

Lewit K (1992) Manuelle Medizin. Barth, München

Marquardt H (1996) Praktisches Lehrbuch der Reflexzonentherapie am Fuß. Hippokrates, Stuttgart

Radlinger L et al. (1998) Rehabilitative Trainingslehre. Thieme, Stuttgart

Schaarschuch A (1979) Der atmende Mensch – Lösungs- und Atemtherapie in Ruhe und Bewegung. Turm Verlag, Bietigheim (Württ.)

Schliack H (Hrsg) (1996) Bindgegewebsmassage nach Dicke. Hippokrates, Stuttgart

Schöps P, Seeger D, Hildebrandt J (2000) Physikalische Methoden in der Schmerztherapie in Zenz, Lehrbuch der Schmerztherapie – 2. Auflage. Wissenschaftliche Verlagsgesellschaft mbH Stuttgart

Spring H et al. (1997) Trainingstherapie, Beweglichkeit – Kraft – Ausdauer – Koordination. Thieme, Stuttgart

Upledger JE, Vredevoogd JD (1991) Lehrbuch der Kraniosacraltherapie. Haug, Heidelberg

Voss DE et al. (1988) Propriozeptive Neuromuskuläre Fazilitation. G. Fischer, Stuttgart

Komplementäre und supportive Verfahren

F. Krizanits, M. Klein, U. Hankemeier

Während sich Schulmedizin und unkonventionelle Therapieverfahren in der Behandlung von Tumorerkrankungen vor einigen Jahren noch an klaren Fronten gegenüberstanden, haben sich in den vergangenen Jahren durch die Intervention und den Druck unterschiedlicher gesellschaftlicher Kräfte die Machtverhältnisse zugunsten der Vertreter *nichtschulmedizinischer Krebstherapien* verschoben: »In den USA hat die Zulassungsbehörde (Food and Drug Administration, FDA) für Neuzulassungen New Drug Application, NDA) von Antikrebsmitteln die Richtlinien so geändert, dass nicht nur randomisierte, prospektive und kontrollierte Doppelblindstudien vorgelegt werden müssen, sondern z. B. auch gut dokumentierte Fallbeschreibungen als Wirksamkeitsnachweis gewürdigt werden. Insgesamt wurde das NDA-Verfahren erheblich entbürokratisiert. Dies geschah nicht zuletzt unter einem bestimmten öffentlichen Druck – dem der Patienten und ihrer Angehörigen –, schneller Medikamente für bestimmte Indikationen zur Verfügung zu haben. Natürlich wird dabei das Ziel, Schaden vom Patienten abzuwenden, nicht aus den Augen verloren. Das deutsche Gesundheitssystem, ..., reagiert hier noch bürokratisch träge ...«

> Auf der anderen Seite ist es wichtig, insbesondere Tumorpatienten in ihrer oft hoffnungslosen Situation vor gefährlichen und/oder betrügerischen Therapien zu schützen.

In der komplementären Tumortherapie kommt das *Symptom* »*Schmerz*« als Hauptziel und Schwerpunkt der Behandlung nicht vor. Dies mag daran liegen, dass den alternativen Therapieverfahren in der Regel ein ganzheitliches Körperverständnis zugrunde liegt und darum das Symptom »Schmerz« nur als Teil einer komplexen Störung aufgefasst wird. Für die Therapie chronischer Schmerzen nichtmaligner Ursache gibt es eine ganze Reihe nichtschulmedizinischer Verfahren, die neben den klassischen schulmedizinischen Therapien auch bei Tumorpatienten zur Anwendung kommen können. Über die Wertigkeit dieser Verfahren, ihre Rolle bei der Behandlung von Tumorpatienten und auch die wissenschaftliche Absicherung der Wirksamkeit kann wenig ausgesagt werden.

Der zeitliche Rahmen, wie ihn ganzheitliche medizinische Konzepte, z. B. in der traditionellen chinesischen Medizin oder unter den Naturheilverfahren, fordern, hat in der Behandlung chronisch Schmerzkranker vielleicht seinen Platz. Hier kann zugewartet werden, bis Dysregulationen ausgeglichen, »Giftstoffe« ausgeleitet oder körpereigene Ressourcen mobilisiert sind. Bei der Behandlung von Patienten mit Tumoren und eingeschränkter Lebenserwartung ist jedoch der *schnellen und pragmatischen Symptomkontrolle* von Schmerzen und anderen belastenden Lebensfaktoren größeres Interesse zu widmen. Eine Monotherapie mit Komplementärmethoden kommt deswegen kaum infrage.

22

Einteilung der Verfahren

Bei den komplementären Verfahren ist zwischen *Naturheilverfahren der westlichen Medizin* und *Therapiekonzepten aus fremden Kulturen* zu unterscheiden. Nach der Definition der Bundesärztekammer sind Naturheilverfahren *Verfahren, die die Anregung der individuellen körpereigenen Ordnungs- und Regulationskräfte durch Anwendung nebenwirkungsarmer oder -freier natürlicher Reize oder Heilmittel fördern*. Krankheit wird als individueller Lösungsversuch des Körpers für einen Konflikt gesehen bzw. stellt eine Entwicklungsmöglichkeit für das Individuum dar. Diese Sichtweise ist auch den Verfahren aus fremden Kulturkreisen eigen.

Die folgende Auflistung soll weder den Anspruch auf Vollständigkeit erheben noch in der Reihenfolge eine Wertigkeit darstellen.

In Abhängigkeit vom Weltbild des Patienten ist eine Reihe von nicht schulmedizinischen Verfahren anzuwenden. Dazu gehören z. B.:

- ausleitende Verfahren,
- Balneotherapie,
- Bioresonanzverfahren,
- Ernährungs- und Diätverfahren,
- esoterische und übersinnliche Ansätze,
- Homöopathie,
- Neuraltherapie,
- Phytotherapie,
- Physiotherapie,
- spirituelle Ansätze,
- traditionelle chinesische Medizin (TCM).

Wirkungsprinzip

Die Mobilisierung systemischer körpereigener Ressourcen und Autoregulationsmechanismen, wie z. B. bei der Homöopathie, setzt *Motivation und Eigenverantwortlichkeit der Patienten* voraus. Das Konzept der Therapie, die gestörte Homöostase, die zur Störung »Schmerz« führt, wieder ins Gleichgewicht zu bringen, gelingt bei Tumorpatienten in der Regel nicht, da hier das auslösende pathomorphologische Substrat »Tumor« nicht beseitigt werden kann. Damit gelingt es in der Regel nicht, »die Ordnung« wiederherzustellen, und das Konzept sowie der Erfolg einer regulativen Therapie sind infrage gestellt.

Akupunktur und z. B. Balneotherapie sind Reizregulationstechniken. Das Wirkprinzip dieser Verfahren beruht auf der *Beeinflussung vegetativer Regulationskreise*. In Abhängigkeit von der zugrunde liegenden Störung kann eine adjuvante Anwendung der jeweiligen Therapiekonzepte helfen, begleitende Symptome vegetativer Dysregulation zu mindern.

Genau wie Verdrängung und Leugnung der Tumorerkrankung gehören auch *Veränderungen des spirituellen Bewusstseins* zur Konfrontation mit der Diagnose »Krebs«. Dabei ist allein die Unterstützung der Kirche, z. B. in Form des Krankenhausseelsorgers, zwar durchaus ein Einstieg in spirituelle Therapieansätze, gleichzeitig beginnt für bestimmte Patienten damit aber die Rückbesinnung auf alte, in die Anfänge der Menschheitsgeschichte zurückgehende Verfahren, wie Gebete, Visualisierungen, innerer Dialog oder auch nur schlichtes Handauflegen. Therapeutisches Ziel ist es, den Patienten mit den höheren Kräften des Universums in Einklang und ihm Heilung zu bringen.

> Allen Verfahren ist gemeinsam, dass sie aufgrund der ganzheitlichen Betrachtungsweise des Patienten nicht in Form der »Rezepttherapie« angewendet werden. Es geht dabei um eine Individualisierung der Therapie.

Es gibt keine Dosis-Wirkungs-Beziehung oder Dosis-Wirkungs-Beschreibungen, sodass weder bei Homöopathika noch bei der Akupunktur eine standardisierte Applikation in Verhältnis zum Symptom »Schmerz« erfolgen kann. Um eine sinnvolle und rationale Therapie mit diesen Verfahren einzuleiten, ist ein *konzeptuelles Grundverständnis* notwendig. Dies ist sicher nur einem Arzt zugänglich, der über fundierte theoretische Erkenntnisse des entsprechenden Verfahrens verfügt und auch in der Anwendung entsprechende Erfahrung hat. Des Weiteren setzt die Einbeziehung der Analgesie als Behandlungsziel in morphologisch-medizinische Therapiekonzepte voraus, dass sowohl der Patient als auch der Arzt das zugrunde liegende biologische System in seiner Komplexität und bioenergetischen Konzeption akzeptieren.

Psychische Auswirkungen

Ein positiver Effekt komplementärer Verfahren ist auf jeden Fall die Beschäftigung des Patienten mit sich selbst sowie notwendigerweise mit der der Therapieform zugrunde liegenden Philosophie. Dies bedingt eine Konfrontation mit spirituellen Dimensionen der Tumorerkrankung. Insofern kann es im Rahmen einer geistigen Umorientierung zu *Entspannung* und *Wiederherstellung einer zuvor gestörten psychischen Balance* sowie zur *Angstbewältigung* kommen.

Einzelne Verfahren

Es folgen hier einige Anmerkungen zu Verfahren, die den Patienten im Verlauf ihrer Krankengeschichte wahrscheinlich begegnen und die häufig angesprochen werden.

Akupunktur

Akupunktur ist eine Reizregulationstherapie. Als Teil der traditionellen chinesischen Medizin wird sie zur Beeinflussung vegetativer Vorgänge genutzt. Es gibt eine Reihe unterschiedlicher Konzepte zur Auswahl und zum Einsatz der geeigneten Therapiepunkte. Die effiziente Anwendung dieses Verfahrens setzt eine gute Kenntnis des zugrunde liegenden Denkmodells und Weltbildes voraus.

Ernährungs- und Diätverfahren

Ernährungs- und Diätkonzepte spielen nach heutiger Sicht durchaus eine Rolle in der Prävention von Tumorerkrankungen wie z. B. Blasen-, Dickdarm- oder Brustkrebs. Die Ausheilung oder zumindest ein Stillstand oder eine Remission durch Diät- oder Ernährungstherapie ist sehr umstritten. Es werden eine Reihe von Verfahren beschrieben, wie z. B. makrobiotische Diät, Weizen-Gras-Diät oder Ernährungskonzepte wie das von Kelley-Gonzales und andere Ansätze. Für keines der Verfahren ist jedoch seine alleinige Wirkung nachgewiesen. Hingegen ist bekannt, dass die Auswirkungen und Nebenwirkungen schulmedizinischer Behandlungsverfahren im Sinne einer Symptomkontrolle gemindert werden

können. Somit kann ein supportiver Einsatz solcher Konzepte als Begleitung zur konventionellen Krebstherapie sinnvoll sein.

Esoterische und übersinnliche Ansätze

Derartige Ansätze werden von Schulmedizinern sicher am ehesten als fragwürdig und evtl. betrügerisch eingeschätzt. Doch allein die Tatsache, dass sich eine steigende Anzahl von Forschungsprojekten mit parapsychologischen Therapiephänomenen beschäftigt, zeigt, wie wichtig es sein kann, die Bedürfnisse der Patienten nach solchen Konzepten ernst zu nehmen. Ob es die Verwendung von Magneten oder Kristallen, die Heilung durch Rituale von Medizinmännern oder die Berichte über die operativen Eingriffe der Wunderheiler auf den Philippinen sind – die beschriebenen Phänomene passen nicht in unser auf Naturwissenschaft begründetes Medizinkonzept. Ob sie effektiv sind oder nicht, können die Autoren dieses Kapitels nicht beurteilen. Wichtig ist es, den Patienten, die sich für einen solchen Weg entscheiden, vor Betrug und Schaden zu bewahren.

Misteltherapie

Mistelpräparate sind der anthroposophischen Medizin (nach Rudolf Steiner) zuzuordnen. Die Wahl des geeigneten Mistelpräparats erfolgt unter Berücksichtigung des Patientengeschlechts und der Tumorlokalisation. Es sollen eine Verlängerung der Überlebenszeit sowie über eine Ausschüttung körpereigener Endorphine eine Schmerzlinderung und eine Besserung der Lebensqualität erreicht werden.

Physiotherapie

Physikalische Verfahren – wie z. B. Gymnastik, Massagen, osteopathische Verfahren, Entspannungs- und Atemübungen, Yoga etc. – bilden eine Verbindung zu traditionellen medizinischen Verfahren. Ähnlich wie bei den Ernährungs- und Diättherapien sind sie sicher nicht als allein heilende Konzepte anzusehen, können jedoch mit guter supportiver Wirkung begleitend zu konventionellen Tumortherapien eingesetzt werden und helfen, Schmerzen und andere Auswirkungen der Erkrankung sowie auch

22

der schulmedizinischen Therapieverfahren – wie z. B. Chemotherapie, Operation oder Radiatio – zu lindern.

Phytotherapie mit Externa

Externe Phytotherapeutika können z. B. in Form von Kräutersäckchen oder -kissen zu einer lokalen Überwärmung und Spasmolyse bzw. zu einer Segmenttherapie angewandt werden. Hierzu sind z. B. Baldrian, Heublumen, Lavendel, Thymian und andere Kräuter in Gebrauch.

Phytotherapie mit Badezusätzen

Phytotherapeutika als Badezusätze können einen allgemein entspannenden und muskelrelaxierenden Effekt haben.

Phytotherapie mit Interna

Phytotherapeutika als Interna – wie z. B. Baldrian als Sedativum, Johanniskraut als Stimmungsaufheller und Angstlöser, Süßholzwurzel- oder Weidenrindenextrakte als Endzündungshemmer – finden vielfach adjuvant zur klassischen Pharmakotherapie Anwendung.

Ausleitende Verfahren

Hierbei handelt es sich z. B. um laxierende Therapien (Ausleitung über den Darm), Cantharidenpflaster (Ausleitung über die Haut) oder harntreibende Therapien (Ausleitung über die Nieren). Ihnen gemeinsam ist die Vorstellung, eine toxische Substanz aus dem Organismus zu eliminieren und damit eine intakte Regulation zu ermöglichen. Bei der Anwendung dieser Therapien ist unbedingt der Allgemeinzustand der Patienten zu berücksichtigen. Mit einem Cantharidenpflaster wird z. B. eine Wunde auf der Haut über einem schmerzenden Areal induziert. Bei immunsupprimierten Patienten kann das Abheilen eines solchen Hautdefekts durch Infektionen kompliziert werden.

Schlussbemerkungen

Da die Herausgeber wenig Erfahrung mit der Anwendung alternativer oder komplementärer Verfahren in der Tumorschmerztherapie haben, soll hier keine Wertung bezüglich der Stellung im therapeutischen Konzept erfolgen. Es sind stets das Risiko für den Patienten, die Gefahr einer Demotivation durch therapeutische Fehlschläge und die finanzielle Belastung durch die von den Kostenträgern in der Regel nicht finanzierten Verfahren gegen die Motivation, neue Lebenshoffnung zu entwickeln, aktiv gegen die Erkrankung vorzugehen und evtl. Linderung zu erhalten, gegeneinander abzuwägen.

Auf der anderen Seite muss der Therapeut auch bereit sein, von klassischen Wegen abzuweichen, wenn es die Situation erfordert. Er muss die Fähigkeit behalten, positive Auswirkungen und die möglicherweise hilfreiche Unterstützung unkonventioneller Verfahren zu sehen und zu akzeptieren. Neben der immer größer werdenden Flut von Literatur zu den vorgenannten Therapiekonzepten gibt es inzwischen auch Institutionen, wie das Tumorzentrum in Freiburg i.Br., die sich mit diesen Verfahren wissenschaftlich auseinandersetzen.

Literatur

Beuth J (2002) Grundlagen der Komplementär-Onkologie. Hippokrates, Stuttgart

Kretschmer C, Herzog A (2002) Gesunde Ernährung bei Krebs. Haug, Heidelberg

Laurence L (2000) Diagnose Krebs – Wendepunkt und Neubeginn. Kleff-Cotta, Stuttgart

Lerner M (1994) Wege zur Heilung. Piper, München Zürich

Pflegerische Aspekte

Susanne Kränzle

Schmerzpatienten stellen in besonderer Weise auch eine Herausforderung für die Pflegenden dar. Eigene Erfahrungen, Erinnerungen und erlernte Umgangsweisen mit Schmerzen physischer und psychischer Art werden im Beobachten, Einschätzen und Wahrnehmen des Schmerzpatienten unbewusst immer eine Rolle spielen. Schmerz ist eine nicht zu objektivierende oder messbare Empfindung, die sich einer einfachen Definition entzieht und damit individuell erlebt wird.

Neben der Definition von Schmerz der »International Association for the Study of Pain« (»Schmerz ist ein unangenehmes Sinnes- oder Gefühlserlebnis, das mit akuter oder potenzieller Gewebeschädigung verbunden ist oder mit Begriffen einer solchen Schädigung beschrieben wird«) stammt eine für die Pflegepraxis weitaus relevantere Definition von der Pflegeforscherin McCaffery: *Schmerz ist das, was die Person beschreibt, die ihn erlebt, und er existiert immer dann, wenn sie es sagt … Die Glaubwürdigkeit des Patienten steht nicht zur Diskussion … Schmerz ist, was immer der Betroffene als Schmerz erfährt und beschreibt, wann immer er es erlebt und durch verbales und nonverbales Verhalten ausdrückt.*

Damit wird deutlich, dass uns als Pflegepersonen eine Bewertung des Schmerzpatienten oder seiner Schmerzen im Sinne von Glaubwürdigkeit in keiner Weise zusteht. Der Patient allein ist der Maßstab für die Stärke seiner Schmerzen; er ist für uns der alleinige Wegweiser, der uns in Verbindung mit unserem kompetenten Fachwissen hilft, die für ihn angemessene Schmerztherapie zu finden. Sowohl die *Schmerzwahrnehmung des Patienten* als auch die *Fremdeinschätzung* von Schmerzen sind immer als subjektiv zu betrachten.

Schmerzdiagnostik als Aufgabe der Pflegenden

Die *Beobachtung* und die daraus folgende *Einschätzung des Schmerzpatienten* sind zentrale Aufgaben der Pflegenden, die innerhalb des interdisziplinären Teams von niemandem sonst in gleichem Maße übernommen werden können. Einerseits müssen Schmerzäußerungen differenziert dokumentiert werden, andererseits müssen sie die persönliche Situation des Patienten sowie Dauer, Prognose und Schwere der Erkrankung sowie die Haltung des Patienten gegenüber Krankheit und Therapie berücksichtigen.

Als Grundlage bei dem Versuch, die *Schmerzstärke* und die *Schmerzqualität* festzustellen, dient uns neben der Krankenbeobachtung die Anwendung von Schmerzprotokollen, Schmerztagebüchern, der visuellen Analogskala und anderer Skalen (▶ Kap. 1: »Grundlagen der Behandlung«, Kap. 16: »Pädiatrie«). Dem Patienten ist die Notwendigkeit dieser Maßnahmen deutlich zu machen. Wichtig ist außerdem, dass die Pflegenden neu auftretende (akute) Schmerzen erkennen und von den länger vorhandenen (chronischen) Schmerzen unterscheiden.

Differenzierende Fragen hierzu sind:
- Wo tut es weh?
- Wann tut es weh?

- Seit wann tut es weh?
- Wie sind die Schmerzen?
- Was tritt zusätzlich zu den Schmerzen auf?
- Was kann die Schmerzen beeinflussen?

Die Mitverantwortung der Pflegepersonen bei der Schmerzerfassung liegt in der Tatsache begründet, dass die *Kontakte zwischen Patient und Pflegenden* häufiger und auch in intensiverer Form stattfinden als zwischen Arzt und Patient, z. B. bei Pflegeverrichtungen, Medikamentengaben usw. Es bestehen täglich viele Möglichkeiten, das Schmerzprotokoll gemeinsam zu führen, den Patienten in seiner Situation und Verfassung wahrzunehmen, ihn nach der Wirkung von verabreichten Analgetika zu befragen usw. Im Gespräch ergeben sich auch andere Aspekte, die möglicherweise das Schmerzempfinden verändern, wie Sorgen, Ängste, Schlaflosigkeit oder andere zusätzliche Beschwerden.

> Schmerzen sind nicht nur der physischen Ebene zuzuordnen, sie haben auch immer eine psychische, häufig auch spirituelle Dimension.

Alle diese Beobachtungen sind selbstverständlich z. B. auf einem *Dokumentationsblatt* zur psychosozialen Begleitung des Patienten zu dokumentieren; auch kurze Gesprächsnotizen sind hilfreich. Mit den Protokollen über den Patienten und den Wahrnehmungen der Kollegen kann ein Gesamtbild erstellt werden, aus dem heraus sich die Therapieoptionen ergeben.

Um optimale Ergebnisse zu erzielen, ist ein reger *Gedankenaustausch* im gesamten Team während gemeinsamer Besprechungen, Visiten bzw. Übergaben erforderlich. Notwendige Zeiten müssen hierfür vorgesehen und festgeschrieben sein.

Schmerztherapie in der Verantwortung der Pflegenden

Die Gewährleistung von *Grundprinzipien der Schmerztherapie* durch die Pflegenden erfolgt:
- regelmäßige und pünktliche Verabreichung der Medikamente in der angeordneten Dosierung und Applikationsart,

- unverzügliche Mitteilung an den verantwortlichen Arzt bei akuten Befindlichkeitsstörungen, wie Erbrechen, Somnolenz usw.

Das *WHO-Stufenschema* (▶ Kap. 4: »Medikamentöse Therapie«) muss jeder Pflegeperson bekannt sein; Nebenwirkungen von Analgetika müssen als solche eingeschätzt werden können und deren Behandlung mit dem Arzt geklärt werden.

In Absprache mit den anderen Berufsgruppen – wie Ärzte, Seelsorger, Krankengymnasten, Physiotherapeuten, Sozialarbeiter und Psychologen – können (und sollten) geeignete Maßnahmen zur Schmerzlinderung vom Pflegeteam übernommen werden. Zum einen wird dadurch die Intensität der Behandlung am Patienten erhöht, zum anderen die Verantwortlichkeit der einzelnen Pflegekraft gestärkt. Beispielhaft ist an folgende schmerztherapeutisch wirksame Maßnahmen zu denken:
- entlastende Lagerungen, Mobilisation,
- kalte oder warme Auflagen, entspannende Bäder,
- Einreibungen, sanfte Massagen,
- Unterstützung von aktivierenden Maßnahmen,
- Schmerzreduktion durch Gespräche,
- Schaffen einer ruhigen Umgebung, die dem Patienten Sicherheit vermittelt, z. B. mit Düften, Farben, Musik,
- Eingehen auf spezielle Wünsche des Patienten, soweit dies möglich ist (Essen, Getränke, Besuch eines Haustiers o. ä.),
- Stimulationsverfahren, wie transkutane elektrische Nervenstimulation (TENS) oder »spinal cord stimulation« (SCS).

Aufklärung und Einbeziehung von Angehörigen des Schmerzpatienten im Rahmen einer ganzheitlich verstandenen Betreuung sollten selbstverständlich sein. Häufig stellen das Auftreten einer schweren Erkrankung sowie die damit verbundenen Schmerzen die Balance des Familiensystems infrage, sodass zur *Krisenbewältigung* professionelle (kompetente) Helfer hinzugezogen werden müssen. Dazu leisten Pflegende einen wichtigen Beitrag, indem sie die Situation des Patienten und seiner Angehörigen zu verstehen versuchen und im Rahmen ihrer Möglichkeiten geduldige, verständisvolle und wahrhaftige Gesprächspartner sind, ohne gleichzeitig ihre eigenen Grenzen zu missachten oder zu überschreiten.

Selbstpflege der Pflegenden und des interdisziplinären Teams

Jede einzelne Pflegeperson, das Pflegeteam als solches und auch das interdisziplinäre Team erleben im Umgang mit Schmerzpatienten sehr anstrengende Phasen. Falsche oder zu hohe Erwartungen an sich selbst, das Ineinanderfließen von beruflichem und persönlichem Einsatz sowie Identifikations- und Ablösungsprobleme erfordern ein hohes Maß an *Reflexionsfähigkeit und -bereitschaft.*

Einige *Grundsätze* im Umgang mit sich und den Kollegen können sein:

- Akzeptieren Sie, dass es sich um eine außergewöhnliche Belastung handelt.
- Beobachten Sie sich selbst sorgfältig in allen Wahrnehmungen und begleitenden Empfindungen, ohne diese zu bewerten.
- Formulieren Sie Ihre Betroffenheit, und sprechen Sie offen mit Ihren Kollegen über Ihre Reaktionen und die der Kollegen.
- Diskutieren Sie über Entlastungsmöglichkeiten innerhalb einer Schicht, z. B. durch abwechselnde Betreuung eines Patienten, der als besonders belastend empfunden wird.
- Suchen Sie aktiv nach unterstützenden Maßnahmen für das Team und ggf. auch für sich selbst, sofern diese noch nicht oder nicht in ausreichender Form gegeben sind.
- Vermeiden Sie es, mit anderen Berufsgruppen innerhalb des Teams in bewusste oder unbewusste Konkurrenz zu treten. Achten Sie jeden in seiner Professionalität und Bemühung.

> Es ist unbedingt sinnvoll, Gespräche im Rahmen einer Supervision zu führen. Hierbei ist zu überlegen, ob die einzelnen Disziplinen getrennt, miteinander oder wechselweise Supervisionssitzungen abhalten.

Fachkundige und erfahrene *Supervisoren* können, da sie nicht in den Stationsalltag involviert sind, Handlungsabläufe ganz anders spiegeln und durch ihre Unabhängigkeit Konfliktstoff ansprechen, der

zwischen einzelnen Teammitgliedern oder zwischen verschiedenen Berufsgruppen innerhalb eines Teams vorhanden ist.

Auch die primär von der Ärztetradition bevorzugten *Balint-Gruppen* bieten die Chance, sich nicht nur als Fachkräfte, sondern auch als betroffene und befangene Individuen zu begegnen.

Diese Zusammenkünfte oder *Supervisionssitzungen* werden oft als zeitraubend oder zusätzlich belastend abgewehrt. Bei vorurteilsfreier Betrachtung dieser Ablehnung wird die Vordergründigkeit einer solchen Argumentation deutlich. Die zusätzlich in Superversionssitzungen investierte Zeit führt nachweislich zu einer entspannteren Teamathmosphäre und wirkt sich somit positiv auf die Patienten aus.

Darüber hinaus ist jedes Teammitglied für sich selbst in seinem privaten Bereich verantwortlich und sollte für einen wohltuenden, gesunden Ausgleich sorgen. Erlebt jemand sich als auffallend unbelastbar, müde, reizbar, traurig usw., sollte genau hingeschaut werden, wo die Ursachen liegen, um einem evtl. drohenden *Burn-out-Syndrom* vorzubeugen. Dieses würde die weitere Mitarbeit im Laufe der Zeit unmöglich werden lassen, vielleicht sogar einen Berufswechsel erforderlich machen. Es ist nicht verwerflich oder als Versagen anzusehen, mit seiner Aufgabe nicht immer ausschließlich glücklich zu sein, doch uns selbst, unseren Kollegen, unserem privaten Umfeld und nicht zuletzt unseren Patienten zuliebe sollten wir diesbezüglich sehr achtsam und ehrlich sein.

Mehr Zufriedenheit und effizientere Zusammenarbeit sind auch durch *Fortbildungen* zum Thema »Schmerz- und Palliativtherapie« zu erreichen. Da die Schmerztherapie laufend an neuen Möglichkeiten gewinnt, sollten Pflegekräfte in ständigen internen und externen Fortbildungen ihr Wissen erweitern.

Schlussbemerkungen

Schmerztherapie ist Teamarbeit. Nur durch den bestmöglichen Beitrag jeder einzelnen Berufsgruppe – wie Ärzte, Pflegepersonal, Psychologen, Seelsorger u. a. – sowie durch offene Kommunikation miteinander, mit dem Patienten und mit seinen Angehörigen kann es gelingen, die jeweils beste Schmerztherapie zu finden. Gerade in diesem oft sehr belastenden Bereich werden somit große und befriedigende »Erfolgserlebnisse« möglich, die für die weitere Arbeit von Bedeutung sind.

Literatur

Aulbert E (1997) Psychische Grundlagen von Schmerzempfinden, Schmerzäußerung und Schmerztherapie. In: Aulbert E, Zech D (Hrsg) Lehrbuch der Palliativmedizin. Schattauer, Stuttgart, S 504–511

Basler HD, Franz C et al. (1996) (Hrsg) Psychologische Schmerztherapie. Grundlagen – Diagnostik – Krankheitsbilder – Behandlung. Springer, Berlin Heidelberg New York Tokio

Carroll D, Bowsher D (eds) (1993) Pain management and nursing care. Butterworth Heinemann, Oxford

Copp LA (ed) (1985) Recent advances in nursing perspectives on pain. Churchill Livingstone, Edingburgh

Diener HC, Meier C (Hrsg) (1997) Das Schmerztherapiebuch. Urban & Schwarzenberg, München

Grond S, Zech D (1997) Systemische medikamentöse Schmerztherapie. In: Aulbert E, Zech D (Hrsg) Lehrbuch der Palliativmedizin. Schattauer, Stuttgart, S 446–471

Hankemeier U (1993) Viszeraler Schmerz. In: Zenz M, Jurna I (Hrsg) Lehrbuch der Schmerztherapie. Wiss. Verlagsges., Stuttgart, S 449–457

Hofer S (1993) Schmerztherapie postoperativ mittels patientenkontrollierter Analgesie (PCA). Pflege 6/I: 3–12

Jänig W (1993) Biologie und Pathobiologie der Schmerzmechanismen. In: Zenz M, Jurna I (Hrsg) Lehrbuch der Schmerztherapie. Wiss. Verlagsges., Stuttgart, S 15–33

Kröner-Herwig B (1996) Chronischer Schmerz – Eine Gegenstandsbestimmung. In: Basler HD, Franz C et al. (Hrsg) Psychologische Schmerztherapie. Grundlagen – Diagnostik – Krankheitsbilder – Behandlung. Springer, Berlin Heidelberg New York Tokio, S 1–15

McCaffery M, Wong D (1993) Nursing interventions for pain control in children. In: Schechter NL, Berde CD et al. (eds) Pain in infants, children and adolescents. Williams & Wilkins, Baltimore, pp 295–315

McCaffery M, Beebe A et al. (1997) Schmerz. Ein Handbuch für die Pflegepraxis. Urban & Fischer, Berlin

Meinhart MT, McCaffery M (1983) Pain. A nursing approach to assessment and analysis. Appelton-Century-Crofts, Norwalk/CT

Mersky H (1979) Pain terms: A list with definitions and notes on usage. Recommended by the IASP subcommitee of taxonomy. Pain 6: 249–252

Pigeon HM, McGrath PJ et al. (1989) Nurses' perceptions of pain in the neonatal intensive care unit. J Pain Symptom Manage 4: 179–183

Porter F (1993) Pain assessment in children: Infants. In: Schechter NL, Berde CD et al. (eds) Pain in infants, children and adolescents. Williams & Wilkins, Baltimore, pp 87–96

Pothmann R (1990) Transkutane elektrische Nervenstimulation (TENS) zur Schmerztherapie. Kinderarzt 21: 706–712

Soyka D (1933) (Hrsg) Schmerz. Pathophysiologie und Therapie. Regensburger Universitäts-Kolloquium, Bd 4, Stuttgart

Strunk H, Osterbrink J (1995) Pflegetheorie nach Dorothea Orem. Von der Pflegephilosophie zur Aufgabenbeschreibung. Schwester/Pfleger 34/12: 1057–1063

Tryba M, Zenz M (1993) Unterschiede zwischen akutem und chronischem Schmerz. In: Zenz M, Jurna I (Hrsg) Lehrbuch der Schmerztherapie. Wiss. Verlagsges., Stuttgart, S 335–343

Villarruel AM, Denyes MJ (1991) Pain assessment in children: theoretical and empirical validity. Adv Nurs Sci 12: 32–41

VI.
Spezielle Therapie-
probleme und
Erfahrungsberichte

Probleme aus Sicht des Niedergelassenen

F. Krizanits

Kommunikation

Seit Gründung der Bundesrepublik Deutschland gibt es traditionell eine Teilung des Gesundheitssystems in *Krankenhausversorgung* und *ambulante kassenärztliche Versorgung*. Durch den medizinischen Fortschritt und in neueren Zeiten durch gesetzliche Vorgaben (Sozialgesetzbuch 5) ist es zwar erreicht worden, einen großen Bereich von früher stationären Krankenhausleistungen in die ambulante Versorgung zu verlagern, eine wirkliche Verzahnung der beiden Systeme ist jedoch nicht gelungen. Derzeit gibt es eine Reihe von Lockerungen zuvor rigider Regelungen, die zumindest den Weg für eine Verzahnung ebenen.

Aus der Trennung der Versorgungssysteme resultiert zum einen, dass sich in jedem Bereich unabhängig spezifische Probleme entwickeln, zum anderen – mangels Transparenz – Unverständnis für das Verhalten der Ärzte. Die damit assoziierten Probleme werden im Folgenden erläutert.

Kommunikation zwischen den Behandlern

Tumorpatienten wechseln im Verlauf ihrer Krankheit therapiebedingt zwischen ambulanter kassenärztlicher Versorgung und Krankenhausbehandlung. Ein Teil der Diagnostik und der Therapie kann aufgrund des technischen Aufwands und der Invasivität des Vorgehens nur stationär durchgeführt werden. Zudem können spezialisierte medizinische Einrichtungen Patienten nicht bis zur Ausheilung der Erkrankung bzw. bis zu ihrem Tod behandeln und »übergeben« sie daher zurück an die betreuenden niedergelassenen Ärzte. Dies ist notwendig, weil *begrenzte finanzielle und personelle Ressourcen* eine langfristige Behandlung in Spezialambulanzen nicht erlauben bzw. weil keine ausreichenden Mittel zur Verfügung stehen, um eine entsprechende Anzahl spezialisierter Ambulanzen zur Verfügung zu stellen. Die Trennung der Geldtöpfe für jeden der Bereiche fördert zudem ein »Verschieben« von Zuständigkeiten. So kommt es an den Schnittstellen zwischen Krankenhaus und niedergelassener Versorgung oft zu Problemen, an denen der Mangel an Information und Transparenz des therapeutischen Vorgehens evident wird.

Zudem werden die Patienten im Behandlungsverlauf durch die *Rotation der Ausbildungsassistenten* immer wieder mit neuen Ärzten konfrontiert.

Je nach Ausführlichkeit der Information durch den »Vorgänger«, beruflicher Erfahrung und Ausbildung sowie je nach persönlichem Engagement des jeweils neuen Behandlers fühlt sich der Patient besser oder schlechter behandelt, akzeptiert oder nicht ernst genommen, gut versorgt oder zum Teil sogar fachlich und menschlich völlig inkompetent betreut.

Komunikation zwischen Ärzten und Patienten

Innerhalb der jeweiligen Versorgungsschiene ist im zeitlichen Verlauf der Erkrankung üblicherweise eine ganze Reihe von Ärzten an der Durchführung der Behandlung beteiligt. Nicht selten fehlt ihnen das Verständnis für die Lage des Patienten, da sie ihn als einen Fall unter vielen gleichen sehen. Es mangelt an der notwendigen Kommunikation zwischen den unterschiedlichen Behandlern und der Erläuterung des Sinnes ärztlichen Vorgehens gegenüber dem Patienten. Oft ist auch das *Kommunikationsniveau*, Sprache und Darstellung der Sachverhalte betreffend, nicht dem Gesprächspartner »Patient« angepasst (bildungsbedingte Kommunikationsprobleme).

Der Patient seinerseits befindet sich in einer *Ausnahmesituation*. Durch die Diagnose »Krebs« – durch die Angst vor der Zukunft und vor der Behandlung, durch Schmerzen und andere Faktoren (»Freudsches Vergessen« als psychisches Phänomen) – begreift er oft nicht, was ihm zu seinem Schicksal mitgeteilt wird. Im Versuch, die Konsequenz der Diagnose zu verdrängen, vergisst er Sachverhalte, die ihm mitgeteilt wurden.

Rolle als Ansprechpartner und Koordinator

Dem niedergelassenen Arzt fällt als unmittelbarer Ansprechpartner des Patienten und häufig einzigem kontinuierlichem Begleiter im Krankheitsverlauf die Rolle des Therapiekoordinators und Beraters zu. Er befindet sich in der Rolle desjenigen, der dem Patienten die Zielrichtung ärztlichen Handelns und die Tragweite therapeutischer Interventionen zu erläutern, sowie zeitliche Abläufe zwingend zu planen und die Bereitschaft zur Mitarbeit zu erwirken hat. Gleichzeitig ist der Niedergelassene dabei von *zeitnaher Information* über den Behandlungsverlauf sowie über Befunde und Kontrolluntersuchungen abhängig.

> Erst Tage nach Untersuchungen vorgenommene Befundungen, spät ausgesandte Arztbriefe und Widersprüche zwischen mündlicher Information der Patienten durch die Krankenhausärzte und schriftlichen Befundmitteilungen an den Niedergelassenen stellen diesen als Überbringer schlechter Nachrichten schnell als inkompetent und schlecht informiert dar.

Nicht selten ist die *Abwehr der Patienten* gegen die Auseinandersetzung mit ihrem Schicksal zu überwinden. Dazu ist es notwendig, die Information über bisherige Therapien zu erfassen, Kontakte mit den beteiligten Behandlern aufzunehmen und das Wissen patientengerecht zu übersetzen. Oft stößt der Niedergelassene dabei auf Unverständnis für seine Situation als Nichtspezialist. Die Schwierigkeit seiner Position als Vermittler zwischen dem »Subjekt der Therapie« (dem Patienten) und den behandelnden Spezialisten wird verkannt.

Ängste der Patienten

Ist eine stationäre Therapie notwendig, werden die Patienten aus der Sicherheit ihres sozialen Umfelds und des gewohnten Lebensbereichs herausgerissen. Eingeschränkt durch z. B. krankheitsbedingte Angst, Vermeidungsverhalten oder mangelnde Zukunftsperspektiven erfahren und erdulden die Patienten Therapien, ohne Fragen zu stellen und sich über deren Konsequenzen klar zu sein. Mangelnde Information über Behandlungsabläufe sowie über Sinn und Ziel von Untersuchungen und Interventionen, willkürlich und organisatorisch bedingte Verschiebungen von Terminen, lange Wartezeiten – dies alles induziert und verstärkt beim Patienten das *Gefühl des Ausgeliefertseins* und schwächt seinen Willen und seine Kraft, gegen die Tumorerkrankung zu kämpfen. Nicht selten empfinden Patienten die Antworten, die sie erhalten, als »von oben herab«. Leider ist »kundenorientiertes Verhalten« bei angestellten Krankenhausärzten oft noch unbekannt, und so mangelt es bei den Behandlern an Empathie und Willen, sich auf das sprachliche Niveau der Patienten »herabzulassen«.

Kehren die Patienten nach einer stationären Behandlung in ihr gewohntes Umfeld zurück, werden sie durch Therapieauswirkungen, durch Selbstreflexion oder auch durch Fragen von Angehörigen mit ihrer *Unwissenheit* konfrontiert. In dieser Situation fällt dem betreuenden Niedergelassenen die Rolle zu, retrospektiv den Sinn des Vorgehens der Vorbehandler zu erkennen und mit Kompetenz und Empathie die offenen Fragen zu beantworten, auf entstehende oder bestehende Ängste einzugehen oder sie abzubauen sowie dem Patienten das Gefühl zu geben, das Schicksal seiner Krebserkrankung beeinflussen zu können. Gleichzeitig muss der Niedergelassene die Ansprüche des Patienten erkennen und sie den beteiligten Behandlern »übersetzen«. Aufgrund der Kenntnis des sozialen Umfelds, der Konfrontation mit der Kritik des Patienten und seiner Angehörigen an anderen Behandlern sowie durch das Erleben des Unverständnisses für Therapieversagen und unerwartet negative Therapieverläufe kann er helfen, das Verhalten des Patienten verständlich zu machen.

Strukturelle Ressourcen

Die strukturellen Ressourcen der stationären Einrichtungen und die aus ihnen resultierenden Auswirkungen auf die Koordination der Therapie berücksichtigen oft nicht die *Anforderungen der Patienten* und ihres sozialen Umfelds. Therapien werden geplant und verschoben, und zwar nach der Möglichkeit, einen Patienten aufzunehmen, und nicht danach, wie z. B. das aktuelle psychische Befinden des Patienten ist, wie es um seine berufliche Situation steht oder in welchen Zwängen er sich in seinem persönlichen Umfeld befindet bzw. wie Angehörige, z. B. beruflich bedingt, die Betreuung des Kranken organisieren können. Die Angehörigen können nicht wegen der Erkrankung eines Familienmitglieds plötzlich aufhören zu arbeiten, ihre gesamten Verpflichtungen vergessen und rund um die Uhr nur noch für Betreuungsaufgaben verfügbar sein. Die Missachtung solcher Zwänge vermittelt dem Patienten wiederum das Gefühl des Ausgeliefertseins. Die daraus resultierende Enttäuschung und die Verärgerung hat der niedergelassene einweisende Arzt abzufangen oder derjenige, zu dem der Patient dann zurückkehrt.

Soziales Umfeld

Der betreuende niedergelassene Arzt sollte sich um die Einbindung des sozialen Umfelds des Patienten in den Therapieverlauf und in die therapeutischen Bemühungen kümmern. Gegebenenfalls hat er die Aufgabe, aufgelöste soziale Kontakte wieder zu knüpfen und eine *vermittelnde Funktion zwischen Kranken und Angehörigen* einzunehmen. Eventuell bedarf der Patient spiritueller Unterstützung in der Meisterung dieser kritischen Phase seines Lebens. Auch hier kann dem Arzt eine vermittelnde Funktion zwischen Patient und z. B. der Institution Kirche zukommen, oder es kann zu seiner Aufgabe werden, den Sinn einer *psychoonkologischen Betreuung* zu erläutern.

All diese Aufgaben sind nicht unbedingt ärztlich, fallen aber dem Niedergelassenen als Vertrauensperson und Ansprechpartner zu. Es sind Tätigkeiten, für die weder in der Ausbildung zum Arzt eine Vorbereitung stattgefunden hat noch in der täglichen Arbeit in der Praxis ausreichende Zeit vorhanden ist. Um sie übernehmen und bewältigen zu können, bedarf es entsprechender *Aus- und Fortbildung* sowie *Information* über die Möglichkeit der Inanspruchnahme unterstützender Angebote, wie z. B. Selbsthilfegruppen oder Patientenforen.

> Der Arzt sollte akzeptieren, dass die Inanspruchnahme von Hilfe nicht gleichbedeutend mit Versagen ist.

Angst der Ärzte

Angst ist nicht nur ein Problem der Tumorpatienten, sonder besteht auch auf Seiten der Ärzte. Ebenso wenig wie auf sozialmedizinischen Aufgaben werden Ärzte in ihrer Ausbildung darauf vorbereitet, sich mit der *Angst vor dem Tod* zu konfrontieren – weder mit der Angst der Patienten noch mit der eigenen. Die Thematisierung dieser Angst ist jedoch eine der wichtigsten Aufgaben des betreuenden Arztes, denn sie ist Voraussetzung für die Entwicklung eines Lebenskonzepts für die dem Patienten noch verbleibende Zeit.

Das Erkennen der eigenen Angst, der unbewussten Identifizierung mit dem Patientenschicksal und damit die *Realisierung von Übertragung und Gegen-übertragung* sind Schlüssel für einen patientenge-rechten Umgang mit dem Tumorkranken. Erst wenn der Arzt begreift, dass der Anspruch an Zeit und Zu-wendung, die der Patient von ihm fordert, nicht ein Angriff gegen seine Person ist, kann eine Lösung für seinen Konflikt zwischen Verantwortung für diesen einen und der Verantwortung für die Gesamtheit der Patienten gelöst werden. Mitgefühl muss Mitleid ersetzen, um zu verhindern, dass der Arzt im »Mit-leiden« die Fähigkeit zur *Abgrenzung* gegenüber dem Patienten verliert. Mangelnde Abgrenzung kann zu Schuldgefühlen führen oder zur Abwehr, und bei-des verhindert ein adäquates Umgehen mit dem Tu-morpatienten. Hilfe für einen solchen Erkenntnis-prozess bieten Balint-Gruppen oder Supervisionen. Die Struktur unseres Gesundheitssystems und die finanziellen Zwänge bedingen jedoch oft, dass der Niedergelassene als »Einzelkämpfer« tätig ist und sich solcher Hilfsangebote, z. B. mangels Zeit, nicht bedienen kann.

Struktur des Gesundheitssystems

Die Struktur des Gesundheitssystems und die Ver-gütungssituation verschärfen praktisch alle vor-genannten Probleme und erschweren das Finden konstruktiver Lösungen. Die Arztpraxis ist ein Wirt-schaftsunternehmen, das in finanzielle Rahmen-bedingungen eingebettet ist. Aus diesen Vorgaben resultieren die zeitlichen Strukturen und die Res-sourcen für die ärztliche Tätigkeit. Der zeitauf-wändige Patient ist in einem solchen System nicht unterzubringen. Wie soll der Niedergelassene die Gelassenheit erreichen, die die für den Tumorpati-enten notwendige Empathie ermöglicht, wenn er für sein Engagement ständig finanziell »bestraft« wird und der Zwang zur Wirtschaftlichkeit soziales En-gagement beeinträchtigt? Um wirtschaftlich zu ar-beiten, ist in der kassenärztlichen Versorgung ein *Arbeiten nach straffen Zeitvorgaben und Arbeitswer-ten* notwendig. Nicht ethische Verpflichtung oder Engagement werden bezahlt, sondern Akkord am Patienten.

Begleitend dazu ist in der Gesundheitspolitik die Tendenz zu beobachten, Patienten mehr an den Be-handlungskosten zu beteiligen, teure Leistungen aus dem allgemeinen Leistungsangebot auszuklammern und die Versorgung auf das Basisspektrum einzu-grenzen. Die Rechtfertigung dafür wird dem Nie-dergelassenen von Politik und Medien aufgebürdet, ohne dass er Einfluss darauf nehmen kann. Konträr dazu wächst das medizinische Wissen ständig. Ärz-te werden gezwungen, sich zur Vermeidung foren-sischer Konsequenzen immer weiter zu spezialisie-ren oder Spezialisten in ihr therapeutisches Konzept zu integrieren. Beides ist mit Kosten verbunden, die im niedergelassenen Bereich nicht vergütet werden, aber vom Arzt selbst zu investieren sind.

Die Divergenz zwischen solchen Anforderungen und der zunehmend eingeschränkten Leistungs-fähigkeit des medizinischen Versorgungssystems muss der Niedergelassene in der Tumorschmerz-therapie durch einen Spagat zwischen Patienten-anforderungen und Wirtschaftlichkeit, zwischen be-rufspolitischen Mängeln und gesetzlichen Vorgaben ausgleichen. Dies erfordert ein hohes Maß an *per-sönlichem Engagement* und *ethischer Kompetenz*. Immer neu hinzukommende Vorschriften und Re-geln zur Leistungserbringung, ein Dschungel stän-dig wechselnder Abrechnungsparagraphen und Anforderungen durch Qualitätssicherung sowie dro-hender wirtschaftlicher Kollaps entziehen dem frei-beruflich tätigen Arzt einen großen Teil der Ener-gie, die er eigentlich zur Behandlung seiner Patienten benötigt. Leider bestehen in Zeiten knapper werden-der Ressourcen sowie zunehmender wirtschaftlicher und sozialer Spannung nur wenige Möglichkeiten, solche limitierenden Faktoren aus der Therapie aus-zuklammern.

Bis Änderungen in der Struktur des Gesund-heitssystems erfolgen, ist ein hohes Maß an Enga-gement und Bereitschaft, sich auf die Bedürfnisse des Patienten einzulassen, notwendig. Es bleibt zu hoffen, dass das Kollektiv der Tumorpatienten auf-grund der ethischen Anforderungen eine ausrei-chende Lobby mobilisieren kann, die es dem Patien-ten in der letzten Phase des Lebens erspart, unnötig Schmerz und Leid ertragen zu müssen.

Symptomkontrolle und spezielle Therapieprobleme

U. Hankemeier, F. Nauck, W. Richter, Karin Schüle-Hein, D.F.-J. Zech (†)

Schmerzen werden zwar von Tumorpatienten und Angehörigen am meisten gefürchtet, jedoch zeigen Daten aus Hospizen und Palliativstationen, dass andere Beschwerden bei Tumorpatienten in ähnlicher Häufigkeit vorkommen (▸ Tabelle 1). Die Schmerzbehandlung stellt somit also nur *ein* Element einer umfassenden Symptomkontrolle dar. Neben den allgemeinen Symptomen bösartiger Erkrankungen, wie Gewichtsverlust und Schwäche, bestimmen Art, Lokalisation und Tumormetastasen sowie die Nebenwirkungen der onkologischen Therapie das Beschwerdebild. Hinzu kommen – gerade bei den meist älteren Patienten – Beschwerden aufgrund anderer chronischer Erkrankungen.

Die therapeutischen Bemühungen müssen die Wechselwirkungen der Symptome, auslösende Faktoren und Einhaltung des schwierigen Gleichgewichts zwischen Behandlungsergebnis, Therapienebenwirkungen und Erwartungen von Patient und Angehörigen in Betracht ziehen. Diese schwierige Aufgabe wird am besten durch eine möglichst enge Zusammenarbeit zwischen Palliativteam, Patient und seinen Angehörigen sowie anderen beteiligten Helfern (z. B. Hausarzt, ambulante Pflegekräfte, Gemeindegeistlicher etc.) bewältigt.

Wie in anderen medizinischen Bereichen auch, sollten die Bemühungen auf eine Prävention oder frühe Diagnosestellung zielen. Vielen Problemen,

◼ Tabelle 1. Chirurgische Palliativstation der Universität Köln – St. Christopher's Hospice London: Häufigkeitsverteilung wichtiger Symptome bei Aufnahme

Symptom	Chirurgische Palliativstation Köln (n = 235) [%]	St. Christopher's Hospice London (n = 722) [%]
Schwäche	85	91
Inappetenz	66	76
Schmerzen	83	62
Obstipation	49	51
Übelkeit/Erbrechen	45	44
Dyspnoe	35	51
Husten	31	45
Schlafstörung	46	24
Dysphagie	10	25

25

wie etwa Obstipation oder Entwicklung eines Dekubitus, kann *vorbeugend* begegnet werden.

Das häufigste Symptom ist *Schwäche,* üblicherweise verbunden mit Inappetenz und Mangelernährung. Neuropsychiatrische Syndrome, die mit Angst, Depression und Verwirrtheitszuständen einhergehen, sind quälend für Patient und Angehörige. Obwohl mittlerweile über beträchtliche theoretische und praktische Kenntnisse in der Behandlung einiger häufiger Symptome verfügt wird, werden die zugrunde liegenden Mechanismen einer Reihe von Beschwerden bis heute nur wenig verstanden. Zur Entwicklung rationaler Therapiemaßnahmen, die auf gesicherten physiologischen und psychologischen Prinzipien basieren, sind deshalb erhebliche Forschungsanstrengungen notwendig.

Die *einzelnen Symptome* treten *selten isoliert* auf; oft wirken sie zusammen und verstärken sich gegenseitig. Als Beispiel wird häufig der dyspnoische Patient genannt, dessen zunehmende Angst zur weiteren Beschleunigung der Atmung führt, die dann wiederum Schmerzen verstärken kann, verursacht z. B. durch Metastasen an den Rippen oder der Wirbelsäule.

> Aus unterschiedlichen Gründen (Angst vor zusätzlicher Operation oder weiterer Einnahme von Medikamenten; auch Scham, die Behandler schon wieder mit neuen Symptomen zu belästigen) vermeiden es manche Patienten, spontan neue belastende Symptome anzugeben. Aus diesen Gründen heraus ist jeweils eine gezielte Befragung der Patienten notwendig.

Was bedeutet Symptomkontrolle?

Die Symptomkontrolle ist der Aufgabenbereich der Tumortherapie, der nicht die Behandlung der Erkrankung selbst, sondern die Linderung oder Beseitigung tumor- oder therapiebedingter begleitender Beschwerden zum Ziel hat. Die englische Hospizbewegung, die sich seit ca. 30 Jahren intensiv mit den Problemen sterbender Patienten befasst, hat dafür den Begriff »symptom control« geprägt. Methoden der Symptomkontrolle können sowohl bei der Behandlung in rein palliativer als auch in kurativer Absicht genutzt werden.

> Oberstes Ziel aller Maßnahmen zur Symptomkontrolle ist die Verbesserung der Lebensqualität und nicht die Verlängerung der Lebenszeit!

Es ist die Einstellung gegenüber der Symptombehandlung, die die Palliativ- und Hospizmedizin von den meisten Therapien der herkömmlichen Medizin unterscheidet. Die Befreiung oder Linderung von Symptomen wird zum Mittelpunkt. Die behandelten Beschwerden sind oft nicht nur körperlicher, sondern auch psychischer und sozialer Natur. *Symptomkontrolle* bedeutet also *interdisziplinäre*

Therapie und schließt Operation, medikamentöse Behandlung und Strahlentherapie, aber auch psychiatrische und psychotherapeutische Behandlung mit ein.

Wie bei der Schmerztherapie auch, werden die Behandlungsmaßnahmen individuell dem Allgemeinzustand des Patienten angepasst. Vor Durchführung belastender Methoden sollte eine besonders sorgfältige *Nutzen-Risiko-Abwägung* durchgeführt werden. Zunächst muss der sich körperlich unwohl fühlende Patient Linderung seiner vorrangig körperlichen Beschwerden erfahren, bevor psychische Probleme angesprochen und verhaltenstherapeutische Maßnahmen ergriffen werden.

Die *Klärung der zugrunde liegenden Ursache jeden Symptoms* ist Voraussetzung einer adäquaten Behandlung. Insbesondere beim sterbenden Patienten geschieht dies jedoch eher durch sorgfältige Erhebung der Anamnese und körperliche Untersuchung als durch aufwendige Apparatediagnostik. Dies hat auch zur Folge, dass in unklaren (dringlichen) Fällen ex juvantibus behandelt werden muss. Schreitet die Erkrankung unkontrollierbar fort, verlieren therapeutische Beschränkungen und Kontraindikationen an Bedeutung. So ist etwa die durch Kortikosteroide induzierte Immunsuppression beim terminalen Patienten mit therapierefraktärer, progressiver Erkrankung nur von geringem Interesse.

Voraussetzung für eine erfolgreiche Symptombehandlung ist die adäquate *Kommunikation* mit dem Patienten, die Aufschluss gibt über Präsenz, Schweregrad und klinisches Bild der Beschwerden. In diesen Gesprächen mit dem Patienten – unter Einbeziehung der Angehörigen – sollte auch über die individuelle Rangfolge von Wertigkeiten der körperlichen Integrität gesprochen werden. So muss ein Patient mit Luftnot der invasiven Maßnahme einer Tracheotomie zustimmen, genauso wie ein Patient den Verlust seiner Kopfbehaarung im Rahmen einer Bestrahlung wegen Hirnmetastasen akzeptieren muss. Selbstverständlich gibt es auch Patienten, die sich nach Aufklärung gegen die empfohlene Therapiemaßnahme aussprechen.

Im stationären Bereich ist es Aufgabe der Mitglieder des Behandlungsteams, auf neu auftretende Symptome bei Patienten zu achten und diese Informationen weiterzugeben. Verbleibt der Patient in der häuslichen Umgebung, ist die Erörterung mit den nahen Angehörigen besonders wichtig, um zum einen über Symptome informiert zu werden und zum anderen die unbedingt nötige Kooperation sicherzustellen. Da ihre aktive Mitarbeit unverzichtbar ist, haben die Angehörigen auch ein Recht auf Information (wenn der Patient zustimmt). In Gesprächen mit Patient und Angehörigen sollten niemals leichtfertig unhaltbare Versprechungen gegeben werden; es muss jedoch betont werden, dass natürlich das Möglichste im Rahmen der Palliativmedizin getan wird.

Eine durch eine Behandlung bei jedem Patienten auftretende Nebenwirkung (also ein ständig vorhandenes Symptom) sollte pharmakologisch durch eine *prophylaktische Dauertherapie* behandelt werden. Als Beispiel sei hier die Obstipation bei Opioidbehandlung genannt.

Ebenfalls wichtig ist es, mit dem Patienten gemeinsam die *Vorgehensweise* darüber abzustimmen, ob ein Symptom massiv bekämpft werden soll (und damit andere Nebenwirkungen und Komplikationen – also andere Symptome – in Kauf genommen werden) oder ob es besser ist und vom Patienten akzeptiert wird, dass ein vorhandenes Symptom Schritt für Schritt reduziert und damit die Gesamtsituation verbessert wird. Palliative Therapie bedeutet in diesem Zusammenhang jedoch nicht zögerliches Handeln, sondern aktive Therapie nach sorgfältiger Abwägung von Nutzen und Risiko. Sie ist eine besondere Art der Intensivtherapie mit anderer Zielsetzung, die auch einer fortwährenden Prüfung der therapeutischen Wirksamkeit und der Toxizität bedarf.

Zusätzlich zur Pharmakotherapie können eine große Zahl *nichtmedikamentöser Maßnahmen* das Befinden des Patienten verbessern, indem sie die medikamentösen Maßnahmen ergänzen, dabei gleichzeitig die Notwendigkeit hoher Dosierungen reduzieren und insgesamt dadurch das Nebenwirkungsrisiko senken.

Psychische und soziale Belastungen verstärken körperliche Beschwerden. Die psychologische Betreuung und Unterstützung bei der Bewältigung derartiger Probleme kann die Therapie körperlicher Symptome deshalb sehr erleichtern.

Von großer Bedeutung ist der *Anteil der Pflegegruppe* an der Symptomerkennung und -behandlung. Bei den vielfältigen täglichen Kontakten mit den Patienten sollte das Pflegepersonal nicht auf Klagen warten, sondern Probleme ansprechen und damit den ersten Schritt zur möglichen Verbesserung einleiten.

Auch als *edukative Gesprächspartner* haben die Pflegenden eine wichtige Funktion. So sind Patienten z. B. nicht selten unentschlossen, relativ aggressiven und/oder invasiven Therapieformen zuzustimmen, obwohl dadurch oft eine bessere und raschere Symptomkontrolle ermöglicht wird. Hier haben die Pflegepersonen insofern eine wichtige Rolle, da sie den Patienten durch die häufigen Kontakte dosiert von der Richtigkeit der Maßnahmen überzeugen können (▶ auch Kap. 23: »Pflegerische Aspekte«).

Wichtige Symptome und spezielle Therapieprobleme

Im Folgenden sollen in alphabetischer Reihenfolge eine Auswahl wichtiger Symptome und Therapieprobleme besprochen und therapeutische Möglichkeiten aufgezeigt werden.

Agitiertheit

Definition
- Motorische und innere Unruhe, heftige Erregung (lat. agitatio)
- »Hin- und Herwerfen«, krankhafte Ruhelosigkeit (lat. iactatio)
- Agitiertheit ist nicht gleichzusetzen mit Aggressivität!

Ursachen
- *Allgemein*:
  z. B. hirnorganische Veränderungen, Depressionen, Katatonie, Psychosen, Delirien (auch Teil einer Entzugssymptomatik), Angst, Hyperthyreose, Genussmittel (Koffein, Nikotin), Psychostimulanzien/Psychoenergizer (Amphetamine, Methylphenidat), bestimmte Antidepressiva (z. B. Imipramin), Hirntumoren bzw. Hirnmetastasen, neoplastische Syndrome, Stoffwechselstörungen (z. B. Hyperkalzämie)

- *Speziell in der Schmerztherapie:*
  Benzodiazepinentzug, Morphinentzug, lange/belastende Schmerzanamnese, Depressionen und/oder Angst als Begleit- bzw. Folgesymptome verschiedener Schmerzsyndrome, psychosoziale Konflikte

Therapie
- Dämpfende Antidepressiva, (z. B. Doxepin), sedierende Neuroleptika (z. B. Levomepromazin)
- Beruhigende und aufklärende Gespäche
- Entspannungsverfahren (z. B. progressive Muskelrelaxation nach Jacobson)
- In Extremsituationen Benzodiazepine i.v.
- Psychoonkologische Betreuung

Angst

Definition
- Angst ist eine stets mehrdimensionale Reaktion mit
  - körperlichen Symptomen (Herzrasen, »zugeschnürter Hals«, Schwindel, Atemnot)
  - emotionalen Reaktionsanteilen (Gefühl der Beunruhigung, Einengung, Beklemmung, Unsicherheit)
  - kognitiv-evaluativen Komponenten (Hilflosigkeit, Resignation, Dramatisierungen, Katastrophisierungen)
  - verhaltensbezogenen Reaktionsanteilen (Flucht und Vermeidung, zielloses impulsives Überreagieren, Erstarrung)
- Fließende Übergänge zwischen natürlichen und krankhaften Formen der Angst

Ursachen
- Beim Tumorschmerzpatienten fast immer real und krankheitsbezogen, vergleichbar den normalen Ängsten jedes Menschen (z. B. vor Krankheit, Alter, Sterben, Tod, Unfällen usw.)
  - *Angstinhalte:* ungewisser Krankheitsverlauf, zu erwartende diagnostische und therapeutische Eingriffe und ihre Folgen (Verletzung, Entstellung und Behinderung), Nebenwirkungen und Begleitsymptome der Erkrankung, Autonomie- und Kontrollverlust

durch die Behandlung, soziale Desintegration und Isolation

- *Abwehrmechanismen:* Verdrängung, Verleugnung oder Ausblendung des Problems, Vermeidung und Rückzug, Regression in eine passive Patientenrolle, Rationalisierung der Probleme, Projektion negativer Emotionen auf den Arzt

Behandlungsmöglichkeiten

- *Medikamentös:* kurzzeitig Einsatz von Anxiolytika und/oder Tranquilizern sinnvoll (insbesondere als lebensqualitätssichernde Intervention im terminalen Krankheitsstadium)
- *Psychologische Hilfen:*
  - *Zuhören!* Heraushören, was Angst macht
  - »Gute Ratschläge« vermeiden
  - Behandlungsmaßnahmen und ihre Folgen verständlich und nachvollziehbar erklären, Fachtermini möglichst nicht benutzen (oder erklären)
  - dem Patienten Zeit für Therapieentscheidungen einräumen und Einflussnahme ermöglichen
- *Eigentherapeutische Hilfen anbieten:*
  - Entspannungsverfahren
  - Vermittlung von Ruhebildern o. Ä.
  - Rollenspiel und Rollentausch (»Wie würde sich der Patient selbst behandeln?«)

Appetitlosigkeit/Anorexie/Kachexie

Definition/Beschreibung

- Subjektives Gefühl einer Unlust zur Nahrungsaufnahme

Folgezustände

- Gewichtsabnahme → Schwäche → Auszehrung → Kachexie
- Dehydratation
- Schwächung der Immunabwehr
- Verunsicherung der Angehörigen und Pflegepersonen
- Soziale Isolation

Ursachen

- Gesteigerter Katabolismus

- Paraneoplastische Bildung endogener Substanzen (Kachexiemediatoren) durch den Tumor (»Kachektin«, Tumornekrosefaktor-α) sowie als körpereigene Reaktion
- Beeinträchtigung der Geruchsempfindung, erhöhte Geruchsempfindlichkeit, z. B. beschrieben unter Chemo- und auch Strahlentherapie, dadurch reduzierte Lust zur Nahrungsaufnahme
- Abneigung gegen spezielle Nahrungsmittel (z. B. Fleisch)
- Mundtrockenheit, Stomatitis, Geschmacksveränderungen (▶ unten)
- Chronische Übelkeit (ANE-Syndrom: Anorexie, Nausea, Emesis)
- Malabsorption (Mangel an Verdauungssäften: Speichel, Magensaft, Galle)
- Angst, Depression, andere psychische Ursachen
- Therapiefolgen (Chemo- und/oder Strahlentherapie)
- Gastrointestinale Ursachen (Entzündungen, Stenosen)
- Hirnödem, Metastasen
- Metabolisch (Elektrolytstörungen, Organinsuffizienz)

Therapie

- Beseitigung und Behandlung lokaler Ursachen (Mundbereich, Gastrointestinaltrakt)
- Ausgleich evtl. bestehender metabolischer Störungen
- Psychologische Mitbetreuung, evtl. Psychopharmaka
- Ausgewogene Ernährungstherapie (▶ Kap. 9: »Ernährungsprobleme«), Motivation zur Nahrungsaufnahme
- Einbeziehung der Angehörigen
- Ritualisierung der Nahrungsaufnahme: individuelle, attraktive Gestaltung der Umgebung und des Geschirrs, Wunschkost, Lieblingsspeisen, viele kleine Mahlzeiten (8–12/Tag), Apéritif, Nährbier, Bier
- *Medikamente:*
  - Cannabinoide
  - Antiemetika: $5HT_3$-Antagonisten (Ondansetron), Metoclopramid (Paspertin), 3-mal 10 mg/Tag

- Kortikosteroide (appetitsteigernd, roborierend, stimmungsaufhellend; auf einige Wochen befristet, sonst Überwiegen der Nebenwirkungen); Dexamethason (Fortecortin): 4–8 mg/Tag; Prednisolon (Decortin H): 10–30 mg/Tag
- Hormone: Megestrolacetat (Megestat), 160 mg/Tag

Aszites

Definition und Beschreibung

- Flüssigkeitsansammlung in der Bauchhöhle
- Etwa 10 % aller Aszitesformen entstehen bei malignen Erkrankungen (insbesondere bei Karzinomen von Ovar, Endometrium, Mamma, Kolon, Magen und Pankreas)

Formen

- Zentral bei Leberinfiltration mit portaler Hypertension und Lymphabflussstörung
- Peripher bei Peritonealkarzinose mit Stau im Bereich des Lymphabflusses
- Mischtyp (zentral/peripher)
- Chylös bei Obstruktion oder Leck der Lymphabflusswege

Symptome

- Spannungsgefühl
- Dyspnoe
- Sodbrennen
- Innapetenz
- Beinödeme
- Unwohlsein durch Zunahme des Bauchumfangs

Diagnostik

- Palpation
- Sonographie
- CT
- diagnostische Parazentese, Zytologie

Therapie

- *Medikamentös:* Diuretika
  - Spironolacton (Aldactone), 100–200 mg/Tag
  - Furosemid (Lasix), 40–120 mg/Tag (**Cave:** Elektrolytstörungen!)

- Aszitespunktionen (nicht mehr als 5 l/Tag), meist Wiederholungen erforderlich; guter, aber meist nur vorübergehender Effekt (insbesondere wenn gleichzeitig Ödeme bestehen!) (**Cave:** oft Albuminsubstitution erforderlich)
- Einbau von Shunts in peritoneovenöser Richtung (z. B. Denver-Shunt); Indikation nur bei längerer Lebenserwartung (**Cave:** Verschluss bei hoher Proteinkonzentration → operativer Eingriff erforderlich)
- *Intraperitoneale Instillation:* Zytostatika (z. B. Bleomycin, Doxorubicin, Mitoxantron oder Cisplatin) bzw. radioaktive Isotope; die Wirkung dieser Behandlungsmaßnahmen wird unterschiedlich beurteilt (eingeschränkt beim gekammerten Aszites!)
- *Weitere palliative Maßnahmen:*
  - Laxanzien
  - Analgetika
  - Kortikosteroide
  - Lymphdrainage
  - Krankengymnastik
  - usw.
- Bei lokalisiertem Tumor bzw. Lymphomen evtl. perkutane Bestrahlung wirksam

Atemnot/Dyspnoe

Definition und Beschreibung

- Dyspnoe = subjektives Empfinden von Atemnot
- Respiratorische Insuffizienz = Versagen im pulmonalen Gasaustausch
  - Partialinsuffizienz = $pO_2 < 70$ mmHg
  - Globalinsuffizienz = $pCO_2 > 45$ mmHg + $pO_2 < 70$ mmHg

Symptome

- Husten → Auswurf → Hämoptoe → Stridor → Blutung → Atelektase → poststenotische Pneumonie → thorakale Schmerzen → Erstickungsangst → Hilflosigkeit → Depression

Ursachen

- Trachea-/Bronchuskompression von außen (Bronchialkarzinom, mediastinale Tumoren, Metastasen)

- Obstruktion durch endobronchiales Tumorwachstum
- Lymphangiosis carcinomatosa
- Rezidivierende Lungenembolien
- Pneumonitis nach Strahlen-/Chemotherapie
- Ausgedehnte Pleuraergüsse, Aszites
- Bronchopulmonale Vorerkrankungen (z. B. chronische Bronchitis, Asthma)
- Pneumonie
- Pneumothorax
- Lähmung des N. phrenicus
- Anämie
- Linksherzinsuffizienz
- Muskuläre Schwäche (Kachexie)

Therapie

- *Bei vorwiegend extrabronchialem Tumorwachstum:*
  - *guter Allgemeinzustand, keine Vorbestrahlung:* perkutane Strahlentherapie, länger fraktioniert
  - *schlechter Allgemeinzustand und Vorbestrahlung:* Strahlentherapie mit hohen Einzeldosen, evtl. 2- bis 3-malige Wiederholung (Nebenwirkungen: Schluckbeschwerden für ca. 10–14 Tage)
  - *bei chemosensiblem Tumor:* Chemotherapie
- Bei endobronchialem Tumor
  - endoluminale Strahlentherapie in Afterloadingtechnik (hohe Einzeldosen, mehrfache Wiederholung in wöchentlichem Abstand); bei komplettem Verschluss vorher Laserdesobliteration zur Rekanalisierung (Nebenwirkungen: Nekrose, Blutung) *Erfolgsquote:* Tumorrückbildung, Wiederbelüftung, Lumenerweiterung, Verbesserung der Lungenfunktion in ca. 70–85 % der Fälle
  - am besten zu beeinflussen: Hämoptysen, thorakale Schmerzen, Husten
- *Alternativen:* Kryochirurgie, Laserresektion, Elektrokauterisation, Stentimplantation
- *Kaposi-Sarkom-Befall der Lunge (Blutung, Obstruktion):* Lungenganzbestrahlung mit moderaten Dosen, 4-mal/Woche
- *Medikamentös:*
  - Kortikosteroide (antiödematös, entzündungshemmend, bronchodilatatorisch)
  - Bronchodilatatoren/Broncholytika (Theophyllin)
  - β-Sympathomimetika (Fenoterol, Berotec)
  - *Opioide, z. B. Morphin:* reduziert Atemantrieb, sedativ, anxiolytisch in niedrigen Dosen (2,5–10 mg/4-stündlich), Dosisanpassung bei bereits bestehender Morphinmedikation
  - *Sedativa:*
    - Benzodiazepine (Lorazepam sublingual, Diazepam)
    - Phenothiazine (Psyquil)
  - Antibiotika (entsprechend Keimnachweis)
- *Allgemeine Maßnahmen:*
  - Pleura-Aszitespunktion (Pleurodese)
  - physikalische Maßnahmen (Atemgymnastik)
  - Lagerungshilfen (halbsitzend)
  - Luftkühlung/-befeuchtung, Ventilator, O_2-Gabe
  - Gespräche mit Patient und Angehörigen (Einüben von Atemtechniken)

Blasenspasmen

Definition und Beschreibung

- Schmerzhafte, krampfartige Sensationen im Bereich der Harnblasenwand

Symptome

- Krampfartige Schmerzen im Bereich des Unterbauchs; Pollakisurie → Nykturie → Dranginkontinenz (▶ auch unter »Harninkontinenz«)

Diagnostik

- Urinuntersuchung
- Laborparameter (harnpflichtige Substanzen)
- Urologische Untersuchung
- Eventuell neurologische Untersuchung

Ursachen

- Infektionen
- *Mechanischer Reiz:* Tumoren, Blasensteine, Fremdkörper (geblockte Dauerkatheter, versenkte Ureterschienen)
- Nebenwirkungen bzw. Spätfolgen hochdosierter Strahlentherapie

— *Medikamentös induziert:*
  - Zytostatika (z. B. Cyclophosphamid)
  - nach intravesikaler Chemotherapie bzw. BCG-Applikation

Therapie

— Bei Infektionen gezielte Antibiose, im akuten Stadium Analgetika, Spasmolytika
— *Bei lokaler Tumorinfiltration von außen:* operative Sanierung (offen chirurgisch oder TUR)
— Suprapubische Blasenfistel (falls Blasentumor ausgeschlossen)
— *Bei Schienen-/Drainagenkathetern:* auswechseln, evtl. andere Ableitungsform

Cholestase/Ikterus

Definition

— Verminderte biliäre Sekretion gallepflichtiger Substanzen (Bilirubin, Gallensäuren, Phospholipide, Cholesterin)
— Anstieg von Bilirubin- und Gallensäurewerten im Serum (dunkler Harn, entfärbter, grauer Stuhl)

Symptome

— Ikterus
— Juckreiz
— Leberkapselspannungsschmerz, abdominelles Druckgefühl
— Inappetenz
— Malabsorption
— Drohende Cholangitis

Ursachen

— *Extrahepatisch (Abflusshindernis):*
  - Tumoren der Gallenwege (Klatskin-Tumor)
  - Pankreastumoren
  - andere abdominelle Tumoren (z. B. Non-Hodgkin-Lymphom, Hodentumoren)
  - Papillenstenose
  - Gallensteine
— *Intrahepatisch (Störung der Galleausscheidung):*
  - Lebermetastasen
  - primäres Leberzellkarzinom
  - Hepatitiden
  - Arzneimittelschädigung
  - Toxine

Therapie

— *Extrahepatisch:*
  - *Bei tumoröser Raumforderung:* Operation/Strahlentherapie/Chemotherapie
  - *Alternativ:* Galleableitung (endoskopisch-retrograd, evtl. Stentimplantation perkutan-transhepatisch)
— *Intrahepatisch:*
  - perkutane Strahlentherapie der Leber, evtl. kombiniert mit Chemotherapie
  - regionale Zystostatikaperfusion
  - Embolisation
  - Alkoholinstillation
— *Allgemeine Maßnahmen:*
  - lockere, luftdurchlässige Kleidung
  - kühle Umgebungstemperatur, Luftbefeuchtung
— *Medikamentös:*
  - Kortikosteroide, Dexamethason (Fortecortin)
  - Antihistaminika, z. B. Dimetindenmaleat (Fenistil)
  - Neuroleptika, z. B. Promethazin (Atosil)
  - Ursodesoxycholsäure (atoxische Gallensäure, die die hepatozytenschädigende Gallensäure verdrängt)
  - Ondansetron (Zofran, Juckreizlinderung innerhalb von 30 min)

Dekubitus

Definition und Beschreibung

Herkunft des Wortes von lat. *decumbere/decubitum*, sich niederlegen
— Druckgeschwür, Ulkus
— *Bevorzugte Lokalisationen:* über Knochenvorsprüngen (insbesondere bei fehlendem muskulärem Polster bzw. Unterhautfettgewebe), lageabhängig z. B. über Kreuz-Sitzbein- und Darmbeinregion, Ferse, Knöchel, Trochanteren, Hinterkopf, Schultern, Ellbogen

Stadieneinteilung

— *Grad I:* Umschriebene, persistierende (nicht wegdrückbare) Hautrötung

- *Grad II*: Hautdefekt, Schädigung/Blasenbildung in obersten Hautschichten
- *Grad III*: Schädigung aller Gewebeschichten (Haut, Subkutis, Muskulatur/Sehnen/Faszien)
- *Grad IV*: Beteiligung von Gelenkkapsel, Periost, Knochen (Osteomyelitis)

Ursachen

- Lang anhaltender lokaler Druck (höher als mittlerer Kapillardruck, Frist von 2 h als kritisch eingeschätzt) → gestörte Mikrozirkulation → lokal anhaltende Ischämie → irreversibler Gewebedefekt (Nekrose)
- *Risikofaktoren*:
  - Reibung
  - Feuchtigkeit (Inkontinenz, Schwitzen)
  - Durchblutungsstörungen (Diabetes mellitus)
  - neurotrophe Störungen
  - Schmerzen
  - Mobilitätseinschränkung, Bettlägerigkeit
  - konsumierende Erkrankungen, Kachexie
  - Dehydratation, Exsikkose
  - Hautschäden
  - große operative Eingriffe, Polytraumata

Zur Erfassung und Überwachung dekubitusgefährdeter Patienten finden in der pflegerischen Praxis Risikoskalen Verwendung.

Prophylaxe/allgemeine Maßnahmen

- *Beseitigung der Risikofaktoren*:
  - Druckentlastung, Druckreduktion (Auflagefläche vergrößern)
  - *Lagerung*: Weichlagerung, häufige Umlagerung (30°- und 135°-Schräglagerung, evtl. 90°-Seitlagerung)
  - Polsterung (z. B. mit Watte) gefährdeter Areale
  - Antidekubitusmatratzen (z. B. Wasserbettauflagen, Luftkissenauflagen, Wechseldruckmatratzen)
  - Mobilisation (aktiv/passiv), Krankengymnastik, Physiotherapie
  - regelmäßig sorgfältige Hautinspektion und -pflege (pH-neutrale Waschzusätze, evtl. medizinische Ölbäder, Haut trockentupfen, Wasser-in-Öl-Lotionen)

- Verbesserung der Ernährungssituation, ggf. Substitution (Elektrolyte, Proteine, Vitamine, Spurenelemente etc.)
- Behandlung bestehender Grund- und Begleiterkrankungen (Diabetes mellitus, kardiale Ödeme, AVK, Lähmungen etc.)
- Ausreichende Schmerztherapie
- Psychosoziale Betreuung (Einbeziehung Angehöriger, adäquate Hilfsmittelversorgung)
- Verlaufsdokumentation, enge Kooperation zwischen Arzt und Pflegekräften

Therapie

- *Konservative Wundbehandlung*:
  - *Ziele*: feuchtes Wundmilieu, Exsudatentfernung, atraumatischer Verbandwechsel, Schutz vor Sekundärinfektionen
  - *Wundanalyse*: Lokalisation, Stadium, Größe, Tiefe, Wundränder, Wundbeschaffenheit (z. B. trockene/feuchte Nekrose), Granulation, Epithelisation, Wundsekret, Infektionszeichen, Geruch
  - *Wundreinigung*: Wunddesinfektionsmittel (z. B. Povidon Jod – Betaisodona –, Methylviolett), enzymatisch (bei oberflächlichen fibrinösen Belägen; z. B. Rinderplasmin, Streptokinase/Streptodornase, Kollagenase), operative Revision (Débridement, evtl. plastische Deckung), physikalisch (feuchte Kochsalzkompressenverbände, Wundspülungen mit NaCl- oder Ringer-Lösung), bei infizierten Wunden zeitbegrenzt Wunddesinfektion (z. B. PVP-Jod-Komplex, Octenidin)
- *Phasengerechte spezielle Wundauflagen*:
  - *Alginate*: große Absorptionskapazität bei starker Exsudation (z. B. Algosteril, Tegagel)
  - *Hydrokolloide*: bei mäßig bis starker Sekretion, unterstützen Reinigung und Granulation (z. B. Tegaplus, Varihesive), auch als Okklusivverband (jedoch nicht bei Anaerobiern!)
  - *Hydrogele*: Aufweichen und Ablösen trockener Nekrosen und Beläge (z. B. Hydrosorb, Varihesive, Hydrogel)
  - *Polyurethanschaum*: hohes Aufnahmevermögen, stimuliert Wundgranulation

- *Hydropolymer- und Hydrofaserverbände:* bei granulierenden Wunden mit geringerer Sekretion
- Vliesverbände
- *Aktivkohle-Silber-Auflagen:* bakterizid
- *Kollagenschwämme:* insbesondere bei tiefen Ulzera

Wundverbände sollten patientenfreundlich, einfach handhabbar und kosteneffizient sein.

- *Autolytische Therapie:* hydroaktive Verbände, feuchtes Wundmilieu
- Infektionsbekämpfung (Entzündung, Eiter, Geruch, Fieber, Schüttelfrost, Leukozytose); **Cave:** Osteomyelitis, Bakteriämie, Sepsis
- Wundabstrich, Gewebebiopsie, Keim- und Resistenzbestimmung
- Antibiotische Therapie, Kühlung, Antipyretika
- *Physikalische Maßnahmen, neuere Verfahren:* elektrische Stimulation, Vakuumversiegelungstechnik, Einsatz von Wachstumsfaktoren; **Cave:** keine Hitze- und Kältebehandlung

Depression

Definition und Beschreibung

- *Emotional:* Vital bedrohliche Stimmung der Traurigkeit, Niedergeschlagenheit, Empfindsamkeit oder Gefühl der Ruhelosigkeit, des Getriebenseins
- *Motivational:* Energielosigkeit, Entscheidungsunfähigkeit, Interessens- und Libidoverlust, Suizidwünsche
- *Gedanklich-evaluativ:* Selbstunwertgefühle, Mut- und Hoffnungslosigkeit, Schuldgefühle, Grübelei, sorgenvolles Gedankenkreisen oder Denkhemmung bis zum Stupor, Resignation; *Kognitive Trias:* Negative Sicht der Vergangenheit, der Gegenwart und der Zukunft; negatives Selbstbild
- *Verhaltensbezogen:* Apathie und Antriebslosigkeit, manchmal auch ziellose Agitiertheit
- *Physiologisch:* Ein- und Durchschlafstörungen, Müdigkeit, Erschöpfung, charakteristisches Morgentief, Appetitstörungen mit Gewichtsverlust, unspezifisches Schmerzempfinden

Ursachen

- Beim Tumorschmerzpatienten meist reaktiv ausgelöst (Störungen der beruflichen, familiären und sozialen Integration; Bedrohung der körperlichen Integrität, der Selbstbestimmung, letztendlich des Lebens)
- Als passagere Phase im emotionalen Verarbeitungsprozess einer Tumorerkrankung, die mit Phasen verzweifelten Aufbäumens gegen das Unabänderliche, Verleugnung oder Verdrängung wechselt
- Depression und Schmerzempfindung stehen vermutlich in einem mittelbaren Zusammenhang

Therapie

- *Medikamentös:* Trizyklische Antidepressiva
  - Dämpfung ängstlich-psychomotorischer Erregtheit (Amitriptylin-Typ)
  - Stimmungsaufhellung bei vital-depressiver Verstimmung (Imipramin-Typ)
  - Aktivierung bei psychomotorischer Gehemmtheit (Desimipramin-Typ)
    Cave: Kontraindikation Suizidgefahr!
- *Psychologische Hilfen:* Empathisch-einfühlende, solidarisch-verstehende Anteilnahme im Sinne einer patientenzentrierten Gesprächspsychotherapie zum therapeutischen Beziehungsaufbau
  - *Einsatz trimodaler Konzepte kognitiv-behavioraler Verhaltenstherapie:* systematische Planung und schrittweiser Aufbau potenziell verstärkender Aktivitäten
  - Einbezug der nächsten Angehörigen in die Behandlung dringend empfohlen!

Diarrhö

Definition

- Steigerung der Stuhlfrequenz (> 3-mal täglich) und/oder
- Abnahme der Stuhlkonsistenz

Häufigkeit

- Etwa 10 % bei Patienten mit fortgeschrittenen Tumorerkrankungen

Ursachen

- Nebenwirkungen von Medikamenten (z. B. Laxanzien, magnesiumhaltige Antazida, Antibiotika, Zytostatika, Eisenpräparate, orale Antidiabetika)
- Tumorbedingt (z. B. Karzinoid, Pankreaskarzinom, Tumorinfiltration des Darms)
- Tumortherapiebedingt (nach Chemo- und/oder Strahlentherapie, z. B. Therapie mit 5-Fluorouracil)

  Bei Strahlenbehandlung im Beckenbereich wird Diarrhö von den Patienten häufig mit Proktitis verwechselt!

- Partielle intestinale Obstruktion, Sondennahrung mit starker osmotischer Belastung
- »Paradoxe« oder »falsche Diarrhö«
- Aufregung, Nervosität

Diagnostik

- Kriterien sind Stuhlfrequenz, Stuhlkonsistenz, Aussehen des Stuhls sowie Dauer und Entwicklung der Beschwerden
- Abdominelle und rektale Untersuchung
- Entzündungsparameter, bakteriologische Diagnostik, Elektrolyte

Therapie/allgemeine Ernährungsempfehlungen

- Spezifische Therapie der Ursachen, wenn möglich (z. B. Octreotid bei Karzinoid, Pankreasenzyme bei Steatorrhö, Antibiose bei Infektion)
- Symptomatische medikamentöse Behandlung
- *Verlangsamung der Darmpassage durch z. B. seltene Erden:* Colina = dioktaedrischer Smectit; Entero-Teknosal-Kautabletten (Siliciumdioxyd)
- Loperamid (z. B. Imodium)
- *Opioide (z. B. Codein, Morphin; Tinctura opii):*
  - *Vorgehen:* z. B. Tinctura opii, 5–10 Trpf. nach jedem Stuhlgang
  - **Cave:** Bei hoher Stuhlfrequenz keine retardierten Opioide verwenden!
- Stopfende Nahrungsmittel, feine Getreide- und Teigwaren, geschälter Reis, gekochte Kartoffeln, Bananen, geriebener Apfel, Apfelmus, Heidelbeeren und -saft, Rosinen, gekochtes Gemüse

- Reichliche Flüssigkeitszufuhr *zwischen* den Mahlzeiten
- Ausgleich von Mineral- und Vitaminhaushalt
- Alkohol, Kaffee und Nikotin meiden, keine stark gesüßten Speisen, keine kohlensäurehaltigen und kalten Getränke

Durstgefühl

Definition und Beschreibung

- Durstgefühl stellt eine subjektive Empfindung dar, die nicht unmittelbar objektivierbar ist
- *Extrazelluläres Volumendefizit:* Mundtrockenheit, Durstempfindung

Ursachen

- *Verminderte Flüssigkeitsaufnahme* (Dysphagie, Übelkeit, Brechreiz, Erbrechen, Anorexie, Schwäche, Kachexie)
- Nebenwirkungen anticholinerger Medikamente
- *Metabolisch bedingt:* Hyperkalzämie, Diabetes mellitus

- Mundpflege (▶ auch unter »Mundtrockenheit/Xerostomie«), Lippenpflege (Stifte, Salben)
- Lutschen von Eisstückchen oder gefrorenen Fruchtstückchen
- Munddusche mit eisgekühltem Mineralwasser (plus Zitronensaft)
- *Flüssigkeitssubstitution:* enteral, parenteral, subkutan, rektal
- Beseitigung der Grundstörungen
- Luftbefeuchtung

Dysphagie/Aphagie

Definition und Beschreibung

- Beinträchtigung des Schluckakts und der Schluckfunktion (für feste Speisen, breiige Kost) bis zur Unmöglichkeit zu schlucken (selbst Flüssigkeit, Speichel)

Folgezustände

- Regurgitation (Speisen, Speichel)
- Retrosternale Schmerzen
- Mangelernährung → Gewichtsabnahme → Schwäche → Kachexie

25

- *Bei Fistelbildung:* Hustenreiz bei Nahrungsaufnahme → Aspiration → Pneumonie

Diagnostik

- Gründliche klinische Untersuchung
- Eventuell HNO-Untersuchung
- Neurologische Untersuchung
- Ösophagoskopie/Gastroskopie/Ösophago-
  gramm (bei Fistelverdacht: mit Gastrografin)
- CT

Ursachen

- Pharynx- oder Ösophagusobstruktion durch
  endoluminalen Tumor bzw. Tumorkompression von außen (Bronchialkarzinom, mediastinale Tumoren, Lymphknotenmetastasen)
- *Neuromuskuläre Dysfunktion:* zerebrale Metastasen, Metastasen an der Schädelbasis, Meningeosis lymphomatosa bzw. carcinomatosa
- *Therapiebedingt:* z. B. nach Strahlen- und/oder
  Chemotherapie

Therapie

- *Allgemeinmaßnahmen:* breiig-flüssige Kost,
  multiple kleine Portionen, kalte Nahrung,
  Meiden von scharf gewürzten Speisen und
  Obstsäften sowie Nikotin und Alkohol
- Bei Pilzinfektion Antimykotika (Amphoteri-
  cin B, Amphomoronal, Fluconazol/ Diflucan)
- *Medikamentös:* evtl. Kortikosteroide (bei
  Stenose, Ödem), z. B. Dexamethason
- *Bei Ösophaguskarzinom:* Operation/Strahlen-
  therapie/Chemotherapie
- *Bei Ösophagusstenose durch Kompression von
  außen:*
  - perkutane Strahlen-/Chemotherapie
  - Dilatation (mehrere Sitzungen, Perforations-
    gefahr)
  - endoskopische Implantation von Plastik-
    tuben und Stents
  - evtl. PEG oder parenterale Ernährung

Exulzerierende Tumoren

Ursachen

- Tumoren im Haut-/Schleimhautbereich (z. B.
  kutane Metastasen, Lymphangiosis carcinomatosa beim Mammakarzinom, Mycosis fun-

goides, Hautinfiltrate bei Non-Hodgkin-
Lymphom und Leukämien, Kaposi-Sarkom-
Infiltrate, maligne Melanome, gynäkologische
Tumoren)

Folgezustände

- Superinfektion → Fötor
- Blutung
- Kosmetische Beeinträchtigung → soziale Iso-
  lation (Familie, Pflegepersonal)

Therapie

- *Lokale Allgemeinmaßnahmen:*
  - regelmäßiger Verbandwechsel
  - Desinfektion (z. B. Kaliumpermanganat,
    Methylviolett, Povidon-Jod, Wasserstoff-
    peroxid 3 %)
  - fett- und antibiotikahaltige Gaze bei Super-
    infektion
- *Lokale, evtl. systemische Antibiotikagabe:*
  - z. B. Metronidazol (Clont), 500–1000 mg/Tag
  - Clindamycin (z. B. Sobelin bzw. Sobelin-
    Vaginalcreme)
- *Bei schmerzhaften/tumorösen/entzündlichen
  Hautläsionen (evtl. auch Schleimhautläsionen):*
  topische Anwendung von Opioiden (Intervall-
  len von 8–12 h ausreichend), z. B. Morphingel
  0,1 % (1 ml Gel enthält 1 mg Morphin; mit Spa-
  tel als dünnen Film auftragen); Rezeptur:
  - *Morphium-HCL:* 0,25 g
  - *Carbomerum 974 bzw. 980 (Quellmittel):*
    2,50 g
  - *Natrium-EDTA:* 0,25 g
  - *Trometamolum (Gelbildner):* 2,50 g
  - *konzentrierte Methylparbenumlösung 15 %:*
    2,50 g
  - *in Propylenglykol (Konservierungsmittel)
    destilliertes Wasser:* ad 250 g
- *Bei kapillaren Blutungen am Ulkusgrund:*
  - Vasokonstriktion durch adrenalingetränkte
    Kompressen (Suprarenin 1 : 1000)
  - Hämostyptikaauflagen (z. B. Sorbacelkom-
    pressen, -tamponadestreifen, Tachotop-N-
    Schwamm)
- Duft- und Raumsprays
- Chirurgische Exzision bei einzelnen lokalen
  Manifestationen (evtl. mit plastischer Deckung)

- *Kaposi-Sarkom:* lokale Injektion von Interferon oder Zytostatika (schmerzhaft!)
- Palliative lokale Bestrahlung, systemische bzw. intraläsionale Chemotherapie

Fatigue, chronisches Fatigue-Syndrom (CFS)

Definition/Beschreibung

Herkunft des Wortes von lat. *fatigatio,* (allgemeine) Erschöpfung; engl./frz. *fatigue,* Müdigkeit, Strapaze

- Zustand ausgeprägter körperlicher/psychischer Müdigkeit und Erschöpfung (Reduktion der Leistungsaktivität um > 50 % für > 6 Monate)
- Müdigkeit als Schutz- und Abwehrmechanismus sorgt für Balance zwischen Ruhe und Aktivität
- Fatigue (Müdigkeit), die durch Ruhe kaum zu beheben ist (nicht Qualität der Müdigkeit ist entscheidend, sondern Quantität)
- *Fatigue bei Krebskranken:* subjektives Gefühl unüblicher Müdigkeit, das sich auswirkt auf den Körper (physisch), die Gefühle (affektiv) und die mentalen Funktionen (kognitiv), das mehrere Wochen andauert und das sich durch Ruhe und Schlaf nur unvollständig oder gar nicht beheben lässt

Prävalenz

- Etwa 70 % der Tumorpatienten (unter Therapie), 30 % noch Jahre danach
- Etwa 20–30 % der »Normalbevölkerung«

Vorkommen

- Im Rahmen und als Folge von Tumorerkrankungen und deren Therapien (z. B. Tumoren, Metastasen, hämatoonkologische Erkrankungen, Leukämien; insbesondere nach Knochenmark- bzw. Stammzelltransplantation)
- Auch bei chronischen Erkrankungen des rheumatischen Formenkreises, Fibromyalgie, Immunkrankheiten, Virusinfektionen, Aids (unzureichende Krankheitsverarbeitung)

Folgezustände

- *Durch Aktivitäts- und Bewegungsmangel:* Muskelabbau (Muskelstoffwechsel reduziert, Kraftverlust, generalisierte Schwäche, Asthenie) → weitere Einschränkung der Leistungsfähigkeit → Freizeit- und Arbeitsaktivitäten verringert

Diagnose/Messung

- Keine eindeutigen diagnostischen Kriterien (Labor: Entzündungs- und Immunparameter)
- Messung durch Selbsterfassungsinstrumente, z. B. »Fatigue Assessment Questionnaire« (FAQ)
- Assoziiert mit einer Vielzahl funktioneller, vegetativer und psychischer Störungen (z. B. Fieber, Myalgien, Muskelschwäche, Arthralgien, Infektanfälligkeit, Kopfschmerzen, Schlaf- und Konzentrationsstörungen, Seh- und Hörstörungen)
- *Differenzialdiagnostik:* Ausschluss neuropsychiatrischer Erkrankungen (Depression, Schizophrenie, multiple Sklerose, Myasthenie), chronisch-entzündlicher Prozesse sowie von Endokrinopathien, Fibromyalgie (»tender points«) und Colon irritabile

Ätiologie

- *Multifaktoriell:* biochemische, psychologische, verhaltensbedingte, soziale, lebensgeschichtliche, umweltbedingte Faktoren; Krankheiten, Therapien
- Letztlich ungeklärt; diskutiert werden Störungen im neuro-immuno-hormonellen System, Autoimmunprozesse (z. B. an der Schilddrüse; Autoantikörper), genetische Disposition, Persönlichkeitsstruktur
- *Auslöser:*
  - neurotransmitter- und zytokingesteuerte Interaktionen (Bereich des Zentralnervensystems? Limbisches System?)
  - *Tumorsubtanzen:* Zytokine (Interferone, Interleukine, Tumornekrosefaktoren), Kachexie
  - *Tumortherapie:* Radio-/Chemotherapie (Wirkungen und Nebenwirkungen, Zellabbauprodukte)
  - *zirkulatorisch-metabolisch:* Anämie, O_2-Transport verringert
  - Herzinsuffizienz
  - Hyperkalzämie

25

- energetische Prozesse (»energy response modifiers«)
- Nahrung, Stoffwechsel/Fettstoffwechsel

Folgezustände

- Bewegung verringert
- Atmung vermindert
- Schlaf reduziert
- Vermehrt Angst
- Erhöhte Anspannung
- Konzentration Aufmerksamkeit verringert

Therapie

- *Ziele:*
  - verbesserte Schlafqualität
  - verringerte Schmerzen
  - Reduktion depressiver Störungen
  - Verbesserung von Merkfähigkeit, Gedächtnisleistung sowie Konzentrations- und Denkfähigkeit
  - Verbesserung der subjektiven Krankheitsverarbeitung
- *Onkologische Tumortherapie:* Radio-, Chemo-, Immuntherapie, inklusive Supportivtherapie (Bluttransfusionen, Wachstumsfaktoren, Symptomkontrolle)
- *Medikamentös:*
  - Analgetika (Paracetamol, Acetylsalicylsäure, Tramadol)
  - Antirheumatika (Ibuprofen)
  - Muskelrelaxanzien
  - *Psychopharmaka:* Tranquilizer (Benzodiazepine)
  - Antidepressiva (Amitryptilin, Serotonin-Reuptake-Inhibitoren, 5-HT$_3$-Rezeptor-Antagonisten)
  - Vitamine, Enzyme
  - Hormone? Immunpräparate?
- Krankengymnastik/Bäder/Massagen
- *Sporttherapie (körperliche Aktivität, körperorientierte Selbsterfahrung):* richtig dosierte körperliche Belastung (Ausdauer-, Kraft-, aerobes Training); *Effekte:*
  - Kapillarnetz weiter verzweigt
  - Myoglobinkonzentration erhöht
  - Mitochondrienanzahl erhöht
  - Aktivität zellulärer Enzyme gesteigert
  - O$_2$-Versorgung und -ausnutzung gesteigert

- strukturelle Anpassung verbessert
- Leistungsfähigkeit erhöht
- psychisches Wohlbefinden und Selbstwertgefühl verbessert
- ausgeprägtere Selbstständigkeit Kontraindikationen: Fieber, Mukositis, Ernährungsdefizit, Knochenmetastasen, Gliederschmerzen
- Neuropsychologisches Leistungstraining (Teilleistungsstörungen vermindert)
- Emotionale Stabilisierung durch gezielte Entspannungstechniken
- Psychoedukative Gruppenprogramme (verhaltenstherapeutische Techniken, Selbstmonitoring, gezielte Aktivitätsplanung, Erprobung neuer Verhaltensweisen)
- Ernährungsumstellung (viel Obst, Gemüse, Flüssigkeit und ungesättigte Fettsäuren; kein Zucker, Koffein, Alkohol)

Geschmacksveränderungen

Definition und Beschreibung

- Abnorme Geschmacksempfindung bzw. veränderte Geschmacksqualitäten (süß, salzig, sauer, scharf oder bitter), teilweise bis zum völligen Geschmacksverlust

Ursachen

- Mangel an Vitaminen, Eiweiß, Schwermetallen
- *Therapiebedingt:* Vorübergehend Geschmackseinschränkung bzw. Verlust unter oder nach Strahlen-/Chemotherapie
- Mundtrockenheit (▶ auch dort)
- Stomatitis (▶ auch dort), mangelnde Mundhygiene

Therapie

- Mundhygiene, sorgfältige Zahn- und Prothesenpflege
- Behandlung von Mundtrockenheit und Stomatitis (▶ auch dort)
- Nahrungszubereitung mit betont süßem oder saurem Geschmack (wenig Bitterstoffe)
- Eventuell Kortikoide
- Eventuell Zinksubstitution

GvH-Reaktion
(»Graft-vs.-host-Reaktion«)

Definition

- Transplantat-gegen-Wirt-Reaktion nach allogener Knochenmarktransplantation (bei Leukämien, Non-Hodgkin-Lymphomen, Plasmozytom)

Ursache

- Immunkompetente Zellen (T-Lymphozyten) reagieren gegen Antigenstrukturen des Empfängergewebes (Haut/Schleimhaut)

Symptome

- Hauteffloreszenzen, Juckreiz (Gesicht, Extremitäten, insbesondere Handinnenflächen und Fußsohlen)
- Schmerzhafte Erythrodermie, Exsudation → Exfoliation
- Schleimhautläsionen, Mukositis (→ Schmerzen → Anorexie)

Therapie

- Schmerztherapie nach Stufenplan
- Immunsuppressiva (Kortikosteroide, Cyclosporin, Cyclophosphamid, Azathioprin)
- Lokale, niedrigdosierte Strahlentherapie (Haut, Schleimhaut)
- Ganzhautbestrahlung mit Elektronen (Bestrahlung insgesamt niedrig dosiert, insgesamt 1- bis 2-mal/Woche)

Halluzinationen

Definition und Beschreibung

- Trugwahrnehmungen auf einem oder mehreren Sinnesgebieten, für die jede fassbare gegenständliche Grundlage fehlt
- Diese Wahrnehmungen können zwischen eindeutigem Sinneserleben und vorstellungsnaher Erfahrung schwanken
- *Einteilung:*
  - akustische Halluzination (z. B. Lärm, Geräusche, Geflüster, Stimmen)
  - optische Halluzination (Lichter, Farben, Blitze, Gestalten, Figuren, Gegenstände)
  - olfaktorische oder gustatorische Halluzination (Geruchs- oder Geschmacksscheinwahrnehmungen)
  - taktilhaptische Halluzination (Berührungs- und Hautempfindungen, wie Stechen, Bohren, Würgen, Brennen)
  - zönästhetische Halluzination (Leibtrugwahrnehmungen, z. B. das Gefühl, »wie versteinert, vertrocknet, verstrahlt, bewegt, elektrisiert« zu sein)
- Halluzinationen sind abzugrenzen von illusionärer Verkennung (umgestaltete oder verfälschte Wahrnehmung von etwas gegenständlich Vorhandenem)

Ursachen

- Infolge hirnorganischer Metastasierung oder temporärer zerebraler Hypoxie
- Im Rahmen einer Kachexie
- Als toxisch-exogene Nebenwirkung von zentral wirksamen Analgetika
- Im Rahmen einer Entzugssymptomatik (z. B. Tranquilizer- oder Opioidentzug)

Therapie

- *Medikamentös:* Neuroleptika zur Abschwächung und Aufhebung psychotischen Erlebens bei gleichzeitiger Dämpfung motorischer Unruhe (z. B. Chlorpromazin; auch anxiolytisch wirksam: Thioridazin; ansonsten Perazin und Haloperidol)
- *Psychologische Hilfen:*
  - Erst nach zunehmender Lösung psychotischer Durchgangsymptome möglich
  - dann: mehrfach täglich Möglichkeiten der örtlichen, zeitlichen und personellen Orientierung anbieten (z. B. einfache Orientierungshilfen schaffen: Wanduhr mit Datum, Unterbringung mit Blick/Sicht aus dem Fenster)
  - im Gespräch mit dem Patienten Verstehen der Symptome signalisieren/mitteilen

Harninkontinenz

Definition und Beschreibung

- Unwillkürlicher Harnabgang

- Eine den Patienten schwer belastende Störung, die zu zusätzlichen Problemen führt:
  - ggf. Pflegebedürftigkeit
  - Mobilitätseinschränkung
  - soziale Isolierung
  - chronische Infekte
  - dauerhafte Harnableitung

Passive Inkontinenzformen (Versagen oder Umgehung des Verschlussapparats)

- *Stressinkontinenz* (unwillkürlicher Harnverlust durch intraabdominelle Drucksteigerung: gestörter Verschlussmechanismus ohne Harndranggefühl):
  - *Ursachen:* Geburtstrauma, Operation, Beckenbodenschwäche, medikamentös
- *Einteilung:* Grad I (geringer Harnverlust bei starker Belastung, z. B. Sport), Grad II (Husten, Niesen, Pressen), Grad III (im Gehen, bei Bewegung und im Liegen starker Harnverlust)
- Überlaufinkontinenz:
  - *obstruktiv:* Prostatakarzinom, Harnröhrenstenose (erschwerte, verzögerte Miktion, Nykturie)
  - *nichtobstruktiv:* mangelnde Kontraktionsfähigkeit und Entleerung (neurogen, medikamentös, psychogen)
- *Extraurethrale Inkontinenz* (Umgehung des urethralen Verschlusses infolge Fistelbildung): Tumorwachstum, postoperativ, nach Strahlentherapie → permanenter Urinverlust, Harnwegsinfekte, Dysurie, Pneumaturie, Fäkalurie

Aktive Inkontinenzformen

(Harnspeicherung durch inadäquate Blasenentleerung unterbrochen)

- *Dranginkontinenz* (nicht willkürlich unterdrückbar)
  - *sensorisch:* durch Infektion, Schleimhautschädigung
  - *motorisch:* durch Detrusorhyperaktivität, neurologische Erkrankungen
- *Reflexinkontinenz:* Blasenentleerung autonom, nervale Unterbrechung (z. B. Querschnittslähmung, spinaler Tumor)

Therapie der passiven Formen

- *Ziel:* Verbesserung der Lebensqualität (bei palliativer Therapie Vernachlässigung der Nierenprotektion möglich, jedoch Harnwegsinfekt ausschließen, Restharn bestimmen!)
- *Stressinkontinenz:* Beckenbodentraining, Kollageninjektion
- *Überlaufinkontinenz durch Obstruktion:*
  - Blasenentleerung durch Einmalkatheter, bei > 1 l fraktioniert!
  - evtl. kurzfristig Dauerkatheter
  - operative Intervention (z. B. Harnröhrenschlitzung, Stenteinlage, Laser)
  - suprapubische Harnableitung
- *Überlaufinkontinenz ohne Obstruktion:*
  - Medikamente überprüfen
  - Blasentraining
  - intermittierender Einmalkatheterismus
  - suprapubische Harnableitung
- *Extraurethrale Inkontinenz:*
  - operative Versorgung (bei gutem Allgemeinzustand und/oder längerer Lebenserwartung)
  - perkutane Nierenfistelung
  - Hilfsmittelversorgung
  - Spasmolytika

Therapie der aktiven Formen

- Spasmolytika
- Anticholinergika
- Instillationsbehandlung möglich

Harnstauungsniere

Definition und Beschreibung

- Harnabflussstörung auf dem Boden einer supra- oder subvesikalen Obstruktion (uni- oder bilateral)

Symptome

- Flankenschmerzen (dumpf, kolikartig)
- Anstieg der Konzentrationen harnpflichtiger Substanzen
- Infektion → Urosepsis
- Akute Nierenkolik (Übelkeit und Erbrechen)

Ursachen

- Akut durch Blutung oder Stein (erhöhte Stein-diathese bei Tumorpatienten, therapiebedingt durch Zellzerfall)
- *Langsam progredient durch Tumoren:* Ein-wachsen, Kompression des Hohlsystems; durch retroperitoneale Raumforderungen oder Metastasen bzw. retroperitoneale Fibrose

Diagnostik

- Sonographie
- i.v.-Urogramm (**Cave:** erhöhte Retentions-werte)
- Urinstatus
- Sediment
- Laborparameter (harnpflichtige Substanzen)
- CT
- Eventuell seitengetrennte Kreatininclearance

Therapie

- *Innere Harnleiterschienung:*
  - unter Spasmolytika/Analgetika, evtl. in Narkose (Ureterkatheter, Double-J)
  - begrenzte Verweildauer, regelmäßig Ver-laufskontrollen und Wechsel erforderlich (klinischer Befund, Sonographie, Labor, Urinkultur)
  - *Risiken:* Blutung, Perforation, Inkrustation, Bakterienadhärenz → Ansäuerung des Urins
- *Medikamentös:* L-Methionin (z. B. Acimethin)
- *Diätetisch:* Zitrusfrüchte, Johannisbeersaft
- *Perkutane Nierenfistelung:*
  - bei schlechter Prognose und Harnstauung beidseits → nur die bessere Niere fisteln
  - zur Trockenlegung von Harnfisteln, Ureter-/Scheidenfistel → Kombination aus Ureter-schiene und Nephrostomie
  - Blasen-/Scheidenfistel → primär operative Versorgung durch transrenale Ureterokklu-sion oder offene Ureterligatur beidseits mög-lich
  - bei Pyonephrose → initial Nierenfistelung, später innere Harnleiterschienung
  - Nierenbeckenentzündung, Steinbildung, Inkrustationen → Ansäuerung des Urins, Antibiose
  - *Kontraindikationen:* Tumoren des Nieren-beckens, Gerinnungsstörungen

- *Im Einzelfall exakte Abklärung, ob evtl. Einzel-niere besteht*
- *Beurteilung der prognostischen Aussichten*
- *Abklärung, ob beim Patienten Therapiewunsch besteht (unter Umständen Urämie bei weitge-hender Beschwerdefreiheit in Kauf nehmen)*

Harnverhalt/Harnretention

Definition

- Harnsperre, Zurückhaltung von Harn (lat. *retinere,* zurückhalten)
- Trotz gefüllter Blase ist Wasserlassen nicht möglich (Ischurie)

Ursachen

- Trauma
- *Operationen:* Prostataadenom, Prostatitis, Prostatakarzinom, tumoröse Veränderungen der Harnblase/Urethra
- Störungen der Blaseninnervation durch Nervenkompression
- Sphinktersklerose
- Harnröhrenverschluss (z. B. Stein)
- *Medikamentös:*
  - *Substanzen mit anticholinerger Neben-wirkung:* Antidepressiva, Neuroleptika, Antihistaminika
  - Opioide (in seltenen Fällen)

Therapie

- Nach Möglichkeit Beseitigung der Grunder-krankung (z. B. TUR bei Prostatahyperplasie; Operation, Hormon- und/oder Strahlenbe-handlung bei Prostata- und Harnblasenkarzi-nom; Laminektomie bei Bandscheibenprolaps; entsprechende Therapie einer Querschnitts-symptomatik)
- *Bei Harnröhrenverschluss bzw. Striktur:* Steinextraktion bzw. Bougierung
- Behandlung entzündlicher Veränderungen (nach Antibiogramm bei Zystitis/Urethritis)
- *Medikamentös:*
  - *Cholinergika:* Carbachol (Doryl)
  - *Cholinesterasehemmer:* Pyridostigmin (Mestinon)
- Versorgung mit Blasenkatheter bzw. supra-pubischer Harnableitung

Husten

Definition und Beschreibung

- Schutzreflex des Respirationstrakts
- Reizung von Rezeptoren in Bronchialsystem, Pleura, Perikard, Ösophagus, Zwerchfell und Magen

Folgezustände

- Unruhe, Angst, Schlaflosigkeit
- Beunruhigung der Angehörigen
- Soziale Isolation

Formen

- *Produktiv:* Expektoration von Schleim (unter Umständen zähflüssig, blutig)
- *Unproduktiv:* Trockener, quälender Reizhusten

Ursachen

- Pharyngotracheobronchiale Tumoren, Lungenmetastasen
- Pleuraaffektionen (▶ auch unter »Maligner Pleuraerguss«)
- Infektionen von Bronchialsystem und Lunge, chronisch-obstruktive Lungenerkrankung (COPD)
- Therapiebedingt (Radiatio)
- Kardiale Erkrankungen
- Eventuell Hinweis auf Lungenembolie!

Diagnostik

- *Klinische Untersuchung:* Auskultation, Perkussion, sorgfältige allgemeine klinische Untersuchung
- *Laboruntersuchung:* evtl. Sputumuntersuchungen auf Erreger, Resistenz und Tumorzellen
- *Bildgebende Verfahren:* Thoraxröntgenaufnahme, evtl. Lungenszintigramm, CT des Thorax

Therapie

- *Allgemeinmaßnahmen:*
  - Hydratation/Inhalation (Emser Sole)
  - Physiotherapie
  - Luftbefeuchtung
- *Bei produktivem Husten Gabe von Mukolytika:*
  - Acetylcystein (z. B. Fluimucil, ACC)
  - Bromhexin (z. B. Bisolvon)
  - Ambroxol (z. B. Mucosolvan)
- *Bei trockenem Reizhusten zentral wirksame Antitussiva:*
  - Codein (DHC)
  - Hydrocodon (Dicodid)
  - Kortikosteroide bei Stenosen, Ödemen und Bronchospasmus
- *Bei Tumornachweis:* Operation/Strahlen- und Chemotherapie
- *Bei Infektion:* Antibiotika entsprechend Erregernachweis

Hyperkalzämie

Definition und Beschreibung

- Serumkalziumwert von > 11–16 mg% (2,5–4 mmol/l), Kalziurie
- Etwa 10–20 % der Tumorpatienten haben dieses Symptom

Ursachen

- Bei Skelettmetastasen (von Mammakarzinom, Bronchialkarzinom, Hypernephrom, Non-Hodgkin-Lymphom oder Plasmozytom)
- Paraneoplastische Hormonproduktion durch Tumoren
- Prostaglandine
- Osteoklastenaktivierende Faktoren

Symptome

- *Trias:* müde/schlaff, dehydriert, Erbrechen
- *Gastrointestinal:*
  - Anorexie, Übelkeit, Erbrechen
  - Obstipation, abdominelle Schmerzen, Ileus
  - peptische Ulzera
  - Pankreatitis
- *Renal:*
  - Polyurie, Polydipsie, Durst, Exsikkose
  - Anurie → Niereninsuffizienz
  - Nephrokalzinose (Spätfolge)
- *Neuropsychiatrisch:*
  - Müdigkeit, Muskelschwäche, Hyporeflexie
  - psychische Verstimmung, Verlangsamung, Verwirrtheit
  - Apathie → Stupor → Koma

- *Kardiovaskulär:*
  - Hypertonie, Arrhythmie
  - langfristig bei Kalziumwerten von > 4 mmol/l
    Bindegewebs- und Gefäßverkalkung
- *Differenzialdiagnose:*
  - Hyperparathyreoidismus
  - Sarkoidose

Therapie

- Diurese bis zu einer Urinmenge von 2–5 l/24 h
- Flüssigkeitszufuhr (0,9%ige NaCl-Lösung)
- *Diuretika:* Furosemid (Lasix)
- *Bisphosphonate:*
  - Alendronsäure (Foramax)
  - Clodronsäure (Ostac)
  - Pamidronsäure (Aredia)
  - Ibandronsäure (Bondronat)
  - Zoledronsäure (Zometa)
- Hormontherapie absetzen
- Engmaschige Laborkontrollen der Serum-
  kalzium-, -phosphat- und -magnesiumspiegel
- Ausgleich des Kaliumdefizits!
- *Mithramycin (antibiotisches Zytostatikum,
  »Osteoklastenkiller«)*
  Cave: Thrombozytopenienur; nur selten
  verwendet
- Calcitonin (wenig wirksam, teuer!)
- *Kontraindiziert:* anorganisches Phosphat

Prognose

- *Bei Behebung der metabolischen Störung:*
  kurz/mittelfristig gut
- *Spätprognose:* abhängig von Therapierbarkeit
  der Grunderkrankung

Juckreiz/Pruritus

Definition und Beschreibung

- Unangenehme Empfindung der Haut (und der
  angrenzenden Schleimhäute), die zum Kratzen
  zwingt
- Eigenständige, vom Schmerz abzugrenzende
  Empfindungsqualität
- Reizaufnahme, Leitung und Modulation über
  Strukturen wie bei nozizeptivem System
- *Einteilung in*
  - »Pruritus cum materia« (mit umschriebenen
    Hautveränderungen assoziiert)

- »Pruritus sine materia«(ohne solche Haut-
  veränderungen)

Folgezustände

- Unruhe, Schlaflosigkeit, Angstgefühle
- Hautläsionen, Kratzeffekte, Superinfektionen

Ursachen

- Tumoröse Hautinfiltration (z. B. Lymphangio-
  sis, Non-Hodgkin-Lymphome, Leukämien,
  Mykosis fungoides)
- Paraneoplastisch (z. B. Morbus Hodgkin)
- Primäre Hautkrankheiten (z. B. Psoriasis,
  Mykosen, atopische Dermatitis, Scabies)
- Metabolisch (Urämie, Cholestase – ▶ auch
  unter »Cholestase/Ikterus«)
- Allergien
- Essenziell
- *Medikamentös induziert durch Opioide:*
  - bei systemischer Applikation (p.o., i.v., s.c.)
    selten (d. h. etwa 1 %), dann meist generali-
    siert!
  - häufiger bei epiduraler (ca. 10 %) und
    subarachnoidaler (ca. 50 %) Applikation,
    hier segmental beginnend, nach fazial
    aufsteigend (v. a. Nase und Periorbital-
    region)
  - durch Nichtopioide (NSAR, Flupirtin, Anti-
    depressiva, Kalzitonin) – sehr selten
  - durch Zytostatika (Hautrötung, -schup-
    pung)
  - allergische Reaktionen auf Medikamente
    (allgemein)
- *Begünstigend wirken:*
  - trockene Haut
  - Wärme
  - enge synthetische Kleidung

Therapie

- *Allgemeinmaßnahmen:*
  - Raumtemperatur regulieren, Luftbefeuch-
    tung, lockere Baumwollkleidung
  - *Nagel- und Hautpflege:* Öl, Schüttelmixtu-
    ren, Lotionen, Emulsionen, Steroidcremes
  - Waschungen mit Essigwasser
  - Bäder mit rückfettenden und juckreiz-
    stillenden Zusätzen (z. B. Balneum Hermal,
    Ölbad Cordes, Linola-Fett-Ölbad)

25

- Beseitigung von Noxen und Stoffwechsel-störungen
- Überprüfung der verabreichten (evtl. induzierenden) Medikamente
- *Photo-/Chemotherapie:* UV-Bestrahlung, PUVA = Psoralen (Meladinine) + UV-A-Strahlung (z. B. bei Mykosis fungoides, Psoriasis), evtl. über dermatologische Kliniken
- Kausale Behandlung tumoröser Infiltrationen mit Strahlentherapie/Chemotherapie
- *Medikamentös:*
  - *Antihistaminika (sedierende Präparate bevorzugen):* z. B. Clemastin (Tavegil, 3-mal 1 mg/Tag)
  - Pheniramin (Avil 3-mal 0,05 mg/Tag)
  - *bei opiatbedingtem Pruritus:* Opiatwechsel im Einzelfall erfolgreich
  - evtl. bei vorsichtiger, tritierender Dosierung eines Opiatantagonisten Reduktion des Juckreizes ohne relevante Analgesiebeeinträchtigung, z. B.
    - *Naloxon (Narcanti):* 1,7–2 mg i.v./Tag
    - *Nalbuphin (Nubain):* 60 µg/kgKG/h
  - *Gabe von Propofol (Disoprivan) in subsedierender Dosis:* 1 mg/kgKG/h i.v. (gute Wirksamkeit!)
  - *trizyklische Antidepressiva:*
    - Doxepin (Aponal, Sinquan) oder
    - Amityptilin (Saroten)
  - *bei urämisch bedingtem Juckreiz:*
    - Ondansetron (Zofran), einmalig 8 mg i.v., dann 2-mal 4 mg/Tag oral

Kolo-/Ileostomie und Pflege

Definition und Beschreibung

- Insbesondere bei Tumorerkrankung angewandte operative Technik mit künstlichem Ausgang des Enddarms bzw. des Dünndarms (Anus praeter)
- *Eine suffiziente Stomaversorgung hat zu leisten:*
  - Vermeidung von Hautirritationen
  - gute, geruchsdichte Haftung der Versorgungsbeutel

Benötigtes Material zum Wechsel des kompletten Stomasystems

Unterlage als Bettschutz, Abwurfbeutel

- Feuchte und trockene Kompressen zur Reinigung
- Seife oder vom Patienten verwendetes spezielles Stomasyndet
- Kleine Watteträger, ggf. Einmalrasierer, ggf. Schere, Filzstift, Papierschablone
- Frisches Stomasystem (ein- oder zweiteilig)

Durchführung des Wechsels

- Behutsames Entfernen des Beutels, Reinigung des Stomas und der parastomalen Umgebung von peripher nach zentral in kreisenden Bewegungen (keine ölhaltigen Lösungen wegen anschließender schlechter Haftung der Hautschutzplatte, keine alkoholhaltigen Lösungen wegen möglicher Hautreizungen)
- Bei Verunreinigung des Stomarandes Reinigung mit kleinen Watteträgern, anschließend Haut trocknen lassen (evtl. zusätzlich Enthaarung mit Einmalrasierer)
- Bei zweiteiligem System muss die Hautschutzplatte ggf. der Form und der Größe des Stomas entsprechend ausgeschnitten werden (Erleichterung durch Papierschablone)
- Mit den Händen die Platte etwas erwärmen, um eine gute Haftung zu erreichen
- Von kranial nach kaudal aufkleben
- *Wechsel des Stomabeutels bei zweiteiligem System:*
  - ähnliches Vorgehen wie oben beschrieben
  - den Beutel aufsetzen und richtig einrasten lassen

Pflege

- Ziel ist die Erhaltung oder die Wiederherstellung einer intakten Hautoberfläche
- *Maßnahmen bei entzündeter Haut:*
  - Reinigung der Haut mit spezieller, sanfter Stomalotion von peripher nach zentral
  - zweiteiliges System zur Stomaversorgung wählen, damit entzündete Bereiche besser abheilen können
  - Hautschutzpaste zur besseren Abdichtung verwenden
  - bei starker Wundsekretbildung der entzündeten Haut Merbromin (Mercuchrom) mehrmals dünn auftragen und trocknen lassen

Pilzbefall

- *Kennzeichen:* weißlich, feucht, schmierige Beläge auf entzündeter Haut, Juckreiz
- *Maßnahme bei leichtem Befall:* einmalige lokale Anwendung eines Antimykotikums
- *Maßnahmen in schweren Fällen:*
  - *Behandlungsdauer:* 5–7 Tage
  - z. B. Gentiana violett verwenden (antimykotische Wirkung)

Follikulitis

- Entzündung eines Haarbalgs, entsteht z. B. bei fehlender Rasur
- Prophylaxe durch regelmäßige Rasur
- Behandlung mittels Merbromin (Mercuchrompinselung)

Maßnahmen bei Allergien

- Auf andere Systeme wechseln

Lebermetastasen/primäres Leberzellkarzinom (HCC)

▶ Kap. 17: »Strahlentherapie«

Maligner Pleuraerguss

Definition und Beschreibung

- Flüssigkeitsansammlung in der Pleurahöhle
- Am häufigsten bei Mamma-, Bronchial- und Ovarialkarzinomen sowie bei Lymphomen auftretend

Ursachen

- Erhöhte pleurale Flüssigkeitsansammlung durch Permeabilitätsstörung der Kapillaren oder niedrigen onkotischen Druck
- Verringerte Resorption pleuraler Flüssigkeit durch verringerte Resorptionsfläche der Pleura (z. B. Pleuritis carcinomatosa), Verschluss des lymphatischen Systems (z. B. Lymphangiosis carcinomatosa)
- Differenzialdiagnostik: nichttumorbedingte Ursachen (z. B. Herzinsuffizienz, Pneumonie)

Symptome

- Progrediente Dyspnoe
- Tachypnoe
- Husten
- Thoraxschmerzen
- Trachykardie

Diagnostik

- Klinische Untersuchung (Auskultation, Perkussion)
- Radiologische Diagnostik (Thoraxröntgenaufnahme, Ultraschall, CT)
- Eventuell Pleurapunktion (diagnostisch und therapeutisch)

Therapie (abhängig vom Krankheitsstadium)

- *Pleurapunktion* (**Cave:** Pneumothorax, Infektion):
  - effektiv zur kurzfristigen Symptomkontrolle
  - evtl. Instillation radioaktiver Nuklide (erfolgreicher, wenn Pleuraerguss nicht gekammert)
- Chemotherapie bei kleinzelligem Bronchialkarzinom, malignen Lymphomen, Mamma- und Ovarialkarzinomen
- Strahlentherapie effektiv nur bei mediastinalen Lymphomen
- *Pleurodese:* Nach intrapleuraler Dauerdrainage und Entleerung des malignen Ergusses mit Dauersog Injektion sklerosierender Substanzen (z. B. Silikattalkum, Tetrazyklin, Bleomycin), ggf. pleuroskopische Applikation von Silikattalkum in Allgemeinanästhesie (eindeutige Diagnosestellung, fraglich bessere Ergebnisse)
- Pleurakatheter oder pleuroperitonealer Shunt, wenn Pleurodese nicht erfolgreich
- Medikamentöse palliative Behandlung von Dyspnoe, Tachypnoe und Husten mit Opioiden, Kortikosteroiden, Benzodiazepinen und Neuroleptika (Diuretika kaum wirksam), ggf. antimikrobielle Therapie

Meningeosis carcinomatosa bzw. lymphomatosa

Definition und Beschreibung

- Karzinomatöse bzw. leukämische Infiltration der Leptomeningen des ZNS (zerebral und Rückenmark) im Rahmen von epithelialen Tumorerkrankungen (z. B. Mammakarzinom, Bronchialkarzinom) sowie Non-Hodgkin-Lymphomen und Leukämien

Symptome

- Kopfschmerzen
- Hirnnervenausfälle
- Zerebelläre Störungen
- Hirnorganisches Psychosyndrom
- Schwindel
- Sehstörungen
- Meningismus (selten)

Diagnostik

- Laboruntersuchungen, Liquordiagnosik
- CT, MRT (sensibler)

Therapie

- Kortikosteroide (Dexamethason) und Analgetika nach WHO-Stufenschema
- Intrathekale Zytostatikagabe
- Liquorgängige systemische Zytostase
- Perkutane Strahlentherapie des Hirnschädels, tiefgezogen bis C_2 (um die basalen Zisternen zu erfassen; selten Indikation auch zur Bestrahlung der Spinalachse)

Müdigkeit

Definition und Beschreibung

- Subjektives Gefühl von Schlafbedürfnis
- Es besteht ein enger Zusammenhang mit dem Schlaf-Wach-Rhythmus, welcher über den Hirnstamm beeinflusst wird. Dabei herrscht ein Nebeneinander von hemmenden und erregenden Rezeptoren. γ-Aminobuttersäure (GABA) ist dabei Transmitter im hemmenden, N-Methyl-D-Aspartat (NMDA) und andere sind Transmitter im erregenden System. Eine Stimulation der GABA-ergen Rezeptoren führt zur Schlafinduktion.

Ursachen

- *Nichtmedikamentös bedingt:*
  - Schlafmangel, verschiedene endokrine Ursachen, maligne Tumoren, Anämie, Störungen im Elektrolyt- und Wasserhaushalt (z. B. Dehydratation, Hyperkalzämie), Depression (und andere psychische Problemsituationen), Chronisches Fatigue-Syndrom

- *Medikamentös bedingt:*
  - Opioide, Antidepressiva, Antikonvulsiva, zentral wirksame Muskelrelaxanzien (z. B. Baclofen, Clonidin), Antihypertensiva, Antihistaminika, Tranquilizer, Neuroleptika (z. B. Antiemetika)

Therapie

- Möglichst keine übereilten therapeutischen Maßnahmen, da die Müdigkeit meist im Laufe der Behandlung zurückgeht
- *Einhaltung einer sog. »Schlafhygiene«:* aufstehen, wenn der Tag beginnt, kein Mittagsschlaf, ca. 8-stündige Schlafzeit zur Nacht
- Bei Therapie mit sedierender Nebenwirkungskomponente möglichst Retardpräparate verwenden
- Sedierende Medikamente nur abends geben
- Bei zu starker medikamentenbedingter Sedierung Präparatewechsel erwägen (z. B. Clomipramin statt Doxepin)
- Bei opioidbedingter Sedierung rückenmarknahe Gabe zur Opioiddosisreduktion bei gleichem Wirkungspotenzial diskutieren (Port oder Pumpe)
- Psychotherapeutische Konfliktlösungsgespräche

Mundgeruch/Foetor ex ore

Ursachen

- Tumoren im HNO-Bereich
- Mukositis unter Strahlen-/Chemotherapie (z. B. mit Candidainfektion)
- Chronische Lebererkrankungen
- Urämie
- Fehlende Mundhygiene (Karies, Gingivitis, schlecht sitzende und/oder ungepflegte Zahnprothese)
- *Folgen:*
  - Belästigung für die Umgebung
  - soziale Isolation

Therapie

- Kausale Therapie von HNO-Tumoren (Strahlen-/Chemotherapie, Lasertherapie)
- Behandlung und Prophylaxe von Mukositiden (▶ auch unter »Stomatitis/ Mukositis«)

- *Intensive Mundhygiene:*
  - sorgfältige Reinigung von Zähnen und Zahnprothese
  - Herausnehmen der Prothese vor Mundspülungen
  - Mundspülungen mehrmals täglich (z. B. mit Chlorhexidindigluconatlösung, Kamillenextrakten, Salbeitee, Panthenollösung, anästhesierenden Mundspüllösungen, Antibiotika)
  - Panthenollutschtabletten

Mundtrockenheit/Xerostomie

Definition und Beschreibung

- Pathologisch trockene Mundschleimhaut
- *Beeinträchtigung des Speichelflusses:* Reduktion, zähflüssige Konsistenz, verminderte Spülfunktion

Folgezustände

- Geschmacksveränderung, Zungenbrennen, Schluckbeschwerden → verminderte Nahrungsaufnahme → Gewichtsabnahme
- Schwächung des Immunsystems → erhöhte Infektanfälligkeit
- Orale Superinfektion
- Persönlicher Rückzug → soziale Isolation

Ursachen

- Flüssigkeitsverlust (Dehydratation) von > 10 % des Körpergewichts
- Speicheldrüsenentzündung, z. B. Parotitis, Parotissteine
- Tumoren im HNO-Bereich
- Radiogen nach hochdosierter Strahlentherapie
- *Nebenwirkung von Medikamenten:* z. B. Anticholinergika, Antidepressiva, Antiemetika,
- zentral wirkende Analgetika, Antihistaminika, Diuretika, Neuroleptika, Spasmolytika, Zytostatika (seltener: Clonidin, Carbamazepin, Baclofen)
- Sjögren-Syndrom
- Pilzinfektionen, insbesondere nach Chemo-, Antibiotika- und Steroidtherapie

Therapie

- *Allgemeinmaßnahmen:*
  - ausreichende Hydratation (Trinken zu den Mahlzeiten)
  - *sorgfältige Mund- und Zahnpflege:* Spülungen mit Salbei-/Kamillentee; Spülungen mit antiseptischen Lösungen: Povidon-Jod (Betaisodona-Mundantiseptikum) oder Chlorhexamedlösung; Panthenollösung bzw. Bepanthenlutschtabletten; gekühlter Tee, Lutschen von Eisstückchen bzw. gefrorenen Fruchtstückchen, zuckerfreie Bonbons/Kaugummi
- *Bei Schmerzen im Mundbereich:* Lokalanästhetikalösungen
- HNO-Tumor-spezifische Therapie (z. B. Strahlen/Chemotherapie)
- *Bei radiogener Xerostomie:*
  - Prophylaxe wichtig!
  - Zahnsanierung vor hochdosierter Strahlentherapie
- Therapie von Mukositiden (► auch unter »Stomatitis/Mukositis«)
- Künstlicher Speichel, z. B. Glandosane, Saliva (Muzine aus Magen vom Schwein; teuer)

Myasthenia gravis

Definition und Beschreibung

- Störung der Reizübertragung an der neuromuskulären Endplatte (Antikörper gegen Acetylcholinrezeptoren)
- Myasthenie = belastungsabhängige Ermüdung insbesondere der okulo-fazio-pharyngealen Muskeln

Symptome

- Beeinträchtigte Lidöffnung
- Atem-/Schluckstörung (Pseudobulbärsyndrom mit Ateminsuffizienz → Beatmungspflichtigkeit)

Ursache

- Endokrin aktiver Tumor
- Mediastinaltumor (malignes Thymom)

Therapie

- *Wenn tumorbedingt:* Operation/Strahlen- und Chemotherapie

— *Medikamentös:*

- Cholinesterasehemmer, z. B. Pyridostigmin (Mestinon)
- Immunsuppressiva, z. B. Kortikoide, Azathioprin

Keine medikamentöse Therapie mit z. B. Flupirtin (Katadolon), Tetrazepam (Musaril) und Diazepam (Valium), da muskelrelaxierende Komponente!

Obstipation

Definition und Beschreibung

— Das lateinische Wort »Obstipation« setzt sich zusammen aus »ob« = dagegen und »stipare« = stopfen
— Ursächlich ist eine verzögerte Darmpassage (z. B. durch ballaststoffarme Ernährung) oder ein gestörter Defäkationsreflex (z. B. Analfissur)
— Die Defäkationsfrequenz von Menschen ist sehr unterschiedlich (75 % der Menschen: 3–7 Defäkationen/Woche; 1 %: mehr als 3-mal täglich bzw. weniger als 3-mal wöchentlich)
— *Häufigkeit der Obstipation:* bei 40–50 % der Patienten mit einem fortgeschrittenen Krebsleiden (damit eines der häufigsten Symptome bei Tumorpatienten)

Ursachen

— Durch den Tumor bedingt (z. B. Ileus, Subileus, Rückenmarkinfiltration)
— Reduzierter Allgemeinzustand (z. B. verminderte Nahrungsaufnahme)
— Metabolisch bedingt (z. B. Hypokaliämie, Hyperkalzämie)
— Durch andere Erkrankungen (z. B. Hypothyreose, Hämorrhoiden, Diabetes mellitus)
— Immobilisierung, allgemeine Schwäche, Exsikkose
— Therapiebedingte Stenosen (Radiatio, Operationen)
— Pflegerisch/hygienisch/psychische Bedingungen (z. B. Bettpfanne, Gemeinschaftstoilette, fehlende Reinigung)
— Medikamente (z. B. Opioide, Anticholinergika, Antidepressiva)

Klinisches Bild

— Neben den subjektiven Kriterien der Obstipation – wie harter Stuhl, Schwierigkeiten bei der Entleerung, geringe Stuhlmengen und Schmerzen bei der Defäkation – können weitere Symptome mit dem Begriff »Obstipation« verbunden sein:

- Völlegefühl
- Anorexie
- kolikartige Schmerzen
- Tenesmen
- Subileus/Ileus
- Übelkeit und Erbrechen
- Inappetenz
- insgesamt abdominelles Unbehagen

Diagnostik

— Wichtig ist eine sorgfältige Anamnese mit Fragen nach Defäkationsgewohnheiten (»anders als früher?«) sowie Laxanzien- und Medikamenteneinnahme
— Bei der körperlichen Untersuchung sind tastbare Kotballen, Darmgeräusche, Hämorrhoiden, stuhlgefüllte Ampulle, Tumoren, Analulzera und Fissuren zu beachten
— Apparative Untersuchungen sind nur selten notwendig (Abdomenübersichtsaufnahme zur Diagnostik von Obstruktion und Subileus/Ileus)

Therapie

— *Allgemeine Therapiemaßnahmen:* Ballaststoffe, Fruchtsäfte, vermehrte Flüssigkeitszufuhr, erhöhte körperliche Aktivität (▶ auch S. 92)
— *Medikamentöse Therapie* (▶ auch Kap. 6 »Medikamentöse Therapie«):

- *Quellmittel:* Weizenkleie, z. B. Agiolax, Leinsamen, Sennoside; werden nur zu geringem Teil verdaut und resorbieren Flüssigkeit, dadurch vermehrte Stuhlmasse, Dehnung der Darmwand mit reflektorischer Kontraktion und Defäkation (auf ausreichend Flüssigkeitszufuhr achten!)
- *Osmotisch wirksame Laxanzien:* Laktulose, Manitol (z. B. Bifiteral); osmotische Wasserretention mit Stimulation der Peristaltik
- *Salinische Laxanzien:* Magnesium- und Natriumpicosulfat (z. B. Glaubersalz); ebenfalls

Bindung von Wasser (**Cave:** Kein Magnesium → Niereninsuffizienz!)
- *Stimulierende Laxanzien:* Antrachinone, diphenolische Laxanzien (z. B. Liquidepur, Laxoberal); wirken antiabsorbtiv und sekretionsfördernd durch Umkehr der Flüssigkeits- und Elektrolytbewegungen in der Darmmukosa; Antrachinone wirken auch durch direkte Stimulation des Plexus myentericus
  - Gleitmittel (Glyzerin, Docusat, Parafin, z. B. Obstinol N); Aufweichen des Stuhls führt zu erhöhter Gleitfähigkeit im Darm
  - Macrogol (Movicol); erste Stufe in der Langzeittherapie
  - Amidotrizoesäure (z. B. Gastrografin); wirkt hyperosmolar (da jodhaltig; **Cave:** Hyperthyreose)

Ödeme/Lymphödeme

Definition und Beschreibung
- Abnorme, pathologische Flüssigkeitsansammlung im Haut-Unterhaut-Fettgewebe-Bereich

Symptome und Folgezustände
- Spannungsgefühl, schmerzhafte Bewegungseinschränkung
- Kosmetisches Missempfinden → Rückzug → Isolation
- *Bakterielle Infektion:*
  - meist Streptokokken → Erysipel → Antibiose
  - Entstehung eines Lymphangiosarkoms (Stewart-Treves-Sydrom, z. B. nach Operation und Bestrahlung eines Mammakarzinoms)

Ursachen
- *Primäre idiopathische Lymphödeme:* Entwicklungsstörung des Lymphabflusssystems
- *Sekundäre Lymphödeme:*
  - *Tumorbedingt:* Schwellungen bzw. Lymphabflussstörungen im Bereich des Genitale und/oder der Extremitäten (Kompression bzw. Verlegung der Lymphbahnen durch Primär-/Rezidivtumoren, z. B gynäkologische Tumoren, Prostatakarzinom, rezidivierende Mammakarzinome)

- *Tumortherapiebedingt:* nach Operation und/oder Strahlentherapie (z. B. Ablatio mammae + axilläre Lymphonodektomie, pelvine Lymphknotendissektion, radikale »neck dissection« einseitig oder beidseitig)

Vor Behandlung: Aufklärung über Lymphödeme und eigentherapeutische Maßnahmen!

Therapie/allgemeine Maßnahmen
- *Bei durch Tumorwachstum bedingten Lymphödemen:* nach Möglichkeit zunächst antineoplastische Therapie (z. B. Strahlen- und/oder Chemotherapie)
- *Bei durch Tumortherapie verursachten Lymphödemen:*
  - regelmäßiges Hochlagern der befallenen Extremität
  - keine engen, einschnürenden Kleidungsstücke tragen
  - keine Blutdruckmessung, Blutabnahme, Injektion, Akupunktur oder Lokalanästhesie an der betreffenden Extremität
  - Vermeidung von Tätigkeiten mit stauender Komponente (z. B. Fensterputzen, Bügeln, Tragen schwerer Lasten, längeres Stehen und Sitzen, Liegen in Kopftieflage)
  - Vermeiden von Bagatellverletzungen in Haus und Garten sowie bei der Tierhaltung (Verbrennungen, Verletzungen beim Nähen, Schnitte, Risse, Stiche, Kratzer, Bisse)
  - Vorsicht bei der Körperpflege (Maniküre, Pediküre)
  - entstauende Gymnastik, Pumpübungen, Lymphdrainage, Kompressionsbehandlung, »Pflege« der Extremität
  - evtl. Kochsalzzufuhr einschränken
- *Medikamentös:*
  - Rutoside (z. B. Venoruton intens), 3-mal 1- bis 2 Tbl./Tag
  - sorgfältige Behandlung kleiner Verletzungen und Entzündungen

Pilzinfektionen

- Erhebliche Bedrohung für Patienten mit Granulozytopenie nach Chemo-/Strahlentherapie
- Vorrangig gefährlich sind Aspergillosen und Candidosen

Diagnostik

- Erregernachweis über mykologische Kulturen (aus Körperflüssigkeiten, Gewebe)
- Histologischer Nachweis
- Indirekter Nachweis mittels serologischer Methoden (z. B. Antikörper-/Antigentest)
- Molekularbiologischer Nachweis (Pilz-DNA)
- Bildgebende Verfahren (Nachweis von Infiltraten)

Prophylaxe/Therapie

- Ernährungsumstellung
- »Pilzdiät«
- Keine Nahrungsmittel, die mit Pilzen gereift werden (z. B. Salami, Camembert, luftgetrockneter Schinken)
- Sorgfältige Körperhygiene (Haut-, Mundpflege etc.)
- Vermeidung von Sporenbelastung in der Luft
- Effektive Therapie oberflächlicher Mykosen (z. B. Spülungen bei oropharyngealen Candidosen)
- Systemische antimykotische Therapie (Fluconazol, Itraconazol, Ketoconazol, Aphotericin B)
- Zytokine zur Stimulation von Granulozytenfunktion und -ausschüttung

> Auch bei fehlendem Erregernachweis an eine Mykose denken, wenn eine febrile Neustropenie vorliegt, insbesondere bei Fieberpersistenz trotz Antibiose

Rasseln in der Terminalphase (»death rattle«)

Ursachen und Folgezustände

- Oszillierende Flüssigkeits- bzw. Schleimsäule im Pharynx-/Tracheabereich
- In der Finalphase kein ausreichendes Abhusten möglich → Retention von Bronchialsekret

- Das Rasseln in der Terminalphase führt zu Erstickungsangst beim Patienten und entsprechenden Befürchtungen bei den Angehörigen

Therapie

- *Medikamentös:*
  - Morphingabe bzw. Erhöhung der bisherigen Dosis
  - Anticholenergikum (z. B. Scopolamin, niedrigdosiert → Sekretionshemmung, Relaxierung der glatten Muskulatur, zusätzlich Sedierung
- Naso-/oropharyngeale Absaugung nur kurzfristig erfolgreich, manchmal jedoch unvermeidlich
- Lagerung halbsitzend, 30°-Seitlagerung

Schlaflosigkeit

Definition und Beschreibung

- Störungen des Schlafes betreffen bevorzugt das Einschlafen oder das Durchschlafen
- Trotz ausreichender Schlafzeit fehlen morgendliches Frisch- und Ausgeschlafensein
- Von Bedeutung ist hier grundsätzlich der individuell sehr unterschiedliche Schlafbedarf

Ursachen

- Schlafen während des Tages (z. B. langer Mittagsschlaf, Langeweile, Sedativaeinnahme tagsüber)
- Verändertes Schlafmuster bei alten Menschen oder ehemaligen Schichtarbeitern
- *Physische Ursachen:* Schmerzen, Dyspnoe, Nykturie, Inkontinenz, Diarrhö, Pruritus, Myoklonus, Schwitzen
- *Psychische Ursachen:* Angst (im Schlaf zu sterben), Depression, Zwänge
- *Medikamentös verursacht:* z. B. Kortikosteroide, Sympathomimetika, Koffein, Diuretika, Veränderung des Schlaf-Wach-Rhythmus bei Benzodiazepinabhängigkeit

Therapie

- *Allgemeinmaßnahmen:* Herstellen einer schlaffreundlichen Umgebung (geeignetes Bett mit entsprechender Matratze und Bettwäsche, ruhige und abgedunkelte Umgebung, Ritualisierung des Zu-Bett-Gehens)

- *Medikamentös:*
  - Erhöhung der Opioiddosis zur Einschlaf-
    zeit
  - *Verordnung kurzwirksamer Sedativa bei*
    Einschlafstörungen:
    - Temazepam (Planum)
    - Triazolam (Halcion)
    - Chloralhydrat (Chloraldurat) bei alten
      Patienten
    - Diazepam (Valium) tagsüber (bei gleich-
      zeitig erwünschter Anxiolyse)
  - *Dämpfende Antidepressiva bei bestehender*
    Depression:
    - Amitriptylin (Saroten)
    - Doxepin (Aponal)
  - *Sedierende Neuroleptika in schwierigen*
    Fällen:
    - Thioridazin (Melleril; antidepressive und
      anxiolytische Wirkungskomponente)
    - Promethazin (Atosil)
    - Levomepromazin (Neurocil; anti-
      depressive Wirkungskomponente)
- *Möglicher Stufenplan,* wobei Einsatz der
  nachfolgenden Stufe nur bei unzureichender
  Wirksamkeit der Vorstufe erfolgt:
  - zugrunde liegende Ursache der Schlafstö-
    rung behandeln!
  - Erhöhung der Opioiddosis zur Einschlafzeit
    (doppelte Dosis)
  - kurzwirksames Benzodiazepin/Sedativum
    in ansteigender Dosierung hinzufügen
  - Benzodiazepindosis reduzieren, Chlorpro-
    mazin in ansteigender Dosis hinzufügen, bei
    besserer Wirkung Benzodiazepin ausschlei-
    chen
  - sedierendes Antidepressivum hinzufügen,
    bei besserer Wirkung Chlorpromazindosis
    reduzieren
  - Chlorpromazin durch stärker sedierendes
    Neuroleptikum ersetzen
  - *bei Unruhe und Verwirrtheit bei organi-*
    schem Psychosyndrom: Haloperidol (Hal-
    dol, 1–5 mg)
  - (bei nächtlichem Schwitzen soll Indometa-
    cin – 75–100 mg – hilfreich sein)

Schluckauf/Singultus

Definition und Beschreibung

- Spastische Kontraktion einer oder beider
  Zwerchfellhälften (Inspiration, die durch
  plötzlichen Glottisschluss abrupt unterbrochen wird)

Folgezustände

- Ermüdung, Erschöpfung
- Angst → soziale Isolation

Ursachen

- Magenausgangsstenose
- Abdominelle tumoröse Raumforderungen
  (z. B. Lebermetastasen)
- Phrenikus-/Vagusirritation durch zervikale,
  mediastinale, abdominelle Tumoren bzw.
  Metastasen
- Intrakranielle Tumoren
- *Metabolisch:*
  - Urämie
  - Hypokalzämie
- *Medikamentös:*
  - Narkotika
  - Benzodiazepine
  - Kortikoide

Therapie

- Magenentlastung durch Magensonde
- Antineoplastische Behandlung (Radio-/Che-
  motherapie) tumoröser Veränderungen
- *Medikamentös:*
  - Kortikosteroide (z. B. Fortecortin),
    8–12 mg/Tag
  - *Antikonvulsiva:* Carbamazepin (z. B. Tegre-
    tal), 200–400 mg/Tag
  - *Neuroleptika:* Haloperidol (z. B. Haldol),
    1–4 mg 3-mal/Tag p.o.
  - Chlorpromazin (z. B. Megaphen),
    25–50 mg/Tag
  - Baclofen (Lioresal), 5–30 mg/Tag
  - *entschäumende Medikamente:* Dimethyl-
    polysiloxan (Lefax) 80 mg nach den Mahl-
    zeiten
  - *entleerungsfördernde Substanzen:*
    Metoclopramid (Paspertin), 2- bis 3-mal
    10 mg/Tag

— *Physikalische Maßnahmen:*
  – Rachenstimulation (kalte Flüssigkeit, hochprozentiger Alkohol, CO_2-Retention durch Luftanhalten)
  – atemtherapeutische Übungen

Schwindel

Definition und Beschreibung

— Schwindel ist ein subjektives Empfinden nicht korrespondierender sensorischer Informationen zur Raumorientierung, d. h. es besteht eine Diskrepanz zwischen optischer, taktiler und vestibulärer Wahrnehmung
— Grundsätzlich wird der systematische vom unsystematischen Schwindel unterschieden (■ Tabelle 2)
  – *Systematischer Schwindel:* Vom Patienten präzise als Dreh- oder Schwankschwindel oder auch als Liftgefühl beschrieben, zusätzlich evtl. vegetative Symptome (Übelkeit, Erbrechen) sowie einseitige Fallneigung
  – *Unsystematischer Schwindel:* Vom Patienten vieldeutig umschrieben (Gang- und Standunsicherheit, Schwarzwerden vor den Augen, Angstgefühle, Bewusstseinsstörungen)

Ursachen

— Genese und Differenzialdiagnose sind vielfältiger und unterschiedlicher Natur (■ Tabelle 2)

— Alle schmerztherapeutisch angewandten Medikamente können systematischen und unsystematischen Schwindel als unerwünschte Arzneimittelwirkung auslösen (Ausnahmen: Paracetamol und Cyclandelat)

Diagnostik

— *Anamnese:*
  – seit wann?
  – Lageabhängigkeit?
  – therapiebedingt?
  – Migräne?
  – medikamenteninduzierter Kopfschmerz?
  – Entzugssymptomatik?
  – Ausmaß der Beeinträchtigung?
— *Weitere diagnostische Maßnahmen:*
  – Blutdruck, EKG, Hämoglobin, Blutzucker, Schilddrüsenwerte
  – *Vestibularisfunktion überprüfen:*
    – Gangversuch auf gerader Linie
    – Romberg-Stand und Unterberger-Tretversuch
    – Armhalteversuch
— Einseitige Taubheit, Tinnitus, Nystagmus?
— Verschwindet der Schwindel bei geschlossenen Augen? (Hinweis auf Augenerkrankung); bei Beschwerdepersistenz Hinweis auf zerebelläre oder somatoproprizeptive Störung!
— Im Zweifel Neurologen, HNO-Arzt, Augenarzt, Internisten und/oder Psychologen hinzuziehen!

■ **Tabelle 2.** Schwindel und seine Ursachen

Systematisch		Unsystematisch		
Labyrinthär	*Zentral*	*Internistisch*	*Okulär*	*Psychisch*
M. Menière	Hirnstammläsion	Hypertonus	Brechungsanomalien	Psychotisch
Benigner Lagerungsschwindel	Kleinhirntumor	Hypotonus		Psychogen
	Multiple Sklerose	Herzinsuffizienz	Augenmuskelparese	
Akustikusneurinom	Vertebrobasiläre Insuffizienz	Herzrhythmusstörungen	Retrobulbärneuritis	
Ototoxische Medikamente	Migräne	Hypoglykämie		
	Medikamenteninduzierte Kopfschmerzen	Anämie		

Therapie

- Kausaltherapie (wenn möglich)
- Roborierende Maßnahmen (z. B. bei Schwindel aufgrund einer orthostatischen Dysregulation)
- *Überprüfen der Pharmakotherapie:* Nebenwirkung überwiegt Wirkung → Dosisreduktion, ggf. Präparatewechsel, ggf. adjuvante Therapie
- *Stützende Psychotherapie:* Schwindel als Ausdruck eines ängstlichen oder depressiven Syndroms (hohe Korrelation zwischen Depression und Grad der Schmerzchronifizierung!)
- Unabhängig von Genese des Schwindels ist in jedem Fall eine Koordinationsschulung (durch Krankengymnasten) indiziert (ausgeprägte Gangunsicherheit kann Vermeidungsverhalten verursachen)
- Ist die Symptomatik in ihrer Intensität nicht zu tolerieren → adjuvante medikamentöse Therapie mit Antivertiginosa:
  - Antihistaminika sind Therapeutika der 1. Wahl
  - Neuroleptika sind Therapeutika der 2. Wahl
  - Metoclopramid ist ein Reservetherapeutikum (löst Schwindel mit einer Häufigkeit von 3 % aus)
  - Schwindel ist potenziell durch Neuroleptika (ungefähr 0,6 %) sowie Cinnarizin und Flunarizin (Antihistaminika!) auslösbar

Schwitzen/Hyperhidrosis

Definition und Beschreibung

- Schwitzen ist eine physiologische Funktion, eine von cholinergen Fasern des Sympathikus gesteuerte Absonderung von Schweiß aus ekkrinen Drüsen
- *Normale Tagesproduktion:* zwischen 1 und 1,5 l, kann bis zu 1,5 l/h gesteigert werden (die Messung der Schweißproduktion erfolgt über die Gravimetrie)
- Schweißzentren liegen im Zwischenhirn, in der Medulla oblongata und in der Columna lateralis des Rückenmarks
- Schweiß selbst besteht zu 99% aus Wasser, daneben aus NaCl, Harnstoff, Cholesterin und bei schwerer Arbeit auch aus Milchsäure

Ursachen

- Körperliche Arbeit als typischer physiologischer Auslöser
- Chronische Infektionskrankheiten (z. B. Tuberkulose)
- Abszesse mit subfebrilen Temperaturen und vermehrter Schweißneigung
- Psychischer Stress (hier im Gegensatz zum physiologischen Schwitzen emotionales Schwitzen mit Vasokonstriktion in der Peripherie und dennoch vermehrter Schweißproduktion)
- Tumorerkrankungen, die mit vermehrter Nachtschweißbildung einhergehen (z. B. Morbus Hodgkin, Non-Hodgkin-Lymphome); *B-Symptomatik (Allgemeinsymptome):* Nachtschweiß, Gewichtsverlust, Fieber
- *Klimakterisches Syndrom:* vermehrte Schweißneigung, meist als intermittierendes Symptom
- Hormonablative Therapie (medikamentös, operativ, radiogen)
- Entzugsbehandlungen (v. a. beim Alkoholentzug → ausgeprägte Hyperhidrosis)
- *Medikamentös:* im Rahmen der Schmerztherapie zentral wirksame Analgetika, Antidepressiva, b-Blocker, Kalziumantagonisten, Cholinergika, Kortikoide, Interferone, Baclofen, Sympathomimetika und Zytostatika

Diagnostik

- Ausführliche Anamnese und klinische Untersuchung (v. a. auf Infektzeichen achten)
- *Laborparameter:* Leukozyten, BSG, Akute-Phase-Proteine, Bakteriologie, evtl. Tumormarker
- Bildgebende Verfahren (Sonographie, Röntgen, CT) entsprechend der möglichen Differenzialdiagnose

Therapie

- *Allgemeinmaßnahmen:* Empfehlung zu intensiven pflegerischen Maßnahmen (häufiges Waschen und Wechseln der Kleidung und der Bettwäsche, Tragen leichter Bekleidung, Verwendung aluminiumchloridhaltiger Desodoranzien)
- Antibiotikagabe, Abszesssanierung, Tumortherapie, Entzugsbehandlung, evtl. hormonelle

Substitutionstherapie (falls die Grunderkrankung dies zulässt)

- *Salbeitee zur inneren und äußeren Anwendung:*
  - wird meist als unangenehm empfunden (bitterer Geschmack)
  - *Alternative:* Salbeikapseln (z. B. Buchol Salbeikapseln, 3-mal 1 Kaps./Tag)
- In der anthroposophisch orientierten Medizin wird WALA Sambukus Komp. (Holunderextrakt) verwendet; *orale Anwendung:* 3-mal 5–10 Globuli D4/Tag, bei nachlassender Schweißsekretion als Erhaltungsdosis 1-mal 5 Globuli/Tag, alternativ hierzu s.c.-Gabe von D6-Amp. (1 ml/Tag); *Erhaltungsdosis:* 1-mal 1 Amp./Woche
- *Bei extremer Hyperhidrosis:* Bornakrin HCL (Sormodren) in 2–3 Einzeldosen (wichtig: langsame Steigerung von maximal 2 mg/Tag)
  - Sormodren ist ein zentral wirksames Anticholinergikum, das in der Parkinson-Therapie bei Rigor- und Tremorsymptomatik verwendet wird
  - *Nebenwirkungen:* Müdigkeit, Schwindel, Benommenheit; Mundtrockenheit und Obstipation
- *Vagantin:*
  - Anticholinergikum, das auch bei Ulcus ventriculi bzw. duodeni verwendet wird
  - *zur Schweißsekretionshemmung nötige Dosis:* 3-mal 100 ml/Tag
  - *Nebenwirkungen:* Mundtrockenheit, Obstipation, Akkommodationsstörungen

Splenomegalie

▶ Kap. 17: »Strahlentherapie«

Stomatitis/Mukositis

Definition und Beschreibung

- Rötung und Entzündung der Mundschleimhaut
- Bildung von Aphthen, Erosionen, Ulzerationen
- Bildung von Belägen

Folgezustände

- Brennen, Schmerzen

- Dysphagie → verminderte Nahrungsaufnahme → Kachexie
- Foetor ex ore → soziale Isolation
- Eventuell Dehydratation
- Immunsuppression → erhöhte Infektanfälligkeit

Ursachen

- Tumoren im HNO-Bereich unter oder nach Radio- und/oder Chemotherapie
- Bakterielle, virale, mykotische Infektionen (z. B. Stomatitis aphthosa, u. a. auch als Herpes-simplex-Virus-Infektion)
- Fieberhafte Allgemeinerkrankungen (Masern, Angina, Sepsis etc.)
- Immunsuppression (z. B. während oder nach Chemotherapie)

Begünstigende Faktoren

- Reduzierter Allgemeinzustand, Kachexie
- Mangelnde Mundhygiene (▶ auch oben: »Mundtrockenheit/Xerostomie«)

Therapie

- *Sorgfältige Mundhygiene:* Mundspülungen mit Salbeitee, Panthenollösung; Lutschen von Panthenol-Tabletten, Lokalanästhetika (z. B. Tepilta-Suspension)
- *Stomatits-Lösung:* Rp. Hydrokortisonazetat 1,00, Propylenglykol 37,30, Pantocain 2,00, Cu-aj-Azulen 25 % wasserlöslich 0,05, Cremophor RH 40 0,40, Pfefferminzöl 0,30, Panthenollösung 5 % 40,00, Aqua dest. 203,95 – 1 EL auf 1 Glas Wasser
- *Pinselungen mit Methylviolett (Methylviolettlösung 0,1 % NRF):* Rp. Methylviolett 0,1, Ethanol 0,864, Natriumhydrogenkarbonat 0,0075, Aqua dest. ad 100
- *Antimykotika:* z. B. Amphomoronallösung bzw. -lutschtabletten, evtl. zusätzlich systemische Antimykotika (z. B. Diflucan)
- *Bei nachgewiesener Superinfektion:* Antibiose nach Keimbestimmung
- Kausale Behandlung evtl. vorhandener ulzerierender Tumoren im HNO-Bereich (Strahlen und/oder Chemotherapie)
- Diätetische Maßnahmen

Tracheostoma und Pflege

Ursachen

- Ein Dauertracheostoma wird nach totaler Laryngektomie und bei Tumoren an Kehlkopf und Trachea bei nicht ausreichender Atemfunktion erforderlich
- *Allgemeine Bemerkungen:*
  - *Die individuellen Gewohnheiten des Patienten berücksichtigen:* viele Patienten haben sich im Verlauf ihrer Erkrankung eine eigene Technik im Umgang mit ihrem Tracheostoma angeeignet, und das Pflegeteam sollte dies unterstützen
  - eine Umstellung in der Versorgung wird nur dann erforderlich, wenn der Patient unzufrieden und/oder unsicher ist oder wenn die Pflege aus hygienischer Sicht so nicht mehr zu vertreten ist

Ziele und Maßnahmen

- Einweisung des Patienten in Tracheostomapflege und Hilfsmitteleinsatz
- Erhaltung der Atemfunktion
- Sekretolytika, Expektoranzien
- Logopädie, Stimmtherapie, Rehabilitationsmaßnahmen
- Vermeidung von Haut- und Schleimhautschäden sowie von Infektionen, regelmäßiges Absaugen und Inhalation zur Befeuchtung der Schleimhäute
- Regelmäßiger Kanülenwechsel, z. B. 1-mal täglich
  - *Kanülen:* Sprechkanüle – Rügheimer-Trachealkanüle
  - *Hinweis zur Strahlentherapie:* Plastikkanüle erforderlich!
- *Kanülenreinigung:*
  - Verwendung von Stomaöl als Gleitmittel beim Kanülenwechsel, evtl. Verwendung »feuchter Nasen«
  - *Achtung:* mögliche Verlegung durch starke Schleimbildung, Blutungsneigung, Borkenbildung bzw. Verlegung der oberen Atemwege durch Tumorwachstum, Exulzeration
- *Reinigung der Wundränder* (z. B. bei Haut- oder Schleimhautdefekten): Tracheostomaschutztücher (bei Hautmazeration: saugfähige Kunststoffplatten, Branolindgaze; bei Superinfektion: Betaisodona- bzw. Fuzidinegaze)
- *Bei Kopf-Hals-Ödem (nach Laryngektomie mit oder ohne Radiatio) manuelle Entstauungstherapie* (anfangs täglich, später 2-mal/Woche):
  - Kopfhochlagerung (evtl. auch nachts)
  - keine hyperämisierenden Maßnahmen (Teilmassagen, Fango)
- *Hilfsmittelgrundausstattung:* Wechselkanülen unterschiedlicher Länge, Kanülenbänder, Metallinekompressen, Tracheostomaschutztücher (für Tag und Nacht), Kanülenreinigungsset (zur Vorbeugung einer Tracheitis sicca), Absauggerät, Inhalationsgerät

Tumorlysesyndrom

Definition, Beschreibung

Rascher, massiver Zelluntergang, der die Ausscheidungskapazität des Organismus überfordert, mit Freisetzung intrazellulärer Mineralien und Anstieg der Konzentrationen von Harnsäure und Laktat

Symptome/Laborparameter

- Hyperurikämie
- Hyperkaliämie
- Hyperphosphatämie
- Hypokalzämie
- LDH-Wert erhöht
- Laktazidose

Ursachen

Chemotherapiesensible Tumoren mit großer Tumorlast (hoch- und niedrigmaligne Non-Hodgkin-Lymphome, lymphoblastische Lymphome, Burkitt-Lymphom, akute Leukämien; auch kindliche Tumoren, z. B. Neuroblastome; solide Tumoren, z. B. kleinzelliges Bronchialkarzinom, Mammakarzinom) setzen < 48 h nach Kombinationschemotherapie Nukleinsäuren aus Tumorzellen frei; es erfolgt deren Abbau zu Harnsäure

Folgezustände

- *Harnsäure:* verminderte Löslichkeit in distalen Nierentubuli, Ablagerung von Harnsäurekristallen, akutes Nierenversagen → evtl. Hämodialyse
- Kardiale Arrhythmien

Risikofaktoren

- Vorbestehende Hyperurikämie
- Hohe Tumorlast
- Rasches Ansprechen auf Therapie
- Volumendefizit
- Niereninsuffizienz
- Hohe Leukozytenzahl.

Therapie/Prophylaxe

- Hydrierung, forcierte Diurese vor Beginn der Chemotherapie (**Cave:** Herzinsuffizienz!)
- Ausgleich von Elektrolytverschiebungen und metabolischen Entgleisungen
- (Prophylaktische) Gabe von Allopurinol (Xanthinoxidasehemmer), 300 mg/Tag (jedoch unter Umständen Anstieg von Xanthin- und Hypoxanthinkonzentration, da diese weniger wasserlöslich sind als Harnsäure)
- *Alkalisierung des Urins:*
  - Uralyt-U, 3-mal 2,5 mg/Tag (**Cave:** Ablagerung von Kalziumphosphat in den Nieren)
  - Bicarbonat, Dosierung nach Urin-pH-Wert (optimal: 6,2–6-8)
  - *alternativ Uratoxidase Rasburicase (Fasturtec):* 0,2 mg/kgKG/Tag über 30 min i.v. für 5–7 Tage → rascherer Abfall der Harnsäurewerte (90 % in < 4 h), Harnsäure wird abgebaut zu Allantoin (5- bis 10fach löslicher als Harnsäure)

Übelkeit und Erbrechen

Definition

- Übelkeit reicht vom einfachen Unwohlsein über Würgereiz bis hin zum Gefühl, im nächsten Augenblick schwallartig erbrechen zu müssen
- Etwa 20 % der Patienten mit regelmäßiger Opioideinnahme klagen zumindest anfänglich über Übelkeit, nahezu die Hälfte aller Krebspatienten schildern die gleichen Symptome

Ursachen

- Übelkeit und Erbrechen werden vom sog. Brechzentrum ausgelöst, das afferente Impulse aus dem Magen-Darm-Trakt, dem Vestibularapparat, der Hirnrinde sowie der sog. Chemorezeptortriggerzone erhält; diese reagiert auf bestimmte chemische Noxen, wie Opioide oder Zystostatika
- Über Afferenzen der Hirnrinde können organische Veränderungen, wie Hirnmetastasen oder eine Meningeosis carcinomatosa, aber auch psychische Faktoren, wie Angst oder Erwartungshaltungen (*antizipatorisches Erbrechen*) zu einer Erregung des Brechzentrums führen
- Durch Anspannung der abdominellen Wandmuskulatur und durch Kontraktion des Zwerchfells steigt der intraabdominelle Druck stark an, dass sich Mageninhalt retrograd entleeren kann
- *Weitere Ursachen/Auslöser:* Strahlentherapie, Medikamente (insbesondere zentral wirkende Analgetika und Zytostatika), Urämie, Hyperkalzämie, gastrointestinale Obstruktion, Obstipation, erhöhter intrakranieller Druck, vestibuläre Störungen, pharyngeale Reizung (z. B. Schleimpfropf, Husten), psychische Symptome (z. B. Angst)

Diagnostik

- Laboruntersuchungen (Elektrolyte, Harnstoff, evtl. Digitalisspiegel)
- Neurologischer Status (Hirnnervenuntersuchung, Hirndruckzeichen, Spiegelung des Augenhintergrundes)
- Untersuchung von Abdomen und Rektum
- Medikamentenanamnese (auslösende Pharmaka?)

Therapie

- Vor bestimmten, Übelkeit auslösenden Untersuchungen (Magenspiegelung) oder zu Beginn der Einnahme von zentral wirkenden Analgetika empfiehlt sich, insbesondere bei prädisponierten Patienten, eine prophylaktische Behandlung gegen Übelkeit (mit Metoclopramid, Kortikosteroiden, 5 HT_3-Rezeptor-Antagonisten und/oder Haloperidol
- Die prophylaktische antiemetische Therapie bei Opioidtherapie kann üblicherweise nach 7–14 Tagen ausschleichend abgesetzt werden
- Zur antiemetischen Therapie bei Gabe von Zytostatika ► Kap. 8: »Internistisch-onkologische Tumorschmerztherapie«

- *Weitere Medikamente gegen Übelkeit und Erbrechen:*
  - Dimenhydrinat (Vomex), 3-mal 50–150 mg/Tag; insbesondere bei vestibulären Ursachen
  - Triflupromacin (Psyquil), ca. 3-mal 10 mg/Tag; insbesondere bei zentralem Erbrechen (**Cave:** extrapyramidale Störungen, Sedierung)
  - Domperidon (Motilium), 3-mal 10 mg/Tag
  - Cannabinoide
- An den externen Ursachen für Übelkeit und Erbrechen (z. B. Kompression des Magens, bedingt durch Metastasenleber, Pankreaskarzinom oder Lymphknotenpakete) kann häufig wenig verbessert werden

Verwirrtheit

Definition
Zusammenfassender Begriff für:
- Desorientiertheit
- psychomotorische Unruhe
- ängstliche Affekthaltung

Symptome
- Unruhe
- Bewusstseinstrübung
- Aggressivität
- Logorrhö
- Konfabulationen

Diagnostik
- Neuropsychiatrische Exploration
- Gefäßuntersuchungen (z. B. Dopplersonographie)
- EEG, evtl. CT, MRT
- *Laboruntersuchungen:* insbesondere harnpflichtige Substanzen, Leberwerte, evtl. Tumormarker

Ursachen
- Degenerative Prozesse: z. B. Morbus Alzheimer, M. Parkinson
- Entzündliche Prozesse: z. B. Encephalomyelitis disseminata, HIV-Infektion
- Vaskuläre Prozesse: Hirnblutung, Hirninfarkt
- Metabolisch-toxische Prozesse: z. B. Urämie, Hepatopathie, Korsakov-Syndrom

- *Tumoröse Prozesse:* Hirntumoren, Hirnmetastasen, paraneoplastisches Syndrom, Hypoxie, Hyperkapnie, Hypoglykämie, Hyperkalzämie
- *Medikamentös bedingt:* z. B. durch Psychopharmaka, Opioide, Steroide; nach einer Narkose
- *Psychologisch bedingt:* z. B. bei Schock, Traumafixierung, Kontrollverlust
- *Prädisponierende Bedingungen:* fortgeschrittenes Alter, veränderte Umgebung, ungewohnte Umwelteinflüsse

Therapie
- Behandlung metabolischer Störungen
- Medikamente überprüfen, ggf. Wechsel
- Kausale Therapieverfahren (z. B. antiödematöse Therapie mit Dexamethason bei intrazerebraler Metastasierung, evtl. Strahlentherapie)
- *Allgemeinmaßnahmen:*
  - Hilfestellung in der Umgebung des Patienten (z. B. gut lesbare Uhren und Kalender, aufmerksames Personal, Nachtbeleuchtung, Fensterblick sowie Kontakt mit vertrauten Objekten, Personen und Stimmen)
  - Behandlung wie bei einem normal orientierten Patienten, ausführliche Erklärung von Ereignissen und erforderlichen Handlungen
- *Symptomatische medikamentöse Therapie:*
  - Thioridazin (Melleril), 2-mal 25–50 mg/Tag
  - Perazin (Taxilan), 3-mal 25–50 mg/Tag
  - Haloperidol (Haldol), 2–3 mal 0,5–1 mg/Tag
  - Promethazin (Atosil), 1–3 mal 20 mg/Tag
  - Diazepam (Valium), 5–10 mg/Tag

Literatur

Aulbert E (1993) Bewältigungshilfen für den Krebskranken. Thieme, Stuttgart

Aulbert E, Niederle N (Hrsg) (1990). Die Lebensqualität des chronisch Krebskranken. Thieme, Stuttgart

Aulbert E, Zech D (Hrsg) (1997) Lehrbuch der Palliativmedizin. Schattauer, Stuttgart

AWMF online (1999) Dekubitus – Therapie und Prophylaxe. Leitlinien der Deutschen Gesellschaft für Physikalische Medizin und Rehabilitation

Basler HD, Franz C, Kröner-Herwig B, Rehfisch HP, Seemann H (Hrsg) (1999) Psychologische Schmerztherapie, 4. Aufl. Springer, Berlin Heidelberg New York Tokio

Berg PA (Hrsg) (2000) Chronisches Müdigkeits- und Fibromyalgiesyndrom. Springer, Berlin Heidelberg New York Tokio

Biedler A, Wilhelm W (1998) Postoperative Übelkeit und Erbrechen. Anästhesist 47:145 f.

Bienstein C, Schröder G, Braun M, Neander KD (1997) Dekubitus. Thieme, Stuttgart

Bruera E (1991) The Edmonton Symptom Assessment System (ESAS): A simple method for the assessment of palliative care patients. J Palliat Care 7: 6–9

Bünte H, (Hrsg) (1996) Chirurgie. Urban & Schwarzenberg

Cousins MJ, Bridenbaugh PO (eds) (1988) Neural Blockade clinical anaesthesia and management of pain. 2nd edn. Lippincott, Philadelphia

De Vita jr, Hellman S, Rosenberg SA (ed) (1993) Cancer-principles and practice of oncology, 4th edn. Lippincott, Philiadelphia

Dimeo F, Thiel E, Böning D (1999) Körperliche Aktivität in der Rehabilitation von onkologischen Patienten. Dtsch Ärztebl 96: 1340–1344

Dold U, Hermanek P, Höffken K, Sack H (1993) Praktische Tumortherapie. Die Behandlung maligner Organtumoren und Systemerkrankungen, 4. Aufl. Thieme, Stuttgart

Doyle D, Hanks G, Mac Donald N (eds) (1993) Oxford textbook of palliative medicine. Oxford Univ Press, Oxford

Freye E (1999) Opioide in der Medizin. Springer, Berlin Heidelberg New York Tokio

Glaus A (1998) Fatigue in Patients with cancer – Analysis and assessment. In: Recent Cancer Research, vol 145. Springer, Berlin Heidelberg New York Tokio

Günther RW, Thelen M, (Hrsg) (1988) Interventionelle Radiologie. Thieme, Stuttgart

Hankemeier U, Hildebrandt J (Hrsg) (1998) Neurodestruktive Verfahren in der Schmerztherapie. Springer, Berlin Heidelberg New York Tokio

Hollender LF, Peiper HJ (Hrsg) (1988) Pankreaschirurgie. Springer, Berlin Heidelberg New York Tokio

Huhn D, Herrmann R (1995) Medikamentöse Therapie maligner Erkrankungen. G. Fischer, Stuttgart

Husebø S, Klaschik E (1998) Palliativmedizin. Praktische Einführung in Schmerztherapie, Ethik und Kommunikation. Springer, Berlin Heidelberg New York Tokio

Initiative Chronische Wunden (Hrsg) (2001) Leitlinie Dekubitus, 4. Aufl. Uslar, Solingen

Kröner-Herwig B, Franz C, Geissner E (Hrsg) (1999) Praxisfeld Schmerztherapie. Psychologische Behandlung chronischer Schmerzsyndrome. Thieme, Stuttgart

Larsen R (1999) Anästhesie, 6. Aufl. Urban & Schwarzenberg, München

Oudkerk M, Heystraten FMJ, Sloter G (1993) Stenting in malignant vena caval obstruction. Cancer 71/1: 142–46

Patt RB (1993) Cancer pain. Lippincott, Philadelphia

Perez CA, Brady LW (eds) (1998) Principles and practice of radiation oncology. 3rd edn. Lippincott-Raven, Philiadelphia

Pichlmaier H (Hrsg) (1991) Palliative Krebstherapie. Springer, Berlin Heidelberg New York Tokio

Portenoy RK, Itri LM (1999) Cancer-related fatigue: Guidelines for evaluation and management. Oncologist 4: 1–10

Richardson A (1998) Measuring fatigue in patients with cancer. Support Care Cancer 6: 94–100

Robert-Koch-Institut (Hrsg) (2002) GBE des Bundes, Heft 12: Dekubitus. Robert-Koch-Institut, Berlin

Scherer E, Sack H (Hsrg) (1996) Strahlentherapie. Radiologische Onkologie, 4. Aufl. Springer, Berlin Heidelberg New York Tokio

Schild H (Hrsg) (1994) Angiographie – angiographische Interventionen. Thieme, Stuttgart

Senn HJ, Drings P, Claus A, Jung WF, Sauer R, Schlag P (1992) Checkliste Onkologie, 3. Aufl. Thieme, Stuttgart

Schmoll HJ, Höffken K, Possinger K (Hrsg) (1999) Kompendium Internistische Onkologie, 3. Aufl. Springer, Berlin Heidelberg New York Tokio

Smets EMA, Garsen B, Bonke B, de Haes JCJM (1995) The Multidimensional Fatigue Inventory (MFI). Psychometric qualities of an instrument to assess fatigue. J Psychosom Res 39: 315–325

TIM – Thiemes Innere Medizin (1999). Thieme, Stuttgart

Visser MR, Smets EM (1998) Fatigue, depression and quality of life in cancer patients: How are they related? Support Care Cancer 6: 101–108

Weber M, Bachmann A, Grill H, Jage J (2002) Topische Anwendung von Morphin auf schmerzhaften Hautläsionen. Z Palliativmed 3: 9–12

Weihrauch TR, Preiß J (1998) Erbrechen. In: Wolff HP, Weihrauch TR (Hrsg) Internistische Therapie 98/99, 12. Aufl. Urban & Schwarzenberg, München, S 15 f.

Weis J, Bartsch HH (Hrsg) (2000) Fatigue bei Tumorpatienten – Tumortherapie und Rehabilitation. Karger, Basel Freiburg (Freiburger Beiträge)

Willmanns W, Huhn D, Wilms K (1994) Internistische Onkologie. Thieme, Stuttgart

Zech D, Schug SA, Grond S (1992) Therapie Kompendium Tumorschmerz und Symptomkontrolle, 2. Aufl. Perimed, Nürnberg

Zenz M, Jurna J (Hrsg) (1993) Lehrbuch der Schmerztherapie. Wissenschaftliche Verlagsgesellschaft, Stuttgart

Erfahrungen aus Sicht Betroffener

F. Krizanits (unter Mitarbeit von D.W. und M.A.)

Die Art, wie wir wahrnehmen, bestimmt unsere Wirklichkeit. Es geht nicht darum, was jemand sagt, sondern darum, was der andere aufnimmt. Jeder schafft sich über seine persönlichen Wahrnehmungen seine eigene Welt. Die Wirklichkeit besteht zu einem großen Teil aus individueller Haltung und Perspektive. Spezielle Berufe prägen auch die Wahrnehmung. Ärzte haben ihre »déformation professionelle«, genauso wie andere Berufsgruppen auch. Im Umgang mit Patienten, die ihre eigene, »unprofessionelle« und durch multifaktorielle Ursachen (Sozialisation, familiärer Hintergrund, kulturelles Umfeld, Bildungsgrad, um nur einige zu nennen) geprägte Wahrnehmung ihrer Situation haben, wird dies häufig zu einem Problem. Die Erwartungshaltung an und die Definition von Hilfe und Heilung können zwischen diesen beiden Polen völlig unterschiedlich sein.

> Es ist allerdings wenig sinnvoll, herausfinden zu wollen, wessen Wirklichkeit realitätsgerechter ist. Im Sinne ganzheitlicher Therapie und Heilung kommt es darauf an zu akzeptieren, dass es unterschiedliche Wirklichkeiten gibt, und zu verstehen, welche Wahrnehmung der Patient hat. Denn diese wiederum wirkt sich direkt auf die Einstellung zur Therapie, die Gefühlslage und das Verhalten aus.

Während der Vorbereitung zur 3. Auflage dieses Buches wurde ich mit einer Situation konfrontiert, die das theoretische Wissen, das in diesem Buch vermittelt werden soll, in ungeahnter Weise zur Realität werden ließ: Mein 14-jähriger Sohn erkrankte an einem Hirntumor. Auch wenn ich als Arztkollege in anderer, bevorzugter Weise in die Belange der Therapie meines Kindes einbezogen wurde, erlebte ich doch die Konfrontation mit dem, was Erkrankte und Angehörige erfahren und erleiden, und erfuhr die Hilflosigkeit, die ein Patient nach der Diagnose »Krebs« bezüglich seiner Erkrankung und der notwendigen Therapie fühlt.

Die folgenden Fallbeispiele sollen zeigen, wie die unterschiedlichen Wahrnehmungen der Situation zu Schwierigkeiten für beide Seiten führen können.

Fallbeispiele

Fallbeispiel 1

Wenige Tage vor Weihnachten wurde unsere Familie mit der Diagnose »Medulloblastom« konfrontiert. Nach der ersten Operation kam mein Sohn zu einem 15-jährigen Jungen, Manuel, ins Zimmer, der am Vortag operiert worden war. Manuel hatte etwa vor einem halben Jahr über Rückenschmerzen geklagt, die zunächst mit Krankengymnastik, Analgetika und Beruhigung therapiert worden waren, alles unter dem Motto »Na ja, Jungen in der Pubertät haben halt Probleme, und der Rücken ist eine klassische Somatisierungsregion.« Trotz persistierender und zunehmender Symptomatik wurde die Diagnostik erst intensiviert, als Lähmungen eintraten. Im MRT wurde die Diagnose »Wirbelsäulentumor im Bereich des lumbosakralen Übergangs« gestellt und der Jugendliche zur sofortigen Operation in die Neurochirurgie eingewiesen – eine Woche vor Weihnachten.

Zu dem Zeitpunkt, als ich Manuel und seine Eltern kennen lernte, war er bereits operiert. Es war klar, dass der Tumor nicht radikal entfernt werden konnte; es bestand eine Harn- und Stuhlinkontinenz. Beide Eltern waren noch von der präklinischen Diagnose, die Ihnen mitgeteilt worden war, völlig entsetzt und gelähmt und wurden nun von den Schmerzen und der Angst ihres Kindes sowie seiner Regression durch die Inkontinenz und ihren eigenen Ängsten emotional überschwemmt.

In dieser Phase hatte der Junge, gemäß dem modernen Stand der perioperativen Analgesie, eine PCA-Pumpe (PCA: »patient-controlled analgesia«, patientenkontrollierte Analgesie) erhalten. Die Familie war in die technische Handhabung der Pumpe eingewiesen worden, aber trotzdem weinte der Junge vor Schmerzen, und bei allen Versuchen, ihn zu mobilisieren, verkrampfte er sich aus Angst vor Schmerzen und war nicht aus dem Bett zu bekommen.

Als ich diese Situation wahrnahm, fragte ich, warum er denn nicht die Pumpe einsetze. Als Erklärung kam sofort die Antwort »Das ist doch Morphium, das ist schädlich, ich will nicht süchtig werden.« Die Eltern zeigten, dass sie die gleiche Einstellung hatten und damit die Ablehnung des durch die Situation verunsicherten Kindes, das mehr als altersadäquat Orientierung bei seinen Eltern suchte, noch verstärkten. Die Ablehnung der PCA-Pumpe und das Erleiden von Schmerzen können in dieser Situation zum Teil auch als Versuch, die verlorene Kontrolle (Inkontinenz) wiederzugewinnen, gedeutet werden.

In einem langen Gespräch über die Wirkweise – nicht die Funktion – der Pumpe, die aktuellen Vorteile für die Mobilisierung und damit das Wiedergewinnen von Autonomie sowie die langfristigen Vorteile in der Schmerzprävention konnte ich den Jungen überzeugen, sich adäquate Analgesie abzurufen. Dabei war mir der Status des »Leidensgenossen« am Bett meines Sohnes sicherlich hilfreich, weil er mir absolute Glaubwürdigkeit verlieh – ich befand mich auf derselben Kommunikationsebene. Innerhalb kurzer Zeit sah Manuel, welchen Vorteil die abgerufenen Schmerzmittel hatten und bediente sich der Pumpe.

Zwei Tage später kam dann eine junge Assistenzärztin der Anästhesieabteilung, um nach dem Verlauf der PCA zu fragen. Sie kam mit einem Fragebogen, den sie mit Manuel durchging. Dabei setzte sie sich nach kurzer, nicht unfreundlicher, aber unverbindlicher Vorstellung und Aufklärung über den Zweck ihres Besuchs vom Patienten abgewandt an einen Tisch und fragte halb über die Schulter die Items des Bogens ab. Der Ton in der Stimme vermittelte die Lästigkeit, die dieser Besuch für sie mit sich brachte, und es kamen weder Erläuterungen zu den zum Teil

schlecht formulierten und auch unverständlichen Fragen noch wurden Antworten hinterfragt. Damit wurde zwar die Funktionsweise der PCA abgefragt, aber weder das »Warum« einer Fehlfunktion noch das »Nein« für das Fehlfunktionieren wurden hinterfragt. Die emotionale Kälte des Vorgangs, die Distanziertheit vom Patienten bei gleichzeitiger Fixierung auf die Prozedur und das Abspulen von Routine hinterließen, nachdem die Ärztin gegangen war, betroffene Stille und Kälte.

Obwohl in der Klinik, in der Manuel behandelt wurde, eine kinderonkologische Abteilung mit psychosozialem Dienst beheimatet ist und obwohl die Kinderonkologie schon konsiliarisch tätig wurde (mit der Option, nach Abschluss der operativen Behandlung die Therapie weiterzuführen), kam kein Psychologe oder Psychoonkologe der Klinik, um in dieser Phase der Erkrankung dem Patienten oder den Eltern beizustehen.

Als 10 Tage später in der Kinderonkologie die Zuständigen darauf angesprochen wurden, ob nicht eine Hilfe für den Patienten und seine Geschwister, die ja auch mit der neuen Situation der Krebserkrankung konfrontiert waren, oder für die Eltern erfolgen könnte, lautete die Antwort: »Das ist doch nicht nötig, dramatisieren Sie nicht, das normalisiert sich wieder.« Außer einer kurzen Vorstellung und 2 bis 3 morgendlichen »Hallo« durch die Tür dauerte es noch 14 Tage, bis ein erstes Gespräch zwischen dem Psychologen der Klinik und Manuel erfolgte. Die Art der Intervention zeigte die Routiniertheit des Vorgehens, vermittelte aber auch deutlich, dass es um Routine ging und nicht um das betroffene Individuum. Das was Psychoonkologie zu leisten vermag, wurde hier durch die Art der Intervention primär verhindert.

In der Zeit zwischen Heiligabend und Anfang Januar durfte Manuel nach Hause. Für diese Zeit wurde die Analgesie auf eine orale Therapie mit Tramadol retard umgestellt. Anfang Januar trafen wir uns wieder, als mein Sohn und er gleichzeitig – und weil sie sich kannten – zur Chemotherapie in der Onkologie aufgenommen wurden. Von da an waren die beiden für die nächste Zeit während der stationären Phasen der Therapie oft gemeinsam untergebracht. Schon bald zeigte sich, dass die Analgesie mit Tramadol nicht ausreichte, und die Medikation wurde noch während der ersten Chemotherapiephase auf retardiertes Morphin umgestellt.

Gleichzeitig wurde während dieses Aufenthalts das gesamte Staging abgeschlossen. Es wurden Tumormetastasen gefunden und ein Therapieplan erstellt. Manuel litt vom Beginn der Chemotherapie an ausgeprägt unter Übelkeit, Appetitlosigkeit und Erbrechen. Er nahm rapide ab. Zeitgleich wurde den Eltern in »aller Offenheit« die Aussichtslosigkeit der Situation dargestellt, wurden ständig neue Untersuchungen und Interventionen anberaumt sowie schmerzhafte Eingriffe – wie Venenpunktionen, Portimplantation und Spinalpunktion – durchgeführt. Die Frage nach Emla-Pflaster, um den vielgeplagten Kindern Schmerzen zu ersparen, wurde mit einem »Die sollen sich nicht so anstellen« oder »Das tut doch nicht weh« beantwortet. Wie sich später herausstellte, lag die Verweigerung primär an organisatorischen Problemen – zeitliche Planung und Personalkapazitäten.

Niemand hielt es jedoch für nötig, sich nach dem Befinden der Eltern zu erkundigen, Hilfe gegen Ängste anzubieten sowie bei der Planung der Therapie Rücksicht auf persönliche oder z. B. berufliche Konflikte der Eltern zu nehmen, die in ihrer Fürsorge natürlich ihr Kind bei all den notwendigen Schritten der Behandlung unterstützen und ihm zur Seite stehen wollten. Termine wurden willkürlich verschoben, Untersuchungsbefunde, z. B. von CT oder MRT, erst 4 oder 5 Tage nach der Untersuchung mitgeteilt und die Eltern in banger Hoffnung allein gelassen.

Die Nebenwirkungen der Chemo- und Analgetikatherapie wurden nach Lehrbuch mit Ondansetron und Kortikoiden behandelt, aber die supportiven Möglichkeiten einer psychischen Entlastung blieben unberücksichtigt. Das Essen, das die Kinder im Krankenhaus vorgesetzt bekamen, war selbst für Nichtkranke kaum genießbar, geschweige denn für die durch die Auswirkung der Chemotherapie belasteten Kindern (Schleimhautdefekte, Geschmacksverlust). Es gab matschig gekochtes, nicht gesalzenes Gemüse, hartes, krustiges Brot oder Brötchen, Apfelsinen zum Nachtisch etc. In dieser Phase riet ich Manuels Mutter, da er fast nichts mehr zu sich nehmen konnte, die Ärzte auf die Möglichkeit der Umstellung der Analgetikatherapie auf ein anderes Opioid als Morphin anzusprechen. Dies wurde von den Onkologen mit der Begründung abgelehnt, die Probleme kämen nicht vom Morphin und wenn, dann würde sich Manuel schon daran gewöhnen.

Wie Unrecht sie damit hatten, zeigte sich, als Manuel nach dem 3. Chemotherapiezyklus zur Intensivtherapie in eine neurologische Rehabilitationsklinik verlegt wurde. Dort gab es beste krankengymnastische Behandlung, Schulunterricht und passables Essen, nur eben keine Analgetika. Und so wurde bei dem Jungen, der zu diesem Zeitpunkt 2-mal 60 mg retardiertes Morphin erhielt, das Medikament kalt abgesetzt. Die auftretenden Entzugserscheinungen (Tachykardie, Schwitzen, Unruhe) wurden als bedrohliche Verschlechterung des Allgemeinzustands gewertet und das Kind zurück in die Onkologie verlegt, bedingt durch ein Wochenende 6 Tage nach Beginn des Entzugs. Von nun an hatte Manuel zwar Schmerzen, aber deutlich weniger Probleme mit Übelkeit und Erbrechen. Unter erneuter Analgesie mit Tramadol war der Junge dann wieder zu motivieren, etwas zu sich zu nehmen; eine frühzeitige Umstellung des medikamentösen Konzepts hätte ihm aber sicher vieles erspart.

Jeder von den betreuenden Ärzten und vom sehr aufmerksamen und engagierten Pflegepersonal sprach Manuel immer wieder an: »Du musst essen.« Aber erst eine Intervention meiner Frau – durch die viele gemeinsam verbrachte Zeit hatte sich ein Vertrauensverhältnis entwickelt – änderte die Situation. Sie erklärte ihm, er müsse nicht essen, um satt zu werden oder weil er Appetit habe, sondern das Essen sei wie eine Medizin und wichtiger Bestandteil des Gesundwerdens. Von da an bemühte sich der Junge zumindest, regelmäßig soviel wie möglich zu essen. Auch hier zeigt sich, wie wichtig es ist, mit Empathie und Verständnis auf der Ebene der Patienten zu kommunizieren: statt eines »Du musst«, was die Hilflosigkeit und das Ausgeliefertsein unterstreichen, ein »Du kannst essen, um aktiv etwas für dein Gesundwerden zu tun.«

Es ließen sich noch viele solcher Episoden und Ereignisse berichten. Das Vorgetragene soll nicht als Schimpferei oder Nörgelei verstanden werden, aber es soll wachrütteln und das Bemühen um Änderung verstärken.

Fallbeispiel 2

Herr D.W. erwachte mit Schmerzen. Was waren das für Geräusche? Wieso konnte er nicht selbst atmen? Wo war er? Was war passiert? Wieso konnte er nicht sprechen?

26

Verschiedene Menschen kamen an sein Bett und machten irgendwelche seltsamen Dinge an ihm und mit ihm. Irgendwer sagte so nebenbei »Da haben Sie aber Glück gehabt.« Was wirklich geschehen war und welche Konsequenzen das hatte bzw. was jetzt passieren und wie es weitergehen würde, blieb seiner Phantasie überlassen.

Herr W. war in einem Hotelzimmer bewusstlos aufgefunden worden. Andere Bewohner hatten durch die verschlossene Tür ein Röcheln gehört und Hilfe geholt. Per Hubschrauber wurde er in eine Spezialklinik geflogen und notfallmäßig operiert. Die Diagnose lautete »Stimmbandkarzinom mit Einblutungen«. Es erfolgte eine sofortige Laryngektomie mit »neck dissection«.

Die Situation vor der Operation beschreibt der Patient später: »Ich war ein halbes Jahr heiser. Keiner hat mir gesagt, wie gefährlich Heiserkeit werden kann. Keiner hat mir auch die Dringlichkeit von irgendwelchen Maßnahmen nähergebracht oder mich gewarnt.«

Aus Behandlersicht verlief postoperativ alles komplikationslos und erfolgreich; 17 Jahre nach der Notoperation lebt der Patient und ist rezidiv- und metastasenfrei. Er gilt als geheilt.

Was in dieser Aussage nicht erfasst wird ist, dass der Patient seit seiner Operation und im Verlauf der Nachbehandlung unter zunehmenden, therapieresistenten Schmerzen im Bereich des Hinterkopfs und der Schulter-Nacken-Region beidseits leidet. Er ist seit seinem 42. Lebensjahr arbeitsunfähig und bekommt nur eine minimale Rente. Seine sozialen Bindungen und Kontakte sind durch die Operationsfolgen (z. B. kosmetische Beeinträchtigungen, Sprechschwierigkeiten) stark eingeschränkt. Er lebt finanziell am Existenzminimum und gilt aufgrund der als Operationsfolge zurückgebliebenen Defekte auf dem Arbeitsmarkt als nicht vermittelbar. Die finanzielle Situation, der Verlust der Rolle als Ernährer einer Familie und die Unfähigkeit, berufliche Tätigkeiten auszuüben, haben sein Selbstwertgefühl zerstört.

Nach der Operation waren zahlreiche Krankenhausaufenthalte in unterschiedlichen Einrichtungen erforderlich. Herr W. berichtet: »Ich durchlief alle Stationen: Chirurgie, Neurologie, Orthopädie. In der Chirurgie versuchte man es mit Spritzen, Massagen und Medikamenten, in der Orthopädie mit Fangopackungen, wodurch es noch schlimmer wurde. Auch da

hatte man keinen Rat. In der Neurologie konnte man mit meinen Schmerzen nichts anfangen. Man befragte mich über Krankheiten meiner Großeltern!! Keiner konnte mir helfen und auch nicht meiner Frau, die ja ebenfalls sehr unter der Situation litt. Man verschrieb mir Medikamente, um mich ruhig zu stellen.«

Äußerungen wie »Keiner konnte mir und meiner Frau helfen« zeigen deutlich, dass Schmerzpatienten mit lebensbegrenzenden und körperlich einschränkenden Erkrankungen mehr benötigen als nur die Behandlung körperlicher Symptome. Der Patient war 17 Jahre lang mit den Folgen seiner Tumorerkrankung in Behandlung, ohne dass jemals das traumatische Ereignis der akuten Lebensbedrohung und die Tatsache, zwar überlebt zu haben, aber völlig unerwartet mit einer »Verstümmelung« konfrontiert worden zu sein, aufgearbeitet wurden; 17 Jahre lang war dem Patienten seitens der Ärzte erklärt worden, was er für ein Glück gehabt habe, zu überleben und geheilt zu sein.

Das persönliche Erleben des Patienten während dieser Jahre war anders: »Das Glück hat mich verlassen, kein Tag ohne Schmerzen, berufsunfähig, arbeitslos, ohne sinnvolle Aufgaben, ohne Perspektiven, mein Leben und das meiner Familie zu finanzieren.«

Durch seine körperliche Behinderung und die gleichzeitige soziale Entwurzelung wurde sein Selbstwertgefühl zerstört, und er schwankte zwischen der Freude, dem Tod entronnen zu sein, und dem Wunsch, in der entscheidenden Nacht lieber nicht mehr wach geworden zu sein. Die Ehe wurde einer extremen Prüfung unterzogen, da es aufgrund der Operation zu einem Rollentausch vom Versorger zum Versorgten gekommen war. Zusätzlich wurde die Situation noch durch seine Impotenz belastet (u. a. durch mangelndes Selbstwertgefühl, Therapiefolgen und körperliche Behinderung).

Der Patient fühlte sich in keinem seiner Probleme von seinen Behandlern ernst genommen und unterstützt.

Das ihn stark belastende Thema »Sexualität« wurde von Herrn W. nach etwa 10 Jahren erstmalig angesprochen. Bis dahin hatten sich Fragen der Behandler an ihn und seine Fragen an die Behandler ausschließlich um die physischen Aspekte der Tumorerkrankung gedreht.

Die medizinische Sicht und die Rückmeldung des »Glücks, überlebt zu haben«, sowie das ständige persönliche Erleben von Unglück standen in einem krassen Gegensatz.

Erwartungen der Patienten

Die beiden dargestellten Fallbeispiele zeigen die Probleme, mit denen sich Schmerzpatienten häufig konfrontiert sehen: nicht ernst genommen werden, als Simulant oder Verrückter abgestempelt werden, um die Zukunft bangen müssen, Existenzängste auf physischer, psychischer, sozialer und materieller Ebene.

Die Patienten, die sich an einen Arzt wenden, erwarten Empathie, Aufklärung über ihre Erkrankung, Perspektiven für das zukünftige Leben und konkrete Lösungsvorschläge für das Problem »Schmerz«. Die Ärzte sind meist auf ihre Spezialisierung sowie ihre Fachrichtung und entsprechende Symptome fixiert. Ihre therapeutischen Bemühungen sind oft medizinisch-fachgebietsspezifisch orientiert. Die *Konfrontation mit dem Patientenschicksal* (Tumorpatient!) macht dem Arzt unterbewusst Angst, was zu Distanzierung und mangelndem Verständnis für das Anliegen der Patienten führt.

Die *Perspektiven*, die Ärzte den Patienten für den Behandlungsverlauf und den Fortgang des Lebens offerieren, sind in der Regel an statistischen Überlebensraten orientiert und beschäftigen sich wenig mit den pragmatischen Fragen der Patienten. Diese unterschiedlichen Zielvorstellungen für den Behandlungsauftrag führen dazu, dass sich sowohl Patient als auch Arzt in ihrer Situation missverstanden fühlen. Patienten fühlen sich nicht ernst genommen, Ärzte in ihrer Autorität infrage gestellt.

Die schweren, anhaltenden, kaum therapierbaren Beschwerden der Patienten führen bei einer solchen Konstellation immer wieder zu neuen Arztbesuchen. Die behandelnden Ärzte, die von ihrem Standpunkt aus den Patienten als geheilt ansehen und als zufriedenstellend behandelt einschätzen, empfinden die wiederkehrenden Besuche der Patienten schnell als Belästigung, weitergehende Wünsche als Undankbarkeit und die Bitte nach Schmerzlinderung nicht selten mit dem Blick auf die psychische Destabilisierung der Patienten als Aggravation.

Patientenfragen

Das wichtigste Anliegen der meisten Patienten ist es – neben der Schmerzlinderung –, ernst genommen zu werden. Der Arzt, der die Behandlung eines Tumorpatienten übernimmt, muss neben Kenntnis der kausaltherapeutischen Konzepte der Behandlung versuchen, die »*versteckten Botschaften*« in der Kommunikation mit dem Patienten und auch mit seinen Angehörigen aufzunehmen und sich auf einer dem Patienten entsprechenden Ebene mit Fragen beschäftigen, wie z. B.:

- Welchen Sinn hat mein Leben (jetzt noch)?
- Wie weit kann ich ein Leben führen, das dem vor meiner Erkrankung/Diagnose entspricht?
- Falle ich meiner Umwelt zur Last?
- Falle ich Ärzten mit meinen »dummen« Fragen zur Last?
- Wird mir etwas noch Schlimmeres verschwiegen?
- Wie ehrlich ist mein Umfeld zu mir?
- Wird wirklich alles getan, um mir zu helfen?
- Was wird aus meiner Partnerschaft, meinen Eltern meinen Geschwistern – lieben sie mich noch?
- Wie weit ist Körperlichkeit/Sexualität möglich?
- Wie viel Ekel löse ich aus mit meinem Körper/meinem Aussehen?
- Welche Hilfsangebote und unterstützenden Möglichkeiten gibt es finanziell und sozial?

Schlussbemerkungen

Je eingreifender eine Tumorerkrankung bezüglich körperlicher Funktion und kosmetischer Aspekte ist, desto mehr wird ein Patient mit den vorgenannten Problemen konfrontiert. Der Arzt ist oft mit der Kombination aus medizinischen, psychischen und sozialen Fragen und deren Lösungen überfordert. Das, was der Patient von seinem Behandler erwartet, ist aber nicht Allwissenheit und die Lösung aller Probleme, sondern er möchte als Mensch angenommen und ernst genommen werden. Er möchte, dass seine Probleme erkannt und verbalisiert werden, er benötigt Hilfe zur Selbsthilfe. Er möchte nicht zu einem Fall oder einer statistischen Nummer degradiert werden.

Literatur

Berkel K (1990) Konflikttraining, Arbeitshefte Führungspsychologie. Sauer, Heidelberg

Hoffmann S (1996) Handlungsstrategien im Umgang mit Gruppenkonflikten. In: Kämpf R (Hrsg) Führungshandbuch Gruppenarbeit im Fertigungsbetrieb. Kognos, Stadtbergen

Watzlawick P (2002) Anleitung zum Unglücklichsein. Piper, München

Fallbeispiele

U. Hankemeier, F. Krizanits, K. Schüle-Hein,
unter Mitarbeit von F. Nauck, F. Oppel, W. Richter

Allgemeine Bemerkungen

Meist führt die konsequente Anwendung des WHO-Stufenschemas zu einer ausreichenden Schmerzreduktion. Auf der Basis dieses Therapie-Algorithmus sollte nach Meinung der Autoren eine möglichst differenzierte Schmerztherapie durchgeführt werden.

Im Folgenden wird der Versuch unternommen, exemplarischen Schmerzsituationen die für den Patienten sinnvollste Reihenfolge der therapeutischen Schritte zuzuordnen. Bislang ist es leider noch immer häufig so, dass der behandelnde Arzt einen Patienten so lange versorgt, bis er (der Arzt) »nicht mehr weiter weiß«. Ein solches Vorgehen ist heute nicht mehr zeitgemäß. Nur die frühzeitige interdisziplinäre Diskussion und Kooperation mit gemeinsamer Erstellung eines Therapieplans führen aus dieser Situation heraus.

> Ein multidisziplinäres Konzept erhöht die Chance auf einen erfolgreichen Therapieverlauf (Symptomkontrolle, Schmerzreduktion).

Mit ihren unterschiedlichen Ausbildungen, Schwerpunkten, Sichtweisen, Erfahrungen und Therapieansätzen haben die Autoren bei den folgenden Fallbeispielen versucht, diese Forderung umzusetzen. Der Leser wird entsprechend seines Erfahrungsschatzes evtl. anderer Meinung sein. Die vorgestellten Behandlungsstrategien können natürlich keinen allgemein gültigen Charakter haben, da kaum eine Schmerzsituation mit einer anderen vergleichbar ist.

Grundsätzlich gehen die Autoren bei diesen Fallbeispielen davon aus, dass
- tumorunabhängige Schmerzursachen ausgeschlossen sind;
- Möglichkeiten der kausalen Therapie erörtert und genutzt werden;
- bei invasiven Eingriffen die Lebenserwartung mindestens 3–6 Monate beträgt (mit vielfältigen, individuellen Ausnahmen, wie z. B. PEG, rückenmarknahe Opioidanalgesie);
- die jeweiligen Indikationen und Kontraindikationen individuell überprüft werden;
- jede Schmerzverstärkung und Symptomveränderung bei laufender Behandlung neue Therapieüberlegungen nach sich zieht.

Fallbeispiele

Fall 1:
Periostknochenschmerzen (ossäre Nozizeptorschmerzen) durch diffuse Skelettmetastasierung bei Mammakarzinom

a) Orale, transdermale, transmukosale medikamentöse Therapie mit Nichtopioidanalgetika und/oder nichtsteroidalen Antiphlogistika (NSAR), Cox-2-Hemmern, Opioiden, Bisphosphonaten und ggf. Antidepressiva/Neuroleptika in niedriger Dosierung
b) Radionuklidtherapie, evtl. perkutane Strahlentherapie (bei hormonabhängigen Tumoren Hormontherapie ausschöpfen!)
c) Epidurale Opioidanalgesie, bei Bewegungsschmerz evtl. mit Lokalanästhetikazusatz (evtl. Portimplantation)

Besondere Hinweise
- Hyperkalzämie ausschließen!

- Knochenstabilität radiologisch überprüfen (evtl. operative stabilisierende Maßnahmen)
- Patienten gezielt darauf hinweisen, keine durch die Schmerzkontrolle ermöglichte Fehl- oder Überbelastung einzugehen!
- Verordnung orthopädischer Hilfmittel unbedingt beachten (z. B. Unterarmgehstützen, Stützkorsett, Rollstuhl)

Fall 2:
Viszerale, gürtelförmige Oberbauchschmerzen (ohne parietale Komponente) bei Pankreaskarzinom

a) Chemische Neurolyse des Plexus coeliacus
   Indikationszeitpunkt: bei Unwirksamkeit von Nichtopioidanalgetika (als überbrückende Maßnahme bis zur Durchführung der Neurolyse: Epiduralkatheter bei Th$_5$/Th$_6$ und 6-stündliche Gabe von ca. 6–8 ml Bupivacain 0,25–0,375 %, ggf. Einsatz eines Perfusors); bei Nachlassen der Wirksamkeit der Neurolyse sind Wiederholungen des Verfahrens möglich, solange die Ausbreitungssituation des Tumors eine anschließende Schmerzreduktion wahrscheinlich macht (insbesondere bei rein viszeralen Schmerzen)
b) Fortführung der oralen, transdermalen, transmukosalen Medikation nach Stufenplan
c) Epidurale Opioidanalgesie, ggf. mit Lokalanästhetikazusatz bei somatischer Komponente

Eventuell durchzuführende Maßnahmen: intraoperative Strahlentherapie, regionale Perfusionszytostatikatherapie.

Besonderer Hinweis

Restschmerzen (nach Zöliakusneurolyse) können durch Tumorbefall somatisch innervierter Strukturen bedingt sein. Nachweis durch diagnostische Blockaden. In diesem Fall könnte bei umschriebener Schmerzlokalisation die Indikation zur intrathekalen Neurolyse bestehen.

Fall 3:
Neuropathische Schmerzen (kausalgiform) durch Kompression des Plexus brachialis bei Bronchialkarzinom – begleitend: stark belastende Erstickungsängste in Form mehrfach täglicher Panikattacken

a) Orale, transdermale, transmukosale medikamentöse Therapie nach Stufenplan mit NSAR, Kortikoid, Gabapentin (nachrangig andere) Antikonvulsiva und/oder Antidepressiva/Anxiolytika (evtl. Opioide unter Beachtung der Atmung!)
b) Therapieversuch mit einer Serie von Stellatumblockaden (Lokalanästhetika und/oder ganglionäre lokale Opioidapplikation, GLOA) oder evtl. axillärem Plexuskatheter
c) Endoskopisch-chirurgische Durchtrennung des Sympathikus in Höhe von Th$_2$ (bei reproduzierbar wirksamen Stellatumblockaden)
d) Als Ultima Ratio neurochirurgische ablative Maßnahmen
e) Begleitende psychoonkologische Therapie/Physiotherapie/Seelsorge:
   - atementspannungstherapeutische Behandlung
   - Training progressiver Muskelrelaxion nach Jacobson (im Sinne systematischer Desensibilisierung)
   - angstreduzierende Gesprächsinterventionen
   - seelsorgliche Betreuung (insbesondere bezüglich der Todesangst)

Fall 4:
Periostknochenschmerzen (ossäre Nozizeptorschmerzen) durch isolierte osteolytische Metastase des Wirbelbogens Th$_{12}$ ohne Beteiligung des Rückenmarks oder einer der Nervenwurzeln bei Prostatakarzinom

a) NSAR (evtl. COX-2-Hemmer), Kortikoide, Bisphosphonate.
b) Strahlentherapie ausgereizt?
c) Orale, transdermale, transmukosale Opioide
d) Rückenmarknahe Opioidgabe

Unter Kortikoidtherapie nur mit selektiven COX-2-Hemmern behandeln (bei floridem intestinalem Ulkus hohes Blutungsrisiko); evtl. zusätzlich durchzuführende Maßnahmen: chirurgische Ausräumung und Stabilisierung (z. B. Vertebro-/Kyphoplastie), ablative/additive Hormontherapie

Fall 5:
Perineale Weichteilschmerzen durch Lokalrezidiv eines Rektumkarzinoms ohne regionäre Knochendestruktion oder neurologische Ausfälle

a) Kombinationsschmerztherapie:
 – medikamentöse Therapie nach Stufenplan
 – *nach* erfolgreicher Schmerzreduktion durch bildwandlerkontrollierte beidseitige lumbale Sympathikusblockade mit Lokalanästhetika beidseitige lumbale Sympathikusneurolyse
b) Sakrale intrathekale Neurolyse bei Patienten mit Anus praeter und Blasenkatheter
c) Epidurale Opiatanalgesie, ggf. mit Lokalanästhetika

Eventuell zusätzlich Strahlentherapie in Kombination mit Hyperthermie

Fall 6:
Schmerzen im interskapulären Bereich durch mediastinale Infiltration eines Ösophaguskarzinoms

a) Kombinationstherapie:
 – orale, transdermale, transmukosale medikamentöse Therapie nach Stufenplan
 – Versuch transkutaner elektrischer Nervenstimulation beidseits paravertebral in Höhe der mittleren Brustwirbelsäule
b) Thorakale rückenmarknahe Opioidtherapie
c) »Spinal cord stimulation« (SCS)

Eventuell zusätzlich: Strahlentherapie, in Schrägfeldbestrahlung; Atementspannungstherapie (Psycho- bzw. Physiotherapie); Schlucktraining (Ergo- bzw. Logotherapie)

Fall 7:
Akuter Kopfschmerz durch Hirndruck bei multiplen zerebralen Metastasen

a) Kombinationsschmerztherapie:
 – Dexamethason und Diuretika (evtl. zusätzlich Mannitinfusionen)
 – orale, transdermale, transmukosale medikamentöse Therapie nach Stufenplan (insbesondere Nichtopioidanalgetika)
b) Neurochirurgische (entlastende) Maßnahmen
c) Strahlentherapie ausgereizt?

Eventuell Beeinflussung reaktiver Komponenten durch periphere Nervenblockaden im Kopfbereich; Training progressiver Muskelrelaxation nach Jacobson zur Reduktion muskulärer Schmerzkomponenten.

Fall 8:
Leberkapselspannungsschmerz durch diffuse Lebermetastasierung bei unbekanntem Primärtumor

a) Orale, transdermale, transmukosale medikamentöse Therapie nach Stufenplan (insbesondere z. B. Metamizol) mit einem Kortikoid als Koanalgetikum
b) Regionale Zytostatikaperfusionstherapie.
c) Perkutane Strahlentherapie.
d) Chemische Neurolyse des Plexus coeliacus (Indikationszeitpunkt: ▶ Fall 2; Vorrangigkeit viszeraler Schmerzen beachten), rückenmarknahe Opioidanalgesie

Fall 9:
Einseitiger neuralgiformer Schmerz durch Infiltration des Plexus lumbosacralis bei Blasenkarzinom

a) Orale, transdermale, transmukosale Schmerztherapie nach WHO-Stufenplan mit schneller Auftitrierung von Gabapentin (nachrangig Antikonvulsiva)
b) Rückenmarknahe Opiodanalgesie mit Lokalanästhetikazusatz
c) Perkutane einseitige Chordotomie
d) Intrathekale Neurolyse bei Patienten mit Anus praeter und Blasenkatheter

Besonderer Hinweis

Die Verlegung des Harnleiters kann zu einem Nierenstau führen, dessen Symptome durch die Analgesie verschleiert werden. Bei Temperaturerhöhung oder Flankenschmerz deshalb sonographische Abklärung!

Fall 10:
Beidseitige neuropathische (neuralgiforme und kausalgiforme) Schmerzen durch Infiltration des Plexus lumbosacralis bei Zervixkarzinom

a) Kombinationsschmerztherapie:
  - rückenmarknahe Opioidanalgesie mit Lokalanästhetikazusatz,
  - schnelle Auftitrierung von Gabapentin (nachrangig andere Antikonvulsiva)/Antidepressiva
  - beidseitige lumbale Sympathikusneurolyse nach vorheriger Schmerzreduktion durch Testblockaden
b) Als Ultima Ratio: beidseitige Chordotomie, falls obige Kombinationsschmerztherapie nicht ausreichend erfolgreich ist

Besonderer Hinweis

Die Verlegung des Harnleiters kann zu einem Nierenstau führen, dessen Symptome durch die Analgesie verschleiert werden. Bei Temperaturerhöhung oder Flankenschmerz deshalb sonographische Abklärung!

Fall 11:
Einseitige radikuläre Schmerzen in Höhe Th9 durch Wirbelbogendestruktion bei Hypernephrommetastase

a) WHO-Stufenplan mit Einsatz von Gabapentin (nachrangig andere Antikonvulsiva) und Kortikoiden
b) Therapieversuch mit transkutaner elektrischer Nervenstimulation (TENS)
c) Intrathekale Neurolyse Th9
Eventuell Strahlentherapie
Eventuell zusätzlich operative Therapie (z. B. Vertebro-/Kyphoplastie)

Fall 12:
Umschriebene Periostknochenschmerzen durch isolierte Metastasierung im Bereich der 4. und 6. Rippe einer Seite bei Schilddrüsenkarzinom

a) Orale, transdermale, transmukosale medikamentöse Therapie nach Stufenplan
b) Strahlentherapie ausgereizt? Radionuklidtherapie sinnvoll?
c) Abhängig von der Lokalisation der Rippenmetastasen chemische Neurolysen der entsprechenden Interkostalnerven oder intrathekale Neurolyse (auch möglich nach Auftreten eines Deafferenzierungsschmerzes nach Interkostalneurolyse)
d) Rückenmarknahe Opioidanalgesie

Besonderer Hinweis

Wegen der überlappenden Innervierung der Segmente sind bei chemischen Neurolysen auch zumindest die Segmente ober- und unterhalb des schmerzhaften Gebiets zu erfassen, d. h. in diesem Fall z. B. die Segmente 3–7.

Fall 13:
Weichteilschmerz durch lokale Infiltration eines Hypopharynxkarzinoms

a) Differenzierte (enterale, z. B. PEG bei Dysphagie) oder parenterale (z. B. transdermal, subkutan via Pumpe) medikamentöse Analgetika-/Koanalgetikatharapie
b) Zervikale rückenmarknahe Opioidtherapie
c) Eventuell Laser-Chirurgie
d) Ventrikuläre Opioidanalgesie (Ultima Ratio)

Fall 14:
Gemischt parietal-viszeraler Schmerz durch Konglomerattumor und Peritonealkarzinose bei Sigmakarzinom

a) Kombinationstherapie:
  - orale, transdermale, transmukosale medikamentöse Therapie nach Stufenplan

– ergänzend, insbesondere bei Subileus:
 Neurolyse des Plexus coeliacus zur Schmerzreduktion
b) Rückenmarknahe Opioidanalgesie
c) Kontinuierliche subkutane/i.v.-Opioidinfusion
 (insbesondere präterminal)

Fall 15:
Multilokuläre Schmerzen durch diffuse Fernmetastasierung in Lunge, Leber und Skelett bei malignem Melanom

a) Orale, transdermale, transmukosale medikamentöse Therapie nach Stufenplan
b) Rückenmarknahe Opioidanalgesie
c) Subkutane/i.v. kontinuierliche Opioidtherapie
d) Ventrikuläre Opioidanalgesie (als Ultima
 Ratio)

Eventuell zusätzlich perkutane Strahlentherapie »am
Ort der Not«.

Fall 16:
Starke – retrosternal betonte – thorakale Schmerzen mit atemabhängiger Schmerzverstärkung durch mediastinale Infiltration eines filiform stenosierenden Ösophaguskarzinoms im mittleren Drittel mit ösophago-tracheobronchialer Fistel (begleitend: massive Dysphagie; Aspiration → Pneumonie)

a) Bougierung → PEG; überbrückend subkutane
 Opioidtherapie via Pumpe
b) Orale, transdermale, transmukosale medikamentöse Therapie nach WHO-Stufenplan über
 PEG (Absetzen der subkutanen Opioidtherapie); Antibiose
c) Bei Versagen der oralen, transdermalen,
 transmukosalen Opioidtherapie nach WHO-
 Stufenplan evtl. thorakale rückenmarknahe
 Opioidapplikation
d) Implantation eines tracheobronchialen Plastikstents (◻ Abb. 1)
e) Implantation eines ösophagealen Metallstents
 (◻ Abb. 2)
f) Kombinierte Radio-/Chemotherapie

g) Eventuell Schlucktraining (Ergo-/Logothera-
 pie), Atementspannungstherapie (Psycho-/
 Physiotherapie)

Besondere Hinweise
Als Komplikationen sind möglich:
– Dislokation des bronchialen Stents mit erfor-
 derlicher Reposition,
– Taschen-/Wulstbildung durch Schleimhaut-
 falten bzw. Tumoreinwachsen am kranialen
 bzw. kaudalen Stentende (◻ Abb. 3 und 4),
– Möglichkeit der Argon-Plasma-Beamer-Be-
 handlung (1- bis 2-mal/Woche).

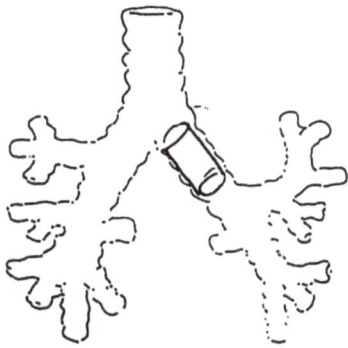

◻ **Abb. 1.** Skizze des Tracheobronialsystems mit Lokalisation
des Plastiktubus im linken Hauptbronchus

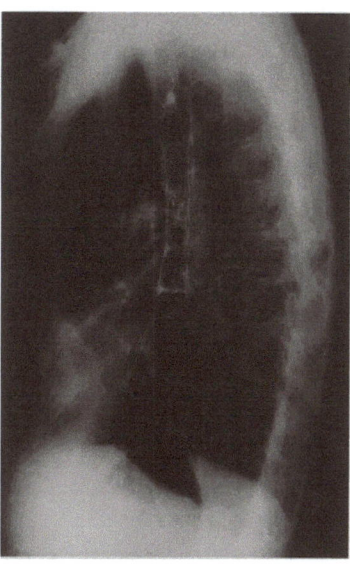

◻ **Abb. 2.** Sagittale Thoraxröntgenaufnahme mit liegendem
Metallstent im Ösophagus

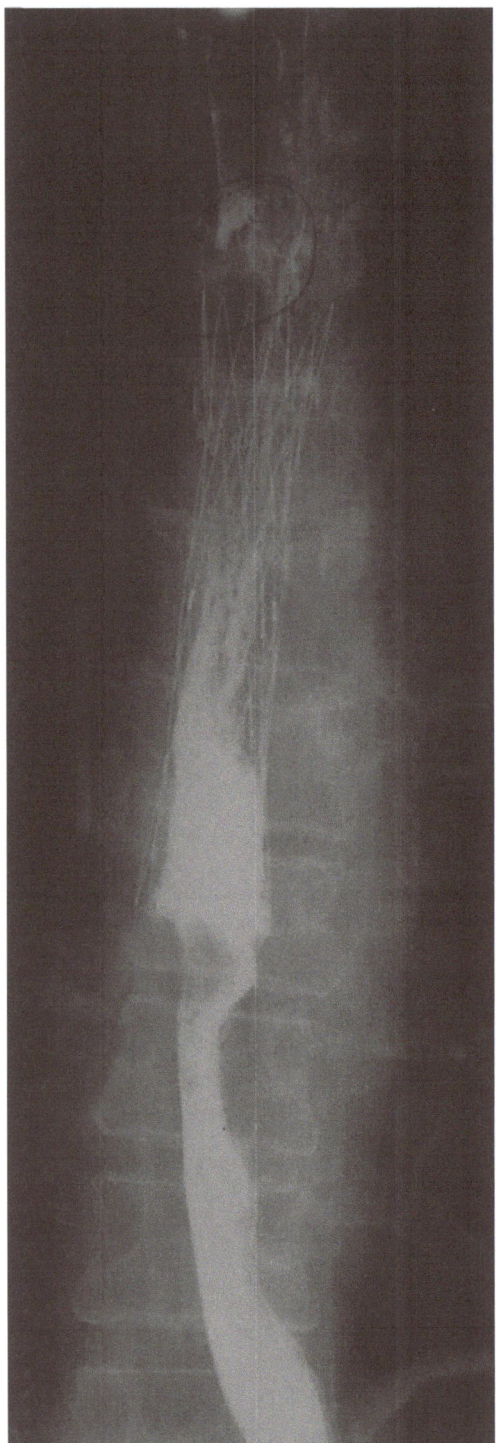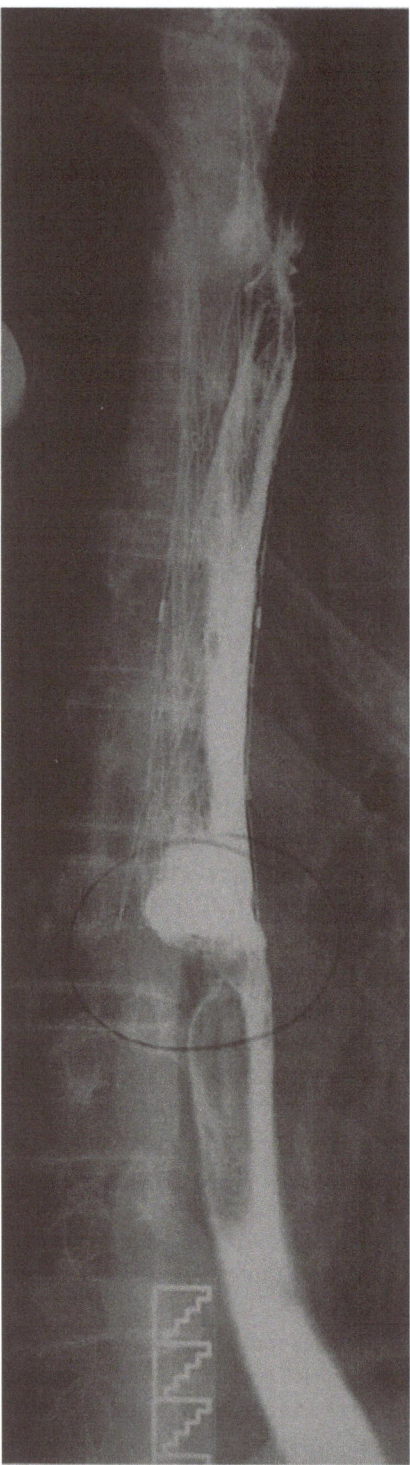

■ **Abb. 3.** Ösophagrogramm bei liegendem Metallstent (Tubus im linken Hauptbronchus nicht röntgendicht!), Stenosierung am kranialen und kaudalen Stentende

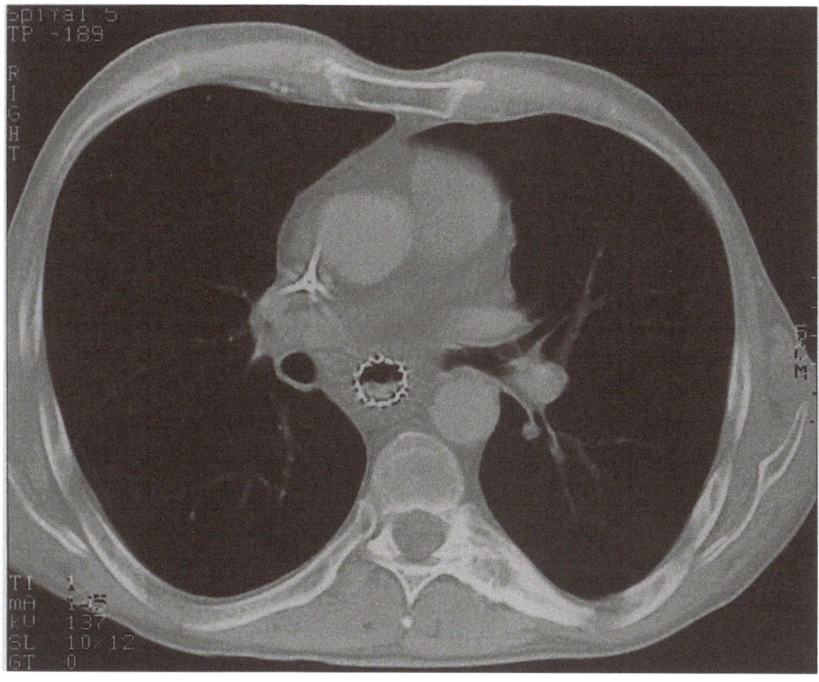

■ **Abb. 4.** Thorax-CT: Ösophagusstent in situ mit Taschen-/Faltenbildung am Stentende

Fall 17:
Komplexes regionales Schmerzsyndrom (CRPS) und Lymphödem eines Armes als Folge der Behandlung eines Mammakarzinoms (kurativ therapiert) (begleitend: reaktiv-depressive Störung)

a) Kombinationsschmerztherapie:
   - Stellatumblockadeserie (Lokalanästhetika oder Opioid)
   - orale, transdermale, transmukosale medikamentöse Therapie nach Stufenplan
   - Lymphdrainage, Auswickeln, Hochlagerung, Kompressionsverband etc.
   - Dexamethason (evtl. Diuretikum)
b) Endoskopisch-chirurgische Durchtrennung des Sympathikus in Höhe Th2 (bei reproduzierbarer Wirksamkeit der Stellatumblockade)
c) Begleitende psychologische Therapie:
   - verhaltenstherapeutische Gespräche zur verbesserten Akzeptanz des veränderten Körperselbstbildes (Erlebensaspekt der Entstellung)
   - gruppentherapeutische Integration

Fall 18:
Brennender Perianalschmerz bei Zustand nach abdominoperinealer Rektumamputation (kurativ therapiert)

a) Kombinationstherapie:
   - orale, transdermale, transmukosale medikamentöse Therapie nach Stufenschema (Antidepressivum/Gabapentin als Koanalgetikum!),
   - beidseitige Sympathikusneurolyse L3/L4 nach erfolgreicher Testung mit Lokalanästhetika
b) Spinale Opioidtherapie via implantiertem Pumpensystem

Besonderer Hinweis

Bei Tumorrezidiv: sakrale, intrathekale Neurolyse

VII.
Palliativmedizin

Palliativmedizin – ein Überblick

F. Nauck

Insgesamt bedürfen mehr als 65 % aller Tumorpatienten einer palliativmedizinischen Behandlung. Die Weltgesundheitsorganisation (WHO) sieht Schmerztherapie und Palliativmedizin als essenzielle Komponenten eines umfassenden Behandlungsplans für Tumorpatienten an, neben Prävention, Früherkennung sowie kurativer und palliativer Therapie. Die WHO räumt der Palliativmedizin höchste Priorität ein. Palliativmedizin verlangt aufgrund ihres ganzheitlichen Ansatzes in der Begleitung der Patienten sowie seiner Angehörigen ein *multidisziplinäres Team,* das in der Lage ist, nicht nur auf die physischen, sondern auch auf die psychischen, sozialen und spirituellen Dimensionen der Erkrankung einzugehen.

Palliativmedizin und -therapie

Nach wie vor werden die Begriffe »Palliativmedizin« und »Palliativtherapie« nicht differenziert. Daraus resultiert oftmals Unklarheit über Behandlungsziele und -möglichkeiten.

Definition

Die Palliativtherapie (= palliative Tumortherapie) nimmt durch Operation, Strahlen-, Hormon- und Chemotherapie Einfluss auf die Tumorerkrankung und zielt auch auf Lebensverlängerung, Symptomkontrolle und Verbesserung der Lebensqualität.

> Gemeinsam ist der Palliativmedizin und der Palliativtherapie, dass ein kurativer Ansatz für den Patienten nicht mehr besteht.

Die Palliativmedizin schließt die Möglichkeit der Palliativtherapie nicht aus, Voraussetzung ist aber, dass sich die Maßnahmen an einer Verbesserung der Lebensqualität des Patienten orientieren müssen.

Die 1994 gegründete »Deutsche Gesellschaft für Palliativmedizin« umschreibt in Anlehnung an die Definition der WHO die Palliativmedizin als »Behandlung von Patienten mit einer nicht heilbaren, progredienten und weit fortgeschrittenen Erkrankung mit begrenzter Lebenserwartung, für die das Hauptziel der Begleitung die Lebensqualität ist.« Im August 2002 wurde von der WHO eine *überarbeitete Definition* mit neuen Akzenten veröffentlicht: «Pallativ care is an approach that improves the quality of life of patients and their families facing the problems associated with life-threatening illness, through the prevention and relief of suffering by means of early identification and impeccable assessment and treatment of pain and other problems, physical, psychosocial and spiritual« (Palliativmedizin ist ein Ansatz zur Verbesserung der Lebensqualität von Patienten und ihren Familien, die mit den Problemen konfrontiert sind, die mit einer lebensbedrohlichen Erkrankung einhergehen, und zwar durch Vorbeugen und Lindern von Leiden, durch frühzeitiges Erkennen sowie sorgfältige Einschätzung und Behandlung von Schmerzen und anderen belastenden Beschwerden – körperlicher, psychosozialer und spiritueller Art).

Die Palliativmedizin beruht auf einem ganzheitlichen Konzept in der Betreuung von schwerstkranken und sterbenden Patienten. Im Vordergrund steht nicht die Lebensverlängerung, sondern das *Erreichen der bestmöglichen Lebensqualität* in der noch verbleibenden Zeit.

Diese Definition beschränkt die palliativmedizinischen Behandlungsmöglichkeiten nicht nur auf bösartige Erkrankungen. Obwohl die Linderung von Leiden die Aufgabe aller Ärzte war und ist, ganz gleich welche Ursache zu diesem Leiden geführt hat oder wie weit die Erkrankung fortgeschritten ist, zielt die Palliativmedizin auf die *Linderung von Leiden im Endstadium,* indem sich das Augenmerk der Behandlung ganz auf die Verbesserung der Lebensqualität richtet.

Die Palliativmedizin ist keine neue medizinische Disziplin – sie ist wahrscheinlich die älteste. Früher gab es bei nahezu keiner Erkrankung einen kurativen Ansatz. Die medizinischen und wissenschaftlichen Fortschritte der vergangenen Jahrzehnte in der Symptomkontrolle, insbesondere der Schmerztherapie, und Erkenntnisse über elementare Bedürfnisse schwerstkranker und sterbender Menschen erfordern jedoch ein Umdenken und ein verändertes Krankheitsverständnis. Durch die Palliativmedizin wurden Themen wie Kommunikation, Mitmenschlichkeit, Teamarbeit und die Wahrnehmung des Menschen in seiner ganzheitlichen Dimension neu belebt.

Der Bedarf an Palliativmedizin besteht weltweit und ist inzwischen auch in Deutschland anerkannt und etabliert.

Notwendigkeit

Pro Jahr sterben 4–5 Mio. Menschen weltweit an den Folgen einer Tumorerkrankung; in Deutschland sind dies jährlich ca. 212.000 Menschen, d. h. ein Viertel aller Todesfälle sind auf Tumorerkrankungen zurückzuführen.

Von den jährlich ca. 338.000 Neuerkrankungen an Krebs in Deutschland können bislang nur 45 % durch primäre chirurgische, strahlen- oder chemotherapeutische Behandlungsstrategien geheilt werden. Das heißt, dass 55 % aller Krebskranken als unheilbar gelten. Weitere 15 % der primär kurativ behandelten Patienten erleiden im weiteren Verlauf ein inkurables Rezidiv.

Krebs ist weltweit ein wachsendes Problem. Eine *Zunahme der Krebsinzidenz* um 35–40 % ist in den westeuropäischen Ländern bis zum Jahre 2010 zu erwarten. In den vergangenen 20–30 Jahren sind trotz neuer Behandlungsmöglichkeiten die Aussichten auf Heilung für viele Krebskrankheiten nicht gebessert worden. Diese Gesamtentwicklung verpflichtet zu neuen Konzepten in der Behandlung von schwerkranken Tumorpatienten, die keine Aussicht auf Heilung haben. Hier stehen erfahrungsgemäß unerträgliche Schmerzen und andere körperliche Symptome, Lebenskrisen, Angst und Leiden im Mittelpunkt der letzten Monate und Tage.

Außer bei Krebspatienten kann die Palliativmedizin auch bei Patienten mit nichttumorbedingten inkurablen Krankheiten mit progressivem Verlauf eine wesentliche Verbesserung der Lebensqualität erzielen, dies insbesondere bei weit fortgeschrittenen Erkrankungen mit belastenden Symptomen und begrenzter Lebenserwartung.

Die Palliativmedizin widmet sich deswegen zunehmend auch Patienten mit AIDS oder neurologischen, kardialen, respiratorischen oder renalen Erkrankungen im Terminalstadium. Ein weiterer Bedarf besteht für geriatrische Patienten, denn diese Patienten benötigen ein ähnliches Maß an Umsorgung, Pflege und Begleitung wie Tumorpatienten.

Entwicklung

Die moderne Hospizbewegung und die Entwicklung der Palliativmedizin sind eng mit dem Namen *Cicely Saunders* verbunden, die 1967 das *St. Christopher's Hospice* in London eröffnete. Von hier breitete sich die Palliativmedizin in viele Länder aus. Rasch wurde in den USA, Kanada, Australien und Neuseeland die Notwendigkeit der Palliativmedizin erkannt.

Dies führte u. a. dazu, dass 1974 das erste »Hospital Support Team« im St. Louis Hospital in New

York tätig wurde. Wenig später, 1975, wurde in Montreal die weltweit erste Palliativstation eröffnet. Belfour Mount, der Gründer dieser »palliative care unit«, benutzte als Erster in diesem Zusammenhang den Begriff »palliativ«. Noch im selben Jahr entstand in Großbritannien im St. Louis Hospice das erste »day care centre«.

Die Umsetzung der Hospizidee im ambulanten, teilstationären und stationären Bereich setzte sich nicht nur organisatorisch in den einzelnen Ländern unterschiedlich durch, sondern auch in Planung und Geschwindigkeit der Entwicklung der Palliativmedizin. Inzwischen hat sich die Hospizidee in über 50 Ländern der Welt ausgebreitet.

> **Palliativmedizin resultiert aus der Integration der Hospizidee in die Schulmedizin.**

In Deutschland dauerte es bis 1983, ehe in Köln durch eine Förderung der Deutschen Krebshilfe die erste Palliativstation eröffnet werden konnte; 1986 entstand das erste Hospiz in Aachen. In den 1980er Jahren war wenig Bewegung in der Entwicklung der Palliativmedizin und in der Hospizidee zu beobachten; 1990 gab es lediglich 3 Palliativstationen und 3 Hospize. Fördermaßnahmen der Deutschen Krebshilfe, des Bundesministeriums für Gesundheit und privater Träger führten dazu, dass 1993 insgesamt 18 Palliativstationen und 11 Hospize und 1996 dann 28 Palliativstationen und 30 Hospize existierten. Gerade in den vergangenen Jahren konnten Palliativmedizin und Hospizidee deutlich an Bedeutung gewinnen. So verfügte Deutschland im Sommer 2002 nach einer Untersuchung von Sabatowski et al. (2003) über 93 Palliativstationen und 113 Hospize mit insgesamt 1774 Betten. Die durchschnittliche Liegedauer auf den Palliativstationen lag bei 12,5 Tagen, in den Hospizen bei 35,3 Tagen. Im Dezember 2003 bestand in Deutschland eine Gesamtzahl von 21,5 Palliativ- und Hospizbetten pro 1 Mio. Einwohner. Der *Gesamtbedarf an stationären Betten* wird jedoch auf etwa 50/1 Mio. Einwohner geschätzt. Die Deutsche Gesellschaft für Palliativmedizin (DGP) fordert etwa 30 Palliativbetten und etwa 20 Hospizbetten pro 1 Mio. Einwohner. Somit werden in Zukunft noch etwa 30 Betten/1 Mio. Einwohner benötigt.

In der *ambulanten palliativmedizinischen Versorgung* gibt es in Deutschland große Unterschiede hinsichtlich der Leistungsangebote. Das Spektrum reicht von ehrenamtlicher Sterbebegleitung bis zu ambulanten palliativmedizinischen Diensten mit hauptamtlichem Team. Im September 2003 waren in Deutschland 780 ambulante Dienste bekannt. Für die Zukunft ist eine sinnvolle Vernetzung verschiedener palliativmedizinischer Strukturen im ambulanten und stationären Bereich dringend zu fordern.

Grundlagen

Es ist die Einstellung gegenüber der Symptomkontrolle, die die Palliativmedizin von der klassischen Medizin unterscheidet. Die *Befreiung oder Linderung von Symptomen* wird zum alles überragenden Mittelpunkt der Therapie.

Zur Palliativmedizin gehören:
- kompetente Schmerztherapie und Symptomkontrolle,
- Integration der psychischen, sozialen und seelischen Bedürfnisse des Patienten und der Angehörigen, sowohl während der Erkrankung und im Sterben als auch für die Angehörigen in der Zeit danach,
- Ermöglichung eines aktiven und kreativen Lebens bis zum Tod durch ganzheitliche Behandlung und Pflege des Patienten,
- Kompetenz in den wichtigen Fragen von Kommunikation und Ethik,
- Akzeptanz des Sterbens als zum Laben gehöriger Prozess, wobei der Tod weder beschleunigt noch verzögert werden soll; somit stellt die Palliativmedizin eine eindeutige Absage an die aktive Sterbehilfe dar.

Ein wesentliches Element der Palliativmedizin ist die *Kommunikation* mit dem schwer kranken oder sterbenden Patienten und seinen Angehörigen. Die Betreuer müssen bereit sein, zuzuhören und auf die individuellen Bedürfnisse eines jeden Patienten und seiner Angehörigen einzugehen. Aufrichtigkeit bei der Mitteilung »schlechter Nachrichten« und Hilfestellung im Trauerprozess sind hierfür Beispiele. Sie erfordern vom Krankenpflegepersonal, von den Ärzten und von allen anderen eingebundenen Berufsgruppen ein hohes Maß an Kompetenz in der Gesprächsführung.

In der Phase der zeitbegrenzten Rehabilitation des Kranken soll ein an den verbliebenen Fähigkeiten gemessen »normales« Leben, z. B. die Pflege sozialer Kontakte und die Ausübung lieb gewonnener Gewohnheiten, ermöglicht werden.

Die Umsetzung der Palliativmedizin ist nicht an eine spezielle räumliche Institution gebunden. Sie kann grundsätzlich überall erfolgen, wo schwer kranke und sterbende Patienten betreut und behandelt werden: zu Hause, im Pflegeheim oder im Krankenhaus. Vorrang hat die *ambulante Betreuung* der Patienten. Dies wird erreicht durch die enge Kooperation qualifizierter palliativmedizinischer Einrichtungen mit Hausärzten, ambulanten Pflegediensten und Krankenhausstationen, um eine optimale Behandlung rund um die Uhr überall dort zu sichern, wo diese Patienten betreut werden.

Palliativmedizin muss im ambulanten Bereich vom Hausarzt praktiziert werden. Eine Reihe von Patienten kann jedoch nicht ohne zusätzliche Angebote – wie Tagesklinik, ambulanter Palliativdienst, Palliativstation oder konsiliarischer Palliativdienst – erfolgreich behandelt werden.

In einem *Zentrum für Palliativmedizin* sind idealerweise alle Organisationsformen vereint:

- ambulanter Palliativdienst,
- palliativmedizinischer Konsiliardienst,
- Palliativstation,
- praktische und theoretische Aus- und Fortbildungsangebote,
- Unterstützung in der Trauerarbeit,
- *ergänzend in Universitäten und Lehrkrankenhäusern:* Forschung auf allen Gebieten der Palliativmedizin.

Stationäre Einrichtungen

Bei den stationären Einrichtungen werden in Deutschland *Palliativstationen* und *Hospize* unterschieden, da sie unterschiedliche Schwerpunkte im Betreuungsnetz darstellen.

Palliativstationen

Die Palliativstation ist eine Umsetzungsform der Hospizidee im stationären Bereich. Es handelt sich um eigenständige, an Krankenhäuser angebundene oder integrierte Stationen.

Auf eine Palliativstation werden Patienten im weit fortgeschrittenen Stadium einer nicht heilbaren Erkrankung mit begrenzter Lebenserwartung aufgenommen, die einer Krankenhausbehandlung bedürfen. Obwohl auch Patienten mit nichttumorbedingten Erkrankungen auf Palliativstationen aufgenommen werden, stellen – nicht nur in Deutschland – *Tumorpatienten* mit weit über 90 % die größte Gruppe dar.

Indikationen für eine stationäre Behandlung

- Mangelhafte Symptomkontrolle (Schmerz, Übelkeit, Erbrechen, Dyspnoe, Verwirrtheit, Unruhe etc.) im ambulanten oder allgemeinstationären Bereich
- Unbefriedigende Versorgung zu Hause durch unzureichendes oder fehlendes soziales Netz (Familie, Freunde, Nachbarschaft etc.)
- Psychosoziale und seelische Krisen des Patienten, die ambulant oder auf einer Allgemeinstation eines Krankenhauses nicht überwunden werden können.

Der Patient sollte vor der stationären Aufnahme über seine Erkrankung wahrheitsgemäß aufgeklärt sein.

Für die Umsetzung eines ganzheitlichen Behandlungsansatzes mit möglichst rascher Schmerz- und Symptomlinderung ist neben der kompetenten ärztlichen und pflegerischen Behandlung die enge Zusammenarbeit mit Seelsorgern, Sozialarbeitern, Psychologen, Physiotherapeuten und anderen Berufsgruppen erforderlich.

Die *Rehabilitations- und die Finalphase* haben unterschiedliche *Behandlungsziele* (▶ auch Kap. 29: »Schmerztherapie in der Finalphase«). In der Phase der zeitbegrenzten Rehabilitation wird durch kompetente Schmerztherapie und Symptomkontrolle eine Wiederherstellung bzw. Erhaltung der maximal möglichen Leistungsfähigkeit und Selbstständigkeit für den Patienten angestrebt. Hierbei ist die Entlassung des Patienten bei ausreichender Symptomkontrolle in die häusliche Umgebung das Ziel der Behandlung. In der Finalphase kommt es darauf an, dem Patienten ein möglichst angstfreies, schmerzreduziertes, symptomarmes und würdevolles Sterben zu ermöglichen. Ziel der Behandlung ist immer die bestmögliche Lebensqualität.

Palliativstationen sollten *eigenständige Einheiten* sein und eine Größe zwischen 8 und 12 Betten haben. Sie sollten mindestens zur Hälfte über Einzelzimmer verfügen. Die Besonderheiten der Patientenversorgung erfordern eine wohnliche Gestaltung der Station, wobei die Patientenzimmer größer als normale Krankenzimmer sein sollen, um Familienangehörigen und Freunden im Patientenzimmer Übernachtungsmöglichkeiten zu bieten. Weiterhin gehört zu einer Palliativstation obligatorisch ein Wohnzimmer mit Kochgelegenheit, ein behindertengerechtes Bad und, wenn realisierbar, Terrasse oder Balkon. Selbstverständlich sind Funktionsräume, Dienstzimmer und ein Besprechungsraum.

Personelle Voraussetzung für z. B. eine 10-Betten-Station ist ein Stellenschlüssel von 1,8 Arztstellen. Ärztliche Präsenz über 24 h muss sichergestellt sein. Dies kann im Krankenhaus durch Integration in eine Hauptabteilung erreicht werden. Für das Krankenpflegepersonal sind 1,2–1,4 Stellen pro Patient zu berücksichtigen, um eine ganzheitliche Betreuung rund um die Uhr an 7 Tagen in der Woche sicherzustellen. Für Physiotherapeuten, Sozialarbeiter, Seelsorger und Psychologen sind, je nach Schwerpunkt der Station, jeweils 0,25–0,5 Stellen einzuplanen. Wichtig ist, dass trotz Inter- und Multidisziplinarität die Palliativstation von einer medizinischen Disziplin organisiert und geleitet wird, andererseits aber für Patienten aus allen Fachbereichen offen steht.

Der Arzt, der in der Palliativmedizin tätig sein will, muss über fundiertes Wissen auf dem gesamten Gebiet der Symptomkontrolle – insbesondere der Schmerztherapie – verfügen. Zum *ganzheitlichen Behandlungskonzept* gehören Kenntnisse in der psychosozialen Betreuung von Patienten und Angehörigen, in der Gesprächsführung und in der Trauerarbeit. Darüber hinaus muss der Arzt über Grundlagenkenntnisse in der Onkologie verfügen.

Die intensive *Auseinandersetzung mit ethischen Fragen* in der Medizin und die *Akzeptanz des Sterbens* als Teil des Lebens sind weitere wichtige Elemente für die ärztliche Tätigkeit in der Palliativmedizin.

Inter- und multidisziplinäres Arbeiten kann nur gelingen, wenn alle beteiligten Berufsgruppen – neben hoher fachlicher Kompetenz – Achtung vor anderen haben, gemeinsame Aufgaben und Ziele erarbeiten, Teamgeist fördern, Gespür für Vertrauen und Vertraulichkeit entwickeln und Fähigkeiten teilen können. Zur Bewältigung schwieriger Betreuungssituationen ist ein Supervisionsangebot erforderlich.

Ehrenamtliche Mitarbeiter können durch Übernahme patientennaher oder patientenferner Tätigkeiten eine wertvolle Ergänzung sein. Auswahl und Anleitung der Ehrenamtlichen müssen sorgfältig und sensibel erfolgen, damit unnötige Belastungen vermieden und eine größtmögliche Bereicherung für alle erreicht wird. Eine weitere Aufgabe der Mitarbeiter einer Palliativstation besteht in der Anleitung der Angehörigen für die weitere häusliche Betreuung, um die Entlassung des Patienten und die sichere Versorgung zu Hause, evtl. unter Einbindung des ambulanten Palliativdienstes, zu ermöglichen.

Palliativstationen haben als Kristallisationspunkte eine unmittelbare Multiplikatorwirkung auf das Krankenhaus und darüber hinaus.

Die *Gesamtkosten* für Umbau und Einrichtung einer Palliativstation hängen stark davon ab, ob nur Renovierungsarbeiten und Umwidmung vorhandener Räume oder umfangreiche Umbau- und Neubaumaßnahmen notwendig sind.

Die *Begleitforschung* zu den vom Bundesministerium für Gesundheit geförderten Palliativstationen ergab, dass die Betriebskosten um 10–25 % über den Pflegesätzen der anderen Abteilungen des jeweiligen Krankenhauses lagen. Für die Höhe der Betriebskosten sind die Anzahl der Mitarbeiter und die Menge der kostenintensiven palliativtherapeutischen Maßnahmen entscheidend. Prinzipiell sollte man jedoch festhalten, dass eine Chemotherapie auf einer Palliativstation eher die Ausnahme darstellt.

Stationäre Hospize

Der Begriff »Hospiz« steht im weitesten Sinn für eine Bewegung und eine Idee.

In Deutschland sind Hospize *eigenständige Häuser*, die in der Regel über eine eigene Organisationsstruktur verfügen.

In Hospizen werden schwerstkranke und sterbende Menschen mit einer inkurablen, fortschreitenden und weit fortgeschrittenen

Erkrankung mit begrenzter Lebenserwartung betreut, bei denen eine stationäre Behandlung im Krankenhaus nicht erforderlich, eine ambulante Betreuung nicht möglich und eine begrenzte Lebenserwartung von Wochen oder wenigen Monaten anzunehmen ist.

Der Schwerpunkt der Begleitung liegt, neben Überwachung und Anpassung der Schmerztherapie und der Symptomkontrolle, in der palliativ-pflegerischen, psychosozialen und spirituellen Betreuung.

Personelle Voraussetzungen sind palliativmedizinisch geschultes hauptamtliches Pflegepersonal (mit Abschluss einer 160-stündigen Weiterbildung in »Palliative Care«), Sozialarbeiter, Sozialpädagogen oder Psychologen sowie Hauswirtschafts- und Funktionspersonal. Das Team wird ergänzt durch ehrenamtliche Mitarbeiter. Gegenwärtig wird die ärztliche Betreuung überwiegend durch niedergelassene Ärzte unterschiedlicher Fachrichtungen (teilweise mit Weiterbildung »Spezielle Schmerztherapie«) sichergestellt.

Wenn man davon ausgeht, dass in Hospizen schwerstkranke Patienten im Endstadium ihrer Erkrankung betreut werden, die in diesem Stadium zahlreiche behandlungsbedürftige Symptome (Schmerzzunahme, Schmerzreduktion mit relativer Analgetikaüberdosierung, Übelkeit, Erbrechen, Regurgitation, finales Lungenödem, Myoklonien usw.) aufweisen, muss gefordert werden, dass auch in den Hospizen ein *in der Palliativmedizin qualifizierter Arzt* verfügbar ist.

Hospize sind als selbstständige kleine stationäre Einrichtungen mit familiärem Charakter organisiert. Sie haben in der Regel nicht mehr als 16 Plätze, wobei die räumliche Gestaltung der Einrichtung auf die besonderen Bedürfnisse sterbender Menschen auszurichten ist.

Ein bedeutender Anteil der *Kosten* ist neben der Krankenkassenleistung (zurzeit 144,90 Euro/Tag) durch Eigenleistung der Versicherten, Spenden und vielfältiges ehrenamtliches Engagement aufzubringen. Geplant ist, dass sich auch die Pflegekassen im Rahmen ihres Einstufungsschemas an der Finanzierung beteiligen sollen. Stationäre Hospize verstehen sich als Teil einer vernetzten Versorgungsstruktur im regionalen Gesundheits- und Sozialsystem.

Sie sind integraler Bestandteil eines ambulanten ehrenamtlichen Hospizdienstes.

Tageshospize

Das Tageshospiz ist in der Regel einem Hospiz zugeordnet, kann jedoch auch als eigenständige Institution betrieben werden.

Aufgaben sind die palliativ-pflegerische bzw. -medizinische und die psychosoziale Betreuung von Patienten und deren Angehörigen. Wesentliche Aspekte sind Entlastung und Unterstützung der Patienten bzw. Angehörigen, sodass die Patienten möglichst lange in ihrer häuslichen Umgebung bleiben können. Die ärztliche Betreuung erfolgt überwiegend durch Hausärzte.

Personelle Voraussetzungen sind palliativmedizinisch geschultes hauptamtliches Personal, ergänzt durch ehrenamtliche Mitarbeiter.

Unter den Hospizdiensten ist das Tageshospiz in Deutschland am seltensten vertreten. Grundsätzlich können 2 *Tageshospizmodelle* unterschieden werden: Die einen orientieren sich an der Erfüllung psychosozialer Aufgaben (Beschäftigungstherapie, Krankheitsbewältigungsstrategien, Herstellung gesellschaftlicher Kontakte), die anderen bieten zusätzlich ein intensives medizinisches Angebot mit Schmerztherapie, Symptomkontrolle und Physiotherapie an.

Tageshospize sind in der Regel integrativer Teil eines stationären Hospizes, einer Palliativstation oder eines ambulanten Palliativdienstes. Sie fungieren gleichsam als *Bindeglied* zwischen ambulantem und stationärem Bereich. Schwerpunkt der Arbeit ist die Rehabilitation der Patienten.

Palliativmedizinisches Konsiliarteam

Ein in der Palliativmedizin erfahrenes Team (Arzt, Krankenschwester, -pfleger, Sozialarbeiter, Seelsorger, Physiotherapeut etc.) bietet seine Kenntnisse und Erfahrungen in Schmerztherapie, Symptomkontrolle, ganzheitlicher Pflege und psychosozialer Begleitung den Allgemeinstationen eines Krankenhauses und darüber hinaus auch im ambulanten Bereich niedergelassenen Ärzten, Pflegediensten etc. an. Der Vorteil liegt darin, dass die Grundprinzipien der Palliativmedizin durch den unmittelbaren Multiplikatoreffekt verbreitet werden.

Ein *palliativmedizinisches Konsiliarteam* ist hier für die Symptomkontrolle aller terminal Kranken zu einem Zeitpunkt ansprechbar, der weit vor der Finalphase liegen kann.

Erfahrungsbericht aus der Hospizarbeit

Maja Falckenberg

Das Wort »Hospiz« deutet auf Bewirtung hin. Ein Gast hat in vielem die Wahl: Er geht, wenn er es wünscht. Diese Aspekte sollten wesentliche Anteile der pflegerischen und ärztlichen Betreuung der Patienten in einem stationären Hospiz ausmachen.

In Deutschland sind stationäre Hospize eigenständige Wohneinrichtungen für Menschen mit einer schweren, fortgeschrittenen Erkrankung, die in absehbarer Zeit zum Tode führen wird. Hiervon sind überwiegend *Tumorpatienten* betroffen, aber auch Patienten mit anderen Erkrankungen, z. B. mit amyotropher Lateralsklerose (ALS) oder anderen neurologischen Erkrankungen in der Finalphase, mit chronisch progredienten Herz-Lungen-Erkrankungen und anderen Erkrankungen, sofern die medizinischen und oder pflegerischen Möglichkeiten des eigenen Zuhauses nicht ausreichen und ein Krankenhausaufenthalt nicht indiziert oder gewünscht ist (Vereinbarungen mit den Krankenkassen auf Basis von § 39a SGB V). Sowohl pflegerisch als auch ärztlich ist die Aufrechthaltung einer gewissen Autonomie des Patienten und damit auch die Sicherung von Lebensqualität unter einer bestmöglichen Symptomkontrolle und liebevollen Zuwendung oberste Richtschnur allen Handelns.

Eine *hohe pflegerische Präsenz* in enger Zusammenarbeit mit den Ärzten kann den Gästen, Patienten und ihren Angehörigen die nötige Geborgenheit vermitteln, sodass es selbst in dieser Lebensphase zu positiven Aspekten in der Annahme der Erkrankungssituation auch in ihrer Endlichkeit kommen kann. Durch die Konzeption der Räumlichkeiten und die weitmöglichst individuell angepasste Tagesstruktur soll ein Wohngefühl entstehen, das dem Leben in einem eigenen Zuhause möglichst nahe kommt.

Die *Organisationsstrukturen* der Hospize sind unterschiedlich. In den in Hamburg betreuten bei-

den Einrichtungen für insgesamt 27 Gäste wird die ärztliche Betreuung durch Zusammenarbeit verschiedener Praxen geleistet. Die Aufnahme eines Gastes erfolgt meist nach Besichtigung durch Angehörige und Gespräch mit der Hospizleitung oder nach Anfrage eines Sozialdienstes. Ein Aufnahmebogen, der auch medizinische Fragen beinhaltet, gibt Informationen über zu erwartende Probleme und ausführlicheren telefonischen Klärungsbedarf mit vorbehandelnden Kollegen.

Jeweils 2-mal/Woche wird in jedem Hospiz eine *Visite* durchgeführt (etwa jeweils 5 h). Hierbei findet im Anschluss an die Kurvenvisiten mit einer den Patienten betreuenden Pflegekraft (etwa 1,5 h) eine Einzelvisite jedes Patienten statt. Einmal in der Woche werden einzelne psychologische Probleme mit der anwesenden Psychologin besprochen. Zusätzlich wird jeder Patient von einem Hausarzt betreut, der mindestens einmal wöchentlich kommt. Bei Bedarf werden andere Fachärzte (z. B. Chirurg für Wundversorgung, Psychiater) zusätzlich hinzugezogen. Darüber hinaus stellt das Team eine ständige telefonische Rufbereitschaft. Ausführliche Dokumentationen zur gegenseitigen Information, z. B. über Gründe für Medikationsänderungen, sind unerlässlich.

Im Gespräch mit Fachfremden zu dieser Tätigkeit gibt es zwei immer wieder gestellte Fragen, die wichtige Aspekte der in einem Hospiz bestehenden ärztlichen Aufgaben berühren. Diese werden im Folgenden erläutert.

»Wissen die Menschen dort, dass sie sterben werden?«

Dahinter steht vielleicht die Frage: »Wie halten die Patienten das aus?«

Fast alle Patienten wissen vor ihrer Aufnahme, dass sie im Hospiz bis zu ihrem Tode gepflegt werden können. Für viele Patienten ist das Ankommen im Hospiz nach dem Erleben einer schwierigen Pflegephase zu Hause eine Erleichterung. Andere hoffen, nach einer Phase im Krankenhaus mit kraftzehrenden Therapien, die den Tumor nicht mehr zum Stillstand brachten, noch einmal eine *Phase der Stabilisierung* mit weitgehender Beschwerdearmut zu erleben. Dies ist durchaus realistisch; in seltenen Fällen kommt es bei allgemeiner Befindensverbesserung, vielleicht durch Überwinden einer auf die

Krankheit reaktiv entstandenen Depression, sogar zu einer zeitweiligen Entlassung. Bei 500 betreuten Patienten wurde diese Situation bisher 7-mal erlebt.

> Die Offenheit im Gespräch über die zu erwartende Entwicklung des Krankheitsfortschritts ist ein wichtiger Baustein in der Arzt-Patienten-Beziehung.

Es sollte nie darum gehen, dem Patienten *Lebensfristen* zu nennen. Zum einen irrt auch der Arzt hier häufig, zum anderen sind solcherlei Aussagen für den Betroffenen tatsächlich unerträglich. Vielmehr geht es darum, dem Patienten im Gespräch Zugang zu dem eigenen Gefühl für den Krankheitsfortschritt und den damit verbundenen Stand seiner Lebensuhr zu verschaffen. Ein Gespräch z. B. über die Geschwindigkeit der fortschreitenden Verringerung der Körperkräfte während der vergangenen zwei Wochen kann dem Patienten helfen, eine konkrete Vorstellung über seinen Zustand in den kommenden 1–2 Wochen zu entwickeln. Erfahrungsgemäß der Autoren verringern derartige Gespräche die Ängste des Patienten. In der Betreuung ist es dann sehr wichtig, das *individuelle Autonomiestreben des Patienten* zu berücksichtigen, Hilfe anzubieten, wo sie gewünscht ist, aber auch zuzulassen, dass Verrichtungen nicht nach eigenen Maßstäben ausgeführt werden (z. B. Waschen, Essen und Trinken).

Der *Anspruch an die Lebenssituation* verändert sich mit jedem Tag des Krankheitsfortschritts. Das ruhige Liegen in einem Bett – von der Hoffnung getragen, man möge heute weniger Übelkeit und kaum Schmerzen erleiden müssen – kann einen zufriedenen Zustand auslösen, auch wenn das für den betroffenen Menschen 6 Monate vorher nicht vorstellbar gewesen wäre. Das Ziel eines Sterbenden, noch einmal den Frühling zu erleben, ist nicht weniger ernst zu nehmen als das Ziel eines anderen Menschen, einen Marathon in einer Zeit von <4 h zu laufen. Wir müssen uns davor hüten, dem Patienten unsere Beurteilung über die Sinnhaftigkeit einer Lebenssituation mit reduziertem Leistungsvermögen überzustülpen.

Das Angebot, über die Todesbedrohung und das Sterben zu sprechen, kann die Ängste des Patienten mindern. Diese Form von *Aufklärung* schafft bei dem Patienten die Hoffnung, in der letzten Lebensphase in allen Belangen ernst genommen zu werden.

»Ist es nicht für Ärzte eine sehr bedrückende Aufgabe, ständig mit Sterbenden beschäftigt zu sein?«

Sobald wir uns von der Zielvorstellung lösen, jeden Patienten kurieren zu wollen, wird die Tätigkeit im Hospiz sinnvoll werden. Bei fast allen Patienten wird es in den Tagen nach der Ankunft durch optimierte Symptomkontrolle und bedarfsangepasste Pflege zu einer leichten Besserung des Zustands kommen.

Ein weiterer entscheidender Faktor der Arbeitszufriedenheit resultiert aus der *Tätigkeit im Team* – wenn die Struktur stimmt, fühle ich mich als Arzt auch in Situationen, die ich für den Patienten (und damit auch für mich) nicht zufriedenstellend lösen kann, vom Team getragen, ich muss nie Einzelkämpfer sein; trotzdem ist die ärztliche Verantwortung sehr groß, da häufig Anordnungen für Abwesenheitssituationen getroffen werden müssen.

Die Entwicklung einer guten Streitkultur im Versorgungsteam, in deren Rahmen immer wieder um einzelne Standpunkte gerungen wird, die Anerkennung der gegenseitigen Fachkompetenz, aber auch die Akzeptanz klarer Verantwortungsbereiche sind wichtige *Vorraussetzungen für ein gutes Gelingen der Zusammenarbeit*.

Organisatorische Aufgaben

Nach dem Hospizpflegegesetz aus dem Jahre 1997 (SGB V und XI) wird der Aufenthalt jedes Gastes von den Krankenkassen und der Pflegekasse im Rahmen eines jeweils für eine Einrichtung zu verhandelnden Pflegesatzes mit einer geringen Eigenbeteiligung (5 %) finanziert. Von der »Bundesarbeitsgemeinschaft Hospiz« sind *Qualitätsrichtlinien* erarbeitet worden. Es wird ein Pflegeschlüssel von etwa 1,2 Pflegende/Gast angestrebt. Spendenakquisition und die Tätigkeit von Ehrenamtlichen in der ergänzenden Patientenbetreuung sind unerlässlich, hierfür wiederum müssen Anwerbungen und Schulungen stattfinden; dies sind weitere Aufgaben, die in einem Hospiz anfallen. In einem der Hospize gibt es z. B. eine Ehrenamtliche, die kontinuierlich aus eigener Kraft für die gesamte Blumendekoration der Einrichtung sorgt, andere sind in die Patientenbetreuung eingebunden, machen Ausfahrten mit den Patienten oder Besorgungen für sie. Die Tätigkeit der Ehrenamtlichen kann eine besondere Lebendigkeit in diese Einrichtungen bringen, gerade weil sie spontan und emotional erfolgt und nur begrenzt professionalisiert ist.

Die Hospizidee hat seit etwa Mitte der 1980er Jahre in Deutschland aus England kommend Fuß gefasst, trotzdem sind stationäre Hospize weiterhin kein fester und integrierter Bestandteil des Versorgungs- und damit auch des Finanzierungssystems; es gibt unterschiedliche Regelungen mit Krankenkassen, Trägern und Kommunen. Weiterhin muss der Grundsatz »ambulant vor stationär« gewahrt bleiben; in den vielen Fällen, in denen eine häusliche Versorgung jedoch keine ausreichende Symptomkontrolle und spirituelle Begleitung gewährleistet, ist der Patient im Hospiz sicher besser aufgehoben als im Krankenhaus, wo derzeit mindestens 80 % der Patienten versterben.

Ambulante Einrichtungen

Die ambulante Betreuung sterbender Menschen wurde in Deutschland in den letzten Jahren überwiegend unter dem Gesichtspunkt der Ehrenamtlichkeit gesehen. Durch die Umsetzung der Palliativmedizin und Hospizidee konnte deutlich gemacht werden, dass es eine Differenzierung des Bedarfs in der Begleitung sterbender Menschen geben muss. So braucht ein alter, des Lebens überdrüssiger Mensch, der symptomarm und ohne lebensbedrohliche Erkrankung ist, verständlicherweise ein anderes Betreuungsangebot als der stark symptombelastete Tumorpatient in der letzten Lebensphase. Ehrenamtlichkeit ist auch hier zur flächendeckenden Versorgung ein unverzichtbarer Dienst im Sinne der Hospizidee.

Palliativdienste

Ambulante Palliativdienste betreuen in Kooperation Patienten und ihre Angehörigen zu Hause.

Die betreuten Patienten unterscheiden sich lediglich im Schweregrad ihrer Erkrankung und Symptome von den stationär behandelten.

Ambulante Palliativdienste verstehen sich als Ergänzung zu den bereits bestehenden und begleitenden Diensten und sind zur Kooperation mit Hausärzten, Palliativstationen, schmerztherapeutischen Einrichtungen, Hospizen und Krankenhäusern verpflichtet. Die Grund- und Behandlungspflege wird in der Regel weiterhin durch die bereits bestehenden und begleitenden ambulanten Dienste durchgeführt.

Aufgaben eines spezialisierten ambulanten Palliativdienstes

- Überwachung und Anpassung der vom Hausarzt eingeleiteten Schmerztherapie und Symptomkontrolle bezüglich Wirkung und Nebenwirkung
- Spezielle Palliativpflege
- Angehörigenbetreuung und Angehörigenbegleitung
- Anleitung und Qualifizierung von Familie, Freunden, Ehrenamtlichen und Mitarbeitern von Sozialstationen
- Psychosoziale Betreuung von Patienten und Angehörigen
- Sozialrechtliche Beratung
- Trauerarbeit

Ziel eines ambulanten Palliativdienstes ist es, dem Wunsch des Patienten und seiner Angehörigen nach Selbstbestimmung und Erhaltung oder Wiederherstellung von Lebensqualität so lange wie möglich im häuslichen Bereich gerecht zu werden. Grenzen werden dem Team eines ambulanten Palliativdienstes aufgezeigt, wenn Patienten einen Single-Haushalt führen und nicht auf Angehörige, Freunde oder Nachbarschaftshilfe zurückgreifen können.

Hospizdienste

Ambulante Hospizdienste werden meist von einer hauptamtlichen Koordinierungskraft geleitet, deren Aufgabe die Gewinnung, die Befähigung und der Einsatz Ehrenamtlicher sowie die Vernetzung mit anderen Diensten ist. Diese Ehrenamtlichen unterstützen schwerkranke und sterbende Menschen und ihre Familien zu Hause bzw. in Pflegeeinrichtungen und Hospizen. In Gesprächen begleiten sie Kranke und Angehörige in der Auseinandersetzung mit Krankheit, Schmerz, Abschied und Trauer. Sie übernehmen zum Teil Sitzwachen, vermitteln Informationen und Ansprechpartner zu Fragen der Schmerztherapie und Symptomkontrolle, unterstützen und beraten in behördlichen Fragen und stehen häufig auch über den Tod hinaus mit den Angehörigen in Kontakt.

Hospizinitiativen

Hospizinitiativen sind Dienste in der strukturellen Anfangsphase, die sich mit der Umsetzung der Hospizidee befassen und v. a. Aufklärungs- und Öffentlichkeitsarbeit betreiben. Eine Betreuung von Patienten wird (noch) nicht angeboten.

Dokumentation und Qualitätskontrolle

Die *patientennahe Dokumentation* (z. B. Anamnese, Verlaufsbericht) erfasst die unmittelbaren Bedürfnisse des Patienten und kann das aktuelle Krankheitsbild und die Lebensqualität widerspiegeln. Die *patientenferne Dokumentation* (z. B. Leistungsnachweis, wissenschaftliche Untersuchungen) kommt dem Patienten nicht unmittelbar, sondern erst durch Änderung der Therapierichtlinien und eine verbesserte Ausbildung etc. zugute.

Die Dokumentation dient der qualitativen und quantitativen Leistungserfassung. Hierzu sind jedoch die Entwicklung von Standards und die Definition einzelner Leistungen einschließlich der Ermittlung des Zeitbedarfs (z. B. ärztliche Maßnahmen, Pflege, physikalische Therapie) erforderlich. Die Dokumentation dient der *Transparenz der erbrachten Leistungen*. Dies ist sowohl für die Eigenkontrolle als auch für die nachvollziehbare Verlaufskontrolle unumgänglich. Es lässt sich durch geeignete standardisierte Dokumentationshilfen, wie z. B. visuelle bzw. nummerische Analogskalen, nicht nur der Gesamteindruck des Patienten erfassen, sondern insbesondere die Stärke von Schmerzen und anderen Symptomen nachvollziehen. Dies erlaubt Rückschlüsse auf notwendige therapeutische Maßnahmen.

Nur durch eine gewissenhaft durchgeführte und *regelmäßige Verlaufskontrolle* lässt sich die eingeleitete Therapie überprüfen und an die sich zum Teil rasch ändernden Symptome anpassen. Die Dokumentation erfolgt auf speziellen Verlaufsbögen der Patientenkurve.

Zur Schmerzdokumentation wird die Graduierung der Schmerzen in Ruhe und bei Belastung routinemäßig 3-mal/Tag erhoben und im Dokumentationssystem graphisch dargestellt. Schmerzattacken werden zusätzlich dokumentiert. Der Verlauf lässt sich ähnlich einer Fieberkurve über 7 Tage überblicken. Die Angaben zur Schmerzintensität erfolgen in der Regel durch den Patienten anhand einer nummerischen oder visuellen Analogskala. Bei Patienten, die keine eindeutige Schmerzangabe machen können, wird die Schmerzeinschätzung durch Angehörige bzw. Pflegende durchgeführt. Dies wird entsprechend als Fremdeinschätzung vermerkt. Ist eine Beurteilung nicht möglich, erfolgt der Eintrag »nicht zu erheben«.

Bei der *Symptomdokumentation und der Graduierung* wird die Stärke der belastenden Symptome oft vernachlässigt. Ohne ein Kriterium für ihre Stärke sind Wahrnehmung und Beurteilung immer subjektiv. Die den Patienten belastenden Symptome werden mehrmals täglich notiert. Die Stärke der Symptome wird mittels einer Graduierung von 1–4 (1 = gering, 2 = mittel, 3 = stark, 4 = sehr stark) erfasst. Wenn ein Symptom nicht belastend oder vorhanden ist, erscheint kein Eintrag.

Für einige Symptome wurde die Graduierung genauer definiert, um ein möglichst objektives Maß für die Stärke zu erhalten.

Graduierung ausgewählter Symptome

- Erbrechen
  - 1 = gering; 1- bis 2-mal/24 h
  - 2 = mittel; 3- bis 5-mal/24 h
  - 3 = stark; 5- bis 8-mal/24 h
  - 4 = sehr stark; > 8-mal/24 h
- Dyspnoe
  - 1 = gelegentliche Dyspnoe, die die tägliche Aktivität nicht behindert
  - 2 = Dyspnoe, die einige Aktivitäten behindert und bei Belastung auftritt
  - 3 = Dyspnoe in Ruhe und bei Belastung, die die körperliche Aktivität stark einschränkt
  - 4 = extreme Ruhedyspnoe
- Obstipation
  - 1 = > 72 h kein Stuhlgang
  - 2 = nach > 72 h kein Stuhlgang trotz Verstärkung der Abführmaßnahmen

– 3 = nach > 72 h kein Stuhlgang, massive Abführmaßnahmen erforderlich

– 4 = Ileus

Freie Einträge in spezielle Verlaufsbögen ermöglichen die Dokumentation von Informationen über z. B. Krankheitsverarbeitung, Stand der Aufklärung von Patienten und Angehörigen, Stimmung des Patienten, Planung weiterer Diagnostik und Therapie sowie die Dokumentation über Gespräche mit Hausärzten etc.

Die Dokumentation ist eine *multidisziplinäre Aufgabe* der Verlaufskontrolle, weil freie Einträge und Pflegeplanung von allen Teammitgliedern fachspezifisch (Krankenpflegepersonal, Ärzte, Seelsorger, Sozialarbeiter, Physiotherapeuten etc.) durchgeführt werden.

Im Computerzeitalter liegt es nahe, auch für den Bereich der Palliativmedizin eine spezielle Software zu entwickeln, um auf bestimmte Patientendaten einen raschen Zugriff zu erhalten. Freie, nichtstandardisierte Eintragungen lassen sich nur unzureichend vergleichen. Der Vorteil der Entwicklung eines Dokumentationssystems mittels EDV ergibt sich aus dem schnellen Zugriff auf vergleichbare Daten und deren Auswertung. Aus der Vielzahl von Daten verschiedener Krankheitsverläufe lassen sich Behandlungsmaßnahmen überprüfen und ggf. ändern.

Aus-, Weiter- und Fortbildung

Die jetzt eingetretene schnelle Entwicklung palliativmedizinischer Angebote macht die Erarbeitung von Leitlinien und Verbesserungen der Aus-, Weiter- und Fortbildung in der Palliativmedizin notwendig. In Ländern mit etablierter Palliativmedizin existieren Curricula für Studenten und Allgemeinärzte sowie die *Weiterbildungsmöglichkeit zum Spezialisten für Palliativmedizin.* Die »European Association for Palliative Care« (EAPC) hat ein Curriculum für Ärzte entwickelt, das inzwischen auch von verschiedenen Staaten als Lehrplan akzeptiert wird. Alle bisher bekannten Curricula legen ihre Schwerpunkte auf Grundlagenkenntnisse in der Onkologie, der Schmerztherapie, der Strahlentherapie, der chirurgischen Tumortherapie, der Krankheitsentwicklung, der pharmakologischen und interventionellen Symptomkontrolle, der psychischen, sozialen und geistig-seelischen Betreuung, der Kommunikation und der Ethik.

Inzwischen sind auch in Deutschland *Curricula* für die beteiligten Berufsgruppen erarbeitet worden, die in Zusammenarbeit mit der Deutschen Gesellschaft für Palliativmedizin, der Deutschen Krebshilfe, der Bundesarbeitsgemeinschaft Hospiz und der Ansprechstelle des Landes Nordrhein-Westfalen zur Pflege Sterbender, Hospizarbeit und Angehörigenbegleitung (ALPHA) entstanden sind.

Die Deutsche Gesellschaft für Palliativmedizin hat der Bundesärztekammer und allen Landesärztekammern in Deutschland ein Curriculum für die Zusatzweiterbildung *Palliativmedizin für Ärzte* vorlegt. Für die zukünftige studentische Ausbildung in Palliativmedizin liegt ein *Gegenstandskatalog mit Lernzielen für Studierende der Medizin* vor. Die Einführung einer Zusatzweiterbildung in Palliativmedizin ist geplant.

Perspektiven

Nicht nur in Deutschland konnte in den vergangenen Jahren nachgewiese werden, dass die Palliativmedizin eine wesentliche Verbesserung in Betreuung, Behandlung und Begleitung schwerstkranker und sterbender Patienten und ihrer Angehörigen darstellt.

> Es ist an der Zeit, Palliativmedizin als ein erforderliches Konzept anzusehen und flächendeckend in unser Gesundheitssystem zu integrieren.

In Zukunft brauchen wir Strategien, damit alle in die medizinische Behandlung involvierten Berufsgruppen – insbesondere Ärzte und Krankenpflegepersonal – einen Part in der Palliativmedizin übernehmen. Darüber hinaus werden *Spezialisten für Palliativmedizin* benötigt, denen die Behandlung der Patienten mit besonders belastenden Problemen sowie Organisation und Durchführung von Aus-, Weiter- und Fortbildung obliegen. Ein wichtiger Schritt war die Einrichtung des ersten Lehrstuhls für Palliativmedizin an der »Rheinischen Friedrich-Willhelms-Universität« zu Bonn im Jahr 1999, gefolgt von Aachen im Jahre 2003.

In vielen europäischen Ländern wurden nationale *Palliativgesellschaften* gegründet, so auch in Deutschland. Die Deutsche Gesellschaft für Palliativmedizin (DGP) hat Mitglieder aus unterschiedlichen medizinischen und nichtmedizinischen Fachrichtungen.

Dringend erforderlich für die *weitere Entwicklung der Palliativmedizin* in der Zukunft:

- Ausbildung der Medizinstudenten und des Krankenpflegepersonals,
- Fortbildung aller approbierten Ärzte, die schwerstkranke und sterbende Patienten behandeln,
- Weiterbildung in Palliativmedizin, damit die Versorgung von Problempatienten möglich und die Regeln der Palliativmedizin verbreitet werden,
- Lehrstühle für Palliativmedizin, damit Forschung und Lehre intensiviert werden,
- klinische Umsetzung der Palliativmedizin in allen Versorgungsstrukturen,
- flächendeckende Versorgung mit Spezialeinrichtungen in Form von:
  - ambulanten Palliativdiensten,
  - Tageskliniken,
  - Palliativstationen in Krankenhäusern,
  - ambulanten und stationären Konsiliardiensten,
  - stationären Hospizen, die neben pflegerischer und psychosozialer auch durch ärztliche Kompetenz die Betreuung sicherstellen.

Literatur

Aulbert E, Zech D (Hrsg) (1997) Lehrbuch der Palliativmedizin. Schattauer, Stuttgart

Aulbert E, Klaschik E, Pichlmaier H (1998) Palliativmedizin – Ein ganzheitliches Konzept, Bd 1. Schattauer, Stuttgart

Beck D, Kettler D (1998) Welche Zukunft hat die Palliativmedizin in Deutschland? Zentralbl Chir 123: 624–631

Doyle D, Hanks GWC, MacDonald N (eds) (1998) Oxford textbook of palliative medicine, 2nd edn. Oxford University Press, Oxford New York

Hartenstein R (1996) Palliativmedizin aus der Sicht des Internisten. In: Klaschik E, Nauck F (Hrsg) Palliativmedizin – Bestandteil interdisziplinären Handelns. pmi, Frankfurt

Husebø S, Klaschik E (2003) Palliativmedizin. Praktische Einführung in Schmerztherapie, Ethik und Kommunikation, 3. Aufl. Springer, Berlin Heidelberg New York Tokio

Jonen-Thielemann I (1998) Organisation der Palliativmedizin in Klinik und Ambulanz. Zentralbl Chir 123: 640–648

Klaschik E, Nauck F (1994) Palliativmedizin Heute. Springer, Berlin Heidelberg New York Tokio

Klaschik E, Nauck F (1998) Historische Entwicklung der Palliativmedizin. Zentralbl Chir 123: 620–623

Klaschik E, Nauck F, Kern M (1998) Palliativmedizin. Z Ärztl Fortbild Qual Sich 92: 53–56

Klaschik E, Nauck F, Kern M, Müller M (Hrsg) (1999) Entwicklung und Konzept. Zentrum für Palliativmedizin am Malteser Krankenhaus Bonn-Hardtberg. Pallia Med, Bonn

Klaschik E, Nauck F, Radbruch L, Sabatowski R (2000) Palliativmedizin – Definitionen und Grundzüge. Internist 41: 606–611

Klaschik E, Ostgathe C, Nauck F (2001) Grundlagen und Selbstverständnis der Palliativmedizin. Z Palliativmed 2: 71–75

Lutterotti M v (1996) Sterbehilfe in der Diskussion. Z Lebensrecht 2: 21–30

Müller M, Kern M, Nauck F, Klaschik E (1997) Qualifikation hauptamtlicher Mitarbeiter. Pallia Med, Bonn

Radbruch L, Nauck F, Fuchs M, Neuwöhner K, Schulenberg D, Lindena G (2002) What is palliativ care in Germany? Results from a representative survey. J Pain Symptom Manage 23: 471–483

Sabatowski R, Radbruch L, Nauck F, Loick G, Meuser T, Lehmann KA (2001) Entwicklung und Stand der stationären palliativmedizinischen Einrichtungen in Deutschland. Schmerz 15: 312–319

Sabatowski R, Radbruch L, Nauck F, Roß J, Zernikow B (2003) Hospiz- und Palliativführer 2004. MediMedia, Neu-Isenburg

Sabatowski R, Radbruch L, Nauck F et al. (1998) Ambulante Hospizdienste – ihre Bedeutung im Rahmen der palliativmedizinischen Versorgung in Deutschland. Z Ärztl Fortbild Qual Sich 92: 377–383

Sepulveda C, Marlin A, Yoshida T, Ullrich A (2002) Palliative care: The World Health Organization's global perspective. J Pain Manage 24: 91–96

Türr J (1998) Der sterbende Tumorpatient – Aufgaben der Pflege. Zentralbl Chir 123: 637–639

Schmerztherapie in der Finalphase

F. Nauck

Patienten mit fortschreitenden, inkurablen Tumor-erkrankungen weisen insbesondere in den letzten Monaten des Lebens eine Vielzahl von Symptomen auf. *Nichtheilbarkeit* bedeutet für Patienten vielfältige Verluste; Fortschreiten der Erkrankung bedeutet oft psychosoziales Leid, Schmerzen und andere Symptome.

> Die wirksame und konsequente Behandlung quälender Symptome ist die wesentlichste Voraussetzung für Lebensqualität – auch und gerade im Angesicht einer unheilbaren Erkrankung.

Nach wie vor werden in der Finalphase Schmerzen nicht ausreichend behandelt, die starken Opioide zu selten und zu spät angewandt und/oder zu niedrig dosiert. Auch der Mythos »Morphin als Medikament allenfalls in der Sterbephase«, der bei Ärzten und dem Krankenpflegepersonal, aber auch bei Patienten und deren Angehörigen tief verwurzelt ist, führt zu einer nicht ausreichenden Behandlung. Die Praxis zeigt, dass ungenügend behandelte Schmerzen, aber auch die zahlreichen anderen Symptome *Krankheitsbearbeitung und -bewältigung* verhindern.

Gründe für die Vernachlässigung der Finalphase

- Fehlende Erfahrung (dem sterbenden Patienten wurde in den Krankenhäusern lange Zeit nur wenig Beachtung geschenkt)
- Fehlendes Wissen (im Medizinstudium und in der Krankenpflegeausbildung wird der Umgang mit Sterbenden nur unzureichend gelehrt)
- Unsicherheit (durch fehlende Erfahrung, Unwissenheit und aufgrund der Tatsache, dass das Sterben nicht als Teil des Lebens akzeptiert wird)
- Mangelnde Fähigkeit zur Kommunikation mit dem Patienten (durch das Unterlassen von Aufklärung wird eine offene und ehrliche Kommunikation verhindert und somit Tod und Sterben nicht thematisiert; hinzu kommt eine in der Sterbephase mangelnde verbale Kommunikationsfähigkeit des Patienten)
- Fehlende oder unklare Behandlungsziele (solange Tod und Sterben nicht als normaler Prozess zugelassen und akzeptiert sind, werden damit zusammenhängende Probleme verdrängt – daraus folgt, dass Behandlungsziele nicht definiert werden).

Wesentliche Voraussetzung in der Behandlung und Begleitung in der Finalphase ist es, ein möglichst *klares Ziel* zu definieren, um Patienten und Angehörigen, aber auch dem behandelnden Team zu verdeutlichen, dass es darum geht, das medizinisch-ethisch Vertretbare, und nicht das medizinisch-technisch Machbare in den Vordergrund zu stellen. Die Kunst besteht darin, den »point of no return« in der Sterbephase zu erkennen.

In der Palliativmedizin wird im letzten Lebensabschnitt die *Rehabilitationsphase* von der *Terminalphase* oder *Finalphase* unterschieden (■ Abb. 1). Begriffe wie »Sterbephase«, »Terminalphase« oder »Finalphase« werden nicht einheitlich verwendet und definiert.

- Die *Rehabilitationsphase* ist die der letzten Monate, selten Jahre, in der trotz der Erkrankung ein weitgehend normales aktives Leben möglich ist.
- Die *Terminalphase* beschreibt den Zeitpunkt von einigen Wochen, manchmal Monaten, in denen durch die Erkrankung und deren Symptome die Aktivität zunehmend eingeschränkt wird.
- Die *Finalphase* ist die unmittelbare Sterbephase und bezieht sich meist auf die letzten 48–72 h des Lebens. Das Behandlungsziel in der Finalphase liegt neben einer kompetenten Schmerztherapie und Symptomkontrolle in der Begleitung der Patienten, um ein würdevolles, möglichst angst- und schmerzfreies Sterben zu ermöglichen.

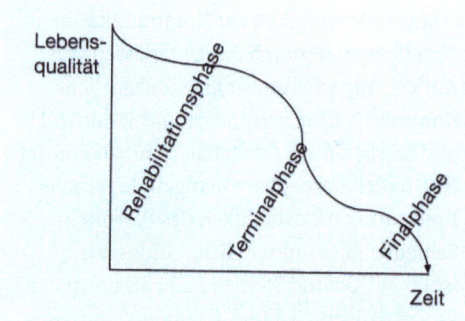

■ Abb. 1. Rehabilitationsphase, Terminalphase und Finalphase von Tumorpatienten in Bezug zu Lebensqualität und Zeit

Symptome

Rehabilitations- und Terminalphase

Aus Daten von 10 Studien mit insgesamt 12.438 Patienten lassen sich die häufigsten Symptome in der Rehabilitations- und Terminalphase ersehen (■ Tabelle 1).

■ Tabelle 1. Symptome bei Palliativpatienten in der Rehabilitationsphase

Schmerzen	70,3 %
Mundtrockenheit	67,5 %
Anorexie	60,9 %
Schwäche	46,8 %
Verstopfung	44,7 %
Luftnot	42,3 %
Übelkeit	36,2 %
Schlaflosigkeit	34,2 %
Schwitzen	25,3 %
Schluckbeschwerden	23,2 %
Urologische Symptome (Harnretention, Dysurie)	21,3 %
Neuropsychiatrische Symptome (Agitiertheit, Desorientiertheit, Verwirrtheit, Krämpfe, Schwindel, Tremor, Sedierung)	19,8 %
Erbrechen	18,5 %
Dermatologische Symptome (Juckreiz, Infektionen, allergische und toxische Reaktionen, Dekubitalulzera)	16,3 %
Dyspepsie	11,3 %
Diarrhö	7,6 %

Finalphase

■ Tabelle 2 zeigt im Vergleich zu ■ Tabelle 1 eine deutliche Änderung der Symptome in der Finalphase. Wenngleich Schmerz das mit der Tumorerkrankung am häufigsten assoziierte Symptom ist, steht er in der Finalphase nicht an erster Stelle.

Bemerkenswert ist, dass bei 26 % der bisher gut schmerztherapeutisch behandelten Patienten in dieser Phase erneut Schmerzen auftraten.

■ Tabelle 2. Symptome in der Finalphase (n = 150)

Somnolenz	55 %
Präfinales Rasseln	45 %
Unruhe	43 %
Schmerz	26 %
Dyspnoe	25 %
Übelkeit/Erbrechen	14 %

Weitere, seltenere Symptome in der Finalphase sind u. a. Angst, Verwirrtheit, Durst und Mundtrockenheit.

Schmerzdynamik in der Finalphase

Die Dynamik von Schmerzen in der Finalpase kann unterschiedliche und teilweise gleichzeitig bestehende Ursachen haben:

- Auch in der Teminalphase kann ein Tumorprogress auftreten, der Schmerzen verursacht und damit Hinweis auf ein akutes Geschehen ist.
- Eine Dehydratation bei sterbenden Menschen kann durch eine »physiologische« Niereninsuffizienz zu erhöhten Konzentrationen von Morphinmetaboliten führen, aber auch eine Endorphinausschüttung bewirken, somit eine Schmerzreduktion hervorrufen und eine Anpassung der Schmerzmedikation erforderlich machen.
- Metabolische Veränderungen, z. B. eine Hyperkalzämie, können neben Müdigkeit, Unruhe und Übelkeit auch zu einer Verstärkung der Schmerzen führen.
- Zunehmende Bettlägerigkeit kann zu neu auftretenden Liegeschmerzen führen.
- Eine erschwerte Medikamenteneinnahme kann eine geringere Analgetikazufuhr bedingen. Daraus kann eine Zunahme von Schmerzen resultieren.
- Angst vor dem Sterben und dem nahenden Tod und der Verlust von körperlicher und geistiger Kontrolle sowie Autonomie sind weitere Ursachen dafür, dass es im Finalstadium zu einer Zunahme von Schmerzen kommen kann.

Allgemeine Behandlungsstrategien

Selbst für erfahrene Ärzte und das Krankenpflegepersonal ist es schwierig, Zeichen der Finalphase zu erkennen und vorauszusehen, wann ein Patient sterbend ist. Bei der Beachtung der Symptome in der Finalphase zeigt sich, dass zu diesem Zeitpunkt *neue Krankheitszeichen* auftreten, die Hinweise auf den Beginn der Finalphase sein können. Gleichzeitig können aber auch bisher gut behandelte Beschwerden erneut auftreten und den Patienten belasten.

Neben zunehmender, oft ausgeprägter Schwäche, überwiegender Bettlägerigkeit und Immobilität kommt es bei sterbenden Patienten zu noch mehr *Schläfrigkeit* und *Phasen der Desorientiertheit*. Man kann beobachten, dass die Zeiten der Aufmerksamkeit nun begrenzt sind und der Patient ein zunehmendes Desinteresse an Nahrungs- und Flüssigkeitsaufnahme hat. Gleichzeitig fällt es vielen Patienten in dieser Phase schwer, Medikamente zu schlucken.

Die Finalphase verläuft gewöhnlich in langsamen Schritten, kann aber auch plötzlich und für alle mehr oder weniger unerwartet und damit belastend ablaufen.

Kennzeichen der Finalphase

- Ausgeprägte Schwäche
- Überwiegende Bettlägerigkeit
- Zunehmende Schläfrigkeit mit zeitweiser Desorientiertheit
- Abnehmendes Interesse an der Umgebung sowie an Nahrungs- und Flüssigkeitsaufnahme.

Nicht nur für die Behandelnden, sondern auch für Patienten und ihre Angehörigen ist es wichtig zu erkennen, wann bei schwerstkranken und sterbenden Menschen die Sterbephase, also der *»point of no return«*, beginnt. Dies ist ein Zeitpunkt, zu dem oft Ängste, Stress und emotionales Empfinden für Patient, Familie und das behandelnde und betreuende Team im Vordergrund stehen.

Die Dynamik der Symptome in der Finalphase fordert von allen Beteiligten eine *gute Beobachtung der auftretenden Veränderungen*. Die klinische Untersuchung bei der Erfassung von Schmerzursachen und anderen Symptomen steht nun ganz im Vordergrund. Oftmals sind die Patienten nicht mehr in der Lage, die Stärke ihrer Schmerzen oder anderer Symptome anzugeben. Die Fremdeinschätzung und die klinische Beobachtung sind zu diesem Zeitpunkt häufig die einzige Möglichkeit zu beurteilen, ob die Symptome des Sterbenden gut kontrolliert sind. Vom Therapieteam ist eine kompetente, zielgerichtete und einfühlsame Behandlung zur bestmöglichen Leidenslinderung erforderlich.

> »Übertherapie« im Sinne unnützer, vermeintlich kausaltherapeutischer Maßnahmen ist ebenso wenig angebracht und ethisch vertretbar wie lebensverkürzende Maßnahmen.

Die *Einbindung der Angehörigen* ist für eine gute Compliance in jeder Phase der Erkrankung entscheidend, gewinnt aber in der Finalphase nochmals an Bedeutung. Angehörige werden nun oft zu den Hauptansprechpartnern für die Behandelnden. Gleichzeitig sind Gespräche mit ihnen zu diesem Zeitpunkt häufig von einer starken Ambivalenz geprägt. Die Angehörigen möchten einerseits den Patienten nicht verlieren, wünschen sich, dass alles nur Menschenmögliche getan wird, hoffen jedoch gleichzeitig, dass das Leiden bald ein Ende haben möge, dass ihr geliebter Mensch »nicht mehr lange *so* leben muss«. Dazu kommen oftmals noch Schuldgefühle, nicht genug getan zu haben, welche dann leicht auf das therapeutische Team übertragen werden.

Dieses Verhalten seitens der Angehörigen führt zu *Verunsicherung* und *Hilflosigkeit* auf Seiten der Behandler und damit nicht selten zum Rückzug vom Patienten und seinen Angehörigen. Durch Empathie, Verständnis für die Ambivalenz aller Beteiligten und offene Gespräche können die Beteiligten lernen, mit dieser schwierigen Situationen besser umzugehen.

Grundsätze der medikamentösen Behandlung

Obwohl die Finalphase ein äußerst komplexer Prozess ist, sollte die Beurteilung der Schmerzsituation nach rein klinischen Gesichtspunkten erfolgen. Weiter gehende Diagnostik ist in dieser Phase meist nicht mehr indiziert. Die *regelmäßige klinische Untersuchung* ist jedoch erforderlich, um »einfach« zu behandelnde Schmerzursachen (z. B. einen neu aufgetretenen Harnverhalt) zu erkennen und adäquat zu behandeln.

Die Schmerztherapie kann auch in der Finalphase bei den meisten Patienten nach den *Grundsätzen des WHO-Stufenplans* erfolgen; 90 % der auf einer Palliativstation behandelten Patienten benötigten starke Opioide zur Schmerztherapie. Auch in den letzten Tagen vor dem Tod erhielten 74 % der Pati-

enten weiterhin Nichtopioide, bei 26 % der Patienten wurde das Nichtopioid abgesetzt, ohne dass es zu einer Zunahme der Schmerzen kam (eigene Daten).

Aufgrund der Schmerzdynamik ist jedoch eine sorgfältige Anpassung der Analgetika erforderlich. Dies lässt sich anhand von Ergebnissen einer Studie zur erforderlichen Morphindosierung in der Finalphase zeigen (eigene Daten, n = 202):

- *Dosissteigerung:* 41 %;
- *Dosis gleich bleibend:* 22 %;
- *Dosisreduktion:* 37 %.

Bei 22 % der Patienten blieb die Dosierung der Opioide im Vergleich zum Aufnahmetag in den letzten Tagen des Lebens unverändert. Bei 41 % der im Untersuchungszeitraum behandelten Patienten musste die Dosierung des Opioids erhöht werden, und bei 37 % der Patienten wurde die Dosierung in der Finalphase reduziert, ohne dass es zu einer Zunahme der Schmerzen kam. Dosisreduktionen in der Finalphase waren v. a. aufgrund zerebraler Nebenwirkungen – wie Müdigkeit, Konzentrationsstörungen oder Myoklonien – erforderlich. Diese Nebenwirkungen starker Opioide lassen sich in der Regel durch eine Anpassung der Opioiddosierung reduzieren.

Bei *Dosisreduktion* ist eine gute klinische Beobachtung des Patienten erforderlich, um erneut auftretende Schmerzen oder gar Entzugssymptome rasch behandeln zu können.

Zur *Applikation der Analgetika* gehören eine regelmäßige Gabe nach festem Zeitschema, eine ausreichende Bedarfsmedikation sowie Erfolgskontrolle und Dosisanpassung. Durch die Reduktion des Allgemeinzustands (zunehmende Somnolenz, erschwerte Medikamentenaufnahme) muss bei einigen Patienten der Applikationsweg der Analgetika in der Sterbephase geändert werden.

Während nach den Empfehlungen der WHO die orale Applikation der Schmerzmittel bevorzugt werden sollte und auch 50 % der von uns behandelten Patienten in der Rehabilitationsphase oral behandelt werden konnten, müssen in der Finalphase einer inkurablen Tumorerkrankung aufgrund von Schluckstörungen, Übelkeit, Erbrechen, dem Vorliegen eines Passagehindernisses im Gastrointestinaltrakt oder bei zunehmender Agonie *alternative Applikationsformen* gewählt werden. Entsprechend sank der Anteil der Patienten mit oral appliziertem Mophin von 38 % am Tag der Aufnahme auf 11 % am Todestag. Gleichzeitig stieg der Anteil der Patienten, bei denen starke Opioide subkutan appliziert wurden, von initial 18 % auf 43 %, während sich der Anteil der Patienten, die i.v. behandelt wurden, nicht wesentlich änderte (eigene Daten).

Zum Applikationsweg gibt es in der Literatur recht unterschiedliche Angaben, zumal nicht immer genau dargelegt wurde, ob eine einmalige subkutane Applikation bereits als Umstellung der Medikation betrachtet wurde. Die *subkutane Gabe der Analgetika* stellt gerade in der Finalphase eine wenig belastende invasive Alternative zur oralen Gabe der starken Opioide dar.

Wie schon erläutert, werden die Analgetika auch in der Finalphase nach festem Zeitschema gegeben. Durch sorgfältige und regelmäßige Überwachung – auch durch Fremdbeurteilung – erfolgt eine Anpassung, die durch Verschreibung einer ausreichenden Bedarfsmedikation sichergestellt wird. Nur so besteht die Möglichkeit, sich situations- und zeitgerecht der Dynamik der Sterbephase anzupassen, um das *Ziel eines möglichst schmerzfreien Sterbens* zu erreichen.

Wird eine *Änderung des Applikationswegs* erforderlich, muss die Opioiddosierung umgerechnet werden; Beispiel: Die Umstellung der oralen Gabe von retardiertem Morphin auf die subkutane bzw. i.v.-Zufuhr erfolgt im Verhältnis 2:1 bzw. 3:1; d. h. 120 mg retardiertes Morphin/Tag oral entsprechen 60 mg subkutan bzw. 40 mg i.v. (► auch Kap. 6: »Medikamentöse Therapie«).

Die *subkutane Applikation* kann als Bolusgabe alle 4 h über eine Butterflykanüle erfolgen. Wird insbesondere im ambulanten Bereich eine Entlastung der Angehörigen in der Nacht angestrebt, kann die letzte Abenddosierung um 50 % erhöht werden. Dies kann zu Müdigkeit führen und damit als Nebeneffekt die Nachtruhe verbessern. Eine Überdosierung ist nicht zu befürchten. Alternativ können viele Analgetika kontinuierlich über eine Pumpe verabreicht werden. Ist eine subkutane Injektion nicht möglich, kann das bisher oral gegebene retardierte Morphin auch vorübergehend *rektal* verabreicht werden.

Der *Einsatz von transdermalen Systemen* hat sich in der Behandlung von Tumorschmerzpatienten zunehmend etabliert. In der Finalphase müssen einige Besonderheiten und Richtlinien beachtet werden. Bei Patienten mit stabilem Schmerzniveau und Vorbehandlung mit Fentanylpflaster kann diese Therapie fortgesetzt und bei zusätzlichen Schmerzen Morphin subkutan verabreicht werden. Eine Reduktion der Fentanyldosierung ist bei auftretenden Nebenwirkungen dringend indiziert. Bei Verwendung von transdermalem Buprenorphin sollte dieses bei Bedarf zusätzlich sublingual oder subkutan verabreicht werden (nicht aber Morphin).

Bei Patienten mit sehr *instabilem Schmerzniveau* mit oder ohne Vorbehandlung mit starken Opioiden sollte in der Finalphase nicht mit dem Einsatz von transdermalen Systemen begonnen werden, da eine Titrationsphase nicht möglich ist. Diese Systeme sind für diese oft sehr dynamische Phase zu träge, und es könnte leicht zu Überdosierungen oder unzureichender Schmerzreduktion kommen.

Weitere belastende Symptome und ihre Behandlung

Eine kompetente Symptomkontrolle in der Finalphase bedeutet die Berücksichtung weiterer Symptome, wie Angst, Unruhe, Halluzinationen, Durst und Mundtrockenheit (► auch Kap. 25: »Symptomkontrolle und spezielle Therapieprobleme«). Insbesondere die beängstigende *Dyspnoe* oder das »*death rattle*« müssen ausreichend beachtet und Behandlungsstrategien angeboten werden.

> Die Behandlung von Symptomen in der Finalphase erfordert Offenheit und Ehrlichkeit. Probleme müssen – wenn möglich – vorausschauend erkannt und prophylaktisch behandelt werden.

Gerade in der Finalphase gibt es, wenn auch selten, akut auftretende typische *Notfallsituationen* – wie Blutung, Erstickungsanfall, Krampfanfall, Schmerz- oder Unruhezustand etc. –, die eine Krisenintervention erforderlich machen. Für diese Situationen müssen vorab Therapierichtlinien erarbeitet und schnell verfügbar sein. So können geschultes Pflegepersonal bzw. die angeleiteten Angehörigen Problemsituationen beherrschen.

»Death rattle« bzw. präfinales Rasseln

In der Finalphase tritt das präfinale Rasseln (▶ Kapitel 25: »Symptomkontrolle und spezielle Therapieprobleme«) häufig als belastendes Symptom auf. Man versteht darunter eine geräuschvolle Respiration in den letzten Stunden oder Tagen des Lebens bei Patienten in wachem oder bewusstseinsgetrübtem Zustand, die unfähig sind, Speichel reflektorisch zu schlucken oder Schleim aus der Trachea abzuhusten. Dies ist häufig für die Angehörigen schwerer zu ertragen als für die zu diesem Zeitpunkt oftmals somnolenten Patienten.

Zur Behandlung hat sich neben der Lagerung der Patienten, z. B. in Seitenlage (30°), die Therapie mit Scopolamin subkutan in einer Dosierung von 0,25–0,5 mg entsprechend der Notwendigkeit alle (4–) 6 (–8) h bewährt. Alternativ kann N-Butylscopolamin in einer Dosierung von 20 mg alle 4–6 h subkutan verabreicht werden. Absaugen (Pharynx und/oder Trachea) ist für die Patienten häufig sehr belastend und selten anhaltend wirksam.

Weitere Beispiele für Notfallmedikation in der Finalphase

- *Panik/Erstickungsgefühl:* Midazolam, 5–10 mg subkutan, alternativ Flunitrazepam, 0,5–1 mg subkutan alle 4–6 h (Dosistitration), bzw. Levomepromazin, 15–25 mg (1 Tr. entspricht 1 mg) oral, bei starker, anhaltender Unruhe
- *Dyspnoeattacke:* Morphin, 5–10 mg subkutan (Dosistitration, evtl. i.v.-Applikation); bei Patienten, die bereits mit starken Opioiden vorbehandelt sind, 1/6 bis 1/3 der bisherigen Tagesdosis zusätzlich applizieren
- *Angstattacke:* Lorazepam, 1–2,5 mg alle 4–6 h (Applikation auch in spezieller Zubereitung für bukkale Resorption möglich: lyophilisierte Plättchen)
- *Krampfanfall:* Diazepamrektiole, 10–30 mg, ggf. Diazepam i.v. titrieren.

> Hinweis: In der Finalphase sollten alle Medikamente abgesetzt werden, die für den Patienten keinen unmittelbaren symptomkontrollierenden Nutzen haben, wie Diuretika, Herz- und Kreislaufmittel, Antibiotika, Antidepressiva und selbstverständlich auch Zytostatika.

Schlussbemerkungen

Die Schmerztherapie und die Symptomkontrolle in der Finalphase stellen für die Ärzte und für das gesamte betreuende Team eine große Herausforderung dar. Die Komplexität zeigt sich darin, dass neben Schmerzen oft zahlreiche andere körperliche Symptome und psychosoziale Probleme auftreten und behandelt werden müssen. Nur ein ganzheitlicher Behandlungsansatz kann dem Patienten gerecht werden.

Die Dynamik und die notwendigen ethischen Entscheidungen zwingen Ärzte, sich mit der Sterbephase intensiv auseinanderzusetzen und bis zum Tod für die Patienten da zu sein. Neben fachlich fundiertem ärztlichen Handeln ist menschliche Zuwendung gefordert.

In den Ende September 1998 veröffentlichten Grundsätzen der Bundesärztekammer zur ärztlichen Sterbebegleitung heißt es: »*Der Arzt ist verpflichtet, Sterbenden so zu helfen, dass sie in Würde zu sterben vermögen. Die Hilfe besteht neben palliativer Behandlung in Beistand und Sorge für Basisbetreuung. Bei Sterbenden kann die Linderung des Leidens so im Vordergrund stehen, dass eine möglicherweise unvermeidbare Lebensverkürzung hingenommen werden darf ...*«

Diese Stellungnahme der Bundesärztekammer fordert, sich intensiv mit den Problemen in der Finalphase auseinanderzusetzen. Bis zum heutigen Tag gibt es aber in Deutschland zu diesem Thema kaum Aus- und Fortbildungsangebote, weder für Studenten der Medizin noch für approbierte Ärzte.

Literatur

Allard P et al. (1999) How effective are supplementary doses of opioids for dyspnea in terminally ill cancer patients? A randomized continuous sequential clinical trial. J Pain Symptom Manage 17/4): 256–265

Aulbert E, Zech D (Hrsg) (1997) Lehrbuch der Palliativmedizin. Schattauer, Stuttgart

Bruera E, Neumann CM (1998) Management of specific symptom complexes in patients receiving palliative care. CMAJ 158/13: 1717–1726

Cherny N, Ripamonti C, Pereira J et al. (2001) Strategies to manage the adverse effects of oral morphine: an evidence-based report. J Clin Oncol 19: 2542–2554

Conill C et al. (1997) Symptom prevalence in the last week of life. J Pain Symptom Manage 14/6: 328–331

Ellershaw J, Smith C, Overill S, Walker SE, Aldridge J (2001) Care of the dying: setting standards for symptom control in the last 48 hours of life. J Pain Symptom Manage 21: 12–17

Fainsinger R et al. (1991) Symptom control during the last week of life on a palliative care unit. J Palliat Care 7/1: 5–11

Grond S et al. (1994) Prevalence and pattern of symptoms in patients with cancer pain: a prospective evaluation of 1635 cancer patients referred to a pain clinic. J Pain Symptom Manage 9: 372–382

Hancock BW, Ahmedzai S, Clark D (1993) Palliative care of patients with terminal cancer. Curr Opin Oncol 5/4: 655–660

Hanks GW (1995) Problem areas in pain and symptom management in advanced cancer patients. Eur J Cancer 31A/6: 869–870

Klaschik E, Husebø S (1997) Palliativmedizin. Anästhesist 46: 177–185

Lichter I, Hunt E (1990) The last 48 hours of life. J Palliat Care 6/4: 7–15

Nauck F (1994) Der Patient in der Finalphase. In: Klaschik E, Nauck F (Hrsg) Palliativmedizin Heute. Springer, Berlin Heidelberg New York Tokio, S 42–50

Smith AM (1994) Emergencies in palliative care. Ann Acad Med 34: 186–190

Twycross R (1997) Symptom management in advanced cancer. Radcliffe Medical Press, Oxford

Twycross RG, Lichter I (1998) The terminal phase. In: Dolye D, Hanks GWC, MacDonald N (eds) Oxford textbook of palliative medicine, 2nd edn. Oxford University Press, Oxford New York Tokio

Ventafridda V et al. (1990) Symptom prevalence and control during cancer patients' last days of life. J Palliat Care 6/3: 7–11

Walsh TD (1992) Symptom control in patients with advanced cancer. Am J Hosalliat Care 9/6: 32–40

VIII.
Serviceteil

Pflegeversicherungsgesetz, Rehabilitation, Selbsthilfegruppen

M. Klein, U. Hankemeier

Pflegeversicherungsgesetz

Mit Inkrafttreten des Pflegeversicherungsgesetzes im Jahre 1995 gibt es für Pflegebedürftige ein größeres Hilfsangebot. Dieses Gesetz (PflegeVG als 11. Buch des Sozialgesetzbuches, SGB XI) bietet erstmals durch die Einrichtung der Pflegekassen für jeden, alters- und einkommensunabhängig, eine soziale Grundsicherung bei Pflegebedarf. Dabei besteht das Prinzip des Vorrangs der häuslichen vor der stationären Pflege.

Viele technische Hilfsmittel werden auf Antrag von den Kranken- (Hilfsmittel zur Behandlungspflege) bzw. Pflegekassen (Pflegehilfsmittel, sofern sie ausschließlich der Erleichterung der Pflege oder der Verhütung einer Überforderung der Leistungskraft der Pflegeperson sowie des Pflegebedürftigen dienen) übernommen, bezuschusst oder geliehen. Dazu gehören u. a. Pflegebett, Rollstuhl und Toilettenstuhl. Die Pflegekasse kann z. B. den behindertengerechten Umbau des Badezimmers im Rahmen »wohnumfeldverbessernder Maßnahmen« bezuschussen. Auch der Anschluss an ein Hausnotrufsystem, wie es viele Hilfsorganisationen (z. B. Arbeiter-Samariter-Bund, Johanniter-Unfallhilfe oder Deutsches Rotes Kreuz) anbieten, gehört dazu. Grundvoraussetzung für sämtliche Leistungen der Pflegeversicherung ist die Bewilligung einer Pflegestufe.

Das PflegeVG sieht 3 Pflegestufen vor (Tabelle 1). Die Sach- und Geldleistungen werden je nach Einstufung des Patienten durch die Pflegekasse – auf der Grundlage eines durch den Medizinischen Dienst der Krankenversicherung erstellten Pflegegutachtens – auf einer Pflegestufe festgelegt. Für die Beurteilung der Pflegebedürftigkeit ist die Schwere der Erkrankung (ICD) von untergeordneter Bedeutung. Entscheidend ist der aus den krankheitsbedingten Fähigkeitsstörungen (ICIDH) resultierende Hilfebedarf bei den »Aktivitäten des täglichen Lebens« (Körperpflege, Ernährung, Mobilität). Dabei ist für die Gewährung eine prognostische Einschätzung des Bestehens der Hilfsbedürftigkeit auf Dauer (nach allgemeiner Rechtssprechung mindestens 6 Monate) erforderlich.

Prinzipiell kann zwischen Sach- und Geldleistungen gewählt werden. Auch eine Kombination der beiden Erstattungsformen ist möglich. Wenn Angehörige, Freunde oder Bekannte Pflegeaufgaben übernehmen, so besteht bei einer Pflegeleistung von mindestens 14 h/Woche Unfall- und Rentenversicherungsschutz. Die Krankenkassen bieten unentgeltliche Pflegekurse an.

Zwar werden die Leistungen aus der Pflegeversicherung unabhängig von Einkommen und Vermögen gewährt, in allen Pflegestufen überschreiten die Kosten der Pflegedienste jedoch die Kostenerstat-

◻ Tabelle 1. Pflegestufen nach dem PflegeVG

Pflege-stufe	Pflegebedarf im Ablauf des täglichen Lebens	Sachleistung (Hilfe bei Pflege durch examinier-te Pflegekräfte)	Geldleistung (Hilfe bei Pflege durch Angehöri-ge/Bekannte)
Stufe I	Mindestens einmal täglich bei mindestens 2 Ver-richtungen des täglichen Lebens (Körperpflege, Ernährung, Mobilität) mit einem täglichen Ge-samtbedarf von > 45 min; zusätzlich mindestens 45 min tagesdurchschnittlicher Hilfsbedarf bei der hauswirtschaftlichen Versorgung	Bis zu 384 Euro monatlich bei maximal 25 Pflege-einsätzen	Pflegegeld bis zu 205 Euro monat-lich
Stufe II	Mindestens 3-mal täglich mit einem Gesamt-bedarf von > 120 min in den oben genannten Be-reichen der Grundpflege; zusätzlich mindestens 60 min tagesdurchschnittlicher Hilfsbedarf bei der hauswirtschaftlichen Versorgung	Bis zu 921 Euro monatlich bei maximal 50 Pflege-einsätzen	Pflegegeld bis zu 410 Euro monat-lich
Stufe III	Mehrfach täglich mit einem Gesamtbedarf von >240 min in den oben genannten Bereichen; re-gelmäßiger nächtlicher Grundpflegebedarf (rund um die Uhr); zusätzlich mindestens 60 min tagesdurchschnittlicher Hilfsbedarf bei der haus-wirtschaftlichen Versorgung	Bis zu 1.432 Euro monatlich bei maximal 75 Pflege-einsätzen; in beson-deren Härtefällen (z. B. Finalpflege) bis zu 1.918 Euro	Pflegegeld bis zu 665 Euro monat-lich
Härtefall	Pflegestufe III A: Grundpflege > 420 min täglich, davon > 120 min nachts (22 –6 Uhr) B: nächtliche Verrichtungen der Grundpflege müssen regelmäßig (jede Nacht) mit 2 Pflege-kräften durchgeführt werden (im ambulanten Bereich zusätzliche Hürde: von den 2 Pflege-kräften muss eine bei einem Pflegedienst mit Versorgungsvertrag beschäftigt sein)	–	–

tung der Versicherungen, sodass die Differenz von den Kranken bezahlt werden muss.

Die Pflegeversicherung bietet außerdem noch sog. ergänzende Leistungen häuslicher Hilfen an. Dazu gehören:

- *Ersatzpflege (zu Hause):* einmal im Jahr, maximal für 4 Wochen bei Ausfall einer Pflegeperson (Kostenübernahme: maximal 1.432 Euro);
- *Tages- und Nachtpflege (teilstationär):* unbe-grenzt,
  - *Stufe I:* 384 Euro/Monat,
  - *Stufe II:* 921 Euro/Monat,
  - *Stufe III:* 1.432 Euro/Monat;

- *Kurzzeitpflege (vollstationär):* einmal im Jahr, maximal für 4 Wochen bei Ausfall einer Pflege-person oder erheblicher Zunahme der Pflege-bedürftigkeit (Kostenübernahme: maximal 1.432 Euro).

Obwohl die Möglichkeiten häuslicher Pflege in den vergangenen Jahren sicher erheblich besser gewor-den sind, müssen dennoch manche Patienten in Pfle-geheimen versorgt werden. Es handelt sich insbe-sondere um Menschen,

- die allein wohnen und ohne ausreichende soziale Beziehungen sind (drohende Verein-samung);

- bei denen die Leistungskraft der Pflegepersonen erschöpft ist;
- die auf Pflegestufe III eingestuft sind (hier wird die Notwendigkeit vollstationärer Pflege vorausgesetzt);
- bei denen eine dauernde Beaufsichtigung, z. B. bei Weglauftendenz, vorliegt.

Die Pflegeversicherung zahlt seit 1996 bis zu 1.432 Euro/Monat (sehr selten 1.688 Euro) für pflegebedingte Aufwendungen in Heimen. Gehen die Kosten über diesen Betrag hinaus, so werden die Einkünfte der Betroffenen bzw. die Sozialhilfeträger herangezogen. Für die sog. »Hotelleistungen« (Unterkunft, Reinigung der Wäsche, Verpflegung) hat der Heimbewohner eine Grundpauschale aus seinen Einkünften zu zahlen. Sind die laufenden Einkünfte geringer als dieser Grundbetrag, so zahlt das Sozialamt dem Heimbewohner ein monatliches »Taschengeld«.

Informationen, Beratung und Hilfestellungen kann man über verschiedene Institutionen (► unten, »Anschriften«) erhalten. Es empfiehlt sich zunächst eine erste Anfrage beim örtlichen Gesundheitsamt.

Rehabilitation

Die Rehabilitation stellt ein Bindeglied zwischen der Behandlung im Akutkrankenhaus und der Nachsorge in der onkologischen oder hausärztlichen Praxis dar. Im Jahre 2001 wurden 826.014 Rehabilitationsmaßnahmen über die Rentenversicherungsträger durchgeführt. Davon entfielen 124.107 Maßnahmen (15 %) auf die onkologische Rehabilitation. Damit hat der Anteil der onkologischen Rehabilitation in den zurückliegenden 8 Jahren um fast 6 Prozentpunkte zugenommen. Die Häufigkeitsverteilung verschiedener Krebserkrankungen in der Rehabilitation entspricht nicht der Inzidenz der jeweiligen Erkrankung.

Die Organisation der onkologischen Rehabilitation für Patienten der gesetzlichen Kranken- und Rentenversicherungen erfolgt in Nordrhein-Westfalen durch die »Arbeitsgemeinschaft für Krebsbekämpfung« der Kranken- und Rentenversicherung (► unten, »Anschriften«). In den übrigen Bundesländern erfolgt dies über die einzelnen Kranken- und Rentenversicherungen selbst.

Für erwerbstätige Patienten sind dementsprechend die Rentenversicherungsträger die Kostenträger. Bei Angehörigen und Rentnern kommen die Rentenversicherungsträger oder die Krankenkassen als Kostenträger einer onkologischen Rehabilitationsmaßnahme infrage. Mehr als Zwei Drittel der Maßnahmen werden über die Bundesversicherungsanstalt für Angestellte (BfA) oder die »Arbeitsgemeinschaft für Krebsbekämpfung« der Kranken- und Rentenversicherung in Nordrhein-Westfalen durchgeführt. Die Informationsbroschüren dieser Einrichtungen nennen die onkologischen Rehabilitationskliniken mit onkologischen und nichtonkologischen Indikationsschwerpunkten sowie Ausstattung und Lage der Klinik.

Rehabilitationsmaßnahmen können bei medizinischer Notwendigkeit in den ersten 3 Jahren nach Beendigung der Primärtherapie wiederholt gewährt werden.

Die persönlichen Voraussetzungen für eine Rehabilitationsmaßnahme sind:
- Die Diagnose »Krebs« ist gesichert (keine Präkanzerose oder Carcinoma in situ).
- Operative Eingriffe, Strahlen- und/oder belastende Chemotherapien sind abgeschlossen.
- Eine ausreichende Belastbarkeit, um aktiv an der Rehabilitation mitwirken zu können, ist gegeben.
- Es besteht Reisefähigkeit.

Bei einer Anschlussheilbehandlung (AHB) darf der Zeitraum zwischen Krankenhausentlassung und Aufnahme in der Rehabilitationsklinik 5 Wochen nicht überschreiten (Ausnahme: Patienten nach Laryngektomie – Nebenwirkungen einer Strahlentherapie, die der Rehabilitation im Wege stehen, sollen abgeklungen sein: 10 Wochen). Mit dem Einverständnis des Patienten wird die AHB vom Akutkrankenhaus aus eingeleitet (behandelnder Arzt, oft in Zusammenarbeit mit den Mitarbeitern des Sozialdienstes). Die Patienten werden bevorzugt in einer Einrichtung in der Nähe des Wohnorts aufgenommen.

Die stationäre Nachsorge wird i. Allg. nach einer Wartezeit von 2–3 Monaten angetreten. Sie wird bis zum Ablauf eines Jahres nach dem Ende einer Primärbehandlung gewährt. In Einzelfällen können Nachsorgemaßnahmen noch bis zum Ablauf von 2 Jahren nach beendeter Primärbehandlung erbracht werden. Voraussetzungen hierfür sind erhebliche Funktionsstörungen, entweder durch die Tumorerkrankung selbst oder durch Therapiefolgen bzw. Komplikationen. Bei der Beantragung durch den Haus- oder Krankenhausarzt wird der ärztliche Befundbericht an den zuständigen Kostenträger geschickt. Die medizinischen Gutachter der Krankenoder Rentenversicherung wählen nach Prüfung der versicherungsrechtlichen Voraussetzungen eine geeignete Rehabilitationseinrichtung aus.

Selbsthilfegruppen

In schwierigen Lebenssituationen ist die gegenseitige Unterstützung in einer Gruppe von Gleichbetroffenen oft sehr hilfreich. Das Gefühl der Hilflosigkeit gegenüber der Krankheit kann durch die Teilnahme an einer solchen Selbsthilfegruppe erheblich reduziert werden. Die Betroffenen können durch eine aktive Teilnahme an der Lösung organisatorischer Probleme oder Informationsarbeit (einschließlich Broschüren, Merkblätter) über Ziele, Art und Verlauf der vorgesehenen Therapie dem Gefühl des Ausgeliefertseins entgegenwirken.

Im Folgenden sind Anschriften, Telefonnummern und teilweise E-Mail-Adressen verschiedener Ansprechpartner angegeben. Inzwischen sind auch fast alle Organisationen im Internet vertreten. Die Liste erhebt keinen Anspruch auf Vollständigkeit. Die Auskunftzentralen der Verbände können den Kontakt zu den regionalen Gruppen vermitteln.

Anschriften (Stand: Februar 2004)

Fachgesellschaften

Geschäftsstelle der Deutschen Gesellschaft zum Studium des Schmerzes (DGSS)

Obere Rheingasse 3, 56154 Boppard
Tel.: 06742-800121, Fax: 06742-800122
E-Mail: info@dgss.org, www.dgss.org

Schmerztherapeutisches Kolloqium e. V. (STK)

Geschäftsstelle, Adenauer-Allee 18, 61440 Oberursel
Tel.: 06171-286020, Fax: 06171-286022
E-Mail: stk.zentrale@stk-ev.de, www.stk-ev.de

Deutsche Interdisziplinäre Vereinigung für Schmerztherapie (DIVS)

Malteser-Krankenhaus
von-Hompesch-Str. 1, 53123 Bonn
Tel.: 0228-6481309, Fax: 0228-6481851
E-Mail: dgp.bonn@malteser.de
www.dgpalliativmedizin.de

Deutsche Interdisziplinäre Vereinigung für Schmerztherapie (DIVS)

Prof. Dr. H. Laubenthal, Klinik für Anästhesiologie
St.-Josef-Hospital, Ruhr-Universität Bochum
Gudrunstr. 56, 44791 Bochum
Tel.: 0234-5093210, Fax: 0234-5093209
E-Mail: Heinz.Laubenthal@ruhr-uni-bochum.de
www.divs-ev.de

Krebsinformationsdienst (KID) Heidelberg

Deutsches Krebsforschungszentrum
Im Neuenheimer Feld 280, 69120 Heidelberg
Tel.: 06221-410121, Fax: 06221-401806
E-Mail: krebsinformation@dkfz.de
www.krebsinformation.de, www.dkfz.de
Informationen zu Krebsschmerz:
Tel.: 06221-42200 (Montag bis Freitag, 12 –16 h)
www.ksid.de

Deutsche Krebsgesellschaft e. V.

Hanauer Landstr. 194, 60314 Frankfurt am Main
Tel.: 069-6300960, Fax: 069-63009666
E-Mail: beratung@krebsgesellschaft.de
www.krebsgesellschaft.de

Selbsthilfegruppen

Deutsche Arbeitsgemeinschaft Selbsthilfegruppen e. V.

Friedrichstr. 33, 35392 Gießen
Tel.: 0641-9945612
www.dag-selbsthilfegruppen.de, www.nakos.de

Deutsche Krebshilfe e. V.

Thomas-Mann-Str. 40, 53111 Bonn
Tel.: 0228-729900, Fax: 0228-7299011
E-Mail: deutsche@krebshilfe.de
www.krebshilfe.de

Deutsche Schmerzliga e. V.

Adenauer-Allee 18, 61440 Oberursel
Tel.: 0700-375375375, Fax: 0700-37537538
E-Mail: info@schmerzliga.de, www.dsl-ev.de

»Bundesverband Deutsche Schmerzhilfe« e. V.

Sietwende 20, 21720 Grünendeich
Tel.: 04142-810434, Fax: 04142-810435
E-Mail: geschäftsstelle@schmerzhilfe.org,
www.geschäftsstelle@schmerzhilfe.de

Deutsche Ileostomie-Colostomie-Urostomie-Vereinigung (ILCO) e. V.

Bundesgeschäftsstelle,
Landshuter Str. 30, 85356 Freising,
Tel.: 08161-934301, -02, Fax: 08161-934304
E-Mail: info@ilco.de, http://www.ilco.de

Bundesverband der Kehlkopflosen e. V.

Annabergerstr. 231, 09120 Chemnitz,
Tel.: 0371-2211-18 oder -23, Fax: 0371-2211 –25
E-Mail: info@kehlkopflosenverband.de
www.kehlkopflosenbundesverband.de

Deutsche Kinderkrebsstiftung der »Deutschen Leukämie-Forschungshilfe-Aktion für das krebskranke Kind« e. V.,

Joachimstr. 20, 53113 Bonn
Tel.: 0228-9139430, Fax: 0228-9139433
E-Mail: info@kinderkrebsstiftung.de
www.kinderkrebsstiftung.de

Grace-P.-Kelly Vereinigung zur Unterstützung krebskranker Kinder und ihrer Familien e. V.

Wagnerstr. 7, 75365 Calw-Heumaden
Tel.: 07051-13246, Fax: 07051-13246

Kommission zur Früherkennung von Hauptkrebs

Sek. Universität Hautklinik Eppendorf
Postfach 201144, 2000 Hamburg 20
Tel.: 040-47174827

»Gesellschaft für Biologische Krebsabwehr« e. V.

Hauptstr. 44, 69117 Heidelberg
Tel.: 06221-13802-0, Fax: 06221-1380220
E-Mail: information@biokrebs.de, www.biokrebs.de

Frauenselbsthilfe nach Krebs e. V.

Bundesverband, B 6, 10/11, 68159 Mannheim
Tel.: 0621-24434, Fax: 0621-154877
E-Mail: kontakt@frauenselbsthilfe.de
www.frauenselbsthilfe.de

Plasmozytom-Selbsthilfegruppe NRW

Jörg Brosig, Mühlenweg 45, 59514 Welwer-Dinker
Tel./Fax: 02384-5853

Psychosoziale Beratungsstelle für Krebskranke und Angehörige – Selbsthilfe Krebs e. V.

(Nur telefonische Beratung)
Albrecht-Achilles-Str. 65, 10709 Berlin
Tel.: 030-89409040, 030-89409041 (Betroffenen-beratung), 030-89409042 (Angehörigenberatung)
Fax: 030-89409044
www.krebsberatung-berlin.de

»Deutsche Arbeitsgemeinschaft für Psychosoziale Onkologie« e. V. (DAPO)

Kardinal-von-Galen Ring 10, 48149 Münster
Tel.: 0700-20006666, Fax: 0251-8356889
E-Mail: DAPO-ev@t-online.de, www.DAPO-ev.de

Deutsche Vereinigung für den Sozialdienst im Krankenhaus e. V.

Geschäftsstelle, Kaiserstr. 42, 55116 Mainz
Tel.: 06131-222422, Fax: 06131-222458
www.dvsk.org

Bundesarbeitsgemeinschaft «Hilfe für Behinderte»

Kirchfeldstr. 149, 40215 Düsseldorf,
Tel.: 0211-310060, Fax: 0211-3100648,
E-Mail: info@bagh.de, www.BAGH.de

Wohlfahrtsverbände

Deutscher Caritasverband e. V.

Karlstr. 40, 79104 Freiburg
Tel.: 0761-200-0, Fax: 0761-200-572
www.caritas.de

Diakonisches Werk der EKD

Reichensteiner Weg 24, 14195 Berlin
Tel.: 030-83001-0, Fax: 030-83001-222
E-Mail: diakonie@diakonie.de, www.diakonie.de

»Deutscher Paritätischer Wohlfahrtsverband« (DPWV)

Heinrich-Hoffmann-Str. 3, 60528 Frankfurt am Main
Tel.: 069-6706-0, Fax: 069-6706-204
E-Mail: behindertenhilfe@paritaet.org
www.paritaet.org

Arbeiterwohlfahrt Bundesverband e. V.

Oppelner Str. 130, 53119 Bonn,
Tel.: 0228-6685-0, Fax: 0228-6685-209,
E-Mail: info@awobu.awo.org, www.awo.org

Deutsches Rotes Kreuz (DRK)

Generalsekretariat,
Carstenstr. 58, 12205 Berlin,
Tel.: 030-854040, Fax: 030-85404450,
E-Mail: drk@drk.de, www.rotkreuz.de

Weitere Arbeitsgemeinschaften

Bundeszentrale für gesundheitliche Aufklärung

Ostmerheimerstr. 220, 51109 Köln
Tel.: 0221-8992-0, Fax: 0221-8992-300
E-Mail: poststelle@bzga.de, www.bzga.de

Arbeitsgemeinschaft für Krebsbekämpfung der Träger der gesetzlichen Kranken- und Rentenversicherung im Lande Nordrhein-Westfalen

Universitätsstr. 140, 44701 Bochum
Tel.: 0234-304-79990, Fax: 0234-304-79980
http://www.argekrebsnw.de

Arbeitskreis komplementäre Onkologie Deutscher Heilpraktiker e. V.

Peter-Strasser-Weg 35, 12101 Berlin
Tel.: 030-7857151, Fax: 030-7858212
info@akodh.de, www.akodh.de

Informationen aus dem Internet

Die rasche Verbreitung des Internet (15 Mio. Nutzer in Deutschland) hat dazu geführt, das aktuelles Wissen über Tumorerkrankungen vielen Menschen zur Verfügung steht. Viele Informationen und Links sind bei den oben angegeben Websites zu finden. Weitere Informationsmöglichkeiten bieten folgende Adressen:

– *Informationsnetz für Krebspatienten*
  (Viele Links zum Thema Krebs:
  www.selbsthilfenetz.de
– *Informationen zu Selbsthilfe und Selbsthilfegruppen*
  Datenbank mit Anschriften und Telefonnummern von Selbsthilfegruppen, bietet Krebskranken und deren Angehörigen Hilfe bei der Suche nach Krebsinformationen im Internet:
  www.zdf.de/ratgeber/praxis/nakos;
– Seite des Tumorzentrums München mit Manualen zu einzelnen Krebsarten (Beschreibungen zahlreicher Tumorarten mit Darstellung der Stadien und Behandlungsmöglichkeiten):
  www.med.uni-bonn.de/cancernet/deutsch/
– umfangreiches Informationsangebot des amerikanischen Krebsforschungszentrums:
  www.cancernet.nci.nih.gov/
– Seite der Weltgesundheitsorganisation WHO:
  www.who.org

Literatur

Arbeitsgemeinschaft für Krebsbekämpfung in NRW. http://www.argekrebsnw.de

Bückner U (1997) Onkologische Rehabilitationseinrichtungen und ihre Möglichkeiten im Rahmen der Palliativmedizin. In: Lehrbuch der Palliativmedizin. Schattauer, Stuttgart, S 938–946

Bundesministerium für Gesundheit (2001) Pflegeversicherung

Bundesversicherungsanstalt für Angestellte (Hrsg) (1995) Informationsschrift für Krankenhäuser, AHB – Anschlussheilbehandlungen. BfA

Deutsche Krebshilfe e.V. (Hrsg) (1998/1999) Wegweiser zu Sozialleistungen, Ausgabe 98/99

Freundorfer I (1995) Profi-Pflege im eigenen Heim. In: Markt und Wirtschaft. IHK, Köln S 19–23

Oehlrich M, Stroh N (2001) Internetkompass Krebs. Springer, Berlin Heidelberg New York Tokio

Verband Deutscher Rentenversicherungsträger, Referat statistisches Berichtswesen (Hrsg) (2001) VDR-Statistik Rehabilitation des Jahres 2001

Wernicke B (1997) Verordnung von Hilfsmitteln, häuslichen Hilfen, Heime. In: Lehrbuch der Palliativmedizin. Schattauer, Stuttgart, S 933–937

Stichwortverzeichnis

T

U

V

W

X

Z

Verwijderd 528

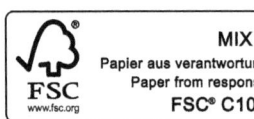

MIX
Papier aus verantwortungsvollen Quellen
Paper from responsible sources
FSC® C105338

If you have any concerns about our products,
you can contact us on
ProductSafety@springernature.com

In case Publisher is established outside the EU,
the EU authorized representative is:
Springer Nature Customer Service Center GmbH
Europaplatz 3, 69115 Heidelberg, Germany

Printed by Libri Plureos GmbH
in Hamburg, Germany